W0263653

Langenbecks Archiv für Chirurgie

Gegründet 1860

Kongreßorgan der Deutschen Gesellschaft für Chirurgie

Supplement II

Verhandlungen der Deutschen Gesellschaft für Chirurgie

105. Tagung vom 6. bis 9. April 1988

Präsident: K. H. Schriefers

Redigiert von M. Schwaiger

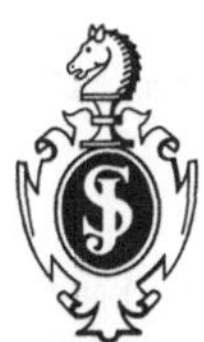

Springer-Verlag

Berlin Heidelberg New York London Paris Tokyo

Langenbecks Archiv für Chirurgie

Ab Band 120 Kongreßorgan der Deutschen Gesellschaft für Chirurgie. „Archiv für klinische Chirurgie" begründet 1860 von B. v. Langenbeck. Herausgegeben von Th. Billroth, E. Gurlt, E. v. Bergmann, W. Körte, A. v. Eiselsberg, A. Bier, F. Sauerbruch, E. Payr, A. Borchard, O. Nordmann u. a. Bis Band 117 (1921) Berlin, A. Hirschwald, ab Band 118 Berlin, Springer.

Seit 1948 (Band 207/260) unter dem Titel „Langenbecks Archiv für klinische Chirurgie" vereinigt mit: Deutsche Zeitschrift für Chirurgie. Begründet 1872 von A. v. Bardeleben, W. Baum u. a. Herausgegeben von H. v. Haberer und F. Sauerbruch. Bis Band 254 Leipzig-Berlin, F. C. W. Vogel, ab Band 255 (1941) Berlin, Springer.

Ab Band 324 (1969) unter dem Titel „Langenbecks Archiv für Chirurgie".

Ab Band 338 (1975) vereinigt mit Bruns' Beiträge für Klinische Chirurgie.
München, Urban & Schwarzenberg.

Prof. Dr. med. K. H. Schriefers
Chefarzt der Chir. Klinik, Städt. Krankenhaus Kemperhof,
Koblenzer Straße 115–155, D-5400 Koblenz

Prof. Dr. med. M. Schwaiger
Deutsche Gesellschaft für Chirurgie, Elektrastraße 5, D-8000 München 81,
Telefon (0 89) 91 52 05
Schlehenrain 21, D-7800 Freiburg

ISBN 978-3-540-50433-7   ISBN 978-3-642-48161-1 (eBook)
DOI 10.1007/978-3-642-48161-1

Inhaltsübersicht

Inhaltsverzeichnis/Contents

Eröffnung, Mitgliederversammlung, Schlußveranstaltung

Aktuelle Stunde

AIDS – Probleme und Risiken für die Chirurgie

I. Hauptthema 1

Akute entzündliche Baucherkrankungen

Akute Manifestationen bei Morbus Crohn und Colitis ulcerosa

I. Hauptthema 3

Chirurgische Onkologie I

Leistungen der Tumorchirurgie

II. Teilgebietsthema 2a

Gefäßchirurgie

Chirurgie der Krampfadern

II. Teilgebietsthema 2b

Gefäßchirurgie

Rekonstruktive Venenchirurgie

I. Hauptthema 4

a) Distorsion und Luxation großer Gelenke

I. Hauptthema 4

b) Akutversorgung von Wirbelsäulenverletzungen

Aktuelle halbe Stunde

Alternative Tumortherapie

I. Hauptthema 3

Chirurgische Onkologie II

Leistungen der Tumorchirurgie

III. Brennpunkte besonderer Art 2

Chirurgie und Medien auf der Suche nach Konfliktlösungen

A) Konflikte und ihre Hintergründe

I. Hauptthema 2

Bewertung moderner Techniken für die chirurgische Diagnostik

Organbezogene diagnostische Strategien

II. Teilgebietsthema 4

Plastische Chirurgie

Primärrekonstruktion nach Tumorentfernung

II. Teilgebietsthema 1

Thoraxchirurgie

Therapie des Spontanpneumothorax

II. Teilgebietsthema 3

Kinderchirurgie

Tumorchirurgie im Kindesalter

Aktuelle halbe Stunde

Laser in der Chirurgie – aktueller Stand und Perspektiven

III. Brennpunkte besonderer Art 1

Die Wahrheit am Krankenbett bei infauster Prognose

IV. Freie Vorträge

Plastische Chirurgie

V. Kurs für Praktische Chirurgie 1

Der komplizierte Bauchdeckenverschluß

IV. Freie Vorträge zum Hauptthema 1.3

Chirurgische Onkologie

IV. Freie Vorträge

Postoperative Komplikationen

IV. Freie Vorträge

Postoperative Folgezustände

IV. Freie Vorträge zum Hauptthema I.1

Akute entzündliche Baucherkrankungen

a) Appendicitis

IV. Freie Vorträge

Galle

V. Kurs für Praktische Chirurgie 2

Operationstechniken an der Leber

IV. Freie Vorträge zum Hauptthema I.2

Bewertung moderner Techniken für die chirurgische Diagnostik

A) Sonographie

IV. Freie Vorträge zum Hauptthema I.4

a) Distorsionen und Luxationen großer Gelenke

b) Akutversorgung von Wirbelsäulenverletzungen

IV. Freie Vorträge

Unfallchirurgie

IV. Freie Vorträge zum Teilgebietsthema II.3

Tumorchirurgie im Kindesalter

IV. Freie Vorträge zum Teilgebietsthema II

a) Chirurgie der Krampfadern

b) Rekonstruktive Venenchirurgie

IV. Freie Vorträge zum Hauptthema I.3

Chirurgische Onkologie, Leistungen der Tumorchirurgie II

V. Kurs für Praktische Chirurgie 3

Decubitaldefekt

IV. Freie Vorträge

Operative Technik und Taktik

IV. Freie Vorträge

Abdominale Chirurgie

V. Kurs für Praktische Chirurgie 4

Sonographie in der Chirurgie

V. Kurs für Praktische Chirurgie 5

Technik der Punktion und Drainage in der Traumatologie

IV. Freie Vorträge zum Teilgebietsthema II.1

Therapie des Spontanpneumothorax

IV. Freie Vorträge

Transplantation

Schlußveranstaltung

Poster

Experimentelle, Transplantations-, Cardiovascular-Chirurgie

Allgemein-Chirurgie – Onkologie

Bauch – Leber – Galle

Unfall-Chirurgie

Wissenschaftliche Ausstellung

Wissenschaftliche Video-Filme

Rednerliste

Sachverzeichnis

Eröffnung, Mitgliederversammlung, Schlußveranstaltung

Musikalische Einleitung

Die feierliche Eröffnung des 105. Kongresses der Deutschen Gesellschaft für Chirurgie wird eingeleitet mit Ouvertüre, Aria und Gigue aus der Suite D-Dur für Trompete und Orchester von G. F. Händel.

Begrüßung durch den Präsidenten

Professor Dr. Karl-Heinz Schriefers, Koblenz

„Macht Dir 2 Trompeten aus getriebenem Silber, daß Du sie brauchest, die Gemeinde zu rufen!". Dies befiehlt der Herr dem Moses, dokumentiert im 4. Buch Moses, Kapitel 10. Und so bediene ich mich dieses altehrwürdigen Instrumentes, um die Gemeinde der Chirurgen zu rufen und damit den 105. Kongreß der Deutschen Gesellschaft für Chirurgie zu eröffnen.

Hochverehrte Gäste!
Meine Damen und Herren!
Liebe Kolleginnen und Kollegen!

Obwohl wir uns in den nächsten Tagen mit chirurgischen Alltagsproblemen beschäftigen wollen, sind Sie in großer Zahl nach München gekommen. Darüber freue ich mich ebenso sehr wie über den Besuch erlauchter Gäste, für deren Kommen ich herzlich danke.

Frau Minister Süssmuth bedauert, an unserer Eröffnung nichtteilnehmen zu können. Sie hat uns ein Grußwort gewidmet. Auch Herr Ministerpräsident Strauß ehrt uns mit einem Gruß. Ich freue mich, als Vertreter der Bayerischen Staatsregierung den Staatsminister für Wissenschaft und Kunst, Herrn Professor Dr. Wild, erstmals bei uns begrüßen zu können. Als zweiter Vizepräsident des Bayerischen Senats ehrt uns Herr Professor Dr. Schumann mit seinem Besuch.

Für die Stadt München ist Herr Bürgermeister Dr. Hahnzog bei uns.

Ich begrüße den Bundesarzt des Deutschen Roten Kreuzes, Herrn Generaloberstarzt a. D. Dr. Linde.

Ich heiße den Sanitätsinspekteur der Bundeswehr, Herrn Generaloberstabsarzt Dr. Voss willkommen.

Ich begrüße den Präsidenten der Bundesärztekammer, Herrn Kollegen Vilmar, den Präsidenten der Ärztekammer Nordrhein, Herrn Professor Dr. Bourmer und den Präsidenten meiner Heimatärztekammer, Herrn Sanitätsrat Dr. Engelhard. Ich freue mich über den Besuch von Herrn Professor Dr. Dr. Hoffmann, den Präsidenten des Verbandes der leitenden Krankenhausärzte und von Herrn Dr. Hoppe, den ersten Vorsitzenden des Marburger Bundes.

Wir sehen mit Freude den Besuch der Präsidenten und Repräsentanten benachbarter chirurgischer Gesellschaften:

So begrüße ich Herrn Professor Dr. Maillet, den Präsidenten der Association Française de Chirurgie,

Herrn Professor Dr. Bodner, den Präsidenten und Herrn Hofrat Dr. Weyand, den Generalsekretär der Österreichischen Gesellschaft für Chirurgie,

Herrn Professor Dr. Povatz, den Präsidenten der Österreichischen Gesellschaft für Unfallchirurgie.

Ich begrüße Herrn Professor Dr. Jungbluth, den Präsidenten der Deutschen Gesellschaft für Unfallheilkunde,

Herrn Professor Dr. Mittelmeier als Präsidenten der Deutschen Gesellschaft für plastische und Wiederherstellungschirurgie,

Herrn Professor Dr. Rossak als Vizepräsidenten der Deutschen Gesellschaft für Orthopädie.

Ich grüße Herrn Professor Dr. Demling, den Präsidenten der Deutschen Gesellschaft für Innere Medizin,

Herrn Professor Dr. Kindermann für die Deutsche Gesellschaft für Gynäkologie und Geburtshilfe,

Herrn Professor Dr. Peter als Präsidenten der Deutschen Gesellschaft für Anaesthesiologie und Intensivmedizin, Herrn Professor Dr. Reissig als ersten Vorsitzenden der Deutschen Gesellschaft für Transfusionsmedizin und Immunhämatologie.

Ich freue mich mit Ihnen über den Besucher einer gegenüber den Vorjahren gewachsenen Zahl von Kollegen aus der DDR, unter ihnen den ersten Vorsitzenden der Gesellschaft für Chirurgie der DDR, Herrn Professor Dr. Reding.

Ich gebe der Hoffnung Ausdruck, daß die größere Zahl von Besuchern die Aussicht auf einen freien Besucheraustausch zwischen unseren beiden Gesellschaften eröffnen möge.

Herzlich willkommen heiße ich den Ehrenpräsidenten des Berufsverbandes der Chirurgen, Herrn Professor Dr. Müller-Osten und den Präsidenten des Verbandes, Herrn Kollegen Hempel.

Ich begrüße die Repräsentanten der Aussteller unserer Fachausstellung und der Donatoren, die alle durch ihre materielle Hilfe Wesentliches zu unserem Kongreß beigetragen haben.

Ich freue mich über den Besuch unserer korrespondierenden Mitglieder, insbesondere aber auch unserer Ehrenmitglieder, die ich mit dem ihnen gebührenden Respekt grüße.

Zum guten Schluß begrüße ich Sie alle, verehrte und liebe Kolleginnen und Kollegen, die Sie meiner Einladung zu diesem Kongreß folgten und schließe in diesen Gruß auch die ein, die ich trotz ihres Rufes, ihres Ranges oder Verdienstes versehentlich nicht persönlich genannt habe.

Eröffnungsansprache des Präsidenten

Professor Dr. Karl-Heinz Schriefers, Koblenz

Vor 30 Jahren nahm ich zum ersten Mal als junger Assistent am Kongreß der Deutschen Gesellschaft für Chirurgie teil und hörte im Festsaal des Deutschen Museums der Eröffnungsansprache des damaligen Präsidenten K. H. Bauer zu. Seither sehe ich mit unverändertem Respekt auf unsere Gesellschaft, ihre Tradition, ihre Leistungen, ihre führenden Repräsentanten und ihre Präsidenten. Und so stehe ich heute ein wenig beklommen an dieser Stelle, bange, ob ich der Aufgabe und dem hohen Amt gerecht werde, in das mich Ihr Vertrauen erhoben hat. Den Dank für dieses Vertrauen verbinde ich mit der Bitte um Nachsicht für Unvollkommenes und Unzulängliches in diesem Amt.

In einer Zeit, in der persönliche Leistungen weniger zu gelten scheinen als Durchsetzungsvermögen, äußere Erfolge und Publicity, ist die Besinnung auf die Großen unseres Fachs zugleich Orientierung an Leitbildern und Wegweiser in unübersichtlicher Situation.

Präsident unserer Gesellschaft vor 100 Jahren war Ernst von Bergmann. Er war der seinerzeit weltweit profilierteste Chirurg und der Begründer einer bedeutenden Chirurgenschule in Berlin. Auch uns Heutige berührt seine Charakterisierung der Situation des Chirurgen: Das Vertrauen auf die persönliche Leistungsfähigkeit beim Erfolg und die Verzweiflung beim Versagen. Die Berliner Chirurgische Gesellschaft hat anläßlich ihres 100jährigen Jubiläums von Bergmanns in besonderer Weise gedacht.

Vor 100 Jahren geboren wurden Emil Karl Frey und Leopold Schönbauer.

E. K. Frey war Sauerbruch-Schüler. Er folgte seinem Lehrer 1928 von München nach Berlin, wurde dann schon 2 Jahre später auf den Lehrstuhl für Chirurgie an der Medizinischen Akademie in Düsseldorf berufen. Als junger Privatdozent entdeckte er bei seinen Forschungsarbeiten das Kallikrein, später auch den Kallikrein-Inaktivator. In Düsseldorf entstand durch seine Initiative ein bedeutendes thoraxchirurgisches Zentrum. 1938 gelang Frey hier erstmals die Unterbindung eines offenen Ductus botalli. 1943 folgte er einem Ruf nach München. 1951 hat er als Präsident unserer Gesellschaft München zum Tagungsort gewählt, und so verdanken wir letztlich ihm, daß wir uns heute und zum 37. Mal wieder hier an dieser Stelle begegnen. 1957 wurde er Ehrenmitglied, 1959 erhielt er die höchste Auszeichnung unserer Gesellschaft, die Ernst von Bergmann-Gedenkmünze.

Ich freue mich, Frau Frey und weitere Mitglieder der Familie Frey unter uns begrüßen zu können.

Leopold Schönbauer stammte aus der Klinik von Eiselsberg. 1930 übernahm er die chirurgische Abteilung des Krankenhauses der Stadt Wien in Lainz, 1939 die 1. Chirurgische Universitätsklinik in Wien und damit die Wirkungsstätte seines Lehrers von Eiselsberg. Seine Schüler wissen von ihm zu berichten, daß er in idealer Weise wissenschaftlich orientierte Medizin mit einer aufopferungsvollen Hingabe an seine Patienten zu verbinden wußte.

Mit dem Gefühl dankbarer Verpflichtung gedenke ich meines Lehrers Alfred Gütgemann. Er hat meinen Entschluß, Chirurg zu werden, entscheidend beeinflußt. Er hat meine erste Schritte in der Chirurgie behutsam geleitet und den weiteren Weg durch Vorbild und Rat gefördert. Seine väterliche Freundschaft begleiteten und erleichterten den Beginn meiner selbständigen Tätigkeit. A. Gütgemann vergaß als engagierter Wissenschaftler nie den humanen ärztlichen Auftrag und als Arzt nicht das wissenschaftliche Fundament der Medizin. Er war ein begnadeter Operateur, dessen ausgefeilte Operationstechnik die Grundlage seiner klinischen Erfolge bildete. Didaktik als Lehre war ihm fremd, dennoch war er ein leidenschaftlicher Lehrer und wirkte durch Vorbild und Überzeugungskraft. Die Deutsche Gesellschaft für Chirurgie ernannte ihn zu ihrem Präsidenten für das Jahr 1973, 1983 wurde er durch die Ehrenmitgliedschaft ausgezeichnet. Frau Gütgemann, die ich hoffte, heute hier begrüßen zu können, ist leider vor wenigen Tagen verstorben.

4

Meine Damen und Herren!

Sie haben einen Krankenhauschirurgen zu Ihrem diesjährigen Präsidenten gewählt. Es schien mir daher angemessen, Probleme des chirurgischen Alltags in das Rampenlicht des Kongresses unserer Gesellschaft zu rücken, in der, wie uns das Wappen zeigt, die Eule als Symbol der Wissenschaft und die Werkzeuge des praktischen Tuns gleichermaßen und gleichrangig Platz finden. Die Themen unseres Kongresses sind unter diesen Gesichtspunkten ausgewählt:

Akute entzündliche Baucherkrankungen gehören zu den häufigsten dringlich operationsbedürftigen Erkrankungen auch unserer Tage. Sie fordern in besonderem Maße unsere Fähigkeit zur unmittelbaren Körperuntersuchung heraus. Moderne Medizintechnik ist hier nicht gefragt und eher hinderlich, auch das hochentwickelte Laboratorium ist entbehrlich. Gefordert sind die durch tägliche Übung geschulten Sinne und nicht der Umgang mit einem Apparat. Die Umsetzung der Ergebnisse solcher einfacher Untersuchungstechniken in eine Operationsindikation setzt Erfahrung voraus, diese ist lehr- und lernbar. Untersuchungsbefund und Richtigkeit der Operationsindikation werden durch das Operationsergebnis unmittelbar kontrolliert. Die Sicherheit, mit der der Chirurg die Diagnose etwa einer akuten Appendizitis stellt, ist von ebenso großem Wert wie die Fähigkeit eines Spezialisten, die computertomographische Darstellung der Bauchspeicheldrüse richtig zu deuten.

Diese Feststellung soll nicht den Wert moderner Technik für unsere Diagnostik und technischer Hilfen für den operativen Eingriff schmälern. Der Einzug von Apparaten in Praxis und Krankenhaus ist unübersehbar und unaufhaltsam. Leider gingen Gebrauchsanleitungen von Apparaturen oft den Richtlinien für ihre Anwendung voraus. Es ist daher notwendig, daß wir Kriterien für die Anwendung bestimmter diagnostischer Verfahren erarbeiten, daß wir uns mit der Handhabung von Geräten vertraut machen, die für die chirurgische Diagnostik wichtig sind, daß wir ihre Leistungsfähigkeit kennen, daß wir die Zumutbarkeit einer diagnostischen Prozedur im Verhältnis zu ihren potentiellen Ergebnissen sehen und daß wir schließlich wissen, welche Kosten solche Verfahren verursachen. Diesem Ziel ist das 2. Hauptthema, *die Bewertung diagnostischer Verfahren,* gewidmet.

Die Behandlung maligner Tumoren ist und bleibt eines der noch weitgehend ungelösten Probleme der praktischen und wissenschaftlichen Medizin. Jeder von uns ist täglich mit dem Tumorproblem konfrontiert. Trotz vieler offener Fragen hinsichtlich Ätiologie und Pathogenese hat sich das Konzept eines primär lokalen Geschehens in Form eines zu Beginn noch kleinen Gewebsherdes vieltausendfach bestätigt. Beweis für diese Auffassung von Tumorgeschehen ist der chirurgische Eingriff, der die Tumorerkrankung in Anfangsstadien mit hoher Sicherheit beseitigt und auch dann noch Heilungschancen bietet, wenn ein ganzes Organ und seine regionären Lymphknoten tumorbefallen sind. Ich meine, es sei richtig, die positiven Aspekte der Tumortherapie in Form der Tumorchirurgie herauszustellen, einmal, um uns zur Verbesserung und Erweiterung unserer operationstechnischen Möglichkeiten anzuspornen, zum anderen, um zu betonen, daß Tumorerkrankungen nicht von vorneherein Allgemeinerkrankungen sind, daß vielmehr chirurgische Behandlungsmöglichkeiten in der lokalisierten und locoregionären Phase der Tumorerkrankung immer noch die erfolgreichste Form onkologischer Therapie sind; schließlich und vor allem, um vielen tumorkranken Patienten Hoffnung auf Heilung vermitteln zu können. Dies ist es, was mit dem 3. Hauptthema *„Leistungen der Tumorchirurgie"* gemeint ist.

Meine Damen und Herren!

Unfallchirurgie ist nach wie vor ein Schwerpunkt chirurgischer Tätigkeit sowohl in der chirurgischen Praxis wie im Krankenhaus der Grund- und Regelversorgung. Unabhängig von der Errichtung unfallchirurgischer Spezialabteilungen an größeren Krankenhäusern wird der überwiegende Teil unfallverletzter Kranker heute und in Zukunft der allgemeinchirurgischen Abteilung und der Praxis zugeführt werden. Solange er hier eine gleichermaßen qualifizierte Behandlung erfährt wie in der traumatologischen Spezialabteilung, ist diese Regelung nicht änderungsbedürftig. Dies setzt jedoch voraus, daß beispielsweise auch Gelenkdistorsionen nicht als Bagatellerkrankungen aufgefaßt, sondern eine der speziellen Verletzungsform angepaßte differenzierte Behandlung erfahren. Das 4. Hauptthema dient im ersten Teil der Sichtung und Überprüfung Ihrer einschlägigen Kenntnisse. Im zweiten Abschnitt sollen Sie mit dem heutigen Kenntnis- und Wissensstand in der Akutversorgung von Wirbelsäulenverletzungen vertraut gemacht werden. Hier ist im Regelfall der Spezialist gefragt, ihn zu konsultieren und mit der Behandlung zu beauftragen ist kein Eingeständnis von Schwäche oder Unvermögen, sondern der tiefere Sinn einer Aufgabenteilung, die in der Abgrenzung von Teilgebieten des chirurgischen Mutterfachs vollzogen wurde. Meinem Anliegen, den chirurgischen Alltag in das Zentrum unserer Betrachtung zu rücken, entspricht auch die Auswahl von Themen aus den Teilgebieten: Der *Spontanpneumothorax* gehört ebenso dazu wie die *chirurgische Therapie der Krampfadern.*

Auch *das Problem Wahrheit und Wahrhaftigkeit am Krankenbett* ist ein Alltagsproblem. Die Forderung nach absoluter Wahrheit am Bett jedes, auch des aussichtslosen Kranken, ist gewiß eher inhuman und entspricht nicht ärztlichem Denken und Handeln, wenn sie die schonungslose Mitteilung einer Diagnose und einer aus ihr folgenden infausten Prognose meint. Die heutige Auffassung von Leben hat den Tod aus dem Bewußtsein der meisten Menschen verdrängt. Es fällt daher schwer, einen Kranken mit der konkreten Situation des bevorstehenden Lebensendes zu konfrontieren. Auf der anderen Seite kann auch die sogenannte fromme Lüge, deren wir uns oft genug bedienen, um einen unheilbaren Kranken über seine Situation hinwegzutäuschen, nicht der richtige Weg sein. Man darf vielleicht nicht alles sagen, was wahr ist, aber was man sagt, muß wahr sein und bleiben. Die Frage „Was ist Wahrheit?" blieb nicht nur dem Pilatus unbeantwortet, sie bleibt auch eine brennende Frage unseres Alltags. Vielleicht bringt uns die Beleuchtung dieses Problems aus mehrfacher Sicht und die Diskussion mit Ihnen der Lösung ein wenig näher.

Wir leben in einer informierten Gesellschaft. Dabei bleibt für mich und sicher für viele von Ihnen offen, ob Information als Dienstleistung sich in einer dienenden Funktion sieht und sich dem Dienst an der Wahrheit verpflichtet fühlt oder ob sie, wenigsten bei einigen ihrer Vertreter, zum Selbstzweck entartet ist. Wie dem auch sei, wir haben uns damit abzufinden, daß wir nicht hinter Mauern abgeschirmt arbeiten können, vielmehr im Lichte öffentlicher Meinung stehen und damit dem Interesse des Journalisten nicht ausweichen können. Frau Noelle-Neumann hat vor Jahren vor dem Berufsverband das Verhalten von Arzt zur öffentlichen Meinung eine unterentwickelte Beziehung genannt. Diese Beziehung zu entwickeln strebt das *Gespräch mit Journalisten* am Donnerstagnachmittag an.

Meine Damen und Herren!

Unser Alltag sollte ausschließlich der Begegnung mit dem Kranken gewidmet sein, im besonderen der Erkennung seiner Krankheit und der Behandlung mit operativen Methoden. Hinter dieser simplen Kennzeichnung unserer Aufgaben verbergen sich menschliche Zuwendung, im besten Falle Mitgefühl, ja Mitleiden, ebenso wie ein dem ständigen Fluß der Wissenschaft adaptierter Wissensstand, die an Jahren praktischer ärztlicher Tätigkeit geschulte Erfahrung und das durch ständige Übung erprobte und verfeinerte manuelle Geschick, die alle gemeinsam nur den operativen Eingriff in den kranken menschlichen Organismus erlauben und ermöglichen. Dies täglich zu praktizieren ist gewiß genug und übergenug an Aufgaben und Verantwortung, denen mit einer tariforientierten 40-Stundenwoche begegnen zu wollen ein Mißverständnis ärztlichen Selbstverständnisses ist.

Über diese unsere Aufgabe hinaus sind uns aber neue Probleme auferlegt worden, die unsere Lehrer nicht kannten und mit denen umzugehen wir daher nicht gelernt haben, Probleme, die dem hippokratisch geprägten ärztlichen Denken fremd sind; ich meine die der Ökonomie im Gesundheitswesen und aller damit zusammenhängender Teilaspekte, die uns bis an den Operationstisch verfolgen, wenn wir etwa die Kosten einer Klammernaht gegen die einer Handnaht abzuwägen haben, oder wenn in Überlegungen über die Notwendigkeit der Verordnung eines bestimmten Medikamentes oder auch die einer Operationsindikation Kostengesichtspunkte einzufließen drohen.

Man mag eine solche Entwicklung bedauern, aber mit der Tatsache, daß die Medizin teuer ist und daß die Quellen, sie zu finanzieren, erschöpfbar sind, müssen wir uns sehr ernstlich auseinandersetzen, um an der Lösung wirtschaftlicher Probleme aktiv mitzuwirken und sie nicht denen alleine zu überlassen, deren Qualifikation zur Berechnung des finanziellen Gegenwertes unseres Tuns in der Beherrschung der Grundrechenarten und in der Situation eines potentiellen Patienten besteht.

In das ganz enge, vom Vertrauen zu uns und der Medizin auf der einen und von der Verantwortung und vom Mitgefühl getragenen Verhältnis zwischen Patient und Arzt haben sich also andere Interessen und Interessenten eingeschaltet, repräsentiert durch Krankenkassen, Krankenhausträger und ihre Verbände, Gesundheitspolitiker und Ministerialbürokratien. Wir müssen dankbar anerkennen, daß der Staat und die ihn repräsentierenden Politiker den Menschen in unseren Landen neben der Gleichheit vor dem Gesetz auch die Chancengleichheit im Erkrankungsfall gesichert haben. Dazu ist vor allem in den vergangenen Zeiten eines fast grenzenlos scheinenden Wohlstandes ein Krankenhauswesen entstanden, das mit überwiegend modernen und technisch hervorragend eingerichteten Krankenhäusern Möglichkeiten für eine optimale stationäre Krankenhausbehandlung eröffnete. In diesen Zeiten wurde auch das klassenlose Krankenhaus erfunden und realisiert, und bei Mangel anderer Zielsetzungen kam es zu Versuchen, die bis dahin hierarchischen Strukturen der Krankenhausärzteschaft durch demokratische Gliederungen zu ersetzen. Dies alles war schnell vergessen, als das Geld knapp wurde und das Gespenst der Kostenexplosion im Gesundheitswesen die Schlagworte der Gesundheitspolitiker aus Tagen des Überflusses ersetzte. So hallte und hallt der Ruf nach Reformen durch die Lande, und Reform wird gleichgesetzt mit Beitragsstabilität in der gesetzlichen Krankenversicherung oder mit der Orientierung der Ausgaben für das Gesundheitswesen am Bruttosozialprodukt. Und so finden sich bisher keine anderen nennenswerten Reformansätze für das Krankenhaus als die einer Bettenreduzierung und der Einengung der Ausgaben auf ein jährlich zwischen ungleichen Partnern auszuhandelndes Budget. Damit wird eine Entwicklung fortgesetzt, die das Krankenhaus einem Produktionsbetrieb gleichsetzen will. So wundert es nicht mehr, wenn von Effizienz oder Effektivität unseres Tuns gesprochen wird, wenn von der Kosten-Nutzen-Relation die Rede ist. Und wenn wir an einem Produktionsbetrieb gemessen werden, dann muß natürlich das Produkt definiert werden. Da gibt es dann einen Begriff wie den des „Humankapital", das ist die kostenmäßige Erfassung der durch Krankheit verlorenen oder durch die Behandlung gewonnenen Lebenszeit. Ich frage mich und Sie, wo bei einer solchen Bewertung beispielsweise der alte und nicht mehr im Erwerbsleben stehende Mensch bleibt. Dennoch müssen wir uns nach dem Ergebnis unseres Tuns, nach dem Verhältnis von Aufwand und Nutzen fragen lassen und eine Antwort finden. Über Jahrzehnte konnte die naturwissenschaftlich ausgerichtete Medizin auf die rapide Steigerung der Lebenserwartung als das am meisten herausragende Ergebnis ihres Wirkens hinweisen. Die an diesem Erfolg erkennbaren und meßbaren Fortschritte der Medizin nähern sich jedoch einer nicht überschreitbaren Grenze. Das Ziel einer immer weiter fortschreitenden Lebensverlängerung ist nicht realisierbar. Die Lebenserwartung geht sogar in den Industriestaaten langsam zurück, da die Folgen ungesunder Lebensführung und der Mißbrauch von Genuß- und Rauschmitteln den medizinischen Fortschritt überholen. Selbst wenn es gelingen sollte, cardio-vasculäre Erkrankungen und den Krebs zu beseitigen, könnten nach Ansicht von Gerontologen für die Lebenserwartung nur noch wenige Jahre gewonnen werden. Altern und Tod bleiben jeder Kunst trotzende „biologische Unausweichlichkeiten" (H. Schriefers). Unsere wissenschaftlichen Erkenntnisse bestätigen damit, was der Psalmist schon vor Jahrtausenden wußte: „Unser Leben währet 70 Jahre und wenn's hoch kommt, so sind's 80 Jahre". Und ich füge in einer Zeit, in der Selbstverwirklichung und Sich-Ausleben-Können zu Idealen erhoben werden, gerne den 2. Teil dieses Psalmenverses hinzu: „Und wenn's köstlich gewesen ist, so ist es Mühe und Arbeit gewesen" (Psalm 90 Vers 10). Unsere Aufgabe kann also nicht letztlich der Kampf gegen den Tod um jeden Preis sein und das gilt auch für den individuellen Tod, sondern Hilfe für das Leben.

Bleiben wir bei der ökonomischen Betrachtung, dann haben wir zuvorderst nach dem Objekt unseres Tuns, nach dem kranken Menschen zu fragen. Dieser faßt schon lange nicht mehr Krankheit als eine von Gott auferlegte Prüfung des Leibes und der Seele auf, er ordnet sie nicht mehr in einen vielleicht nicht verständlichen, aber im Glauben akzeptierten Plan einer weisen göttlichen Vorsehung ein. Der größere Teil der Menschen unserer Tage sieht in der Krankheit eher ein unverdientes persönliches Mißgeschick, die Unterbrechung eingefahrener Lebensgewohnheiten und einen unerwünschten Verdienstausfall. In dieser Situation garantiert ihm seine soziale Krankenversicherung die uneingeschränkte Nutzung aller Möglichkeiten, über die die moderne Medizin verfügt, um seinen „Gesundheitsdefekt" zu reparieren. Gesundheit als Geschenk Gottes hat sich in einen Anspruch an die Gesellschaft gewandelt. Und wenn Gesundheit nach der Definition der Weltgesundheitsorganisation ein „Zustand des vollkommenen biologischen, sozialen und psychischen Wohlbefindens" ist oder Krankheit nach der Formulierung des Bundesgerichtshofs „jede Störung der normalen Beschaffenheit oder der normalen Tätigkeit des Körpers, die geheilt, das heißt beseitigt oder gelindert werden kann", dann werden die Anforderungen des in seinem Befinden Gestörten an die Gesellschaft grenzenlos und wohl auch nicht mehr finanzierbar. Es wird daher Zeit, Grenzen zu ziehen zwischen den Geboten einer sozialen Sicherung im Krankheitsfall und dem Begehren, auch „Lackschäden" auf Kosten der Solidargemeinschaft der Versicherten beseitigen zu lassen. Hier sind Politiker gefragt, ihre potentiellen Wähler darüber zu belehren, daß die Sozialversicherungen als Notgemeinschaften entstanden sind, daß sie auf dem Solidaritätsprinzip beruhen und nicht mit einem Geldinstitut verglichen werden können, aus dem man eingezahlte Beträge mit Zins und Zinseszins jederzeit herausholen kann. Für die Zukunft läßt einen die Definition eines hohen Ministerialbeamten hoffen, der es so sagte: „Gesundheit wird künftig mehr als bisher die Kraft sein müssen, mit Störungen leben zu können". Was wir also brauchen, ist eine andere Definition von Gesundheit und Krankheit und ein daran orientierter Leistungskatalog der sozialen Krankenversicherung. Nur so wird sich die bei der progredienten Überalterung unserer Bevölkerung unvermeidliche weitere Ausgabensteigerung der gesetzlichen Krankenversicherung eindämmen lassen. Deren Aufwendungen für Rentner betragen heute bereits 2/5 ihres Budgets, ab 1990 werden es 60% sein. Hier liegt die wesentliche Ursache für die vergangene und vermutlich auch für die zukünftige Kostensteigerung im Gesundheitswesen. Dabei bleibt die Frage offen, ob immer weniger junge Menschen mit gesteigerten Ansprüchen für eine ständig wachsende Zahl alter Menschen in Zukunft die Last einer medizinischen Versorgung im bisherigen Umfang tragen können und wollen.

Aber wir müssen, meine Damen und Herren, fragen und uns fragen lassen, ob und inwieweit wir als Chirurgen an der Kostensteigerung im Gesundheitswesen beteiligt sind. Wir sind es, liebe Kolleginnen und Kollegen, sind es vor allem deshalb, weil wir unsere Behandlungsmöglichkeiten und unsere Indikationsgrenzen in einer noch vor 20 Jahren kaum denkbaren Weise erweitert haben. Die Replantation eines Fingers ist eben teurer als seine Amputation, gleiches gilt für die mit großem Aufwand, mit vielen Mühen und mit Können ermöglichte Erhaltung einer schwer verletzten Extremität. Und ist die Resektion eines colo-rektalen Carcinoms, aber auch die Gastrektomie und Pankreasresektion beim 70jährigen nicht schon Alltag geworden? Und wer könnte meinen, eine Nieren-, eine Leber- oder eine Herztransplantation zum Billigtarif einkaufen zu können? Wer hier eine Kostenrechnung aufmachen will, muß bei der Aufrechnung von Soll und Haben sagen, was der replantierte Finger, was die erhaltene Extremität und was schließlich die Erhaltung des Lebens des 70jährigen mit einem Rektumcarcinom kosten darf. Wer den Finanzaufwand unserer Tätigkeit analysiert, der muß auch wissen, was sie wert ist und er darf dann nicht vor der Frage zurückschrecken, ob für die Tumorresektion eines alten Menschen andere Indikationskriterien gelten sollen als etwa für einen im Arbeitsleben stehenden jungen Mann. Wir haben als Ärzte und Chirurgen keine andere Wahl als den Versuch, mit unseren Methoden und den uns zu Gebote stehenden Mitteln Leben zu erhalten, wo immer dies unter vernünftiger Abwägung der Chancen und Risiken eines operativen Eingriffs möglich ist und solange die Folgen unserer Behandlung in einem sinnvollen Verhältnis zur Überlebensdauer und zur Lebensqualität stehen. Fragen der Kosten können und dürfen dabei in unsere Indikationskriterien unter keinen Umständen einfließen.

Aber es gibt einen anderen Aspekt der Kostensteigerung, der in unseren Verantwortungs- und Einflußbereich fällt. Ich meine den zunehmenden Einzug technisch aufwendiger Apparate und Hilfsmittel in das Krankenhaus und in die ärztliche Praxis. Wenige von uns können sich der Versuchung entziehen, vom Angebot der Technik auch Gebrauch zu machen. Auch sind viele Fortschritte in der Medizin nicht ohne aufwendige Technik denkbar und realisierbar, und der Technikfeind wird zudem bei seinen Patienten schnell in den Ruf der Rückschrittlichkeit geraten. Dennoch hat die Technik vielfältige Gefahren, nicht zuletzt in Form einer Verführung durch die Attraktivität des Neuen. Es ist nicht anders wie in der Automobilindustrie oder bei den Produzenten und Konsumenten von Unterhaltungselektronik: Neue Produkte steigern den Umsatz und wecken neue Bedürfnisse. Franz Groß hat das überspitzt so formuliert: „Die Industrie produziert zu viel, die Ärzte verschreiben zu viel, die Patienten verlangen zu viel". Es muß uns zu denken geben, daß die moderne apparative Diagnostik insbesondere in Form der bildgebenden Verfahren nach den Feststellungen von Groß die Zahl der Fehldiagnosen, definiert als falsche oder ergänzungsbedürftige Diagnosen mit therapeutischer Konsequenz, nicht vermindert hat. Bock warnt vor den Schäden von Laborbefunden, vor apparativen Schäden und vor fehlgedeuteten „Zackenanomalien". Wir werden mehr und mehr zwischen nützlichen und entbehrlichen Methoden zu unterscheiden haben. Wir sollten insbesondere den Wert einfacher klinischer Untersuchungsmethoden nicht unterschätzen, die Diagnostik durch Sehen, Hören und Tasten weiterhin lehren und nicht verlernen, und die persönliche sowie die über Generationen weitergegebene klinische Erfahrung nicht zugunsten einer elektronischen Medizin aufgeben. Diagnostik hat zudem keinen Selbstzweck, ohne therapeutische Konsequenz ist sie überflüssig und in ihrer invasiven Form verwerflich.

Ein sehr viel schwerwiegenderer Vorwurf trifft die technisierte Medizin von heute: Sie habe den Charakter der Heilkunde verloren und sich einseitig in Richtung Wissenschaft und Technik entwickelt. Man tut heute vielfach so, als ob es auf der einen Seite den wissenschaftlich kompetenten und technisch versierten, vielleicht etwas unterkühlten Mediziner gäbe, auf der anderen Seite und nur noch selten zu finden, den an humanitären oder caritativen Grundsätzen orientierten Arzt alter Prägung vom Typ Hans Carossa oder Hiob Prätorius. Und die über eine solche Entwicklung klagen, stehen, wenn sie unsere Kollegen sind, vorwiegend in der Etappe der ärztlichen Formation, profitieren von den naturwissenschaftlich begründeten Fortschritten der Medizin, die es ihnen erlauben, noch in ihrem 7. Lebensjahrzehnt oder später ihre Klage über ein Defizit an Humanität unseres Tuns zu erheben. Es ist modern geworden, unsere auf naturwissenschaftlichem Fundament aufgebaute Medizin zu verteufeln und den Verlust einer noch im Mittelalter üblichen kosmischen Gesamtschau von Kranken und Krankheiten zu bedauern. Wir sollten etwa unsere Krankheitslehre mit der einer Hildegard von Bingen in Einklang zu bringen versuchen.

Wenn das „Salus aegroti" unser oberstes Handlungsgebot ist, dann wäre das Heil des Kranken vielleicht interpretationsfähig und nach Ansicht Mancher auch interpretationsbedürftig, und so könnte in Anlehnung an ein in christlichen Landen geläufiges Ereignis das „Deine Sünden sind Dir vergeben" wie im Bibeltext der Aufforderung „Steh auf, nimm Dein Bett und wandle" vorausgehen. Solchen Versuchungen scheint mancher Mediziner und Nichtmediziner zu erliegen. Ich meine aber, wir täten als Chirurgen gut daran, unsere ganze Kraft dem Bemühen zu widmen, wie im biblischen Beispiel den Gelähmten wieder gehen zu machen und seine möglichen Verfehlungen wider den Geist diesem Geist oder dem sich von ihm dazu beauftragt Fühlenden zu überlassen.

Gewiß, für die wissenschaftliche Betrachtungsweise ist der kranke Mensch ein Objekt, die Wissenschaft geht, wie es Nietzsche formuliert hat „am leidenden Menschen mit unbarmherziger Kälte vorüber". Aber für den Arzt ist er gleichzeitig ein Homo patiens und damit ein Subjekt, das gleichermaßen sein wissenschaftlich geschultes Kalkül wie seine Fähigkeit zum Mitleiden herausfordert. Der operierende Chirurg ist mehr als jeder andere Arzt selbst ein Instrument der Behandlung, im Gegensatz zum technischen Instrument aber sowohl vor seinem Gewissen wie vor dem Patienten und seinen Angehörigen unmittelbar mit Erfolg oder Mißerfolg seines Tuns verbunden. Dieses besondere persönliche Eingebundensein des Chirurgen in die Behandlung seines Kranken schützt ihn am ehesten vor der menschlichen Kälte des Technikers und bestärkt ihn in der Ehrfurcht vor dem ihm anvertrauten Leben.

Die Medizin, die wir betreiben, ist ohne Naturwissenschaft nicht denkbar, und die Leistung der modernen Chirurgie ohne technische Hilfsmittel nicht praktikabel. Was wir aber betreiben, ist und bleibt Heilkunst und nicht Heiltechnik. Die Kunst besteht darin, Wissen und technische Möglichkeiten, über Generationen weitergereichte und eigene subjektive Erfahrung sowie persönliches Engagement so einzusetzen, daß sie gerade dem Kranken, der sich uns anvertraut hat, die bestmögliche Form der Behandlung garantiert. In diesem Sinne ist Anwendung und Beherrschung von Technik praktizierte Humanität.

Meine Damen und Herren!

Unser Alltag steht im Konflikt zwischen ökonomischen Ansprüchen und ärztlichem Auftrag, zwischen Drang zur technischen Aktion und Perfektion und dem Anspruch unserer Patienten auf menschliche Zuwendung und Mitleiden. Im Brennpunkt des Alltags stand und steht der kranke Mensch, den zu heilen oder dem zu helfen wir berufen sind. Das Krankenhaus kann weder heute noch in Zukunft ein konsumorientiertes Dienstleistungsunternehmen sein und wir werden uns nicht zum Handlungsgehilfen einer Ministerialbürokratie oder einer Krankenversicherung degradieren lassen, nicht zu einem „Leistungserbringer im Gesundheitswesen" und ebensowenig zu einem akademisch gebildeten Medizintechniker.

Dem Gebot des sparsamen Einsatzes der für den Kranken verfügbaren Mittel wollen wir uns jedoch nicht entziehen. Wir wissen, daß wir nicht Herr über Leben und schon gar nicht über den Tod sind, sondern Diener und Hüter des Lebens.

Bleiben wir zwischen Wissenschaft und Technik, Budget und Enge des Personaletats Ärzte mit dem hohen Anspruch „daß in der Kühle das Herz wach bleibt" (K. Jaspers).

Begrüßungsansprachen

Meine Damen und Herren! Ich darf jetzt Herrn Professor Dr. Wild, Bayerischer Staatsminister für Wissenschaft und Kunst zu seinem Begrüßungswort bitten.

Professor Dr. Wild, Bayerischer Staatsminister für Wissenschaft und Kunst: Herr Präsident, meine sehr verehrten Damen, meine Herren! Ich freue mich, daß ich Ihnen heute zur Eröffnung des 105. Kongresses der Deutschen Gesellschaft für Chirurgie die Grüße der Bayerischen Staatsregierung überbringen kann. Damit verbinde ich den persönlichen Dank an die gastgebende Gesellschaft, insbesondere ihren Präsidenten, Herrn Kollegen Dr. Schriefers, für die freundliche Einladung und für die mir gewährte Gelegenheit, einige Grußworte an Sie richten zu dürfen.

Ebenso wie die vorangegangene Tagung wird sich auch der 105. Kongreß mit einer Vielzahl von Fragen befassen, die für den Alltag der praktischen Chirurgie von ebenso großer Bedeutung sind wie für die Universitätschirurgie und die wissenschaftliche Forschung.

Die außerordentliche Breite und Vielfalt der erörterungsbedürftigen Themen, wie sie das umfangreiche wissenschaftliche Programm widerspiegelt, vermitteln auch dem medizinischen Laien einen anschaulichen Eindruck von der nach wie vor ungebrochenen Dynamik, die die Entwicklung der operativen Medizin bestimmt. Diese Entwicklung, die letztlich alle klassischen klinischen Fächer kennzeichnet, war zweifellos einer der entscheidenden Gründe für eine zunehmende Aufgliederung der großen medizinischen Disziplinen. So etablierte sich speziell in der operativen Medizin in den vergangenen Jahrzehnten eine auf Organe und Organsysteme bezogene immer größer werdende Zahl von Subspezialitäten, wie etwa die Neurochirurgie, die Urologie und die Herzchirurgie, Spezialitäten, die sich seither an allen Universitätsklinika durchgesetzt haben und die aus der modernen Krankenversorgung auf hohem Niveau nicht mehr wegzudenken sind. Der Trend zur Fortsetzung dieser Entwicklung hält auch heute noch unter dem Einfluß neuer, zunehmend komplizierter werdender chirurgischer Methoden und wachsender Detailkenntnisse, aber auch unter dem Gesichtspunkt spezieller Patientenversorgung unvermindert an.

Die Spezialisierung hat Vorteile, ist aber auch mit Risiken verbunden, wird damit doch die Einheitlichkeit des Faches zunehmend in Frage gestellt. Die bayerischen medizinischen Fakultäten und das Bayerische Staatsministerium für Wissenschaft und Kunst – insoweit durchaus in der Tradition des vormals zuständigen Staatsministeriums für Unterricht und Kultus – standen und stehen daher auch heute noch dieser Entwicklung eher zurückhaltend gegenüber. Die Erfolgsbilanz, die die bayerische universitäre Krankenversorgung und die bayerische medizinische Forschung aufzuweisen haben, sollte uns in dieser Haltung nur bestärken. Bekanntlich fordert auch der Wissenschaftsrat seit einigen Jahren immer nachdrücklicher ein Umdenken, hat sich doch die mancherorts bestehende Aufgliederung der großen Kliniken in eine Vielzahl selbständiger Abteilungen eher als Hemmschuh für die gebotene Entwicklung einer fächerübergreifenden integrativen Forschung erwiesen. Es ist aber gerade die Forschung, die nach dem gesetzgeberischen Auftrag und nach dem Selbstverständnis der Universitäten neben der Lehre die primäre und zentrale Aufgabe der medizinischen Fakultäten und der mit ihnen verbundenen Universitätsklinika ist.

Sicher haben die Universitätsklinika einen wesentlichen Anteil an der Krankenversorgung und sind als Einrichtungen der Maximalversorgung aus der Krankenhauslandschaft nicht hinwegzudenken. So verfügen etwa die bayerischen Universitätsklinika über fast 50 Prozent der im Freistaat Bayern vorgehaltenen Betten der höchsten Versorgungsstufe. Gleichwohl ist dort die Krankenversorgung nicht reiner Selbstzweck, sondern hat den spezifischen universitären Aufgaben zu dienen. Dieser besonderen Aufgabenstellung müssen die erforderlichen Entscheidungen über Organisation und Struktur der Hochschulklinika Rechnung tragen.

Meine Damen und Herren! Effektive klinische Forschung ist sicherlich die entscheidende Voraussetzung für die Fortentwicklung der medizinischen Fächer, für die Mehrung des medizinischen Wissens und damit letztendlich auch für eine leistungsgerechte Krankenversorgung von morgen. Eine verantwortliche Hochschul- und Wissenschaftspolitik muß sich daher auch in einer Zeit, in der allenthalben Anstrengungen um eine wirksame Kostendämpfung im Gesundheitswesen unternommen werden, dafür

10

einsetzen, daß die für eine effektive klinische Forschung notwendigen Rahmenbedingungen sichergestellt bleiben und daß dort, wo die Entwicklung Defizite aufgedeckt hat, die erforderlichen Voraussetzungen geschaffen werden. Dies bedingt bei den bestehenden bayerischen Universitätsklinika auch in
den kommenden Jahren Investitionen in erheblichem Ausmaß. Dies erfordert ferner, daß der Bund im
Rahmen der Gemeinschaftsaufgabe, Ausbau der Universitäten und Hochschulen, auch in den kommenden Jahren seiner Mitverantwortung für die Sicherstellung leistungsgerechter universitärer Forschung in vollem Umfang nachkommt und den notwendigen Anteil an Bundesmitteln für die Finanzierung der Investitionen bereitstellt.

Die Bayerische Staatsregierung wird darüber hinaus mit Nachdruck die Vollendung des Klinikums
Regensburg, des derzeit größten Hochschulbauprojektes Bayerns, weiterverfolgen. Sicherlich ist den
meisten von Ihnen bekannt, daß gegenwärtig an der Universität Regensburg eine gänzlich neue Medizinische Fakultät im Entstehen begriffen ist, die wohl letzte ihres Zeichens in der Bundesrepublik
Deutschland überhaupt. Nach der 1984 bereits in Betrieb gegangenen Zahnklinik ist zur Zeit ein rund
400 Betten umfassendes Teilklinikum in Bau, das durch einen weiteren Bauabschnitt mit nochmals 600
Betten ergänzt werden soll. Erst mit diesem dann insgesamt 1000 Betten umfassendem Klinikum wird
die Universität Regensburg über eine vollfunktionsfähige Medizinische Fakultät verfügen und eine
Infrastruktur besitzen, die es ihr ermöglicht, in engem Verbund mit naturwissenschaftlichen Grundla-
genfächern, vorklinischen und klinisch-theoretischen Einrichtungen effektive fachübergreifende klinische Forschung zu betreiben.

Ich hoffe, daß Sie, meine sehr verehrten Damen und Herren, für diesen kurzen Exkurs in die
bayerische Hochschul- und Forschungspolitik, die mir als zuständigem Wissenschaftsminister naturgemäß besonders am Herzen liegt, Verständnis haben werden. Die Deutsche Gesellschaft für Chirurgie
hat es in der Vergangenheit ja stets auch als eine ihrer Aufgaben betrachtet, zwischen der Wissenschaft
und der praktischen Chirurgie zu vermitteln und zu einem umfassenden Austausch von Kenntnissen
und Erfahrungen zwischen beiden Bereichen beizutragen.

In diesem Sinne wünsche ich auch dem 105. Kongreß einen guten und erfolgreichen Verlauf und
jedem einzelnen von Ihnen, daß er nach anregenden Gesprächen fachlich und menschlich Positives mit
nach Hause nehmen möge.

Präsident Professor Dr. K. H. Schriefers: Herr Minister, recht herzlichen Dank für Ihre Worte. Wiewohl
wir uns mit dem chirurgischen Alltag beschäftigen, sind wir uns dessen bewußt, daß wir ohne Wissenschaft in diesem Fach nicht leben können. Wir hören gern, daß Sie diese auch weiterhin fördern wollen;
ohne sie wird es nicht gehen. Herzlichen Dank für Ihre Worte! Ich darf jetzt den Herrn Bürgermeister
Dr. Hahnzog um seine Begrüßung bitten.

Dr. Hahnzog, Bürgermeister: Sehr verehrter Herr Präsident, meine Damen und Herren! Zum heutigen
Kongreß überbringe ich Ihnen als Bürgermeister die herzlichen Grüße der bayerischen Landeshauptstadt.

Die letzten Jahrzehnte zeigten die guten Beziehungen, die zwischen der Deutschen Gesellschaft für
Chirurgie und der bayerischen Landeshauptstadt bestehen. Vor 140 Jahren, kurz nach der erstmaligen
Anwendung des Narkotikums Äther durch den Münchner Chirurgen Franz Christoph von Rotmund,
erging auf Königlichen Allerhöchsten Befehl eine Verordnung über die Anwendung des Chloroforms
bei Operationen. Darin hieß es:

Die Anwendung der Einatmung des Chloroforms gegen die Schmerzen bei chirurgischen Operationen am Menschen soll fortan ausschließlich nur wissenschaftlich gebildeten und förmlich promo-
vierten Ärzten zugestanden, dagegen dem niederen ärztlichen Personal, das ist allen Badern, Land-
ärzten und Chirurgen, dann solchen Zahnärzten, die nicht promovierte Ärzte sind, ferner allen
Hebammen und nichtpromovierten Hebärzten untersagt werden.

Auch wenn die Chirurgen damals noch zum niederen ärztlichen Personal gezählt wurden, heute
zählt die Chirurgie in der Medizin zu den großen Disziplinen mit einem hohen Grad an Spezialisierung.
Längst haben Spitzenleistungen in den speziellen Gebieten der Chirurgie auch die verdiente öffentliche
Anerkennung gefunden. Mehr denn je gilt aber nun, was vor drei Jahren bereits vom damaligen
Präsidenten der Deutschen Gesellschaft für Chirurgie, Professor Dr. Stelzner als Fazit damals bei der
Eröffnung formuliert worden ist: „In der Medizin und in der Chirurgie darf, und das ist schwierig, über
dem Detail nie das Ganze vergessen werden".

Die Notwendigkeit ganzheitlichen Denkens und Handelns gilt in gleicher Weise auch in einer Stadt
wie München für unser kommunales Gesundheitswesen. Dieses ist Grundlage und Ausgangspunkt für
Überlegungen, in unserer Stadt ein neues städtisches Gesundheitsreferat mit einem umfassenden
Aufgaben- und Kompetenzbereich zu schaffen. Dabei gehen wir von einem Gesundheitsbegriff aus, der

mehr beinhaltet als das Freisein von Krankheiten. Denn ich glaube, dieser Begriff der WHO ist nicht nur ein Ausdruck von Anspruchsdenken, sondern Ausdruck von notwendiger gesellschaftlicher Solidarität, ein Wert, den gerade eine Stadtgemeinschaft immer besonders hochhält. Deshalb haben wir uns auch an dem WHO-Programm Healthy City beteiligt. Wir erwarten, daß diese Bildung des Gesundheitsreferats nicht nur etwas Organisatorisches ist, sondern daß sich über der Verbesserung von Organisationsstrukturen unseres städtischen Gesundheitswesens auch Qualitätsverbesserungen der medizinischen Versorgung einstellen werden. Wesentliche Impulse gibt seit jeher auch Ihre traditionelle jährliche Tagung.

Ihrem 105. Kongreß wünsche ich einen vollen Erfolg bei Ihrem Thema „Brennpunkte des chirurgischen Alltags". Sie werden noch nicht die Zeit gehabt haben, aber als Bürgermeister ist man immer dazu gezwungen, die Schlagzeilen der Zeitungen zu lesen; da tauchen die Mediziner gleich in zwei Blättern auf der ersten Seite auf. Einmal ein bißchen kleiner, da heißt es: 20 000 holen sich den Tod in der Klinik, und: 600 000 infizieren sich jährlich in deutschen Krankenhäusern. Sie speziell von Ihrer Fachrichtung sind etwas größer erwähnt, da heißt es dann: „Chirurgen operieren bis zur Erschöpfung – Münchner Krankenhäuser lebensgefährlich". Es wird dann auf der letzten Seite etwas näher ausgeführt. Es handelt sich dabei, Herr Professor Wild, speziell um eine Einrichtung aus Ihrem Bereich, die städtischen Krankenhäuser kommen etwas besser weg.

Aber vielleicht gibt dies Gesprächsstoff zu dem angekündigten Gespräch mit Journalisten, wie man umgeht mit Ihrem Fachbereich draußen. Aber das wird Sie wohl nicht so sehr beeindrucken, weil das nicht nur an einem Tag wie heute stattfindet, da sind Sie wie Politiker Kummer gewöhnt.

Ich wünsche Ihnen, daß Sie neben ertragreichen Verhandlungen auf Ihrem Kongreß auch Gelegenheit haben werden, unsere Stadt wieder oder erstmals kennenzulernen. Ich kann Ihnen dazu nur sagen: München ist es ein jedes Mal wert: Ich wünsche Ihnen schöne Tage in unserer Stadt.

Präsident Professor Dr. K. H. Schriefers: Ganz herzlichen Dank, Herr Bürgermeister, auch für den Appell an unsere Bescheidenheit mit dem Hinweis, daß wir der Baderzunft ja erst relativ kurz entronnen sind. Das macht uns sicher ein wenig bescheiden, gleichzeitig aber stolz, wenn wir sehen, was wir seither erreicht haben. Vielen Dank für Ihren Gruß!

Ich darf jetzt Herrn Kollegen Fritsch bitten, für unsere ausländischen Gäste das Grußwort zu sprechen.

Professor Dr. Fritsch: Herr Präsident, Hohes Präsidium, meine sehr verehrten Damen und Herren! Ich habe von unserem Präsidenten, Herrn Schriefers, die ehrenvolle Aufgabe übertragen bekommen, im Namen aller ausländischen Teilnehmer an dieser wichtigsten Tagung der deutschsprachigen Chirurgen das Grußwort zu sprechen.

Seit 32 Jahren besuche ich regelmäßig Ihren Kongreß, erstmals als Gast, später als Mitglied dieser Gesellschaft. Höhepunkt der vergangenen Tagungen waren und sind auch heute noch die Begegnungen mit begeisternden Persönlichkeiten, die mit ihren formvollendeten Referaten nicht nur im Fachlichen nachhaltige Wirkung erzielten, sondern vor allem intellektuelle Herausforderungen und gedankliche Visionen vermitteln konnten. Zum Erlebnis wurde dabei die Gegenwärtigkeit ihres Wissens durch die sprachliche Unbegrenztheit im Ausdruck und die Gabe der Formulierung, wie sie nur in der Muttersprache gegeben sind. Die Kunst des Vortrags als intellektuelle humanistische Leistung wird wohl immer wesentliches stimulierendes Element für die Zuhörer bleiben. Herr Spohn hat 1981 bei seiner Präsidentenrede im Zusammenhang mit Allgemeinbildung und Weiterbildung den Umgang mit der deutschen Sprache erwähnt. Dieser war immer ein Anliegen der Gesellschaft, und es ist ihr zu wünschen, daß sie auch in Zukunft ihre kulturelle Identität bewahren kann.

Aus dieser Sicht ist für uns ausländische Chirurgen der Kongreß kein nationaler im chauvinistischen Sinne, sondern ein überregionaler, entsprechend der Sprachzugehörigkeit. Seine internationale Bedeutung gewinnt er aus der Qualität des gebotenen, auch wenn es nur in deutscher Sprache vorgetragen worden ist.

Wir freuen uns auf die folgenden Tage, in denen wir sicher viel lernen können, alte Freundschaften erneuern und vielleicht auch neue schließen werden.

Den Repräsentanten der Gesellschaft und allen Teilnehmern danken wir für die gebotene Gastfreundschaft und wünschen Ihnen und uns einen erfolgreichen Kongreß.

Präsident Professor Dr. K. H. Schriefers: Vielen Dank, Herr Fritsch. Unsere Kollegen und Freunde aus dem deutschsprachigen Ausland haben selbstverständlich immer zu uns gehört. Sie haben dies noch einmal ausdrücklich bestätigt. Ganz herzlichen Dank dafür!

Totenehrung

Präsident Professor Dr. K. H. Schriefers: Meine sehr geehrten Damen und Herren! Ich habe die traurige Pflicht, Ihnen mitzuteilen, daß seit unserem letztjährigen Kongreß die hier gezeigten 36 Mitglieder unserer Gesellschaft verstorben sind. Unter dieser Aufzählung fehlt der Herr Kollege Wolf aus Gelsenkirchen, dessen Tod erst vor kurzer Zeit erfolgte.

Wir hoffen, daß diese Toten uns schon alle vollendet vorausgegangen sind denn, und hier zitiere ich Karl Rahner:

> Nur auf der Oberfläche unseres Bewußtseins scheuen wir den Tod. Jedoch der Grund unseres Daseins begehrt nach dem Ende des Unvollendeten, damit Vollendung sei.

Ich bitte Sie, sich zum Gedenken an unsere Verstorbenen zu erheben. – Ich danke Ihnen.

(Musik: C. W. Glück: Reigen seliger Geister)

Walter Asal
Horst Wenker
Helmut Köhler
Paul G. Schmid
Manfred Hentschel
Johannes Spiegel
Rudolf Schmidt
Edgar Lenhard
Adalbert Büttner
Rudolf Streli
Ulvi Muhtaroglu
Heinrich Bleckmann
Gerhard Scheibe
Franz Alto Zimmermann
Fritz Beckendorf
Hans U. Mathe
Max Hubrich
Hermann Fischer
Rudolf Bimler
Friedhelm Scherer
Eugen Gastreich
Walter Gorgon
Heinrich Schiele
Paul Lübke
Marc Iselin
Gottfried Rein
Josef Tudyka
Arnold Widmer
Heinz Vieten
Friedhelm Pelmer
Fritz Starlinger
Wilfried Penitschka
Martin Steingräber
Christoph Biesing
Erich Rappert

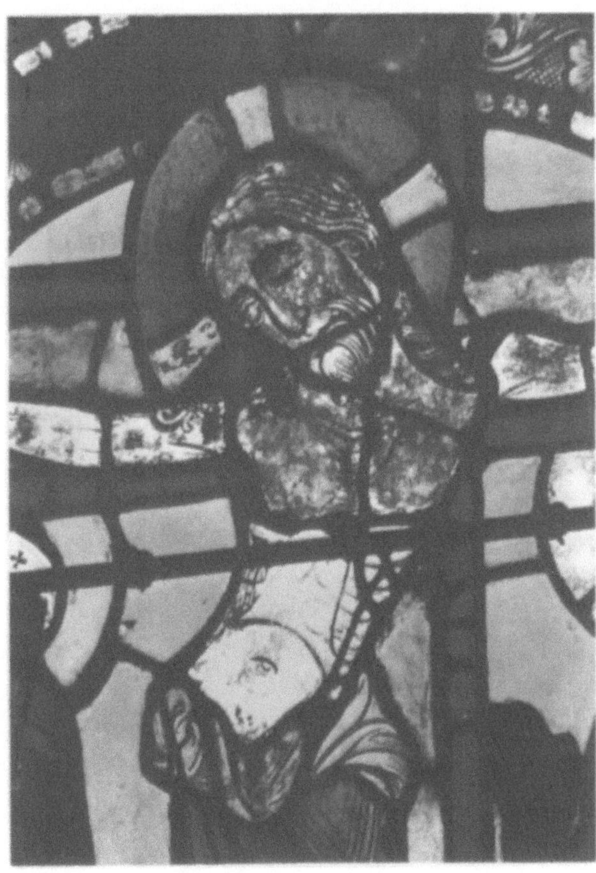

Ehrungen

Präsident Professor Dr. K. H. Schriefers: Der Gedanken- und Erfahrungsaustausch mit ausländischen Kollegen war den Gründern unserer Gesellschaft schon ein besonderes Anliegen, das wir nicht vergessen sollten und auch nicht vergessen haben.

Es ist daher ein guter Brauch, aus Anlaß unseres jährlichen Kongresses namhaften Kollegen aus nahen und fernen Ländern, insbesondere solchen, die durch häufige Besuche unserer Kongresse ihre enge Verbindung mit uns dokumentiert haben, die korrespondierende Mitgliedschaft anzutragen.

Ich möchte jetzt herzlich die Kollegen Herrn Berchtold, Herrn Gschnitzer und Herrn de Vries aufs Podium bitten.

Meine Herren! Ich freue mich über den einstimmigen Beschluß des Präsidiums der Deutschen Gesellschaft für Chirurgie, Sie zu korrespondierenden Mitgliedern zu ernennen. Wir möchten hoffen, daß Sie diese Freude mit uns teilen und der Deutschen Gesellschaft für Chirurgie Ihre Sympathie und Freundschaft dauerhaft erhalten. Ich darf mir erlauben, in der alphabetischen Reihenfolge vorzugehen:

Die Deutsche Gesellschaft für Chirurgie ernennt Herrn Professor Dr. med. Rudolf Berchtold, em o. Professor und Direktor der Universitätsklinik für Viszerale Chirurgie am Insel-Spital Bern/Schweiz in Würdigung seiner hervorragenden Verdienste als Kliniker und Wissenschaftler, dem insbesondere die Schilddrüsen-Chirurgie und die Chirurgie der Portalhypertension wesentliche Fortschritte verdankt, und in dankbarer Anerkennung seiner durch viele Jahrzehnte gepflegten engen Verbindung mit unserer Gesellschaft und vielen deutschen Chirurgen zu ihrem korrespondierenden Mitglied.

München, den 6. April 1988. Herzliche Glückwünsche!

Professor Dr. Berchtold: Hohes Präsidium, verehrter Herr Präsident! Meinen hochverehrten Lehrern, den eminenten Mitgliedern und einstigen Präsidenten Ihrer Gesellschaft, Alfred Brunner und Rudolf Zenker, verdanke ich meine chirurgische Erziehung. Ohne sie würde ich nicht hier stehen. Dies verpflichtet mich seit eh und je der deutschen Chirurgie. Es ist aber nicht nur Verpflichtung, und es sind nicht nur persönliche Freundschaften, gemeinsame Arbeiten, die mich mit Kollegen Ihrer Gesellschaft verbinden. Ihre Ehrung, Herr Präsident, verstärkt diese Bindung. Sie fügt mich aber auch den Namen berühmter ausländischer Chirurgen bei und verklärt meinen Status emeritus.

In dem Bewußtsein, daß diese Ehrung nicht mir allein, sondern auch meinen ehemaligen Mitarbeitern und freundnachbarlich der Schweizer Chirurgie gilt, bitte ich Sie, dafür meinen herzlichen Dank zu nehmen.

Präsident Professor Dr. K. H. Schriefers: Ich komme zu Ihnen, Herr Kollege Gschnitzer:

Die Deutsche Gesellschaft für Chirurgie ernennt Herrn Professor Dr. med. Franz Gschnitzer, Direktor der I. Chirurgischen Universitätsklinik Innsbruck/Österreich, in Würdigung seiner hervorragenden Verdienste als Kliniker und Wissenschaftler um die Förderung der Chirurgie in dankbarer Anerkennung seiner engen Verbundenheit seit Jahrzehnten zu unserer Gesellschaft und zu vielen deutschen Chirurgen zu ihrem korrespondierenden Mitglied.

Ganz herzlichen Glückwunsch!

Professor Dr. Gschnitzer: Herr Präsident, Hohes Präsidium, meine sehr verehrten Damen und Herren! Ich fühle mich durch diese Ehrung hochgeehrt und möchte wie mein Vorredner meinen Dank weitergeben an meine Lehrer, insbesondere Herrn Hofrat Professor Dr. Walter Dick und Herrn Professor Dr. Ernst Derra. Die Verbindungen, die ich auf diese Weise zur Deutschen Gesellschaft für Chirurgie nachweisen kann und die mich seit fast 30 Jahren mit dieser Gesellschaft wärmstens verbinden, haben dazu geführt, daß ich jetzt diese Ehrung bekommen habe. Ich freue mich sehr darüber und danke dafür. Ich möchte diesen Dank auch weitergeben an meine Mitarbeiter. Danke schön.

Präsident Professor Dr. K. H. Schriefers: Herr Dr. de Vries!

Die Deutsche Gesellschaft für Chirurgie ernennt Herrn Dr. med. Jan de Vries, Chefarzt der Chirurgischen Klinik am Maasland-Ziekenhuis Geleen/Niederlande, in Würdigung seiner Verdienste als Kliniker, seiner engen Verbindung zu unserer Gesellschaft seit vielen Jahren und der Förderung der freundschaftlichen Beziehungen zwischen holländischen und deutschen Chirurgen zu ihrem korrespondierenden Mitglied.

Herzlichen Glückwunsch!

Dr. de Vries: Hohes Präsidium, sehr verehrter Herr Präsident, meine sehr verehrten Damen und Herren! Für die hohe Auszeichnung danke ich der Deutschen Gesellschaft für Chirurgie von Herzen. Mit einer so illustren Gesellschaft als korrespondierendes Mitglied verbunden zu werden, ist eine große Ehre. Es freut mich ganz besonders, daß mein Lehrer und väterlicher Freund Professor Dr. Lemmens an diesem für mich denkwürdigen festlichen Tag hier anwesend ist. Er hat mich durch sein Vorbild und Lehren als Chirurg geprägt. Er hat mich gelehrt, daß eine perfekte Beherrschung des chirurgischen Handwerks ein absolutes Erfordernis ist und daß die Chirurgie wesentlich mehr beinhaltet als nur operative Tätigkeit. Die Chirurgie kennt keine Grenzen. Trotzdem müssen wir Chirurgen ständig verschiedene Grenzen überschreiten, darunter die von Mensch zu Mensch und von Mensch zur Gemeinschaft. Denn nur in einer Gemeinschaft von miteinander redenden und arbeitenden Chirurgen, wo Wissen und Erfahrung geteilt werden, kann der Chirurg unsere Chirurgie weiterentwickeln. Die Freundschaft unter den Chirurgen kann das Überschreiten dieser Grenzen wesentlich erleichtern. Diese Freundschaft zu fördern und zu pflegen ist Hauptaufgabe für uns alle. Ich danke Ihnen.

Preisverleihungen

Präsident Professor Dr. K. H. Schriefers: Meine Damen und Herren! Wissenschaftliche Arbeit zu fördern gehört zu den Pflichten unserer Gesellschaft, sie mit Preisen zu bedenken zu den Vorzügen des Präsidentenamtes.

Die höchste wissenschaftliche Auszeichnung, die unsere Gesellschaft zu vergeben hat, ist der von Langenbeck-Preis. Unter den in diesem Jahr eingereichten Arbeiten schienen den Preisrichtern zwei von so gleichwertig hohem Rang, daß sie sich nicht entschließen konnten, einer vor der anderen den Vorzug zu geben. Der Preis wird daher gleichrangig vergeben 1. an die Arbeitsgruppe Dr. Wenisch und Frau Dr. Schumm-Draeger und 2. an Herrn Dr. Detlev Schröder. Ich darf Sie gleichzeitig bitten, zu mir zu kommen.

Die Arbeit von Herrn Dr. Wenisch und Frau Dr. Schumm-Draeger trägt den Titel „Experimentelle Untersuchungen zu chirurgischen Problemen verschiedener Schilddrüsenerkrankungen".

Es handelt sich um eine vorbildliche chirurgisch-internistische Gemeinschaftsarbeit, durch die mit dem Modell der Transplantation von menschlichem Schilddrüsengewebe auf thymusaplastische Nacktmäuse wesentliche Probleme aus dem Bereich der Schilddrüsenerkrankungen untersucht wurden. Die Ergebnisse, in die klinische Praxis übertragen, dürften neue Ansatzpunkte in Diagnostik und Therapie verschiedener Schilddrüsenerkrankungen vermitteln.

Meinen herzlichen Glückwunsch!

Dr. Wenisch: Herr Präsident, Hohes Präsidium, meine Damen und Herren! Auch im Namen meiner Koautorin darf ich mich für die hohe Auszeichnung bedanken. Insbesondere meinem chirurgischen Lehrer Herrn Professor Encke für die erfolgte Unterstützung sehr herzlichen Dank!

Präsident Professor Dr. H. K. Schriefers: Herr Schröder wird ausgezeichnet für die Arbeit „Der biomechanische Einfluß der Synovialflüssigkeit auf die Funktion der Gelenke".

Das Problem der degenerativen Veränderungen der Gelenke wird einem neuen Ansatz nähergebracht, wobei der biomechanische Einfluß der Synovialflüssigkeit auf die Funktion des Hüftgelenkes überprüft wird. Durch aufwendige mathematische und physikalische Berechnungen der Elastostatik und Hydrodynamik im Gelenkspalt ergeben sich neue Erkenntnisse zur Arthroseentstehung.

Herr Schröder, ganz herzlichen Glückwunsch!

Dr. Schröder: Herr Präsident, Hohes Präsidium, meine sehr verehrten Damen und Herren. Ich fühle mich durch diese Auszeichnung hochgeehrt. Ich möchte mich auch bedanken bei all denen, die mir geholfen haben, diese Arbeit zu erleichtern. Gestatten Sie mir, daß ich neben meinem Chef Professor Hamelmann insbesondere auch Herrn Professor Gall für seine freundschaftliche Unterstützung bei der schwierigen Analyse danke. Ich danke Ihnen.

Präsident Professor Dr. K. H. Schriefers: Meine Damen und Herren! Der von der Firma Braun-Melsungen aus Anlaß des hundertjährigen Bestehens unserer Gesellschaft gestiftete Jubiläumspreis würdigt Persönlichkeiten, die sich um die Weiterentwicklung der klinischen Chirurgie besonders verdient gemacht haben und damit einen Beitrag zur wesentlichen Verbesserung der Krankenbehandlung auf dem Gebiete der Chirurgie leisteten. Ich darf jetzt Herrn Professor Dr. Hermanek zu mir bitten!

Sehr geehrter lieber Herr Hermanek! Wir sind der Überzeugung, daß Sie in besonderem Maße der Idee dieses Preises gerecht werden, nachdem Sie als Pathologe in jahrelanger enger Kooperation mit der klinischen Chirurgie wesentlich zur Förderung und Verbesserung der chirurgischen Onkologie beigetragen haben. Die Deutsche Gesellschaft für Chirurgie freut sich, Ihnen den Jubiläumspreis 1988 verleihen zu können. Die Verleihungsurkunde, die ich Ihnen gleich überreichen werde, hat folgenden Wortlaut:

Die Deutsche Gesellschaft für Chirurgie verleiht Herrn Professor Dr. med. Paul Hermanek, Vorstand der Abteilung für klinische Pathologie an der Chirurgischen Universitätsklinik Erlangen, den Jubiläumspreis der Firma Braun, Melsungen.
Sie würdigt damit seine hervorragenden Leistungen, die zu einer praktisch einmaligen Verbindung und Verflechtung klinischer und wissenschaftlicher Arbeit zwischen Chirurgie und Pathologie geführt haben. Dieser Zusammenarbeit verdanken viele Gebiete der Chirurgie, besonders aber die Tumorchirurgie, entscheidende Fortschritte.

Herr Hermanek, ganz herzlichen Glückwunsch!

Professor Dr. Hermanek: Sehr verehrter Herr Präsident, Hohes Präsidium! Für die Verleihung dieses Preises darf ich mich sehr herzlich bedanken. Was Sie damit würdigen, wäre nicht möglich gewesen ohne das stete Engagement aller meiner Mitarbeiter und die tägliche und ständige Zusammenarbeit mit meinen klinischen Kollegen, in erster Linie der Chirurgischen Klinik, aber auch der Medizinischen Klinik.
Die Deutsche Gesellschaft für Chirurgie dokumentiert mit dieser Preisverleihung, so meine ich, die große Bedeutung, die sie der Pathologie, und zwar einer klinisch orientierten und klinisch verbundenen Pathologie, für die Chirurgie im Alltag wie auch in der Wissenschaft beimißt. Dafür danke ich ganz besonders.

Präsident Professor Dr. K. H. Schriefers: Die Werner-Körte-Medaille in Silber dient unter anderem der Auszeichnung von Nichtärzten, die in der Geschäftsführung der Deutschen Gesellschaft für Chirurgie langjährig erfolgreich tätig waren. Darf ich jetzt Frau Hofmann zu mir bitten.
Diese Voraussetzungen treffen auf Frau Hofmann ganz sicher zu. Das betrifft sowohl ihre langjährige Zugehörigkeit zur Geschäftsstelle wie die erfolgreiche Tätigkeit. Ich freue mich, sehr geehrte Frau Hofmann, Ihnen für Ihre Verdienste um die Gesellschaft die Werner-Körte-Medaille in Silber überreichen zu können. Der Text der Urkunde:

Die Deutsche Gesellschaft für Chirurgie verleiht Frau Annemarie Hofmann, langjährige Mitarbeiterin in der Geschäftsstelle in München, die Werner-Körte-Medaille in Silber.
Sie dankt mit dieser Ehrung ihrer außerordentlich erfolgreichen Mitarbeiterin, insbesondere im Bereiche der Mitgliederverwaltung; sie hat sich besondere Verdienste in der organisatorischen Verwaltung der Gesellschaft erworben

Meine sehr geehrten Damen und Herren! Meine letzte Aufgabe auf dieser Eröffnungssitzung ist zugleich meine schwerste. Sie gilt der Verabschiedung von Herrn Professor Dr. Max Schwaiger aus dem Amt des Generalsekretärs unserer Gesellschaft. Er hat das Präsidium um die Entlastung von diesem Amt zur Mitte dieses Jahres gebeten. Wir haben dieser Bitte mit Bedauern stattgeben müssen.
Seit 1981, also jetzt sieben Jahre, hat Herr Schwaiger die Geschicke unserer Gesellschaft maßgebend bestimmt. Wer möchte ihm verdenken, daß er sich nun der Muße – in der die Musik, wie wir ihn kennen, eine wesentliche Rolle spielt – widmen möchte.
Herr Professor Schwaiger ist Schüler von K. H. Bauer. Er hat sich 1949 in Heidelberg habilitiert. Planmäßig seiner Heimat südwärts zustrebend führte sein Weg über den II. Chirurgischen Lehrstuhl in Köln und das Ordinariat in Marburg an die Freiburger Klinik, in der er sein ganzes Wissen und Können den ihm anvertrauten Kranken und der Heranbildung einer neuen Chirurgengeneration von 1968 bis zu seiner Emeritierung widmen konnte. Sein wissenschaftliches Werk war vorwiegend an der chirurgischen Praxis orientiert. Was könnte Besseres über seine Tätigkeit als Lehrer gesagt werden als dies, daß seine Schüler heute gleichzeitig Verehrung und Freundschaft für ihn empfinden.
1981 hat Herr Professor Schwaiger von Herrn Junghanns das Amt des Generalsekretärs der Deutschen Gesellschaft für Chirurgie übernommen. Seither hat er siebenmal den Kongreß unserer Gesellschaft vorbereitet und organisiert, siebenmal einem Präsidenten mit Rat und Hilfe treu zur Seite gestanden, sieben Jahre lang über 3500 passionierte Individualisten – das sind Sie, meine Damen und Herren –, die in unserer Gesellschaft zusammengeschlossen sind, bei der Stange gehalten, eine Leistung, die an die sieben Jahre des Sammelns, der Für- und Vorsorge von Joseph, dem Sohn des Jakob, als Generalsekretär der Staatsregierung des ägyptischen Pharao erinnert.
Die Deutsche Gesellschaft für Chirurgie hat allen Grund, Herrn Professor Schwaiger zu danken für sieben Jahre uneigennütziger Tätigkeit zum Wohle der Gesellschaft, für ein Tun, das er nicht wie der Bundespräsident beschworen, aber gleichwohl realisiert hat: Er hat seine Kraft der Gesellschaft gewidmet, ihren Nutzen gemehrt, Schaden von ihr gewendet, seine Pflichten gewissenhaft erfüllt und Gerechtigkeit gegen jedermann geübt.
Nur einen ganz kleinen Teil ihrer Dankesschuld gegenüber ihrem Generalsekretär kann unsere Gesellschaft dadurch abstatten, daß sie ihm die Werner-Körte-Medaille in Gold verleiht. Diese Auszeichnung wird gestiftet für Ärzte, die sich in langjähriger Tätigkeit besondere Verdienste um die

Geschäftsführung, den inneren Ausbau und die Organisation der Deutschen Gesellschaft für Chirurgie erworben haben. Die Verleihungsurkunde hat folgenden Wortlaut:

> Die Deutsche Gesellschaft für Chirurgie verleiht Herrn Professor Dr. Max Schwaiger in Anerkennung seiner Verdienste um die Gesellschaft die Werner-Körte-Medaille in Gold.
> Mit dieser Verleihung würdigt sie die siebenjährige Tätigkeit als Generalsekretär. Er hat in dieser Zeit die Geschicke der Gesellschaft verantwortungsvoll mit steter Tatkraft und diplomatischem Geschick nachhaltig beeinflußt. Den Präsidenten war er ein uneigennütziger und stets hilfsbereiter Ratgeber.

Unser aller Dank möchte ich meinen ganz persönlichen noch hinzufügen und Herrn Professor Schwaiger damit schon vorläufig – wir brauchen ihn ja noch während des Kongresses – verabschieden und ihn ganz herzlich beglückwünschen.

Die Eröffnungsveranstaltung ist damit beendet.

Musikalischer Ausklang: G. F. Händel: Suite D-Dur — Marsch bourée — Marsch.

Mitgliederversammlung (Erster Teil)

Präsident Professor Dr. K. H. Schriefers: Meine sehr geehrten Damen und Herren! Ich eröffne den ersten Teil unserer Mitgliederversammlung. Den Bericht des Präsidenten werden Sie im zweiten Teil der Mitgliederversammlung hören.

Ich kann mich jetzt schon zurückziehen und Herrn Generalsekretär Schwaiger um seinen Bericht bitten.

Bericht des Generalsekretärs (Erster Teil)

Generalsekretär Professor Dr. M. Schwaiger, Freiburg i. Br.: Herr Präsident, meine sehr verehrten Kolleginnen und Kollegen! Entsprechend den Bestimmungen unserer Satzung wurden Sie rechtzeitig in Heft 1/88 und 2/88 der Mitteilungen vom 15. Januar und 23. März 1988 eingeladen. Anträge der Mitglieder auf Ergänzung der Tagesordnung sind bis Ende der Antragsfrist 23. März 1988 nicht eingegangen.

Als ersten Punkt der Tagesordnung habe ich unserer Satzung entsprechend Vorschläge für die Wahlen zum Präsidium zum 1. Juli 1988 bekanntzugeben. Wie in Heft 1 und 2/88 unserer Mitteilungen berichtet wurde, sind in das Präsidium am 1. Juli 1988 neu zu wählen:

Der Zweite Stellvertretende Präsident
Oberarzt in Nichtselbständiger Stellung einer chirurgischen Krankenhausabteilung.

Die Satzung bestimmt, daß das Präsidium seine Wahlvorschläge vorher bekanntzugeben hat. Das Präsidium hat in seiner Sitzung vom 11./12. September 1987 beschlossen, Ihnen folgende Persönlichkeiten für die Wahl vorzuschlagen:

Als Zweiten Stellvertretenden Präsidenten für die Amtsperiode 1988/89 und dann Präsident 1989/90 Herrn Professor Dr. Rudolf Häring, Berlin.

Als Oberarzt in nichtselbständiger Stellung einer chirurgischen Krankenhausabteilung
Herrn Privatdozent Dr. Hans Friedrich Kienzle, Karlsruhe.

Die vorgeschlagenen Persönlichkeiten haben sich bereit erklärt, sich zur Wahl zu stellen.

Gemäß Ziffer 11.2.4 unserer Satzung konnten weitere Vorschläge von Mitgliedern der Gesellschaft dem Generalsekretär bis zu Beginn dieser Sitzung schriftlich vorgelegt werden. Ich stelle fest, daß keine weiteren Vorschläge eingegangen sind.

Die Wahl wird im zweiten Teil der Mitgliederversammlung am Freitag 8. April 1988, 14.30 Uhr als erster Punkt der Tagesordnung durchgeführt. Zu dieser Wahl haben nur Mitglieder Zutritt, als Legitimation gilt der gültige Mitgliedsausweis.

Um die Gültigkeit der Wahl zu garantieren, müssen die Türen des Saales während des Wahlvorganges geschlossen bleiben. Ich muß daher die eindringliche Bitte an Sie richten, pünktlich um 14.30 Uhr zur Mitgliederversammlung in der Kongreßhalle zu sein. Ich bitte um Verständnis, daß Zuspätkommende erst nach Abschluß des Wahlvorganges an der weiteren Mitgliederversammlung teilnehmen können.

Und nun noch einige kurze Hinweise und Bermerkungen:
Ich darf namens des Präsidiums nochmals mit Dank bekanntgeben, daß der Bayerische Ministerpräsident Herr Dr. Strauß und die Bayerische Staatsregierung heute 6. April 1988 von 19.00 Uhr bis 20.15 Uhr in den Kaisersaal der Münchener Residenz eingeladen haben. Dieser Empfang gilt in allererster Linie der Begrüßung unserer ausländischen Gäste und Teilnehmer, die selbstverständlich mit ihren Damen herzlich eingeladen sind. Sie werden gebeten, soweit sie noch nicht im Besitz von Eintrittskarten sind, diese im Kongreßbüro abzuholen.

Noch ein kurzer Hinweis auf den Gesellschaftsabend morgen 7. April 1988 im Hotel Bayerischer Hof. Dank der Hilfe großzügiger Sponsoren konnten die Teilnehmerkarten auf dem Preisniveau des vorigen Jahres gehalten werden. Wir hoffen daher auf eine rege Beteiligung vor allem unserer jüngeren Mitglieder. Bitte besorgen Sie sich rechtzeitig die Teilnehmerkarten am Stand der Eingangshalle, die Ausgabe der Karten muß morgen, Donnerstag 7. April, pünktlich 12.00 Uhr abgeschlossen werden, ein Abendverkauf im Hotel Bayerischer Hof kann nicht mehr stattfinden.

Wie jedes Jahr, darf ich noch zwei Bitten an unsere Mitglieder richten:

Nützen Sie bitte Ihre Anwesenheit hier in München aus, eventuelle Änderungen Ihrer Anschrift oder Ihrer Dienststellung im Kongreßbüro bekanntzugeben. Dies ist die Voraussetzung, daß das neue Mitgliederverzeichnis, das im Mai 1988 erscheinen wird, dem aktuellen Stand entspricht.

Die zweite Bitte betrifft unsere Industrieausstellung:

Die Industrie hat auch dieses Jahr einen erheblichen finanziellen Aufwand nicht gescheut, auf unserem Kongreß auszustellen und eine Unmenge neuester Informationen zu bieten. Der Herr Präsident hat im Programm genügend Pausen für den Besuch dieser Ausstellung auf dem Weg von und zu den Kongreßsälen eingeschaltet.

Auch zum diesjährigen Kongreß konnten wir Dank des engagierten Einsatzes des Demeter-Verlages wieder den Tagungsführer erstellen, er liegt für Sie am Kongreßbüro bereit.

Damit bin ich am Ende meiner Mitteilungen, den ausführlichen Bericht werde ich Ihnen programmgemäß im zweiten Teil der Mitgliederversammlung am Freitag geben.

Präsident Professor Dr. K. H. Schriefers: Meine Damen und Herren, damit ist der erste Teil der Mitgliederversammlung beendet. Zum zweiten Teil der Mitgliederversammlung hat der Herr Generalsekretär bereits eingeladen und um Pünktlichkeit gebeten. Diesem Appell schließe ich mich sehr nachdrücklich an.

Ich darf auch noch einmal der Hoffnung Ausdruck geben und Sie bitten, sich rege am Gesellschaftsabend zu beteiligen. Ich habe mir zur Vorbereitung auch dieses Teils des Kongresses einige Mühe gemacht. Ich hoffe, daß das auch in Ihren Augen sich gelohnt haben wird. Vielen Dank!

Die Mitgliederversammlung – 1. Teil – ist damit beendet.

Mitgliederversammlung (Zweiter Teil)

Präsident Professor Dr. K. H. Schriefers: Meine sehr geehrten Damen und Herren! Ich eröffne den zweiten Teil der Mitgliederversammlung, zu dem Sie form- und fristgerecht eingeladen worden sind. Ich bedanke mich sehr herzlich für Ihr Kommen.

Wahlen zum Präsidium

Präsident Professor Dr. K. H. Schriefers: Gewählt werden der 2. stellvertretende Präsident 1988/89 und damit Präsident für das Jahr 1989/1990 sowie der Oberarzt in nichtselbständiger Stellung einer chirurgischen Krankenhausabteilung.

Ich darf bitten, daß die Türen geschlossen werden. –

Sie haben alle einen Stimmzettel, auf dem die beiden Kandidaten aufgeführt sind. Sie sind im ersten Teil der Mitgliederversammlung bereits genannt worden.

Zum 2. stellvertretenden Präsidenten 1988/89 wird Herr Häring, Berlin, vorgeschlagen, und für den Sitz des Oberarztes in nichtselbständiger Stellung einer chirurgischen Krankenhausabteilung im Präsidium Herr Kienzle aus Karlsruhe.

Sie haben nur einen Stimmzettel mit den beiden Kandidaten, auf dem Sie den zu Wählenden ankreuzen oder auch nicht ankreuzen können. Andere Vorschläge bestehen nicht; es sind keine weiteren Vorschläge eingegangen. Das heißt, Sie können keinen anderen wählen. Sie können nur wählen oder sich der Stimme enthalten.

Die Wahl erfolgt unter der Leitung des Wahlleiters, Herrn Troidl, und unter der Aufsicht von Herrn Notar Scholz, den ich herzlich begrüße.

Ich darf dann offiziell mit der Wahl beginnen. Ist jemand da, der keinen Stimmzettel erhalten hat? – Dann darf ich bitten, Ihre Stimmzettel auszufüllen und in die Urnen zu geben.

(Durchführung der Wahl)

Sind alle Stimmzettel abgegeben? – Das ist der Fall. Damit ist der Wahlvorgang abgeschlossen. Ich darf bitten, daß die Urnen in den Nebenraum gebracht und die Stimmen ausgezählt werden. Der Herr Wahlleiter steht bereit.

(Folgt Auszählung der Stimmen – Während der Auszählung der Stimmen behandelt die Mitgliederversammlung die weiteren Tagesordnungspunkte)

Ergebnisse der Wahlen zum Präsidium

Präsident Professor Dr. K. H. Schriefers: Ich darf das Ergebnis der Wahl bekanntgeben:

Es sind 240 Stimmen abgegeben worden. Herr Professor Häring ist mit überwältigender Mehrheit zum 2. stellvertretenden Präsidenten und damit zum Präsidenten für das Jahr 1990 gewählt. Das gleiche hohe Votum ist für Herrn Kienzle als zukünftiges Mitglied des Präsidiums als Oberarzt in nichtselbständiger Stellung einer Chirurgischen Krankenhausabteilung gegeben worden.

Ich darf zunächst Herrn Häring fragen, ob er die Wahl annimmt.

Professor Dr. R. Häring: Herr Präsident, Hohes Präsidium! Ich nehme die Wahl zum 2. stellvertretenden Präsidenten der Deutschen Gesellschaft für Chirurgie an. Zugleich danke ich Ihnen allen für das Vertrauen, das Sie mit dieser Wahl in mich gesetzt haben. Es ist zugleich eine große Verpflichtung für mich und auch eine große Ehre.

Ganz besonders freut es mich, nachdem Sie zur 100. Tagung wieder an Ihren Gründungsort zurückgekehrt waren, daß Sie zum ersten Mal nach dem Kriege einen Berliner Chirurgen zum Präsidenten gewählt haben.

Es ist mir wie allen meinen Vorgängern an dieser Stelle ein Bedürfnis, mich meiner Lehrer und Wegbegleiter zu erinnern:

Ich freue mich ganz besonders, daß ich hier vor Ihnen allen meinem verehrten Chef und Lehrer und väterlichen Freund Hermann Franke meinen Dank vortragen darf für die langen Lehrjahre unter seiner gütigen Hand. Er hat mir schon als junger Assistent die Eleganz seiner Operationskunst gezeigt und mich für dieses Fach begeistert. Er hat mir immer wieder Anregungen gegeben. Ohne seine Hilfe und Förderung stünde ich heute nicht an dieser Stelle.

Ich möchte mich aber auch einer zweiten nährenden Wurzel erinnern, meines verehrten Doktorvaters Alfred Gütgemann. Ich war zwar nur kurz an seiner Klinik tätig, trotzdem sind die Fasern zu dieser Schule nie abgerissen. Daran ist ganz besonders auch das gute Verhältnis zu den damaligen Oberärzten und Stationsärzten Martin Reifferscheid, Hans Wilhelm Schreiber und auch zu unserem verehrten Präsidenten schuld.

Nicht vergessen möchte ich auch einen internistischen Lehrer, der mir durch seine Größe als Arzt und als Mensch immer Vorbild gewesen ist, Paul Martini in Bonn.

In diesem Augenblick danke ich vor allem auch meinen Mitarbeitern in Berlin, die über die ganzen Jahre durch eine zuverlässige und vertrauensvolle Arbeit geholfen haben, überhaupt dieses Ziel zu erreichen.

Ich danke Ihnen allen und beginne in diesem Augenblick, mich auf das Amt des Präsidenten zu konzentrieren, um der Gesellschaft gebührlich zu dienen und Sie in Berlin sehr herzlich zu empfangen. Vielen Dank!

Präsident Professor Dr. K. H. Schriefers: Ich habe jetzt noch Herrn Kienzle zu fragen, ob er die Wahl annimmt.

Dr. H. F. Kienzle, Karlsruhe: Herr Präsident, Hohes Präsidium! Ich nehme die ehrenvolle Wahl gerne an. Ich danke dem Präsidium für die Nominierung und Ihnen allen für das Vertrauen.

Präsident Professor Dr. K. H. Schriefers: Vielen Dank, Herr Kienzle.

Präsident Professor Dr. K. H. Schriefers: Meine Damen und Herren! Ein angenehmer Teil unserer Mitgliederversammlung ist die Verleihung von Preisen für den besten Film, das beste Poster und das beste Exponat unserer Wissenschaftlichen Ausstellung, die von einer dafür eingesetzten Kommission ausgesucht worden sind.

Preis für die wissenschaftliche Ausstellung

Präsident Professor Dr. K. H. Schriefers: Die Kommission hat den Preis für die Wissenschaftliche Ausstellung verliehen Herrn Dr. H. Stiegler mit den Koautoren H. Arbogast, H. Riess, G. Heberer (München). Ich hoffe, daß Herr Stiegler hier ist. – Das scheint nicht der Fall zu sein.

Es handelt sich um das Exponat „Die tiefe Bein-Beckenthrombose: eine interdisziplinäre Herausforderung". Die Laudatio lautet:

Die Autoren stellen die für ein klinisch bedeutsames Krankheitsbild gebräuchlichen Therapiemodalitäten dar und nehmen eine Bewertung der verschiedenen Therapieprinzipien vor. Dabei werden neben den chirurgischen Verfahren auch Analyseverfahren analysiert. Die Bedeutung der interdisziplinären Zusammenarbeit bei diesem Krankheitsbild wird klargemacht. Die Darstellung der Methodik der Behandlungsergebnisse ist graphisch ansprechend und einprägsam.

Meinen herzlichen Glückwunsch! Ich bitte ihn an die Koautoren weiterzugeben.

– Prof. Dr. G. Heberer: Ich bedanke mich, Herr Präsident, für die Auszeichnung für Herrn Stiegler. Ich habe die Arbeit in seiner Habilitationsschrift angeregt und korrigiert, manchmal gestoßen, mehr nicht. Danke! –

Preis für Poster

Präsident Professor Dr. K. H. Schriefers: Den Preis für das beste Poster bekommen die Herren L. Seebauer, J. Lange, U. Möllenstedt, G. Reidel (München). Ist Herr Seebauer da? – Ja. Sie sind von der Chirurgischen Klinik der TU München.

Das Wissenschaftliche Poster hat den Titel: „Intraperitoneale und intramurale Applikation von Liposomen – Eine pharmakokinetische Voruntersuchung für eine neue Methode der adjuvanten lokalen Chemotherapie".

Die Autoren haben unter strenger Beachtung der formalen Richtlinien ein experimentelles Modell zur Applikation von Zytostatika im Bereich der Abdominalchirurgie dargestellt. Die Preisverleihung erfolgt wegen der hohen Qualität der graphischen und didaktischen Darstellung eines experimentellen Ansatzes, der möglicherweise die Grundlage für einen neuen therapeutischen Weg bieten kann.

Herr Seebauer, ganz herzlichen Glückwunsch, bitte auch an Ihre Koautoren!

Filmpreis

Präsident Professor Dr. K. H. Schriefers: Der Filmpreis wird nach einstimmigem Urteil des zuständigen Ausschusses verliehen an Herrn Dr. J.-R. Allenberg mit den Koautoren K. Dreikorn, Th. Hupp, S. Post von der Universitätsklinik Heidelberg. Ich hoffe, daß der Erstautor da ist. – Da scheint er zu kommen.
Der Film hat den Titel: „Simultane Nierenarterien- und aorto-iliacale Rekonstruktion bei einem Patienten mit Hypernephrom".

Aus einem Krankengut simultaner rekonstruktiver Eingriffe im Bereich der Nierenarterien und der aorto-iliacalen Region wird das operative Vorgehen bei einem Patienten mit gleichzeitigem Hypernephrom in einer funktionellen Solitärniere dargestellt.
Der Film demonstriert eine außerordentliche Operationstaktik und -technik, die sowohl den Erhalt der Nierenfunktion als auch die erfolgreiche Behandlung der aorto-iliacalen Verschlußkrankheit ermöglicht.

Herzlichen Glückwunsch! Ich war auch persönlich sehr beeindruckt.

Bericht des Präsidenten

Präsident Professor Dr. K. H. Schriefers: Meine Damen und Herren! Sie haben mich auf dem Chirurgenkongreß 1986 hier an dieser Stelle zu Ihrem Präsidenten für den Kongreß 1988 gewählt. Sofort angestellte Überlegungen für die Ausgestaltung des wissenschaftlichen und auch des Rahmenprogramms führten meine Frau und mich auf der Heimfahrt von München nach Hause über Augsburg, das wir für einen Besuch innerhalb des Damenprogramms ins Auge faßten. Im Eingang zur dortigen St. Anna-Kirche stieß ich auf folgendes Luther-Zitat:
„Ich war zuerst ganz alleine und war für die Behandlung so großer (Streit-) Sachen zweifellos höchst ungeschickt und zu wenig gelehrt. Bin ich doch zufällig, nicht mit Willen und Absicht, in dieses Getümmel geraten." Sie werden verstehen, daß ich geneigt war, diese Lutherworte auf mich zu beziehen. Nun bin ich aber weit davon entfernt die Geschäfte und Geschicke unserer Gesellschaft mit einem „Getümmel" vergleichen zu wollen, aber ganz einfach sind sie nicht, diese Geschäfte, und jeder Präsident ist ja ein Neuling. Ich möchte auch nicht verschweigen, daß die Amtsführung, insbesondere die Vorbereitung des Kongresses, einen Krankenhauschirurgen mit sehr bescheidener Personalausstattung an die Grenzen seiner Möglichkeiten führt.
Die äußere Organisation des diesjährigen Kongresses hat gegenüber dem Vorjahr keine Veränderungen erfahren, ob sie so bleiben kann und soll, ist nicht zuletzt eine Finanzfrage, auf die Herr Dohrmann wohl noch eingehen wird.
Ich glaube, daß jeder meiner Vorgänger im Amte des Präsidenten die Kongreßvorbereitung mit dem Vorsatz begonnen hat, die Zahl der Einzelveranstaltungen und Vorträge möglichst weit zu begrenzen. Solche Vorsätze geraten regelmäßig ins Wanken, wenn bei der Themenwahl nicht nur die allgemeine und Unfallchirurgie, sondern auch alle Teilgebiete berücksichtigt werden sollen. Die Frage der Attraktivität unseres Kongresses für ausschließlich in chirurgischen Teilgebieten tätige Kollegen ist neuerlich wieder auf unserer Präsidiumssitzung diskutiert worden. Dieses Problem ist nicht lösbar, wenn man nicht von dem Gedanken ausgeht, daß beispielsweise auch plastische Chirurgen oder Herzchirurgen die Gelegenheit ergreifen sollten, über die Mauern ihres Teilgebietes hinüberzuschauen, um zu erfahren, was eben in der gesamten Chirurgie los ist. Unabhängig von diesem Gedanken sollte man aber wohl überlegen, in Zukunft in jährlichem Wechsel nur ein oder allenfalls zwei Teilgebiete mit einem größeren Angebot von Veranstaltungen und Vorträgen zu berücksichtigen.
Der zweite Angriff auf die Vorsätze des Präsidenten zur Programmbegrenzung erfolgt in Form vieler hunderter Vortragsanmeldungen, über die er sich natürlich ebenso freut, wie er beim Versuch, eine Auswahl zu treffen, in Verzweiflung gerät.
In der im Programm ausgedruckten und inzwischen bereits weitgehend realisierten Anzahl von 289 Einzelveranstaltungen finden sich 42 Einzelbeiträge im Rahmen von 5 Kursen für praktische Chirurgie. Zusätzlich enthält das Programm 90 Forumsbeiträge. Ich finde, wir sollten auch in Zukunft dem Forum

und damit der klinischen und experimentellen Forschung einen breiten Raum in unserem Kongreßablauf einräumen. An dieser Stelle möchte ich dem Forumausschuß, vor allem auch Herrn Herfarth für die hervorragende Arbeit bei der Vorbereitung des „Forum" danken.

In den 4 Hauptthemen unseres Kongresses sind 47 auf Aufforderung gehaltene Vorträge enthalten, weitere 30 in den Teilgebietsthemen. Von den 77 wissenschaftlichen Hauptvorträgen stammen genau ⅔ aus universitären und ⅓ aus nicht universitären Institutionen. Von den 161 freien Vorträgen kommen 80% aus Universitäten, die restlichen 20% aus Krankenhäusern außerhalb der Universität. Von allen wissenschaftlichen Vorträgen erfolgten ⅓ auf Aufforderung durch den Präsidenten, ⅔ aufgrund von Anmeldungen. Ich möchte damit dem bisweilen zu hörenden Vorwurf insbesondere jüngerer Mitglieder unserer Gesellschaft begegnen, man habe zu wenig Chancen, an unserem Kongreß aktiv mitzuwirken.

Einige Worte zur Tätigkeit des Präsidiums: Die Entwicklung der praktischen Medizin in Deutschland führt dazu, daß sich auch die Deutsche Gesellschaft für Chirurgie in zunehmendem Maße mit politischen Fragen beschäftigen muß. Es geht vorwiegend darum, Eingriffe in primär chirurgische Kompetenzen abzuwehren. Hier waren, insbesondere in Zusammenhang mit der im vergangenen Jahr beratenen und verabschiedeten neuen Weiterbildungsordnung der Bundesärztekammer besondere Aktivitäten gefragt, die zusammen mit dem Berufsverband entfaltet wurden und bei denen ich meine Stellung als Delegierter des Deutschen Ärztetages ein wenig nutzen konnte.

Die wesentliche Neuerung in der Verwaltung unserer Gesellschaft ist der Wechsel im Amt des Generalsekretärs ab 1. Juli dieses Jahres.

Herr Professor Schwaiger hatte das Präsidium um Entpflichtung von seinem Amt mit Ablauf des jetzigen Präsidentenjahres gebeten. Das Präsidium hatte in seiner Sitzung vom 11. und 12. 9. 1987 Herrn Ungeheuer mit überragender Mehrheit zum neuen Generalsekretär ab 1. 7. 1988 gewählt.

Ich habe bei unserer Eröffnungssitzung versucht, meinen persönlichen Dank und den unserer Gesellschaft gegenüber Herrn Schwaiger zum Ausdruck zu bringen. Ich möchte es bei der letzten Mitgliederversammlung, an der Herr Schwaiger als Generalsekretär teilnimmt, wiederholen:

Lieber Herr Schwaiger! Wir danken Ihnen von Herzen. Wir wünschen Ihnen viele frohe Jahre ohne die Last Ihres Amtes. Wir werden Sie nicht vergessen, und wir hoffen, daß wir Sie noch viele Jahre auf unserem Kongreß begrüßen dürfen.

Und ganz zum Schluß wünsche ich dem zukünftigen Generalsekretär ein gutes Gelingen.

Ich darf jetzt den Herrn Generalsekretär um seinen Bericht bitten.

Bericht des Generalsekretärs (Zweiter Teil)

Prof. Dr. med. M. Schwaiger, Freiburg/Breisgau: Herr Präsident, Meine sehr verehrten Kolleginnen und Kollegen! Nach meinen kurzen Ausführungen im ersten Teil der Mitgliederversammlung darf ich Ihnen nun einen ausführlichen Bericht geben.

1. Vor einem Jahr haben wir in dieser Mitgliederversammlung eine Änderung der Satzung der Gesellschaft beschlossen. Wie schon in den Mitteilungen berichtet, hat der Senator für Justiz, Berlin diese Änderungen mit Wirkung vom 14. August 1987 staatlich genehmigt. Damit ist die alte Satzung zu diesem Datum außer Kraft gesetzt und die neue Satzung gültig. Wir haben sie nicht an die Mitglieder verschickt, sie liegt im Tagungsbüro bereit, wo Sie sie abholen können.

2. Zur Mitgliederbewegung: Neu aufgenommen wurden ab 1. 1. 1988 nach Prüfung durch die Aufnahme-Kommission 163 Kollegen. Mit Stand vom 1. 1. 1988 gehören damit unserer Gesellschaft 3826 Mitglieder an. Im Namen des Präsidiums möchte ich die neu eingetretenen Kollegen als Mitglieder unserer Gesellschaft herzlich begrüßen und damit die Hoffnung verbinden, daß sie alle Möglichkeiten der fachlichen Mitarbeit und Fortbildung, die unsere Gesellschaft in reichlichem Maße bietet, ausnützen mögen.

3. Reisestipendien als Fortbildungshilfe

Es sind fünf Anträge eingegangen. Der aus Mitgliedern des Präsidiums bestehende Ausschuß hat nach sehr genauer verantwortungsbewußter Prüfung eintimmig beschlossen, dieses Jahr drei Stipendien zu vergeben und zwar an folgende Mitglieder:

Dr. Karl Walter Jauch, Chirurgische Klinik und Poliklinik der Universitätsklinik München-Großhadern

Dr. Wolf-Dieter Hamperl, Oberarzt der II. Chirurgischen Klinik Zentralklinikum Augsburg

Privatdozent Dr. Michael Heberer, Oberarzt am Department für Chirurgie Kantonsspital Basel.

Wir wünschen den Stipendiaten einen erfolgreichen Ablauf ihrer Programme, wir werden ihre Reiseberichte mit Interesse in unseren Mitteilungen lesen können.

4. Videothek

Auch im zweiten Jahr ihres Bestehens ist von der Videothek der Gesellschaft fleißig Gebrauch gemacht worden. Dies kann aus 301 Verleihvorgängen und 45 Verkäufen geschlossen werden. Die vom Präsidium beauftragte Video-Kommission bestehend aus Professor Betzler, Professor Rothmund, Professor Witte und Professor Holz wird die Arbeit an der Videothek energisch fortsetzen mit dem Ziel, sie auf dem aktuellen Stand zu halten, das heißt ältere Videobänder auszuschließen, neue Filme in die Videothek aufzunehmen und die Gesamtzahl der ausleihbaren Videobänder zu vermehren.

Daß die niedrigen Ausleih- und Verkaufsgebühren die Kosten des Betriebes nicht decken können, war von vorneherein klar. Der Firma. B. Braun–Dexon gebührt hier wieder unser Dank, sie hat in außerordentlich großzügiger Weise den organisatorischen Betrieb und die finanziellen Belastungen auf sich genommen, die im Jahre 1987 nicht weniger als 87 000,– DM betrugen. Unser aller Dank soll hier ausdrücklich zum Ausdruck gebracht werden.

5. Mitteilungen

Im Berichtsjahre sind wieder fünf Hefte erschienen. Wir waren redaktionell bemüht, neben Information der Mitglieder über die Arbeit und vielseitige Tätigkeit der Organe der Gesellschaft und über aktuelle allgemeine Probleme zu informieren. In den Heften konnten wieder fünf Beilagen zu den „Grundlagen der Chirurgie" beigelegt werden. Herrn Professor Reifferscheid ist für die redaktionelle Bearbeitung dieser Beiträge besonderer Dank zu sagen.

Die in früheren Jahren erschienenen Beilagen zur „Praxis der Krebsbehandlung in der Chirurgie" sind von den verschiedenen Autoren überarbeitet und auf den aktuellen Stand gebracht worden. Sie erscheinen jetzt zum Kongreß zusammengefaßt in einem Sammelband, der Preis beträgt für Mitglieder DM 36,–. Den verantwortlichen Redakteuren Herrn Professor Herfarth und Herrn Professor Schlag, Heidelberg möchten wir für die mühsame redaktionelle Betreuung besonderen Dank sagen, ebenso auch dem Demeter-Verlag für seinen verlegerischen Einsatz.

6. Auch in diesem Berichtsjahr waren wieder zahlreiche Kollegen Delegierte der Gesellschaft bei verschiedenen Ministerien und Dienststellen des Bundes, der Bundesärztekammer und anderen Gremien, ferner bei uns nahestehenden wissenschaftlichen Gesellschaften tätig. Für diesen zum Teil zeitlich sehr aufwendigen Einsatz, den sie neben ihrer beruflichen Belastung auf sich genommen haben, verdienen sie unseren Dank. Ihre Arbeit und Ihr Einsatz tragen wesentlich dazu bei, daß die berechtigten Interessen unseres Berufes gebührend zur Geltung gebracht werden. Viele Fragen und aktuelle Probleme wurden im engsten Konnex mit unserem Berufsverband, vertreten durch seinen Präsidenten Herrn Kollegen Dr. Hempel bearbeitet. Für die ausgezeichnete harmonische und erfolgreiche Zusammenarbeit sei ausdrücklich herzlich gedankt.

7. Zur Tätigkeit der Ausschüsse und Arbeitsgemeinschaften kann ich mich kurz fassen. An erster Stelle ist der Forum-Ausschuß zu nennen, der wieder in sehr intensiver Arbeit das Programm der Forum-Sitzung gestaltet hat. Dank der prompten redaktionellen Bearbeitung durch Herrn Professor Herfarth und Professor Betzler und ihrer Arbeitsgruppe konnte der Forum-Band termingerecht erstellt und Ihnen zugeleitet werden. Die sieben Arbeitsgemeinschaften der Gesellschaft waren wieder sehr aktiv durch Abhaltung von Symposien, Arbeitstagungen und Seminaren. Detailliertere Angaben können Sie den Tätigkeitsberichten, die in Heft 5/87 der Mitteilungen erschienen sind, entnehmen.

Das Präsidium hat in seiner vorletzten Sitzung vor einem halben Jahr schon beschlossen, eine weitere ARGE zu gründen und zwar für Transplantations-Chirurgie. Damit soll dieses in rapider Entwicklung stehende chirurgische Interessengebiet besonders betont und gefördert werden. Entsprechende Vorarbeiten für die Bildung der Arbeitsgemeinschaft sind bereits angelaufen.

Zum Schluß meines Berichtes möchte ich Worte herzlichen Dankes richten an alle die, die zum Gelingen dieses 105. Kongresses durch ihre Arbeit und ihren Einsatz beigetragen haben.

Hier gilt mein ganz besonderer Dank den Mitarbeiterinnen der Geschäftsstelle in der Elektrastraße. Sie hatten nicht nur die Last des alltäglichen Arbeitsvolumens zu tragen, sondern auch die vielfältigen Aufgaben der Kongreßvorbereitungen zu meistern.

Wieder haben die Direktoren und Kollegen der drei Münchener Chirurgischen Universitätskliniken unseren Dank verdient für Ihre Hilfe bei der technischen Durchführung der Wissenschaftlichen- und Poster-Ausstellung, der Dia-Projektion und des Rahmenprogrammes.

Herrn Professor Dr. Gericke und Professor Dr. Brobmann danken wir für ihren Einsatz in der Betreuung der Presse, dem Selecta-Verlag für die Übernahme und finanzielle Hilfe bei der Organisation der Pressestelle.

Die organisatorische und technische Gestaltung des Kongresses wäre nicht möglich ohne den Einsatz der Münchener Messegesellschaft. Hier sei besonders Herrn Direktor vom Hövel und seinen Mitarbeitern, besonders Herrn Hock, Herrn Tillack und Frau Brunner unser besonderer Dank gesagt.

28

Dem Demeter-Verlag und seinem Team unter Führung von Herrn Schüssler danken wir für die Betreuung unserer Mitteilungen, für die Herstellung des Kongreß-Programms und des Tagungsführers, dem Springer-Verlag und an dessen Spitze Herrn Dr. Dr. Götze gebührt der Dank für die Herstellung des Kongreßberichtes und des Forum-Bandes.

Der letzte, aber nicht weniger herzliche Dank gilt allen Sponsoren der Fachindustrie, deren Großzügigkeit entscheidend zur Gestaltung des Kongresses in diesem Rahmen beigetragen hat.

Damit bin ich am Ende meines Berichtes. Nach sieben Jahren Tätigkeit in der Gesellschaft ist dies mein letzter Bericht, da ich, wie sie wissen, am 1. Juli 1988 die Geschäfte des Generalsekretärs an Herrn Professor Dr. Ungeheuer übergeben werde.

Präsident Professor Dr. K. H. Schriefers: Vielen Dank, Herr Schwaiger, für diesen letzten und ebenso exakten und nüchternen Bericht wie in den vielen Vorjahren. Wer Ihnen einmal in der Nähe hat zuschauen dürfen, der weiß, wieviel Arbeit und Sorge für die Gesellschaft dahintergestanden hat. Herzlichen Dank noch einmal!

Ich darf jetzt den Herrn Schatzmeister bitten, über die Finanzlage zu berichten.

Bericht des Schatzmeisters

Professor Dr. R. Dohrmann, Berlin: Herr Präsident! Meine sehr verehrten Kolleginnen und Kollegen! In den letzten Jahren konnte ich Ihnen erfreulicherweise immer über eine positive Abschlußbilanz berichten, diesmal leider nicht. Die neue, 1987 erstmals erprobte Eingangs-, Vortrags- und Ausstellungsgestaltung hier beim Kongreß, die zwar durch die kürzer gewordenen Wege und das bessere räumliche Erscheinungsbild allgemein Anerkennung gefunden hat, hat leider auch einen entsprechenden Preis. Die Mehrkosten, hervorgerufen besonders durch den Einbau der Säle K 4 und K 5 in eine große Ausstellungshalle sollen durch Wiederverwendung eines Teils des Materials geringer werden. Der Kostenvoranschlag für 1988 hat uns aber noch nicht ganz befriedigt. Mit der Münchener Messegesellschaft haben in diesen Tagen mehrere Gespräche stattgefunden und die Hoffnung wächst, daß ich bei der nächsten Mitgliederversammlung in einem Jahr wieder über eine positive oder zumindest ausgeglichene Bilanz berichten kann.

Der Jahresabschlußbericht über die Rechnungslegung unserer Gesellschaft wurde wiederum durch den Rosenheimer Wirtschaftsprüfer Dr. jur. Ekkehard Mihm erstellt und die Ordnungsmäßigkeit der Buchführung unter Beachtung der gesetzlichen Bestimmungen und der Satzung am 7. März 1988 mit dem Bestätigungsvermerk versehen. Der 31seitige Bericht hat als Ergebnis einen „Fehlbetrag" d. h. Mehrausgaben als Einnahmen von 94 000,– DM. Die Hauptursache habe ich eingangs erläutert.

Erlauben Sie mir ein paar Worte über unsere eigene Datenverarbeitungsanlage, die zum Jahresende bzw. Anfang Januar 1988 in Betrieb genommen wurde. Vor acht Jahren haben wir durch Präsidiumsbeschluß, anläßlich der Zentralisierung der Geschäftsstelle in die Elektrastraße München, die Umstellung auf eine EDV unterstützte Mitgliederverwaltung und Buchhaltung vorgenommen und die Arbeiten von einem Rechenzentrum in München durchführen lassen. Preissteigerungen, veraltete Datenerfassungsmethoden, zu hohe Mietkosten und die Gefahr, daß das Serviceunternehmen die Programme nicht mehr pflegt, gaben den Anlaß zur Beschaffung des eigenen Rechners. Fast zwei Jahre lang wurden Hard- und Softwaremöglichkeiten verschiedener Anbieter (Siemens, Nixdorf, IBM) für unsere Zwecke durch hinzugezogene Berater geprüft. In der Elektrastraße steht jetzt eine IBM/36 System 5363 Einheit mit drei Bildschirmen und zwei Druckern. Bezogen auf die bisherigen jährlichen Aufwendungen müßte sich die Anschaffung in vier bis fünf Jahren amortisiert haben. Die Vorteile des eigenen Rechners sind nicht nur die Verbesserung der bisher vom AC-Service erledigten Dinge, sondern die vielfältigen Ihnen bekannten Möglichkeiten der Daten und Textverarbeitung mit dem Ziel der Beschleunigung und Rationalisierung der betrieblichen und organisatorischen Abläufe einschließlich der Kongreßvorbereitung. Der gegenwärtige Handlungsgrundsatz der Geschäftsstelle lautet „bei erhöhten Leistungen die Kosten konstant zu halten".

Erwartungsgemäß gab es anfänglich eine Reihe von Schwierigkeiten, die jedoch bis zum Kongreßtermin mehr oder weniger gelöst werden konnten. Auch ich danke den Damen in der Geschäftsstelle und hier besonders Frau Blaschke und Frau Hofmann, die sich erstaunlich schnell und mit großem Einsatz in diese Materie eingearbeitet haben.

Präsident Professor Dr. K. H. Schriefers: Herzlichen Dank, Herr Dohrmann.

Die eingesetzten Kassenprüfer waren Herr Farthmann und Herr Zumtobel. Darf ich einen der Herren bitten, über das Ergebnis der Prüfung zu berichten.

Professor Dr. Zumtobel, Kassenprüfer: Herr Präsident, Hohes Präsidium! Herr Farthmann und meine Wenigkeit haben unabhängig voneinander den Kassenbericht sorgfältig geprüft. Wir haben keine Beanstandungen und bestätigen eine tadellose Kassenführung.

Präsident Professor Dr. K. H. Schriefers: Gibt es noch Fragen dazu? – Dann darf ich den Antrag stellen, den Herrn Schatzmeister zu entlasten. Wer ist für diesen Antrag? – Danke sehr. Darf ich sicherheitshalber fragen: Wer ist dagegen? – Wer enthält sich? – Niemand.

Herr Dohrmann, dann darf ich mich im Namen der Gesellschaft und ihrer Mitglieder sehr herzlich für Ihre Tätigkeit im abgelaufenen Jahr bedanken. Ich hoffe, daß Sie genauso erfolgreich weitermachen werden.

Bestehen noch weitere Fragen zur Tagesordnung? – Keine. Dann schließe ich unsere Mitgliederversammlung mit herzlichem Dank an alle, die daran teilgenommen haben, und an alle, die sie vorbereitet haben und hier noch weiter tätig sind. Vielen herzlichen Dank!

(Schluß der Mitgliederversammlung)

Schlußveranstaltung

Präsident Professor Dr. K. H. Schriefers: Meine Damen und Herren! Der Kongreß geht zu Ende.

Ich eröffne die Schlußveranstaltung, in deren Zentrum der traditionelle Festvortrag steht. Er hat den Titel: „Vom Organ unserer Weltanschauung". Dazu stelle ich Ihnen einen Wissenschaftler mit merkwürdigem Wandel vor. Jahrzehntelang war er einzelnen Molekülen auf der Spur, den Steroiden und Steroidhormonen, hat nach deren Herkunft gefahndet, die Prozesse studiert, aus denen sie hervorgehen, die Wege verfolgt, längs derer sie transformiert werden, hat Organ und Zelle zerlegt, hat die Prozeßsteuerungselemente ans Licht gebracht, ist den Momenten der Prozeßsteuerung zu Leibe gerückt und hat sich dann eines Tages – er nennt es selbst: in einem Anfall von Altersschwäche – gefragt, was denn das für ein Ding sei, die molekulare Organisation Leben: Eine von Geisterhand bewegte Maschine, ein molekularer Computer oder ein System der Weltaneignung und Weltauslegung auf dem Wege zur Erkenntnis seiner selbst. Es wurde aus dem Biochemiker ein Metabiochemiker, und dieser Metabiochemiker ist zufällig mein Bruder, den ich jetzt herzlich begrüße und um seinen Vortrag bitte.

Professor H. Schriefers a. A., Direktor des Instituts für Physiologische Chemie der Universität Essen: Hochverehrter Herr Präsident, hochverehrtes Präsidium, am liebsten würde ich sagen, das ist aber gegen den Comment, hochverehrte Frau Präsidentin, meine sehr geehrten Damen und Herren! Es gibt Vorträge, denen sollte man eine Bemerkung voranschicken, und dieses genau tue ich: Wenn gleich vom Organ unserer Weltanschauung die Rede gehen wird, so wird nicht gesprochen werden vom „Gesundheitsmagazin Praxis", nicht von „Radio Bremen", erst recht nicht vom „Bayernkurier". Zur Sache also:

Das 21. Jahrhundert wird der Biologie gehören. Was uns gestern noch unerreichbar dünkte, ins Innere der Natur eindringen, jedes beliebige Gen isolieren, es nach Gutdünken vermehren und die auf diese Weise geballte Information wissenschaftlich auswerten und technisch nutzbar machen zu können, ist fast schon keine Kunst mehr und sollte binnen kurzem vollends zur Routine gedeihen. Unter dem Schlagwort Totalsequenzierung steht die vollständige genetische Beschreibung des Menschen bevor. Nur so zwei Milliarden Dollar soll die Reise zur Gralsburg kosten.

Bei weitem aufregender als die Reise zum Gral sind und werden sein die Anstrengungen, welche in Anlehnung an die molekulare Genetik und die Auseinandersetzung mit einer von dieser inspirierten Verhaltensforschung sich darauf richten, die Philosophie zwar nicht in toto, aber jedenfalls soweit sie Erkenntnistheorie lehrt, aus dem Dunstkreis der Spekulationen auf den Boden der Biologie zu führen, wohin sie in der Tat auch gehört, wenn man sich folgendes vergegenwärtigt:

Die Lebewesen verdanken Ihr Dasein wie alles, was Welt ist und Welt erfüllt, nicht einem einmaligen Akt, sondern einem Prozeß. Vom Ursprung des Kosmos über die Entstehung von Galaxien und Planetensystemen bis hin zur Bildung der Erde, der Biosphäre, des Menschen, der Gesellschaften erstreckt sich, die Gestalten miteinander verbindend, eine evolutionäre Sequenz. Mit diesem Faktum treten wir heraus aus der Einförmigkeit des Newtonschen Universums, wir rücken ab vom Bild der ehernen Gesetzen gehorchenden, in ihrer Natur ewiglich beharrenden Maschine und sehen uns gezwungen, in jede Art Naturbetrachtung geschichtliche Denkweise einzuführen. Bei allem, dessen wir ansichtig werden, ist der Frage nach Ursprung und Entwicklung Rechnung zu tragen.

Nun mag uns, was sich im Verlauf von 20 Milliarden Jahren am Sternenhimmel getan hat, noch einigermaßen kalt lassen. Dem Werden des Lebens können wir nicht mit der gleichen Gelassenheit begegnen, denn diesem Geschichtsprozeß entstammen wir selbst. Wer also zu Aussagen kommen möchte über des Menschen leibliche und geistliche Befindlichkeit, über seine Macht und Ohnmacht wie über sein Weh und Ach, bleibt so lange in metaphysisch Ungewissem, wie er sich nicht aufschwingt, die modellierenden Kräfte seiner evolutionsgeschichtlichen Vergangenheit und ihrer Resultate zur Kenntnis zu nehmen. Leider wird Philosophie vielerorts immer noch so getrieben, als habe Charles Darwin nicht gelebt.

Was ist an dem Evolution genannten Entwicklungsgang des Lebens für unser Thema vom Organ unserer Weltanschauung so bedeutsam? Weniger die Theorie der Abstammung; sie hatte, Sie erinnern sich, der Professor Kuckuck im Sinn, als er den Marquis de Venosta alias Felix Krull darüber belehrte, daß der vollschlanke Frauenarm sich ableite vom Krallenflügel des Urvogels und von der Brustflosse des Fisches, als vielmehr die Theorie der natürlichen Auslese. Denn sie gibt eine Antwort auf das Wie des Werdens und Gewordenseins. Und nun rekapitulieren wir noch einmal, was wir zum Physikum gewußt haben:

In einer Population, so Darwins Darlegungen, sind nicht alle Individuen einander gleich. Im Gegenteil, es herrscht aufgrund von Genmutationen und Gen-Neukombinationen, wie sie der Zufall zeugt, ein ungeheurer Variantenreichtum. Über das Schicksal einer jeden Spielart entscheidet in letzter Instanz die Umwelt. Sie liest aus, so als stelle sie den Individuen die Frage, wer von ihnen mit ihr, mit dieser Umwelt, mehr im Einklang stehe, wer mit ihr erfolgreicher in Stoff- und Informationsaustausch zu treten vermöchte, kurz: wer an sie besser angepaßt sei, diese Abart oder jene. Welche Variante die kräftigeren und stabileren Beziehungen zu ihrer Welt auszubilden in der Lage ist, wird sich schneller vermehren als die übrigen, die allmählich aussterben. Die Lebensbedingungen sind nirgendwo unbegrenzt, so daß eben alle sich ausbreiten könnten. In Rede und Gegenrede – so müssen wir das sehen: der Zufall macht Vorschläge, die Umwelt fällt Urteile – bewegen sich Leben und Welt durch die Geschichte. In jeder Runde überlebt nur der, der mit seinen Konstruktionen die besseren Antworten auf die Herausforderungen seiner besonderen Umwelt zu geben vermag. Der Dialog – man könnte geneigt sein, ihn einen Sokratischen zu nennen – läuft mithin darauf hinaus, daß jede neue Lebensform von der jeweiligen Realität, die sie umgibt, Kenntnis zu nehmen genötigt ist, um in der schlechthin lebensnotwendigen Auseinandersetzung mit der Wirklichkeit nicht vor lauter Dummheit scheitern zu müssen. Die Evolution lehrt ihre Kinder die Welt kennen, und daß sie sie kennengelernt haben, erkennt man bei jeder Art an ihren Struktur- und Verhaltensmustern, da sie der Anpassung an die äußere Wirklichkeit entstammen, äußere Wirklichkeit enthalten.

Organismus und Umwelt stehen zueinander, so Jakob von Uexküll, in einem kontrapunktlichen Verhältnis. Nach der Devise, wo Flossen sind, da ist auch Wasser, wo Flügel sind, da ist auch Luft, wo Flüsse sind, da ist auch ebener Boden. Wir spiegeln also unsere Welt und die Welt spiegelt sich in uns. Sie bringt sich in uns und durch uns zur Darstellung, gleichgültig ob wir den Bewegungsapparat, Organfunktionen, Moleküleigenschaften oder unsere Art und Weise zu denken betrachten. Ich bin in einer Welt, die in mir ist, sagt Paul Valéry. Besser kann es gar nicht gesagt werden.

Dennoch möchte ich das soeben mehr schlagwortartig Ausgeführte durch ein Gedankenexperiment greifbarer zu machen versuchen. Angenommen, einer von uns fände sich in eine fremde Welt verschlagen zu intelligenten Wesen, die unter gänzlich anderen Bedingungen leben. Was sollte er tun, um ihnen, denen er sich sprachlich nicht verständlich zu machen weiß, die Welt vorzustellen, in der er vormals zu Hause war? Er sollte sie anregen, ihn gründlich zu untersuchen. Ist den Außerirdischen das Prinzip Evolution durch natürliche Auslese bekannt, so werden sie im Organismus des bei ihnen Gestrandeten eine Paßform auf dessen Wirklichkeit sehen. Eine wissenschaftliche Untersuchung des Auges sagt ihnen, daß unsere Erde von elektromagnetischen Wellen der Wellenlänge 400 bis 800 Nanometer erfüllt sein muß. Sie entdecken das Hörorgan als Maß von Schallwellen eines definierten Frequenzbereiches. Also hat ihr Gast in einer Gasatmosphäre bestimmter Dichte gelebt. Das Studium des Gleichgewichtsorgans bringt sie zu der Erkenntnis, wonach Dreidimensionalität die herrschende Vorstellung in der Heimat des Fremdlings sein dürfte, und die Prüfung der mechanischen Eigenschaften und der Feinstruktur des Knochens gibt ihnen Aufschluß über das Schwerefeld, in dem diese Stützorgane ihren Dienst getan haben. Und schließlich, gehen sie ins Molekulare, stoßen sie auf den roten Blutfarbstoff, analysieren sein Verhalten gegenüber einer Reihe von Gasen und finden im Sauerstoff den idealen Reaktionspartner für das Molekül, und aus den genetischen Daten der Hämoglobin-Sauerstoffinteraktion ziehen sie Schlüsse zum einen auf die Anwesenheit von Sauerstoff in der Atmosphäre des ihnen unbekannten Planeten, zum andern aber auch auf deren Sauerstoffgehalt. So rekonstruieren sie Stück um Stück die Welt der für sie unerhörten Lebensform Mensch.

Die Gesamtheit der im Organismus versammelten Strukturen und Funktionen hat Konrad Lorenz auf den Namen „Weltbildapparat" getauft, und er nennt das Genom den materiellen Niederschlag seiner Geschichte. Denn in ihm sind alle Lebenserfahrungen gespeichert, die die jeweilige Spezies ihrer Vorfahren und Urvorfahren in Disput mit der Umwelt über Jahrmillionen hinweg gemacht haben. Das Genom enthält unsere Informationen über Weltdinge und Weltzusammenhänge. In der Gleichsetzung von Organismus und Weltbildapparat findet sich im übrigen auch genau das ausgedrückt, was Herder über einen anderen Organismus, die Sprache nämlich, gesagt hat, als er sie ein System der Weltaneignung und Weltauslegung titulierte. Wenn das Cogito ergo sum allen Lebens Leben und Überleben heißt, Leben und Überleben in jedem Land und allen Umständen und allen Widrigkeiten zum Trotz, Leben und Überleben von Augenblick zu Augenblick sowohl wie in der Generationsfolge, dann muß in der Tat jedes lebendige Wesen vom ersten zellulären Molekülaggregat bis hin zum Menschen die Fähigkeit besessen haben und besitzen, sich die Welt aneignen und sie sich situationsgerecht auslegen zu können. Nur, es legt sich jede Spezies – nehmen wir das Pantoffeltierchen, die Zecke, die Feldmaus – von ein- und derselben Welt lediglich das aus, wozu sie Überlebensbeziehungen hat aufnehmen müssen.

Pantoffeltierchen. Für Pantoffeltierchen besteht die Realität aus kaum mehr als einem flüssigen Medium, in dem feste Körper jedweder Art pauschal als ein Etwas interpretiert werden, dem man mit Rückwärtsschwimmen begegnen muß und in dem Wasserstoffionengradienten die Deutung einer zu Futterquellen führenden Straße haben.

Die Welt der warmblüterblutbedürftigen, auf dem Ast eines Strauches hockenden Zecke ist für Wochen, Monate, Jahre nahezu leer, es sei denn, ein Rind, ein Hund, ein Reh zieht zufällig unter dem Strauchwerk vorbei. Blitzartig ersteht dem auf der Lauer liegenden Insekt Wirklichkeit, und aus der Tatsache, daß es sich hieraufhin augenblicklich fallen läßt, um sich in die Haut seines Opfers einzubohren, schließen wir, es müsse Objekt und Sachverhalt voll erkannt haben. Tatsächlich hat es vom Geschehen nur einen winzigen Ausschnitt erfaßt, einen Schwall Buttersäuremoleküle aus den Schweißdrüsen des Passanten und die Empfindung körperwarm beim Auftreffen auf dessen Haut. Für die Zecke ist jedes der vielen voneinander verschiedenen Landsäugetiere weiter nichts als das Zusammentreffen einer spezifischen Geruchsqualität mit einer bestimmten Temperaturempfindung, weshalb sie denn auch sich als unfähig erweist, das physiologische Objekt Warmblüter von einem in der Sonne liegenden Butterbrotpapier zu unterscheiden.

Fledermäuse porträtieren die Welt durch Auswertung von Echoimpulsen. Nichts existiert für sie, das nicht einen von ihnen provozierten Widerhall liefert. Hindernissen ausweichend und beutesuchend teilen sie die Welt in ruhende und bewegte Objekte. Vieles von dem, was wir Menschenkinder als Wissen über die Natur für unentbehrlich erachten, ist ihnen unbekannt. Anderes, auf dessen Kenntnis wir gut und gerne verzichten können, zählt für sie zu den Grundlagen ihrer Existenz, so Vertrautheit mit dem Dopplereffekt, dessen sie sich zur Geschwindigkeitsbestimmung bedienen. Das zugrundeliegende Gesetz Dopplereffekt, das erklärt, weshalb der Ton aus der Sirene eines Polizeiautos beim Näherkommen ansteigt, kennen Fledermäuse zum Unterschied von Besuchern der gymnasialen Oberstufe aus dem Effeff, und sie kannten es im übrigen auch schon, als an den Physiker Christian Doppler noch kein Denken war.

An diesem Punkt sollten wir uns Rechenschaft darüber abzulegen versuchen, wie weit wir bisher mit dem Vorsatz gekommen sind, Sie erinnern sich, die Philosophie oder sagen wir besser: die Erkenntnistheorie auf den Boden der Biologie zu holen. Also rekapitulieren wir in drei Sätzen:

Die Organismen, ob hoch, ob niedrig, entstammen einem Geschichtsprozeß, in dessen Verlauf sie sich Weltwirklichkeit haben einprägen lassen müssen, um überleben zu können.

Eingeprägte Wirklichkeit kommt in genetisch fundierten Strukturen und Verhaltensweisen zum Ausdruck, die den Gegebenheiten der Umwelt angepaßt sind, ihnen also entsprechen..

Strukturen und Verhaltensweisen, in summa Weltbild oder Erkenntnisapparat genannt, Sie erinnern sich, geben gerade so viel von der Realität wieder, wie für die Sicherung ökonomisch gut balancierten Lebens innerhalb des jeweils arteigenen Horizonts gebraucht wird.

Hieraus folgt:

Erstens. Die Fähigkeit, von den Dingen Kenntnis nehmen zu können, wohnt allen Lebewesen inne. Zu deklarieren, sie zeichne einzig den Menschen aus, ist eine Blasphemie.

Zweitens. Da Erkennenkönnen sich als Anpassung an die Realität entwickelt hat, muß den beiden, dem Weltanschauungs- und Weltbewältigungssystem Organismus auf der einen und der ihn beherbergenden Welt auf der anderen Seite der gleiche Wirklichkeitscharakter zuerkannt werden. Damit dürfte der Streit, ob die Welt der Objekte und Ereignisse existiert oder als Phantasmagorie zu bewerten ist, entschieden sein.

Drittens. Das Rezept zur Konstruktion des Erkenntnisapparates Organismus wird ererbt. Also tritt kein Lebewesen seine Lebensfahrt – dem Soziologen ins Stammbuch – als leere Schachtel an, in der sich bei Erkenntnis Null beginnend nach und nach Eindrücke von seiner Welt sammeln. Wenn wir sehen, daß die Zecke Buttersäuremoleküle, ich muß das immer wiederholen, und die Fledermaus den Dopplereffekt schon kennen, noch bevor sie mit diesem Phänomen zu ersten Mal Berührung gehabt haben, die kriegen keinen Unterricht im Dopplereffekt, so kommen wir unter Hinzuziehung noch unzähliger anderer Beispiele solcher Art zu einem Schluß von größter Tragweite: In jedem Lebewesen, also auch in uns, das müssen wir untersuchen, stecken der individuellen Erfahrung vorausgehende Urteile über die Welt.

Diesem besonderen Sachverhalt mit den vorausgehenden ererbten Bruchteilen über die Welt war übrigens schon Charles Darwin auf der Spur. In einem seiner Notizbücher heißt es: Platon sagt im Phaedon: „Unsere notwendigen Ideen" – mit denen wir an die Welt herangehen, ergänze ich – „entstammen der Präexistenz der Seele, seien nicht von der Erfahrung abgeleitet". – Dann kommt im Notizbuch das entscheidende Wort: „Lies Affen für Präexistenz – there is no philosophy".

Fahren wir mit dem amerikanischen Philosophen und Logiker Quine Darwins Notiz akzentuierend fort: Es ist schlicht voreilig, sich zur Beantwortung der Frage, wie wir zu einem Bild von der Welt kommen, in erster Instanz an die Philosophie zu wenden. Die Beschreibung der Welt bedarf einer Beschreibung des Beschreibers, und da der Beschreiber, seine geistigen Potenzen eingeschlossen, zu den

Lebewesen zählt, fällt seine Beschreibung der Biologie zu, und die sagt, der Mensch braucht Weltverständnis wie alle anderen Lebewesen auch, nur mehr davon, und ein differenzierteres angesichts des ungemein weiten und reichgegliederten Feldes, das ihm die Evolution zugewiesen hat. Er braucht eine auf Zurechtfindung in eben diesem Feld eingestellte lebenserhaltende Vernunft, die zu erschließen nicht dadurch gelingt, daß man ihr Teilhabe an ewigen Ideen zuschreibt oder sie auf der Suche nach einem Weltsinn wähnt.

Ein Spitzenprodukt des erkenntnisgewinnenden Prozesses Evolution ist eine graue Masse in der Schädelkapsel der Wirbeltiere, das Gehirn. Die Karriere dieses Organs nahm ihren Anfang vor 600 Millionen Jahren auf der Entwicklungsstufe der Würmer mit der Zusammenlegung der bis dahin im Organismus verstreuten Nervenzellen zu einem am Vorderende des Tieres gelegenen Nervenzellknotens, dessen Neuronennetz als die Informationen empfangende, Informationen verarbeitende und Informationen aussendende Zentrale als Mittler zwischen sensorischem und motorischem System fungierte.

Dieses Bau- und Funktionsprinzip blieb bis auf den heutigen Tag unangetastet. Aus dem einige hundert Neuronen umfassenden Knötchen der ersten Stunde des Aufbruchs in eine neue Epoche der Weltteilhabe – das ist die Hirnentwicklung – ist eine mächtige, von 12 Milliarden Nervenzellen bewohnte Geschwulst geworden. Was hat den Zentralapparat so aufgebläht? Die Antwort liefert ein Blick auf den letzten Akt des Schauspiels Hirnentwicklung. Von der afrikanischen Linie der großen Menschenaffen zweigt sich 6,3 bis 7,7 Millionen Jahre vor unserer Zeitrechnung ein Ast ab, der zu einem höchst ungewöhnlichen Wesen führt, dem mit der Leichtigkeit eines Menschen von heute aufrecht stehenden, aufrecht gehenden und laufenden Australopithecus apharensis. Seine Entdeckung war die Sensation der siebziger Jahre. Man hatte endlich die Wurzel des Menschengeschlechts freigelegt. Weltweites Aufsehen, Sie erinnern sich alle noch der Pressemitteilung, erregte Lucy, das 3,6 bis 3,8 Millionen Jahre alte, fast vollständige Skelett einer erwachsenen Frau, die mit einer Körperlänge von 100 cm und einem Körpergewicht von 25 Kilogramm als ausnehmend zart, zart im Hinblick auf ihre Vettern und Cousinen, die Menschenaffen, beschrieben wird. Drei ihrer Artgenossen sind obendrein durch versteinerte Fußspuren bezeugt. Ihre Details gelten bei Biomechanikern und Orthopäden als die beweiskräftigsten Bestätigungen für die Vermutung, daß die Ostafrika-Hominiden in der Tat aufrecht gehend durch ihre Region sich bewegt haben. Über ihr Leben wissen wir nichts Genaues, wohl aber einiges über das Zentralorgan, mit dem sie sich an die Welt wandten, um ihr Leben führen zu können.

Sehr gründlich studiert wurden der Hirnschalenausguß und das Hirnschalenausgußmuster des von einem Erwachsenen stammenden Schädelfundes aus Hadar in Äthiopien. Ralph Holley, der Paläoanthropologe der Columbia University, zieht aus den Untersuchungen die folgenden Schlüsse: Vom Volumen her gesehen ist das Hirn des Australopithecus apharensis dem des Schimpansen mit seinen 375 bis 400 Gramm gleich, strukturell zeigt es jedoch Abweichungen, die in Richtung auf Vergrößerung des parietalen corroffekts deuten, woraus man auf den beginnenden Ausbau neuropsychologischer indibipedale lokomotion integrierter Funktionen schließen zu können glaubt.

Mit anderen Worten: Es sieht so aus, als ob aufrechter Gang und von Fortbewegungsaufgaben entbundene Hände ein Tor zu bis dahin unbekannten Geistesfreiheiten gefunden hätten. Das Zeitalter der Hominisation ist eingeläutet. Die Evolution fokussiert ihre schöpferischen Kräfte auf ein einziges Organ, so daß wir rückblickend den Eindruck gewinnen, hier hätte von Beginn an kein anderes Ziel vor Augen gestanden als das Wunderwerk Menschenhirn, den Versuch der Natur, sich nach 20 Milliarden Jahren der Vorbereitung nun endlich selbst verstehen zu können.

Zwei Millionen Jahre nach Lucy hat das Hirn bereits 250 Gramm zugelegt, in zwei Millionen Jahren 250 Gramm, ein viertel Kilo, und eine Potenz entwickelt, die seinen Besitzer, den Homo habilis, zum Gründer systematischer Werkzeugfabrikation stempelt, zu einem Wesen, und das muß man sich klarmachen, mit imaginativer Begabung. Denn Werkzeugfabrikation ist unabweisbar ein Operieren unter Anleitung mentaler Entwürfe.

Auf der nun folgenden, nur mehr eine Million Jahre zählenden Zeitstrecke vom Homo habilis zu den nun schon regional verschiedenen Spielarten des Homo erectus – er findet sich, das ist sehr interessant, über ganz Afrika ausgebreitet, wir treffen ihn aber auch an im mittleren Osten, in Asien und zuletzt auch in Europa – erreicht die Hirnmasse die 1000 Gramm-Marke. Die Werkzeugfertiger haben sich Behausungen gebaut und zu arbeitsteiligen Gruppen organisiert. Der Homo faber ist auf dem Sprung, zum Homo loquens zu werden, und in der Tat, nur 300 000 Jahre später dokumentieren die Schädelfunde ein Hirn, das in zweierlei Hinsicht dem des Menschen von heute gleicht. Es hat ein Gewicht von 1400 Gramm, und es wiegt, wie am Relief der Hirnschädelinnenfläche zu erkennen, die Fissura silvii – in der Anatomie sind Sie ja alle sehr viel besser als ich – rechts höher als links, ein Befund, der das Vorhandensein einer für die Existenz von Sprachfeldern typischen Hemisphärenasymmetrie suggeriert.

Daß der soeben angesprochene Praeneandertaler, so nennt man ihn heute, 200 000 Jahre vor unserer Zeitrechnung, seinem Tun und Lassen irgend eine Art von mittelbarem Ausdruck zu geben vermochte, darf mit aller Vorsicht angenommen werden. Denn wie sonst sollte der aus den archäologischen Funden ablesbare Zuwachs an technischem Wissen, handwerklichem Können und sozialer Erfahrung zustande gekommen sein, wenn nicht mittels eines Verständigungssystems zur Sammlung, Verbreitung und Tradierung des mühsam Erworbenen? Wann immer auch die Wandlung des Homo faber zum Homo faber et loquens sich vollzogen haben mag, eines steht fest: Hirn, Gestaltungsvermögen, Sozialisation und Sprachfähigkeit, diese vier, gewannen eines das andere anstoßend und beflügelnd schließlich eine Triebkraft, die im Verlauf der letzten 50 000 Jährchen, ist man geneigt zu sagen, im Verlauf der letzten 50 000 Jahre in weniger als 1 Prozent der bisher für die Evolution des Menschen verbrauchten Zeit aus ein paar Jägern und Sammlern die von Technik, Kunst und Wissenschaften überschäumende und von Interessenkonflikten gebeutelte Welt von heute werden ließ.

Der unglaubliche Aufschwung, der dem Gehirn beschieden war, hatte zur Folge, daß sein Besitzer sich als der Natur entwachsen und enthoben deklarierte und den Titel Geistwesen annahm, womit die Bearbeitung der Frage, wie er zu Erkenntnissen von sich und seiner Welt käme, den Philosophen überlassen wurde. Antike und abendländische Philosophie, wir haben es ja alle auf der Schule, an den Universitäten erfahren, haben denn auch eine Fülle erkenntnistheoretischer Systeme entwickelt, die sämtlich darin übereinstimmen, vom Organ unserer Weltanschauung keine Kenntnis zu nehmen, teils weil man nichts oder nur weniges von ihm wußte, teils weil man glaubte, von ihm, jedenfalls seiner evolutionsbiologischen Fundierung, nichts wissen zu müssen.

Der Mensch ist eine unbeschriebene Tafel, in die sich die Welt nach und nach eingraviert, behaupten die Empiristen. Die Idealisten sprechen vom Akte des Zu-Erkenntnissen-Kommens als von der Teilhabe an ewigen Ideen. Die Behaviouristen sagen zwar Hirn, meinen aber eine Einrichtung, die zu nichts Weiterem taugt, als Reize in Reaktionen umzusetzen, und wer naiv-neuzeitlich sein möchte, erklärt die Reizreaktionseinrichtung zum Informationsverarbeitungssystem vom Typ der logisch schlußfolgernden Maschine. Die Gleichsetzung von Hirn und Computer erfreut sich in der Tat großer Sympathien. Auf nichts sind wir ja so stolz wie auf den Besitz kalkulierender Rationalität, und kein Ziel dünkt uns erstrebenswerter denn die Erziehung zu konsequent analytischem Denken. Der Mensch, ein unbestechlicher Datenverarbeiter, das sollte uns hoffen lassen, ihn maschinell nachbilden zu können. Möglicherweise erfahren wir auf dem Umweg über die Nachbildung, wie er als Weltbildkalkulator funktioniert.

Nun sind aber die Versuche, das wissen Sie ja alle, menschliche Hirntätigkeit in Computern abzubilden, bisher jedenfalls kläglich gescheitert. Und dies auch noch ausgerechnet in all den Fällen, in denen es nicht um die Behandlung entlegener mathematischer Probleme, sondern um die überaus einfach anmutende Frage ging, wie das Hirn es zustande bringt, ohne die geringste geistige Anstrengung mit der wissenschaftlich gesehen unüberbietbar komplizierten Welt im Alltäglichen so spielend leicht fertigzuwerden. Kein Wunder, daß das jüngste Treffen der American Association for artificial intelligence unter dem Titel stand: Wie lehrt man Computer Alltagsverstand zu haben?

So rein computertechnisch die Frage klingen mag, sie hat es in sich insofern, als sie uns aufgibt, darüber nachzudenken, wer wohl Herrn und Frau Jedermann auf welche Weise Alltagsverstand gelehrt haben möchte. „Was man weiß, sieht man erst!" Für dieses Goethe-Wort gibt es zwei Transpositionen. Die eine stammt von Charles Darwin: Ich bin überzeugt, daß es ohne Theorie keine Beobachtung geben würde. Die andere stammt aus der Feder von Albert Einstein: Die Theorie ist es, die darüber entscheidet, was wir beobachten können. Alle drei sagen sie dasselbe, jeder in der ihm eigenen Tonart. Also Sehen setzten Wissen voraus; wer nichts weiß, sieht nichts. Wer sich den Dingen beobachtend zu nähern beabsichtigt, ohne im Besitz einer Theorie, einer vorwegformulierten Mutmaßung über mögliche Zusammenhänge zu sein, bringt statt erkenntnisstiftender Beobachtung nur träumerisches Umherschweifen zustande. Er sieht Bäume, wo er einen Wald sehen müßte, er sieht ein Kraut und Rüben von Blättern, Stengeln, Zweigen, es sei denn, er kann den Wirrwarr der Erscheinungen mit der Vermutung auf den Leib rücken, daß es sich um einen Baum handelt.

Ergo: Erkennen und Begreifen beruhen nicht auf Faktenwissen, es kann noch so gut logisch geordnet sein. Zur Konstruktion Objekte deutender und Ereignisse wertender Bilder brauchen wir vorgefertigte Formen, in die wir das durch die Sinne Aufgenommene einfließen lassen, damit es verläßliche Orientierung gewährleistende Gestalt annimmt. Unser Hirn ist alles andere als ein Weltempfänger, ein Weltkonstrukteur. Es legt sich die Welt so zurecht, daß wir uns in ihr aufhalten und mit ihr Umgang haben können, ohne jeden Augenblick das Leben riskieren zu müssen, indem es an die Wirklichkeit mit bestimmten überlebenswichtigen Grundannahmen, Hypothesen, Vorausurteilen herangeht.

Immanuel Kant, dem es darum ging, das war seine große Leistung, die Grenzen der menschlichen Vernunft aufzuzeigen und die Menschen über die Aufklärung aufzuklären, hat die Welt-Zurechtlegungsmechanismen, mit denen wir operieren, apriorische Formen der Anschauung und des Denkens genannt. 170 Jahre später gibt Konrad Lorenz – noch einmal ganz wichtig zu wissen: der letzte Kant-Nachfolger auf dem Königsberger Lehrstuhl – eine naturwissenschaftliche Erklärung für das geheimnisvolle a priori, also a priori vor aller Erfahrung heißt, vor aller individueller Erfahrung. Fragt man aber, woher sie stammen, die apriorischen Formen der Anschauung und des Denkens, so entpuppen sie sich als Erkenntnisformen a posteriori, aufgewachsen und herangereift im Verlauf der Evolution, entsprungen dem Prozeß der permanenten Auseinandersetzung des Lebens mit seiner jeweiligen Welt, und einverleibt, so müssen wir schon sagen, dem Zentralorgan Hirn.

Was wir eingangs unserer Betrachtungen über die aus demselben Selektionsprozeß hervorgegangenen organischen Strukturen gesagt haben, daß sie, da an der Realität entstanden, Ausschnitte aus der Realität abbilden, also die Flossen das Wasser, die Flügel die Luft, gilt in vollem Umfang auch für den Satz von Hypothesen, mit dem ausgerüstet jedes Menschenkind der Welt zu begegnen weiß. Wir sind begabt mit einer auf die Wirklichkeit passenden vorbewußten Vernunft, einem uralten, tief in der Stammesgeschichte wurzelnden neuronalen System, für das der Psychologe Egon Brunschvicg den Terminus ratiomorpher Apparat gefunden hat. Der ratiomorphe Apparat, die Gesamtheit der vorbewußten Erkenntnisstrukturen, ist der Garant des Alltagsverstandes und insofern auch der der wissenschaftlichen Rationalität, als diese eine Form der Verfeinerung des Alltagsverstandes hierauf aufbaut.

Mit welchen Hypothesen, das mag unsere Schlußbetrachtung sein, arbeitet der ratiomorphe Apparat? Mit der Hypothese beispielsweise, daß alles seine festgefügte räumliche und zeitliche Ordnung hat. Das haben wir unseren Söhnen und Töchtern ja nie beibringen müssen. Haben wir ihnen das beibringen müssen? Nie! Und daß man mit dieser raumzeitlichen Ordnung am leichtesten zurechtkommt, wenn man sich den Raum auf drei Dimensionen vereinfacht vorstellt, also nur oben/unten, vorn/hinten, rechts und links gelten läßt, und die Zeit als pausenlos von nichts tangiert dahinfließend Vergangenheit, Gegenwart und Zukunft konstituierend begreift. Der ratiomorphe Apparat, die in der Geschichte des Lebens gründende Weisheit, es ist ja Weisheit des Hirns, lehrt uns eine zwar naive, dafür aber um so lebenswärmere Physik. In welche Verlegenheiten sähen wir uns gestürzt, hätten wir auf Schritt und Tritt mit der von der Relativitätstheorie wohlbegründeten Wirklichkeit des vierdimensionalen Raum-Zeit-Kontinuums zu rechnen? Wie kämen wir mit dem Gedanken zurecht, daß gegebene Distanzen, die unser Hirn unter ein Unveränderlichkeitspostulat gestellt hat, geschwindigkeitsabhängig veränderlich sind, und wie wären wir fassungslos, wenn wir davon ausgehen müßten, daß die Zeit objektiv gesehen um so langsamer läuft, je schneller wir uns bewegen. Worauf unser Erkenntnisapparat paßt, wofür er selektiert wurde, was er folglich abbildet und uns alltagsverständlich zur Anschauung bringt, ist ein Mesokosmos, der Ausdruck stammt von Gerhard Vollmer, eine Welt der mittleren moderaten Dimension. In ihr gibt es weder Lichtgeschwindigkeit noch Lichtjahre, weder Mikrometer noch Nanogramm, weder Sonnenkern noch Weltraumtemperatur, Zahlen und Größenordnungen, zu denen der Menschengeist, so Thomas Mann, gar kein Verhältnis mehr hat und die sich im völlig Unsinnlichen, um nicht zu sagen Unsinnigen verlieren. Bewunderung der Größe ist nur möglich im faßlich irdischen und menschlichen Verhältnis. Wir bedürfen des lebenstreu und lebensbequem Anschaulichen, um die Welt als unser Zuhause ansprechen zu können, und nicht im geringsten kümmert unser Befinden, ob, was wir erkennen, wirklichkeitsgenau wahr wäre.

Nun hätten wir noch von den ererbten Weltzurechtlegungsmechanismen zu sprechen. Die Kategorien Raum und Zeit, so fundamental sie sind, sie bedürfen der Ergänzung durch Hypothesen, deren Anwendung eben nicht nur Anschauung von der Welt, sondern auch sicheren Umgang mit ihr gewährleistet.

Da ist die Hypothese zu nennen, derzufolge wir da draußen gesetzlich Zusammenhängendes erwarten dürfen. Wir müssen, wenn wir die Augen zur Welt aufschlagen, nicht fürchten, in chaotischen Verhältnissen zu stecken. Die vorbewußte Vernunft wittert überall das Walten von Gesetzen und stellt unser Verhalten hierauf ab. Das kann doch kein Zufall sein, sagen wir angesichts eines uns irgendwie ominös anmutenden Ereignisses und bezeugen damit, wie der ratiomorphe Apparat denkt. Fünf Personen treffen auf der Brücke von San Luis Rey zusammen. Just in diesem Augenblick stürzt sie ein, alle Fünf kommen zu Tode. Der kleine Jesuitenpater, tief davon durchdrungen, daß nichts Zufall ist, setzt all seinen Scharfsinn daran, das die fünf Lebensschicksale einende Gesetz ans Licht zu bringen. Ein ganzer Roman lebt im Kern von nichts anderem als den unüberhörbar Gesetzlichkeit fordernden Denkfiguren unseres stammesgeschichtlichen Erbes. Allerdings bezieht auch der Aberglaube aus eben dieser Quelle seinen Namen.

Des weiteren wäre von unseren unüberbietbar sicheren Abstraktionsleistungen zu reden. Nie sind wir darüber belehrt worden, wie man das macht, und dennoch erkennen wir jedwedes menschliche Antlitz als menschliches Antlitz, ob im Bild oder in der Wirklichkeit, ob im Wachen oder im Träumen. Ohne die tief verwurzelte Fähigkeit, im Unsteten das Stete, im einzelnen das Allgemeine, im ewig Ungleichen das Gleiche entdecken zu können, und ohne den Antrieb, der uns zwingt, keine Ansammlung von Details als Ansammlung von Details hinzunehmen, als nicht einem Muster, nicht einer Gestalt Zugehörigkeit zu begreifen, gäbe es keine Systematik der Pflanzen und Tiere ebensowenig wie ein nach Krankheitsbildern geordnetes Lehrbuch der Inneren Medizin, ganz zu schweigen von Poesie und bildender Kunst. Weder hätte einer in einem Haufen Sterne die Wega in der Leier entdeckt, noch wäre die Ballade vom Erlkönig geschrieben worden.

Und schließlich müßten wir noch über die biologischen Ursachen des Ur-Sachendenkens reden. Über dem uns auferlegten Denkzwang, über die Besessenheit, allen Wenn-dann-Ereignisfolgen einen Kausal- oder sogar Finalnexus zu unterlegen, daß der Hypothese der Alten: post hoc ergo propter hoc, also danach heißt immer auch weil, hochrangige Lebenswichtigkeit zukommt, wird niemand bestreiten, solange er nicht vergißt, für wie einfache Lebensumstände diese Hypothese selektiert wurde. Dennoch können wir der Versuchung allzu oft nicht widerstehen, sie auch auf komplizierte Interaktionssysteme, auf gesellschaftliche zumal, anzuwenden, und indem wir alles Mögliche in einfache lineare Kausalketten zu pressen versuchen, haben wir den Boden bereitet, auf dem die kurzsichtigen Schuldzuweisungen im Privaten wie in öffentlichen Auseinandersetzungen üppig wuchern. In solche Verstrickungen können Gans und das Kamel nicht geraten. In der Tat, den reinen Unsinn zu glauben, ist ein Privileg des Menschen.

Wir kehren zum Ausgangspunkt unserer Reise zurück, dorthin, wo wir forderten, die Beantwortung der Frage, wie der Mensch zu einem Bild seiner Welt komme, Biologen zu überlassen; den Biologen einfach deshalb, weil der Mensch ein natürliches Wesen ist. Das natürliche Wesen Mensch nimmt wahr, erkennt und begreift als Kind der Evolution, von ihr ausgestattet mit dem Sonderorgan Hirn, das sich unter dem Druck des Bewertungsmechanismus natürliche Auslese an die Gegebenheiten der Außenwelt über riesige Zeiträume hinweg anpassen und wieder anpassen mußte. Das Organ ist mit seinen Leistungen ganz und gar auf Lebensbewältigung eingestellt, weshalb die von ihm entworfenen Bilder mit Wahrheit im Sinne von unverrückbar endgültig und ewig nichts zu tun haben. Ihm geht es allein darum, einen stabilen Wirkraum mit überschaubarer Ordnung zu konstruieren und verfügbar zu machen, eine möglichst einfache, menschengerecht und mithin menschenfreundlich vereinfachte Welt, in der sich leben läßt, ohne durch das Leben umzukommen.

Am Konstruktionsvorgang, der zur inneren Repräsentation der Dinge und Ereignisse führt, beteiligen sich erstens Sinnesdaten, zweitens Gedächtnisinhalte und drittens, das ist das Wichtigste, die im stammesgeschichtlichen Erbe verankerten Vorgaben in Form von Programmen, Regeln, Anschauungsformen und Urteilen. Die weiß Gott – das müssen wir uns noch einmal klarmachen – magere Kunde aus der Außenwelt, was erfahren wir denn: ein paar Photonen, ein bißchen Luftschwingung, Berührung, Druck und wenig mehr, erfährt nach der von den Sinnesorganen bewerkstelligten Übersetzung in Nervenimpulse tiefgreifende Transformationen durch individuell Erworbenes und das überindividuell, sprich biohistorisch Tradierte, wobei die geschichtliche Weisheit des Gehirns als verfassunggebendes Prinzip fungiert.

Ohne das Ererbte wird auch aus einfließenden Daten weder Erkennen noch Begreifen. In Thomas Mann Aufsatz „Freud und die Zukunft" liest sich das so: „Das vermeintlich ganz Individuelle lebt nicht ahnend in dem naiven Dünkel seiner Erst- und Einmaligkeit, wie sehr sein Leben ein Wandel in tief ausgetretenen Spuren ist." Da uns bei den Bildern, die das Hirn zur Anschauung bringt, die Akte und die Akteure des Bilder-Zusammenbauens und Bilder-Zurechtlegens nicht bewußt werden, könnte man geneigt sein, die Hirnkonstrukte mit der Realität absolut gleichzusetzen. Dieser Auffassung widerspricht der unter der ökonomischen Devise von der Welt soviel wie nötig und sowenig wie möglich stehende Entwicklungsgang des Lebens ebenso beweiskräftig, wie dem immer wieder auftauchenden Konzept von der prinzipiell überhaupt nicht erkennbaren, ja nicht einmal existierenden Dingwelt. Die von uns erlebte Welt ist dieselbe, an der wir geworden sind, aber nicht die einzig und letztlich gültige. Also dürfen wir davon ausgehen, daß es Wirklichkeiten gibt, tiefer oder sagen wir jenseitiger als die, über die wir während 500 Millionen Jahren Wirbeltiergeschichte belehrt worden sind. Der Mensch als eine mögliche Art und Weise der Natur, über sich selbst nachzudenken, erkennt, wie es im 1. Brief des Apostels Paulus an die Korinther heißt, immer nur stückweise. Friedrich Nietzsche: „Es dämmert jetzt vielleich in fünf, sechs Köpfen, daß Physik auch nur eine Weltauslegung und Weltzurechtlegung – dann steht in Klammern: nach uns mit Verlaub – und nicht eine Welterklärung ist. Und als nehme der Autor des Ecce homo die uralte Bescheidenheit lehrende Lektion des griechischen Philosophen und Mediziners Alkmaion wieder auf: „Über das Unsichtbare wie über das Irdische haben Gewißheit die Götter. Uns aber als Menschen ist nur das Erschließen gestattet."

Dieses Wort könnte über dem 105. Kongreß der Deutschen Gesellschaft für Chirurgie, nicht minder aber über diesem Vortrag gestanden haben. Vielen Dank, Herr Präsident!

(Starker anhaltender Beifall)

Präsident Professor Dr. K. H. Schriefers: Lieber Bruder Herbert! Ich glaube, ich brauche diesem anhaltenden Beifall nichts mehr hinzuzufügen. Der ratiomorphe Apparat, so heißt er, glaube ich, der mich zur Lebensbewältigung offensichtlich ausgestattet hat, hat mich wohl auch zur Kongreßbewältigung ausgestattet.

Schlußworte des scheidenden und nachfolgenden Präsidenten

Präsident Professor Dr. K. H. Schriefers: So darf ich hiermit verkünden, daß der 105. Kongreß der Deutschen Gesellschaft für Chirurgie zu Ende ist. Sie werden in wenigen Minuten die Heimfahrt antreten können. Ich hoffe, Sie nehmen das eine oder andere an Wissen, an Erfahrung, an Hilfe, an Rat und vielleicht auch an Trost mit in den chirurgischen Alltag, dem ich auf diesem Kongreß ein wenig Glanz verleihen wollte.

Ich habe zum guten Schluß noch Dank abzustatten. Er gilt den vielen sichtbaren und unsichtbaren Helfern bei der Vorbereitung und der Gestaltung des Kongresses.

Ich nenne an erster Stelle, und er möge mir verzeihen, daß ich noch einmal auf ihn zurückkomme, den Herrn Generalsekretär Professor Dr. Schwaiger, ohne dessen ständigen Rat und stete und uneigennützige Hilfsbereitschaft ich völlig gescheitert wäre.

Ich erwähne die Direktoren und die ärztlichen Mitarbeiter der drei Münchner Chirurgischen Universitätskliniken, insbesondere aber auch Herrn Lange.

Ich bedanke mich bei den Damen unserer Geschäftsstelle in München.

Ich erfuhr recht bemerkenswerte Hilfe durch meine Mitarbeiter in Koblenz. Ich nenne pars pro toto meinen Oberarzt Herrn Smague und meine Sekretärin Frau Fromann.

Herr Imdahl hat sich sehr viel Mühe mit der Veranstaltung „Chirurgie und Medien" gemacht, meine Freunde Hahn und Keßler mit der Veranstaltung „Wahrheit am Krankenbett".

Die Pressearbeit des Kongresses und ihre Vorbereitung lag auch diesmal in den bewährten Händen von Herrn Gericke und Herrn Brobmann, denen ich auch noch einmal herzlich danken möchte.

Die Finanzierung wäre ohne die Industrie nicht möglich gewesen. Ich danke den Ausstellern und Donatoren.

Schließlich bedanke ich mich bei der Messegesellschaft für den reibungslosen organisatorischen Ablauf.

Ich schließe den 105. Kongreß der Deutschen Gesellschaft für Chirurgie mit Dank an Sie alle. Meine besten Wünsche für eine glückliche Heimkehr! Auf Wiedersehen!

Nachfolgender Präsident Professor Dr. H. Hamelmann: Herr Präsident, lieber Herr Schriefers, meine sehr verehrten Damen und Herren! Der 105. Kongreß der Deutschen Gesellschaft für Chirurgie ist zu Ende gegangen.

Im Namen der Teilnehmer möchte ich Ihnen recht herzlich Dank aussprechen. Ich möchte Ihnen danken für Ihre Arbeit und Anerkennung sagen für Ihre herausragende Leistung. Sie haben einen Kongreß geformt, in dessen Mitte Sie die Brennpunkte des chirurgischen Alltags gestellt haben, der sich aber darüber hinaus durch faszinierende Themen auszeichnete bis hin zum eben erlebten glänzenden Abschluß. So nehmen wir alle aus diesen Tagen viele neue Gedanken und Anregungen mit.

Unser Dank gehört auch Ihren Mitarbeitern und nicht zuletzt Ihrer lieben Frau. Sie hat ein umfangreiches, abwechslungsreiches Programm zusammengestellt, für viele eine schöne und bleibende Erinnerung an diese Tage.

Bevor wir nun zufrieden, wie ich hoffe, und sicherlich auch bereichert in unseren Alltag zurückkehren, möchte ich Sie alle zum nächstjährigen Chirurgenkongreß einladen und hoffen, daß wir uns hier in München 1989 gesund wiedersehen. Danke schön.

Aktuelle Stunde

AIDS – Probleme und Risiken

1. AIDS: Übertragungswege im Krankenhaus und Schutzmaßnahmen

R. Laufs and H. von Wulffen

Institut für Medizinische Mikrobiologie und Immunologie (Direktor: Prof. Dr. R. Laufs), Universitätskrankenhaus Eppendorf, Martinistraße 52, D-2000 Hamburg 20

Einleitung

Die medizinische Mikrobiologie hat sich seit der Isolierung des Erregers der Infektionskrankheit Aids im Jahr 1983 intensiv mit der Frage befaßt, wie das humane Immundefizienzvirus (HIV) übertragen wird und welche Infektionsrisiken für Ärzte, für Schwestern und Pfleger und für andere bei der medizinischen Versorgung von Infizierten beteiligten Personen bestehen. Um es vorwegzunehmen, wir können heute feststellen, daß das Infektionsrisiko für die genannten Personengruppen außerordentlich klein ist, etwa 100fach geringer als das Risiko, sich mit einem Hepatitis-Virus zu infizieren. Es ist – gottlob – bis zum heutigen Tag noch nicht berichtet worden, daß sich ein Chirurg bei seiner Berufstätigkeit mit dem Aids-Virus infiziert hätte oder andererseits HIV positive Chirurgen durch ihre operative Tätigkeit Patienten infiziert hätten.

Erreger, Vermehrung und Persistenz

Der Erreger von Aids ist ein Lentivirus, das sich in weißen Blutzellen, und zwar in T 4-Lymphocyten und auch in monocytären Zellen vermehrt. Das HIV befällt die dentritischen Retikulumzellen in den Lymphknoten, die Mikrogliazellen im Gehirn, die Langerhans-Zellen in der Haut sowie die Makrophagen. Letztere sind für die Verbreitung des HIV von Mensch zu Mensch und innerhalb des Körpers von besonderer Bedeutung.

Die befallenen T 4-Lymphocyten können eine sehr große Zahl neuer Viruspartikel produzieren. Die Viruspartikel werden durch einen Knospungsprozeß freigesetzt, und da die Virusproduktion mit den zelleigenen Stoffwechselvorgängen konkurriert, geht die Wirtszelle dabei zugrunde, d. h. das Aidsvirus ist cytopathisch für die T 4-Lymphocyten. Weitere T 4-Lymphocyten werden mit freigesetzten viralen Antigenen belegt und dann durch Autoantikörper zerstört, wieder andere gehen durch die Bildung von Riesenzellen zugrunde [8]. Das HIV kann über lange Zeit in monocytären Zellen persistieren, ohne daß es zu erkennbaren klinischen Veränderungen kommt.

Übertragungswege

Es gibt zwei Wege, auf denen das Virus übertragen werden kann:

- Erstens kann das extrazellulär freigesetzte Virus innerhalb von Serum oder anderen Körperflüssigkeiten neue Wirtszellen erreichen, und
- zweitens kann das Virus innerhalb der infizierten Zellen und geschützt durch diese über Zell-zu-Zell-Kontakt weiter verbreitet werden.

Der Zell-zu-Zell-Kontakt spielt wahrscheinlich für die Verbreitung der Infektion die entscheidende Rolle. Der Virustransport erfolgt z. B. innerhalb der Makrophagen, die gleichsam als Taxis für das Virus fungieren, in denen das Virus vor der Immunabwehr abgeschirmt ist und nicht nur von einem Menschen zum anderen gelangt, z. B. in der Samenflüssigkeit, sondern auch innerhalb eines Infizierten in alle Organe transportiert wird, so z. B. über die Blut-Liquor-Schranke hinweg in das Großhirn. Wahrscheinlich erfolgt der Virustransport über Cytoplasmabrücken hinweg, z. B. von Makrophagen auf Lymphocyten, und das Virus ist dabei von der humoralen Immunabwehr nicht erreichbar.

Virushaltige Körperflüssigkeiten

Das Virus wurde in hoher Konzentration aus Sperma und Blut isoliert (Tabelle 1). Epidemiologisch betrachtet spielt die Samenflüssigkeit für die Verbreitung des Virus die größte Rolle. Die normale Samenflüssigkeit enthält viele weiße Blutzellen, etwa die Hälfte davon sind Makrophagen. Die Wahrscheinlichkeit der Virusübertragung durch eine Bluttransfusion ist derzeit kleiner als 1 zu 1 Million, und die Gerinnungsfaktoren sind seit Ende 1985 sicher frei von vermehrungsfähigem HIV. In niedrigerer Konzentration ist das HIV in Vaginalsekret, Muttermilch und Liquor von infizierten Menschen isoliert worden. Obwohl das Virus auch im Speichel und in Tränenflüssigkeit nachweisbar ist, so ist bisher trotz weltweit etwa 60–120 Millionen infizierter Menschen noch kein Fall berichtet worden, bei dem das Virus auf diesen beiden Wegen übertragen worden wäre [5]. Die Annahme, daß das Aidsvirus durch Speichel, z. B. Küssen, niemals übertragen werden kann, ist wahrscheinlich falsch. Die Besonderheit besteht darin, daß dieser Übertragungsweg im Vergleich zu anderen Viren offensichtlich extrem selten vorkommt.

Transplantatspender auf HIV testen

Alle Spender von Organen, z. B. Niere, Leber, Herz u. a., sowie Spender von Geweben, z. B. Cornea, Knochen u. a., und auch Spender von Samen müssen auf HIV-Antikörper getestet werden [12].

Keine HIV-Übertragung durch Alltagskontakte

Durch Alltagskontakte wird das Virus nicht übertragen. Die Untersuchung von 188 Angehörigen von 163 HIV-infizierten Hämophiliepatienten, und zwar Müttern, Vätern und Kindern hat gezeigt, daß trotz jahrelangen, engen familiären Kontaktes mit den Infizierten niemand infiziert worden war, und daß es nur bei 10% (14 von 137) der untersuchten Ehepartner zur Virusübertragung gekommen war [9].

Infektionsgefahr nimmt bei klinischer Manifestation zu

Nach dem Eindringen des Virus in den Organismus kommt es zu einer weitgehend symptomfreien Virusträgerschaft, die in der Regel 4 bis 7 Jahre lang andauert. In dieser Zeit

Tabelle 1. Das HIV wurde isoliert aus:

Viruskonzentration	
hoch	niedrig
Sperma	Vaginalsekret (4 von 14)
Blut	Muttermilch (3 von 3)
	Liquor
	Speichel (8 von 20)
	Tränen (1 von 7)

enthält nur etwa einer von 10 000 bis 100 000 Lymphocyten das Virusgenom, und es gelingt uns im Labor in dieser Infektionsphase nur in etwa 20% der Fälle, das Virus aus dem Blut zu isolieren. Im Lauf der Jahre nimmt die Viruslast aber zu, und bei Manifestation der klinischen Erkrankung gelingt uns der Virusnachweis im Blut in ca. 80%. Dies bedeutet, daß die potentielle Infektionsgefahr bei Patienten mit Aids Related Complex (ARC) und Aids erheblich größer ist, als bei den symptomfreien Virusträgern.

Infektionsrisiko für medizinisches Personal

Wie hoch ist nun aber das Infektionsrisiko für das medizinische Personal bei der Versorgung der Aids-Patienten? Am besten kann man dies in prospektiven Studien herausfinden, und zwar bei medizinischem Personal, das ausschließlich oder überwiegend Aids-Patienten betreut. Solche Studien, die über mehrere Jahre durchgeführt worden sind, liegen vor (Tabelle 2). So z. B. vom San Francisco General Hospital, in dem monatlich mehr als 1600 Aids-Patienten ambulant und mehr als 1800 Aids-Patienten in dem Beobachtungszeitraum stationär behandelt wurden. 94 von den 270 Mitarbeitern zogen sich in 2 – 3 Jahren zum Teil mehrfach Nadelstichverletzungen und Spritzer auf Haut und Schleimhäute zu. In keinem Fall kam es zur Infektion, der Zeitraum nach der Verletzung bis zum serologischen Test betrug mindestens 6 Monate. In einer ähnlichen prospektiven Studie am NIH/Washington wurden bei der Pflege von 737 Aids-Patienten bei 332 von 1020 Mitarbeitern Nadelstichverletzungen und Kontamination durch Spritzer auf Haut und Schleimhaut registriert. In keinem Fall kam es zur Infektion [5, 6, 2].

Besonders beachtenswert finde ich die Tatsache, daß sich in beiden Studien etwa ⅓ der Mitarbeiter durch Verletzungen mit Nadeln oder durch Spritzer auf Haut und Schleimhäute kontaminierten, obwohl sie wußten, daß die Patienten infektiös waren. Dies muß uns zu der ernüchternden Feststellung führen, daß eine Testung aller Patienten auf HIV-Antikörper bei der Krankenhausaufnahme keinesfalls Expositionen dieser Art verhindern würde, denn den Mitarbeitern, von denen hier berichtet wird, war ja bekannt, daß ihre Patienten Virusträger waren.

Bis Februar 1988 sind weltweit 13 HIV-Infektionen publiziert worden, die sich bei der Pflege von HIV positiven Menschen ereignet haben, davon 5 gesicherte Infektionen durch Nadelstichverletzungen (Tabelle 3). Drei HIV-Infektionen sind wahrscheinlich Folge von Blutkontaminationen der Haut und Schleimhaut [3].

Im einzelnen handelt es sich bei diesen 3 Fällen um zwei Krankenschwestern und eine MTA (Tabelle 4). Folgende Zwischenfälle führten wahrscheinlich zur Infektion: Bei einem Notfall scheiterte eine artielle Katheterisierung und die Schwester hielt ihren ungeschützten Zeigefinger ca. 20 Minuten lang auf die blutende Punktionsstelle. Im zweiten wahrscheinli-

Tabelle 2. HIV-Infektionsrisiko bei medizinischem Personal im Krankenhaus

Prospektive Studie	Zahl der Personen mit Exposition	Nadelstich-verletzungen	Spritzer auf Haut und Schleimhaut	HIV-Infektionen
Geberding et al.: J. Infekt. Dis., 156: 1 – 8 (1987)				
San Francisco General Hospital > 1600 AIDS-Patienten/Mon. ambulant > 1800 AIDS-Patienten stationär	94 von 270	129	213	0
Henderson et al.: HIC, Juli: 97 – 103 (1987)				
NIH Clinical Center Hospital 737 AIDS-Patienten	332 von 1020	103	229	0

Tabelle 3.

---

9 HIV-Infektionen durch medizinische Versorgung
von AIDS-Patienten bis Mai 87

    4 durch Nadelstichverletzungen
    2 durch pflegerische Maßnahmen
    3 durch Blutkontamination von Haut
      und Schleimhaut

13 HIV-Infektionen bis Februar 88

    5 durch Nadelstichverletzungen

Tabelle 4. 3 HIV-Infektionszwischenfälle bei Krankenhauspersonal

Beruf	① Schwester	② Schwester	③ MTA
Zwischenfall	Gescheiterte arterielle Katheterisierung: Finger auf Punktionsstelle	10 ml Blutröhrchen bricht ab: Blut verspritzt im Raum	Manipulation an Blutzellseparator: Blut läuft aus
Blutkontakt	20 Min. Zeigefinger mit Blut	Spritzer auf das Gesicht und in den Mund	Blut auf Hände und Unterarme, möglw. Ohrberührung mit Hand
Sicherheitsvorkehrungen	keine Handschuhe	Handschuhe und Brille	keine Handschuhe
Zustand der Haut	rissige Hände, keine offenen Wunden	Gesichtsakne, keine offenen Wunden	Dermatitis an einem Ohr, keine offenen Wunden
Nadelstichverletzungen	nein	ja: 2 Mo. später	nein
HIV-Test	8 Monate vorher: ELISA − 16 Wochen danach: ELISA + Western Blot +	1 Tag und 8 Wochen danach: ELISA − 9 Monate danach: ELISA + Western Blot +	5 Tage und 6 Wochen danach: − 3 Monate danach: ELISA + Western Blot +

chen Infektionsfall zerbrach ein Blutröhrchen und das Blut verspritzte in Gesicht und Mund der Schwester. Bei einer Plasmapherese lief Blut auf Hände und Unterarme einer MTA, die außerdem mit der kontaminierten Hand ihr Ohr berührte. Bei den drei Personen könnten rissige Hände, bzw. Gesichtsakne oder Dermatitis am Ohr den Viruseintritt ermöglicht haben. Nur eine der drei Infizierten trug Handschuhe. HIV-Antikörper wurden 16 Wochen, 9 Monate und 3 Monate nach dem Zwischenfall nachgewiesen.

Infektion durch Blutkontamination der Haut

HIV-Infektionen durch Blutkontamination der ungeschützten Haut sind sehr selten. In einer prospektiven Studie kam es bei 2000 solcher Fälle nicht zur Infektion. Das Infektionsrisiko wird auf 1 zu 100 000 bis 1 zu 1 Million geschätzt [7]. Intakte Haut ist ein sehr zuverlässiger Schutz. Mir selbst (R.L.) ist im Oktober 1984 ein Tropfen einer Viruskultur aus einer Pipette auf die ungeschützte Haut am Handgelenk getropft. Dieser Tropfen enthielt etwa 1 Million Viren und 10 000 infizierte T 4-Lymphocyten. Dieser Unfall führte nicht zur Infektion. Ich hatte den Handrücken unmittelbar nach der Kontamination mit 10%igem Formaldehyd abgerieben.

Infektion durch Nadelstichverletzung

Das Infektionsrisiko nach Nadelstichverletzung ist sicher kleiner als 1%, wahrscheinlich liegt es bei 0,3%. Meine Mitarbeiter und ich gehen davon aus, daß wahrscheinlich sichtbare Blutmengen von einem „gesunden" Virusträger übertragen werden müssen, ca. 10 µl bis 100 µl, damit es zur Infektion kommt [5, 6, 2].

Auch die zahlenmäßig sehr viel kleinere Nadelstichstudie, die wir in Hamburg durchführen, zeigt, daß sich auch sehr erfahrene Kollegen und Schwestern, z. B. bei Blutentnahme und Sternalpunktion mit kleinen und großen Nadeln verletzt haben, obwohl sie wußten, daß der Patient HIV positiv war. Es kam auch bei uns bisher in keinem Fall zur Infektion. Gleichwohl sind diese Nadelstichverletzungen ein großes Problem, mit dem wir uns alle sehr ernsthaft befassen müssen, und nicht nur, weil es in seltenen Fällen eben doch zur Infektion mit dem Aids-Virus kommen kann, sondern auch weil andere Erreger, z. B. die Hepatitisviren, auf diesem Weg häufig übertragen werden.

Eine perfekte Lösung für das Nadelstichverletzungsproblem gibt es aber trotz mehrerer neuer Patente noch nicht. Das CDC nimmt an, daß ca. 40% der Nadelstichverletzungen durch das Einschieben der benutzten Nadel zurück in die Schutzhülle oder durch fehlende oder ungeeignete Abwurfbehälter bedingt sind. Aber auch neue Schutzmechanismen, wie z. B. ein Plastikteller, in den die Kanülenhülle plaziert wird, ehe die Nadel wieder in diese zurückgesteckt wird, bietet zwar einen erheblichen aber eben keinen kompletten Schutz. Trotz dieser Schutzmaßnahme kam es bei besonders Geübten immer noch zu einer Nadelstichverletzung auf 3175 Injektionen [1]. Wir alle müssen uns für den Unterricht und die praktische Anleitung zur Vermeidung von Nadelstichverletzungen noch allerlei einfallen lassen, absolute Sicherheit gibt es wohl nur bei einer i. V.-Injektion ganz ohne Nadel, die aber noch erfunden werden muß.

Chemische und thermische Inaktivierung des HIV

Das HIV ist verglichen mit anderen Viren, z. B. im Vergleich mit den Hepatitisviren, relativ leicht chemisch und thermisch inaktivierbar. Wirksam sind Alkohole, die z. B. das Hepatitis B Virus nicht inaktivieren. Die Fällung der Immunglobuline mit Alkohol bei der Herstellung der Gammaglobulinpräparate hat verhindert, daß Aids durch Gammaglobulin-Injektionen übertragen worden ist. Außerdem sind wirksam: Aldehyde, PVP-Jod, Chlor-Verbindungen und Peressigsäure. Das HIV wird in 30 Minuten bei 56°C inaktiviert und überlebt normale Reinigungsverfahren in Waschmaschinen und Geschirrspülern nicht [10, 13].

Schutzmaßnahmen

Als generelle Schutzmaßnahme halte ich die Empfehlungen des CDC [4] für angemessen und möchte für deren Einhaltung nach Kräften werben (Tabelle 5): Handschuhe tragen, wenn die Möglichkeit der Kontamination mit Blut und Körperflüssigkeiten besteht, außerdem Schutzkleidung, Mund-Nasenschutz und Augenschutzbrille bei Maßnahmen mit intensiverem Kontakt mit Blut oder Körperflüssigkeiten.

Verhalten nach Kontamination

Wenn es trotz der empfohlenen Schutzmaßnahmen zur Kontamination mit Blut oder Körperflüssigkeiten kommt, sollte mit PVP-Jod sofort gründlich gereinigt und bei Spritzern in Mund und Augen diese gründlich ausgespült werden. Der Unfall sollte gemeldet werden, und ein HIV-Antikörpertest ist unmittelbar nach der Exposition, nach 6 Wochen und nach 12 Wochen sowie nach ½ und nach 1 Jahr angezeigt (Tabelle 6).

Tabelle 5. Generelle Schutzmaßnahmen (CDC Empfehlung)

- Bei der Möglichkeit der Kontamination mit Blut und anderen Körperflüssigkeiten, z. B. bei i.V.-Katheterisierung, beim Umgang mit Gegenständen oder Geräten, die mit Blut oder Körperflüssigkeiten kontaminiert sind:

  Handschuhe tragen

- Bei Maßnahmen mit intensiverem Kontakt mit Blut oder potentiell infektiösen Körperflüssigkeiten, z. B. endoskopischen, operativen und zahnärztlichen Eingriffen sowie bei Obduktionen können außerdem

  Schutzkleidung, Mund/Nasenschutz und *Augenschutzbrille* erforderlich sein

Tabelle 6. Verhalten bei Verletzungen mit HIV

- bei Nadelstich- und Schnittverletzungen: mit jodabspaltenden Desinfektionsmittelpräparaten (z. B. PVP-Jod) gründlich reinigen

- bei Spritzern in Mund und Augen: gründlich ausspülen

- HIV-Test unmittelbar nach Exposition, nach 6 und nach 12 Wochen, sowie nach ½ und nach 1 Jahr

Allgemeine Hygienemaßnahmen

Als Hygienemaßnahmen empfehlen wir bei Flächen das Wischen mit aldehydhaltigen Präparaten. Die Instrumente sollten vorzugsweise thermisch desinfiziert werden, wenn dies nicht möglich ist, mit aldehydhaltigen Präparaten. Kontaminierte Wäsche kann in den üblichen Wäschesäcken gesammelt werden. Für das Geschirr reichen die üblichen Spülmaschinen aus. Für Abfälle sind je nach deren Art stichfeste und flüssigkeitsdichte Behältnisse angezeigt. Kontaminierte Patientenabfälle können wie Haushaltsabfälle entsorgt werden [11].

Zusammenfassung

Die Befürchtungen aus dem Jahr 1985, daß sich das HIV rasch, ja explosionsartig, in der Bevölkerung ausbreiten würde, haben sich aus unserer Sicht nicht bestätigt. Bei über 2000 Vorsorgeuntersuchungen bei Schwangeren in Hamburg konnte keine HIV-Infektion nachgewiesen werden, und alle unsere Daten weisen darauf hin, daß immer noch mehr als 90% der Neuinfektionen in die bekannten Gruppen der Hauptbetroffenen fallen, nämlich: Männliche Homosexuelle, Bisexuelle, i.V.-Drogenabhängige und Personen mit häufig wechselndem Geschlechtspartner. Das Infektionsrisiko für das medizinische Personal ist sehr gering. Das Risiko eines Unfalls mit dem Auto auf der Fahrt zum Krankenhaus ist für medizinisches Personal derzeit in Deutschland höher als das HIV-Infektionsrisiko. Es wird in Zukunft im medizinischen Bereich aber mehr HIV-Infektionen geben, nicht weil sich die Übertragungswahrscheinlichkeit nach Kontamination erhöhen würde, sondern deshalb, weil sich dieses Jahr die Zahl der Aids-Patienten in unseren Krankenhäusern wieder verdoppeln wird. Dies sollte Anlaß sein, die genannten Schutzmaßnahmen, die leider allzu oft vernachlässigt werden, nun endlich in die Tat umzusetzen. Aber die Attraktivität des schönen Faches Chirurgie könnte sich nur dann verringern, wenn Aids von den Chirurgen falsch eingeschätzt würde. Es besteht weder Anlaß zu Hysterie noch zu leichtfertiger Sorglosigkeit.

Literatur

1. Anonymous (1988) ICPs weighing new needle designs, recapping dilemma. HIC 15:17–28
2. Carlson DA (1988) Aids risks and precautions for laboratory personnel. Med Lab Observer Jan:51–56

3. Centers for Disease Control (1987) Epidemiological Notes and Reports Update: Human immunodeficiency virus infections in health-care workers exposed to blood of infected patients. Morb Mort Why Rep 36:285–289
4. Centers for Disease Control (1985) Recommendations for preventing transmission of infection with human T-lymphotropic virus type III/lymphadenopathy-associated virus in the workplace. Morb Mort Why Rep 34:682–695
5. Gerberding JL, Bryant-Le Blanc KN, Moss AR et al. (1987) Risk of transmitting the human immunodeficiency virus, cytomegalovirus, and hepatitis B virus to health care workers exposed to patients with aids and aids-related conditions. J Infect Dis 156:1–8
6. Henderson DK, Saah AJ, Zak BJ et al. (1986) Risk of nosocomial infection with human T-cell lymphotropic virus type III/lymphadenopathy-associated virus in a large cohort of intensively exposed health care workers. Ann Intern Med 104:644–647
7. Henderson DK (1987) In: Study finds no transmission of HIV in 332 exposures to workers. HIC 14:158–159
8. Laufs R, Heisig V, Karch H et al. (1987) Zusammenfassung des derzeitigen Kenntnisstandes über Aids: Erreger, Epidemiologie, Schutzmaßnahmen und Testindikation. Hamb Ärzteblatt 41:259–269
9. Maass G (1988) Persönliche Mitteilung (Landesuntersuchungsamt Nordrhein-Westfalen, Münster)
10. Peters J, Spicher G (1987) Auswahl der Desinfektionsmittel bei Aids. Bundesgesundhbl 30:1–5
11. Rüden H, Klepper H (1988) Hygienische Maßnahmen bei Aids in Klinik und Praxis. Hygiene Praxis 1:2–4
12. Scheiermann N (1987) Knochentransplantation und Infektionsübertragung. Hyg Med 12:342–343
13. Zeichhardt H, Scheiermann N, Spicher N, Deinhardt G, Deinhardt F (1987) Stabilität und Inaktivierung des Human Immunodeficiency Virus (HIV). Dt Ärztebl (B) 84:874–879

2. Epidemiologie und Übertragungswege der HIV-Infektion

R. Lüthy

Medizinische Poliklinik, Universitätsspital Zürich, Rämistr. 100, CH-8091 Zürich

Epidemiology and Transmission of HIV Infection

Summary. Epidemiological features of HIV infection and the AIDS pandemic are described in this review. The number of AIDS cases will continue to rise for several years, despite enormous efforts to slow the spread of HIV via sexual and parenteral exposure, since virtually all adult patients who will develop AIDS within the next 3–5 years are already infected. Careful examination of AIDS patients without identified risk factors and results obtained from anonymous testing sites for HIV infection have failed to disclose any new forms of HIV transmission. The risk for health care workers to become infected through occupational exposure appears to be very small (0.1–0.4% per documented parenteral HIV-positive blood exposure). Universal precautions against mucocutaneous blood exposure are likely to reduce this risk even further.

Key words: HIV infection – epidemiology – transmission – review

Zusammenfassung. Diese Übersicht beschreibt die Entwicklung der AIDS-Pandemie und die Ausbreitung der HIV-Infektion. Die Zahl der AIDS-Fälle wird trotz enormen gesundheitspolitischen Anstrengungen auch in den nächsten Jahren noch weiter ansteigen, da praktisch alle Patienten, welche in den nächsten 3–5 Jahren erkranken werden, bereits heute infiziert sind. Die Eindämmung der HIV-Ausbreitung kann nur durch eine kontinuierliche Motivation der Bevölkerung erreicht werden. Nach heutigen Kenntnissen wird HIV ausschließlich durch sexuelle Kontakte und durch parenterale Blutkontakte übertragen. In Einzelfällen erfolgte eine muco-kutane Blutübertragung. Die Gefahr einer berufsbedingten HIV-Infektion kann durch geeignete Schutzmaßnahmen sicher vermindert werden, hingegen werden sich Unfälle mit parenteraler Inokulation nie ganz vermeiden lassen. Allerdings scheint dieses Risiko sehr gering (0,1–0,4% bei einer dokumentierten HIV-positiven parenteralen Blutexposition).

Schlüsselwörter: HIV-Infektion – Epidemiologie – Übertragung – Übersicht

Im Juni 1981 berichteten Gottlieb et al. erstmals über fünf junge Männer, welche in Los Angeles an einer Pneumocystis carinii-Pneumonie erkrankt waren [1]. Kurz danach folgten Berichte über eine ungewöhnliche Häufung von Kaposi Sarkom-Fällen aus New York [2]. Diese ersten epidemiologischen und klinischen Beobachtungen über das erworbene Immunmangelsyndrom signalisierten den Beginn einer Pandemie, die in der Zwischenzeit alle fünf Kontinente erreicht hat. Abb. 1 zeigt in logarithmischer Darstellung die exponentielle Zunahme der AIDS-Fälle, welche bis Ende Dezember 1987 an die WHO in Genf gemeldet wurden. Bis Ende März 1988 waren es 85 373 Patienten, die sich auf die fünf verschiedenen Kontinente wie folgt aufteilten: 73% stammen aus Nord- und Südamerika, wobei rund 65% allein in den USA beobachtet wurden. Afrikanische und europäische Patienten machen je 13% aus, hingegen sind es nur 1,3% aus Asien und Ozeanien zusammen.

Zur Entstehung dieser Pandemie haben drei im wesentlichen voneinander unabhängige Voraussetzungen beigetragen:

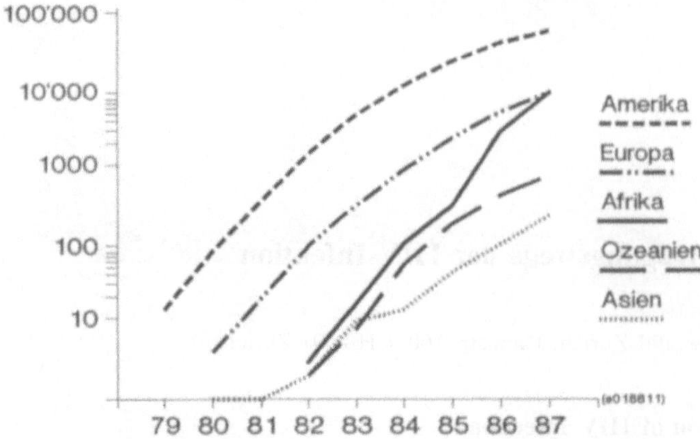

Abb. 1. AIDS-Fälle weltweit gemeldet bis Dez. 1987 (WHO)

1. HIV-1 weist zwar eine hohe Pathogenität auf, kann aber durch seine beinahe perfekte Adaptation an den Wirt jahrelang in ihm überleben. Dieser bleibt über Jahre infektiös und kann – zumindest potentiell – die Infektion an viele Partner weitergeben. Dieser Umstand führte innerhalb von wenigen Jahren zu einer enormen Vermehrung des Infektions-Pools.
2. Die Liberalisierung von sexuellen Tabus hat eine gewisse Promiskuität begünstigt, was zweifellos zu der raschen Ausbreitung dieses sexuell übertragbaren Agens beigetragen hat.
3. Mit der Entwicklung des Massen- und Sextourismus konnte sich dieses Virus bereits vor fünf bis zehn Jahren unbemerkt in allen Kontinenten ausbreiten.

Die Interpretation dieser Ereignisse wird erleichtert, wenn man *zwei zeitlich gestaffelte Epidemien* unterscheidet. Die erste Phase ist charakterisiert durch die exponentielle Zunahme der HIV-Infektion in der Bevölkerung. Die zweite Phase, welche nach einer mittleren Inkubationszeit von sieben Jahren folgte, entspricht der eigentlichen AIDS-Epidemie. Die mathematische Beschreibung der zweiten Kurve erlaubt auch eine gewisse Extrapolation in die Zukunft, was Voraussagen über die zu erwartende Zahl der AIDS-Fälle in den nächsten drei bis fünf Jahren ermöglicht. Diese Voraussage wird unter anderem auch durch verschiedene prospektive Studien gestützt, welche feststellten, daß mit zunehmender Infektionsdauer die Zahl der AIDS-Fälle anfänglich linear, später mindestens teilweise überproportional zunahm [3, 4].

Von enormer gesundheitspolitischer Konsequenz ist im übrigen die Tatsache, daß die Zahl der AIDS-Fälle unabhängig von unseren Interventionsbemühungen weiter ansteigen wird, bis *medizinische Maßnahmen* den Übergang von der asymptomatischen HIV-Infektion zum Stadium AIDS verhindern können. Hingegen kann der Erfolg oder Mißerfolg der präventiven Maßnahmen nicht an der Zahl der AIDS-Fälle gemessen werden, da die für die nächsten drei bis fünf Jahre prognostizierten AIDS-Fälle bereits heute infiziert sind.

In den industrialisierten Ländern ist die Zahl der AIDS-Fälle relativ gut bekannt. Dazu trägt der Umstand bei, daß in den meisten europäischen Ländern die (anonyme) Meldepflicht ernst genommen wird, da es sich um eine letale Krankheit handelt, die in erster Linie die Altersgruppen der Zwanzig- bis Vierzigjährigen betrifft. Zudem sind die opportunistischen Krankheiten so außergewöhnlich, daß sie nur selten verpaßt werden. Sofern also nicht politische Gründe oder ein Desinteresse des behandelnden Arztes die Meldung an die Gesundheitsbehörden verhindert, kann auf Grund von verschiedenen Untersuchungen in den USA davon ausgegangen werden, daß nur zwischen zehn und zwanzig Prozent der AIDS-Fälle nicht gemeldet werden. In Afrika und Südamerika ist die Dunkelziffer wahrscheinlich erheblich höher.

Außerdem sind auch die Risikofaktoren, welche im Einzelfall zur HIV-Infektion geführt haben, recht gut bekannt. In Europa sind rund 60% der AIDS-Patienten entweder homo- oder bisexuell und 20% sind drogenabhängig. Frauen machen in dieser Gruppe bereits mehr

	Frauen	Männer
i.v. Drogenabusus	4/36[a] (11%)	12/50 (24%)
homosexuelle Männer		17/214 (7,9%)
bisexuelle Männer		14/176 (8,0%)
andere Personen	3/1349 (0,22%)	7/2077 (0,34%)
Total	7/1385 (0,51%)	49/2517 (1,9%)

[a] positive/total getestet

Tabelle 1. Risikofaktoren für HIV-Infektion (1987, n = 3902)

	Frauen	Männer
Auskunft über Drogenabusus oder sexuelle Kontakte verweigert	1	1
Sexualpartner:		
anti-HIV-positiv	1	3
i.v. Drogenabhängiger		1
bisexuell	1	
heterosexuell, verheiratet		2
Total	3	7

Tabelle 2. Risikofaktoren für HIV-Infektion — Sexualanamnese von HIV-positiven Personen ohne i.v. Drogenabusus oder homosexuelle Kontakte (10 von total 3426 Pers.)

als ein Viertel aus. Der Anteil der heterosexuell Infizierten liegt bei 6%. Die beiden letzten Gruppen verzeichnen das größte Wachstum in den letzten Jahren [5]. Eine sorgfältige Analyse von über zweitausend AIDS-Patientenmeldungen ohne Angaben zu Risikofaktoren hat keine Evidenz für neue Übertragungswege ergeben. In der Mehrzahl der Fälle, welche abgeklärt werden konnten, ließ sich der Risikofaktor eindeutig oder zumindest mit hoher Wahrscheinlichkeit eruieren [6].

Die Analyse der Risikofaktoren bei AIDS-Fällen würde allerdings erst nach einer erheblichen Latenzzeit „neue" Infektionswege erkennen lassen. Deshalb ist es sinnvoll, auch bei der Durchführung von HIV-Tests nach den möglichen Infektionsquellen zu fragen. An unserer Klinik in Zürich wird seit Mitte 1985 ein anonymer „AIDS-Test" angeboten. Dieser ist mit einer genauen Befragung und Beratung verbunden und ergibt somit einen repräsentativen Überblick über die Risikofaktoren. Insgesamt wurden über 7000 derartige Untersuchungen durchgeführt. Im letzten Jahr hatten mit Ausnahme von zehn Personen alle Seropositiven ein eindeutig definiertes Risiko (Tabelle 1). Die zusätzliche Befragung anläßlich der Resultatbesprechung förderte aber auch bei diesen zehn Personen wesentliche Informationen zutage. Nur zwei verweigerten die Auskunft, bei den übrigen acht Fällen handelte es sich mit größter Wahrscheinlichkeit um eine heterosexuelle Übertragung (Tabelle 2).

Aus diesen und ähnlichen Erfahrungen läßt sich mit großer Sicherheit ableiten, daß HIV nur durch sexuelle Kontakte und durch Blut übertragen wird [7]. Im folgenden sollen diese Risiken kurz semi-quantitativ beschrieben werden. Die Übertragung von HIV beim heterosexuellen und beim passiven oder aktiven analen Verkehr ist erwiesen. Für einen ungeschützten heterosexuellen Kontakt mit einem seropositiven Partner wird das Risiko auf 0,2% geschätzt [8]. Das Risiko bei oralen Sexualkontakten schien bisher auf Grund der Ergebnisse einer amerikanischen Multizenterstudie wesentlich geringer. Innerhalb eines Jahres wurden beispielsweise bei 220 homosexuellen Männern, welche ausschließlich oralen Verkehr praktizierten, keine Serokonversionen beobachtet [9]. Demgegenüber steht die Beobachtung von Rozenbaum et al., welche im Zeitraum von ca. drei Jahren immerhin sechs Serokonversionen beobachteten, welche offenbar ausschließlich durch orale Sexualkontakte zustande gekommen waren.

Es gibt keine publizierte Evidenz, daß HIV beim Küssen übertragen würde. Bei HIV-Übertragung durch Blut oder Blutprodukte scheint das übertragene Volumen der kritische Parameter. Bei der prä- und perinatalen HIV-Infektion korreliert die Häufigkeit der Über-

50

tragung von Mutter auf Kind mit der Dauer der Infektion bei der Mutter. Während HIV-positive Transfusionen oder Blutprodukte beim Empfänger praktisch ausnahmslos zu einer HIV-Infektion führen, schwankt die Übertragungshäufigkeit von Mutter auf Kind zwischen 30–65% [10]. Werden blutverschmutzte Fixerutensilien ausgetauscht, wird das Risiko wahrscheinlich erst durch die Kumulation der Exposition erheblich. Auch wir haben einzelne Fälle beobachtet, bei denen ein einziger Spritzentausch zur Infektion führte. Schließlich sind bis heute etwa 20 Fälle von Medizinalpersonen bekannt geworden, bei denen entweder durch eine parenterale Inokulation oder perkutane Transmission eine berufsbedingte HIV-Infektion erfolgte [11]. Quantitativ ausgedrückt liegt das Risiko einer nosokomialen HIV-Infektion nach parenteraler Exposition mit HIV-positivem Blut etwa zwischen 0,1 und 0,4% [12]. Dieses an und für sich geringe Risiko wird von uns allen als wesentlich größer empfunden und vor allem nicht mit den alltäglichen Risiken verglichen, die zum Teil wesentlich höher sind, an die wir uns aber seit Jahren gewöhnt haben [13].

Epidemiologische Daten liefern häufig die Grundlagen für ein erfolgreiches Interventionsprogramm. Aus der Kenntnis der Übertragungswege ergeben sich beispielsweise Möglichkeiten, diese zu unterbinden. Dies gilt nicht ohne weiteres für die HIV-Infektion, wenn man einmal von Quarantäne und Zwangssterilisation absieht. So ist auch die Registrierung von HIV-Positiven kaum geeignet, die „Infektketten abzubrechen" [14]. Dazu bedarf es nämlich einer persönlichen Motivation, die in einem Klima von Zwangsmaßnahmen nur schwer zu erreichen ist. Diese Motivation beinhaltet tiefgreifende Verhaltensänderungen wie sexuelle Abstinenz, Verzicht auf ungeschützten Geschlechtsverkehr, Information des Partners über die Seropositivität und viele persönliche Entscheide, welche in erster Linie durch kontinuierliche Motivation zu erreichen sind und nur im Extremfall durch eine staatliche Kontrolle überprüft werden können. Obligatorische Screening-Tests, die zudem regelmäßig wiederholt werden müßten, absorbieren zu viel Zeit, Geld und guten Willen und lenken von der ärztlichen Aufgabe als Berater und Betreuer ab.

Literatur

1. Centers for Disease Control (1981) Pneumocystis pneumonia – Los Angeles. Morbid Mortal Weekly Report 30:250–252
2. Centers for Disease Control (1981) Kaposi's sarcoma and Pneumocystis pneumonia among homosexual men – New York City and California. Morbid. Mortal. Weekly Report 30:305–308
3. Hessol N et al. (1987) The natural history of human immunodeficiency virus infection in a cohort of homsexual and bisexual men: a 7-year prospective study. 3rd International Conference on AIDS, Washington DC, June 1–5, 1987
4. Moss AR et al. (1988) Seropositivity for HIV and the development of AIDS or AIDS related condition: three year follow up of the San Francisco General Hospital cohort. Brit Med J 296:745–750
5. AIDS Surveillance in Europe, Quarterly report Nr. 16, 31. December 1987, WHO Collaborating Centre on AIDS
6. Castro KG et al. (1988) Investigations of AIDS patients with no previously identified risk factors. J Amer Med Ass 259:1338–1342
7. Kingsley LA et al. (1987) Risk factors for seroconversion to human immunodeficiency virus among male homosexuals. Results from the Multicenter AIDS Cohort Study. Lancet 1:345–349
8. Hearst N et al. (1988) Preventing the heterosexual spread of AIDS. Are we giving our patients the best advice? J Amer Med Ass 259:2428–2432
9. Lifson AR (1988) Do alternate modes for transmission of human immunodeficiency virus exist? J Amer Med Ass 259:1353–1356
10. Piot P et al. (1988) AIDS: An international perspective. Science 239:573–579
11. Centers for Disease Control (1988) Update: Acquired immunodeficiency syndrome and human immunodeficiency virus infection among health-care workers. Morbid Mortal Weekly Report 37:229–239
12. Friedland GH, Klein RS (1987) Transmission of the human immunodeficiency virus. N Engl J Med 317:1125–1135
13. Dinman BD (1980) The reality and acceptance of risk. J Amer Med Ass 244:1226–1228
14. Stellungnahme der Deutschen Gesellschaft für Innere Medizin zu AIDS. (1988) Internist 29:65–69

3. Gesundheitspolitische Überlegungen zu AIDS-Problemen und -Risiken in der Chirurgie

C. Fuchs

Rheinland-Pfälzisches Ministerium für Umwelt und Gesundheit, Kaiser-Friedrich-Straße 7, D-6500 Mainz

Surgeons at Risk of HIV-Infection: What Should be Done to Reduce it?

Summary. Many physicians are afraid of contracting human immunodeficiency virus (HIV) infection from their patients, especially surgeons. In medieval times, it was common for physicians to abandon their patients during epidemics (particularly plague) and to leave the cities. Today, strict hygienic practice protects medical personnel from HIV infection. Routine HIV screening of patients and medical personnel is thus not necessary. Instead, those involved (patients, medical personnel, hospital administrators, policy makers) should act responsibly.

Key words: AIDS – Public health policy – History of epidemics

Zusammenfassung. Viele Ärzte haben heute Angst, sich beruflich mit HIV zu infizieren, mit am meisten die Chirurgen. Ein Rückblick auf ärztliches Verhalten anläßlich Epidemien im Mittelalter zeigt, daß damals viele Ärzte aus Angst vor Ansteckung aus den Städten aufs Land flohen. Heute kann sich das medizinische Personal vor HIV-Infektionen durch hygienisches Verhalten schützen. Routinemäßige HIV-Testung von Patienten und medizinischem Personal ist überflüssig. Wirkungsvoller ist verantwortliches Handeln aller Beteiligten: von Patient, Arzt, Krankenhausträger und Staat.

Schlüsselwörter: AIDS – Gesundheitspolitik – Seuchengeschichte

Einleitung

Die Angst vor AIDS bedrückt unsere Gesellschaft. So verständlich diese Angst angesichts der tückischen Eigenschaften des HIV-Virus auch ist, so bedenklich sind einige der gesellschaftlichen Folgeerscheinungen. Unter diesen stehen die Forderungen nach Zwangsmaßnahmen mit an erster Stelle. Bedenklich sind diese Forderungen, weil sie wesentliche Prinzipien unserer pluralistischen Gesellschaft gefährden. In diesem Sinne kann man sagen, daß AIDS auch unsere Gesellschaft bedroht.

Im Unterschied zu fast allen anderen Berufsgruppen haben Ärzte und andere Beschäftigte im Gesundheitswesen ein – wenn auch geringes – berufliches HIV-Infektionsrisiko. Die Berufsgenossenschaft hat AIDS bereits als potentielle Berufskrankheit anerkannt. Die AIDS-Angst bedrängt auch Ärzte.

Unter allen ärztlichen Fachrichtungen ist das berufliche HIV-Ansteckungsrisiko der Chirurgen sicherlich mit am größten. Deswegen ist es nicht verwunderlich, wenn sich Chirurgen besonders Gedanken über ihr Infektionsrisiko machen und darüber, wie es sich verringern läßt.

In meinem Beitrag möchte ich diese Problematik in Teilaspekten aus ethischer, juristischer und gesellschaftspolitischer Sicht untersuchen. Lassen Sie mich zunächst in die Medi-

52

zingeschichte zurückblicken. Im Anschluß daran möchte ich die Maßnahmen aus gesundheitspolitischer Sicht diskutieren, die heute zur Verfügung stehen, um das Infektionsrisiko der Chirurgen zu verringern.

Rückblick

Die Angst des Arztes vor tödlicher Ansteckung während der Patientenbehandlung hat eine lange Geschichte. Obgleich die wissenschaftliche Erforschung der Ätiologie der Infektionskrankheiten erst im 19. Jahrhundert ihren großen Durchbruch erzielt hat, waren sich die meisten Ärzte schon vorher im klaren, daß Pest und Pocken, Gelb- und Fleckfieber, Typhus oder Malaria übertragbar waren. Ärzte galten deswegen in besonderem Maße als ansteckungsgefährdet.

Die Größe ihres persönlichen Risikos hatte allerdings eine ganz andere Dimension: Gegenüber dem Infektions- und Gesundheitsrisiko des Pest-Doktors im ausgehenden Mittelalter ist das des Arztes heute gering.

Eine Analogie zur heutigen Situation besteht jedoch insofern, als die alten Ärzte „ihren" Seuchen damals therapeutisch ähnlich hilflos gegenüberstanden wie wir heute der erworbenen Immunschwäche. Wie haben nun unsere Kollegen vergangener Jahrhunderte auf ihr persönliches Infektionsrisiko reagiert?

Ich möchte hierzu aus der Geschichte einige charakteristische Episoden herausgreifen:

Der große Galen, dessen Lehren die Theorie und Praxis der Medizin über ein Jahrtausend beherrschten, setzte auch ein Beispiel für früheres ärztliches Seuchenverhalten: Er genierte sich nicht, in seinen Schriften der Nachwelt anzuvertrauen, daß er im Jahre 166 n. Chr. eiligst Rom verlassen hatte, als die Pest dort wütete.

Im 14. Jahrhundert, als der Schwarze Tod die europäische Bevölkerung dezimierte, war es üblich, daß Ärzte ihre Patienten im Stich ließen und aufs Land flohen. Andere verkrochen sich aus Angst vor der Pest in ihren Häusern. Der daraus resultierende Ärztenotstand ging so weit, daß der Rat von Venedig 1382 durch Gesetz den Ärzten verbot, die Stadt während einer Pestepidemie zu verlassen. Barcelona und Köln folgten mit ähnlichen Regelungen kurze Zeit später.

Ungefähr um diese Zeit entstand auch die Institution des „Pest-Arztes". Weil die privaten Ärzte die Pestkranken oft nicht freiwillig behandelten, gingen die Stadtverwaltungen dazu über, spezielle Pestärzte für den öffentlichen Gesundheitsdienst anzuheuern. Gegen die Zusicherung von Gehalt, Wohnung und Bürgerrechten verpflichteten sich die Vorläufer unser heutigen Amtsärzte, jeden Kranken ohne Ausnahme zu behandeln.

Grundsätzlich standen schon damals dem Arzt zwei Strategien zur Begrenzung seines Infektionsrisikos zur Verfügung: Er konnte entweder den Kontakt mit infektiösen Patienten vollständig vermeiden, oder aber versuchen, das Übertragungsrisiko durch besondere Schutzvorkehrungen zu reduzieren, wie z. B. die Pestärzte durch Tragen einer auf zeitgenössischen Bildern überlieferten Infektionsschutzbekleidung. Wir dürfen vermuten, daß diese Maßnahme begrenzt wirksam war.

Der Schaden, den die vor der Pest flüchtenden Ärzte dem öffentlichen Ansehen des Ärztestandes zufügten, war enorm: Die Ärzte wurden mit Soldaten verglichen, die angesichts des Feindes desertieren.

Selbstverständlich gab es auch Mediziner, die bewußt aus ethischen Gründen weiterhin ihre Pflicht taten.

Allerdings war die Reputation der Standhaften wegen der offensichtlichen Erfolglosigkeit ihrer therapeutischen Bemühungen nicht zwangsläufig besser.

Während es in der griechischen und römischen Medizin üblich war, die Behandlung von Kranken mit infauster Prognose zu verweigern, wurde unter dem Eindruck des durch den Schwarzen Tod hervorgerufenen Massenelends die moralische Maxime aufgestellt, die heute zum Kernbestand der ärztlichen Standesethik zählt: „Medici debent curare infirmos." Jedoch war es noch zu früh für die selbstverständliche Befolgung dieses Postulats: Die soziale und auch wirtschaftliche Stellung der Ärzte war zu schwach und das hygienische Wissen zu gering, um sich zuverlässig vor Ansteckung schützen zu können. Es sollte noch Jahrhunderte dauern, bis sich dieser ethische Imperativ durchsetzte.

1847 war es die American Medical Association, die erstmalig einen offiziellen ethischen Kodex beschloß, der für Seuchenzeiten eine ärztliche Behandlungsverpflichtung gegenüber allen Kranken postulierte, ausdrücklich auch dann, wenn dies mit eigenen Gesundheitsrisiken verbunden sein sollte.

Bei aller gebotenen Vorsicht vor medizingeschichtlichen Verallgemeinerungen läßt sich zusammenfassend wohl doch sagen, daß die alten Ärzte als Risikoverminderungsstrategie es bevorzugten, Kontakten mit Ansteckungsverdächtigen möglichst aus dem Weg zu gehen. Mit dieser Aussage möchte ich sie keineswegs moralisch disqualifizieren. Der so gänzlich anders geartete historische Kontext der Seuchen vergangener Jahrhunderte verbietet dies. Das Prinzip des „Salus aegroti suprema lex" ist ein hohes Ideal, dessen Beachtung nicht immer leichtfällt.

Gegenwärtige Situation

Wenn wir heute darüber nachdenken, wie sich die Ansteckungsgefahr des medizinischen Personals mit HIV reduzieren läßt, kreisen unsere Gedanken um die Verringerung der Übertragungswahrscheinlichkeit. Die Strategie des Davonlaufens scheidet von vornherein aus. Es steht der medizinische Behandlungsimperativ des „Medici debent curare infirmos" nicht zur Disposition.

Die Gesundheitspolitik ist verpflichtet, dafür zu sorgen, daß der Behandlungsanspruch überall und jederzeit erfüllt wird. Zu diesem Zweck ist es heute nicht erforderlich, in Analogie zu den erwähnten Pestärzten spezielle AIDS-Mediziner einzustellen. Abgesehen von der freiwilligen Bereitschaft fast aller im Gesundheitsbereich Tätigen zum Umgang mit und zur Behandlung von HIV-Infizierten und AIDS-Kranken sind unsere medizinischen Institutionen und das medizinische Personal heute, bis auf wenige Ausnahmen, rechtlich zur Behandlung verpflichtet. Die Behandlungsverpflichtung ergibt sich bei Krankenhaus-Ärzten in der Regel aus ihrem Arbeitsvertrag, bei den niedergelassenen Kollegen aus dem Kassenarztrecht.

Zur Verringerung des Infektions-Risikos bieten sich im wesentlichen zwei Methoden an:

1. Konsequente Einhaltung der Hygienestandards, die zur Hepatitis-B-Prophylaxe entwickelt wurden,
2. Identifizierung der HIV-Positiven als Voraussetzung für gezielte Schutzmaßnahmen.

Während ersteres allgemein anerkannt ist und praktiziert wird, steht die zweite Möglichkeit im Mittelpunkt kontroverser Diskussionen auch und gerade unter Chirurgen. Darauf möchte ich näher eingehen:

Soweit sich der HIV-Infizierte gegenüber seinem behandelnden Arzt zu erkennen gibt, ist dies unproblematisch. Wir sind uns auch sicherlich darüber einig, daß der zur Behandlung verpflichtete Arzt vom Patienten vor Behandlungsbeginn die freiwillige Mitteilung eines positiven HIV-Status erwarten darf. Diese Verpflichtung ergibt sich zwingend aus der Garantenpflicht, die der Patient gegenüber seinem behandelnden Arzt hat.

Die Situation wird jedoch durch die begründete Annahme erschwert, daß viele Patienten ihren HIV-Status entweder nicht kennen oder aber trotz ihres Wissens um ihre HIV-Infektion dies dem behandelnden Chirurgen nicht mitteilen.

In diesem Zusammenhang sind nun mehrere Gesichtspunkte zu berücksichtigen:

1. Die zur Zeit dominierende Rechtsmeinung verlangt vom Arzt, daß er grundsätzlich seine Patienten vor der Durchführung eines HIV-Tests aufklärt und ihre ausdrückliche Einwilligung einholt. Seltene Ausnahmen von dieser Regel sind das „therapeutische Privileg" und das „Schonungsprinzip". Die Ausnahme gilt auch für das Prinzip der „mutmaßlichen Einwilligung", wo bei bewußtseinsgetrübten oder bewußtlosen Patienten in Notfällen die Annahme der Testzustimmung gerechtfertigt ist. Darüber hinaus bin ich persönlich der Meinung, daß Patienten in begründeten Einzelfällen ihre Zustimmung zum HIV-Test auch

dann geben, wenn sie ihrem Arzt einen umfassenden Diagnose- und Behandlungsauftrag erteilen und differentialdiagnostisch an eine Immuninsuffizienz zu denken ist. Der Umfang dieser sog. „konkludenten Einwilligung" ist allerdings unter Juristen noch nicht ausdiskutiert.

2. Ein HIV-Test zum Schutz des Personals bedarf aber in jedem Fall der ausdrücklichen Einwilligung des Patienten.

3. Um Unsicherheiten zu beseitigen, wird u. a. vorgeschlagen, grundsätzlich alle Krankenhauspatienten auf HIV-Antikörper zu untersuchen. Dabei wird die formularmäßige Einwilligung in den HIV-Test durch den Patienten im Rahmen der rechtsgeschäftlichen Anerkennung der Allgemeinen Vertragsbedingungen des Krankenhauses erwogen. Letzteres widerspricht dem Grundsatz, daß die Patientenaufklärung stets individuell durchzuführen ist. Ob die Formularaufklärung einer gerichtlichen Prüfung standhalten würde, darf bezweifelt werden. Entsprechend hat auch die Deutsche Krankenhausgesellschaft in ihrem jüngst zusammen mit der Bundesärztekammer herausgebrachten Grundsatzpapier die Formularaufklärung abgelehnt.

In der Debatte über die Formularaufklärung geht es nur um die rechtlich-formale Seite des Problems. Inhaltlich ist zu fragen, ob die routinemäßige Testung *aller* Krankenhauspatienten auf HIV überhaupt sinnvoll ist. Ich halte sie derzeit aus verschiedenen Gründen für nicht sachgerecht:

Wie auch die Ausführungen meiner beiden Vorredner gezeigt haben

- liegt erstens die Prävalenz der HIV-Infektion in der Allgemeinbevölkerung im Promillebereich und
- ist zweitens das Infektionsrisiko des medizinischen Personals äußerst gering.
- Drittens schließlich läßt sich aus der Forderung des Chirurgen an den Patienten, sich routinemäßig vor der Behandlung einem HIV-Test zu unterziehen, die Gegenforderung des Patienten an den Chirurgen ableiten, er möge sich ebenfalls testen lassen. Nach meiner Auffassung haben jedoch AIDS-Vorsorgemaßnahmen, die auf dem Niveau von Forderungen und Gegenforderungen getroffen werden, auf Dauer keinen Bestand.

Daß die obligatorische HIV-Testung bestimmter Gruppen des Krankenhauspersonals, darunter insbesondere der Chirurgen, keineswegs eine entfernte, theoretische Möglichkeit darstellt, belegen Ausführungen des Juristen Löwisch Ende 1987 auf dem Mannheimer Symposium „AIDS und Recht".

Herr Löwisch hatte aus dem öffentlichen Arbeitsschutzrecht, dem privaten Arbeitsvertragsrecht (Fürsorgepflicht) und den „Unfallverhütungsvorschriften Gesundheitsdienst" die Verpflichtung des Arbeitgebers abgeleitet, das Krankenhauspersonal und bestimmte Patienten regelmäßig auf HIV-Antikörper zu testen, wenn das Vorliegen einer HIV-Infektion nicht anderweitig ausgeschlossen werden könne.

Die Bundesärztekammer und die deutsche Krankenhausgesellschaft scheinen sich – für mich persönlich überraschend – dieser Auffassung angeschlossen zu haben, soweit sie die HIV-Testung des Krankenhauspersonals befürworten. So heißt es in Kapitel VII der „Gemeinsamen Hinweise und Empfehlungen":

„Das Krankenhaus ist als Arbeitgeber berechtigt, zumindest die Mitarbeiter einem HIV-Test zu unterziehen, die in (. . .) Bereichen mit erhöhter Infektionsgefährdung beschäftigt sind."

Nach denselben Empfehlungen soll das Krankenhaus auch die Einstellung neuer Mitarbeiter sowie die Weiterbeschäftigung des schon angestellten Personals von der Durchführung eines HIV-Tests und seinem Ergebnis abhängig machen können. Dies bedeutet im Klartext, daß ein Krankenhausträger einem angestellten HIV-infizierten Chirurgen das Operieren im Krankenhaus untersagen und ihm gegenüber ggf. eine Änderungskündigung aussprechen kann.

Abgesehen von den Schwierigkeiten, die Bereiche mit erhöhter Infektionsgefährdung klar zu definieren, fördern derartige Vorschläge tendenziell die Verrechtlichung der Medizin. Ich halte diese Entwicklung für bedenklich, da gerade das Arzt-Patienten-Verhältnis geprägt bleiben muß von gegenseitigem Vertrauen und von Verantwortung. Diesem Ziel dienen bestimmte Maßnahmen nicht allein deshalb weil sie rechtens sind.

Das gilt insbesondere für AIDS. Denn die Konsequenzen, die sich aus einem positiven HIV-Befund ergeben, müssen vor allem individuell und persönlich gezogen werden. Die Bereitschaft, entsprechende individuelle Konsequenzen in persönlicher Verantwortung zu ziehen, wird dann nachlassen, wenn der Test auf Grund von Routinemaßnahmen, von Anordnungen oder von rechtlichem Zwang erfolgt.

Schließlich bedarf es auch keiner prophetischen Gaben, um vorauszusehen, daß die Einführung der Routinetestung in der Chirurgie die Wortmeldung anderer medizinischer Gruppen zur Folge hätte, die sich ebenfalls erhöhten Infektionsrisiken ausgesetzt sehen. Die Ausweitung der Indikation zum HIV-Screening auf immer weitere Bereiche wäre unaufhaltsam. Die Entwicklung würde auch nicht notwendigerweise auf das Krankenhaus beschränkt bleiben, sondern auf Schulen, Kindergärten, Firmen, Bundeswehr etc. übergreifen. Die bisher geübte Praxis, der Bevölkerung den Test kostenlos und auf Wunsch auch anonym anzubieten und es dann dem Einzelnen zu überlassen, ob er davon *freiwillig* und in Verantwortung für sich und seine Umgebung Gebrauch macht, würde fortschreitend ausgehöhlt werden. Dies ist aber das entscheidende Fundament einer auch in Zukunft erfolgreichen AIDS-Strategie. (Es schließt im übrigen nicht aus, daß in den Fällen Konsequenzen zu ziehen sind, wo sich Einzelne als unfähig erwiesen haben, Verantwortung zu übernehmen.)

Für den Bereich Krankenhaus und ärztliche Praxis befürworte ich daher eine Kombination aus Routine- und Einzelfallmaßnahmen.

Zu den *Routinemaßnahmen* gehören: *Erstens*, alle Patienten müssen aufgefordert werden, dem behandelnden Arzt ihren HIV-Status vor Behandlungsbeginn freiwillig mitzuteilen. *Zweitens* sind routinemäßig die bekannten hygienischen Standards konsequent einzuhalten.

Zu den *Einzelfallmaßnahmen* gehören, daß nur in jeweils begründeten Fällen die Indikation zum präoperativen HIV-Test gestellt werden kann und soll. Ein solcher Test bedarf – wie ausgeführt – grundsätzlich der ausdrücklichen Einwilligung der Patienten. Bei Testverweigerung kann dies für den Patienten bedeuten, daß er mit Vorsichtsmaßnahmen wie bei einem HIV-Infizierten zu rechnen hat. Auch kann überprüft werden, ob seine Weiterbehandlung unter diesen Umständen zumutbar und vertretbar ist. Denn abgesehen von Notfällen entspricht dem Testverweigerungsrecht des Patienten ein Recht des Arztes auf Ablehnung bzw. Abbruch der Behandlung, wenn der Arzt ein gestörtes Vertrauensverhältnis geltend machen kann. Allerdings sollte der Arzt bestrebt sein, durch persönliche Gesprächsbereitschaft und Verständnis unnötige Konfrontationen zu vermeiden, auch um den erwähnten Verrechtlichungsschub zu verhindern.

Dieser Maßnahmenkatalog verspricht einen vergleichbaren Infektionsschutz des medizinischen Personals, ohne daß schwerwiegende gesundheitspolitische „Nebenwirkungen" in Kauf zu nehmen wären.

Die größte Last dieser „Maßnahmen" bestünde in einem erhöhten finanziellen Aufwand für zusätzliche hygienische Vorkehrungen, die neuerdings unter den Begriff des „Safer Surgery" subsumiert werden. Hierzu gehört z. B. das Tragen von doppelten Handschuhen und flüssigkeitsdichter Operationskleidung und die vorsichtigere Handhabung spitzer oder scharfer Gegenstände.

Daß das routinemäßige Praktizieren von „Safer Surgery" zusätzliche Kosten verursachen wird, ist unvermeidlich. In diesem Zusammenhang wird argumentiert, die Kosten für AIDS-Kranke würden so hoch werden, daß ihre Unbezahlbarkeit schließlich das routinemäßige HIV-Screening aller chirurgischen Patienten erzwingen würde.

Ob sich diese Prophezeiung bewahrheiten wird, bezweifle ich. Selbstverständlich hat die Gemeinschaft der Krankenversicherten einen Anspruch auf sparsamen Umgang mit ihren Beiträgen, und die Gesundheitspolitik ist verpflichtet, darauf zu achten, daß dies auch geschieht.

Andererseits aber war der hygienische Standard der Chirurgie schon vor AIDS so hoch, daß fast alles, was sich hinterher als geeignet erwies, HIV-Übertragungen zu verhindern, schon vor dem Erscheinen des Retrovirus in der Chirurgie praktiziert wurde.

Zwei Arten von Normen steuern das menschliche Verhalten: externe und interne. Erstere sind u.a. in Gesetzestexten aufgeführt. Letztere sind Teil unseres Gewissens und unseres ärztlichen Ethos. Interne Normen sind konstitutiv für persönliche, freiwillige Verantwortung. Das *Prinzip Verantwortung* stellt die überlegene Alternative zur Verrechtlichung der AIDS-Prävention dar.

Wenn sich alle Beteiligten auf allen Ebenen auf ihre spezifischen Verantwortlichkeiten in der AIDS-Prävention besinnen und freiwillig dementsprechend handeln, ist der Präventionserfolg gesichert. Das Verantwortungsprinzip legt Patienten, Ärzten, Krankenhausträgern und dem Staat für den Krankenhausbereich jeweils besondere Pflichten auf.

Auf die jeweiligen Verantwortungsebenen will ich zusammenfassend eingehen:

1. Der verantwortungsbewußt handelnde *Patient* kommt seiner Verpflichtung nach
– wenn er dem behandelnden Arzt seinen HIV-Status vor Behandlungsbeginn mitteilt oder
– wenn er seine Zustimmung zum individuell indizierten HIV-Test gibt.
2. Der verantwortungsbewußte *Arzt* ist, ebenso wie das übrige Krankenhauspersonal, verpflichtet,
– seinen Kenntnisstand über AIDS ständig zu aktualisieren,
– die Hygienestandards seines Arbeitsbereiches jederzeit zu beachten, zu überprüfen und zu verbessern. So wird nach meiner festen Überzeugung auch jeder verantwortungsbewußte Chirurg freiwillig und für sich prüfen, inwieweit er für seine Patienten ein Infektionsrisiko darstellt. Darüber hinaus sind
– das Selbstbestimmungsrecht der Patienten auch bezüglich der HIV-Testung zu achten,
– beim Umgang mit den Ergebnissen von HIV-Tests sowohl das Patienteninteresse (Schweigepflicht), als auch berechtigte oder überwiegende Interessen Dritter zu berücksichtigen und
– sorgfältig die Indikation für Fremdbluttransfusionen zu stellen.
3. Das Verantwortungsprinzip gebietet dem *Krankenhausträger*
– sein Personal regelmäßig über AIDS zu informieren und fortzubilden,
– seinem Personal den freiwilligen HIV-Test anzubieten,
– die Einhaltung der Hygienestandards zu sichern.
4. Die *Krankenkassen* werden in ihrer Verantwortung die Kosten für diesen Hygienestandard anzuerkennen haben.
5. Das Verantwortungsprinzip fordert schließlich vom *Staat*, d.h. von Gesetzgeber und Verwaltung
– die AIDS-Forschung nachhaltig zu fördern,
– die Verbesserung epidemiologischer Erkenntnisse zu unterstützen,
– Aufklärungsstrategien für alle Ziel- und Berufsgruppen, die von AIDS betroffen sein können, konsequent voranzutreiben,
– eine von Mitmenschlichkeit geprägte Betreuung von AIDS-Betroffenen sicherzustellen und
– das vorhandene rechtliche Instrumentarium so zu definieren, daß es widerspruchsfrei angewandt werden kann.

Immer, wenn besondere Gefahren unsere Gesellschaft bedrohen, besteht die Tendenz zur Überreaktion. Dies gilt auch für AIDS. Deswegen kommt es heute darauf an, die Gefahr realistisch einzuschätzen und bei den Gegenmaßnahmen Augenmaß zu bewahren. Hierzu gehört die Rückbesinnung auf unsere Verantwortlichkeiten und ihre Einhaltung im Arbeitsalltag.

Betonen möchte ich die Vorrangigkeit des Vertrauens zwischen Arzt und Patient. Ich bin überzeugt, daß dort, wo Vertrauen herrscht, die Verantwortung der Partner füreinander, also auch im Verhältnis zwischen Arzt und Patient, nicht in Frage gestellt werden muß. Die Vertrauensbildung muß vom Arzt ausgehen! Der Patient ist der Suchende, der Arzt der Hilfe- und Ratgebende. Die Sicherheit, die der Arzt dem Patienten etwa durch eine Beratung zum Test oder durch ein Gespräch über den HIV-Status gibt, ist eine menschliche Geste, die der Patient mit Offenheit beantworten wird. Dies ist Vertrauen. Vertrauen bewirkt Verantwortung.

I. Hauptthema 1

Akute entzündliche Baucherkrankungen

4. Einführung

G. Heberer

Chirurgische Universitäts-Klinik, Klinikum Großhadern, Marchioninistraße 15, D-8000 München 70

Bei akuten entzündlichen Erkrankungen des Gastrointestinaltraktes sind *frühzeitige* Diagnose und *rechtzeitiger* Operationszeitpunkt Voraussetzungen einer erfolgreichen chirurgischen Behandlung – unabhängig von Organlokalisation und unterschiedlicher Operationstaktik.

Trotz hoher Sensitivität der *bildgebenden Verfahren*, insbesondere Sonographie und Computertomographie, gilt es beim akuten Abdomen die *klinischen Symptome und Befunde* bei der Erstuntersuchung und im Krankheitsverlauf richtig einzuschätzen. Bei welchen akuten intraabdominellen Krankheiten aber ermöglicht die *Technifizierung der Diagnostik* das Zeitintervall zwischen Verdachtsdiagnose und Therapieentscheidung zu verkürzen und die Behandlungsergebnisse signifikant zu verbessern?

Im *ersten Teil* unserer Nachmittagssitzung wollen wir akute Cholecystitis, akute Appendizitis und akute Divertikulitis besprechen, im *zweiten Teil* akute Manifestationen bei M. Crohn und Colitis ulcerosa.

Bei der *akuten Cholecystitis* im Rahmen eines Gallensteinleidens ist die *frühzeitige Cholecystektomie* innerhalb von 24–48 Stunden nach der Aufnahme heute die Therapie der Wahl, *auch* bei *älteren* Patienten mit oft beträchtlichen Risikofaktoren. *Hierbei* besteht noch eine Hospitalletalität von 2–3%. Liegt nach verzögerter Operationsindikation, mit dem Versuch der Operation im Intervall, eine freie oder gedeckte Perforation vor mit Abszedierung, so steigt die Hospital-Letalität bei der nun notwendigen Sofort- oder Notoperation innerhalb 4–6 Stunden nach der Aufnahme auf 10% und darüber an. Nicht steinbedingte Cholezystitiden oder Gallenblasennekrosen werden vor allem posttraumatisch bzw. postoperativ als schwerwiegende Komplikationen bei Intensivpatienten beobachtet. Sonographie und Behandlungsverfahren der *interventionellen Radiologie* scheinen die Prognose dieser Komplikation entscheidend zu verändern. Vor allem bei akuter Galle mit *eitriger Cholangitis* beginnen sich die Indikationen in den letzten Jahren zur endoskopischen Papillotomie, verbunden mit transpapillärer Sondeneinlegung zu verschieben. Nach Entlastung und Abfluß wird das Risiko einer nachfolgenden Operation verringert. Herr Günther wird in der ersten Übersicht aufgrund unseres Münchner Krankengutes zu den aufgeworfenen Fragen Stellung nehmen.

Auch der *akuten Appendizitis*, als der häufigsten entzündlichen Baucherkrankung, und ihren Komplikationen ist in Praxis und Klinik wieder vermehrte Aufmerksamkeit zu schenken. Obwohl in der Bundesrepublik eine rückläufige Tendenz der Appendektomie festzustellen ist, kann man andererseits zunehmende differentialdiagnostische Schwierigkeiten und Fehldiagnosen erleben, wobei bei der Laparotomie eine Adnexitis, ein M. Crohn, ein Colonkarzinom, ein Carcinoid, oder eine Tubargravidität gefunden wurde. Was ist *dann*, z.B. bei M. Crohn oder beim Kolonkarzinom, ohne vorausgegangene Aufklärung des Patienten zu tun? Häufiger kommen auch ältere Patienten, nach Verkennung der Erkrankung und Verzögerung der Indikation mit einer phlegmonösen Entzündung oder einer Perforationsperitonitis zur Operation. Gibt es für die Altersappendizitis in solchen Situationen neue Behandlungsaspekte?

Herr Käufer, Hannover, wird auch über die Bedeutung der klinischen Untersuchung zur Abgrenzung nicht-operationsbedürftiger Befunde berichten und zur *restriktiven Laparotomieindikation* Stellung nehmen. Weitere Fragen wären: Der Stellenwert der Appendektomie in der Chirurgie und Gynäkologie als Simultaneingriff, oder Spätfolgen wie Adhäsionsileus und Hernieninzidenz, sowie Behandlungsvorwürfe aufgrund der Erfahrungen von Schlichtungsstellen.

Den dritten Komplex der *akuten Divertikulitis* des Dickdarms wird Herr Gall, Erlangen, darstellen. Ist es nur ein Eindruck, oder kann man nachweisen, daß fast die Hälfte der Patienten, die wegen einer Divertikelkrankheit überwiesen werden, eine akute abdominale Symptomatik aufweisen. Bei ⅔ dieser Patienten ist bereits das Perforationsereignis eingetreten. Dann heißt die Frage: Sofort oder verzögert operieren? Wie häufig stellt hierbei die massive, konservativ nicht zu behandelnde Blutung die Operationsindikation dar?

Neben dem Zeitpunkt der Operationsindikation ist heute auch die Vorbehandlung mit Risikoabschätzung, die prä- bzw. intraoperative Darmspülung, die perioperative systemische Antibiotikatherapie, die parenterale Ernährung zur Senkung des nutritiven Risikos speziell bei älteren Patienten von Bedeutung. Liegt bereits ein akutes Abdomen vor mit diffuser Peritonitis oder mit größeren intraabdominellen Abszessen, erhebt sich die Frage nach der Operationstaktik. Ist nicht in der Regel die Entfernung des Divertikeltumors anzustreben? Kann man in einzelnen Situationen mit Hilfe der intraabdominalen Spülung die Diskontinuitätsresektion nach Hartmann zugunsten einer primären Anastomose zurückstellen, und wie soll nachts beispielsweise in einem peripheren Haus vorgegangen werden? – Fragen, die wir auch im nachfolgenden Rundtischgespräch mit Ihnen und allen Referenten diskutieren wollen.

Der *zweite Teil* dieser Nachmittagssitzung, unter dem Vorsitz der Herren Stelzner und Hollender, ist den *akuten Krankheitsbildern des M. Crohn und der Colitis ulcerosa* gewidmet.

Nach Darstellung pathologisch-anatomischer Aspekte von Herrn Stolte, Bayreuth, wird Herr Goebell, Essen, die konservativen Behandlungsmöglichkeiten aufzeigen. Gibt es eine konservative begleitende Betreuung der Patienten bei an sich chirurgischen Manifestationen wie *Abszeßbildung, Perforation und Ileus*? Auch hoffen wir auf Entscheidungshilfen zum chirurgischen Eingriff beim *toxischen Megacolon*, das sowohl bei Colitis ulcerosa als auch bei M. Crohn in etwa 5% auftreten kann und in der Regel zunächst einer intensiven konservativen Therapie bedarf. Worin besteht die derzeit wirkungsvollste medikamentöse Therapie? Wie kann die Differentialdiagnose geklärt werden und gibt es Unterschiede hinsichtlich Art, Dosierung und Dauer der medikamentösen Therapie zwischen Colitis ulcerosa und M. Crohn? Was ist heute in der konservativen Therapie, einschließlich der totalen parenteralen Ernährung und enteralen Sondenernährung gesichert? Was ist noch fragwürdig und bedarf kontrollierter prospektiver Studien? Auch über die Remissionsraten sollten wir sprechen. Gibt es hier neuere Aspekte der Behandlung?

Dies leitet über zur *operativen Behandlung* bei akuten Situationen des *M. Crohn*, die Herr Eigler, Essen, und der *Colitis ulcerosa*, die Herr Winkler, Schleswig, darstellen werden. In Referaten und in der abschließenden Diskussion hoffe ich, daß die Indikationen bei speziellen akuten Manifestationen beider Krankheitsbilder erarbeitet werden können.

Während bei *M. Crohn* im Hinblick auf die hohe Rezidivrate wohl das Resektionsausmaß von besonderer Bedeutung sein könnte, wären bei der *Colitis ulcerosa* operative Indikationen und operationstaktische Fragen, wie ein- oder zweizeitiges Vorgehen, zu diskutieren. Hat beim toxischen Megacolon die Darmdekompression durch ausschaltende Ileostomie und Gasfisteln nach Turnbull noch ihre Berechtigung? Soll man sich danach zur *Intervall-*(Prokto-) Kolektomie entschließen oder ist heute in der Regel die *notfallmäßige* Prokto-Kolektomie vorzuziehen? Welchen Stellenwert nehmen kontinente Ileostomie nach Kock sowie ileonale Anastomosen mit intrapelvinem Reservoir ein?

5. Therapie der „akuten Galle"

B. Günther

Chirurgische Klinik und Poliklinik der Universität München, Klinikum Großhadern,
Marchioninistr. 15, D-8000 München 70

Treatment of Acute Cholecystitis

Summary. Acute stone-related cholecystitis is treated by early cholecystectomy. Percutaneous cholecystostomy seems more and more the preferred treatment of stress-related acalculous cholecystitis. Diagnosis is confirmed by ultrasound. Simultaneous combined operations, i.e. cholecystectomy and common bile duct revision, are performed in patients under 65 years of age without serious concomitant diseases and if the operation is not hazardous. The inhospital mortality amounts to about 3%.

Key words: Cholecystitis – early/late cholecystectomy – combined operations

Zusammenfassung. Behandlungsverfahren der Wahl bei akuter, steinbedingter Cholecystitis ist die Frühcholecystektomie. Bei streßbedingter Cholecystitis tritt zunehmend die perkutane Gallenblasendrainage in den Vordergrund. Die Diagnosestellung erfolgt klinisch, ihre Sicherung durch Sonographie. Bei Patienten unter 65 Jahren, Fehlen gravierender Begleiterkrankungen und übersichtlichen anatomischen Verhältnissen wird die simultane Choledochusrevision bei Choledocholithiasis empfohlen. Die Hospitalletalität bei Frühcholecystektomie beträgt etwa 3%.

Schlüsselwörter: Akute Galle – Cholecystitis – Frühcholecystektomie – Erweiterte Eingriffe

Der klinische Begriff „akute Galle" umfaßt mehrere Erkrankungen der Gallenblase: Akute Cholecystitis, Hydrops, Empyem, freie oder gedeckte Gallenblasenperforation [6, 10]. Gemeinsamer Nenner ist in der Regel eine steinbedingte Abflußbehinderung der Blasengalle durch den Cysticus [2]. Mikrozirkulationsstörungen der Gallenblasenwand scheinen bei der akuten Cholecystitis, die bei intensivpflichtigen Patienten auftreten kann, im Vordergrund zu stehen. Über die Häufigkeit steinbedingter Komplikationen der Gallenblase im eigenen Krankengut gibt Tabelle 1 Aufschluß.

Bestimmen Druckschmerz bis Abwehrspannung, evtl. sogar eine tastbare Resistenz unter dem rechten Rippenbogen die klinische Diagnose, so bestätigt die Ultraschalluntersuchung die Diagnose und erlaubt den Ausschluß der häufigsten Differentialdiagnosen: Ulcus duodeni, akute Appendicitis, akute Pankreatitis und Nierenerkrankungen. Verdickte Gallenblasenwand, Prallfüllungen und Steinnachweis sind beweisend für eine akute Cholecystitis. Allgemeine Entzündungsparameter wie Leukozytose und Fieber spielen für die Diagnose nur eine untergeordnete Rolle. Im eigenen Krankengut hatten nur ¼ der Patienten mit akuter Galle Temperaturen über 38 °C und bei lediglich der Hälfte waren die Leukozyten über 10 000 erhöht.

Die Entstehung einer akuten Galle wird besonders durch die Risikofaktoren: Alter, Arteriosklerose, Diabetes mellitus und alkoholischer Leberschaden begünstigt [8]. Besonders eindrucksvoll ist die Altersabhängigkeit fortgeschrittener Befunde der akuten Cholecystitis, zum Teil mit freier oder gedeckter Perforation. Bei den Patienten unter 40 Jahren

60

Tabelle 1. Häufigkeit steinbedingter Komplikationen der Gallenblase („akute Galle") im eigenen Krankengut. Vom 1. 10. 1977 – 31. 12. 1986 wurden 1723 Patienten wegen Gallensteinleidens operiert

Gallenblasenerkrankungen	n	Anteil am Gesamt-krankengut (%)	Alter (Mittelwert)	Hospital-letalität n	(%)
Akute Cholecystitis (histologisch gesichert)	154	8,9	$60,1 \pm 14,7$	3	1,9
Hydrops	199	11,6	$59,5 \pm 15,5$	3	1,5
Empyem	111	6,4	$66,2 \pm 12,2$	2	1,8
Gedeckte Perforation (Abszeß/lok. Peritonitis)	48	2,8	$62,7 \pm 13,7$	4	8,3
Freie Perforation (diffuse Peritonitis)	23	1,3	$66,9 \pm 16,3$	1	4,3

Tabelle 2. Ergebnisse nach Frühoperation bei akuter Cholecystitis

Autor	Jahr	n	Hospitalletalität n	(%)	Anmerkungen
Van Linden McArthur Lahtinen Jarvinen	1970 1975 1978 1980	214	0	0	Randomisierte Studien Frühoperation vs. Spätoperation Hospitalletalität bei Spätoperation 5/192 (2,6%)
Edlund	1961	251	7	2,8	
McSherry	1980	2347	90	3,8	> 65 J.: 9,8% Krankengut 1932 – 1978
van der Linden	1981	185	6	3,2	
Jaeger	1983	394	14	3,5	< 70 J.: 0,4% 70 – 79 J.: 6,7% > 80 J.: 18,9%
Norby	1983	101	0	0	Alter bis 75 J. Symptomatik max. 7 Tage
Issa	1984	214	6	2,8	3 Todesfälle nach Noteingriffen 58% Ch. gangraenosa 12% gallige Peritonitis
Kern	1984	397	22	5,5	< 40 J.: 0% 40 – 60 J.: 2,7% > 60 J.: 8,8%
Maroske	1984	224	4	1,8	
Van Rensburg	1984	74	0	0	alle Patienten > 60 J.
Eigene Ergebnisse	1987	127	4	3,1	
Literaturübersicht		4528	146	3,2	

betrug im eigenen Krankengut der Anteil schwerer Cholecystitiden 2,5%, 5% bei den 41–60jährigen, 11,5% bei den 60–70jährigen und über 20% bei den über 70jährigen Steinträgern.

Interdisziplinär ist die operative Entfernung der erkrankten Gallenblase als einziges Behandlungsverfahren allgemein anerkannt [3, 9]. Gleiches gilt auch für die Wahl des Operationszeitpunktes. Lediglich operativ-technische Fragen werden unterschiedlich diskutiert.

Wir bevorzugen bei akuter Cholecystitis die orthograde Gallenblasenentwicklung vom Fundus zum Cysticus. In der Regel erlaubt die prall gefüllte Gallenblase und die entzündlich verdickte Gallenblasenwand ein schichtgerechtes Ausschälen der Gallenblase. Bei technischen Schwierigkeiten kann eine präliminare Absaugung des Gallenblaseninhaltes nach Anlegen einer Tabaksbeutelnaht am Fundus das Vorgehen erleichtern.

Bei akuter Galle röntgen wir über den Cysticus den Choledochus nur, wenn wir bei Steinnachweis auch simultan choledochotomieren würden. In der Regel unterlassen wir bei älteren Patienten und beim Vorliegen allgemeiner Risikofaktoren die Choledochusdarstellung, da wir dem „therapeutischen Splitting" mit späterer endoskopischer Steinentfernung den Vorzug geben würden [3]. Beim Gallenblasenempyem führen wir ebenfalls keine Cholangiographie durch.

Die Cholecystektomie bei akuter Galle kann als Not- oder Sofortoperation innerhalb 6 Stunden nach Klinikaufnahme, als Frühoperation nach 24 bis 48 Stunden oder als spätere Intervalloperation, d. h. nach Abklingen der akuten Beschwerden im symptomfreien Intervall erfolgen.

Ziel der chirurgischen Behandlung ist die Frühcholecystektomie [2, 3, 6, 9]. Der Versuch, durch einen konservativen Behandlungsversuch das symptomfreie Intervall zu erreichen, wird heute einheitlich abgelehnt. Der Vorteil der technisch einfacheren Operation im Intervall steht zur Hospitalletalität einer notwendigen Sofortoperation bei gedeckter oder freier Gallenblasenperforation in keinem Verhältnis. Not- oder Sofortoperationen unmittelbar nach Klinikaufnahme sind auf die meist verschleppten, fortgeschrittenen Cholecystitiden beschränkt. Bei der Frühcholecystektomie 24 bis 48 Stunden nach Klinikeinweisung kann die verbleibende Zeit bis zur Operation vorteilhaft zur intensiven cardiopulmonalen Vorbereitung sowie zur Flüssigkeits- und Elektrolyt-Substitution der meist älteren Patienten mit Risikofaktoren genutzt werden. Eine Literaturübersicht über die Ergebnisse nach Frühcholecystektomie von 1980 bis 1987 zeigt bei 4528 Patienten eine Letalität von 3,2% (Tabelle 2). Ein entsprechendes Ergebnis zeigt auch das eigene Krankengut. Es muß aber festgehalten werden, daß auch bei Frühcholecystektomien die Hospitalletalität um den Faktor 10 höher ist als nach elektiver Operation. Ist eine Notcholecystektomie notwendig, liegt die Letalität sogar um den Faktor 20 über dem des elektiven Eingriffes. Unter diesem Gesichtspunkt ist das Versäumnis bei symptomatischen Gallensteinträgern zur Operation zu raten, besonders gravierend.

Die akute steinfreie Cholecystitis spielt zahlenmäßig im chirurgischen Krankengut eine untergeordnete Rolle. Es handelt sich bisher nur um anekdotische Mitteilungen [1]. Betroffen sind vor allem Patienten der Intensivmedizin. Ätiologisch werden Mikrozirkulationsstörungen der Gallenblasenwand meist als Folge hämorrhagischen oder septischen Schocks angesehen. Als Behandlungsverfahren der Wahl galt bisher die Cholecystektomie. Die Möglichkeit der routinemäßigen Ultraschalluntersuchung intensivmedizinischer Patienten wird mit statistischen Daten helfen, Häufigkeit und Spontanprognose dieser postoperativen oder posttraumatischen Komplikation zu ermitteln. Therapeutisch wird zunehmend die risikoreichere Cholecystektomie bei schwer kranken Intensivpatienten durch die percutane transhepatische Drainage der Gallenblase abgelöst [4, 5, 7].

Literatur

1. Bauer H (1984) Die Gallenblase als Streßorgan. Chirurg 55:828–829
2. Edlund Y, Olsson O (1961) Acute cholecystitis; its aetiology and course, with special reference to the timing of cholecystectomy. Acta Chir Scand 120:479

3. Günther B, Pratschke E, Krämling H-J, Heberer G (1988) Interdisziplinäres Vorgehen beim komplizierten Gallensteinleiden. Chirurg 59:197–201
4. Klimberg S, Hawkins J, Vogel SB (1987) Percutaneous cholecystostomy for acute cholecystitis in highrisk patients. Am J Surg 153:125–129
5. Makuuchi M, Yamazaki S, Hasegawa H (1984) Ultrasonically guided cholangiography and bile drainage. Ultrasound Med Biol 10:617
6. Maroske D (1978) „Akute Galle": Operationsindikation und Operationszeitpunkt. Therapiewoche 28:1389
7. Pratschke E, Arbogast H, Krämling H-J, Berger H (1988) Die akute akalkulöse Cholecystitis der Intensivpflegepatienten: ein zunehmend beobachtes Krankheitsbild (Kongreß der Deutschen Ges. für Chirurgie, München 1988). Langenbecks Arch Chir Suppl II (Kongreßbericht 1988)
8. Roslyn JJ, Thompson JE Jr, Darwin H, Den Besten L (1987) Risk factors for gallbladder perforation. Am J Gastroenterol 82:636
9. Sauerbruch T, Paumgartner G (1986) Therapie der Cholelithiasis. Internist 27:643
10. Scheidegger A, Preisig R, Stirnemann H (1980) Hydrops der Gallenblase. Chirurg 51:213

6. Akute Appendicitis

C. Käufer, I. Franz und H. J. Löblich

Chirurgische Klinik, Henriettenstiftung, Marienstr. 80, D-3000 Hannover 1

Acute Appendicitis

Summary. The appendectomy rate in the Federal Republic of Germany has decreased considerably over the past 20 years; in Hannover it has declined by 50%. The number of patients not undergoing operations after hospitalization has increased from 20% to about 65%. Mortality has decreased by 80%, now reaching 0.7 for 100 000 of the population. More than 80% of the deceased are over 65 years old. The main cause of death is advanced appendicitis including perforation. In the North German Patient Appeal Office 10% of all complaints in general surgery concern appendicitis, mostly because of delayed diagnosis. A considerable number of appendectomies is carried out simultaneously in gynecological operations.

Key words: Appendicits – frequency – risk

Zusammenfassung. In den vergangenen 20 Jahren ist die Appendektomiefrequenz in der BRD erheblich gesunken, in Hannover nach eigenen Untersuchungen um 50%. Der Anteil der Nichtoperierten unter den Zugewiesenen stieg von 20% auf etwa 65%. Die Letalität sank um 80% auf 0,7 je 100 000 Einwohner. Über 80% der Verstorbenen sind über 65 Jahre alt. Haupttodesursache sind destruktive Appendicitis-Verläufe mit Perforationen. In der Schlichtungsstelle der Norddeutschen Ärztekammern gehen 10% aller Vorwürfe in der Allgemeinchirurgie zu Lasten der Appendicitis und betreffen meist zu späte Diagnosen. Eine erhebliche Zahl von Appendektomien erfolgt simultan bei gynäkologischen Eingriffen.

Schlüsselwörter: Appendicitis – Inzidenz – Risiko

Unter den Brennpunkten des chirurgischen Alltags rangiert zuvorderst die *akute Appendicitis*. 15 Jahre nach den kontroversen Feststellungen von Pflanz über die Operationsfrequenzen und -letalitäten ist heute eine Standortbestimmung zu Indikation, Inzidenz und Risiko gefragt.

Häufigkeit und Letalität

Die Appendicitis ist seltener geworden. Die Appendektomiefrequenz im Stadtgebiet Hannover sank in den letzten 20 Jahren bei Chirurgen um 50% von 3362 Eingriffen im Jahr 1966 auf 1582 im Jahr 1986 [8]. Damit korreliert bundesweit der Rückgang der Krankenhausfälle wegen Appendicitis von 4,7 auf 2,5 je 1000 Mitglieder der gesetzlichen Krankenkassen [22].

Dabei bleibt die *Appendicitis häufigste Diagnose* der Abdominalchirurgie. Sie zieht sich wie ein roter Faden durch alle Differentialerwägungen unklarer Bauchbefunde. Entsprechend rangiert die Appendektomie in der Frequenz typischer Operationen ganz oben mit einer deutlichen Häufigkeit vor etwa Hernien, in Nordrhein-Westfalen s. Abb. 1 [15]. Die Zahlen im Katalog der 53 Facharzt-Kandidaten Niedersachsens 1986–1987 sind völlig entsprechend dazu.

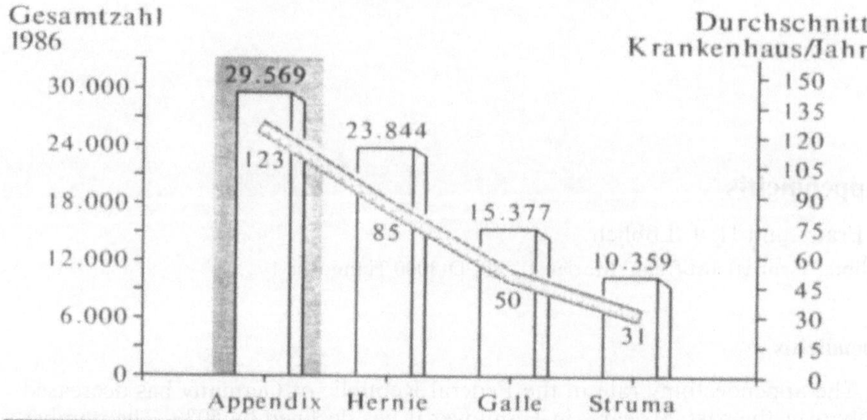

Abb. 1. Häufigkeiten typischer Operationen

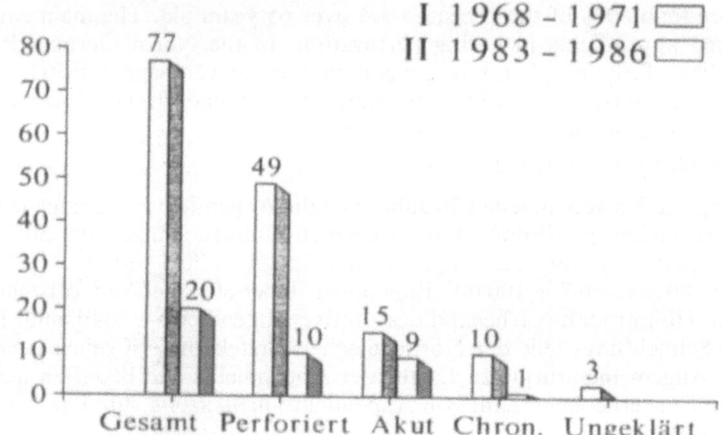

Abb. 2. Todesfälle an Appendicitis in Hannover

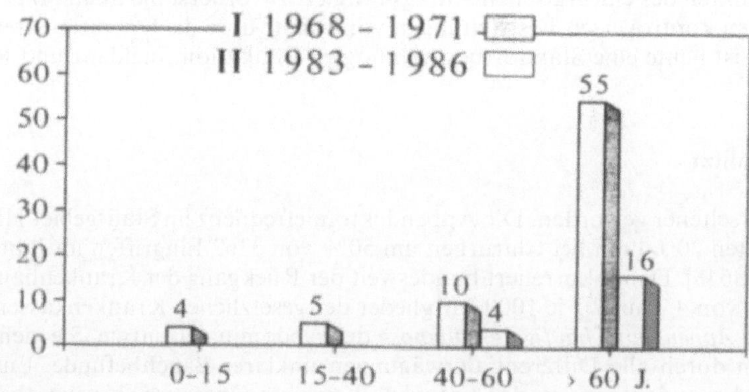

Abb. 3. Todesfälle an Appendicitis in Hannover – Altersverteilung

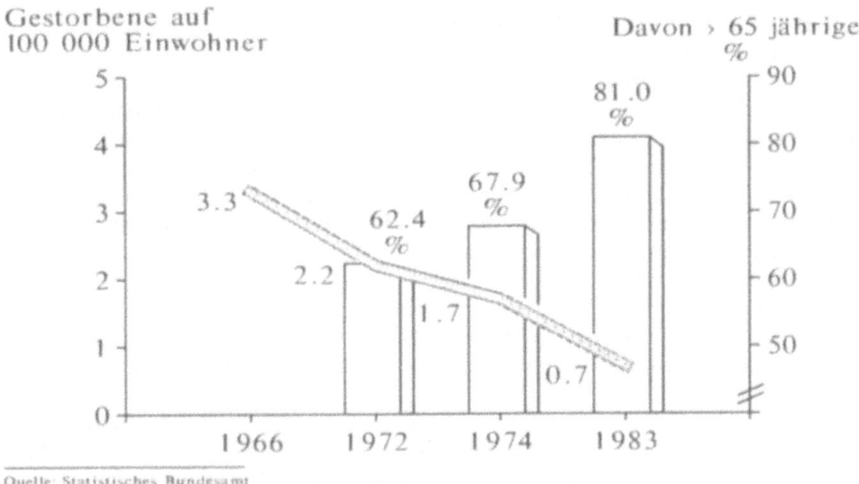

Abb. 4. Sterbefälle an Appendicitis in der BRD

Rückläufig ist ferner die *Letalität*: Pichlmayr mußte vor 15 Jahren nach einer Umfrage im Stadtgebiet Hannover aller an Appendicitis Verstorbener eine Todesrate von 2,4 bis 3,2/100 000 Einwohner feststellen [11]. Wir haben die Untersuchung jetzt wiederholt und einen deutlichen Rückgang der Letalität auf 0,9/100 000 Einwohner gesehen (s. Abb. 2 und 3). [Die Zusammenstellung über das Appendektomierisiko in Hannover war möglich durch die Mitarbeit aller leitenden Hannoverschen Chirurgen: M. Abedi, J. Bauch, K. Eichler, H. Gebauer, P. Graumann, H. Heymann, U. Hofmann, H. Mildenberger, R. Pichlmayr, B. Quantz, K. Reichel, G. Tidow, M. Tufan, C. Vorster und ihrer Mitarbeiter – Vielen Dank!]

Bundesweit geht diese Entwicklung parallel: Sterbefälle an Appendicitis sanken seit 1960 um mehr als 80% auf 0,7 je 100 000 Einwohner, s. Abb. 4 [21]. Diese Angaben vermitteln noch ein weiteres: Verstorben sind in erster Linie alte Menschen mit destruktiven Formen der Appendicitis – die Hälfte davon mit einer Perforation. Derzeit sind 81% der Verstorbenen über 65 Jahre alt, bei einem Anteil der Gesamtbevölkerung von knapp 15%.

Hier stellt sich die *Breite des Problems:* Abgesehen von der gesunkenen Inzidenz sind Chirurgen bei der Operationsindikation zurückhaltender. Der Anteil Nichtoperierter unter den stationär Zugewiesenen stieg von 20% in den siebziger Jahren auf jetzt 60 bis 65%. Dabei wird in der dialektischen Forderung rationaler Indikationen diagnostische Akkuratesse nicht mit einer stärkeren Inzidenz von Perforationen oder Abszedierungen erkauft, obwohl deren Zahl überraschend hoch blieb. Bei Kindern fiel ihr Anteil nur gering von 30 auf knapp 20% – wahrscheinlich als Verdienst konsequenter hausärztlicher Zuweisungen.

Diese Erfahrungen sahen wir an *unseren letzten Appendektomien* bestätigt: Von 326 Zuweisungen nahmen wir 79% stationär auf und operierten 35% (n = 114) – also jeden Dritten. Obwohl 83% aller Operationen sofort bzw. innerhalb des Aufnahmetages erfolgte, sahen wir 10% Perforationen. Von den 212 Nichtoperierten wurden 11 später appendektomiert, davon 3 elektiv nach Perityphlitis und 4 nach primärer Operationsverweigerung; hier keine destruktiven Verläufe, insgesamt kein Todesfall. Das Zuweisungsmuster bestätigt den Dienstag mit der stärksten Frequenz – eine bereits früher gemachte Beobachtung.

Diagnose

Im Vordergrund der *Diagnose-Kette der akuten Appendicitis* steht die subtile klinische Untersuchung. Sie allein – und damit die Erfahrung des Untersuchers – entscheidet über die Frühdiagnose, somit über Operation oder Zuwarten.

Nach wie vor ist es nicht möglich, das *Entzündungsstadium* mit der typischen Trias: 1. Periumbilikaler Schmerzbeginn, 2. Appetitlosigkeit, evtl. Übelkeit oder Erbrechen, 3. Schmerzverlagerung zum rechten Unterbauch problemlos einzuschätzen. Die Schwierigkeit liegt nicht im klassischen Befund, sondern im Grenzfall mit der Gefahr, einen möglichen destruktiven Verlauf zu übersehen. Erlaubt die *Leukozytose* für sich keine prädiktive Aussage über die Operationsbedürftigkeit, so steigt ihre Diskriminierung unter Berücksichtigung der begleitenden Linksverschiebung – ein Hinweis, der in der deutschen Literatur erst in jüngster Zeit auftaucht – in amerikanischen Lehrbüchern und in den Indikationskriterien der Patienten-Kommitees seit Jahren festgeschrieben ist in Form der SIMS Criteria (Surgical Indication Monitoring System).

Scoring-Systeme und Computeranalyse-Techniken vermögen durch gründlichere Datenvermittlung diagnostische Genauigkeit zu verbessern [14]. De Dombal [2] betont das erzieherische Ausbildungsmoment; zur klinischen Diagnose kann der Computer allenfalls beisteuern.

Das Appendicitis-Rundtischgespräch von 1973 signalisierte noch diagnostische Stagnation. Inzwischen ermöglicht die *Sonographie* erstaunlich exakte Befunde. Verschiedene Arbeitsgruppen – zuletzt Schwerk und Mitarbeiter – berichten über 90% richtig-positive bzw. -negative Ergebnisse [19]. Damit führt der Ultraschall über differential-diagnostische Abgrenzungen hinaus in der Hand des Könners zur Direktdiagnose. Seine Erfahrung, Adipositas und Meteorismus des Patienten, markieren die Grenzen des Verfahrens.

Ungeachtet dieser Hilfen bleibt der Chirurg der sorgsamen klinischen Untersuchung verpflichtet. Befundüberraschungen erlebt jeder, aber die *indikatorische Großzügigkeit* reflektiert sich im Anteil der nicht Operierten: Wer 90% der Zugewiesenen operiert, etikettiert sich à la longue zu liberal, was sich dann am Anteil der Appendektomien im Operationskatalog ablesen läßt – in kleineren Abteilungen bis 50%! Die Appendektomie mehrere Tage nach der Zuweisung betrifft im Zweifelsfall keine akute Entzündung.

Anhand einer pathologisch-anatomischen Untersuchung von 3118 Appendix-Einsendungen ließen sich drei annähernd gleich starke Gruppen einteilen: 1. Ohne Befund mit Vernarbung, 2. Akut rezidivierte Appendicitis und 3. Destruktive Appendicitis inklusive Phlegmone und Gangrän (s. Abb. 5).

Der Grund für die hohe Inzidenz der Gruppe I läßt sich aus dem mit 83% hohen Frauenanteil ahnen: 70% dieser Appendices kamen als Gelegenheitsappendektomien aus Frauenkliniken, teils mit begleitenden Ovarialbefunden (s. Abb. 6). Mit zunehmendem Substrat gleicht sich das Geschlechterverhältnis an: Fortgeschrittene Verläufe finden sich etwas häufiger bei Männern. Im übrigen: die häufigsten Appendektomien in den Altersklassen 16 bis 30 Jahre und 24 Tumoren unter den 3188 Einsendungen.

Grenz- und Zweifelsfälle der Indikation

Die *Entscheidung des Chirurgen auch im Zweifelsfall zur Appendektomie,* findet ihre Rechtfertigung nicht nur im hohen Anteil komplizierter Entzündungsformen und dem niedrigen Operationsrisiko, sondern auch im Patienten, der eine zu späte Operation immer, eine zu frühe quasi nie beklagt: In der *Schlichtungsstelle der Norddeutschen Ärztekammern* betrafen bei einer Gesamtzahl von 5135 Vorwürfen der Jahre 1977–1987 564 Anschuldigungen die Allgemein-Chirurgie. Von diesen gingen 10% (n = 53) zu Lasten der Appendicitis, die damit die Spitzenstellung neben den Hernien einnimmt. Hauptvorwurf (n = 28): Zu späte Diagnose mit den fatalen Folgen von Perforation und Peritonitis – hier auch die meisten Entscheidungen zu Gunsten der Antragsteller [4].

Dagegen gibt es die „*Chronische Appendicitis*" aus pathologisch-anatomischer Sicht nicht. Sie stellt für sich keine Krankheit, sondern einen Zustand nach spontan abgeheilter Entzündung dar. In allen Altersklassen fanden sich Vernarbungen, Zellinfiltrate und Fibrosen. Ab 15 Jahre gibt es praktisch keinen normalen Wurmfortsatz.

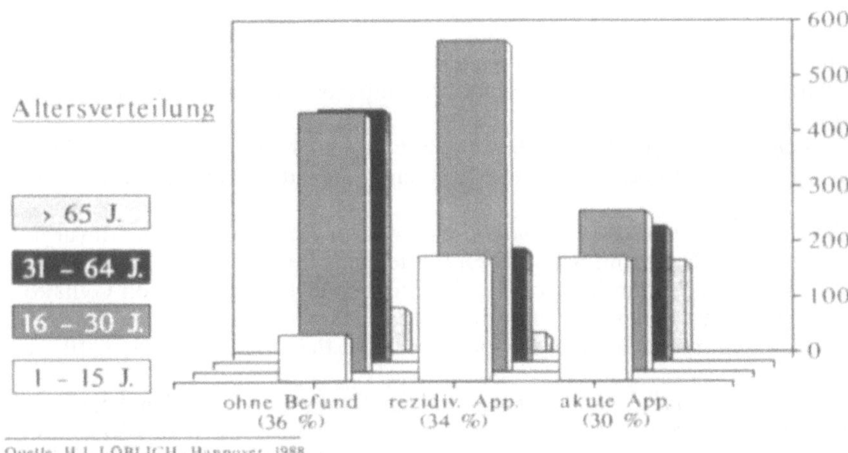

Abb. 5. Pathologie der Appendix – Altersverteilung

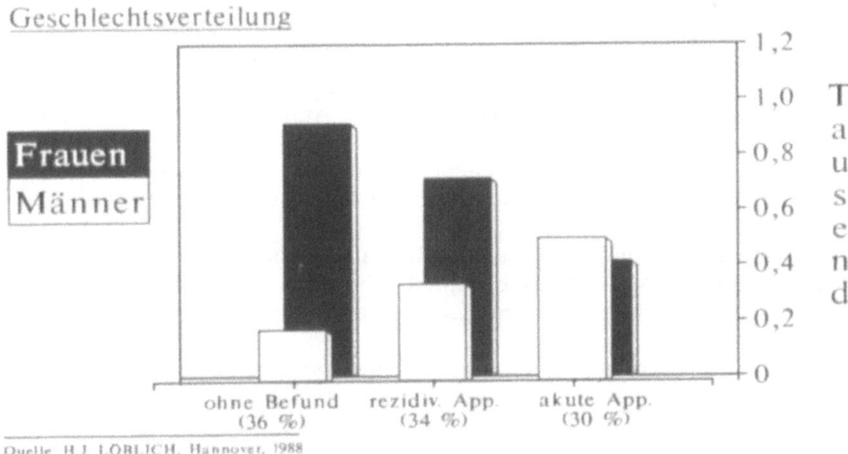

Abb. 6. Pathologie der Appendix – Geschlechtsverteilung

Die klinische Erfahrung, nach der akute Entzündungen in chronisch veränderten Appendices gefunden werden, wurde durch die pathologisch-anatomische Studie bestätigt. *Wiederholte Entzündungsschübe* sind wahrscheinlich und rechtfertigen bei rezidivierenden Bauchschmerzen die Appendektomie. Sie geben auch die Indikation zur Appendektomie à froid, im Intervall nach konservativ erfolgreich behandelter Perityphlitis, also zu einem Zeitpunkt, zu dem die ursprüngliche Entzündung am Wurm längst abgeklungen ist. Diese histologischen Ergebnisse relativieren aber bei der Gelegenheitsappendektomie den Verweis auf die hohe Quote pathologischer Befunde: Fibrosen sind Zeugnisse der Vergangenheit und keine Entzündungsherde.

So sind ¾ der vom Gynäkologen Schreiber *laparoskopisch appendektomierter Frauen* einzuordnen, und – bei allem Respekt vor der virtuosen Technik – keine Appendicitiden. Die von Semm beklagte hohe Verwachsungsquote von 70% nach konventioneller Appendekto-

68

mie, bleibt unbewiesen. Literatur aus 1925, wie sie Schreiber für die hohe Bridenbildung bemüht, ist überholt. Aktuelle klinische Erfahrung spricht dagegen – Talkumgranulome, grobe, nicht resorbierbare Nähte, sind Geschichte, und eine Netzverklebung zur vorderen Bauchwand ist im Regelfall kein Befund von Krankheitswert. Insgesamt ist diese Technik noch nicht verbreitet. Bisher sind in Deutschland 153 laparoskopische Appendektomien publiziert [17, 20].

Die *Appendektomierate bei gynäkologischen Operationen* ist beträchtlich. So entfernte Scheele aus unserem Hause 1986 bei 277 Hysterektomien in 28% den Wurmfortsatz, davon 46mal vaginal.

Eine *prophylaktische und simultane Appendektomie* wird in Deutschland von Chirurgen unter Vorbehalt empfohlen. Esser und Schmolke äußerten sich unlängst zurückhaltend [3]. Ihre Einstellung deckt sich nicht mit der großzügigen Indikationsbereitschaft von Gynäkologen. Den Chirurgen bremst neben der unmittelbaren Risikosteigerung die Gefährdung durch Spätkomplikationen, in erster Linie der postoperative Ileus mit 1% [1, 5, 6, 10, 18, 23].

Die *Krankenhausverweildauer wegen Appendicitis* ging bundesweit in den letzten 15 Jahren nur gering zurück [22]. Sie liegt bei den gesetzlichen Krankenkasse bei 13 Tagen und ist damit deutlich höher als etwa in den USA: Nach einer Angabe von 300 Krankenhäusern aus dem Nordosten errechnet sich eine kumulative Verweildauer von 6,6 Tagen [12].

Schlußfolgerungen

1. Die Appendektomierate ging in den letzten Dekaden auf die Hälfte zurück. Das ist wesentlich die Folge stärkerer diagnostischer Diskriminierung. Hatte Pflanz die Operationsrate mit 90% der Zuweisungen hochgerechnet, liegt sie heute um 50%. Indikationskritische Einstellung reflektiert sich im höheren Anteil von Entzündungsbefunden durch den Pathologen: 80% aus einer eigenen Studie, wenn man Appendices aus gynäkologischen Kliniken abzieht.
2. Gleichzeitig scheint aber die Appendicitis seltener geworden zu sein. Nur so ist der gleichbleibende Anteil destruktiver Entzündungsformen unter den operierten Patienten zu erklären.
3. Die Letalität sank im Verlauf von 20 Jahren erheblich auf 0,7 pro 100 000 Einwohner. Haupttodesursache bleibt die Perforationsperitonitis beim älteren Menschen.
4. Eine erhebliche Zahl von Appendektomien erfolgt simultan bei gynäkologischen Eingriffen.
5. Das Prinzip der Frühappendektomie bei klinischem Appendicitisbefund bleibt unverändert gültig.

Literatur

1. Arnbjörnsson E (1984) Small intestinal obstruction after appendectomy: An avoidable complication? Curr Surg 41:354–357
2. De Dombal FT (1979) Diagnose und Operationsindikation bei der akuten Appendicitis: Wieviel „Irrtümer" sind unvermeidlich? Chirurg 50:291–296
3. Esser G, Wirtz G (1987) Indikation und Prognose prophylaktischer und simultaner Operationen in der Bauchhöhle. Zbl Chir 112:1099–1106
4. Fiedler B (1988) Pers. Mitteilung
5. Giehl HJ (1970) Ileus als Früh- und Spätkomplikation nach Appendektomie. Zbl Chir 95:116–121
6. Hassler H, Aeberhard P (1982) Relaparotomien wegen schwerer Komplikationen nach Appendektomie. Helv chir Acta 49:821–824
7. Imdahl H, Al-Suleimani S (1977) Daten zur Klinikzuweisung „Appendicitis". Med Welt 28:1702–1709
8. Lichtner S, Pflanz M (1971) Appendectomy in the Federal Republic of Germany. Med Care 9:311–330

 9. Lüdtke FE, Müller B, Peiper HJ (1987) Indikation zur Appendektomie. Zbl Chir 112:1545–1551
10. Meyer-Marcotty W, Plarre I (1986) Die chronische Appendicitis. Arch Chir 369:187–190
11. Pichlmayr R, Wiegrefe K, Coburg AJ (1973) Indikationsprobleme der Appendicitis. Arch Chir 334:859–866
12. Rhode Island Dept. of Health (1981) LOS Book
13. Rundtischgespräch zum Thema Appendicitis (1973) Arch Chir 334:871–873
14. Scarlett P, Cooke M, Clarke D, Bates C, Chan M (1986) Computer aided diagnosis of acute abdominal pain at Middlesborough General Hospital. Ann Royl Coll Surg 68:179–181
15. Schäfer R (1987) Pers. Mitteilung
16. Schmolke M, Ulmer I (1986) Die prophylaktische und die simultane Appendektomie. Arch Klin Chir 369:183–184
17. Schreiber HJ (1987) Early experience with laparoscopic appendectomy in women. Surgical Endoscopy 1:211–216
18. Schütter FW, Müller E, Nüllen H (1980) Die Problematik der Re-Laparotomien nach Appendektomien im Kindesalter. Z Kinderchir 30:20–23
19. Schwerk WB, Wichtrup B, Maroske D, Rüschoff J (1988) Sonographie bei akuter Appendicitis. Dtsch med Wochenschr 113:493–499
20. Semm K (1988) Die pelviskopische Appendektomie. Dtsch med Wochenschr 113:3–5
21. Statistisches Jahrbuch für die Bundesrepublik Deutschland (1985) Statistisches Bundesamt, Kohlhammer, Stuttgart
22. Statistik über die gesetzlichen Krankenkassen über Arbeitsunfähigkeitsfälle und -tage nach Krankheitsarten 1984. Der Bundesminister für Arbeit und Sozialordnung, Bonn 1986
23. Steinbrugger B, Kurz R, Pfeiffer KP, Brandesky G, Hartl H, Henkel H, Menardi G, Mikolic J, Preier L (1982) Die „chronisch veränderte" Appendix beim Kind. Chirurg 53:431–435

7. Akute Divertikulitis

F. P. Gall und W. Hohenberger

Chirurgische Universitätsklinik Erlangen-Nürnberg, Maximiliansplatz, D-8520 Erlangen

Acute Diverticulitis

Summary. A retrospective study of 310 patients from 1978 to 87 showed emergency operations for peritonitis, acute obstruction (5%) and massive hemorrhage (3%) in 22% of the patients and various procedures for abscesses, such as delayed emergency in 14% and elective resections in 41%. Conservative treatment was given to 23% of patients with acute diverticulitis without further symptoms. During followup 68% had no symptoms, while 7% required resection for complications. The death rate for diffuse peritonitis has fallen: from 33 to 16% with Hartmann operation, and for perforations without and with abscesses from 4 to 0% and 12 to 4%, and from 1.2 to 0.6% in elective primary resection.

Key words: Acute diverticulitis – indications – results

Zusammenfassung. Retrospektive Studie von 310 Patienten der Jahre 1978–87: Notfalloperationen wegen Peritonitis, Ileus (5%) und massiver Blutung (3%) in 22%, Eingriffe im akuten Stadium in 14% und elektive Operationen wegen Pseudotumoren, Fisteln, Stenosen in 41%. Konservative Behandlung in 23%, davon mußten später nur 7% wegen Komplikationen operiert werden, 68% blieben beschwerdefrei: Ergebnisse: Bei Peritonitis und Hartmannscher Operation Abnahme der Mortalität von früher 33 auf 16%, bei Perforationen ohne von 4 auf 0%, bei Abszessen von 12 auf 4% und bei elektiven primären Resektionen von 1,2 auf 0,6%.

Schlüsselwörter: Akute Divertikulitis – Indikationen – Ergebnisse

Die erste bis heute gültige Beschreibung der akuten Divertikulitis stammt von Ernst Graser, Ordinarius für Chirurgie in Erlangen, aus dem Jahre 1898. Er hat damals schon die Divertikulose als Vorläufer dieser Erkrankung bezeichnet.

Die Incidenz der Divertikulose ist eindeutig altersabhängig mit einer Frequenz unter 1% beim 35jährigen, die beim 60jährigen auf 30% und beim über 80jährigen auf 50% ansteigt [11, 13]. Der Übergang in die Divertikulitis wird in etwa 10 bis 20% beobachtet [4, 9, 11, 13]. Mit der Anzahl der Divertikel am Sigma steigt die Frequenz operationspflichtiger Komplikationen – Perforation, Peritonitis, Abszeß, Fistel, Pseudotumor, Stenose und Blutung – (Tabelle 1).

Nach eigenen Untersuchungen ist von der Divertikulitis das Sigma und Colon descendens in 90% betroffen, während ein Befall des Coecums und Colon ascendens in 10% vorkam. Patienten mit rechtsseitiger Divertikulitis sind median um 15 Jahre jünger, wobei sich die Krankheit meist als akutes Abdomen oder Appendicitis perforata präsentiert.

Das Leitsymptom der akuten Divertikulitis ist der Bauchschmerz, der je nach Intensität der Peridivertikulitis mit unterschiedlicher Heftigkeit auftritt, selten isoliert iliacal linksseitig, häufiger im gesamten Unterbauch mit praevesikalem punktum maximum. Eine diffuse Abwehrspannung spricht für das Vorliegen einer Peritonitis.

Tabelle 1. Komplikationen in Abhängigkeit von der Divertikelzahl, Chir.Univ.Klinik Erlangen-Nürnberg

		Komplikationen
300 Patienten	40,7%	Blutung
100 Pat. < 4 Div.	27%	Stenose
100 Pat. 4 − 10 Div.	37%	Perforation
100 Pat. > 10 Div.	58%	Fistel
		Abszeß

Tabelle 2. Spontanverlauf der konservativ behandelten Divertikulitis nach Parks, 1969 (Nachbeobachtungen 2−16 Jahre, n = 297)

40%	beschwerdefrei
26%	mäßige Beschwerden
4%	schwere Symptome
7%	spätere Op. wegen Divertikulitis
2%	Tod durch Divertikulitis
28%	Tod aus anderer Ursache

Tabelle 3. Divertikulitis des Dickdarmes (Erstbehandlung Erlangen 1978 − 1987)

Akute Symptomatik	Beschwerdefreiheit innerhalb 72 Std.	⟶	konservativ	$n = 75^a$ 23%
	Akuter Notfall	⟶	Op. innerhalb 24 Std.	n = 72 22%
	Persistierende Beschwerden	⟶	Op. dringlich ↓ elektiv	n = 46 14%
Chronische Beschwerden	Elektivoperation			n = 128 40%

[a] 5 Patienten später operativ behandelt

Bei bland verlaufender erster Attacke mit Tendenz zur spontanen Rückbildung (mehr als 90%) werden Röntgenuntersuchung und Endoskopie erst nach Abklingen des akuten Schubes eingesetzt. Infolge Druckerhöhung kann im floriden Stadium eine freie Perforation ausgelöst werden, die wir nach auswärts vorgenommenem Barium-Kontrasteinlauf − deshalb nur Gastrografin anwenden − und infolge Endoskopie bei 5 Patienten beobachteten.

Nach einer Langzeitstudie von Parks (1969) über den Spontanverlauf an 297 Patienten, werden nach der ersten Attacke 40% völlig beschwerdefrei, 26% haben mäßige Symptome, von denen 26% ein zweites- und 4% ein drittesmal hospitalisiert werden mußten. Wegen Komplikationen war eine chirurgische Therapie nur in 6,7% erforderlich. Insgesamt sind 2% an einer Divertikulitis verstorben und 28% an anderen Erkrankungen (Tabelle 2).

Eine prophylaktische Resektion nach Abklingen der ersten Attacke ist deshalb nicht gerechtfertigt.

Eigenes Krankengut

Von 1978 bis 1987 wurden 310 Patienten mit Divertikulitis, davon 251 zum ersten Mal an unserer Klinik behandelt. Ein akutes Abdomen mit diffuser Peritonitis, eine massive Blutung oder ein Ileus lag bei 22% vor, so daß eine notfallmäßige Laparotomie innerhalb der ersten 24 Stunden erforderlich wurde (Tabelle 3).

Infolge deutlicher Progression der klinischen Symptome und des Lokalbefundes mit Ausbildung von Abszessen waren wir in 14% im akuten Stadium mit verzögerter Dringlichkeit doch zur operativen Intervention gezwungen.

Nicht jeder in eine chirurgische Klinik eingewiesene Patient mit akuter Divertikulitis muß operiert werden. Wegen des geringen klinischen Befundes haben wir uns bei 75/310 Patienten (23%) zur konservativen Behandlung entschlossen. Aus diesem Kollektiv mußten später nur 7% der Patienten wegen Persistenz der Beschwerden oder wegen Komplikationen operiert werden, 68% blieben beschwerdefrei, 8% hatten zwischenzeitlich bis zu drei Attak-

	n	%
Freie Perforation — kotige Peritonitis	2/7	29
nichtkotige Peritonitis	2/17	12
Gedeckte Perforation — ohne Abszeß	0/17	–
mit Abszeß	3/77	4
Ileus	0/7	–
Blutung	3/10	30
unkompl. ab. Divertikulitis	0/5	–
	10/140	7

Tabelle 4. Akute Divertikulitis — postoperative Letalität (Chir.Univ.Klinik Erlangen, 1978 – 1987)

ken, 15% berichten über dauernde Beschwerden, 7% mußten aus anderen Gründen operiert werden und bei 5% ist das spätere Schicksal unbekannt.

Alle übrigen Patienten (41%) mit entero-enteralen bzw. entero-vesikalen Fisteln, Abszessen, Stenosen und Pseudotumoren, wurden elektiv einzeitig operiert.

Die Prognose der akuten Divertikulitis mit diffuser Peritonitis hängt von mehreren Faktoren ab: vom Zeitpunkt der Diagnose, dem Alter des Patienten und dem Vorliegen einer fäkulenten Peritonitis, die nach Literaturberichten früher eine Letalität von 70 und mehr Prozent aufwies [1, 6]. Makroskopisch sichtbare Perforationen kommen dabei in nur 33 – 59% vor [1, 6]. Wir haben bei Makroperforationen siebenmal eine fäkulente Peritonitis, zweimal mit tödlichem Ausgang beobachtet (Tabelle 4).

Abszesse fanden sich bei 94/133 der als Notfälle oder mit verzögerter Dringlichkeit operierten Patienten. Bei Tendenz zur lokalen Abriegelung kann man dabei einige Tage zuwarten und bei bauchwandnahen Abszessen durch eine kleine Incision drainieren.

Ein mechanischer Ileus, der entweder durch die Stenosierung des Colons, oder durch Abknickung adhärenter Dünndarmschlingen entsteht, kam bei florider akuter Divertikulitis nur in 5% unserer Fälle vor. Bei auswärts behandelten Patienten wurde viermal eine Colostomie angelegt. Durch Anwendung der intraoperativen Colonlavage ist heute aber eine einzeitige Resektion vorzuziehen, die wir bei 3 Patienten ohne Komplikationen durchgeführt haben.

Blutungen wurden bei der Divertikelerkrankung in den 50iger Jahren in 11 – 27% beobachtet. Seit aber die selektive Angiographie der A. mesenterica in der akuten Blutung eingesetzt wird, konnte festgestellt werden, daß massive Blutungen häufiger aus submukösen Teleangiektasien im unteren Dünndarm oder rechtsseitigem Colon, durch Lymphome oder ischämische Ulcera und nur in etwa ⅓ aus Divertikeln kommt, wobei jedoch häufig die Divertikulose als die Divertikulitis als Ursache angenommen wird.

Bei Divertikulitis ist nach Morton und Goldman [8] mit einem Vorkommen von Karzinomen in 5 und malignen Polypen in 3% zu rechnen. Simultane Karzinome haben wir bei Notfalloperationen in 2,1% (3/140) und bei Elektivoperationen in 7,6% (13/170) beobachtet.

Die Unterscheidung Divertikulitis oder Karzinom ist vom makroskopischen Befund her sehr schwierig, manchmal sogar unmöglich. Bei Divertikulitis ist für die Resektion die Unterbindung der A. colica sinistra und der Sigmaarterien im Mesocolon ausreichend. Stellt sich schon intraoperativ durch Inspektion des aufgeschnittenen Resektates – jede Ulceration spricht für ein Karzinom – oder bei der pathologischen Untersuchung ein Karzinom heraus, muß entweder sofort oder bei der vorgezogenen Wiederanschlußoperation die Lymphknotendissektion komplettiert werden.

Bereits 1907 hat W. J. Mayo die primäre Resektion mit End-zu-End-Anastomose empfohlen, die sich aber damals wegen einer hohen Morbidität und Mortalität nicht durchsetzen konnte. Deshalb hat man sich bis in die jüngste Vergangenheit auf die Vorschaltung einer

Tabelle 5. Akute Divertikulitis – Operationsverfahren (Chir.Univ.Klinik Erlangen, 1978–1987, n = 140). ( ) = verstorbene Patienten

	n	einzeitige Resektion	zweizeitige Resektion/ Resektion bei vor- bestehender Kolostomie	Diskon- tinuitäts- Resektion	primär Kolo- stomie
Freie Perforation	24	–	–	19 (3)	5 (1)
Gedeckte Perforaton – ohne Abszeß	17	14	1	1	1
mit Abszeß	77	40	9 (1)	26 (2)	2
Ileus	7	3	–	–	4
Blutung	10	8 (3)	–	2	–
Unkomplizierte Divertikulitis	5	4	–	1	–
	140	69 (4,5%)	10 (10%)	49 (10%)	12 (8%)

Tabelle 6. Akute Divertikulitis – postoperative Letalität (Chir.Univ.Klinik Erlangen)

	1978–1987		1958–1977	
	n	%	n	%
Freie Perforation –Peritonitis	4/24	17	2/6	33
Gedeckte Perforation – ohne Abszeß	0/17	–	1/26	4
mit Abszeß	3/77	4	2/17	12
Ileus	0/7	–	0/5	–
Blutung	3/10	30	–	–
Unkompl ab. Divertikulitis	0/5	–	–	–
	10/140	7	5/54	9

temporären oder permanenten Colostomie begnügt, in der Vorstellung, dadurch eine Rückbildung des entzündlichen Prozesses zu unterstützen. Die Prognose der diffusen Peritonitis
wurde durch dieses konservative Vorgehen besonders ungünstig beeinflußt. Bei alleiniger
Drainage des linken Unterbauches, mit oder ohne Colostomie und bei Makroperforationen
die zusätzliche Übernähung, war eine Letalität von 24–28% [3, 6] zu verzeichnen. Unter
dem Eindruck dieser schlechten Resultate haben dann Ryan [10], Large [5] und Madden [7]
in den 60iger Jahren an einem kleinen Kollektiv primäre Resektionen mit End-zu-End-
Anastomose mit einer vertretbaren Letalität um 10% eingesetzt. Um die damit verbundene
hohe Morbidität infolge von Anastomoseninsuffizienzen zu vermeiden, hat sich dann in den
60iger Jahren die Hartmannsche Resektion immer mehr durchsetzen können.

Die historische Entwicklung spiegelt sich auch in den Operationsverfahren der 140
Patienten mit bedrohlichen Komplikationen unserer Klinik wider, wovon 18% primär
auswärts behandelt wurden (Tabelle 5). Während wir bei der diffusen Peritonitis nur noch
die Hartmannsche Resektion, mit einer Letalität in 3/19 (16%) durchführten, verstarb einer
von 5 Patienten bei auswärts angelegter Colostomie.

Weil bei 10 Patienten mit gedeckter Perforation und Abszeß trotz auswärts vorgeschalte-
ter Colostomie eine deutliche Progression eingetreten war, mußten wir in einer zweiten
Sitzung zur Sanierung eine Resektion vornehmen, einmal mit letalem Ausgang. Dies zeigt,
daß im akuten Schub die alleinige Colostomie mit zu vielen Versagern belastet ist und sich

ihre Anwendung eigentlich verbietet. In der gleichen Situation haben wir bei 14 von 17 Patienten mit gedeckter Perforation 14mal die einzeitige Resektion, einmal die Hartmannsche Resektion und einmal eine zweizeitige Resektion bei vorbestehender Colostomie ohne Letalität ausgeführt.

Bei gedeckter Perforation mit Abszeßbildung bestimmt vor allem der Lokalbefund die Auswahl der Operationsmethode. Bei 40/77 Patienten entschlossen wir uns zur primären Resektion, während wir wegen des schlechten Allgemeinzustandes und der Größe des Abszesses 26mal eine Diskontinuitätsresektion vornahmen, die zweimal mit letalem Ausgang belastet war. Man kann für diese Gruppe das Operationsrisiko sicher vermindern, wenn man bei großen bauchwandnahen Abszessen primär nur drainiert, die Entwicklung einer enterocutanen Fistel abwartet und elektiv dann die Resektion vornimmt.

Wegen massiver Blutung waren wir bei 8/10 Patienten zur einzeitigen Resektion gezwungen, weil bei der Endoskopie Divertikel als Ursache identifiziert wurden. Wegen verspäteter Indikation mit erheblichem Blutverlust und Austauschtransfusion sind 2 wegen einer Nahtinsuffizienz und ein Patient an einer intracerebralen Blutung verstorben.

Bei Vergleich zweier Kollektive unseres Krankengutes ergibt sich eine deutliche Prognoseverbesserung (Tabelle 6). Die diffuse Peritonitis hatte bis 1977 eine Letalität von 33%. Durch konsequente Anwendung der Hartmannschen Operation ließ sich eine wesentliche Verbesserung mit einer Letalität von nunmehr 16% erreichen. Für Patienten mit gedeckter Perforation ohne und mit Abszeß reduzierte sich die operative Mortalität von 4 auf 0% resp. 12 auf 4%, wobei in der überwiegenden Mehrzahl mit verzögerter Dringlichkeit die primäre Resektion durchgeführt wurde.

Ich bin der Überzeugung, daß die Entwicklung der Chirurgie der Divertikulitis jetzt in ein standardisiertes Vorgehen übergeführt werden konnte, mit dem wir für 77 Notfalloperationen eine Letalität von 13% erreichten und bei 63 Operationen mit verzögerter Dringlichkeit keinen Patienten verloren. Auch bei 170 elektiven Resektionen ohne protektive Kolostomie, die alle übrigen Komplikationen, wie große entzündliche Pseudotumoren, Stenosen und entero-enterale, entero-cutane und enterovesikale Fisteln einschließen, ist die Letalität von früher 1,2 auf 0,6% im letzten Jahrzehnt abgesunken.

Literatur

1. Dawson JL, Hanon J, Roxburgh RA (1965) Diverticulitis coli complicated with diffuse peritonitis. Brit J Surg 52:354
2. Graser E (1899) Über multiple falsche Divertikel der Flexura sigmoidea. Münch med Wochenschr 46:74
3. Hughes ESR, Cuthbertson AM, Carden ABG (1963) Surgical management of acute diverticulitis. Med J Aust 1:780
4. Hughes LE (1969) Postmortem survey of diverticular disease of the colon. Gut 10:336
5. Large JM (1964) Treatment of perforated diverticulitis. Lancet 1:413
6. Mac Laren IF (1957) Perforated diverticulitis. A survey of 75 cases. J R Coll Surg Edinb 3:129
7. Madden JL (1965) Primary resection and anastomosis in the treatment of perforated lesions of the Colon. Am J Surg 31:781
8. Morton DL, Goldman L (1962) Differential diagnosis of diverticulitis and carcinoma of the sigmoid colon. Am J Surg 103:55
9. Rankin FW, Brown PW (1930) Diverticulitis of the colon. Surg Gynec Obstet 50:836
10. Ryan P (1958) Emergency resection and anastomosis for perforated sigmoid diverticulitis. Brit J Surg 45:611
11. Parks TG (1968) Postmortem studies on the colon with special reference to diverticular disease. Proc R Soc Med 61:932
12. Parks TG (1969) Natural history of diverticular disease of the colon. Brit med J 4:639
13. Welch CE, Allen AW, Donaldson GA (1953) An appraisal of resection of the colon for diverticulitis of the sigmoid. Ann Surg 138:332

Akute Manifestationen bei Morbus Crohn und Colitis ulcerosa

8. M. Stolte (Bayreuth): Pathologisch-anatomische Aspekte

Manuskript nicht eingegangen

9. Konservative Behandlung akuter Situationen

H. Goebell

Medizinische Universitätsklinik, Abteilung Gastroenterologie, Universitäts-Klinikum Essen, Hufelandstr. 55, D-4300 Essen 1

Ulcerative Colitis and Crohn's Disease – Conservative Treatment of Acute Situations

Summary. Ulcerative colitis (UC) and Crohn's disease (CD) can lead to perforation, abscesses and peritonitis. In such cases conservative treatment should only be secondary to surgery, whereas intensive conservative treatment is needed from the very start in toxic megacolon. The decision to operate must be made within 24–48 h. Partial or complete intestinal obstruction is frequently encountered in CD patients if the ileum is involved. Prednisone treatment can sometimes reverse this condition when combined with parenteral nutrition. Treatment of acute exacerbations of UC and CD is essentially conservative and consists of salazosulfapyridine or 5-aminosalicylic acid and prednisone.

Key words: Ulcerative colitis – Crohn's disease – acute situations – conservative treatment

Zusammenfassung. Colitis ulcerosa (C.U.) und Morbus Crohn (M.C.) können Perforation, Abszesse und eine Peritonitis entwickeln. In diesen Fällen kann eine konservative Therapie nur begleitend zum chirurgischen Eingriff sein. Beim toxischen Megacolon ist eine intensive konservative Therapie von Anfang an notwendig. Die Entscheidung zur Operation muß bei fehlender Besserung innerhalb von 24–48 h getroffen werden. Bei M.C. werden häufig ein Subileus oder kompletter Ileus gesehen. Prednison vermag oft diese Situation zu beseitigen, v. a. zusammen mit parenteraler Ernährung. Die Therapie akuter Entzündungsschübe bei C.U. und M.C. ist konservativ mit Salazosulfapyridin oder 5-Aminosalicylsäure und Prednison.

Schlüsselwörter: Colitis ulcerosa – M. Crohn – akute Situationen – konservative Therapie

Colitis ulcerosa und die Crohn'sche Erkrankung des Darmes sind Herausforderungen an die interdisziplinäre Zusammenarbeit zwischen Internisten und Chirurgen. Abszeßbildungen, Perforationen und totaler Ileus sind akute Situationen bei den chronisch entzündlichen Darmerkrankungen (CED), die konservativ nur begleitend betreut werden können. Ich werde mich im folgenden mit der Häufigkeit derartiger akuter Situationen in einem gemeinsamen internistisch-chirurgischen Krankengut und mit grundlegenden therapeutischen Möglichkeiten konservativer Art beschäftigen. Als wichtigste akute Situation werde ich den akuten Krankheitsschub von Colitis ulcerosa und Morbus Crohn besprechen.

Tabelle 1. Akute Situationen bei Colitis ulcerosa

Colitis ulcerosa (subtotal und total)

Akute Situationen bei 82 prospektiv
beobachteten Patienten

	n	%
Perforation	2	2,4
Schwere Blutung	3	3,6
Abszeß	2	2,4
Toxisches Megacolon	2	2,4

(Goebell 1988)

Tabelle 2. Akute Situationen bei Morbus Crohn

Morbus Crohn

Akute Situationen bei 205 prospektiv
beobachteten Patienten

	n	%
Perforation		
Peritonitis	11	6
Abszeß intraabdominal		
Akuter Ileus	8	5
Chronischer Ileus	35	17
Schwere Blutung	2	1
Toxisches Megacolon	1	0,5 (alle)
	1	1,5 (Colonbeteiligung)

(Goebell und Eigler 1988)

Tabelle 3. Konservative Therapiemaßnahmen bei
toxischem Megacolon

*Toxisches Megacolon (Colitis ulcerosa,
Morbus Crohn)*

Konservativ nicht länger als 24 – 48 Stunden

Ohne Besserung: Operation

Parenteraler Zugang

Flüssigkeit, Elektrolyte, Vollblut, Humanalbumin

Antibiotika: Metronidazol, Piperacillin, Aminoglykosid parenteral

NNR-Steroide: wahrscheinlich günstig
100 – 200 mg i.v.

Tabelle 4. Konservative Therapie bei Colitis ulcerosa

Akuter Schub einer Colitis ulcerosa

Salazosulfapyridin	3 – 5 g/Tag oder
5-Aminosalicylsäure	1,5 – 2,0 g/Tag

plus

Prednison	60 mg/Tag

Dosisreduktion von Prednison wöchentlich und
nach Zustand auf 50 – 40 – 30 – 25 – 20 – 10 mg
pro Tag. Erhaltungsdosis über einige Wochen
ca. 10 mg/Tag. Dauertherapie in Remission mit
1 – 2 g Salazosulfapyridin oder 0,75 g 5-ASA.
5-ASA-Klysmen bei distaler und linksseitiger
Proktitis/Colitis.

Häufigkeit akuter Situationen bei Colitis ulcerosa und Morbus Crohn

Bei Colitis ulcerosa haben wir es im wesentlichen mit der Perforation, der schweren, nicht
stillbaren Blutung, mit Abszessen und mit dem toxischen Megacolon zu tun. Im eigenen
Krankengut (Tabelle 1) fanden wir prospektiv unter 82 Patienten eine Größenordnung von
jeweils 2,4% bis 3,6% für die einzelnen Komplikationen.

Bei 205 prospektiv beobachteten Patienten mit *Morbus Crohn* (Tabelle 2) fanden wir in
6% das Problem der Peritonitis, der Perforation und des intraabdominalen Abszesses, in
5% des akuten Ileus, in nur 1% die schwerste Blutung und bei 1,5% der Patienten mit
Colonbefall ein toxisches Megacolon. Der chronische Subileus spielt bei Morbus Crohn eine
besondere Rolle, wir fanden ihn bei 33 von 205 Patienten = 17%.

Eine besondere Bedeutung hat für beide Krankheitsbilder die Entwicklung eines toxischen
Megacolons. Klinisch ist es gekennzeichnet durch die rasche Entwicklung eines geblähten
Abdomens, durch Abwehrspannung als Ausdruck der peritonitischen Reizung, durch blutige Diarrhöen bei der Colitis ulcerosa und durch die Entwicklung einer toxischen Situation
mit Blutdruckabfall, Herzfrequenzanstieg und in der Regel Fieber. Röntgenologisch läßt
sich auf der Leeraufnahme die Colondistention gut erkennen. Die Gefahren liegen in der
Entwicklung einer Peritonitis, einer Perforation und eines toxischen Schocksyndroms. Die
konservative Therapie ist in Tabelle 3 dargestellt. Sie unterscheidet sich nicht für Colitis

ulcerosa oder Morbus Crohn. Für die Durchführung einer konservativen Intensivtherapie gilt, daß sie nicht länger als 24–48 Stunden durchgeführt werden darf, wenn keine Besserung des Krankheitsbildes registriert wird. Der Operationszeitpunkt muß in der Regel spätestens am 2. Tag liegen, wenn eine gleichbleibende Situation oder eine Verschlechterung vorliegen. In dem therapeutischen Regime steht das Schaffen eines parenteralen Zuganges und der Ausgleich von Flüssigkeit und Elektrolyten auf parenteralem Wege im Vordergrund. Bluttransfusionen und Humanalbumingaben wirken unterstützend. Antibiotikagaben, mit Ausrichtung auf gram-negative Keime (Piperacillin, Metronidazol, ein Aminoglykosid) sind notwendig. Steroidgaben in hoher Dosierung wirken wahrscheinlich günstig, wir bevorzugen die Gabe von 100–200 mg i. v..

Die Subileussituation wird bei Morbus Crohn häufig aufgefunden. Von 205 prospektiv beobachteten Patienten hatten in unserer Serie 155 (75,6%) eine Beteiligung des unteren Dünndarmes. Von diesen hatten 80 (50%) im Laufe ihres Krankheitsbildes mindestens einmal eine Subileussituation. 41 Patienten mußten operiert werden (26%). Für die Akuttherapie von Subileuszuständen bei Morbus Crohn gibt es 2 Überlegungen: Hohe entzündliche Aktivität, erfaßt über eine hohe Blutsenkungsgeschwindigkeit, ausgeprägte Anämie, Thrombozytose, Albuminerniedrigung, spricht dafür, daß im Bereich des entzündeten Ileums eine starke Schwellung der Schleimhaut vorliegt. In diesem Falle ist die Gabe von 60–100 mg Prednison täglich angezeigt. Man sieht bei der Hälfte der Fälle einen raschen Rückgang der akuten Situation. Ergänzend wird eine parenterale Ernährung zur Entlastung des Dünndarmes begonnen, wobei nach kurzer Zeit auch auf eine enterale Sondenernährung mit chemisch definierten Kostformen übergegangen werden kann.

Der akute Schub von Colitis ulcerosa und Morbus Crohn

Die konservative Therapie hat ihre Domäne bei der Behandlung der akuten schweren Entzündungsschübe bei Colitis ulcerosa und Morbus Crohn, bei denen die oben besprochenen komplikativen akuten Situationen nicht vorliegen. Für die *Colitis ulcerosa* liegt auf gesicherter Basis (Übersicht bei Watkinson 1986, Miller 1984) eine medikamentöse Therapie bei leichtem, mittlerem und schwerem Schub vor. Die Intensität der konservativen Behandlung richtet sich dabei nach der Schwere, die wir in Anlehnung an Truelove und Witts (1959) definieren. Unter einem leichten Schub versteht man etwa 4 blutig-schleimige Entleerungen täglich, wobei kein Fieber vorliegt, die Anämie nur geringgradig ausgeprägt ist und das Albumin im Blut normal gefunden wird. Bei mittelschwerem Schub finden wir bis zu 8 durchfällige überwiegend blutige Stuhlentleerungen, eine Temperatur unter 38 °C, eine Anämie bis zu 10 g% und eine Blutsenkung über 30 mm in der ersten Stunde; bei sehr schwerer Erkrankung finden sich mehr als 8–10 blutige Entleerungen pro Tag, Fieber über 38 °C, eine Anämie unter 10 g% und eine Hypalbuminämie. Die Blutsenkung ist in der Regel über 50 mm pro Stunde erhöht. Die Schwere des Krankheitsbildes bei Colitis ulcerosa steht in Beziehung zur Ausdehnung der Entzündung am Dickdarm. Je höher die Ausdehnung sich erstreckt, um so schwerer ist in der Regel die Erkrankung.

Die Therapie ist in Tabelle 4 zusammengefaßt, wir behandeln mit Salazosulfapyridin (3 g bis 5 g pro Tag) oder 5-Aminosalicylsäure (1,5 g bis 3 g pro Tag) oral. Bei der mittelschweren und schweren Erkrankungsform muß zusätzlich Prednison gegeben werden. Es wird begonnen mit 60 mg pro Tag für eine Woche und dann eine wöchentliche Reduktion der täglichen Dosis um 10 mg bis zu einer Erhaltungsdosis von 10–20 mg täglich durchgeführt. Diese muß in der Regel über mehrere Wochen weitergeführt werden.

In letzter Zeit wurde auf den guten Effekt von 5-Aminosalicylsäureklysmen durch Campieri et al. (1988) hingewiesen. Die Wirkung dieser 5-ASA-Klysmen ist bei distaler und linksseitiger Colitis ulcerosa gleich gut oder besser als prednisonhaltige Klysmen. Eine komplette parenterale Ernährung wird man nach Möglichkeit vermeiden wegen der damit verbundenen Komplikationen. Die parenterale Substitution von Flüssigkeit, Elektrolyten, Blut und Humanalbumin kann notwendig sein. Bei hohem Fieber mit dem Verdacht einer septischen Komplikation ist die Gabe von Metronidazol intravenös angezeigt, evtl. auch Piperacillin und ein Aminoglykosid.

Tabelle 5. Konservative Therapie bei Morbus Crohn

Akuter Schub eines M. Crohn
Bei allen Lokalisationen:

Prednison 60 mg/Tag
Dosisreduktion wöchentlich und nach Zustand
auf 50 – 40 – 30 – 25 – 20 – 10 mg/Tag.
Erhaltungsdosis über mehrere Monate ca.
10 mg pro Tag.

Bei Beteiligung des Colons:
Zusätzlich
Salazosulfapyridin   3 – 5 g/Tag
5-Aminosalicylsäure   1,5 – 2,0 g/Tag

Keine Dauertherapie nach Erreichen der Remission und Absetzen von Prednison nach einigen Monaten

---

Totale parenterale Ernährung oder schlackenfreie enterale Sondenernährung im individuellen schweren Fall ohne und mit Prednison.

Metronidazol und Azathioprin in ihrer Wirkung nicht gesichert. Gabe als Medikamente 2. Wahl

---

Der akute Schub bei *Morbus Crohn* ist charakterisiert durch starke Durchfälle, Schmerzen im Abdomen (z. B. durch einen Konglomerattumor), eine Anämie, Gewichtsabnahme und die blutchemischen Veränderungen einer Akutphasenreaktion (Erhöhung der BSG, des C-reaktiven Proteins, Thrombozytose).

Die konservative Behandlung des akuten Schubes wurde auf der Basis von multizentrischen großen Studien entwickelt. Es handelt sich einmal um die National Cooperative Crohn's Disease Study aus den U.S.A. (Mekjian et al. 1979), sowie um die Europäische Cooperative Crohn's Disease Study (Malchow et al. 1984). In beiden Studien wurden im wesentlichen Salazosulfapyridin und Prednison gegen Plazebo evaluiert. Als Ergebnis läßt sich festhalten, daß bei allen Lokalisationen des Morbus Crohn Prednison signifikant besser war als Salazosulfapyridin und Plazebo, es fand sich keine signifikante Wirkung von Salazosulfapyridin allein bei der terminalen Ileitis. Salazosulfapyridin war dagegen, wenn auch weniger gut als Prednison wirksam bei Colonbefall. Die moderne Empfehlung lautet wie in Tabelle 5 dargestellt wie folgt: Prednison mit absteigender Dosierung bei einer Anfangsgabe von 60 mg pro Tag über eine Woche mit Reduktion um 10 mg pro Tag wöchentlich. Die Erhaltungsdosis von 5–10 mg muß über mehrere Monate durchgeführt werden, um ein Rezidiv zu vermeiden. Salazosulfapyridin oder möglicherweise auch 5-Aminosalicylsäure werden oral mit Prednison kombiniert, wenn das Colon befallen ist.

Eine besondere Beachtung hat in letzter Zeit die Behandlung des akuten Entzündungsschubes bei Morbus Crohn mittels enteraler Sondenernährung unter Benutzung chemisch-definierter schlackenarmer oder schlackenfreier Kost gewonnen. Es konnte gezeigt werden, daß eine über etwa 4–6 Wochen durchgeführte enterale Ernährung in gleicher Weise wie Prednison zu einer Remission des akuten Entzündungsschubes führen kann. Das Problem liegt in der Akzeptanz dieser Behandlungsform durch die Patienten. In der Regel läßt sie sich nur unter stationären Bedingungen und auch nur für 1 oder 2 Krankheitsschübe einsetzen. Auch die Kombination von Prednison mit enteraler Ernährung ist möglich.

Bemerkenswert ist, daß in den kontrollierten Untersuchungen der europäischen und amerikanischen Studien (Mekjian et al. 1979, Malchow et al. 1984) in der Plazebogruppe auch Spontanremissionen in der Größenordnung von 10–30% innerhalb von 18 Wochen gesehen wurden.

Literatur

1. Malchow H, Ewe K, Brandes JW, Goebell H, Ehms H, Sommer H, Jesdinsky H (1984) European cooperative Crohn's Disease Study (ECCDS): results of drug treatment. Gastroenterology 86:249–266
2. Mekjian HS, Switz M, Melnyk CS, Rankin GB, Brooks RK (1979a) Clinical features and natural history of Crohn's disease. Gastroenterology 77:69–78
3. Miller B (1984) Colitis ulcerosa: konservative Therapie. In: Goebell H, Hotz J, Farthmann EH (Hrsg) Der chronisch Kranke in der Gastroenterologie. Springer, Berlin
4. Watkinson G (1986) The medical treatment of acute attacks of inflammatory bowel disease. In: de Dombal FT, Myren J, Bouchier IAD, Watkinson G (eds) Inflammatory bowel disease. University Press, Oxford, p 397

10. Operationsbehandlung bei akuten Situationen des Morbus Crohn

F. W. Eigler, R. Lange und St. Luetkens

Abteilung für Allgemeine Chirurgie, Universitätsklinikum Essen, Hufelandstr. 55, D-4300 Essen 1

Surgical Treatment of Acute Situations in Crohn's Disease

Summary. A conservative attitude to surgical treatment of Crohn's disease may endanger patients, lives, especially in acute situations. Indications for emergency operation and intraoperative management are subject to special rules. Resection should be minimal but terminated in a marcoscopically disease-free area. In case of perforation, resection is mandatory; mere sewing closed is inadequate. Subtotal colectomy should be performed in cases of toxic megacolon. Abscesses should be drained using a pig-tail catheter; if the abscesses do not heal, surgery is necessary.

Key words: Crohn's disease – indication for surgery and surgical tactics – acute therapy

Zusammenfassung. Eine restriktive Einstellung gegenüber einer chirurgischen Therapie beim Morbus Crohn kann Patienten, besonders bei Akutsituationen, erheblich gefährden. Die Indikation zum Akuteingriff wie auch das intraoperative Vorgehen unterliegt bei Crohn-Patienten besonderen Regeln. Bei Resektionen sollte sparsam, jedoch makroskopisch im Gesunden reseziert, bei Perforationen reseziert und nicht übernäht werden. Die subtotale Kolektomie ist beim toxischen Megakolon anzustreben, bei Abszessen sollte zunächst die Pig-tail-Katheterdrainage versucht werden. Erfolgt keine Sanierung, muß die Operation erfolgen.

Schlüsselwörter: M. Crohn – Operationsindikation – Operationstaktik – Akutsituation

Daß der Morbus Crohn auch mit chirurgischen Maßnahmen nicht zu heilen ist, hat dazu geführt, chirurgische Therapie bei dieser Erkrankung praktisch mit Komplikationsbehandlung gleichzusetzen. Auch dabei wird eine oft zu große Zurückhaltung geübt.

Diese restriktive Grundeinstellung kann die Kranken besonders bei Akutsituationen gefährden. So waren im eigenen Krankengut von 1976–1987 nach 152 Elektiveingriffen wegen Morbus Crohn 1 Todesfall entsprechend 0,7%, bei nur 41 Notfalleingriffen aber auch 1 Todesfall entsprechend 2,5% zu beklagen. Darüber hinaus traten nach Notoperationen in mehr als der Hälfte der Patienten Komplikationen auf, während nach elektiven Eingriffen in nur etwas mehr als einem Viertel.

Tabelle 1 enthält in abgestufter Dringlichkeit die zu besprechenden Akutsituationen in relativer Häufigkeit eines operierten Krankengutes.

Während die Anämie ein zwar uncharakteristisches, aber häufiges Symptom des Morbus Crohn darstellt, sind makroskopisch erkennbare und insbesondere lebensbedrohliche *Blutungen* die Ausnahme. Von der Anamnese des einzelnen Patienten hängt es ab, ob nicht ohnehin eine Operationsindikation besteht. Nur in diesen Fällen sollte rasch operiert werden. Sonst müssen alle Möglichkeiten konservativer Therapie zunächst ausgeschöpft werden. Die Operationsindikation sollte von ähnlichen Kriterien ausgehen wie bei der Ulcusblutung.

Tabelle 1. Häufigkeit akuter Situationen beim M. Crohn

Komplikationen	Berichtete Fallbeispiele	Prozentuale Angabe in der Literatur
Massive Blutung (Lorenz et al. 1985)	3/148	1,5 − 2%
Perforation (Greenstein 1985, Katz 1936, Steinberg 1973)	28/1973	1 − 3%
Toxisches Megacolon (Buszard 1974, Greenstein 1975)	19/360	1 − 6%
Abszeß und (intraabdominelle Fisteln) (Steinberg 1973, Crohn 1958)	65/360	5 − (18%)
„Kompletter" Ileus (Gaebel 1985)	19/298	5 − 6%

Tabelle 2. Freie Perforationen beim Morbus Crohn

	n	Alter	Dünndarm	Colon	Letalität
männl.	71	37,7	55	22	11 (15,5%)
weibl.	59	35,6	45	9	7 (12%)
insges.	130	36,8	99	31	18 (14%)

(Nach Greenstein 1985 und Katz 1986)

Tabelle 3. Lokalisation der freien Perforation beim M. Crohn

Lokalisation	n	Letalität
Jejunum	12	3 (25%)
Ileum	65	3 (12%)
Colon	22	2 (9%)

(Nach Greenstein, 1985)

Für das Grundprinzip der Morbus Crohn-Chirurgie möglichst knapper Darmresektionen ist eine prae- oder ggfls. auch intraoperative Lokalisationsdiagnostik wichtig, wenn nicht der intraoperative Aspekt ohnehin eindeutig erscheint.

Unumstritten stellt die *freie Perforation* eine Indikation für eine dringliche Intervention dar. Auch sie wird selten beobachtet, ist aber mit einer hohen Letalität belastet. Die Verteilung auf die verschiedenen Darmabschnitte entspricht dabei nicht ganz dem bekannten Verteilungsmuster des Morbus Crohn (Tabellen 2 u. 3).

Die besonderen Gefahren, denen der Morbus Crohn-Kranke bei Akutsituationen ausgesetzt ist, beruhen auf der meist langdauernden Vorbehandlung, insbesondere mit Kortikoiden. Das führt gerade bei Perforation zu einer Verschleierung des vitalgefährdenden Bildes und zu später Operation. Trotz der Seltenheit dieser Komplikation muß sie differentialdiagnostisch immer mit in die Überlegungen bei Befindlichkeitsstörungen einbezogen werden. Bei der Operation selbst ist abweichend von der Grundregel operativer Morbus-Crohn-Behandlung die einfache Übernähung der Perforationsstelle unbedingt abzulehnen, da in der Literatur die erneute Perforation mehrfach berichtet worden ist [8, 10, 14]. Mit auf das

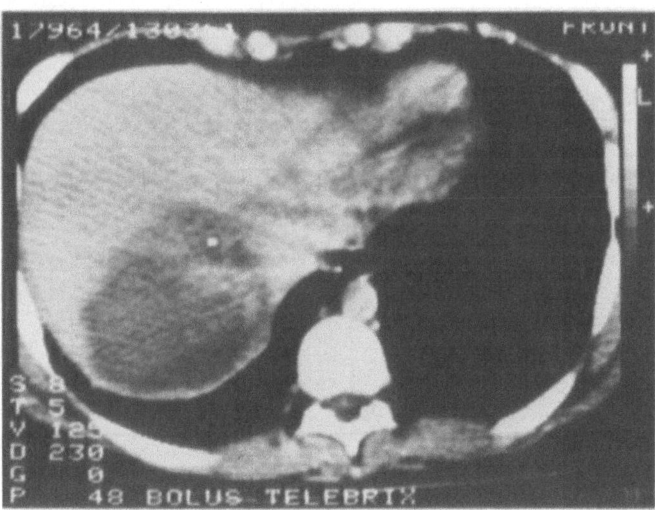

Abb. 1. Computertomogramm einer 27jährigen Patientin mit einem Leberabszeß bei Morbus Crohn. 15 Tage nach der chirurgischen Intervention war der Abszeß zur Ausheilung gebracht

Resektionsprinzip – anstelle der Übernähung! – dürfte die Senkung der Gesamtletalität von 20 auf 7% in den Jahren vor und nach 1974 zurückzuführen sein [8, 10, 14]. Immer ist der die Perforation tragende Darmteil im makroskopisch Gesunden zu entfernen. Eine histologische Schnellschnittuntersuchung dürfte in der Notsituation selten möglich sein, erübrigt sich aber auch, da eine eindeutige über den makroskopischen Befund hinausgehende Aussage im Schnellschnitt ohnehin unsicher ist.

Das *toxische Megakolon* wird beim Morbus Crohn zwar seltener beobachtet als bei der Colitis ulcerosa, unterscheidet sich aber in der Symptomatik nicht davon. Binnen 48 Stunden sollte konservativ eine eindeutige Besserung erreicht werden, sonst ist die Operationsindikation gegeben. Bei der Operation selbst erscheint die subtotale Kolektomie beim Morbus-Crohn-Kranken konsequenter als das Turnbullsche Verfahren.

Eine Abszeßbildung in der Leber – und dann haematogen – beim M. Crohn, wie das Computertomogramm einer 27jährigen Patientin mit 3jähriger Crohn-Anamnese zeigt (Abb. 1), ist selten. In anderer Lokalisation geht sie meist von einer gedeckten Perforation aus. Auch bei dieser Akutsituation ist im Gegensatz zur sonstigen Erfahrung geringe Symptomatik für den Morbus Crohn-Patienten typisch. Indirekte Hinweise müssen deshalb besonders kritisch beobachtet werden und dringlich zur Operation führen. Bei retroperitonealer Lokalisation kann eine Ureterstenose hinweisend sein. Es ist überraschend, wie oft dieses Zeichen noch isoliert betrachtet und nicht entsprechend gewertet wird. In Operationsbereitschaft kann zunächst die sonografische oder computertomografisch geführte Punktions- und Pigtail-Katheterdrainage versucht werden. Führt das nicht zur Sanierung, muß die Operation erfolgen. Bei der Operation selbst wird man sich in den meisten Fällen auch mit einer Abszeßdrainage begnügen können. Stellt sich in den folgenden Tagen eine enterokutane Fistel heraus, ist in der Regel nur dann eine baldige Operation vorzunehmen, wenn es sich um eine massiv stuhlproduzierende Fistel handelt. Sonst ist gerade nach Abszeßdrainage mit konservativer Therapie ein Fistelverschluß in kurzer Zeit möglich.

Am schwierigsten ist die Operationsindikation beim *Ileus* zu stellen. Noch immer gilt bei anderen Ursachen die Regel, daß über einem mechanischem Ileus die Sonne nicht auf bzw. nicht untergehen darf. Beim Morbus Crohn hingegen ist ein wirklich kompletter Ileus die Ausnahme. Vielmehr wirken die stenosierenden Prozesse bei der Erkrankung selbst einer sonst gefürchteten Dilatation entgegen. Damit ist die Möglichkeit einer konservativen Behandlung mit nasogastraler Sondenabsaugung, parenteraler Ernährung und Akutphasetherapie gegeben. Für den Operationszeitpunkt ist aber die Frage des *Zustandes* von besonderer Bedeutung: Bei deutlicher Entzündungsaktivität wird man den Schub mit konservativen Mitteln länger zu behandeln suchen, als bei Zuständen mit dekompensierter narbiger

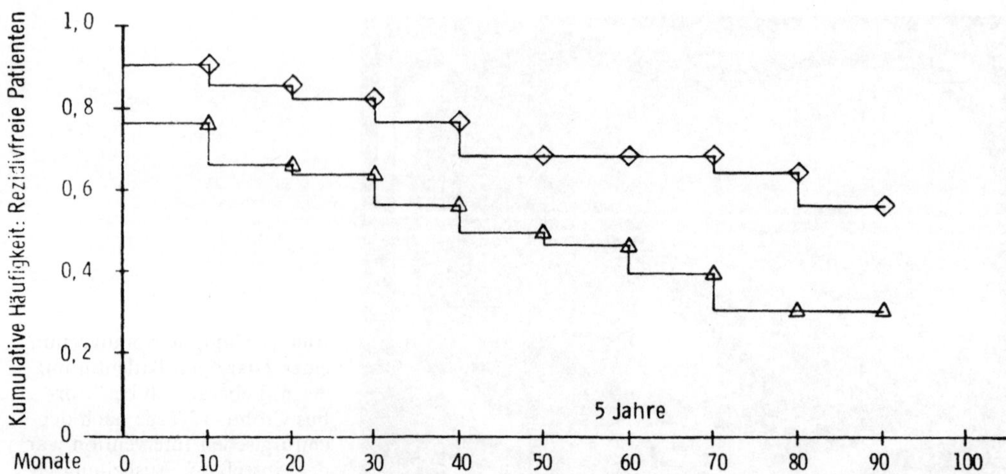

Abb. 2. Kumulative Rezidivfreiheit bei konservativer △ (n = 112) und operativer ◇ (n = 93) Therapie des Morbus Crohn (Essen, 1988)

Tabelle 4. Chirurgische Verfahren bei Akutsituationen des M. Crohn

Diagnose	Operatives Vorgehen	Bemerkung
Massive Blutung	sparsame Resektion	keine Umstechung!
Freie Perforation	sparsame Resektion	*keine* Übernähung!
Toxisches Megacolon	subtotale Colektomie	evtl. sekundäre Rektum-exstirpation
Abszeß	Drainage	je nach Fistelbildung spätere Resektion
„kompletter" Ileus	sparsame Resektion, evtl. Strikturplastik	*keine* Umgehungs-Anastomose!

Stenose ohne wesentliche Entzündungsparameter. Bei der Operation hat die Erhaltung möglichst großer Darmteile Vorrang. Dafür darf aber das Verfahren der Umgehungsanastomose nicht benutzt werden, da es zu *Blindsacksyndrom, Rezidiven* und sogar *Karzinomentwicklung* prädestiniert. Erscheint der Befund eines hoch akuten Konglomerattumors unter den gegebenen Umständen nicht resektabel, kann eine Umgehungsanastomose nur als eine vorübergehende Notlösung angesehen werden. Die Resektionsbehandlung mit End-zu-End-Anastomose muß dann in jedem Fall später nachgeholt werden. Wenn immer möglich, sollte deshalb beim Ersteingriff die Sanierung erfolgen. Zeigt sich im übrigen eine mehr narbige als entzündliche Stenose, ist die Strikturplastik ein gutes Verfahren zur Vermeidung größerer Resektionen [1, 13, 16].

Eine zu *restriktive Haltung* generell gegenüber der Operation beim Morbus Crohn scheint auch im Wissen um die Unheilbarkeit dieser Erkrankung mit chirurgischen Mitteln deshalb nicht gerechtfertigt, weil die Patienten nach Operation insgesamt hinsichtlich der Lebensqualität und des rezidivfreien Intervalls sehr wohl von einer Operation gegenüber einer rein konservativen Therapie profitieren, wie eine eigene Vergleichsstudie [5] gezeigt hat (s. Abb. 2). Voraussetzung für eine aktivere chirurgische Therapie ist dabei aber eine sehr darmsparende Vorgehensweise.

Handelt es sich bei den Akutsituationen um Erstmanifestationen des Morbus Crohn und wird die Crohn-Krankheit praeoperativ nicht erkannt, muß intraoperativ am typischen makroskopischen Bild die Differentialdiagnose gestellt und das weitere Vorgehen entsprechend festgelegt werden. Wurde unter der Fehldiagnose „Appendizitis" laparotomiert, sollte die Appendix zur Vermeidung künftiger diagnostischer Irrtümer entfernt werden, wenn die Basis nicht makroskopisch verändert ist. Das Ausmaß der vorgefundenen Veränderungen bestimmt im übrigen, ob durch Lymphknotenexstirpation nur die Diagnose gesichert werden oder durch Ileocoecalresektion mit End-zu-End-Ileo-Colostomie die volle Sanierung erfolgen muß.

Zusammenfassend zeigt Tabelle 4, daß beim Morbus Crohn Indikationen zum Akuteingriff ebenso wie das intraoperative Vorgehen besonderen Regeln im Vergleich zu ähnlichen Akutsituationen anderer Genese unterliegen.

Literatur

1. Alexander-Williams J (1971) The place of surgery in Crohn's disease. GUT 12:739
2. Banks BM, Zetztel L, Richter H (1969) Morbidity and mortality in regional enteritis. Am J dig dis 14:369
3. Brundet NJ, Dixon JM, Lumsden AB (1985) Free perforation in Crohn's colitis. A ten year review. Dis Colon Rectum 28:35
4. Buzzard AJ, Baker WNW, Needham RRG (1974) Acute toxic dilatation of the colon in Crohn's colitis. Gut 15:416
5. Eigler FW, Goebell H, Schaarschmidt K, Dirks E (1985) Die Leistung der Chirurgie im Gesamtplan des M. Crohn. Langenbecks Arch Chir 366:491
6. Gaebel G, Bockhorn H (1985) Ileus bei Morbus Crohn – Operationszeitpunkt und Operationstaktik. In: Häring R (Hrsg) Ileus, chirurgische und gastroenterologische Praxis. de Gruyter, Berlin New York, S 579
7. Greenstein AJ, Kark AE, Dreiburg DA (1975) Toxic dilatation of the colon in Crohn's colitis. Am J Gastroenterol 63:117
8. Greenstein AJ, Mann D, Sachar DB, Aufsess AH (1985) Free perforation in Crohn's disease: I. A survey of 99 cases. Am J Gastroenterol 80:682
9. Javett SL, Brooke BN (1970) Acute dilatation of colon in Crohn's disease. Lancet 2:126
10. Katz S, Schulman N, Levin L (1986) Free perforation in Crohn's disease: A report of 33 cases and review of literature. Am J Gastroenterol 81:38
11. Lorenz D, Thiele H, Reiter J (1987) Massive Blutung beim M. Crohn – eine seltene Komplikation. Zentralbl Chir 112:373
12. Paget ET, Owens MP, Peniston WO (1974) Massive upper gastrointestinal tract hemorrhage: Manifestation of regional enteritis of duodenum. Arch Surg 104:416
13. Peitsch W, Becker HD (1985) Die spezielle Problematik des Ileus bei Morbus Crohn. In: Häring R (Hrsg) Ileus, chirurgische und gastroenterologische Praxis. de Gruyter, Berlin New York, p 571
14. Steinberg DM, Cooke WT, Alexander-Williams J (1973) Free perforation in Crohn's disease. Gut 14:187
15. Steinberg DM, Cooke WT, Alexander-Williams J (1973) Abscess and fistula in Crohn's disease. Gut 14:865
16. Winkler R (1985) Ileus bei Morbus Crohn. In: Häring R (Hrsg) Ileus, chirurgische und gastroenterologische Praxis. de Gruyter, Berlin New York, p 563

11. Operative Behandlung bei akuten Situationen der Colitis ulcerosa

R. Winkler

Chirurgische Klinik des Martin-Luther-Krankenhauses Schleswig (Abteilung für Allgemeinchirurgie: Prof. Dr. R. Winkler), Lutherstr. 22, D-2380 Schleswig

Surgical Intervention in Acute Complications of Ulcerative Colitis

Summary. Acute complications of ulcerative colitis that require surgery are rare (toxic megacolon, 5–8%, perforation, 2–3%, massive hemorrhage <1%), but pose a high risk. Surgery within 48 h after the failure of intensive conservative treatment is decisive for success. Turnbull's procedure is still less risky than colectomy for toxic megacolon. In case of perforation colectomy is considered the standard procedure. Massive hemorrhage (>2000 ml blood/24 h) always requires colectomy. Preservation of the rectal stump shortens the operation, lessens the trauma and allows reconstruction of the continence function by pouch-ileoanostomy.

Key words: Ulcerative colitis – Toxic megacolon – Perforation – Massive hemorrhage

Zusammenfassung. Chirurgisch relevante akute Komplikationen der Colitis ulcerosa sind selten (toxisches Megakolon 5–8%, Perforation 2–3%, therapierefraktäre Massenblutung <1%), dann aber erheblich komplikationsträchtig. Entscheidend für den Behandlungserfolg ist die Frühindikation, wenn die Komplikation nicht in 48 Stunden auf intensive konservative Therapie anspricht. Beim toxischen Megakolon kommen ausschaltende Ileostomie und Gasfisteln nach Turnbull bzw. die Kolektomie in Betracht. Bei Perforationen wird mehrheitlich die Kolektomie erforderlich. Die Massenblutung (>4 Blutkonserven/Tag) erfordert immer die Kolektomie. Die Belassung des Rektumstumpfes verkürzt die OP-Zeit, mindert das Trauma und erhält die Möglichkeit späterer Kontinenzwiederherstellung durch Pouch-Ileoanostomie.

Schlüsselwörter: Colitis ulcerosa – toxisches Megakolon – Perforation – Massenblutung

Akute Komplikationen der Colitis ulcerosa, allen voran das toxische Megakolon, gehören zu den eindrucksvollsten, wenngleich sehr seltenen chirurgischen Krankheitsbildern (Tabelle 1). So dramatisch sie sich auf ihrem Höhepunkt äußern, ist ihr Beginn eher vage. Da sie sich regelhaft im Zuge schwerer Manifestationen mehrheitlich bei der Erstmanifestation entwikkeln, können jene feinen Äußerungen, die den fatalen Verlauf signalisieren, von der Schwere des Gesamtbildes maskiert werden. Auf dem schmalen Grad der Kompensation aber, auf dem sich diese Kranken bewegen, kann – um im Bilde zu bleiben – ein nur geringes Abweichen vom Wege zum tiefen Sturz führen.

Jede Verschlechterung im Verlauf einer akuten Kolitis sollte daher an die Möglichkeit der Entwicklung eines Megakolon denken lassen. Gleichwohl können die Zeichen so allgemein sein, daß nur das regelmäßige Rö-Abdomenleerbild die drohende Gefahr offenbart. Toxische Zeichen wie Tachycardie, Unruhe, Fieber, Verwirrtheit, die dem Krankheitsbild die Zusatzbezeichnung gaben, können initial bestehen, sich aber auch erst im Verlaufe einstellen. Rückgang der Stuhlfrequenz, aber auch ein fast kontinuierliches, von Tenesmen begleitetes Auslaufen einer übelriechenden Stuhlbrühe, Meteorismus, Peritonismus, Versiegen der Peristaltik leiten über zum Vollbild, verständlich, daß unter diesen Umständen die

Tabelle 1. Colitis ulcerosa, Häufigkeiten

Toxisches Megacolon	5−8%
Perforation	2−3%
Massive Blutung	<1%

Tabelle 2. Toxisches Megakolon, Sofortmaßnahmen

Komplette parenterale Ernährung
Enterale Dekompression
Kortison 50−100 mg/die
  nach 1000−2000 mg Bolus
Antibiotische Abschirmung
  (Breitbandcephalosporin, Metronidazol)
Sympathicolyse
Albumingaben

Tabelle 3. Toxisches Megakolon, Häufigkeit chirurgischer Intervention

1970−75	18
1976−80	5
1980−85	1

Tabelle 4. Therapie des toxischen Megakolon

Autor	n	Letalität in %
Sammelstatistik		
Binder et al. (1974)		
konservativ ohne	142	30,3
mit Perforation	17	82,4
operativ ohne	343	21,6
mit Perforation	82	51,2
Klinik Turnbull (Jagelman 1978)		
Enterostomien	49	2
+ Proktokolektomie	49	6
UK Hamburg		
Enterostomien	24	12,5

Tabelle 5. Toxisches Megakolon, Prognose nach Turnbullscher Operation (n = 24)

Primärletalität	3
Intervall (Prokto-) Kolektomie	19
Letalität	2
Leben mit ausgeschaltetem Kolon	2

schicksalhafte Entwicklung einer Perforation klinisch fast nie erfaßt wird. Leukozytose, Hypokaliämie, Eiweiß-, insbesondere Albuminabfall, Kreatininanstieg repräsentieren laborchemisch das toxische Geschehen. Beweisend ist das Rö-Bild mit Zunahme des Querdurchmessers des Darmes auf über 6 cm [3].

Primat hat die konservative Therapie unter intensivmedizinischer Überwachung mit kompletter parenteraler Ernährung, hochdosierter Cortison-Therapie, antibiotischer Abschirmung, Substitution der Stoffwechseldefekte und fallweise enteraler Dekompression (Tabelle 2). Setzt diese rechtzeitig ein, kann offensichtlich die Entwicklung zum Vollbild mehrheitlich abgefangen werden. Die Erfahrungen aus einer ganz engen Kooperation mit den internistischen Kollegen zeigen, daß nicht so sehr die Zahlen drohender Dilatationen gesenkt, wohl aber die Verläufe so mitigiert werden konnten, daß notfallmäßige Interventionen zunehmend entbehrlicher wurden. Insbesondere jene desolaten Krankheitsbilder mit verschleppten Verläufen, häufig von außen zugewiesen, sind erfreulicherweise heute eine Seltenheit (Tabelle 3). Sie gaben die Grundlage für die früher fatalistische Einschätzung einer fast 100%igen Letalität dieser Komplikation.

Entscheidend für den Behandlungserfolg ist die Frühindikation. Spricht das Krankheitsbild nicht innerhalb von 48 Stunden auf die intensive konservative Therapie an, muß interveniert werden [1−5, 7].

Dabei bedeutete die Empfehlung Turnbull's der Anlage multipler Enterostomien mit endständiger doppelläufiger Ileostomie, Transversumgasfistel und fallweise Sigmafistel bzw. transanale Dekompression durch ein hochgeleitetes Brückerohr sicher einen Durchbruch in der Verbesserung der Leistungsbilanzen, konnten doch die Letalitätsziffern von teilweise über 90% auf unter 10% gesenkt werden (Tabelle 4). Das Wirkprinzip ist das der Dekompression, zumal am üblicherweise am stärksten betroffenen Transversum, und damit nach dem La-Placeschen Gesetz die Durchbrechung des Teufelskreises aus Distension und Zirkulationsstörungen bis hin zur letztlich fatalen ischämischen Distensionsruptur. Es genügt vollkommen, den Darm allein zu fisteln. Vorlagerungsversuche an dem hochmaroden Darm führen oft zu Einrissen der Wand und erzwingen dann die risikoreichere Kolektomie. Perforationen, die sich schwerpunktmäßig im Sigma und Coecum abspielen, kann man ebenfalls als Fistel einnähen. Die alleinige Übernähung der Perforation ist auch bei Dekompression unsicher, da die zundrige Darmwand keine Nahtlager bietet [2, 6, 7].

Nicht vorlagerungsfähige Perforationen bei toxischer Dilatation sind in der Tat die unausweichlichen Notwendigkeiten zur Kolektomie. Ansonsten bin ich mit ihrer Empfehlung *für die Praxis* sehr reserviert. Wer erlebt hat, wie dieser Darm gleichsam unter den Händen zerfallen kann, wie sich im Schwall Kotjauche in die Bauchhöhle ergießt, wird nur dem sehr erfahrenen Darmchirurgen dieses Vorgehen in der Notfallsituation konzidieren. Auch das Turnbullsche Verfahren ist keineswegs ein einfaches Manöver, da soll man sich nicht täuschen, nur sind Eingriffsumfang, Wundsetzung und damit globales Risiko ungleich geringer. Mag man auch argumentieren, daß mit der Frühindikation die Ergebnisse der Kolektomie ebenfalls deutlich besser geworden sind, so stehen hier immer noch 20–30% Sterblichkeit gegen 5–10% zu Buche. Ergo, nehmen Sie als Empfehlung von hier unverändert das Turnbullsche Prinzip als das Verfahren der Wahl.

Freilich beinhaltet die Turnbullsche Operation die Intervallkolektomie (Tabelle 5). Deren Letalität mit etwa 1% und ihr Komplikationsregister unter 10% sind aber zu gering, um nennenswert die Globalstatistik ungünstig zu beeinflussen.

Diese Intervallkolektomie würde ich in den ersten 6 Monaten anstreben. Zwar führt der Ausschaltungseffekt zu einer nachhaltigen Krankheitsberuhigung mit markanter Erholung der Patienten; auch leben zwei unserer Patienten derzeit über 15 Jahre ohne weitere operative Maßnahme, doch sind schwergradige Rückfälle auch im ausgeschalteten Kolon möglich. So verstarben 2 Patienten an einer freien Perforation bzw. nach Notfallkolektomie wegen unstillbarer Blutungen (Tabelle 5) [2, 7].

In der Elektivsituation sind schließlich rekonstruktive Maßnahmen wie die Pouch-Ileoanastomie vertretbar, die sich in der Notfallsituation verbieten. Im Hinblick auf diese funktionserhaltenden Operationen gewinnt die in der Notfallsituation zur Risikominderung sinnvolle Kolektomie mit Belassen des blind verschlossenen (kurzen) Rektumstumpfes eine neue Qualität, da sie die Tür für eine spätere Kontinenzwiederherstellung offen hält.

Freie Perforationen ohne toxische Dilatationen sind selten, sieht man von denen ab, die bei einer Koloskopie entstehen. Dies ist nach dem pathogenetischen Verständnis auch keineswegs überraschend, handelt es sich bei der Colitis ulcerosa doch primär um eine auf die Schleimhaut begrenzte Entzündung und nicht um eine transmurale wie bei Morbus Crohn. So sind denn auch die Perforationen beim Megakolon als ischämische Distensionsrupturen und nicht etwa als perforierendes Geschwür einzustufen. Die Behandlungsentscheidungen hängen von dem Gesamtzustand des Kranken ab. Da die Perforationswahrscheinlichkeit mit der Schwere und Ausbreitung der Colitis korreliert, wird man sich mehrheitlich für die Kolektomie entscheiden, um auch das gesamte entzündliche Potential zu eliminieren. Erscheint dies nicht möglich, wären neben einer Ausschaltungsileostomie die Perforationsstelle(n) in die Bauchdecke zu fisteln. Wegen der immer schweren Peritonitis ist für die Nachbehandlung die Etappenlavage vorzusehen [3–5, 8].

Blutungen gehören zum Alltag des Colitis-Kranken. Sie werden auch bei hohen Stuhlfrequenzen erstaunlich gut verkraftet. Transfusionsbedürftige Massenblutungen dagegen sind selten, obschon das Krankheitsgeschehen gerade hierzu disponieren sollte. Für den Indikationszeitpunkt gelten die gleichen Regeln wie für andere intestinale Massenblutungen. Übersteigt der Transfusionsbedarf 4 Konserven innerhalb 24 Stunden, muß interveniert werden. Da auch die Massenblutungen profuse Blutungen bei schwerster Manifestation sind, gibt es hier nur eine Lösung, die vollständige Entfernung des erkrankten Darmabschnittes, mehrheitlich im Sinne der Proktokolektomie [3, 5]. Vertretbar ist allein die Überlegung, ob man einen kurzen Rektumstumpf beläßt. Einerseits trägt dies zu einer Operationsverkürzung und Reduktion des Operationstraumas bei, auch stellen Blutungen aus dem Rektumstumpf kaum ein Behandlungsproblem, es bleibt auch die Möglichkeit späterer rekonstruktiver Eingriffe erhalten. Wenn proktektomiert wird, sollte dies auf dem von der Natur vorgezeichneten intersphinkteren Wege geschehen. Dieser ist schnell, bluttrocken, gleichsam atraumatisch und erhält die Integrität des Beckenbodens.

92

Akute Komplikationen der Colitis ulcerosa sind glücklicherweise selten. Da sie Kranke mit schwerstem Krankheitsverlauf treffen, ist ihr Risikopotential hoch. Daß dennoch in den letzten Jahren das früher düstere Bild sich aufgehellt hat, liegt an mehreren Gründen:

- der aus chirurgischer Sicht wichtigste die Akzeptierung der Frühindikation, das heißt der Intervention nach höchstens 48 Stunden bei frustraner konservativer Therapie,
- der Optimierung der operationsbegleitenden Therapie und
- aus allgemeiner Sicht ihrer offensichtlichen Vermeidbarkeit bei konsequenter konservativer Therapie, wobei insbesondere der totalen Darmausschaltung durch parenterale Hyperalimentation über einen zentralen Zugang besondere Bedeutung zukommt. Der deutliche Knick in der Häufigkeit dieser Komplikationen fällt sicher nicht zufällig zusammen mit der Einführung dieses Behandlungsprinzips.
- Schließlich, mit der schon angeklungenen drastischen Risikominderung ist die Operation zu einer akzeptablen Alternative für die Elektivsituation geworden und nicht länger eine Ultima-ratio-Maßnahme, wenn nun gar nichts mehr geht. Damit aber werden wir prophylaktisch tätig gerade im Hinblick auf diese Komplikationen, die unverändert von tiefem Ernst gezeichnet sind.

Dieser letzte Gedanke verweist auf einen ganz zentralen Aspekt, die interdisziplinäre Kooperation. Nur wenn wir die Betroffenen gemeinsam von Anfang an betreuen, kann die beste Behandlung zum besten Zeitpunkt zum Einsatz kommen. In dieser Gemeinsamkeit ist in den letzten Jahren außerordentlich viel erreicht worden. Und das ist wahrscheinlich die wichtigste Ursache für die eklatanten Behandlungsfortschritte für *alle* Colitis-Kranken, die allenthalben zu vermelden sind.

Literatur

1. Binder SL, Patterson JF, Glotzer DJ (1974) Toxic megacolon in ulcerative colitis. Gastroenterology 66:909
2. Ewerwahn WJ, Winkler R (1975) Die zweizeitige chirurgische Therapie der akuten komplizierten Colitis ulcerosa. Indikation, Erfahrungen und Ergebnisse. Dtsch Med Wochenschr 102:860
3. Müller-Wieland K, Winkler R, Schreiber HW (1982) Indikation zur chirurgischen Behandlung. In: Müller-Wieland K (Hrsg) Dickdarm, Handbuch der Inneren Medizin Bd. 3, T 4, Springer, Heidelberg
4. Schofield PF (1982) Toxic dilatation and perforation in inflammatory bowel disease. In: Gall RP, Groitl H (Hrsg) Entzündliche Darmerkrankungen des Dünn- und Dickdarmes: Morbus Crohn – Colitis ulcerosa, perimed, Erlangen
5. Siewert JR, Isemer FE (1983) Prinzipien operativer Behandlung von Colitis ulcerosa und Morbus Crohn. In: Ottenjann R, Fahrländer H (Hrsg) Entzündliche Erkrankungen des Dickdarms. Springer, Heidelberg
6. Turnbull RB, Weakley FL, Hawk WA, Schofield P (1970) Choice of operation for the toxic megacolon phase of nonspecific ulcerative colitis. Surg Clin North Am 50:1151
7. Winkler R (1976) Colitis ulcerosa und Schwangerschaft. Chirurgische Therapie der akuten Komplikationen. Dtsch Med Wochenschr 101:963
8. Winkler R (1988) Chronisch entzündliche Darmkrankheiten – Chirurgische Therapie. Krankenhausarzt (im Druck)

I. Hauptthema 3

Chirurgische Onkologie I

Leistungen der Tumorchirurgie

12. Einführung

H. W. Schreiber

Chirurgische Universitätsklinik Hamburg, Martinistr. 52, D-2000 Hamburg 20

Introduction to Surgical Oncology I: Accomplishments of Tumor Surgery

Summary. The surgeon is responsible for 80% of the therapeutic measures taken for organ tumors, either exclusively or in collaboration with other disciplines. Ninety-five percent of these tumors are curable. The decisive factors are time and the place of treatment. Early stage carcinoma has the best prognosis. The boundaries of surgery should be extended to include advanced carcinoma tumors within realm of surgical cure. Nowadays a surgeon must also be competent in oncology, i. e. in adjuvant chemo-, radio- and immunotherapy.

Key words: Surgical competence in tumor therapy

Zusammenfassung. Der Chirurg ist in 80% der Organtumoren ausschließlich oder mit anderen Fachvertretern für die Therapie zuständig. Bei 95% dieser Geschwülste kann er Heilung vermitteln. Entscheidend sind die Faktoren von Zeit und Ort. Die besten Chancen bestehen beim Frühkarzinom. Beim fortgeschrittenen Karzinom werden die Grenzen des chirurgischen Vorgehens weiter gezogen, so daß eine größere Umschriebenheit hergestellt wird. Der Chirurg von heute muß mit der Onkologie, d. h. auch in der konservativen adjuvanten Chemo-, Radio- und Immuntherapie kompetent sein.

Schlüsselwörter: Chirurgische Kompetenz in der Tumortherapie

„Der Krebs zieht sich durch das Leben eines Chirurgen wie ein roter Faden" – So – zeitlos gültig – Johann Nepomuk von Nussbaum vor über 100 Jahren in München.

Die Chirurgie besitzt für die Behandlung der Kranken mit bösartigen Geschwulstkrankheiten einen Ausweis historisch-empirischer, wissenschaftlicher und praktisch effektiver Kompetenz. Bei der Therapie von 80% der Tumoren ist die Chirurgie allein oder in Kooperation beteiligt, und dies mit der hohen Effektivität von 95%. Es gehört zu den großen historischen Verdiensten der deutschen Chirurgie, daß sie die Radikaloperation als den zur Heilung führenden Weg erkannt und ihr zum Durchbruch verholfen hat. Vor der Kulisse einer über 100jährigen lebendigen Erfahrung kann die Chirurgie eine Leistungsbilanz vergleichsweise konkurrenzloser Erfolge vorlegen. Im engen Verbund mit den Pathologen haben die Chirurgen den Grundstein zur Entwicklung der Onkologie gelegt. Berechtigung wie Notwendigkeit der chirurgischen Therapie leiten sich aus der gesicherten Erfahrung ab, daß der Krebs als umschriebene Erkrankung beginnt, mit unterschiedlichem Wachstumstempo den Mutterboden zerstört und ersetzt, Tochtergeschwülste bildet und ohne Behandlung zur Todeskrankheit des Betroffenen wird. Wird der Krebs in der Phase der chirurgisch angehbaren Umschriebenheit radikal entfernt, ist der Kranke geheilt. Diese Basiserfahrung wird exemplarisch beim Frühkarzinom immer wieder bestätigt. Darüber hinaus hat die Chirurgie versucht, auch den weiterentwickelten Krebs durch Ausdehnung des operativen Eingriffs radikal zu entfernen. Für alle Tumorformen wurden adäquate standardisierte chirurgische Konzepte entwickelt.

Im Laufe der Zeit konnten Radiologie, Hormon-Chemotherapie sowie Immunologie den therapeutischen Katalog erweitern. Das Gesamtkonzept der Möglichkeiten reflektiert heute in dem Begriff der „Onkologie". Sie umfaßt fachübergreifend einen chirurgischen, radiologischen und internistischen Part sowie die Grundlagenforschung. Das Zusammenwirken dieser Möglichkeiten hat die Erforschung, Erkennung und Behandlung der Tumorkrankheiten vielfältig weitergebracht. Wie wir die fachübergreifenden onkologischen Informationen und Effektivitäten respektieren, können chirurgisches Vermögen differenziert umgesetzt und ihre Ergebnisse insgesamt gesteigert werden. Im Zuge der raschen Entwicklung der konservativen Onkologie läuft die Chirurgie heute Gefahr, in ein organisatorisches Abseits zu geraten. Dieser Trend ist unrealistisch. Es geht um die Erkennung und Wahrnehmung der dominierenden Position der chirurgischen Onkologie. Für den operierten Tumorkranken ist der Chirurg die natürliche orientierende Bezugsperson; an der onkologischen Strategie von Diagnose, therapeutischer Planung, operativer Vor- und Nachsorge nimmt er maßgeblich prägenden Anteil. Um diese wichtige Leitfunktion wahrnehmen zu können, muß der Chirurg onkologisch kompetent sein.

13. Allgemeine Tumorpathologie und -pathophysiologie

P. Hermanek
Abteilung für Klinische Pathologie, Chir. Univ. Klinik, Maximiliansplatz, D-8520 Erlangen

General Pathology and the Pathophysiology of Tumors

Summary. The clinical behaviour of malignancies is characterized by four stages of progressive development: local, locoregional, mono- or oligotop-distant, and disseminated-distant. In the first three stages surgery is the most effective means of treatment. The possibility of tumor cell dissemination and implantation within the surgical area determines the methods of oncological surgery (no touch, wide margins of clearance, en bloc resection together with lymph node dissection).

Key words: Pathology of tumors – Stages of malignant disease – Surgery of tumors – Oncological surgery

Zusammenfassung. Die Tumorkrankheit ist durch einen Ablauf in vier Phasen gekennzeichnet: 1. lokalisiert, 2. lokoregionär, 3. mono- oder oligotope Fernmetastasierung in Leber bzw. Lunge, 4. disseminierte Fernmetastasierung. Phase 1–3 sind Domäne der Chirurgie, die das lokoregionär am sichersten wirksame Verfahren darstellt. Die Möglichkeit der Tumorzelldissemination im Operationsgebiet hat wesentliche Konsequenzen für die onkologische Operationsmethodik (no touch, weite Sicherheitsabstände, Resektion und Lymphknotendissektion en bloc).

Schlüsselwörter: Chirurgie in der Tumorbehandlung – Onkologische Operationsmethodik – Phasen der Tumorkrankheit – Tumorpathologie

Die allgemeine Pathologie und Pathophysiologie maligner Tumoren kann wichtige Hinweise über die Möglichkeiten und Grenzen chirurgischen Handelns in kurativer Zielsetzung geben, andererseits auch Voraussetzungen optimaler Leistungen der Tumorchirurgie aufzeigen. Von besonderer Bedeutung sind dabei die Wege und der zeitliche Ablauf der Tumorausbreitung.

Möglichkeiten und Grenzen der Tumorchirurgie in kurativer Zielsetzung

In biologischer und klinischer Sicht sind maligne Geschwülste definiert als irreversible und autonome Gewebsneubildungen, die invasiv und destruierend wachsen, in Lymph- und Blutgefäße einbrechen und damit die Fähigkeit zur Metastasierung besitzen (Hermanek und Giedl 1986). Obwohl schon sehr früh laufend Tumorzellen in Lymphe und Blut abgeschwemmt werden, führt dies erst nach längerem Bestehen zur Metastasenbildung. Krebs ist also durchaus nicht von Anbeginn eine Allgemeinerkrankung, vielmehr meist durch einen phasenhaften Ablauf gekennzeichnet (Hermanek und Gall 1979; Tonak et al. 1986).

---

* Der Vortrag wird in der Zeitschrift Arzt und Krankenhaus publiziert

In der ersten sog. *lokalisierten Phase* ist der Tumor auf das Entstehungsorgan begrenzt und hat keine Metastasen gesetzt. Daran schließt sich die *lokoregionäre Phase*, in der der Tumor sich auf ein Nachbarorgan ausgebreitet und/oder regionäre Lymphknoten befallen hat. Lokalisierte und lokoregionäre Phase sind die klassische Domäne der Chirurgie, wobei nur die vor allem diffuse kontinuierliche Ausbreitung auf nicht anatomisch definierte und nicht resezierbare Nachbarstrukturen die Grenzen chirurgischen Handelns setzen, wie z. B. die diffuse Infiltration des Retroperitoneums bei gastrointestinalen Karzinomen.

Der lokoregionären Phase folgt schließlich die *Fernmetastasierung*. Als Fernmetastasen gelten Befall nicht-regionärer Lymphknoten, also Fortschreiten der lymphogenen Metastasierung in Lymphknoten jenseits der jeweils definierten regionären. Fernmetastasen entstehen weiters durch Ausbreitung auf dem Blutweg oder intrakavitär.

Die Ausbreitung auf hämatogenem Weg kann nicht nur Folge des Einbruchs des Primärtumors in Venen sein, sondern auch von Lymphknotenmetastasen ausgehen, sei es über lymphovenöse Verbindungen oder über den Ductus thoracicus, und auch Metastasen an serösen Häuten können Ausgangspunkt einer hämatogenen Metastasierung sein. Die Penetration des Primärtumors durch die Serosa ist ein prognostisch ungünstiges Ereignis, das zur intrakavitären Metastasierung im Sinne einer Carcinose von Pleura oder Peritoneum führen kann.

Wir wissen heute, daß die Fernmetastasierung, sei sie hämatogen, lymphogen oder intrakavitär, ganz in der Regel nicht explosionsartig zur Dissemination führt, vielmehr zunächst *Fernmetastasen mono- oder oligotop* auftreten (Mühe und Angermann 1986). Bei hämatogener Ausbreitung finden wir meist zunächst solitäre oder einige wenige Metastasen je nach Lokalisation des Primärtumors entweder in der Leber oder in den Lungen. Erst wenn diese eine wechselnd lange Zeit bestanden haben, erfolgt von ihnen aus eine weitere Dissemination mit multiplen Metastasen in einem oder mehreren bis vielen Organen. Gelingt es, die mono- oder oligotope Metastasierung rechtzeitig, d. h. noch vor der weiteren Dissemination zu diagnostizieren und chirurgisch komplett zu beseitigen, sind definitive Heilungen in etwa 30% der Fälle durchaus möglich, und dies bestätigt die Richtigkeit dieser Theorie der sog. kaskadenartigen Fernmetastasierung (Bross und Blumenson 1976; Gall et al. 1986). Mit Eintritt *disseminierter Fernmetastasen* sind natürlich die Grenzen chirurgischer kurativer Therapie überschritten.

Wenn also in den Phasen der lokalisierten und lokoregionären Ausbreitung und auch in jener der mono- und oligotopen Fernmetastasierung Chirurgie in kurativer Absicht möglich ist, stellt sich natürlich die Frage, ob denn nicht auch *andere Modalitäten* wirksam sein und statt Chirurgie angewendet werden können. Grundsätzlich ist dies zu bejahen, aber es muß gerade aus der Sicht des Pathologen ganz klar ausgesprochen werden, daß ein örtlicher Tumor mit der größten Sicherheit nur durch korrekte Chirurgie entfernt werden kann. Bei Strahlen- und Chemotherapie besteht immer das Risiko, daß mehr oder weniger umfängliche vitale Tumorformationen zurückbleiben. Auch bei völliger klinischer Tumorrückbildung kann man bei histologischer Untersuchung immer wieder noch vitale Tumorinseln finden, wie einschlägige Beobachtungen etwa beim Analkarzinom nach kombinierter Strahlen-Chemotherapie zeigen. Wir besitzen bis heute keine sicheren Kriterien, die uns jene Fälle selektionieren lassen, bei denen eine komplette Tumordestruktion durch Radio- und/ oder Chemotherapie mit Sicherheit vorherzusagen wäre. Daher bleibt für den örtlichen Tumor die Chirurgie nach wie vor die onkologisch sicherste Therapiemodalität.

Chirurgie ist die vorzugsweise Modalität bei der Therapie in kurativer Absicht. Der ganz überwiegende Teil aller Krebsheilungen erfolgt durch Chirurgie. Das viel beschworene interdisziplinäre oder *multimodale Konzept der Tumortherapie* ist zwar in aller Munde, ist sinnreicherweise aber doch – wie die Realität bisher zeigt – bei nur relativ wenigen Tumoren anzuwenden. Im Krankengut der Chirurgischen Universitätsklinik Erlangen trifft dies für 25% aller Patienten zu, beim Mammakarzinom nach den Zahlen der Erlanger Frauenklinik in 45–50% (Tulusan 1987). In welchen Fällen man bei der Primärtherapie ein multimodales Verfahren wählt, bestimmt sich nicht aufgrund allgemein-pathologischer Erwägungen, ist vielmehr für jeden speziellen Organtumor in Abhängigkeit von Histologie und Stadium aufgrund entsprechender Studien festzulegen.

Sondersituationen kurativer multimodaler Therapieansätze sind bisher die Chemotherapie primär lokal nicht kurativ resezierbar erscheinender Tumoren und die dann sich anschließende Resektion in kurativer Absicht. Spektakulär erscheinende Fälle eines derartigen Vorgehens sind neuerdings beim Magenkarzinom mitgeteilt worden (Wilke et al. 1987). Allerdings sind eine kritische Beurteilung dieser Fälle und vor allem eine exakte Verifikation der Irresektabilität durch multiple Biopsien vor Chemotherapie unerläßliche Voraussetzung, und ein endgültiges Urteil hierüber wohl noch nicht zu fällen, insbesondere da diese Fälle örtlich in sehr unterschiedlicher Häufigkeit berichtet werden.

Die Verfechter dieses primär chemotherapeutischen und sekundär chirurgischen Vorgehens meinen, daß hiermit günstigere Erfolge zu erzielen sind, als wenn man primär lokal nicht kurativ reseziert und danach die zurückgebliebenen Tumorreste in kurativer Absicht durch Chemotherapie zu bekämpfen versucht (Wilke et al. 1987). Hiergegen spricht auch, daß eine Nachprüfung und eine endgültige Einordnung in kurativ oder nichtkurativ hier nicht möglich ist, wohl aber beim zeitlich umgekehrten Vorgehen.

Das früher immer wieder verfochtene, theoretisch bestechende und zum Teil auch experimentell belegte *Konzept der chirurgischen Tumorreduktion* und der folgenden sog. Autoimmunotherapie rückt immer mehr in den Hintergrund. Sein klinischer Wert ist höchstens bei einigen Tumortypen und Lokalisationen wahrscheinlich, so z. B. beim Ovarialkarzinom (Bender und Beck 1983) oder bei peripheren Weichteiltumoren (Sauer 1986). Bei letzteren scheinen durch Tumorreduktion günstigere Voraussetzungen für eine Strahlentherapie geschaffen zu werden, aber auch hier ist eine Tendenz zur primären Chemotherapie mit nachfolgendem Versuch einer kurativen Tumorresektion zu verzeichnen.

Pathologisch-anatomische Gesichtspunkte zur optimalen Tumorchirurgie

Die Pathologie und Pathophysiologie maligner Tumoren kann uns auch Hinweise auf die Voraussetzungen optimaler Leistungen der Tumorchirurgie geben (Tabelle 1) (Hermanek und Gall 1979; Tonak et al. 1986). Aus der Sicht des Pathologen kommt zunächst der präoperativen Orientierung entscheidende Bedeutung für die Operationsplanung zu. Der Pathologe hat hierbei nicht nur die Malignitätsdiagnose zu verifizieren, sondern durch Untersuchung von Biopsien Auskunft über den Tumortyp und seinen Differenzierungsgrad zu geben sowie fallweise das klinische Staging schon präoperativ mikromorphologisch zu untermauern. Bei der Operation steht das intraoperative Staging sowie Planung und Durchführung des Eingriffs „nach Maß" unter Nutzung der Möglichkeiten der intraoperativen Schnellschnittuntersuchung im Vordergrund.

Es unterliegt keinem Zweifel, daß mechanische Manipulationen während der Operation eine erhöhte Ausschwemmung von Tumorzellen in Lymphe und Blut zur Folge haben. Eindeutige Beweise schädigender Folgen hiervon gibt es nicht, dennoch sollte das Prinzip einer frühen Ligatur von Arterien und Venen wo möglich befolgt werden. Hohlorgane wie z. B. der Darm werden entsprechend der no touch-Technik möglichst frühzeitig oral und aboral der vorgesehenen Resektionslinien abgebunden, obwohl ein Beweis für die Schädlichkeit einer intraluminalen Ausbreitung von Tumorzellen ebenfalls aussteht.

Kein Zweifel jedoch besteht an der Möglichkeit einer Kontamination des Operationsgebietes und der Biopsieregion mit Tumorzellen. Die wohl erste systematische Zusammenstellung hierüber mit umfänglicher Dokumentation stammt vom Nestor der chirurgischen Pathologie Lauren Ackerman (Ackerman und Wheat 1955). Zumindest seither wissen wir, daß bei Operationen, bei denen durch Tumorgewebe geschnitten wird oder bei denen ein Einriß im Tumorgewebe erfolgt, Tumorzellen im Operationsgebiet disseminiert und dann auch tatsächlich zum Ausgangspunkt sog. Implantationsmetastasen werden. Klinisch imponiert ein Teil dieser später als Lokalrezidiv. Je nach Tumorart variiert die Wahrscheinlichkeit des Anwachsens disseminierter Tumorzellen zu Metastasen. Die Vermeidung derartiger iatrogener Implantationsmetastasen gehört zu den wichtigsten Forderungen an die Tumorchirurgie. Daraus ergibt sich die Regel, daß der Chirurg bei einer optimalen Tumoroperation die Geschwulst nicht zu sehen bekommen soll, und andererseits das Postulat einer

1. Präoperative Orientierung
   a) klinische Untersuchung
   b) Pathologie: Diagnose
                   Typing/Grading
                   Staging

2. Intraoperatives Staging ⎫ Schnellschnitt-

3. Chirurgie nach Maß ⎭ untersuchung

4. Verhinderung der Tumorzelldissemination (Lymph- und
   Blutgefäße, intraluminal, Implantation im Operationsgebiet):
   no touch-Technik
   Abbinden von Hohlorganen
   cave Schnitt durch Tumor!
   cave Tumoreinriß!
   adäquate Sicherheitsabstände
   Resektion und Lymphknotendissektion en bloc

Tabelle 1. Pathologisch-anatomische Gesichtspunkte zu optimaler Tumorchirurgie

Therapiemodalität	Alle Patienten	Krebs-heilungen
Chirurgie	80%	>95%
Strahlentherapie	62%	50%
Chemotherapie	42%	10%

Tabelle 2. Anteil der verschiedenen Therapiemodalitäten bei der Behandlung maligner Tumoren. Nach Ghosh (1982), Sauer (1986), Gallmeier (1986)

Tumorresektion primär mit ausreichenden Sicherheitsabständen im befallenen Organ und en bloc mit etwaig mitbefallenen Nachbarorganen und mit dem regionären Lymphabflußgebiet.

Bedeutung der Chirurgie in der klinischen Onkologie

Die allgemeine Pathologie und Pathophysiologie maligner Tumoren läßt uns die Möglichkeiten und Grenzen der Tumorchirurgie erkennen und lehrt uns wichtige Regeln für onkologische Operationen. Tabelle 2 zeigt global den Anteil der drei Hauptmodalitäten an der Behandlung maligner Tumoren. Bei 80% aller Patienten mit malignen Tumoren und bei 95% aller Krebsheilungen ist die Chirurgie maßgeblich beteiligt. Die Chirurgie braucht daher auch heute keinen Vergleich mit den anderen Therapiemodalitäten zu scheuen, hat aus sachlichen Gründen immer noch die „dominierende Rolle im multidisziplinären Team" (Romsdahl 1976) und muß – zusammen mit der Pathologie – an der „Schaltstelle der Therapiestrategie" (Herfarth 1983) bei malignen Tumoren stehen.

Literatur

1. Ackerman LV, Wheat MW (1955) The implantation of cancer – an avoidable surgical risk? Surgery 37:341–356
2. Bender HG, Beck L (Hrsg) (1983) Carcinoma of the ovary. Cancer Campaign, Vol. VII. Fischer, Stuttgart
3. Bross JDJ, Blumenson LE (1976) Metastatic sites that produce generalized cancer: identification and kinetics of generalizing sites. In: Weiss L (Ed.) Fundamental aspects of metastasis. North-Holland, Amsterdam Oxford

4. Gall FP, Scheele J, Altendorf A (1986) Typical and atypical resection techniques of hepatic metastases. Recent results cancer res 100:212–220
5. Gallmeier WM (1986) Prinzipien der systemischen Chemotherapie (einschließlich Hormontherapie). In: Gall FP, Hermanek P, Tonak J (Hrsg) Chirurgische Onkologie. Histologie- und stadiengerechte Therapie maligner Tumoren. Springer, Berlin Heidelberg New York London Paris Tokyo
6. Ghosh BC (1982) Clinical research in surgical oncology. Surg Gynecol Obstet 155:552–553
7. Herfarth Ch (1983) Chirurgische Onkologie. Langenbecks Arch Chir 361:43–47
8. Hermanek P, Gall FP (1979) Grundlagen der klinischen Onkologie. Witzstrock, Baden-Baden Köln New York
9. Hermanek P, Giedl J (1986) Allgemeine Pathologie und Pathophysiologie (einschließlich Präkanzerosen). In: Gall FP, Hermanek P, Tonak J (Hrsg) Chirurgische Onkologie. Histologie- und stadiengerechte Therapie maligner Tumoren. Springer, Berlin Heidelberg New York London Paris Tokyo
10. Mühe E, Angermann B (1986) Prinzipien der Chirurgie maligner Tumoren. Fernmetastasen. In: Gal FP, Hermanik P, Tonak J (Hrsg) Chirurgische Onkologie. Histologie- und stadiengerechte Therapie maligner Tumoren. Springer, Berlin Heidelberg New York London Paris Tokyo
11. Romsdahl MM (1976) Modalities of cancer treatment. In: Clark RL, Howe CD (eds) Cancer patient care at MD Anderson Hospital and Tumor Institute, The University of Texas. Year Book Medical Publishers, Chicago
12. Sauer R (1986) Prinzipien der Radiotherapie. In: Gall FP, Hermanek P, Tonak J (Hrsg) Chirurgische Onkologie. Histologie- und stadiengerechte Therapie maligner Tumoren. Springer, Berlin Heidelberg New York London Paris Tokyo
13. Tonak J, Gall FP, Hohenberger W, Hermanek P (1986) Prinzipien der Chirurgie maligner Tumoren. Primärtumor und Lymphabflußgebiet. In: Gall FP, Hermanek P, Tonak J (Hrsg) Chirurgische Onkologie. Histologie- und stadiengerechte Therapie maligner Tumoren. Springer, Berlin Heidelberg New York London Paris Tokyo
14. Tulusan AH (1988) Persönliche Mitteilung
15. Wilke H, Preusser P, Fink U, Klink M, Meyer J, Meyer HJ, Gunzer U, Schmoll HJ (1987) Preoperative "neoadjuvant" chemotherapy with etoposide/adriamycin/cisplatin (EAP) in local advanced gastric cancer. Proceedings 4th European Conference on Clinical Oncology and Cancer Nursing, Abstract 119, p 32

14. Leistung der Tumorchirurgie bei Tumoren der Schilddrüse

H. D. Becker

Chirurgische Universitätsklinik, Calwer Straße 7, D-7400 Tübingen

Surgery for Thyroid Cancer

Summary. Tumors of the thyroid gland are a unique medical entity which in most cases requires a combination of surgery and radiation. Papillary tumors in younger patients (less than 40 years) call for less radical surgery; only palpable lymph nodes need to be exstirpated. Thyroid resection in elderly patients must be more extensive. Follicular thyroid cancer is treated by bilateral thyroidectomy with intracapsular resection of the disease-free lobe. C-cell tumor requires a radical approach combined with modified neck dissection. Usually only a reduction of the tumor mass is possible in undifferentiated tumors.

Key words: Thyroid cancer – differentiated radical approach

Zusammenfassung. Die Tumore der Schilddrüse stellen eine besondere Entität dar, die einer differenzierten chirurgischen Therapie unterzogen werden muß. Beim papillären Schilddrüsenkarzinom des jüngeren Lebensalters (bis 40 Jahre) soll die chirurgische Therapie nur mit begrenzter Radikalität durchgeführt werden. Die Operation an den Lymphknoten beschränkt sich auf die Exstirpation palpabler Tumoren. Beim follikulären Schilddrüsenkarzinom besteht die Therapie in der totalen Thyreoidektomie beidseits, wobei auf der nicht befallenen Seite eine sogenannte intrakapsuläre totale Thyreoidektomie zu bevorzugen ist. Bei den entdifferenzierten Schilddrüsenkarzinomen gelingt meist nur eine Tumorverkleinerung.

Schlüsselwörter: Schilddrüsenkarzinom – tumorspezifische Radikalität

15. Leistungen der Tumorchirurgie bei Tumoren der Brustdrüse

A. Schafmayer, B. Osterloh und H. Rauschecker

Klinik und Poliklinik für Allgemeinchirurgie der Universität Göttingen, Robert-Koch-Straße 40, D-3400 Göttingen

Achievements in Breast Cancer Surgery

Summary. Radical mastectomy (Rotter-Halsted) lowered the local and regional recurrence rate from 60% to 6%. Prospective randomized trials showed that there are no differences in overall survival or disease-free survival when a combination of simple mastectomy and lymph node dissection is used; the axillary recurrence rate was 1.8%. Adjuvant radiotherapy is superfluous. Conservative therapy should be reserved for stage I carcinomas in breast cancer.

Key words: Breast cancer – surgical therapy

Zusammenfassung. Durch die radikale Mastektomie nach Rotter-Halsted konnte die locoregionäre Rezidivrate von 60% auf 6% gesenkt werden. Prospektiv randomisierte Studien zeigen deutlich, daß eine einfache Mastektomie mit Axillarevision im Vergleich zum radikalen Vorgehen keinen signifikanten Unterschied hinsichtlich Überlebenszeiten und loco-regionären Rezidiven aufweist. Die loco-regionäre Rezidivrate im Bereich der Axilla betrug 1,8%. Eine Strahlentherapie nach Mastektomie ist nicht erforderlich. Die Tumorektomie mit Axilladissektion und Nachbestrahlung sollte bisher nur Patientinnen im Stadium I vorbehalten bleiben.

Schlüsselwörter: Mamma-Ca – operative Therapie

Die chirurgische Therapie des Mammacarcinoms hat sich in den letzten 20 bis 30 Jahren aufgrund eines neuen Verständnisses der Tumorbiologie grundlegend gewandelt. Ende des vergangenen Jahrhunderts war das loco-regionäre Rezidiv bis zu 80% Hauptursache des chirurgischen Therapieversagens. Somit war es dann der Verdienst Halsteds, aufbauend auf den Mitteilungen von Volkmann und Heidenhain, ein standardisiertes Operationsverfahren entwickelt zu haben, das als Radikaloperation nach Rotter-Halsted bezeichnet wurde – nämlich Wegnahme des Pectoralis major und minor sowie der gesamten axillären Lymphknoten – und bis in die 60er Jahre als *die* chirurgische Therapie der Wahl angesehen wurde. Sein Konzept beruhte auf der Annahme eines autonomen Tumors mit zentrifugaler Ausbreitung.

Auf dieser Überlegung basierend konnte Halsted die loco-regionäre Rezidivrate von 60% auf 6% senken und somit war ein Ziel bei der Behandlung des Mammacarcinoms erreicht. Gekennzeichnet war dieses Operationsverfahren jedoch von einer sehr belastenden postoperativen Morbidität – wie Funktionsstörungen des Musculus latissimus dorsi und postoperativen Lymphödemen – und von einer erheblichen kosmetischen Beeinträchtigung.

Das Problem des Lokalrezidivs schien also gelöst zu sein, aber die Patientinnen verstarben an ihren Fernmetastasen.

1962 auf dem 6. internationalen Krebskongreß in Moskau wurde aufgrund der Tatsache, daß ein Viertel der Patientinnen mit einem Mammacarcinom bereits positive Mammaria-interna-Lymphknoten aufweisen, die ultraradikale Operationstechnik, die im europäischen

Schrifttum mit dem Namen Dal Iverson verbunden ist, propagiert und eine kooperative randomisierte Studie ins Leben gerufen [1].

Ziel der Studie war es, die radikale Mastektomie gegen die ultraradikale Mastektomie zu vergleichen. Bei diesen prospektiven randomisierten Untersuchungen konnte hinsichtlich 10-Jahres-Überlebenszeit und 10-Jahr rezidivfreies Überleben keine Verbesserung durch ein ultraradikales Vorgehen erzielt werden. Somit kann dieses Operationsverfahren nicht als Routineverfahren bei der Behandlung des Mammacarcinoms empfohlen werden.

Viele Operationsverfahren sind in den letzten 20 Jahren veröffentlicht worden, und es bestand die Hoffnung, dadurch die postoperative Morbidität zu senken. Hier ist vor allem Patey zu nennen [2], der basierend auf den Untersuchungen von Gray über die Anatomie der Lymphbahnen den M. pectoralis major beließ. Auch Auchincloss [3] ist hierbei zu erwähnen, der danach auch den M. pectoralis minor belassen hat und nur die Level I und Sublevel II der axillären Lymphknoten ausräumte.

Im Gegensatz zu der chirurgischen Strategie bei allen anderen Organen ist das chirurgische Behandlungskonzept beim Mammacarcinom immer konservativer geworden, d. h. weniger kosmetische Beeinträchtigung bei gleicher Prognose und loco-regionärer Rezidivrate.

Bei keinem anderen Organ sind auch so viele prospektiv randomisierte Studien veröffentlicht worden wie bei der Therapie des Mammacarcinoms. Hier sind vor allem die Leistungen der Chirurgie zu sehen, die immer überprüft worden sind und sich dadurch vom ultraradikalen Vorgehen über die modifizierte Mastektomie bis hin zur Tumorektomie im Stadium I und II entwickeln konnten. So wurde z. B. im Rahmen der Manchester-Studie [4] das radikale Vorgehen nach Rotter-Halsted (278 Patientinnen) mit dem modifizierten Verfahren nach Auchincloss-Madden (256 Patientinnen) verglichen. Es ergab sich kein signifikanter Unterschied zwischen beiden Operationsverfahren nach 10 Jahren sowohl hinsichtlich der Gesamtüberlebenszeit als auch der Anzahl der loco-regionären Rezidive.

Vom amerikanischen Chirurgen Bernard Fisher wurden die Halstedschen Gesetze durch ein neues Verständnis von der Tumorbiologie des Mammacarcinoms in Frage gestellt. Demnach ist das Mammacarcinom bereits zum Zeitpunkt der Diagnosestellung eine systemische Erkrankung, Veränderungen bezüglich der loco-regionären Therapie hätten keinen nachteiligen Effekt auf die Überlebensrate. Auch der Sinn einer adjuvanten Strahlentherapie wurde angezweifelt.

Das „National Surgical Adjuvant Breast and Bowl-Project" (NSABP) der USA führte mit dem Protokoll 04 (Abb. 1 und 2) [5] eine Studie durch, bei der folgende Fragen beantwortet werden sollten:

1. Ist die totale Mastektomie bei Patientinnen mit klinisch negativen Lymphknoten und späterer Axilladissektion bei positivem Status genauso effektiv wie die Operation nach Rotter-Halsted?
2. Sind die Ergebnisse nach einer totalen Mastektomie und zusätzlicher Strahlentherapie mit der Operation nach Rotter-Halsted vergleichbar?
3. Ist die totale Mastektomie mit verzögerter Axilladissektomie genauso effektiv wie die totale Mastektomie mit anschließender Bestrahlungsbehandlung?

Es fand sich kein signifikanter Unterschied in der 10-Jahres-Gesamtüberlebenszeit sowie der krankheitsfreien Überlebenszeit bei Patientinnen mit negativen Lymphknoten. Bei den Patientinnen mit primär positivem Lymphknotenstatus ergab sich ebenfalls kein Unterschied zwischen der Operation nach Halsted und der totalen Mastektomie mit anschließender Bestrahlung. Auch die Tumorlokalisation (medial oder lateral) beeinflußte die Überlebenszeit nicht; eine adjuvante Bestrahlung der Mammaria-interna-Lymphknotengruppe verlängert somit die Überlebenszeit nicht. 17,8% der Patientinnen mit negativen Lymphknoten und einer Therapie mit totaler Mastektomie ohne Bestrahlung wiesen im nachhinein positive Lymphknoten auf, die eine verspätete Axilladissektion erforderten, wobei die Gesamtüberlebenszeit sowie der weitere krankheitsfreie Verlauf nicht beeinflußt wurden. Somit ist die prophylaktische Axilladissektion ein wichtiges diagnostisches Staging-Verfahren, stellt aber kein therapeutisches Vorgehen dar. Durch prophylaktische Axilladissektion konnte im

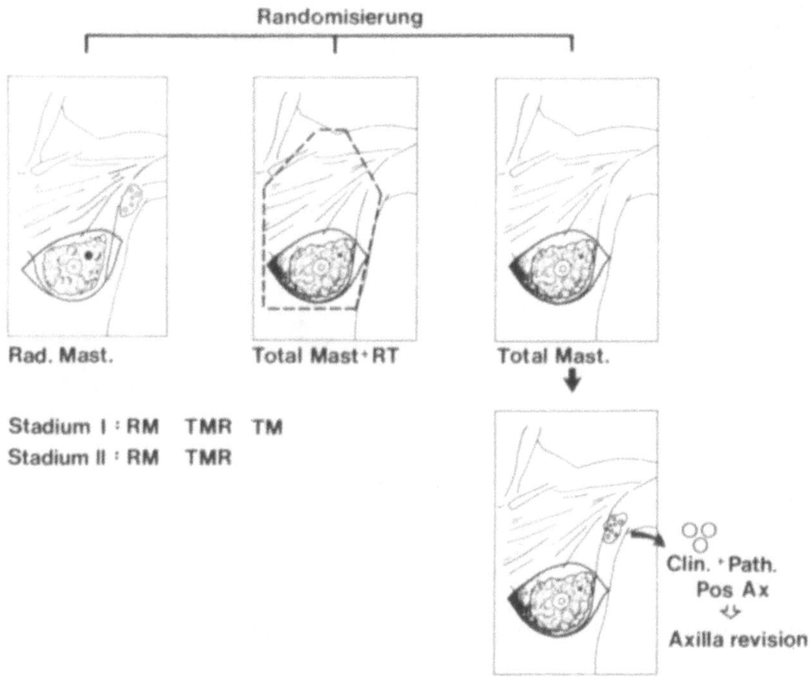

Abb. 1. NSABP-04-Studie (B. Fisher et al.)

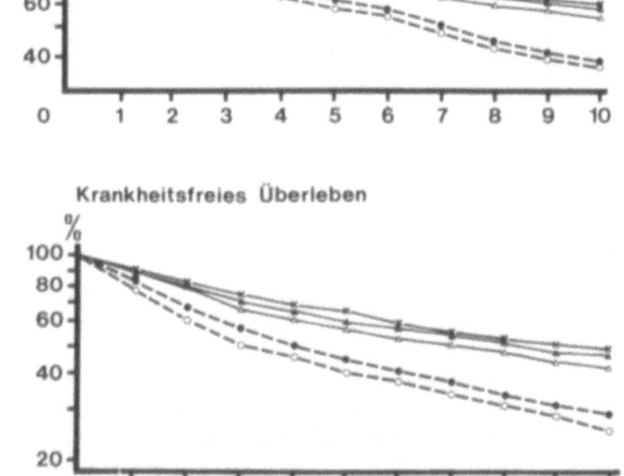

Abb. 2. Ergebnisse der NSABP-04-Studie

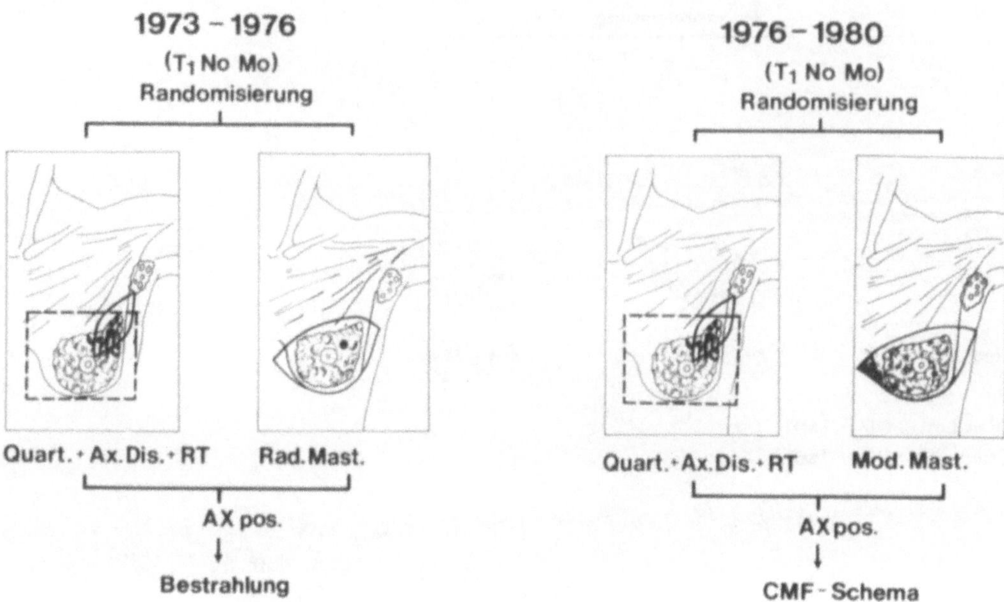

Abb. 3. Mailänder Studie: Radikale Mastektomie versus Quadrantektomie (Veronesi et al.)

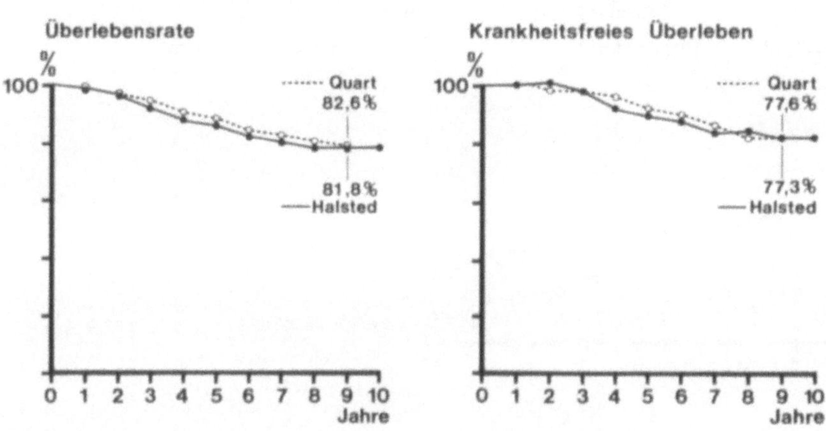

Abb. 4. Ergebnisse der Mailänder-Studie (n = 701 Pat.)

Rahmen dieser Studie die axilläre Rezidivrate von 17,8 auf 1,4% gesenkt werden; damit scheint eine zusätzliche Strahlentherapie nach prophylaktischer Lymphknotendissektion nicht erforderlich.

Mit dem wandelnden Verständnis der Tumorbiologie und der prozentualen Zunahme der Patientinnen im Stadium I, das nach Veronesi ca. 30–40% des gesamten Mammacarcinomkrankengutes europäischer Kliniken ausmacht, wurden auch zunehmend brusterhaltende Therapieverfahren in Erwägung gezogen. In diesem Zusammenhang sind die prospektiven Untersuchungen der Mailänder Studie [6] zu erwähnen, in der beim klinischen Stadium I von 1973 bis 1976 die radikale Mastektomie, von 1976–1988 die modifizierte Mastektomie mit der Quadrantektomie verglichen wurde. Patientinnen mit histologisch verifizierten Lymphknotenmetastasen wurden einer adjuvanten Strahlentherapie der supraclaviculären und parasternalen Lymphknotenregionen bzw. einer adjuvanten Chemotherapie zugeführt.

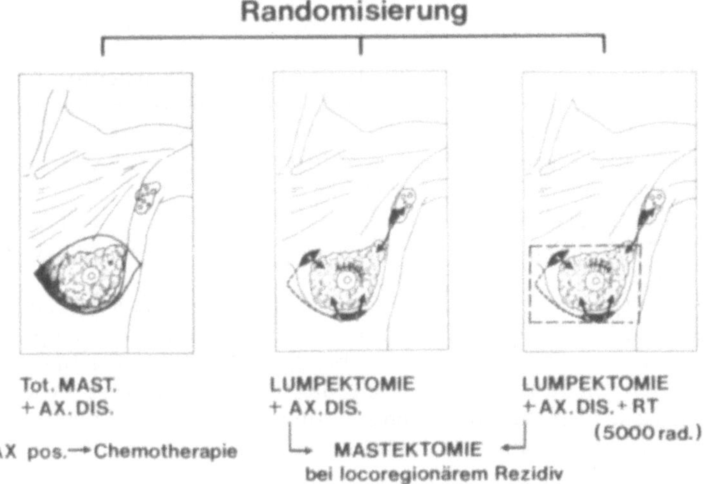

Abb. 5. NSABP-06-Studie (B. Fisher et al.) (Tumor ≤ 4 cm $N_{0/1}$ M_0; n = 2163)

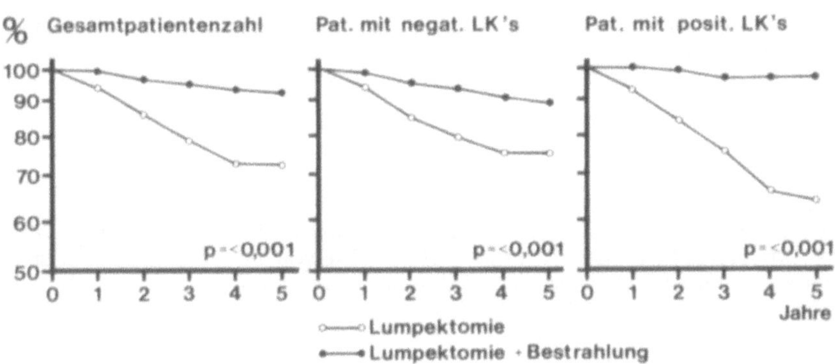

Abb. 6. Ergebnisse der NSABP-06-Studie: Lokalrezidiv-freie Patienten (in %)

Insgesamt wurden 701 Patientinnen in die Studie aufgenommen (Abb. 3). Zwischen beiden Behandlungsarmen ergab sich nach 10 Jahren kein signifikanter Unterschied hinsichtlich des krankheitsfreien Überlebens sowie der Gesamtüberlebenszeit (Abb. 4). Aufgrund des unbefriedigenden kosmetischen Ergebnisses nach Quadrantektomie sieht B. Fisher in diesem Vorgehen nicht zu Unrecht keine geeignete Alternative zur Mastektomie. Dagegen erscheint das kosmetische Ergebnis bei der Tumorektomie bzw. Lumpektomie in der Regel weitaus besser. Im Rahmen der von Fisher koordinierten NSABP 06-Studie wird die totale Mastektomie einer Lumpektomie und Axilladissektion mit und ohne anschließender Strahlentherapie gegenübergestellt (Abb. 5) [7]. Insgesamt wurden in die Studie über 2000 Patientinnen aufgenommen, deren Tumordurchmesser 4 cm nicht überschritt und die klinisch einen negativen Lymphknotenstatus aufwiesen. Patientinnen mit histologisch verifizierten positiven Lymphknoten wurden analog der Mailänder Studie einer adjuvanten Chemotherapie zugeführt.

Während anhand einer ersten Zwischenauswertung kein signifikanter Unterschied beim Vergleich zwischen totaler Mastektomie mit Lumpektomie und anschließender Bestrahlungsbehandlung zu erkennen war, muß ein brusterhaltendes Therapieverfahren ohne adäquate zusätzliche Bestrahlung als unzureichend angesehen werden (Abb. 6): eine Lokalrezidivrate von 28% nach Lumpektomie ist bei Patientinnen ohne Bestrahlung 5 Jahre nach der Primäroperation nicht tolerabel.

Auch in der Bundesrepublik Deutschland stellt z. B. die vom Bundesministerium für Forschung und Technologie geförderte und von Göttingen aus koordinierte prospektive Studie „Behandlung des kleinen Mammacarcinoms" einen wichtigen Beitrag dar, um den Stellenwert und die Ebenbürtigkeit der brusterhaltenden Mammachirurgie in bezug auf radikale Therapieverfahren aufzuzeigen. Seit 1983 sind bisher über 700 Patientinnen des pathohistologischen Stadiums I entweder einer modifizierten Mastektomie oder einer Tumorektomie mit anschließender Bestrahlungsbehandlung zugeführt worden. Zwischenauswertungen liegen noch nicht vor.

Gerade das brusterhaltende Vorgehen, das eine einwandfreie chirurgische Technik, eine sorgfältige pathohistologische Aufarbeitung des Tumorektomiepräparates und eine computerisierte Bestrahlungsplanung voraussetzt, verdeutlicht die bei der Behandlung des Mammacarcinoms notwendige interdisziplinäre Zusammenarbeit, die eine optimale Tumorkontrolle bei bestmöglichem kosmetischen Ergebnis bewirken soll. Im Rahmen dieses Therapiekonzeptes nimmt der Chirurg nachwievor eine Schlüsselrolle ein.

Literatur

1. Lacour I, Le M, Caceres E, Koszarowski T, Veronesi U, Hill C (1983) Radical mastectomy versus radical mastectomy plus internal mammary dissection. Cancer 51:1941–1943
2. Patey DH (1967) A review of 146 cases of carcinoma of the breast operated up on between 1930–1943. Br J Cancer 21:260–269
3. Auchincloss H (1963) Significance of location and number of axillary metastases in carcinoma of the breast. Ann Surg 158:37–46
4. Turner L, Swindell R, Bell WGT (1981) Radical versus modified radical mastectomy for breast cancer. Ann R Coll Surg Engl 63:239–243
5. Fisher B, Wolmark N (1985) Limited surgical management for primary breast cancer: a commentary on the NSABP reports. World J Surg 9:682–691
6. Veronesi U (1985) Die konservative Behandlung des Mammacarinoms. Chirurg 56:269–275
7. Fisher B, Bauer M, Margolese R, Poisson R, Pilch Y (1985) Five-year results of a randomized clinical trial comparing total mastectomy and segmental mastectomy with or without radiation in the treatment of breast cancer. N Engl J Med 312:665–673

16. Chirurgische Therapie des Bronchialkarzinoms

I. Vogt-Moykopf, H. Bülzebruck, G. Probst und N. Merkle

Thorax-Klinik der LVA Baden, Heidelberg-Rohrbach, Amalienstr. 5, D-6900 Heidelberg

Surgical Treatment of Bronchial Carcinoma

Summary. Over the last decades the medical and social importance of bronchial carcinoma has increased because of its incidence and poor prognosis. Until recently only surgery has offered the chance of a cure for non-small-cell lung cancer with a 5-year-survival of 25%. Today with the development of tissue-sparing techniques curative treatment is accessible also to patients with limited lung function and centrally located tumors.

Key words: Bronchial carcinoma – surgery – prognosis

Zusammenfassung. Das Bronchialkarzinom hat in den letzten Jahrzehnten aufgrund seiner raschen Häufigkeitszunahme sowie der sehr ungünstigen Prognose eine besondere medizinische und soziale Bedeutung erlangt. Bei den nicht-kleinzelligen Bronchialkarzinomen bietet in der Regel bisher lediglich die Operation mit einer Fünfjahresüberlebensrate von 25% die Chance einer Heilung. Durch die Entwicklung parenchymsparender Operationstechniken können heute auch noch Patienten mit eingeschränkter Lungenfunktion und zentral gelegenen Tumoren einer Resektion unter kurativen Gesichtspunkten zugeführt werden. Beim kleinzelligen Bronchialkarzinom stellt die Chemotherapie die Therapie der ersten Wahl dar.

Schlüsselwörter: Bronchialkarzinom – Chirurgie – Prognose

Die Bronchialkarzinom hat in den letzten Jahrzehnten aufgrund seiner starken Häufigkeitszunahme sowie der sehr ungünstigen Prognose eine besondere Bedeutung erlangt. Es muß weltweit mit einer Million Todesfällen, in der Bundesrepublik Deutschland mit über 26 000 Todesfällen pro Jahr gerechnet werden. Die Inzidenz dieses Tumors beträgt bei uns 50,2 pro 100 000 Einwohner [2]. Noch ist das Bronchialkarzinom bei Männern sechsmal so häufig wie bei Frauen, das Geschlechtsverhältnis verschiebt sich jedoch kontinuierlich. Während es bisher nur bei Männern die häufigste Krebstodesursache darstellte, wird in den USA erwartet, daß es dort auch bei den Frauen bereits kurzfristig diese Position einnehmen wird und damit das bisher führende Mammakarzinom auf den zweiten Platz verdrängt [1].

Die Häufigkeit des Bronchialkarzinoms nimmt mit zunehmendem Lebensalter zu und erreicht den Häufigkeitsgipfel in der Altersgruppe der 60- bis 70jährigen bei einem Median von 61 Jahren. Hieraus ergeben sich bedeutende klinische Konsequenzen, denn bei vielen dieser Patienten sind Begleiterkrankungen vorhanden, welche die therapeutischen Möglichkeiten erheblich einschränken können. Die speziellen Aspekte der Alterschirurgie werden noch diskutiert. Die histologische Sicherung der Diagnose und die Bestimmung der Tumorausdehnung erfordern ein umfangreiches Untersuchungsprogramm, welches sich an den möglichen therapeutischen Konsequenzen und der individuellen subjektiven Belastbarkeit des Patienten orientiert. Mit diesem Untersuchungsprogramm erfolgt auch eine Bestimmung der funktionellen Atemreserven des Patienten und eine kardiale Risikoabgrenzung. Obligat sind Röntgenaufnahmen des Thorax und die Bronchoskopie. Letztere sichert bei

60–70% der Patienten die Diagnose und ermöglicht eine Aussage über die endobronchiale Tumorausdehnung und damit die Operabilität des Tumors. Die Suche nach Fernmetastasen orientiert sich an den Prädilektionsstellen der Metastasierung des Bronchialkarzinoms und beinhaltet in der Regel das Knochenszintigramm und das Oberbauchsonogramm sowie weitere diagnostische Verfahren in Abhängigkeit von bestehenden Symptomen.

In der präoperativen Funktionsdiagnostik kommen die Lungenperfusionsszintigraphie, die Spirometrie und die Blutgasanalyse in Ruhe und unter Belastung zur Anwendung. Weisen bei einem Patienten die Ergebnisse dieser Untersuchungen auf ein erhöhtes funktionelles Risiko hin, ist eine weitere subtile Risikoabgrenzung mittels Bodyplethysmographie und gegebenenfalls mittels Pulmonalisangiographie und Pulmonalisdruckmessung erforderlich. Eine prätherapeutische Analyse der funktionellen Reserven des Patienten ist auch bei geplanter nichtchirurgischer tumorspezifischer Therapie (Radiatio, Chemotherapie) erforderlich, da erhebliche therapiebedingte Funktionseinschränkungen (z. B. durch Fibrose) resultieren können [5]. Die histologische Einteilung der Bronchialkarzinome erfolgt gemäß der WHO-Klassifikation von 1981 [16]. Am häufigsten sind die Plattenepithelkarzinome, gefolgt von den Adenokarzinomen und kleinzelligen Karzinomen. Im Gegensatz zu den Männern tritt bei Frauen häufiger ein Adenokarzinom auf (Tabelle 1).

Die anatomische Ausbreitung des Bronchialkarzinoms wird nach dem TNM-System der UICC für alle Patienten prätherapeutisch bestimmt. Mit der im Januar 1987 in Kraft getretenen vierten Auflage steht nunmehr ein weltweit einheitliches Klassifikationssystem für maligne Tumoren zur Verfügung [3, 7]. Die wesentlichen Modifikationen in bezug auf das Bronchialkarzinom gegenüber der dritten Auflage von 1978 betreffen die Neueinführung einer Kategorie T4 für Tumoren beliebiger Größe mit extensiver extrapulmonaler Ausdehnung in das Mediastinum und/oder auf das Herz, große Gefäße, Trachea, Ösophagus, Wirbelsäule und/oder direkten Befall der Carina und/oder einem Pleuraerguß mit malignen Zellen sowie einer neuen Kategorie N3 bei kontralateralen Lymphknotenmetastasen.

Bei der Stadieneinteilung wurde die Tumorformel T1N1M0 aus dem Stadium I ausgegliedert und dem Stadium II zugeordnet. Dem neuen Stadium I gehören damit nur noch T1- und T2-Tumoren ohne Lymphknotenbefall und ohne Fernmetastasen an (Tumorformeln: T1N0M0 und T2N0M0), dem neuen Stadium II die T1- und T2-Tumoren mit Befall der N1-Lymphknoten ohne Fernmetastasen (T1N1M0 und T2N1M0). Beim neuen Stadium III erfolgt eine Subklassifikation in ein Stadium III a mit in der Regel noch operablen Tumoren mit nur begrenzter extrathorakaler Ausdehnung (T3) und/oder nur ipsilateralem mediastinalem Lymphknotenbefall (N2) sowie in ein in der Regel bereits nicht mehr operables Stadium III b für Tumoren mit fortgeschrittener extrathorakaler Ausdehnung (T4) und/oder kontralateralem Lymphknotenbefall (N3). Dem Stadium IV werden wie bisher alle Tumo-

Tabelle 1. Geschlechtsverteilung der verschiedenen histologischen Formen des Bronchialkarzinoms auf der Basis von 1758 Patienten der Thoraxklinik Heidelberg-Rohrbach

Histologie	Gechlecht					
	Männer		Frauen		Summe	
	abs.	%	abs.	%	abs.	%
Plattenepithel-Ca.	578	38	42	16	620	35
Kleinzelliges Ca.	313	21	52	21	365	21
Adeno-Ca.	320	21	116	46	436	25
Großzelliges Ca.	124	8	18	7	142	8
Mischtumor	70	5	7	3	77	4
nicht klassifiziert	100	7	18	7	118	7
Gesamt	1505	100	253	100	1758	100

ren mit Fernmetastasen zugeordnet. Diese klinische Klassifikation ist nach einem operativen Eingriff unter Berücksichtigung der histopathologischen Untersuchungen des Operationspräparates zu ergänzen (pTNM). Für das kleinzellige Karzinom wird ferner häufig neben der TNM-Klassifikation eine einfachere Einteilung in „limited disease" und „extensive disease" verwendet, da diese Differenzierung in der Regel bereits für die Therapieentscheidung (Chemotherapie ggfs. mit adjuvanter Radiotherapie) ausreicht, da eine chirurgische Therapie lediglich bei ausgewählten Patienten mit „limited disease" indiziert ist.

Die Prognose eines an einem Bronchialkarzinom erkrankten Patienten ist sehr ungünstig. Die 5-Jahres-Überlebensrate für alle Patienten beträgt in großen kumulativen Statistiken lediglich 5–10%. Eine eigene Analyse von 979 Patienten der Jahre 1980–1981 mit Nachbeobachtung bis Ende 1987 ergab für alle Patienten eine 1-Jahres-Überlebensrate von 37%, eine 3-Jahres-Überlebensrate von 13% und eine 5-Jahres-Überlebensrate von 10%. Die anatomische Ausdehnung, der histologische Typ des Tumors sowie der Leistungsindex des Patienten sind im Hinblick auf die Prognose und für die therapeutische Entscheidung die wichtigsten Variablen. Die chirurgische Therapie bietet bisher in der Regel das einzige therapeutische Verfahren mit Aussicht auf eine kurative Behandlung, allerdings können aufgrund des häufig bereits fortgeschrittenen Tumorstadiums zum Zeitpunkt der Diagnose nur noch höchstens ein Drittel aller Patienten von einer chirurgischen Therapie profitieren. Die 5-Jahres-Überlebensrate aller resezierten Patienten beträgt 25%, in den günstigen Stadien I und II sogar 46% und 38% (Tabelle 2a). Ist aufgrund eines fortgeschrittenen Tumorstadiums, aufgrund erheblicher Begleiterkrankungen oder aufgrund einer massiven Einschränkung der funktionellen Reserven des Patienten eine chirurgische Therapie nicht mehr indiziert, so sinkt die 5-Jahres-Überlebenswahrscheinlichkeit auf 4%. Auch für die günstigeren Tumorstadien I und II ist ohne chirurgische Therapie die Prognose mit einer 5-Jahres-Überlebenswahrscheinlichkeit von 9% beziehungsweise 5% nur unwesentlich besser (Tabelle 2b).

Beim nicht-kleinzelligen Bronchialkarzinom gilt die chirurgische Therapie als Behandlungsverfahren der ersten Wahl. Das Ausmaß des operativen Eingriffs wird von der Größe und der Lokalisation des Tumors bestimmt. Während früher die Pneumonektomie das

Tabelle 2. Einfluß des Tumorstadiums auf die Prognose bei Patienten mit Bronchialkarzinom (Ergebnisse der Analyse des Spätschicksals von insgesamt 979 Patienten mit Bronchialkarzinom der Jahre 1980 und 1981 der Thoraxklinik Heidelberg-Rohrbach/Stichtag der Auswertung: 31. 12. 1987)

a) Prognose der operierten Patienten (n = 297)
   (inclusive 30-Tage-Letalität und Probethorakotomien)

	Stadium I (n = 78)	Stadium II (n = 32)	Stadium III (n = 149)	Stadium IV (n = 38)
1 Jahr	78%	71%	48%	40%
3 Jahre	53%	45%	23%	3%
5 Jahre	46%	38%	17%	0%
Median	1348 Tage	911 Tage	336 Tage	273 Tage

b) Prognose der nicht mehr operablen Patienten (n = 682)

	Stadium I (n = 122)	Stadium II (n = 44)	Stadium III (n = 293)	Stadium IV (N = 223)
1 Jahr	50%	35%	28%	15%
3 Jahre	15%	12%	6%	1%
5 Jahre	9%	5%	4%	0%
Median	365 Tage	249 Tage	250 Tage	142 Tage

Verfahren der Wahl darstellte, dominiert heute als Resektionsverfahren die Lobektomie, die bei gleicher Radikalität ebenso gute Heilungsaussichten bietet und eine erheblich geringere Belastung für den Patienten darstellt. Keilresektionen sollten nur durchgeführt werden, wenn bei einem kleinen peripher lokalisierten Karzinom aufgrund erheblich eingeschränkter funktioneller Reserven eine ausgedehnte Resektion nicht toleriert würde. Die Operationsletalität liegt bei sorgfältiger präoperativer Risikoabgrenzung, adäquater Vorbehandlung des Patienten, routinemäßiger Beherrschung der modernen Operationstechniken und sorgfältiger postoperativer Behandlung nach Lobektomie unter 4% und nach einfachen Pneumonektomien bei 7–10%. Für die Stadien I und II stellt die Lobektomie das übliche Resektionsverfahren dar. Bei entsprechender endobronchialer Lokalisation ist im Stadium II eine Bilobektomie indiziert. Weiter fortgeschrittene Tumorstadien erfordern entweder eine Pneumonektomie oder die zusätzliche Resektion extrapulmonaler Strukturen (Brustwand-, Pericard-, Bifurkationsresektion). Prinzipiell gelten alle Patienten mit nicht-kleinzelligem Bronchialkarzinom bis zum Tumorstadium III a der TNM-Klassifikation als primär mit kurativem Ziel operabel. Inwieweit im Stadium III b eine Indikation zur Operation gegeben ist, wird derzeit noch widersprüchlich beurteilt. Bei nachgewiesener Fernmetastasierung (M1) ist eine chirurgische Behandlung mit kurativer Zielsetzung nicht mehr möglich, jedoch kann eine Resektion im Sinne einer Palliation aufgrund unerträglicher Schmerzen, einer Blutung oder foetider Abszedierung notwendig werden.

Bei Patienten mit eingeschränkten funktionellen Reserven und zentralem Tumorsitz ist eine kurative Resektion unter Umgehung einer Pneumonektomie durch angio- und bronchoplastische Eingriffe indiziert. Von entscheidender Bedeutung ist der endobronchiale und intraoperative Befund, die letztlich den Ausschlag für das operative Vorgehen geben:

- Der isolierte Tumorbefall des Abgangs eines Lappenbronchus. Bei eingeschränkter Lungenfunktion ist im Gegensatz zu Patienten mit normaler Lungenfunktion die Indikation auch für Mittel- und Unterlappentumoren gegeben.
- Ein Konglomerattumor, der den Abgang des Lappenbronchus von außen eingemauert hat.
- Der periphere Tumor mit zentralem Lymphknotenbefall um den Abgang des Lappenbronchus. Hier können wie beim Konglomerattumor endobronchial unauffällige Schleimhautbefunde vorliegen, jedoch haben der Tumor bzw. die Lymphknotenmetastasen von außen das zentrale Bronchialsystem infiltriert.
- Der metastatische Befall der Lymphknoten bis zur Bifurkation und paratrachealen Region kann fließend sein. Die Indikation für eine Resektionsbehandlung in diesen N2-Stadien ergibt sich bei tumorbedingten Komplikationen, die sich konservativ nicht beherrschen lassen wie z. B. Blutungen oder Abszedierungen.

Die beschriebenen vier Kategorien der Tumorlokalisation bei Patienten mit funktionellen Risiken entscheiden auch, ob die entsprechenden Äste der Pulmonalarterie nach klassischen Verfahren einfach ligiert und durchtrennt werden können, ob sie tangential am Stamm abgesetzt werden müssen oder ob sogar eine Segmentresektion am Stamm der Pulmonalarterie erforderlich ist (Abb. 1 a/b).

Im Hinblick auf die chirurgische Technik sind grundsätzlich Eingriffe am Bronchus, an der Pulmonalarterie oder die Kombination beider zu unterscheiden. Die bronchoplastischen Operationen reichen von der Segmentresektion eines Bronchusabschnittes ohne Parenchymentfernung bis zur Manschettenlobektomie. Intraoperativ sind an beiden Enden des Bronchusresektates Schnellschnittuntersuchungen unumgänglich, um sicher zu sein, daß bei makroskopisch scheinbar freiem Rand oder makroskopisch scheinbar ausreichend großem Abstand zum Resektat mikroskopisch in den Lymphspalten keine Tumorzellen vorhanden sind.

Die broncho- und angioplastischen Operationen der Lunge sind mit einer Reihe von typischen Komplikationen behaftet. Die schwerwiegendsten Folgen bestehen in einer Nahtinsuffizienz der Bronchusanastomose oder in einer Arrosion der Pulmonalarterie bzw. der Pulmonalarteriennaht. Die Schleimretention durch die gestörte mucociliare Funktion kann in der Regel durch intensive prä- und postoperative Krankengymnastik sowie durch bron-

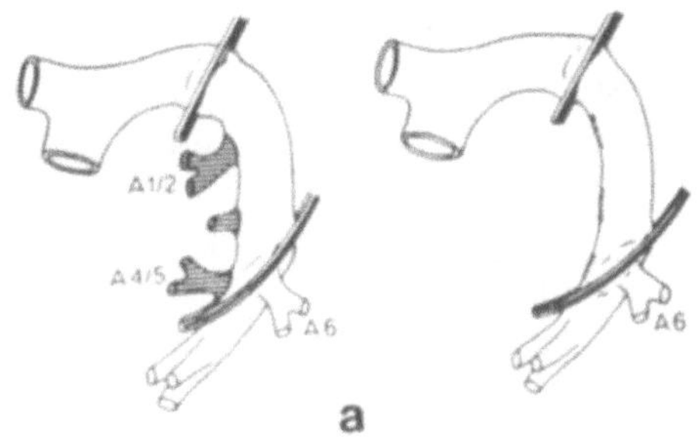

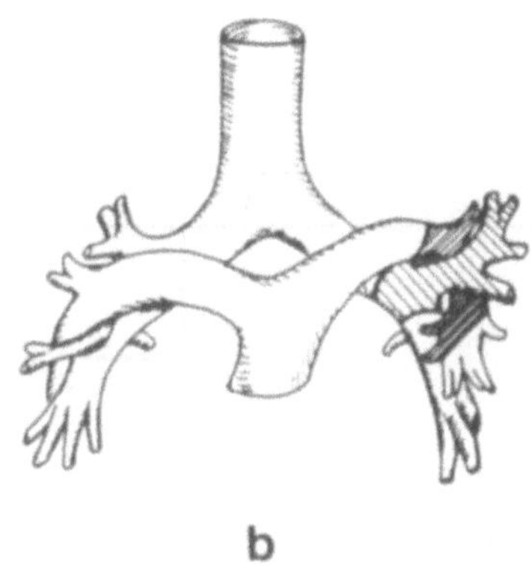

Abb. 1 a, b. Plastische Verfahren an der Pulmonalarterie: **a** Tangentialresektion der Segmentarterien des linken Oberlappens; **b** kombinierte broncho- und angioplastische Resektion am linken Oberlappen

choskopisches Absaugen beherrscht werden. Ebenso ist es durch moderne Nahtmaterialien gelungen, die Zahl der Fremdkörpergranulome und die damit verbundenen Narbenstenosen zu vermeiden.

Die Letalitätsrate bei allen plastischen Operationen nahm im Verlauf des Beobachtungszeitraumes deutlich ab. In unserer Klinik beträgt die 30-Tage-Letalität nach plastischen Operationen beim Bronchialkarzinom heute nur noch 8%. Im Hinblick auf die Langzeitprognose werden bei den broncho- und angioplastischen Operationen im Stadium I und II 5-Jahres-Überlebensraten von 35%, im Stadium III immerhin noch von 13% erreicht, bei ausschließlich bronchoplastischen Operationen in den Stadien I und II sogar 5-Jahres-Überlebensraten von 42% [15].

In den letzten Jahren wurden von Martini et al. [9] und einigen anderen Arbeitsgruppen insbesondere für die chirurgische Behandlung von Bronchialkarzinomen mit mediastinalem Lymphknotenbefall (N2-Tumoren) 5-Jahres-Überlebenswahrscheinlichkeiten von über 40% angegeben. Ursächlich für diese vielversprechenden Ergebnisse scheint unter anderem eine konsequente Ausräumung aller im Mediastinum liegenden Lymphknoten zu sein. Aus zwei Gründen sollte heute jedoch nicht nur die Entfernung der ipsilateralen, sondern auch der kontralateralen mediastinalen Lymphknoten als obligat betrachtet werden.

Eine ausreichende Radikalität der mediastinalen Lymphadenektomie kann nur durch eine möglichst vollständige Lymphknotendissektion gewährleistet werden. Darüber hinaus erfordert ein subtiles intraoperatives Lymphknotenstaging eine ausgiebige Entfernung aller erreichbaren Lymphknotenstationen. Keines der derzeit präoperativ zur Verfügung stehenden diagnostischen Verfahren einschließlich der Mediastinoskopie kann dieses intraoperative Staging ersetzen.

Für ein eigenes, retrospektiv untersuchtes Patientenkollektiv mit mediastinalem Lymphknotenbefall konnte unabhängig von prognostischen Faktoren insgesamt eine 5-Jahres-Überlebenswahrscheinlichkeit von 8% nachgewiesen werden. Die ersten Ergeb-

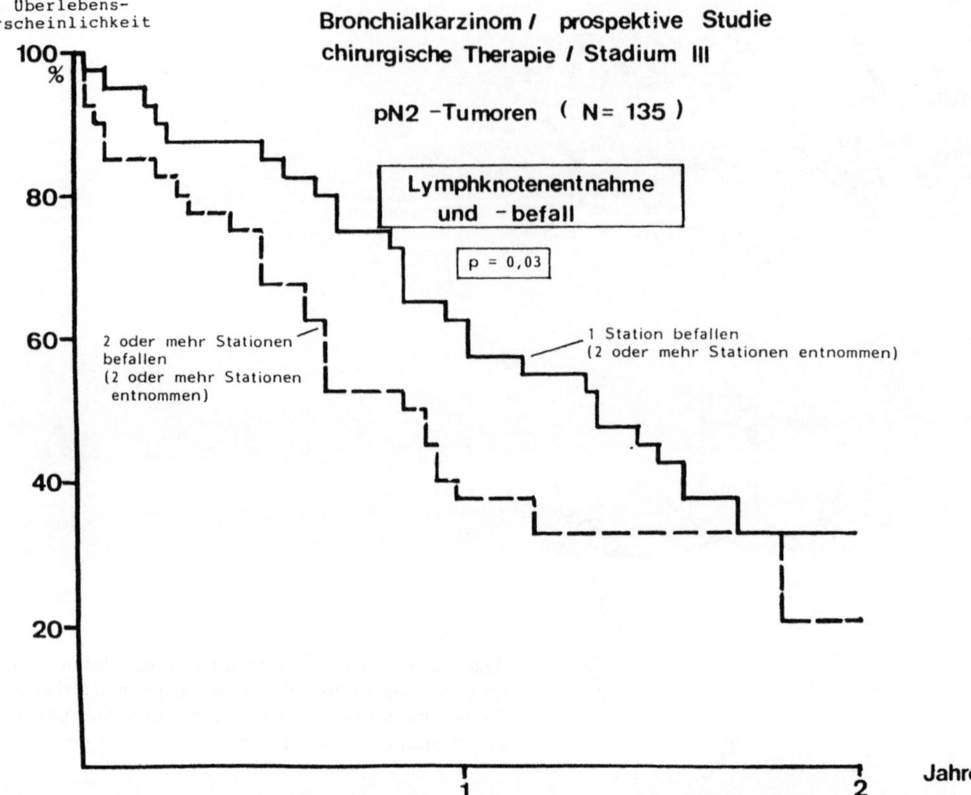

Abb. 2. Einfluß der Anzahl der tumorbefallenen mediastinalen Lymphknotenstationen auf die Überlebenszeit bei Patienten mit operiertem Bronchialkarzinom des pTNM-Stadiums III (n = 135) (Ergebnisse einer prospektiven Analyse des Patientengutes der Thoraxklinik Heidelberg-Rohrbach von 10/1984 bis 6/1987)

nisse einer prospektiven Studie scheinen nicht nur die bessere Prognose bei radikaler Ausräumung des Mediastinums zu bestätigen, sondern darüber hinaus werden auch prognostische Unterschiede in Abhängigkeit von der Anzahl und der Lokalisation der befallenen mediastinalen Lymphknotenstationen offenbar (Abb. 2 und 3).

Die radikale Lymphadenektomie erfordert beidseits ein breites Eröffnen des Mediastinums und sollte unter Berücksichtigung der Einschätzung der Resektabilität der eigentlichen Resektionsbehandlung der Lunge vorangestellt werden. Auf der rechten Seite wird die Vena azygos nur dann durchtrennt, wenn sie tumorbefallen erscheint. Ist dies der Fall, sollte die paravertebrale Ligatur mit Durchtrennung so gelegt werden, daß eine Entlastung bei einer oberen Einflußstauung gewährleistet ist. Auf der rechten Seite kann der Vagus ohne Folgen geopfert werden. Eine Ausnahme stellen Manschettenresektionen dar, bei denen der Erhalt von kleinen Nervenästen, die normalerweise im Rahmen der Skelettierung des Bronchialsystems während der Lymphadenektomie durchtrennt werden, eine zusätzliche Durchblutung der Anastomose gewährleisten können. Auf der linken Seite ist die Präparation im paratrachealen Bereich technisch anspruchsvoller und erfordert eine Mobilisierung des gesamten Aortenbogens und die Freilegung der hiervon abgehenden großen Arterien. Es muß situationsabhängig entschieden werden, ob die Lymphknoten durch Anhebung des Aortenbogens von unten her entfernt werden oder eine Spaltung der oberen mediastinalen Pleura zwischen den großen Gefäßen erforderlich ist. Gegebenenfalls sind beide Zugänge erforderlich. Hier muß besonders darauf geachtet werden, den Nervus vagus und nach

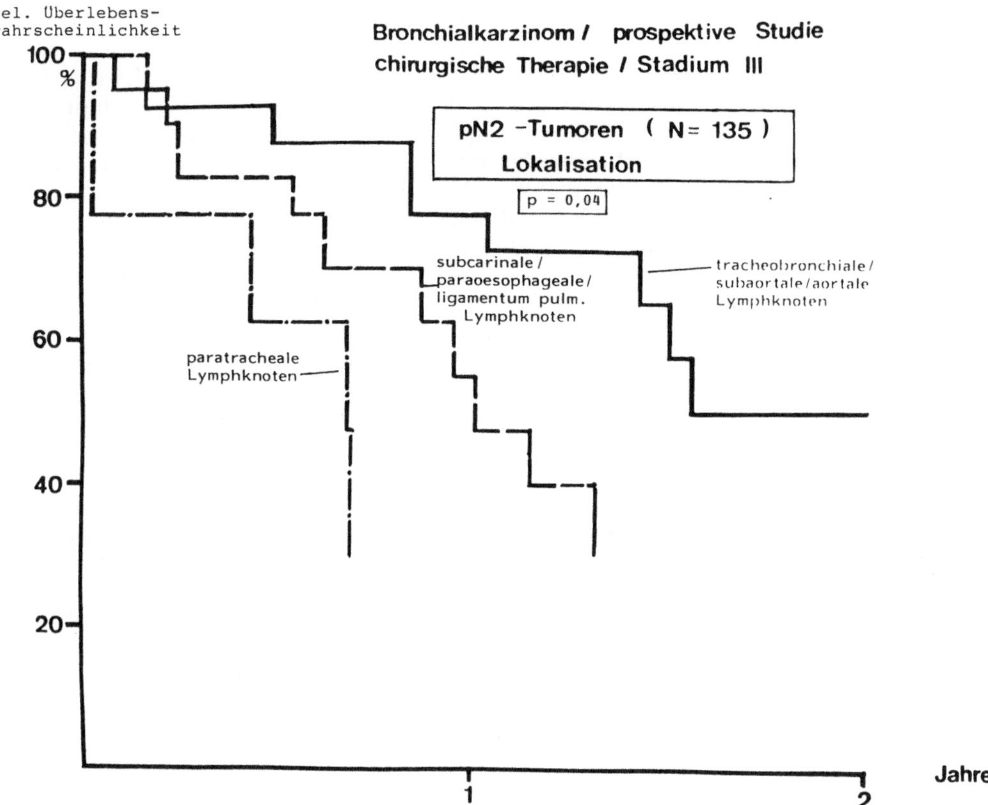

Abb. 3. Einfluß der Lokalisation der tumorbefallenen mediastinalen Lymphknotenstationen auf die Überlebenszeit bei Patienten mit operiertem Bronchialkarzinom des pTNM-Stadiums III (n = 135) (Ergebnisse einer prospektiven Analyse des Patientengutes der Thoraxklinik Heidelberg-Rohrbach von 10/1984 bis 6/1987)

dessen Abgang den Nervus recurrens paratracheal nicht zu verletzen, was zu einer Erhöhung des postoperativen Risikos durch Sekretverhaltung aufgrund eines ungenügenden Hustenstoßes führen kann. Auch von rechts kann bei der Ausräumung der paratrachealen Lymphknotengruppe der Nervus recurrens verletzt werden. Schließlich ist beidseits und vor allem bei der Ausräumung der bifurkalen und paraösophagealen Lymphknoten die Verletzung des Ductus thoracicus in seinem äußerst variablen Verlauf möglich, was zu postoperativen Fistelbildungen führen kann. Überhaupt kann durch dieses chirurgische Vorgehen der postoperative Verbleib der Thoraxsaugdrainagen verlängert sein, da die Sezernierung aus den zahlreichen Lymphfisteln deutlich größer ist als bei üblichen Standardeingriffen.

Insbesondere für die Chirurgie der Lungentumoren im fortgeschrittenen Lebensalter sind die bereits diskutierten organsparenden Resektionsverfahren zur Umgehung der Pneumonektomie eine der wesentlichen Voraussetzungen. Neben dem sorgfältigen präoperativen Staging und einer genauen Abgrenzung des Funktionsrisikos, stellt vor allem die Ermittlung der prognostischen Funktionsparameter, d. h. eine möglichst exakte Voraussage der postoperativen Lungenfunktion unter Zugrundelegung des geplanten Eingriffes, eine unabdingbare Voraussetzung für die Resektionsbehandlung bei alten Menschen dar. Die Entscheidung, einem älteren Menschen eine Resektionsbehandlung vorzuschlagen, richtet sich besonders nach der persönlichen biologischen Situation, dem Leistungszustand (Karnofsky-Index) sowie zusätzlichen Erkrankungen. Hierzu gehören vor allem die coronare Herzkrankheit, der Hypertonus und Stoffwechselkrankheiten (insbesondere Diabetes mellitus).

116

Ein ganz wesentliches Kriterium ist schließlich die geistige Aktivität und damit die Bereitschaft für eine aktive Mitarbeit in der unmittelbaren postoperativen Phase. Der alte Mensch muß nicht nur seine Diagnose kennen, sondern sein Leiden auch begreifen. Es ist ferner empfehlenswert, in den Entscheidungsprozeß für eine Resektionsbehandlung auch die Angehörigen einzubeziehen, damit im Falle eines ungünstigen Verlaufs der Resektionsbehandlung auch von dieser Seite Verständnis für das aktive chirurgische Vorgehen besteht. Insgesamt sollte aber auch der alte Patient weder vom Arzt noch von seinen Angehörigen zu einer Resektionsbehandlung gedrängt werden und seine Entscheidung letztlich selbst treffen. Unter Berücksichtigung dieser Kriterien sind sowohl die Überlebenswahrscheinlichkeit als auch das Operationsrisiko für alle Altersklassen in etwa gleich [13].

Die Radiotherapie wird als primäres Behandlungsverfahren durchgeführt, wenn eine Operation kontraindiziert ist oder vom Patienten verweigert wird. Als ergänzende Maßnahme nach primärer Operation wird die Radiotherapie bei Patienten mit mediastinaler Lymphknotenmetastasierung oder inkompletter Tumorresektion durchgeführt. Hierdurch kann die Rate lokaler Rezidive um durchschnittlich 10% gesenkt werden, ein statistisch gesicherter Einfluß auf die Überlebensdauer der Patienten konnte bisher jedoch nicht belegt werden.

Einen festen Platz hat die Radiotherapie ferner als palliative Behandlungsform beim nicht-kleinzelligen Bronchialkarzinom. Die Bestrahlungsfelder und die Referenzdosen werden entsprechend der Zielsetzung festgelegt. Die durch den lokoregionär infiltrierend wachsenden Primärtumor ausgelösten Symptome wie Hämoptysen, Dyspnoe, Hustenreiz oder Schmerzen und neurologische Störungen können bei einem Teil der Patienten vorübergehend günstig beeinflußt werden. Bei der palliativen Radiotherapie werden Dosen von 40–50 Gy als ausreichend angesehen. Die Chemotherapie hat beim nicht-kleinzelligen Bronchialkarzinom nur unter palliativen Gesichtspunkten Bedeutung [8].

Die besonderen biologischen Eigenschaften des kleinzelligen Bronchialkarzinoms (schnelle Tumorverdoppelungszeit, rasche Metastasierung) schränken den Stellenwert chirurgischer Maßnahmen bei diesem histologischen Typ beträchtlich ein. Andererseits wird die noch häufig vertretene Auffassung, ein kleinzelliges Bronchialkarzinom sei prinzipiell eine nicht-chirurgisch zu behandelnde Erkrankung, den tatsächlichen Möglichkeiten einer chirurgischen Therapie nicht gerecht. Eine alleinige Resektionsbehandlung wird gegenwärtig ebenso wie eine Resektionsbehandlung im Verbund mit einer Strahlentherapie nicht mehr als ausreichende Behandlungsmaßnahme angesehen. Die Therapie der Wahl in operablen Fällen (Tumorstadium I und II, guter Allgemeinzustand, ausreichende Funktionsreserven, keine zusätzlichen Risiken) kleinzelliger Bronchialkarzinome stellt die Resektion mit zusätzlicher Polychemotherapie dar. Durch mehrere neuere prospektive Studien konnte gezeigt werden, daß die Überlebenswahrscheinlichkeit durch eine Operation wesentlich verbessert werden kann. Die erreichten 5-Jahres-Überlebensraten liegen zwischen 10 und 26% [11].

Bei der überwiegenden Zahl der Patienten muß das kleinzellige Bronchialkarzinom zum Zeitpunkt der Diagnose allerdings bereits als eine generalisierte Erkrankung angesehen werden. Dementsprechend stellt die Chemotherapie bei diesem Tumor die führende Behandlungsmodalität dar [4, 6]. Obwohl die meisten der Patienten initial auf die Chemotherapie mit einer deutlich meßbaren Tumorrückbildung ansprechen, wird ein Überleben über die 2-Jahresgrenze hinaus nur bei 6–10% aller Patienten beobachtet. Therapeutische Erfolge wie sie bei anderen malignen Erkrankungen (malignes Lymphom, Hodentumoren) inzwischen möglich sind und bei denen komplette Remissionen Ausdruck einer definitiven Heilung sind, sind beim kleinzelligen Bronchialkarzinom derzeit noch die Ausnahme.

Literatur

1. American Cancer Society: Press Release vom 7. Febr. 1985
2. Becker N, Frentzel-Beyme R, Wagner G (1984) Krebsatlas der Bundesrepublik Deutschland, 2. Aufl., Springer, Berlin Heidelberg New York Tokyo
3. Bülzebruck H, Probst G, Vogt-Moykopf I (1987) Das neue TNM-System für das Bronchialkarzinom. Z Herz- Thorax-Gefäßchir 1:2–11

4. Drings P (1987) Die Chemotherapie des Bronchialkarzinoms. In: Frommhold W, Gerhardt P (Hrsg) Tumoren der Lunge. Klinisch-radiologisches Seminar 17. Thieme, Stuttgart, S 110–124

5. Drings P, Vogt-Moykopf I (1987) Untersuchungsprogramm für Patienten vor der chirurgischen Behandlung eines Bronchialkarzinoms. Z Herz- Thorax- Gefäßchir 1:115–123

6. Greco FA, Johnson DH, Hainsworth JD, Wolff StN (1985) Chemotherapy of small cell lung cancer. Semin Oncol 12:31–37

7. Hermanek P, Scheibe O, Spiessl B, Wagner G (1987) TNM-Klassifikation maligner Tumoren. 4. Aufl, Springer, Berlin Heidelberg New York London Paris Tokyo, S 72–78

8. Klastersky J, Sculier JP (1985) Chemotherapy of non-small-cell lung cancer. Sem Oncol 12:38–48

9. Martini N, Flehinger BJ, Zaman MB, Beattie EJ (1981) Results of surgical treatment in N2 lung cancer. World J Surg 5:663–666

10. Merkle NM, Drings P, Kayser K, Vogt-Moykopf I (1986) Indikation und Ergebnisse der chirurgischen Behandlung des kleinzelligen Bronchialkarzinoms. Langenbecks Arch Chir 369 (Kongreß-bericht)

11. Merkle NM, Mickisch GH, Kayser K, Drings P, Vogt-Moykopf I (1986) Surgical resection and adjuvant chemotherapy for small cell carcinoma. Thorac cardiovasc Surg 34:39–42

12. Mountain CF (1986) A new international staging system for lung cancer. Chest 89:225–233

13. Probst G, Bülzebruck H, Bauer HG, Vogt-Moykopf I (1987) Die chirurgische Behandlung des Bronchialkarzinoms im fortgeschrittenen Lebensalter. Z Herz- Thorax Gefäßchir 1:138–144

14. Vogt-Moykopf I, Becker HD, Bülzebruck H, Merkle NM, Meyer G (1986) Präoperative Diagnostik und operative Therapie des nicht-kleinzelligen Bronchialkarzinoms. Ergebnisse einer retrospektiven Analyse der Jahre 1973–1983. In: Drings P, Schmähl D, Vogt-Moykopf I (Hrsg) Bronchialkarzinom – Aktuelle Onkologie 26. Zuckschwerdt, München Bern Wien

15. Vogt-Moykopf I, Fritz Th, Bülzebruck H, Merkle NM, Daskos G, Meyer G (1987) Bronchoplastische und angioplastische Operationen beim Bronchialkarzinom. Langenbecks Arch Chir 371:85–101

16. WHO (1981) Histological typing of lung tumors, 2nd ed. WHO, Geneva

17. Leistungen der Tumorchirurgie bei Tumoren der Speiseröhre

J. R. Siewert

Chirurgische Klinik der Technischen Universität München, Ismaningerstr. 22, D-8000 München 80

Achievements of Esophageal Tumor Surgery

Summary. In the past the decisive problem influencing the prognosis of esophageal cancer was the high death rate of patients undergoing esophagectomy (approximately 30%). Intensive analysis of the preoperative risk factors, standardization of the operative procedure and improvement of postoperative intensive care have lowered this to an average of 15%, in specialized clinics to 7–8% and in especially selected patients even to 3%. The operation is the best therapeutic procedure for tumors which do not yet extend beyond the muscularis of the esophageal wall and in which less than 5 mediastinal lymph nodes are metastatically involved.

Key words: Esophageal carcinoma – en-bloc esophagectomy – combined radio-chemotherapy

Zusammenfassung. Das entscheidende, die Prognose des Oesophaguscarcinoms belastende Problem war in der Vergangenheit die hohe Letalität der Oesophagektomie (ca. 30%). Durch intensive Analyse präoperativer Risikofaktoren, durch Standardisierung des operativen Eingriffs und durch eine Verbesserung der postoperativen Intensivmedizin ist es gelungen, die Letalität der Oesophagektomie auf $\sim$15%, in Zentren auf 7–8% und in selektierten Patientenkollektiven sogar auf 3% zu senken. Die Operation ist das beste Therapieverfahren bei Tumoren, die die Muskularis der Oesophaguswand noch nicht überschritten haben und bei denen weniger als 5 Mediastinallymphknoten metastatisch befallen sind.

Schlüsselwörter: Oesophaguscarcinom – en-bloc-Oesophagektomie – kombinierte Radio-Chemotherapie

Der Präsident hat aufgegeben, Leistungen in der Tumorchirurgie darzustellen. Dies bedeutet nicht unbedingt, Erfolge aufzuzeigen, sondern mehr die Darstellung der Bemühungen, solche zu erzielen. Eine wesentliche Hilfe für die Beurteilung derartiger Leistungen ist der Vergleich zwischen der Ausgangssituation und dem derzeit Erreichten. Nur in einem solchen Vergleich läßt sich „Leistung" erkennen und bewerten.

Ausgangspunkt der hier vorgelegten Leistungsanalyse könnte die Zeit vor 1980 sein. Umfassende Bestandsaufnahme zum Thema „Oesophaguscarcinom" sind auf diesem Kongreß in den Jahren 1953 durch Gütgemann [1] und im Jahre 1966 durch Zenker und Borst [2] erfolgt. Von ihnen sind große Sammelstatistiken vorgelegt worden. Ergänzt man diese Zahlen durch eine eigene Literaturzusammenstellung der Ergebnisse europäischer Autoren bis zum Jahre 1979 und durch eine Sammelstatistik der OESO * [3], so wird das Problem der Oesophaguschirurgie bis dahin klar: Sie war durch eine extrem hohe postoperative Letalität von etwa 30% gekennzeichnet. Dies, obwohl die Resektionsquoten zu diesem Zeitpunkt überall unter 50% lagen. Noch klarer wird die Situation, wertet man die von Earlam 1980

---

* OESO = Organisation International des Etudes Statistiques pour les Maladies de l'Oesophage

120

[4, 5] vorgelegten Daten der Weltliteratur aus. Von 100 Patienten mit einem Oesophaguscarcinom wurden nur 39 Patienten reseziert; die hohe Letalität von 29% reduzierte die Anzahl der überlebenden Patienten auf 26. Bei einer 2-Jahres-Überlebensrate von 20% und bei einer 5-Jahres-Überlebensrate von 12% bezogen auf die resezierten Patienten erlebten von den genannten 100 Patienten mit einem Oesophaguscarcinom nur noch 4 die 5-Jahres-Grenze.

Aus diesen Statistiken geht klar hervor, daß das wesentliche Ziel in der chirurgischen Therapie des Oesophaguscarcinoms die Senkung der postoperativen Letalität sein mußte. Erst nach Lösung dieses Problems konnte eine Erhöhung der Resektionsquoten angestrebt werden. Das Bestreben, die Operationsletalität zu senken, setzte eine Analyse von Faktoren mit möglichem Einfluß auf diese postoperative Letalität voraus.

Faktoren mit Einfluß auf die Letalität

Derartige Faktoren können grundsätzlich prä-, intra-, und postoperativ wirksam werden.

- Die Analyse *präoperativ* einwirkender *Faktoren* hat in allererster Linie zum Ziel, Patienten mit fortgeschrittenen Tumorstadien oder mit besonderen Risikofaktoren von der Operation auszuschließen und dadurch indirekt die Operationsletalität zu senken.
- Entscheidende *intraoperative Faktoren* sind die Operation und der Operateur. Hier galt es, aus der Fülle der Verfahren geeignete auszuwählen und zu standardisieren, sowohl in Hinblick auf die Resektion als auch auf die Rekonstruktion. Die Operationstechniken mußten lehrbar werden. Die Operateure mußten trainiert werden, um die Verfahren möglichst risikoarm ausführen zu können.
- In der *postoperativen Phase* galten die Bemühungen dem Aufbau einer chirurgischen Intensivüberwachung, um den Patienten postoperativ bedrohende Risiken zu erkennen und zu behandeln.

Im folgenden seien diese Faktoren im einzelnen näher analysiert.

Tumorstadium

Der Wunsch, das Tumorstadium bereits präoperativ exakt zu erfassen, ist verständlich, weil es auf diese Weise möglich wäre, Patienten mit fortgeschrittenen Tumoren, die möglicherweise ein erhöhtes postoperatives Risiko darstellen könnten und bei denen durch eine Operation eine Prognoseverbesserung nicht mehr zu erwarten wäre, von der Operation auszuschließen. Wir haben in einer eigenen prospektiven Studie an 60 Patienten, die alle oesophagektomiert wurden, die Aussagekraft von Computertomographie und Magnetic Resonance analysiert [6] (Tabelle 1). Die Ergebnisse waren enttäuschend; der Primärtumor konnte nur in ⅔ der Fälle, die Lymphknotenstatus sogar nur in 50% der Fälle präoperativ richtig beurteilt werden. Die topographisch-anatomische Lokalisation verbleibt somit die beste Leitschiene für die OP-Indikation.

Risikofaktoren des Patienten

In den vergangenen Jahren ist versucht worden, durch sorgfältige Erfassung des Ernährungsstatus unter den Patienten mit Oesophaguscarcinom Risikogruppen zu identifizieren [7]. Eine eigene prospektive Studie [8] hat gezeigt, daß im eigenen Krankengut zwar über 50% der Patienten präoperativ einen deutlichen Gewichtsverlust aufwiesen, dennoch aber die überwiegende Mehrzahl aller Patienten ein normales Körpergewicht zum Zeitpunkt der Operation hatten, d. h. sie waren vorher übergewichtig. Diese Aussage ließ sich auch bei der Messung der Triceps-Hautfalte oder des Armmuskelumfanges bestätigen. Pathologische Werte bei der Analyse des Proteinstatus oder in immunologischen Tests ließen sich ebenfalls nur im Ausnahmefall aufzeigen. Bildet man entsprechend der Empfehlung von Mullen und Buzby [7] aufgrund des Ernährungsstatus Risikogruppen und vergleicht diese bezüglich der

Tabelle 1. Präoperatives Tu-Staging: Oesophagus-Ca — Resektabilität — Staging (n = 60)

	Infiltration/Metastasierung in											
	Aorta			Trachea/Bronchus			Lk mediastinal			Lk abdominal		
	Se	Sp	Tr	Se	Sp	Tr	Se	Sp	Tr	Se	Sp	Tr
CT	6	95	63	31	86	73	47	59	56	12	47	45
MR	20	94	67	35	84	71	50	59	56	50	46	46

(Lehr/Siewert Surgery '88)
Se = Sensitivität   (% richtig positive Diagnosen)
Sp = Spezifität   (% richtig negative Diagnosen)
Tr = Treffsicherheit (% insgesamt richtige Diagnosen)

postoperativen Komplikationen miteinander, so konnten wir im eigenen Krankengut – wohl als Folge des Fehlens von Patienten mit eigentlicher Malnutrition – keine Unterschiede feststellen. Wir konnten somit die Ergebnisse von Mullen und Buzby nicht reproduzieren und haben die aufwendige Erfassung des Ernährungsstatus präoperativ wieder aufgegeben.

Somit sind in der eigenen Erfahrung die Möglichkeiten einer präoperativen Risikoabschätzung eher unbefriedigend. Wir haben uns deswegen wieder ganz auf die direkte Erfassung von Organisuffizienzen präoperativ konzentriert, die möglicherweise chirurgische Kontraindikationen ergeben könnten. Als solche Kontraindikationen gelten uns echte respiratorische Insuffizienzen (Atemstoß-Test < 70%) und therapierefraktäre chronische Bronchitiden. Ebenso muß eine schwere coronare Herzkrankheit, eine dekompensierte Leberzirrhose oder eine therapierefraktäre Niereninsuffizienz als Kontraindikation angesehen werden. Alter, eine Malnutrition oder Begleiterkrankungen stellen keine Kontraindikationen dar.

Faktor Operation

In der Chirurgischen Klinik der TU München kommen derzeit nur 2 Operationsverfahren zur Anwendung, einmal die transthorakale en-bloc Resektion der Speiseröhre, d. h. die Oesophagektomie incl. der mediastinalen Lymphadenektomie und die transmediastinale stumpfe Oesophagusdissektion. Eine Indikation für die transthorakale Standard-Oesophagektomie sehen wir kaum mehr.

Beide Verfahren wurden sich in den letzten Jahren oftmals konkurrierend gegenübergestellt. Inzwischen liegen aber ausgiebige Erfahrungen vor, die zeigen, daß die transmediastinale stumpfe Oesophagusdissektion keineswegs als die „harmlose Variante" der transthorakalen Oesophagektomie anzusehen ist. Pulmonale Komplikationen finden sich in der großen Sammelstatistik der OESO [9] in gleicher Häufigkeit bei beiden Verfahren. Die eigenen Untersuchungen zeigen ebenfalls, daß das sog. „Lungentrauma", ermittelt anhand des Rechts-Links-Shunts, bei beiden Verfahren gleich groß ist [10].

Eine eigene prospektive Studie hat bei Vergleich der transthorakalen en-bloc Oesophagektomie mit einzeitiger bzw. zweizeitiger Rekonstruktion nach 48 Stunden und der transmediastinalen stumpfen Dissektion ebenfalls keine Unterschiede in Hinblick auf die chirurgischen oder allgemeinen postoperativen Komplikationen, insbesondere auch nicht in Hinblick auf die Letalität, ergeben (Siewert [11]) (Tabelle 2). Die beiden genannten Verfahren stellen somit keine konkurrierenden Verfahren dar, sondern sie haben jeweils ihre eigenen Indikationen. In unserer Erfahrung ist die stumpfe Dissektion das gegebene Verfahren für die distalen Adenocarcinome der Speiseröhre bzw. für die Cardiacarcinome, selten einmal kann sie auch für ganz distal gelegene kleine Plattenepithelcarcinome gewählt wer-

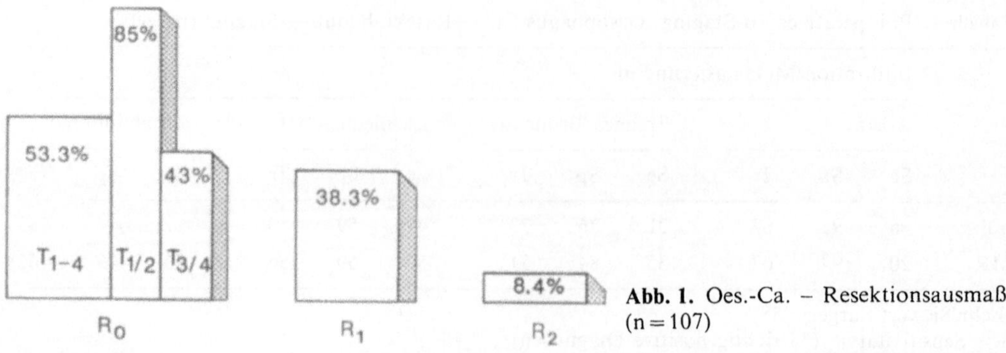

Abb. 1. Oes.-Ca. – Resektionsausmaß (n = 107)

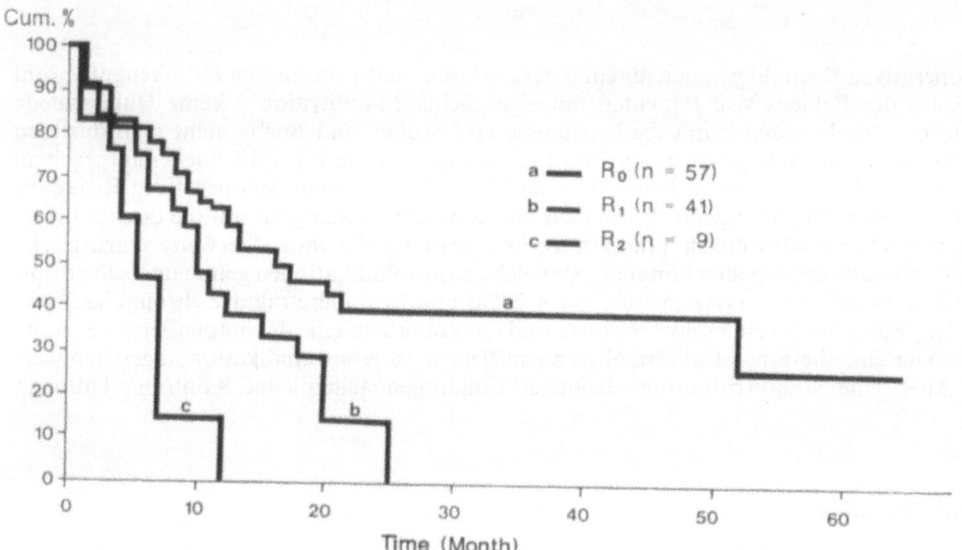

Abb. 2. Überlebensraten – Resektionsausmaß

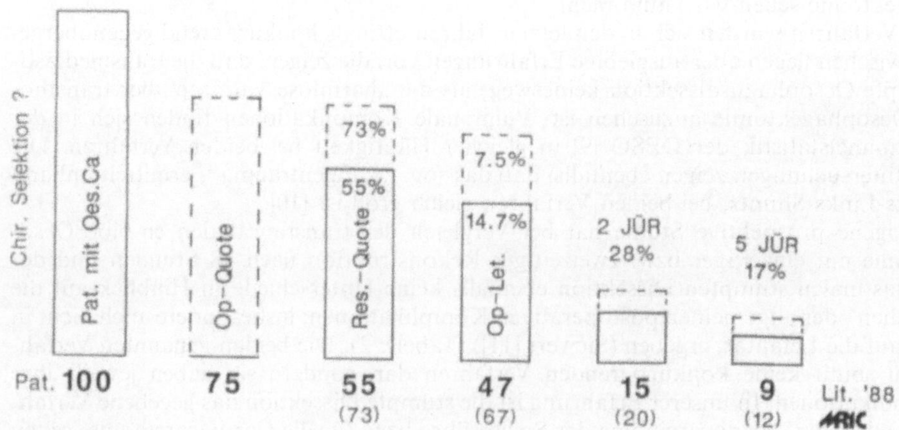

Abb. 3. Situation Oes.-Ca. 1988

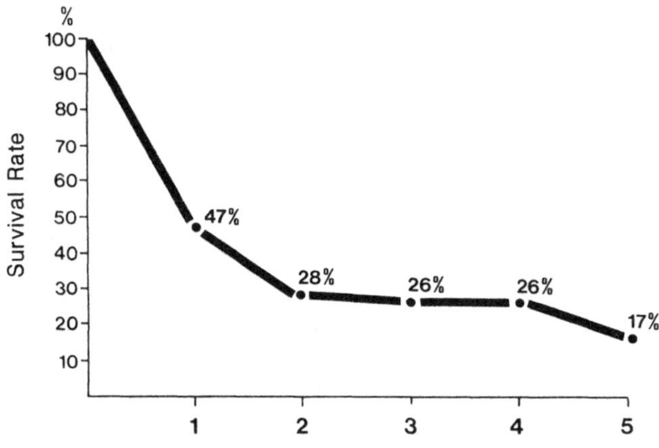

Abb. 4. Überlebensraten eig. Krgt.
1982–1987 (n = 107)

Tabelle 2. Eigene Studie (1. 10. 86 – 1. 7. 88)

| | Transthorakale Oesophagektomie | | Transmediastinale Oesophagektomie |
	1-zeitige Rekonstruktion n = 36	2-zeitige Rekonstruktion n = 30	1-zeitige Rekonstruktion n = 37
Alter	$53 \pm 7{,}6$	$57 \pm 11{,}2$	$59 \pm 10{,}1$
ASA I/II	54%	32%	56%
Tumorstadium $T_{1/2} N_{0/1}$	29%	12%	56%
Letalität	2,8%	6,6%	2,7% n.s.

den. Die en-bloc Resektion dagegen stellt das Verfahren der Wahl für das intrathorakale Plattenepithelcarcinom der Speiseröhre dar. Mit der en-bloc Resektion gelingt es in über 50% der Fälle, eine komplette Tumorresektion auszuführen (sog. R0-Resektion) (Abb. 1). Dies gelingt auch bei fortgeschrittenen Tumorstadien (T_3/T_4) noch in 43%. Diese hohe Rate an R0-Resektionen ist die entscheidende Argumentation zugunsten der en-bloc Resektion. Wie unsere eigenen kumulativen Überlebensraten zeigen, haben Patienten, bei denen eine sog. R0-Resektion möglich wurde, die signifikant bessere Prognose (Abb. 2).

In ähnlicher Weise wie die Oesophagektomie ist heute auch der Speiseröhrenersatz standardisiert. Es gibt keinen Zweifel mehr, daß das einfachste und zuverlässigste Verfahren der Speiseröhrenersatz durch einen Magenschlauch ist. Die Coloninterposition sollte nur dann zum Einsatz kommen, wenn der Magen für die Rekonstruktion nicht mehr zur Verfügung steht (z. B. als Folge von Voroperation). Wir haben uns erneut mit der Durchblutung des zu bildenden Magenschlauchs beschäftigt [12]). Dabei hat es sich gezeigt, daß die A. gastroepiploica dextra die zuverlässigste Durchblutungsquelle für den parallel zur großen Kurvatur gebildeten Magenschlauch ist. Diese Arterie weist häufig anatomische Varianten auf. Die numerische Analyse zeigt aber, daß man in praktisch allen Fällen mit einer optimalen Durchblutung über ⅔ der großen Kurvatur rechnen kann. Dies entspricht einer Länge von ca. 30 cm. Bei ausreichender Mobilisation von Duodenum und Pylorus reicht diese Magenschlauchlänge praktisch immer aus, um eine extrathorakale cervikale Anastomose mit dem oralen Oesophagusstumpf anlegen zu können. Da die Arkaden der A. gastroepiploica dextra nur einen Teil der Magenwand sicher versorgen, sollte der Magenschlauch eine Breite von 3–4 cm nicht überschreiten. Dies ergibt auch die besten postoperativen funktionelle Ergebnisse. Die cervikale Anastomose sollte immer End-zu-End erfolgen, weil auf diese Weise der Magenschlauch so kurz wie möglich gehalten werden kann. Eine Neueinpflanzung des Oesophagusstumpfes auf die Magenvorderwand kann zu Durchblutungsstörungen in der Magenschlauchspitze führen. Diese Technik sollte deshalb nicht angewandt werden.

Faktor „Operateur"

Es gibt in der Literatur eindeutige Hinweise dafür, daß die Erfahrung des Operateurs mit den gewählten Operationsmethoden ein weiterer wesentlicher Faktor für das Gelingen der Operation ist. In einer Analyse des West-Midland Cancer Registry in England [13] ist eindeutig aufgezeigt worden, daß die postoperative Letalität bei Operateuren, die nur selten Oesophagektomien durchführen, wesentlich höher ist, als bei Operateuren, die regelmäßig diese Operationen ausführen. Zu identischen Ergebnissen ist auch eine Analyse der Kölner Universitätsklinik gekommen [14].

Aus diesen Fakten muß hergeleitet werden, daß Oesophaguschirurgie nur von entsprechend ausgebildeten und erfahrenen Operateuren ausgeführt werden sollte, d. h. Patienten mit einem Oesophaguscarcinom sollten entsprechend erfahrenen Zentren zugewiesen werden.

Postoperative Intensivmedizin

Auch hier ist eine wesentliche Standardisierung der postoperativen Behandlung von Patienten mit Oesophagektomie in den letzten Jahren erfolgt. Es gibt keine Zweifel mehr, daß eine prophylaktische postoperative Nachbeatmung in der Lage ist, den pathologischen Rechts-Links-Shunt deutlich zu reduzieren [15]. Somit ist in unserer Erfahrung eine kontrollierte, später assistierte Ventilation in der frühen postoperativen Phase (ca. 48 Stunden) unverzichtbar. Die übrige Behandlung entspricht der nach anderen großen gastrointestinalen Eingriffen.

Konsequenzen

Die aufgezeigten Leistungen in der Chirurgie des Oesophaguscarcinoms haben dazu geführt, daß es in den 80er Jahren zu einer ständigen Senkung der Operationsletalität gekommen ist. Dies, obwohl die Resektionsquoten angestiegen sind und die Ausdehnung der Operation, d. h. die Radikalität erweitert wurde. Als Standard dürfen heute wohl Letalitätsraten um 15% gelten (Tabelle 3). Dies zumindest weist die große Sammelstatistik der OESO von Giuli [16] aus. Ähnliche Zahlen sind vom British Thoracic Surgical Registry 1986 vorgelegt worden. Auch eine Zusammenstellung der deutschen Literatur [14] weist ähnliche Letalitätsraten aus.

Diese Letalitätsraten können von besonders erfahrenen Zentren offenbar inzwischen deutlich unterboten werden. So hat eine Umfrage in den Vereinigten Staaten an in der Oesophaguschirurgie besonders erfahrenen Zentren eine Letalitätsrate von 8,6% ergeben [17]. Ähnliche Ergebnisse sind bei einer Analyse der Ergebnisse japanischer Zentren vorgelegt worden. Die eigenen Ergebnisse von über 200 Oesophagektomien in den letzten 5 Jahren zeigt ebenfalls, daß eine Letalitätsrate von etwa 7% erreichbar ist.

Bei besonderer Selektion des Patientengutes und Konzentration der Klinik auf die Oesophaguschirurgie ist es derzeit sogar möglich, diese Letalitätsraten noch weiter bis auf etwa 3% zu senken. Dies zeigen die Ergebnisse besonders spezialisierter Zentren (Akiyama, Kasai, Huang). Auch im eigenen Krankengut konnte in einer prospektiven Studie [11] eine Letalität von 3,1% erzielt werden.

Diese letzten Zahlen lassen erkennen, daß die Leistungen in der Chirurgie des Oesophaguscarcinoms noch nicht ihre letzten Möglichkeiten erreicht haben. Korrigiert man die eingangs aufgezeigten Zahlen über die Prognose von Patienten mit einem Oesophaguscarci-

Oeso-Guili (n = 790) 1987		14,7%	
British Thoracic Surgical Register 1986		14,2%	
Dt. Lit. (Pichlmaier 1987)		15,0 – 16,6%	
USA-Umfrage (Skinner 1987)	(n = 1678)	8,6%	
Japan-Umfrage (Inokuchi 1988)	(n = 7742)	7,3% (2 – 3,5%)	
	(n = 204)	7,9% (3,1%)	

Tabelle 3. Oesophagus-Ca – Op. Letalität 1988

nom, so kann man konstatieren, daß durch das Anheben der Resektionsquoten und durch die wesentliche Senkung der Operationsletalität heute mehr als doppelt so viel Patienten mit einem Oesophaguscarcinom die 5-Jahres-Grenze überleben (Resektionsquote 55% – 73%; Letalität 7,5% – 14,7%; 2-Jahres-Überlebensraten bezogen auf resezierte Patienten 28%; 5-Jahres-Überlebensraten 17%).

Künftige Aspekte

Es darf davon ausgegangen werden, daß die Letalität der Oesophagektomie – wie oben aufgezeigt – weiter gesenkt wird. Alle derzeit vorliegenden Ergebnisse zeigen, daß die Penetrationstiefe des Oesophaguscarcinoms die entscheidende prognostische Rolle spielt. Patienten mit einem Tumor T_1 oder T_2 haben eine 5-Jahres-Überlebensrate von über 50% (bei R0-Resektion). Patienten mit einem Tumorstadium T_3/T_4 erleben in aller Regel die 2-Jahres-Grenze nicht mehr. Eine frühe regionale Lymphknotenmetastasierung (weniger als 5 Lymphknoten im Mediastinum) kann unter der Voraussetzung einer R0-Resektion durch en-bloc Oesophagektomie prognostisch ebenfalls als günstig angesehen werden (5-Jahres-Überlebensraten über 30%). Somit sollten Tumoren der Penetrationstiefe T_1/T_2 auch künftig primär operiert werden. Ihre Prognose ist bei alleiniger chirurgischer Therapie gut.

Fortgeschrittenere Tumoren (T_3/T_4) dagegen haben bei alleiniger chirurgischer Behandlung eine schlechte Prognose. Hier muß nach präoperativen adjuvanten Therapieverfahren gesucht werden. Erprobt werden derzeit eine reine Chemotherapie und/oder – wie im eigenen Krankengut – eine kombinierte Radio-Chemotherapie (3000 R + 5 FU + Mitomycin C). Die ersten im eigenen Krankengut ermittelten Daten zeigen, daß bei Kombinationsbehandlung die Prognose auch von T_3- und T_4-Tumoren günstig beeinflußt werden kann. Die Prognose ist deutlich besser als bei alleiniger Operation oder bei alleiniger Radio-Chemotherapie.

Wesentliche Voraussetzung für die Entscheidung „adjuvante Therapie ja oder nein" wird künftig das exakte präoperative Staging sein, das durch den intraluminalen Ultraschall grundsätzlich mit großer Zuverlässigkeit möglich geworden ist.

Literatur

1. Gütgemann A (1953) Zur Frage der radikalen und palliativen Operation des Oesophaguscarcinoms. Langenbecks Arch Chir 276:357–364
2. Zenker R, Seidel W, Borst H et al. (1966) Ergebnisse der chirurgischen Behandlung des Oesophaguscarcinoms. Thoraxchir Vasc Chir 14:247–254
3. Giuli R, Gignoux M (1980) Treatment of carcinoma of the esophagus. Retrospective study of 2400 patients. Ann Surg 192:44–52
4. Earlam R, Cunha-Melo JR (1980) Oesophageal squamous cell carcinoma: I. A critical review of surgery. Br J Surg 67:381–390
5. Earlam R, Cunha-Melo JR (1980) Oesophageal squamous cell carcinoma: II. A critical review of radiotherapy. Br J Surg 67:457–461
6. Lehr L, Rupp N, Siewert JR (1988) Assessment of resectability of esophageal cancer by computed tomography and magnetic resonance imaging. Surgery 103:344–350

7. Mullen JL, Buzby GP, Matthews DC (1980) Reduction of operative morbidity and mortality by combined preoperative and postoperative nutritional support. Ann Surg 192:604–613
8. Brandmair W, Lehr L (1988) Frühe postoperative enterale Ernährung nach Oesophagusresektion. Langenbecks Arch Chir 373 (im Druck)
9. Elman A, Giuli R, Sancho-Guarnier H (1988) Risk factors of pulmonary complications following esophagectomy in carcinoma of the esophagus: Results of the prospective study conducted by the OESO group. In: Siewert JR, Hölscher AH (eds) Diseases of the Esophagus. Springer, Berlin Heidelberg New York London Paris Tokyo, pp 224–228
10. Adolf J, Bartels H, Siewert JR (1988) Transthoracic esophagectomy combined with regional lymphadenectomy and reconstruction with delayed urgency versus transmediastinal esophagectomy and immediate reconstruction: Effect on cardiopulmonary function. In: Siewert JR, Hölscher AH (eds) Diseases of the Esophagus. Springer, Berlin Heidelberg New York London Paris Tokyo, pp 232–236
11. Siewert JR (1988) Esophageal cancer from the European point of view. Japan J Surg (im Druck)
12. Liebermann-Meffert D, Raschke M, Siewert JR (1988) Die Gefäßarchitektur des Magenschlauches als Oesophagusersatz (in Vorbereitung)
13. Matthews HR, Powell DJ, McConkey CC (1986) Effect of surgical experience on the results of resection for oesophageal carcinoma. Br J Surg 73:621–623
14. Pichlmaier H, Müller JM, Huber P (1987) Chirurgische Therapie des Plattenepithelcarcinoms des Oesophagus – eingeschränkte Radikalität. Langenbecks Arch Chir (Kongreßbericht) 372:123–128
15. Ando N, Shinozawa Y, Ohgami M, Abe O (1988) Necessity for postoperative artificial respiration in esophageal surgery. In: Siewert JR, Hölscher AH (eds) Diseases of the Esophagus. Springer, Berlin Heidelberg New York London Paris Tokyo, pp 213–219
16. Giuli R, Sancho-Garnier H (1986) Diagnostic, therapeutic, and prognostic features of cancers of the esophagus: Results of the international prospective study conducted by the OESO group (790 patients). Surgery 99:614–622
17. Skinner DB (1988) Recent results of esophageal cancer surgery in North America. In: Siewert JR, Hölscher AH (eds) Diseases of the Esophagus. Springer, Berlin Heidelberg New York London Paris Tokyo, pp 645–651
18. Siewert JR, Hölscher AH (1988) Treatment of dysphagia in esophageal carcinoma: transthoracic "en-bloc" esophagectomy and reconstruction 48 hours later. Dysphagia (in press)
19. Siewert JR, Hölscher AH, Adolf J, Bartels H, Hölscher M, Weiser HF (1988) Esophageal Cancer: En-bloc esophagectomy with mediastinal lymphadenectomy and esophageal reconstruction with delayed urgency. In: Siewert JR, Hölscher AH (eds) Diseases of the Esophagus. Springer, Berlin Heidelberg New York London Paris Tokyo, pp 427–432
20. Siewert JR, Roder JD (1987) Chirurgische Therapie des Plattenepithelcarcinom des Oesophagus – erweiterte Radikalität. Langenbecks Arch Chir (Kongreßbericht) 372:129–139
21. Siewert JR, Adolf J, Bartels H, Hölscher AH, Hölscher M, Weiser HF (1986) Ösophaguskarzinom: transthorakale Ösophagektomie mit regionaler Lymphadenektomie und Rekonstruktion mit aufgeschobener Dringlichkeit. Dtsch Med Wochenschr 111:647–651

18. Leistungen der Tumorchirurgie bei Tumoren der Leber- und Gallenwege

R. Pichlmayr

Klinik für Abdominal- und Transplantationschirurgie der Medizinischen Hochschule Hannover, Konstanty-Gutschow-Straße 8, D-3000 Hannover 61

Advances in Surgery for Malignancies of the Liver and Bile Duct Systems

Summary. Tumor surgery in this field is no longer such a high risk as previously. Prolonged survival can be achieved by resection of hepatocellular carcinomas in non-cirrhotic livers (3-year survival 58%, n = 54 patients) and for colorectal liver metastases (3-year survival 44%, n = 124 patients). But surgery is rarely successful for the most frequent type of liver malignancy, the hepatocellular carcinoma in cirrhosis. Central bile duct carcinomas are now resected more frequently than in the past. Liver grafting seems indicated in special cases of liver and bile duct tumors. The future developments of operating on the in situ-perfused liver was discussed and the first operation on an ex situ-liver was demonstrated.

Key words: Carcinomas – Liver – Bile duct

Zusammenfassung. Die Tumorchirurgie dieses Organgebietes ist durch verbesserte OP-Verfahren risikoärmer geworden. Längerfristiges Überleben wird zunehmend durch Resektion von hepatocellulären Carcinomen in nicht-cirrhotischer Leber (3-Jahres-Überleben 58%, n = 54 Pat.) und bei colorectalen Lebermetastasen (3-Jahres-Überleben 44%, n = 124 Pat.) erreicht. Bei der häufigsten Tumorform, den hepatocellulären Carcinom in Cirrhose sind die Möglichkeiten der Chirurgie eng begrenzt. Zentrale Gallenwegscarcinome erscheinen häufiger als früher resezierbar. Die Lebertransplantation hat begrenzte Indikationsbereiche bei Malignomen der Leber und des zentralen Gallenganges. Als Weiterentwicklung der Leberchirurgie wird die Operation an der in situ perfundierten Leber diskutiert und die erste Operation an einer ex situ Leber vorgestellt.

Schlüsselwörter: Tumoren – Leber – Gallenwege

Vorbemerkungen

Um die Leistungen der Chirurgie bei Tumoren der Leber- und Gallenwege zu beurteilen, ist hervorzuheben, daß solche Operationen in größerem Umfang erst seit 1–2 Jahrzehnten geübt werden. Zwar wurden Leberresektionen wegen eines „Tumors" bereits von Langenbuch 1877/88 und von Wendel 1911 (beim 11. Kongreß der Deutschen Gesellschaft für Chirurgie) beschrieben, hat etwa vor diesem Gremium Hegemann schon vor 15 Jahren gerade zur Metastasenchirurgie der Leber berichtet und haben manche Kliniken, so die Mayo-Klinik (Adson) oder New York (Fortner) bereits in den Jahren zwischen 1930 und 1950 größere Erfahrungsberichte vorgelegt, wobei die Monographie von Forster und Beermann (1977) hervorzuheben ist. Doch blieben große Leberresektionen auf wenige Zentren und insgesamt wenige Patienten beschränkt. Die Ausweitung dieses Gebietes und die gleichzeitig erreichte Senkung der Operationsletalität großer Leber- und Gallenwegstumoreingriffe sind also für sich als ein wesentlicher Fortschritt zu betrachten. Zu Beurteilungen der Leistungen gehört aber auch die Effizienz dieser Operationen. Hier ist festzustellen, wie letztlich in der gesamten Tumorchirurgie, daß langfristige Tumorfreiheit oder gar Heilung seltener sind als Rezidive, sicher ähnlich anderen Tumoren hauptsächlich abhängig vom Tumorstadium. Auch ist Inoperabilität, sei sie technisch als Irresektabilität, sei sie wegen vermutlicher Insuffizienz des Restlebergewebes bedingt, dabei häufiger als bei anderen Organtumoren etwa des Magens oder gar des Colons. Diese begrenzten Möglichkeiten und Ergebnisse der Lebertumorchirurgie wiegen schwer angesichts der Tatsache, daß das Leberkarzinom, vor allem das so ungünstige in zirrhotischer Leber, der häufigste maligne Tumor überhaupt ist. Den Charakter einer umfassenden Behandlung aller Lebertumorpatienten hat also die Chirurgie dieses Gebietes nicht – abgesehen davon, daß die meisten dieser Patienten in afroasiatischen, z. T. bezüglich medizinischer Versorgung benachteiligten Ländern leben. Mehr handelt es sich bei den Leistungen der Chirurgie auf diesem Gebiet um den Versuch, wenige Patienten mit gewissen Heilungschancen der bestmöglichen Behandlung in kurativer oder zumindest palliativer Hinsicht zuzuführen. Diese Einschränkung mindert den Wert und die Bedeutung dieser Chirurgie nicht; Chirurgie ist immer auf einzelne Patienten ausgerichtet.

Folgende Gebiete seien besprochen:

I. Das Karzinom in nicht-zirrhotischer Leber

Hier wirken sich die beiden wesentlichen Fortschritte der letzten Jahre, die Diagnostizierbarkeit eines Lebertumors durch Sonographie, CT und ggf. Zytopunktion und die besseren Kenntnisse der Leberchirurgie aus. In nicht-zirrhotischer Leber darf man in der Regel von einer guten Funktion der Restleber, auch wenn diese nur noch etwa 25–30% der gesamten Leber beträgt, ausgehen. Hohe chirurgische Radikalität ist also möglich. Unseres Erachtens wird man dieser am besten gerecht durch ein streng anatomisches Vorgehen zunächst im Bereich des Hilus, dann der Vena cava inferior und schließlich in der Durchtrennung des Lebergewebes. Der vollständigen Freipräparation der Vena cava wird im eigenen Vorgehen großer Wert beigemessen, um blutsparend zu operieren und bei der Parenchymdurchtrennung nicht etwa wegen der Nähe zur Vena cava die Radikalität zu vernachlässigen.

Die Leistungen der Tumorchirurgie spiegeln sich im Rückgang der Operationsletalität wieder; die durchschnittlichen 4-Jahres-Überlebenshöhen liegen bei 20–40% (s. Tabelle 1). Im eigenen Krankengut läßt sich die Abhängigkeit besonders von der Tumorgröße und wohl vom Malignitätsgrad des Tumors zeigen. Die günstigen Ergebnisse bei kleinen Tumoren weisen wieder auf die Verknüpfung von Leistungen der Tumorchirurgie mit Realisierung einer frühzeitigen Diagnose hin.

Viel ungünstiger ist die Situation bei *Karzinomen in ausgeprägter zirrhotischer Leber:* große Leberresektionen sind wegen dann zu erwartender Leberrestinsuffizienz meist nicht möglich; begrenzte Resektionsformen, wie eine Segment- oder gar Subsegmentresektion nach Bismuth – meines Erachtens mehr ein neuer Name für eine lokale Exzision – die man bei Ausschluß eines multilokulären Tumorwachstums, was ggf. unsicher ist, versuchen wird, sind ebenfalls nicht ungefährlich und möglicherweise zuwenig radikal. Relativ günstig können die gekapselten Tumoren sein, wie sie besonders in der Literatur asiatischer Autoren beschrieben werden und möglicherweise z. T. auch deren günstigere Ergebnisse mitbedingen (s. Tabelle 2).

Irresektabilität wegen Tumorausdehnung oder Multizentrizität in nicht-zirrhotischer wie besonders in zirrhotischer Leber wirft stets die Frage der Chance einer Lebertransplantation auf. Ihr palliativer Wert ist meist ausgeprägt, der kurative – erwartungsgemäß – begrenzt. Bei den offensichtlich großen tumorbiologischen Unterschieden zwischen den einzelnen Malignomarten und auch den individuellen Tumoren sind bislang lediglich eine gewisse Reihung der wahrscheinlichen Eignung zur Transplantation (s. Tabelle 3), jedoch keine verbindlichen Indikationskriterien möglich [2]. Bestmöglicher Ausschluß extrahepatischen Wachstums ist die wichtigste Voraussetzung. Auch hier sind die Leistungen der Chirurgie durch Senken der postoperativen Letalität und einzelne, dann sehr erfreuliche Langzeitverläufe gekennzeichnet. Die Indikation zur Lebertransplantation bei Metastasen ist zumindest

Tabelle 1. Leberresektion bei primär malignen Lebertumoren — Literaturübersicht und eigene Ergebnisse

Autor	Jahr	Pat. (n)	Resek-tabili-tät (%)	Op-Letali-tät (%)	Überlebenszeit in Jahren (%)					Anmerkungen
					1	2	3	4	5	
Harrison	1973	10	8	33	36	28	28			PLC
Foster										
(„LTS")	1977	91			83	72[a]	60[a]	42[a]	34[a]	PLC (keine Cirrhose)
(Lit.)		149		19		61			35[a]	PLC nicht asiat. Pat.
Lin	1979	132	44	11	35		18		18	PLC
Fortner	1981	42		17	85		50		37	PLC
Bengmark	1982	21	21	14	48	38				PLC (40% Cirrhose)
Funovics	1983	25	31	24	20					PLC (38% Cirrhose)
Iwatsuki	1983	43		9	78	60	56[a]		46	PLC (12% Cirrhose)
Trede	1986	23	43	10						PLC
Adson	1986	62		5			54		35	PLC (3% Cirrhose)
Eigene	1986	62		13	72	54	49	42	42	HCC (13% Cirrhose)
Ergebnisse		54		6	79	63	58	49	49[a]	HCC (keine Cirrhose)

[a] ohne Op-Letalität
PLC = primäres Lebermalignom
HCC = hepatocelluläres Carcinom

Tabelle 2. Ergebnisse der Leberresektion bei primär malignen Lebertumoren und Cirrhose — Literaturübersicht

Autor	Jahr	Pat. (n)	Resek-tabili-tät (%)	Op-Letali-tät (%)	Überlebenszeit in Jahren (%)					Anmerkungen
					1	2	3	4	5	
Foster										
(„LTS")	1977	10			60[a]	25[a]	0[a]	0[a]	0[a]	PLC + Cirrhose
(Lit.)		365		21		23			7	PLC: asiat. Pat.
Okuda (Übersicht)	1980	213	12	28	33		20		12	PLC (> 70% Cirrhose)
Huguet	1983	75		33			19		4	HCC + Cirrhose
Okamoto	1984	103	46	13	65[a]		27[a]		13[a]	HCC (> 90% Cirrhose)
Tang	1985	60	60	2	85	76	73	73	73	„subklinisches" HCC
Launois	1986	14	38	21	45	27				HCC + Cirrhose
Bismuth	1986	35	13	14						HCC + Cirrhose (Subsegmentect.)
Kinami	1986	17	89	12	80		53			„kleines" HCC + Cirrhose
Makuuchi	1987	58			86	79	54	48	48	„kleines" HCC (Subsegmentect.)

[a] ohne Op-Letalität
PLC = primäres Lebermalignom
HCC = hepatocelluläres Carcinom

Primäre Lebermalignome	
HCC ohne Cirrhose	günstig, bes. wenn solitär
HCC in Cirrhose	wohl z. T. geeignet
CCC	insgesamt ungünstig
andere, bes. Sarkome	evtl.
Lebermetastasen	
bei endokrinen Tumoren	evtl.
bei Sarkomen	evtl.
bei colorektalen Tumoren	evtl. (?)
Gallenwegscarcinome	
zentrale (Klatskin)	möglicherweise
Gallenblase	wohl nicht

Tabelle 3. Lebertransplantation bei Malignom der Leber — vorläufige Reihung der Eignung

in nicht cirrhot. Leber

klein — mittelgroß	*Resektion alleine*
(> 5 cm — < 10 cm)	(Lobektomie,
solitär	erw. Lobektomie)
radikal resektabel	
groß (> 10 cm)	bestmögliche Resektion
multinodal	praeop: Embolisation?
nicht (sicher) radikal res.	postop: Chemotherapie?
nicht resezierbar	*Transplantation*
solitär	?
multiloculär	HCC: Transplantation
	CCC: ?
	Chemoembolisation?
	u. a.

in cirrhot. Leber

klein	kleine Resektion?
bes. subklin. HCC	oder
gute Leberfunktion	Transplantation?
groß	?
oder Leberfunktion kritisch	Transplantation?
	(HCC/CCC)
	anderes?

Tabelle 4. Behandlungskonzepte bei primären Lebermalignomen

engbegrenzt und nur individuell, meist wohl zur Palliation zu rechtfertigen; bezüglich Indikation bei zentralen Gallenwegskarzinomen siehe unten.

Somit kann sich für die Behandlung primärer Lebermalignome, insbesondere des HCC folgende Strategie ergeben (s. Tabelle 4a und 4b).

II. Lebermetastasen

Bei Lebermetastasen sind die Leistungen der Chirurgie vielleicht auch zahlenmäßig am bedeutsamsten, allerdings beschränkt auf Metastasen colorektaler Karzinome. Gerade die Möglichkeit der Metastasenchirurgie rechtfertigen und erfordern die systematische Tumornachsorge bei colorektalen Karzinomen, als meines Erachtens einziger Bereich, bei der dies,

Tabelle 5. Leberresektion bei colorektalen Metastasen – Literaturübersicht

Autor, Jahr	Pat. (n)	Op.-Let. (%)	Überlebenszeit in Jahren (%)				
			1	2	3	4	5
Foster, 1977	259	5		44			22
Attiyeh, 1978	25	4					40
Fortner, 1981	43	9	88	48	48		
Bengmark, 1982	32	6	80	35	20		10
Adson, 1983	67	5		60	45		27
Iwatsuki, 1983	24	0	91	73	73		52
Sugarbaker, 1984	33	0	94		53		
Wagner, 1984	116	4	85	60	40	25	25
Scheele, 1985	70	7	73	40	27	24	24
Jamasaki, 1985	77	4	76	51	36	30	27
Eigene Ergebnisse, 1986	124	7	81	69	44	37	25

eine systematische Tumornachsorge, lohnend ist im Sinne des Patientenschicksals. Zumindest weiter Tumorabstand bei einer Keilexzision (= Wedge-Exzision), vielleicht aber doch besser eine anatomische Segment- oder gar Lappenresektion sind angebracht und führen nach den sich mehrenden Ergebnissen vermutlich zu Lebensverlängerungen mit Hoffnung auf kurativen Effekt in Einzelfällen (s. Tabelle 5). Dagegen ändern sich die Ansichten über Indikation und Wert chirurgischer Maßnahmen zur Erhöhung der Effektivität chemotherapeutischer Methoden, etwa durch intraarterielle Katheterimplantationen und regionale Perfusionen laufend mit der Weiterentwicklung der medikamentösen onkologischen Konzepte. Der derzeitig überwiegende Eindruck einer generell nicht sehr wirksamen Maßnahme kann somit keinesfalls eine endgültige Wertung sein.

III. Gallenblasenkarzinom

Beim Gallenblasenkarzinom in fortgeschrittenen Stadien sind die Leistungen der Chirurgie weiterhin sehr begrenzt. Die meist ausgeprägte Lymphangiosis carcinomatosa verhindert vermutlich auch bei großen Resektionen, wie sie vereinzelt angewandt werden oder bei einer Lebertransplantation einen längerfristigen Erfolg. Bedeutsam ist aber die Frage der Resektionsausdehnung oder der Nachresektion bei kleinen, häufig im Rahmen einer Cholezystektomie wegen Steinleidens zufällig gefundenen Karzinomen. Hier erscheint der Versuch einer Tumorchirurgie mit hoher Radikalität lohnend, also meist Resektion des Segmentes IVb oder der Segmente IVb und V auch als Nachoperation [2]. Dafür sprechen auch eigene Ergebnisse, wobei umfangreiche Erfahrungen noch fehlen.

Das *Karzinom des zentralen Gallenwegsbereiches,* der Gallengangsgabel (die sogenannten Klatskin-Tumoren) sind – entgegen früheren Ansichten – durch verbesserte Präparationstechnik an der Leber z. T. resektabel und haben dann – wiederum vermutlich – eine bessere Prognose als bei tumorbelassenen palliativen Maßnahmen. Ebenfalls entgegen früheren Auffassungen meinen wir, daß bei Ausschluß extrahepatischen Wachstums, besonders in Lymphknoten des hepatoduodenalen Ligamentes eine Lebertransplantation angezeigt sein kann [3].

IV. Gerade der Begriff Irresektabilität an der Leber läßt fragen, ob die Technik der Leberchirurgie schon zum Abschluß gekommen ist oder noch ausgebaut werden kann. Ich meine letzteres ist richtig und möchte abschließend auf zwei Wege hinweisen [4].

1. Es ist erstens die *in situ-Perfusion der Leber* in Weiterführung der totalen Leberokklusion. Sie war bereits von Fortner vorgeschlagen und einige Male geübt. Die Entwicklung neuer Perfusionsmedien, etwa die HTK-Lösung von Bretschneider, gibt meines Erachtens dieser Technik neue Möglichkeiten. Nach unseren experimentellen Befunden sind damit zeitaufwendigere Operationen an der isolierten, blutfreien Leber möglich.

2. Die *ex situ-Operation der Leber* – analog der bereits gebräuchlichen ex situ-Operation der Niere – die wir nach meiner Kenntnis erstmals vor kurzem ausgeführt haben und die ich sowohl im aktuellen Heft von Langenbecks Archiv wie hier vorstelle. Besonders die Kenntnis der Reaktionen einer längeren anhepatischen Phase eröffnen diese Möglichkeit. In speziellen Situationen, wie der hier gezeigten, kann nur hierdurch eine Tumorresektion erreicht werden, die Grenze der Resektabilität also verschoben werden; in anderen – und dies ist wohl das Wichtigere – könnte die Exaktheit der Resektion gesteigert werden und möglicherweise könnten extrahepatisch manche onkologische Verfahren eingesetzt werden.

Schlußfolgerung

Die Tumorchirurgie an Leber- und Gallenwegen ist risikoärmer geworden, hat sich verfeinert und wird dies weiter tun und damit allmählich den Standard der Tumorchirurgie anderer Organsysteme erreichen. Aufwendig und somit doch enger begrenzt wird sie wohl noch länger bleiben. Eine wirklich entscheidende Gesamtverbesserung des Schicksals der Träger dieser Tumoren wird der Chirurgie aber ebenfalls nur in Ergänzung zu oder durch nicht-operative onkologische Verfahren gelingen.

Literatur

1. Pichlmayr R (1988) Is there a place for liver grafting for malignancy? Transplant Proc 20:478
2. Köckerling F, Scheele J, Gall FP (1988) Die chirurgische Therapie des Gallenblasencarcinoms. Chirurg 59:236–243
3. Pichlmayr R, Ringe B, Lauchart W, Bechstein WO, Gubernatis G, Wagner E (1988) Radical resection and liver grafting as the two main components of surgerical strategy in the treatment of proximal bile duct cancer. World J Surg 12:68–77
4. Pichlmayr R, Bretschneider HJ, Kirchner E, Ringe B, Lamesch P, Gubernatis G, Hauss J, Niehaus KJ, Kaukemüller J (1988) Ex situ Operation an der Leber. Eine neue Möglichkeit der Leberchirurgie. Langenbecks Arch Chir 373:122–126

19. Leistungen der Tumorchirurgie bei Tumoren der Bauchspeicheldrüse

E. Bodner

II. Universitätsklinik für Chirurgie, Anichstraße 35, A-6020 Innsbruck

Surgery of Pancreatic Cancer

Summary. In a retrospective analysis of 274 cases of ductal pancreatic cancer (uniform resection technique, no total pancreatectomy de principe) the resection rate was 28.1%, the death rate following duodenopancreatectomy 5.8%, cumulative 5-year-survival rate 11% in resected patients compared to 2.6% in all patients. Although discouraging, these results are still superior to non-surgical treatment. Three of four long-term survivors (>5 a) died from recurrent cancer. The question arises whether pancreatic cancer is surgically curable at all?

Key words: Pancreatic cancer – surgical treatment – results

Zusammenfassung. 274 Fälle von duktalem Pankreaskarzinom (weite Resekabilitätskriterien, einheitliche Technik, keine totale Pankreatektomie de principe) werden retrospektiv analysiert: Resektabilitätsrate 28,1%, Operationsletalität der Duodenopankreatektomie 5,8%, kumulative 5-J-ÜLR 11% der Resezierten bzw. 2,6% des Gesamtmaterials. Obgleich unbefriedigend, wird dieses Ergebnis durch keine der nichtchirurgischen Behandlungsmöglichkeiten erreicht. 3 von 4 Langzeitüberlebenden (>5 a) sind am Grundleiden verstorben; ist das Pankreaskarzinom überhaupt chirurgisch heilbar?

Schlüsselwörter: Pankreaskarzinom – chirurgische Behandlung – Ergebnisse

In einer kürzlich veröffentlichten Zusammenstellung von 85 Publikationen über das duktale Pankreaskarzinom [5] wurde aus über 22 000 Fällen eine 5-Jahres-Überlebensrate von 0,41% errechnet. Kein Wunder, daß man angesichts solcher Ergebnisse eher geneigt ist, von einer Laune der Natur als von Heilung durch die Tumorchirurgie zu sprechen.

Dem entgegen stehen anderslautende Mitteilungen, wie die von Trede [12], in dessen Material fünf Jahre nach Radikaloperation von 16 Patienten fünf, also rund 30%, noch am Leben waren; er sieht in der Resektion daher eine, wenngleich geringe, so doch echte Hoffnung.

Beide kontroversiellen Angaben dürften, soweit es die Prognose des Pankreaskarzinoms betrifft, den tatsächlichen Gegebenheiten nicht voll entsprechen: Während in der erstgenannten Arbeit bei vielen der herangezogenen Quellen die Langzeitüberlebenden nicht kumulativ berechnet wurden, so daß zu schlechte Ergebnisse resultieren, sind die Erfolgsziffern der zweiten Studie zum Teil Ausdruck eines Selektionsmechanismus, weil sie sich nur auf die resezierten Fälle beziehen; sie stellen außerdem ein unter besonders günstigen Umständen chirurgisch erzielbares Optimum dar, das wohl nicht der Durchschnittssituation – und so verstehe ich die Frage: Was leistet die Tumorchirurgie? – entspricht.

Damit sind bereits einige Schwierigkeiten, die sich beim Versuch einer Analyse oder eines Datenvergleichs aus dem sehr umfangreichen Schrifttum ergeben, angesprochen:

keine (fast keine) prospektiven Studien;

lange Beobachtungsperioden mit vielen Variablen (Resektionskriterien, Operationsverfahren, perioperatives Risiko);

unvollständige histologische Diagnose bei nicht resezierender Therapie;

unklare Abgrenzung periampullärer und atypischer Tumoren;

fehlendes bzw. uneinheitliches Staging (6 Klassifikationen);

regionale Lymphsystem-Anatomie ungeklärt;

mangelhafte Studien-Protokolle (Berücksichtigung der Operationsletalität, statistische Methoden).

Diese Fehlerquellen konnten im eigenen Krankengut weitgehend ausgeschaltet werden, so daß ich glaube, damit besser zu den Leistungen der Tumorchirurgie beim Pankreaskarzinom Stellung nehmen zu können als anhand der selten exakt nachvollziehbaren Mitteilungen aus dem Schrifttum.

Wir zählen zu den periampullären Tumoren neben denen der Papille, des distalen Choledochus und des Duodenums auch jene Adenokarzinome der papillennahen Region, bei denen sich der Pathologe auf keinen sicheren Ursprungsort festlegen kann. Seit wir uns 1971 mit der Feinnadelbiopsie bzw. Zytodiagnostik des Pankreaskarzinoms zu befassen begannen, wurde praktisch keine Resektion mehr ohne vorherige mikroskopische Diagnosestellung durchgeführt. Alle Tumoren wurden nach dem neuen UICC-Schema 1987 nachklassifiziert.

Dazu kommt, daß unsere Patienten nach weitgehend gleichbleibenden Prinzipien behandelt wurden: Wir haben uns in erster Linie nach der technischen Resektabilität und nicht nach der Metastasierung in mitentfernbare regionale Lymphknoten gerichtet, und unser chirurgisches Vorgehen bei der Radikaloperation wurde innerhalb der Untersuchungsperiode im wesentlichen nicht verändert. Abgesehen von zwei Ausnahmen haben wir den vor 10 Jahren herrschenden Trend zur totalen Pankreatektomie nicht mitgemacht, weil es uns widersinnig erschien, bei einem kleinen Karzinom – aus Prinzip – an der Drüse selbst überradikal sein zu wollen und gleichzeitig der viel wahrscheinlicheren extraglandulären Tumorausbreitung im Lymphsystem und entlang der Nervenfasern chirurgisch nicht begegnen zu können. Inzwischen ist die Diskussion um diese Frage verebbt, weil die meisten Erfahrungen gezeigt haben, daß der Vorteil der größeren Radikalität durch entsprechend höhere Letalität und Morbidität wettgemacht wird und sich hinsichtlich der 5-Jahres-Überlebenszeit keine Unterschiede ergeben [4]. Hingegen haben wir immer schon bei isthmusnahem Tumorsitz die Resektionsebene nach links in den Pankreaskörper hinein verlegt und die Resektionsfläche durch intraoperative Schnellschnittuntersuchung auf Karzinomfreiheit überprüft. Seit drei Jahren etwa legen wir großen Wert auf eine systematische Lymphknotendissektion, nicht nur im Ligamentum hepatoduodenale bis hinauf zum Leberrand und entlang der Arteria hepatica bis an deren Ursprung, sondern vor allem auch an den Mesenterialgefäßen, weil wir wie andere Autoren [2] feststellen mußten, daß gerade hier die Tumorrezidive häufig ihren Ausgang nehmen. Wir hoffen, mit dieser erweiterten Lymphadenektomie die Behandlungsergebnisse des Pankreaskarzinoms zu verbessern und stützen uns dabei auf die Erfahrungen aus Erlangen [11], wo beim periampullären Karzinom durch eine ähnliche Strategie die mediane Überlebenszeit von 42 auf 60 Monate verlängert werden konnte.

Material

Zwischen 1972 und 1978 haben wir 387 Patienten wegen eines malignen Tumors der duodenopankreatischen Region behandelt; bei 274 handelte es sich um ein duktales Adenokarzinom (Tabelle 1), davon 197mal (72%) im Pankreaskopf lokalisiert.

Bei 77 duktalen Pankreaskarzinomen wurde eine Radikaloperation ausgeführt (Tabelle 2). Diese hohe Resektabilitätsrate von 28,1% hat ihre Erklärung einerseits in der schon erwähnten weiten Indikationsstellung (wir haben keine absolute Altersgrenze, die ältesten

Tabelle 1. Maligne Tumoren der duodenopankreatischen Region (1972 – 1987)

Periampulläres Karzinom		69
Papillen-Ca	38	
distales Choledochus-Ca	15	
Duodenal-Ca	6	
„periampulläres" Ca	10	
Duktales Pankreaskarzinom		274
Kopf	197	
Körper/Schwanz	53	
diffus/multilokulär	24	
Andere Tumoren		44
Zystadenokarzinom	6	
Inselzell-Ca, mal. Apudom	29	
sonstige (mesenchymal, Metastasen)	9	
Maligne Tumoren insgesamt		387

Tabelle 2. Therapie bei 274 duktalen Pankreaskarzinomen

	Alle Tumore	Nur Kopfregion
Resektion: totale Pankreatektomie	4	2
Whipple-Operation	65	65
Links-Resektion	7	–
atypische Resektion	1	1
Palliative Ableitung	137	109
Explorative Laparotomie	28	8
Konservativ	32	12
Insgesamt	274	197

Patienten waren 78 Jahre) und andererseits in der Tatsache eines gewissermaßen selektionierten Krankengutes, weil uns Patienten mit vermutlich resektablen Tumoren von vielen peripheren Krankenhäusern zugewiesen werden.

Bei der TNM-Klassifizierung der 69 mittels (partieller oder totaler) Duodenopankreatektomie entfernten Karzinome sind 26 Fälle dem Stadium I und 36 dem Stadium III zuzuordnen; in dieser Relation spiegelt sich die Häufigkeit regionaler Lymphknotenmetastasen wider. Vier Patienten waren im Stadium II und drei im Stadium IV.

Ergebnisse

Von 195 unserer Patienten, darunter allen 69 duodenopankreatektomierten, ist der Verlauf bekannt. Aus Tabelle 3 geht die Anzahl der echt Überlebenden ein bis fünf Jahre nach der Operation hervor. Nach fünf Jahren waren es 4 von 38 Patienten, somit 10,5% der Resezierten und 2,6% bezogen auf alle Fälle mit duktalem Pankreaskarzinom. Die in Abbildung 1 dargestellte kumulative Überlebenswahrscheinlichkeit, berechnet nach Kaplan-Meier, stimmt mit den tatsächlich beobachteten Fällen weitgehend überein.

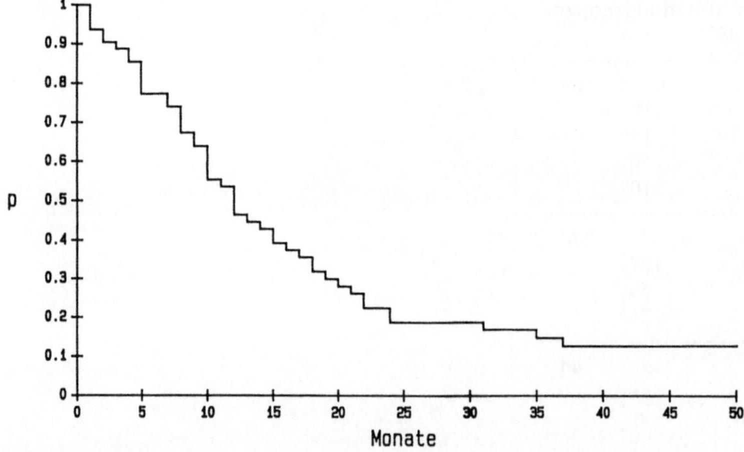

Abb. 1. Kumulative Überlebenswahrscheinlichkeit (Kaplan-Meier) nach Duodenopankreatektomie wegen eines duktalen Pankreaskarzinoms

Tabelle 3. Duktales Pankreaskarzinom – Überlebensquoten nach Duodenopankreatektomie (eigenes Krankengut 1972–1987)

Es lebten			%	% aller dukt. P. Ca
nach 1 a	32 von 61 Pat.		52,5	
nach 2 a	13 von 55 Pat.		23,6	
nach 3 a	7 von 49 Pat.		14,3	3,8
nach 4 a	5 von 45 Pat.		11,1	2,7
nach 5 a	4 von 38 Pat.		20,5	2,6

Tabelle 4. Duodenopankreatektomie – Letalität (eigenes Krankengut 1972–1987)

Dukt. Pankreas-Ca	4 von	69	5,8%
Periampulläres Ca	8 von	60	13,3%
Andere Malignome	0 von	12	0,0%
Durchschnittlich	12 von	141	8,5%

Tabelle 5. Duktales Pankreaskarzinom

Autor	Fall-zahl	Res. R. (%)	5-J.-ÜLR	
			% Res.	% ges.
Herter et al. (1982)	246	27	4,5	1,2
Warren et al. (1983)	147	18	3,7	0,7
Cubilla et al. (1986)	172	37	6	2,3
Meister et al. (1986)	344	16	11	1,7
Trede et al. (1986)	158	10	30	3,2
Eigenes Material	274	28	11	2,6

Die Operationsletalität ist inkludiert; sie beträgt (Tabelle 4) für alle Duodenopankreatektomien wegen maligner Geschwülste 8,5% bzw. 5,8% bezogen auf die Radikaloperationen wegen duktaler Karzinome.

Diskussion

Wonach bewerten wir die Leistungen der Tumorchirurgie beim Pankreaskarzinom? Wir haben keine Kriterien, um den subjektiven Gewinn für die Patienten zu beurteilen, was insbesondere für einen Wirkungsvergleich palliativer Maßnahmen von entscheidender Bedeutung wäre. Also kann die Frage – und dieser Beschränkung müssen wir uns bewußt sein – nur von der Überlebenszeit her beantwortet werden und zwar absolut, die Chance einer Heilung betreffend, wie auch relativ, nämlich im Vergleich zu den nichtchirurgischen Behandlungsmöglichkeiten.

Wir wissen nur sehr wenig über Spontanverlauf und Lebenserwartung beim unbehandelten Pankreaskarzinom. Die Angaben aus der Literatur über die mediane Überlebenszeit bei konservativer Therapie, meist mit rund zwei Monaten angegeben [8], betreffen jene fortgeschrittenen Fälle, bei denen eine chirurgische Therapie sowohl radikal als auch palliativ nicht mehr möglich ist; sie sind daher nur Ausdruck des späten Erkrankungsstadiums und können als absolute Bezugsgröße nicht herangezogen werden.

Besser geeignet sind die Heilungsrate und die Überlebenswahrscheinlichkeit. Denn wir können davon ausgehen, daß die einzige Heilungschance – und auch das nur beim Kopfkarzinom – durch die Resektion gegeben ist, und daß ohne sie kein Patient mit einem duktalen Pankreaskarzinom fünf oder auch nur drei Jahre überlebt.

Nicht zu Unrecht wird im Schrifttum verschiedentlich die Meinung vertreten, es würde mit der Radikaloperation mehr Leben verloren als gewonnen, und unser Ziel könne es nicht sein, eine zufällige 5-Jahres-Überlebenszeit zu gewinnen um jeden Preis, sondern das zu tun, was für die Mehrzahl der Patienten das beste ist. Diese Voraussetzungen sind gegeben, wenn die Letalitätsrate der Radikaloperation zumindest unter der durch sie erzielbaren 5-Jahres-Überlebenswahrscheinlichkeit von 10% liegt.

Wie lautet nun die Antwort auf die Frage nach den Leistungen der Tumorchirurgie beim Pankreaskarzinom? Verglichen mit vielen anderen Tumoren sind sie zweifellos gering. Unter den zehn häufigsten Organkrebsen hat das Pankreaskarzinom mit rund 3% 5-Jahres-Überlebenswahrscheinlichkeit, bezogen auf alle Erkrankungsfälle, die schlechteste Prognose. Diese 3% werden aber ausschließlich nur durch die Chirurgie, und zwar durch die Radikaloperation erreicht. Kein anderes Behandlungsverfahren kann bislang überhaupt mit kurativer Zielsetzung eingesetzt werden.

Vielleicht vermögen multimodale Therapiekonzepte künftig die Ergebnisse zu verbessern. Hinsichtlich der intraoperativen Strahlentherapie, die wir seit vier Jahren bei unseren Patienten auch adjuvant anwenden, ist eine Beurteilung noch nicht möglich. Eine in Japan durchgeführte prospektive Studie [9] hat gezeigt, daß die Überlebensrate ein Jahr postoperativ deutlich höher liegt als bei Resektion allein, während nach zwei Jahren sich die Kurven wieder angeglichen haben. Douglass [3] glaubt aufgrund einer randomisierten Untersuchung der gastrointestinal tumour study group, daß bei Kombination von Resektion mit Radio- und Chemotherapie eine wesentliche Verbesserung der Überlebenszeit und eine Heilungsquote von 6% erreicht werden könne, eine Rate, die etwa jener des Magenkarzinoms entspricht und die der Ösophagustumoren übertrifft.

Von allen die Prognose bestimmenden Determinanten hat das Tumorstadium den größten Einfluß, auch wenn in unserem Material, bedingt durch die kleine Fallzahl für das Stadium II, diese Kurve besonders steil abfällt. Es wäre aber bestimmt nicht richtig, alle Pankreaskarzinome mit Befall der regionalen Lymphknoten von der Radikaloperation auszuschließen. Unter den im Schrifttum mitgeteilten Langzeitüberlebenden machen die Fälle des Stadiums III bis zu 40% aus [6].

Umgekehrt ist resektabel nicht mit resektionswürdig gleichzusetzen. Eine größere Resektionsrate bedeutet noch nicht eine höhere Heilungsquote, wenn die Zunahme der Radikaloperation nur durch Ausweitung der Resektabilitätskriterien, also durch Einbeziehung späterer Tumorstadien bedingt ist. Wie sehr auch die Resektionsraten klaffen und die darauf bezogenen Langzeitüberlebenden gestreut sein mögen, berechnet für das Gesamtmaterial von Pankreaskarzinomen liegen die 5-Jahres-Quoten doch sehr eng beisammen zwischen 0 und 3% (Tabelle 5).

Auf der Suche nach einem prognostischen Faktor zur Selektion jener Patienten, für welche die Radikaloperation eine echte Heilungschance bringt, glauben wir mit der DNA-Bestimmung einen verheißungsvollen Weg zu gehen. Wir haben an 45 Patienten retrospektiv den DNA-Gehalt der Tumorzellen gemessen und dabei zwei Gruppen gefunden, eine im triploiden Bereich und eine Gruppe mit höherploiden Kernen. Kein Pankreaskarzinom war

138

diploid. Beide Gruppen unterscheiden sich deutlich hinsichtlich wichtiger klinischer Faktoren wie etwa in bezug auf den Lymphknotenstatus und vor allem hochsignifikant in der Lebenserwartung. Diese Ergebnisse scheinen uns wert, in einer prospektiven Studie überprüft zu werden, zumal die Untersuchung auch präoperativ am durch Feinnadelbiopsie entnommenen Punktionsmaterial vorgenommen werden kann.

Die Hauptursache für die bescheidenen Erfolge der Tumorchirurgie beim Pankreaskarzinom liegt, das ist allgemein bekannt, in der trotz aller diagnostischen Fortschritte nicht verbesserten Früherfassung dieser Tumoren. Schuld daran sind tumorbiologische und anatomische Besonderheiten, nämlich rasche Geschwulstausbreitung und nahe Organgrenzen einerseits sowie die späte klinische Manifestation. Daher ist die Möglichkeit, wirklich onkologisch radikal zu resezieren, sehr gering. Nach Hermanek [7] zeigen mehr als zwei Drittel aller Resektionspräparate metastatisch besiedelte Lymphknoten und rund die Hälfte eine peripankreatische bzw. perineurale Infiltration. Andererseits aber hat Ichikawa [10] in einer Serie von über 2000 Pankreaskarzinomen gezeigt, daß im Stadium T 1 a, also beim Frühkarzinom, durch die Radikaloperation eine 5-Jahres-Überlebensrate von 86% und somit ein dem Magenfrühkarzinom ähnliches Ergebnis erreicht werden kann.

Demnach schiene es fast, als könne die Chirurgie beim Pankreaskarzinom an sich genausoviel leisten wie bei anderen Tumoren. Ihre Erfolge sind überall dort gut, wo die Frühdiagnostik besser geworden ist. Seit die chirurgische Technik der Pankreasresektion standardisiert wurde und das operative Risiko minimiert werden konnte, müßte allein in der Früherfassung der Schlüssel zum Erfolg zu finden sein.

Von unseren vier Patienten, welche die 5-Jahres-Grenze überlebt haben, sind aber drei im weiteren Verlauf am Grundleiden verstorben. Das bedeutet nicht nur, daß auch nach fünf Jahren nicht von Heilung gesprochen werden darf, sondern verlangt nach der Frage: ist das Pankreaskarzinom überhaupt chirurgisch heilbar? Ein Patient lebt nach 14 Jahren ohne Rezidiv: vielleicht doch nur eine Laune der Natur.

Literatur

1. Cubilla AL, Fitzgerald PJ, Fortner JG (1978) Pancreas cancer – duct cell adenocarcinoma: Survival in relation to site, size, stage and type of therapy. J Surg Oncol 10:465–482
2. Dobelbower RR, Milligan AJ (1984) Treatment of pancreatic cancer by radiation therapy. World J Surg 8:919–928
3. Douglass HO (1987) Pancreatic cancer: Nihilism is obsolete! Pancreas 2:230–232
4. Edis AJ, Kiernan PD, Taylor WF (1980) Attempted curative resection of ductal carcinoma of the pancreas: Review of the Mayo Clinic experience. Mayo Clin Proc 55:531–536
5. Gudjonsson B (1987) Cancer of the pancreas. Cancer 60:2284–2303
6. Heerden J van (1984) Pancreatic resection for carcinoma of the Pancreas: Whipple versus total pancreatectomy – an institutional perspective. World J Surg 8:880–888
7. Hermanek P, Giedl J (1986) Lymphogene Metastasierung des Pankreas- und periampullären Karzinoms – Häufigkeit, Topographie. In: Beger HG, Bittner R (Hrsg) Das Pankreaskarzinom. Springer, Berlin Heidelberg New York Tokyo
8. Herter FP, Cooperman AM, Ahlborn TN, Antinori C (1982) Surgical experience with pancreatic and periampullary cancer. Ann Surg 195:274–281
9. Hiraoka T, Watanabe E, Mochinaga M et al. (1984) Intraoperative irradiation combined with radical resection for cancer of the head of the pancreas. World J Surg 8:766–771
10. Ichikawa M. Zit. n. Gall FP, Kessler H (1987) Das Frühkarzinom des exokrinen Pankreas: Diagnose und Prognose. Chirurg 58:78–83
11. Meister R, Gebhardt C (1986) Operationsergebnisse des ductalen und periampullären Pankreaskarzinoms. In: Beger HG, Bittner R (Hrsg) Das Pankreaskarzinom. Springer, Berlin Heidelberg New York Tokyo
12. Trede M, Hoffmeister AW (1986) Die partielle Duodenopankreatektomie beim Pankreaskarzinom. In: Beger HG, Bittner R (Hrsg) Das Pankreaskarzinom. Springer, Berlin Heidelberg New York Tokyo
13. Warren KW, Christophi C, Armendariz R, Basu S (1983) Current trends in the diagnosis and treatment of carcinoma of the pancreas. Amer J Surg 145:813–818

II. Teilgebietsthema 2 a

Gefäßchirurgie

Chirurgie der Krampfadern

20. Epidemiologie und Pathophysiologie der primären Varikosis

G. Rudofsky

Bundeswehrkrankenhaus, D-7900 Ulm

Epidemiology and Pathophysiology of Primary Varicosis

Summary. Epidemiological investigations in German-speaking countries have covered over 14,000 people. Chronic venous insufficiency (edema, dermal alteration) was found in 13% and extensive varicosis in 15%. Thus, nearly 30% must be regarded as afflicted with varicose veins. The major pathophysiology, the absence of a directed blood flow due to venous dilatation and valve incompetence, becomes relevant hemodynamically and clinically if the proximal valves of the saphenous veins and/or perforating veins are also incompetent. Chronic venous insufficiency develops.

Key words: Primary varicosis – chronic venous insufficiency

Zusammenfassung. Die bisherigen epidemiologischen Studien im deutschen Sprachraum (14 000 Probanden) zeigen in 13% der Teilnehmer schwere Veränderungen im Sinne einer chronisch venösen Insuffizienz (CVI) (Ödeme, Stauungsdermatosen, Ulcera cruris). Schwere Varikosis findet sich in 15%, so daß insgesamt 30% als venenkrank angesehen werden müssen. Das pathophysiologische Merkmal ist der nicht richtungsorientierte Blutfluß in den varikös dilatierten Venen, der hämodynamisch und klinisch relevant wird, wenn proximale Venenklappen der Stammvenen und Vv. perforantes insuffizient sind und damit sich eine CVI entwickelt.

Schlüsselwörter: Primäre Varikosis – chronisch venöse Insuffizienz

Mehrere epidemiologische Studien der letzten Jahre an mehr als 14 000 Probanden im deutschen Sprachraum zeigen tendenziell die gleichen Ergebnisse zur Varicosishäufigkeit und -verteilung. Als wesentliche primäre Faktoren in der Genese der Varicosis sind familiäre Disposition und Geschlecht anzunehmen [1, 4]. Reihenuntersuchungen bei Wehrpflichtigen ergaben zum Beispiel bei Varizenträgern eine positive Familienanamnese in 44%, dagegen nur bei 36,8% der Gesunden. Neben der nahezu 100%igen Wahrscheinlichkeit an Varizen bei Erkrankung beider Elternteile selbst zu erkranken, kommt insbesondere der väterlichen Anlage Bedeutung zu [9, 11].

Hormonale Faktoren scheinen ebenfalls von Bedeutung, wenn auch bei weitem nicht so ausgeprägt wie früher angenommen. So ist das prozentuale Verhältnis von Frauen zu Männern in der Baseler Studie 65% zu 61% und in der Ulmer 69,4 zu 67,6% [5, 13].

Als der wesentliche Risikofaktor für die Weiterentwicklung wird übereinstimmend in allen Studien das Alter gefunden. Mit zunehmendem Lebensalter zeigt sowohl die Anzahl der Varizen wie auch die individuelle Ausprägung des Befundes lineare Progression in allen Studien (Abb. 1) [1, 3, 4, 6].

Als weitere begünstigende Faktoren sind bei Frauen die Zahl der Schwangerschaften und monotone statische Belastungen, wie Sitzen und Stehen, letztere statistisch nicht eindeutig abgesichert, anzusehen. Die häufig diskutierten Risikofaktoren Übergewicht und Körpergröße konnten bislang jedoch nicht bestätigt werden [11 – 13].

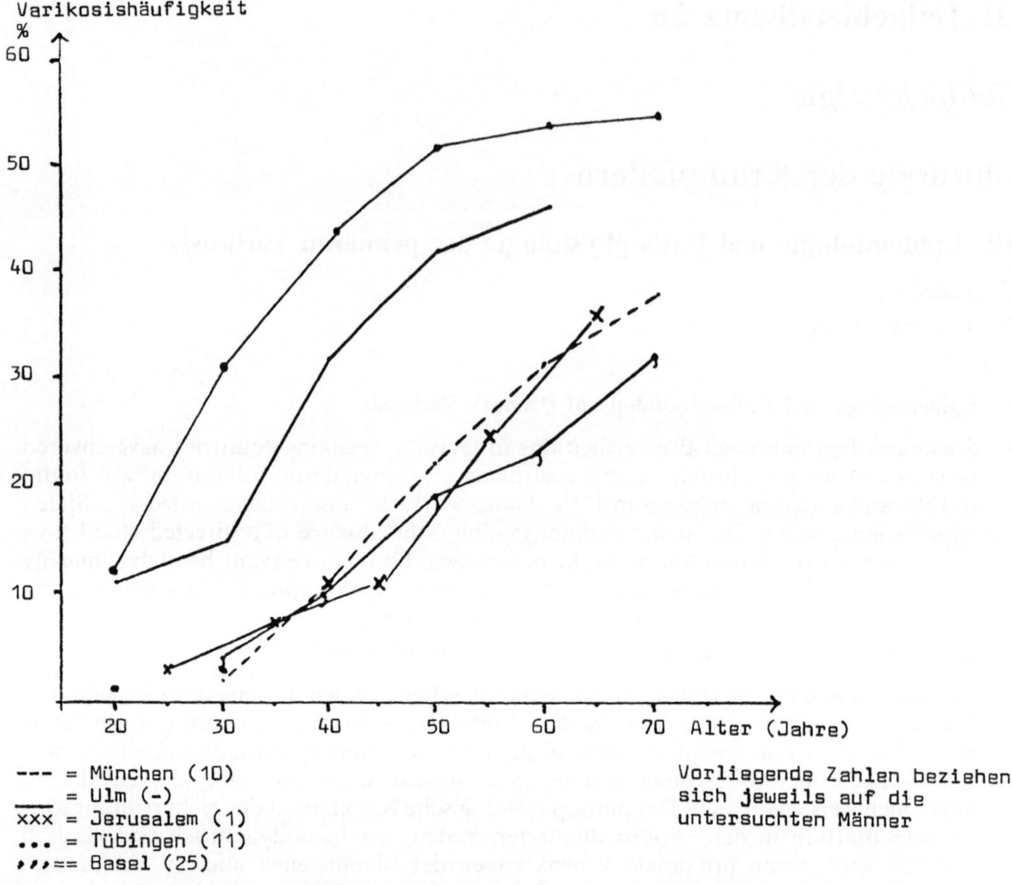

Abb. 1. Prozentuale Varikosishäufigkeit in Abhängigkeit vom Alter (aus [6])

Tabelle 1. Jahreszeitliche Abhängigkeit der Venenkapazität bei primärer Varikosis. Normalwert 4,5 ml/100 ml

352 Patienten	Venöse Kapazität in ml/100 ml Gewebe		
Winter 1982/83	Sommer 1983	Winter 1983/84	Sommer 1984
6,6	8,5	6,8	8,9
	p < 0,001	p < 0,05	p < 0,0005

Vergleicht man die an selektierten Personenkreisen durchgeführten Studien verschiedener Berufsgruppen (Baseler Studie an Chemiearbeitern, Ulmer Studie an Metallarbeitern), so findet sich eine etwa 8% höhere Frequenz bei den Frauen und etwa 12% höhere bei den körperlich schwerer arbeitenden Teilnehmern [6]. Neben schwerer körperlicher Belastung kommt wahrscheinlich auch thermischen Einflüssen Bedeutung zu. So konnten eigene Beobachtungen eine jahreszeitliche Verschlechterung der venösen Hämodynamik bei Varizenträgern eindeutig belegen (Tabelle 1) [9, 10]. Der Normalverteilung in der Bevölkerung wahrscheinlich am nächsten kommen dürfte die Tübinger Studie (N = 4530). Sie zeigte unter anderem in etwa 3% aller Untersuchten Ulcera cruris auf. Läßt man die Studienverweigerer außer acht und folgt man dem Repräsentativanspruch, so würde sich eine Prävalenz von 1 Mio. Ulcus cruris Trägern für die Bundesrepublik ergeben [4]. Eine chronisch venöse

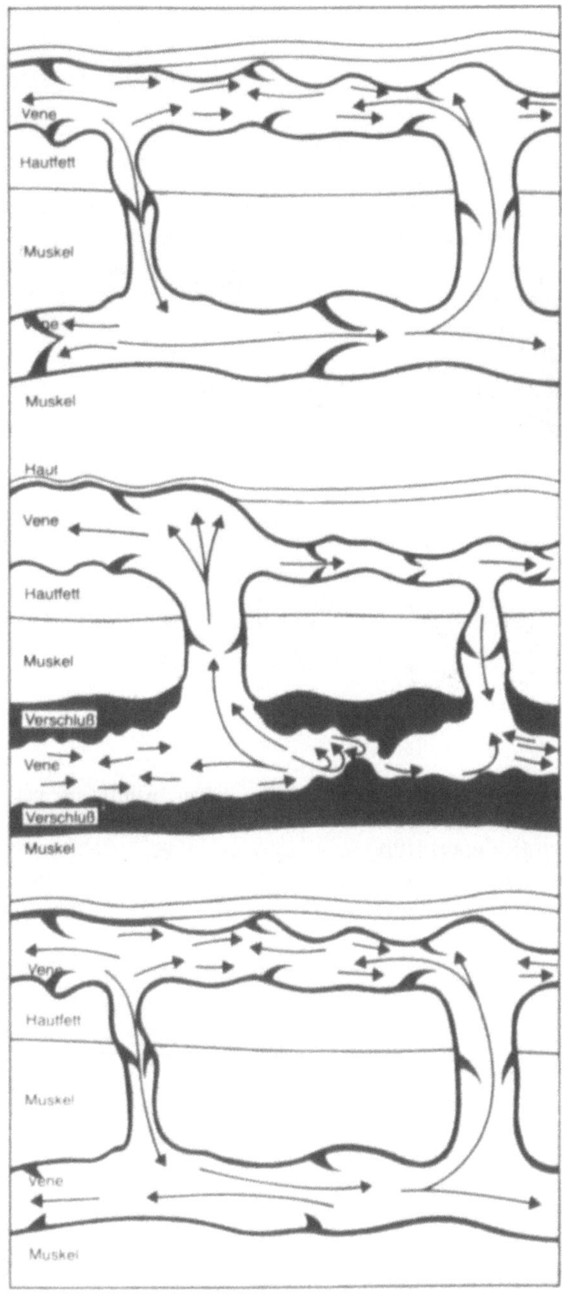

Abb. 2. Gegenüberstellung von besserbarer und nicht besserbarer chronisch venöser Insuffizienz (aus [10])

Insuffizienz nach der Definition von Widmer (1981) fand sich nahezu übereinstimmend in allen Studien mit einer Frequenz von 12–15% [1, 4, 5, 13].

Natürlich kann in epidemiologischen Studien nur ungenügend in primäre Varicosis und Varicosis anderer Genese differenziert werden (Abb. 2). Als numerisch bedeutsamste muß die Varicosis bei postthrombotischem Syndrom in Betracht gezogen werden, die klinisch nicht von der primären Varicosis abzugrenzen ist. Es ist anzunehmen, daß etwa ein Drittel aller chronisch venöser Insuffizienzen durch das PTS verursacht werden [7]. Andere Varico-

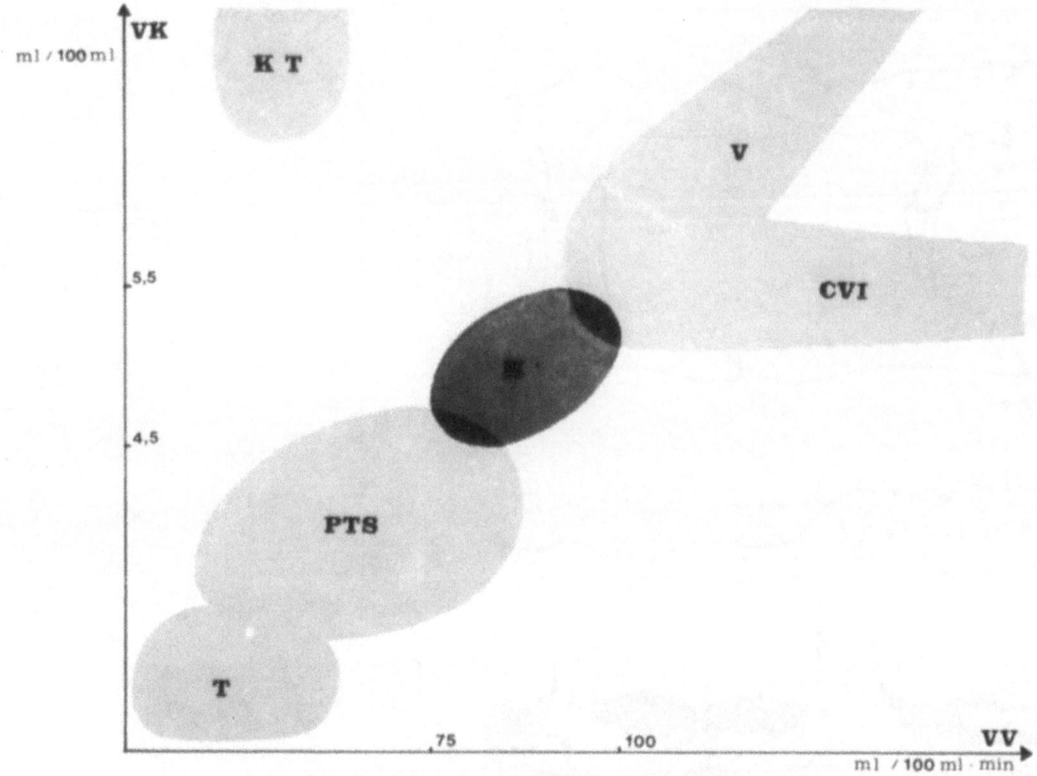

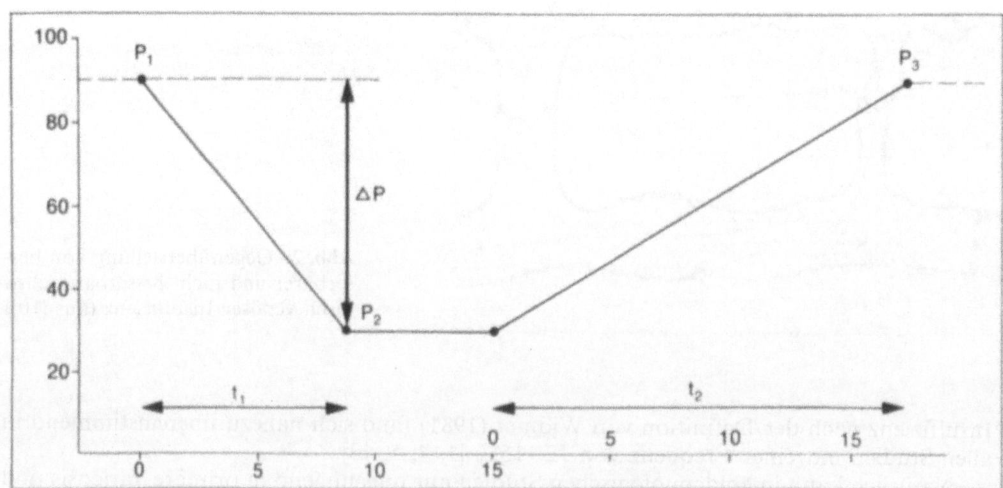

Abb. 3. Venenkapazität bei Gesunden (N), primärer Varikosis (V), chronisch venöser Insuffizienz bei primärer Varikosis mit Ödembildung (CVI), postthrombotischem Syndrom (PTS), tiefer Beinvenenthrombose (T) und Klippel-Trenaunay-Syndrom (KT) (aus [10])

Abb. 4. Venendruck im Stehen (P1, P3) und unter Zehenständen (P2) bei Gesunden. Bei chronisch venöser Insuffizienz ist der Druckabfall (ΔP) geringer und wird bei besserbarer Insuffizienz unter Kompression der insuffizienten Vv. perforantes und subcutanen Varizen normalisiert oder zumindest verbessert

sisursachen sind als Raritäten zu werten und fallen daher epidemiologisch nicht ins Gewicht (Varicosis bei Angiodysplasien, bei Kompression tiefer Beinvenen).

Den verschiedenen epidemiologischen Erhebungen zufolge ist die häufigste Form die retikuläre Varicosis mit 60–70%. Sie wird gefolgt von der Seitenastvaricosis mit etwa 30–50%. Die Stammvaricosis wird mit 20–40% Häufigkeit angegeben. In etwa 5–16% liegen insuffiziente Perforansvenen vor. Die klinisch nicht bedeutsame Veränderung intrakutaner Venen im Sinn von Besenreisern tritt in etwa 30–40% auf und korreliert nicht mit den anderen Varicosisformen. Die sich überschneidenden prozentualen Angaben zeigen, daß Mischformen in den meisten Fällen vorliegen [4, 5, 9, 13].

Das führende pathophysiologische Charakteristikum ist die Überdehnbarkeit der subkutanen Venenwand, die auch an intakten Venen nachgewiesen werden kann [9]. Des weiteren wird eine angeborene oder erworbene Venenklappeninsuffizienz als mögliche Ursache diskutiert, wobei es allerdings anzumerken gilt, daß diese nicht unbedingt in eine Varicosis münden muß [10] (Abb. 3).

Ist die variköse Degeneration nur auf die subkutanen Venen, also Stamm-, Seitenast- oder retikuläre Venen, beschränkt, so ist eine pathophysiologische Bedeutung wenn überhaupt dann nur unter Ruhebedingungen gegeben. Da bei niedrigem arteriellen Einstrom im dilatierten venösen Gefäßbett ebenfalls der Blutfluß stark reduziert ist und damit bei vorhandenen anderen die Blutgerinnung begünstigenden Faktoren eine erhöhte Thrombosegefahr besteht.

Bei körperlicher Belastung kommt es zwar zu Refluxphänomenen in den varikös degenerierten Venensegmenten, die jedoch für die kutane Blutentsorgung ohne Bedeutung sind. Bei intakten Verbindungen zwischen tiefem und oberflächigem Venensystem werden bei Betätigung der Venenmuskelpumpe die tiefen Venen nach zentral leergepreßt und so entsteht ein Druckgefälle zu den subkutanen Venen und es wird in der Erschlaffungsphase Blut aus der Peripherie und den subkutanen Venen angesaugt [2, 8, 10]. Das Venendruck- und -blutvolumenverhalten unter Belastung wird unauffällig sein (Abb. 4).

Kommt es jedoch auch zu Insuffizienzen der Verbindungsvenen (Vv. perforantes) zwischen den tiefen und oberflächigen Venen, oder treten Schlußunfähigkeiten der mündungsnah gelegenen Venenklappen der subkutanen Stammvenen (z. B. Crosseninsuffizienz) auf, so können erhebliche Refluxvolumina die Blutentsorgung der Extremität erschweren. Dies resultiert in einem ungenügenden Druck- und Volumenabfall unter Belastung [2].

Charakterisiert ist diese Funktionsstörung durch die Verbesserung oder Normalisierung des Druck- und Volumenabfalls bei Belastung unter Ausschalten der insuffizienten Gefäßabschnitte, die den Reflux verursachen, sog. besserbare chronisch venöse Insuffizienz [8, 10]. Im Gegensatz dazu liegt bei der nicht besserbaren chronisch venösen Insuffizienz auch eine Funktionsstörung der tiefen Extremitätenvenen im Sinn eines postthrombotischen Syndroms, Atresie, Avalvulie oder Kompression von außen vor.

Damit ergibt sich auch die Indikation zum invasiven Vorgehen bei chronisch venöser Insuffizienz. Kann eine Normalisierung durch komplette Beseitigung der nicht mehr funktionsfähigen Venen und Ausschalten insuffizienter Perforansvenen erreicht werden, so ist die Abtransportstörung beseitigt und eine lebenslange Kompressionsbehandlung nicht nötig. Die Neigung zu neuer Varizenbildung bleibt jedoch bestehen und sollte durch eine konsequente Prävention möglichst unterdrückt werden (Maysche Lebensregeln) [7].

Der belastungsabhängige gesteigerte arterielle Einstrom führt zu einer regionalen Volumenüberlastung mit Erhöhung des Filtrationsdruckes in die Gewebe und damit zu einer gesteigerten Ödembildung, die zunächst vorwiegend im epifaszialen Raum der Gliedmaße lokalisiert ist (chronisch venöse Insuffizienz Stadium I) [13]. Das zunächst eiweißarme Ödem kann bei Nachlassen der hydrostatischen Belastung (Bettruhe) durch Resorption und lymphatischen Abtransport abklingen. Wird bei länger bestehenden Abflußstörungen auch Eiweiß in den Interzellularraum sequestriert, so steigt der kolloidosmotische Druck der Gewebe und damit ist auch die Resorption von Flüssigkeit erschwert [10]. In Ruhe wird nur ein Teil des Ödems abfließen, und permanente Ödeme resultieren (CVI Stadium II).

Das venöse Ödem ist einerseits Ausdruck der gestörten Gewebeentsorgung, andererseits wird jedoch auch die Nutrition beeinträchtigt, da zum Beispiel die Kapillardichte in der

144

Kutis bei zunehmendem Ödem verringert wird, damit die Sauerstoffdiffusionsstrecken zunehmen und der transcutan gemessene O_2-Partialdruck abfallende Tendenz zeigt (eigene Beobachtungen, noch nicht publiziert).

Diese regionalen auf die distale Gliedmaße bezogenen Ver- und Entsorgungsstörungen können durch lokale Nutritionsstörungen, verursacht von besonderen hämodynamischen Gegebenheiten, verschärft werden. Wahrscheinlich führen Insuffizienzen der Cockettschen Perforansgruppen bei chronisch venöser Insuffizienz jeglicher Ätiologie zu erheblichen Nutritionsstörungen, die dann im Ulcus cruris varicosum münden, das ein von der Ätiologie abhängiges chirurgisches Vorgehen erforderlich macht (Ulcus oder Ulcusnarbe = CVI Stadium III) [13].

Diese unterschiedlichen Funktionsstörungen können individuell variieren, so daß Ulcera auch ohne schwere Ödembildung entstehen können und nicht jedes venöse Ödem zwangsläufig im Ulcus mündet.

Streng davon abzugrenzen ist das traumatisch entstandene Ulcus bei variköser Vorschädigung meist mit atypischer Lokalisation, da hier nicht unbedingt der oben dargestellte Mechanismus eine ursächliche Rolle spielt [7].

Literatur

1. Biland L, DaSilva A, Herwig E, Mehringer G, Mucker A, Widmer M-Th, Scheibler P, Widmer LK (1981) Venenleiden. In: Fischer H (Hrsg) Urban und Schwarzenberg, München Wien Baltimore
2. Bjordal RI (1974) Circulation patterns in the saphenous system and the perforating veins of the calf in patients with previous deep venous thrombosis. VASA Suppl 3
3. Ebert-Willershausen W, Marshall M (1984) Prävalenz, Risikofaktoren und Komplikationen peripherer Venenerkrankungen in der Münchner Bevölkerung. Hautarzt 35:68–77
4. Fischer H (1981) Venenleiden – Eine repräsentative Untersuchung in der Bevölkerung der Bundesrepublik Deutschland (Tübinger Studie). Urban und Schwarzenberg, München Wien Baltimore
5. Giebler R (1986) Untersuchung zur Epidemiologie der Varikosis bei Beschäftigten der metallverarbeitenden Industrie. Med. Dissertation Ulm
6. Köhler C (1988) Risikofaktoren venöser Gefäßkrankheiten – Reihenuntersuchungen an 2600 Beschäftigten der metallverarbeitenden Industrie in Ulm. Med. Dissertation Ulm (in Vorbereitung)
7. May R, Nissl R (1972) Die Phlebographie der unteren Extremität. 2. Aufl., Thieme, Stuttgart
8. May R, Partsch H, Staubesand I (1981) Venae perforantes. Urban und Schwarzenberg, München Wien Baltimore
9. Rudofsky G (1980) Untersuchungen zur Epidemiologie, Pathophysiologie, Diagnostik und Therapie venöser Erkrankungen. VASA Suppl 7
10. Rudofsky G (1988) Kompaktwissen Angiologie. 2. Aufl., perimed, Erlangen
11. Schweiger H, Rudofsky G (1981) Die primäre Varikosis bei jungen Männern – Ergebnisse einer Reihenuntersuchung bei Wehrpflichtigen. VASA 10:41–45
12. Van den Berg E, van den Berg B, Barbey K (1981) Epidemiologie und Pathophysiologie der primären Varikose (Hannover-Studie). Phlebol Proktol 11:99–103
13. Widmer LK, Stähelin HB, Nissen C, DaSilva A (1981) Venen-, Arterienkrankheiten, koronare Herzkrankheit bei Berufstätigen. Huber, Bern Stuttgart Wien

21. Diagnostik und Operationsmethoden bei der primären Varikose

W. Hach

William Harvey-Klinik, Am Kaiserberg 6, D-6350 Bad Nauheim

Diagnostic Methods and Surgical Indications for Varicose Veins

Summary. Modern surgery of varicose veins depends on a differentiated diagnostics. The planning and the type of operation have to take the particular hemodynamics into consideration. The main prerequisites are early operation to prevent secondary popliteal and femoral vein insufficiency and, on the other hand, a restrained tissue-sparing technique in order to preserve transplantable vein segments. Paratibial fasciotomy is a low-risk and technically uncomplicated method for the treatment of severe chronic venous congestion.

Key words: Varicose veins – secondary popliteal and femoral vein insufficiency – activated perforator varicosis – paratibial fasciotomy

Zusammenfassung. Die moderne Chirurgie der primären Varikose beruht auf einer differenzierten Diagnostik. Planung und Durchführung des Eingriffs haben sich ganz nach der vorliegenden hämodynamischen Situation auszurichten. Als aktuelle Prinzipien sind einerseits die Frühoperation zur Vermeidung der sekundären Popliteal- und Femoralveneninsuffizienz und andererseits die gewebsschonende Technik zur Bewahrung von transplantationswürdigen Venensegmenten herauszustellen. Mit der paratibialen Fasziotomie steht eine risikoarme und in technischer Hinsicht gänzlich anspruchslose Methode für die Behandlung des schweren chronisch-venösen Stauungssyndroms zur Verfügung.

Schlüsselwörter: Primäre Varikose – sekundäre Popliteal- und Femoralveneninsuffizienz – aktivierte Perforansvarikose – paratibiale Fasziotomie

Der Begriff „Krampfader" ist als ein Symptom zu werten, das durch die ärztliche Diagnostik einem bestimmten Krankheitsbild der primären Varikose zugeordnet werden muß. Oftmals reicht hierzu die Erhebung des klinischen Status nicht aus. Als Referenzverfahren gelten nach wie vor die aszendierende Preßphlebographie und als hochwertiger Screening-Test die Ultraschall-Doppler-Untersuchung.

Nach morphologischen, pathophysiologischen und nosologischen Aspekten sind bei der **primären Varikose** die verschiedenen Formen der Stammvarikose und der Perforansvarikose, sowie die Seitenast- und die retikuläre Varikose zu unterscheiden. Die Stamm- und die Perforansvarikose stehen über insuffiziente transfasziale Kommunikationen mit den tiefen Venen in einer unmittelbaren Beziehung. Aus diesem Grunde müssen sie der operativen Therapie zugeführt werden.

Die *Stammvarikose der V. saphena magna* hat die größte praktische Bedeutung. Die Krankheit wird durch ihre beiden Insuffizienzpunkte charakterisiert. Der proximale Insuffizienzpunkt zeigt den Ort der transfaszialen Kommunikation an; er ist bei der *kompletten* Form der V. saphena magna in der Leiste lokalisiert. Bei den *inkompletten Typen* der Stammvarikose befindet er sich dagegen an einer anderen Stelle der Stammvene, wo das

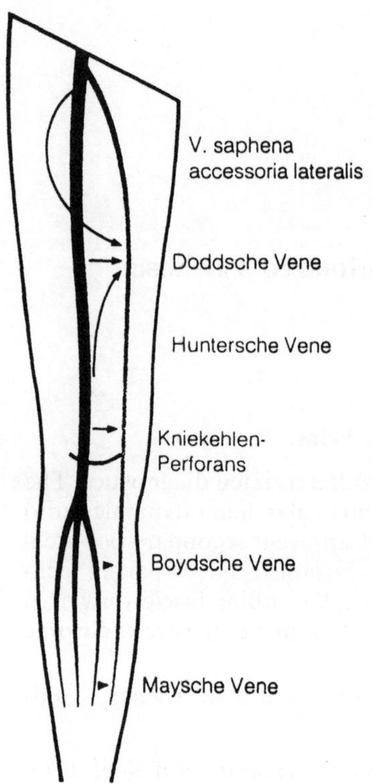

Abb. 1. Schematische Darstellung der häufigsten Formen einer inkompletten Stammvarikose der V. saphena magna

insuffiziente Kommunikationsgefäß aus dem intrafaszialen Raum heraus die pathologische Verbindung herstellt (Abb. 1). Am häufigsten kommen dafür eine Varikose der V. saphena accessoria lateralis als Seitenasttyp (55,5rel%), eine inkompetente Doddsche V. perforans als Perforanstyp (27,8rel%) oder eine Giacomini-Anastomose als dorsaler Typ (16,7rel%) in Betracht [2].

Die inkompletten Formen der Stammvarikose lassen sich in der Regel nur durch die aszendierende Preßphlebographie diagnostizieren [5]. Die operative Taktik hat sich ganz auf die vorliegende anatomische Situation auszurichten. Beim dorsalen Typ einer Stammvarikose der V. saphena magna muß beispielsweise die Präparation in der Kniekehle und nicht in der Leiste erfolgen (Abb. 2). Sobald ein Doddscher Perforanstyp nicht beachtet wird, können sich schwerwiegende intraoperative Blutungen ergeben.

Der *distale Insuffizienzpunkt* zeigt den Ort an, wo der variköse Abschnitt der V. saphena magna in den suffizienten Teil übergeht. Hier findet sich eine kompetente Venenklappe und unmittelbar darüber – gewissermaßen als Fortsetzung der Krampfader nach distal hin – eine meist recht ausgeprägte Seitenastvarikose.

Nach dem distalen Insuffizienzpunkt werden die *vier Krankheitsstadien* definiert, die das Ausmaß der partiellen Saphenaresektion rechtfertigen. In den allermeisten Fällen liegt das Stadium II oder III vor. Der belassene Venenabschnitt bleibt im weiteren Leben des Patienten erhalten [3]. Die Babcocksche Operation hat demnach ihre generelle Indikation verloren.

Eine schwere Stammvarikose der V. saphena magna führt zur Ausbildung des **Madelungschen Privatkreislaufes**. Das Blut fließt durch die varikösen Gefäße in die Peripherie zurück, tritt über die Vv. perforantes in das intrafasziale Venensystem ein und strömt dann hier wieder in proximaler Richtung ab. Damit werden die tiefen Leitvenen volumenmäßig überlastet. Es kommt zunächst zur physiologischen Phlebektasie und dann, wenn die Venenklappen nicht mehr schließen, zur *sekundären Popliteal- und Femoralveneninsuffizienz* [2, 5,

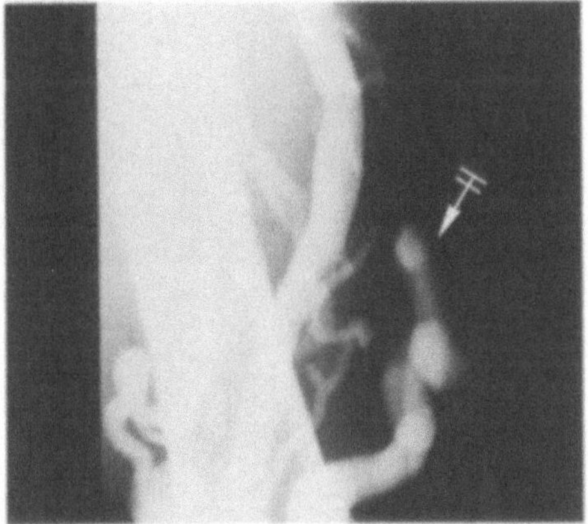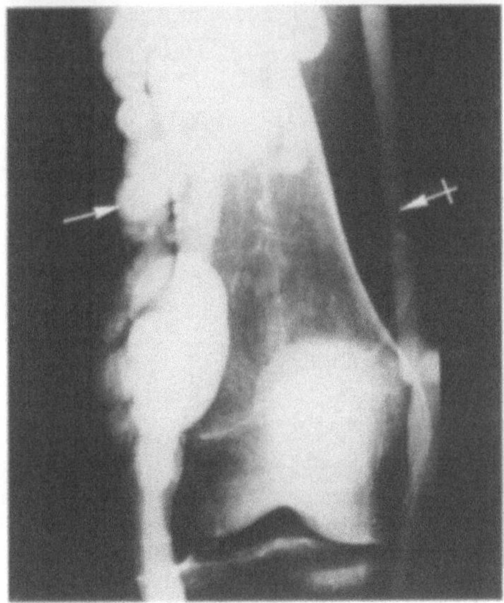

Abb. 2. Dorsaler Typ einer inkompletten Stammvarikose der V. saphena magna. Variköse Erweiterung des Mündungstrichters der V. saphena parva und der V. femoro-poplitea (→), die zur V. saphena magna (↦) zieht. Ausbildung des oberen Insuffizienzpunktes an der distalen Drittelgrenze des Oberschenkels (⇥). Behandlungskonzept besteht aus Parva-Krossektomie und partieller Saphenaresektion ohne Präparation der Leiste. Darstellung durch aszendierende Preßphlebographie

7]. Die Krankheit gleicht in röntgen-morphologischer wie in funktioneller Hinsicht einem postthrombotischen Syndrom mit vollständiger Rekanalisation (Abb. 3).

In einem Madelungschen Privatkreislauf mit suffizienten tiefen Leitvenen ist der Blutstrom in den *Cockettschen Venen* vorzugsweise nach innen gerichtet (Tabelle 1). Beim postthrombotischen Syndrom erfolgt dagegen eine Umkehr der Blutströmung in den Cockettschen Venen nach auswärts hin [1]. Ähnliche Bedingungen liegen auch bei der sekundären Popliteal- und Femoralveneninsuffizienz vor: Durch die Muskelkontraktion steigt der Druck im tiefen Venensystem schlagartig an und ruft über dem Austrittspunkt der insuffizienten Cockettschen Vene einen Jet-Effekt hervor. Daraus entstehen die Ulcera. Die Funktionstüchtigkeit der tiefen Leitvenen und die Hauptströmungsrichtung des Blutes in den Cockettschen Venen hängen demnach voneinander ab.

Die sekundäre Popliteal- und Femoralveneninsuffizienz nimmt unserer Meinung nach eine Schlüsselstellung im Krankheitsverlauf der Stammvarikose ein. *Wann* die Komplikation auftritt, kann bisher nicht vorausgesagt werden. Wahrscheinlich ist sie auch nach chirurgischer Behandlung der Stammvarikose nicht rückbildungsfähig und als Ursache für persistierende Beinschwellungen verantwortlich zu machen. Die therapeutische Konsequenz kann nur in der Frühoperation einer Stammvarikose bestehen.

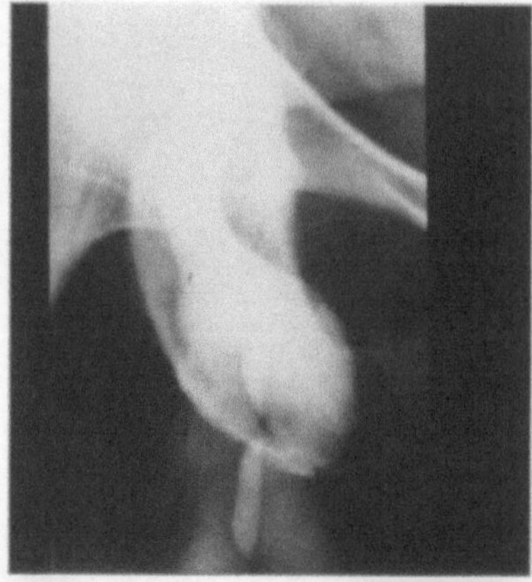

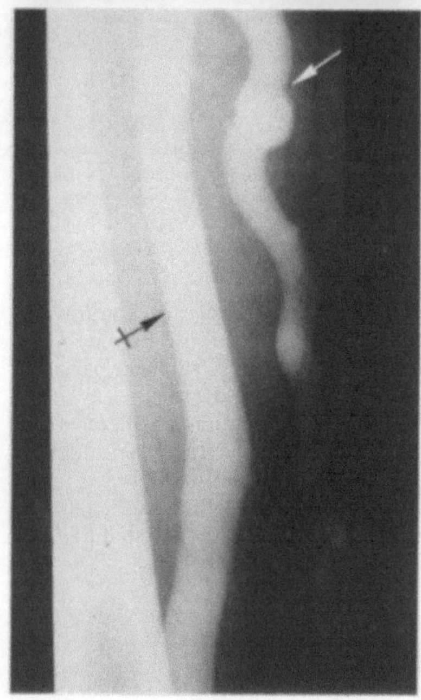

Abb. 3. Schwere Stammvarikose der V. saphena magna
(→) mit sekundärer Popliteal- und Femoralveneninsuffizienz. Leichte Schlängelung der V. femoralis superficialis
(↠), Erweiterung des Gefäßes und fehlende Abbildung
der Venenklappen beim Valsalva-Test. Darstellung durch
aszendierende Preßphlebographie

Tabelle 1. Funktionelles Verhalten der Cockettschen Vv. perforantes

	Stammvarikose	Postthrombotisches Syndrom	Komplizierte Stammvarikose
Kreislauf	„Privat"-Typ	Kollateral-Typ	„Privat"-Typ ↓ Kollateral-Typ
Einwärtsströmung	+	0	0
netto	40 ml/min		
Auswärtsströmung	(+)	+	+
netto		60 ml/min	hypothetisch
(nach R. J. Bjordal, 1981, abgewandelt nach W. Hach)			

<table>
<tr><td>

Kommunikation der extra- und intrafaszialen Gewebs-
räume

  - Besserung der Lymphdrainage
  - Wiederherstellung der Mikrozirkulation
  - Einsprossung von Kapillaren

Dissektion der Cockettschen Venen

Schonung vorgeschädigter Hautareale

Kurze Operationsdauer

Kombination mit anderen chirurgischen Maßnahmen
am Venensystem in einer Sitzung

Geringe operationstechnische Ansprüche

Minimale Komplikationsrate

Schnelle Mobilisation des Patienten

Kurzer Krankenhausaufenthalt

</td><td>

Tabelle 2. Prinzipien der paratibialen Fasziotomie

</td></tr>
</table>

Aufgrund von Verlaufsbeobachtungen vermuten wir, daß die anatomische *Position* des distalen Insuffizienzpunktes durch die Lokalisation der Seitenastvarikose vorgegeben ist. Der Seitenast mit der Möglichkeit zur retrograden Drainage schützt die Venenklappe des distalen Insuffizienzpunktes geradezu vor rückwärtigen Druck- und Volumenwellen. Je weiter peripher aber der distale Insuffizienzpunkt von vornherein liegt, um so weiter nach distal wird auch der retrograde Blutstrom geleitet, um so mehr belastet er die intrafasziale Strombahn. Am frühesten und am stärksten werden demnach Patienten mit dem Stadium IV einer Stammvarikose betroffen und am seltensten die Kranken mit dem Stadium II. Auch die *Seitenastvarikose* der V. saphena accessoria lateralis läßt sich zwanglos in dieses Schema einfügen und einer gänzlich neuen Betrachtungsweise zuordnen. Beim inguinalen Mündungstyp erscheint deshalb die operative Therapie zweckmäßig.

Unsere neuen Erkenntnisse zur sekundären Popliteal- und Femoralveneninsuffizienz haben auch die Anschauungen über die klinische Relevanz der **Cockettschen Perforansvarikose** beeinflußt. Heute muß nicht mehr jede Cockettsche Vene, über der eine sogenannte Faszienlücke tastbar ist, chirurgisch angegangen werden. Solange der Madelungsche Privatkreislauf voll kompensiert bleibt, hat die Perforansvarikose keine pathogenetische Potenz; sie wird nicht mehr operiert. Erst mit der sekundären Popliteal- und Femoralveneninsuffizienz tritt das Gefäß als unmittelbare Ursache des chronisch-venösen Stauungssyndroms in Erscheinung. Wir sprechen von einer Aktivierung. Hier ist dann die Indikation zur chirurgischen Dissektion gegeben. Es stehen verschiedene Methoden der selektiven oder nichtselektiven Technik zur Verfügung. An dieser Stelle wird auch die paratibiale Fasziotomie (Hach 1985, Hauer 1988) eingeordnet, die die mediale Gruppe der Cockettschen Venen regelmäßig und andere Verbindungsvenen bei der intraoperativen Darstellung erfaßt.

Die schwerste lokale Komplikation der Stamm- und Perforansvarikose ist das **arthrogene Stauungssyndrom** [6]. Durch die chronisch-entzündlichen Indurationen der supramalleolären Gewebe und die Fixierung des Sprunggelenks in Spitzfußstellung fallen die peripheren Venenpumpen aus und das Blut kann in aufrechter Körperhaltung nicht mehr aus der unteren Extremität abgeleitet werden. Haut und subkutane Gewebe sind durch breitflächige Narben, die oftmals auch Kalk- und Knochenablagerungen enthalten, fest mit der Fascia cruris verwachsen. Es treten persistierende oder chronisch-rezidivierende Ulzerationen auf. Bei älteren Operationsmethoden wie dem Verfahren nach Rindfleisch-Friedel, der En-bloc-Resektion nach Homans oder den ausgedehnten Eingriffen nach Linton bzw. Cockett ist bereits das Prinzip der Faszienspaltung als wirksam erkannt worden; häufige und schwere Wundheilungsstörungen standen jedoch der Anwendung auf breiter Ebene entgegen.

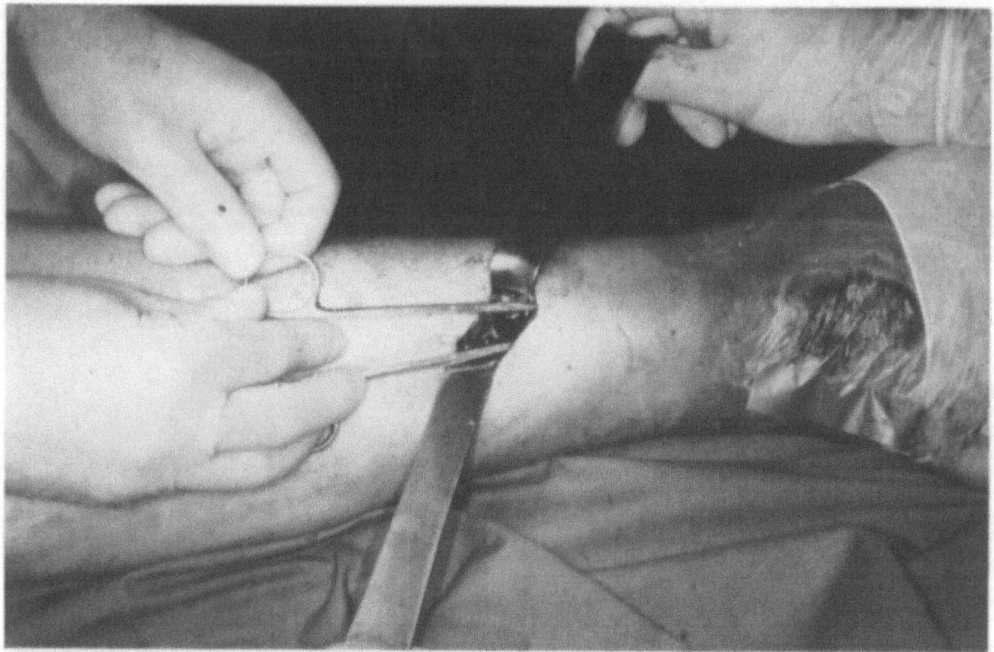

Abb. 4. Operationssitus bei der paratibialen Fasziotomie. Spaltung der Fascia cruris in einem Zug von kleiner Inzision aus bis zum Innenknöchel sowie etwa 8 cm nach proximal

Wir haben vor 5 Jahren die **paratibiale Fasziotomie** als Methode der Wahl für die schwersten Fälle der chronisch-venösen Insuffizienz eingeführt [4, 8]. Das Prinzip der Operation besteht in einer breitflächigen Kommunikation der extra- und intrafaszialen Gewebsräume (Tabelle 2). Die Faszie muß als eine Barriere zwischen der vernarbten subkutanen Schicht und den tiefliegenden gesunden Geweben angesehen werden; durch ihre Dissektion kommen eine lymphatische Drainage und die Mikrozirkulation wieder in Gang, Kapillaren sprossen in die Ulkusregion ein und verbessern die Sauerstoffversorgung der Gewebe. Bei der Operation werden auch die Cockettschen Vv. perforantes disseziert. Um dabei auch die oftmals beteiligte mediale Gruppe der oberen und mittleren Venen zu erfassen, muß die Fasziotomie streng paratibial vorgenommen werden (Abb. 4).

Wir verfügen über eine Erfahrung von mehr als 700 Operationen. Die Methode unterscheidet sich von dem endoskopischen Verfahren nach Hauer [9], das die gleichen theoretischen Prinzipien verfolgt, durch ihre *geringen Ansprüche* an den technischen Aufwand und die *kurze Operationsdauer* von nur wenigen Minuten; sie eignet sich deshalb auch für die Durchführung in kleinen Krankenhausabteilungen. Die paratibiale Fasziotomie kann in derselben Sitzung mit jeder anderen chirurgischen Intervention am Venensystem kombiniert werden. Die Heilungsquote von chronischen Ulzerationen beträgt in unserem Krankengut über 90%.

Literatur

1. Bjordal HJ (1981) Die Zirkulation in insuffizienten Vv. perforantes der Wade bei venösen Stauungen. In: May R, Partsch H, Staubesand (Hrsg) Venae perforantes. Urban und Schwarzenberg, München Wien Baltimore, S 71–88
2. Hach W (1981) Untersuchungen des extrafaszialen Venensystems unter besonderer Berücksichtigung der aszendierenden Preßphlebographie. Demeter, Gräfelfing, S 175–176
3. Hach W (1981) Die Erhaltung eines transplantationswürdigen Segments bei der partiellen Saphenaresektion als Operation der Stammvarikose. Phlebol Proktol 10:171–173

4. Hach W (1985) Indikationen und Kontraindikationen der paratibialen Fasziotomie: In: Cockett F, Klüken N (Hrsg) Die klinische Bedeutung der Venae perforantes. Schattauer, Stuttgart New York, S 61–69
5. Hach W (1985) Phlebographie der Bein- und Beckenvenen. Schnetztor, Konstanz, S 88–91, 93–99
6. Hach W, Langer C, Schirmers U (1983) Das arthrogene Stauungssyndrom. Vasa 12:109–116
7. Hach W, Schirmers U, Becker L (1980) Veränderungen der tiefen Leitvenen bei einer Stammvarikose der V. saphena magna. In: Müller-Wiefel H (Hrsg) Mikrozirkulation und Blutrheologie. Witzstrock, Baden-Baden Köln New York, S 468–470
8. Hach W, Vanderpuye R (1985) Operationstechnik der paratibialen Fasziotomie. Med Welt 36:1616–1618
9. Hauer G (1988) Endoskopische Perforansdissektion. Langenbecks Arch Chir Suppl II (Kongreßbericht 1988)

22. L. Helmig (Grebenhein): Operationstechnische Aspekte der Varizen-Operation

Manuskript nicht eingegangen

23. R. Stemmer (Straßburg): Verödung versus Operation? Eine überholte Alternative

Manuskript nicht eingegangen

24. Operative Fehler und Komplikationen

S. Horsch

Akademisches Lehrkrankenhaus, Chirurgische Abteilung, Krankenhaus Porz am Rhein,
Urbacher Weg 19, D-5000 Köln 90

Technical Faults and Complications

Summary. It is necessary to distinguish between complications that cannot be avoided and those that can through knowledge of the special risks of the surgical procedure. Special complications that cannot be avoided include bleeding in the saphenous channel, loss of sensitivity, damage of lymphatic vessels, pigmentation of the leg, and the very rare postoperative pulmonary embolization. A preoperative diagnosis based on a careful physical examination, phlebography and Doppler ultrasound will help avert unnecessary mistakes.

Keywords: Surgery of varices – special complications

Zusammenfassung. Es ist zu unterscheiden zwischen Komplikationen die sich bei technisch einwandfreiem Vorgehen nicht verhindern lassen und Komplikationen, die bei Wissen um die speziellen Gefahrenpunkte zu vermeiden sind. Spezifische Komplikationen: Blutung in das Saphenabett, Sensibilitätsstörungen durch Verletzung des Nervus saphenus. Verletzung von Lymphgefäßen. Kosmetisch störende Pigmentation am Unterschenkel, selten postoperative Lungenembolien, schließlich das Varizenrezidiv. Eine genaue präoperative Diagnostik in Form von klinischer, dopplersonographischer und phlebographischer Untersuchung sowie eine saubere Operationstechnik helfen die vermeidbaren Fehler zu verhüten.

Schlüsselwörter: Varicen-Chirurgie – vermeidbare/nicht vermeidbare Komplikationen

Ein Resümee der Verhandlungen der Deutschen Gesellschaft für Chirurgie bei der 95. Tagung 1978 war, daß über Fehler und Gefahren in der Venenchirurgie selten gesprochen wird.

Hieran hat sich seitdem nichts geändert. Entsprechend der großen Häufigkeit der primären Varicosis ist die Varizenoperation die weitaus häufigste gefäßchirurgische Operation und einer der am meisten praktizierten chirurgischen Eingriffe überhaupt.

Weil sie technisch nicht besonders anspruchsvoll erscheint und auch dem Patienten gegenüber als einfache Operation dargestellt wird erwartet dieser sowohl funktionell als auch kosmetisch ein optimales Ergebnis.

Dem steht entgegen, daß der Eingriff für viele Operateure nicht nur ein häufiger sondern auch ein häufig lästiger ist, so daß man sich besonders vor mangelnder Sorgfalt hüten sollte.

Eine der wesentlichsten Komplikationsursachen nämlich ist die intraoperative Läsion von Begleitstrukturen durch unzureichenden oder falschen Zugang, Verkennung oder Nichterkennung der anatomischen Situation mit ihren zahllosen möglichen Varianten sowie die mangelnde Gewebeschonung bei fehlender Übersicht.

Es ist zu unterscheiden zwischen den Komplikationen, die sich auch bei technisch einwandfreiem Vorgehen nicht verhindern lassen und jenen, die man bei Wissen um die speziellen Gefahrenpunkte vermeiden kann. Die spezifischen Komplikationen der Operation sind:

1. Die Blutung in das Saphenabett durch die Exhairese der V. saphena magna mit zwangsläufigem Abreißen von Seitenästen.

2. Die Sensibilitätsstörungen durch Verletzung oder Quetschung des Nervus saphenus und seiner Äste bei der Exhairese. Die Verletzungsgefahr hängt wesentlich von der Höhe des Nervenübertrittes vom subfascialen in den epifascialen Raum ab. Bei 75% der Patienten erfolgt dieser Übertritt in Höhe des medialen Tibiacondylus, daher besteht eine Gefährdung im gesamten Unterschenkelbereich. Bei dicker subcutaner Fettschicht schiebt sich diese zwischen den direkt epifascial verlaufenden Nerven und die subcutan gelegene Vene, so daß bei adipösen Patienten die Gefahr der Nervenläsion geringer ist. Besonders gefährdet ist der Nervus saphenus an seiner Aufteilungsstelle oberhalb des Malleolus medialis und dies insbesondere bei der Exhairese von distal, da hier der Sondenkopf in der Aufzweigung hängenbleiben kann.

3. Die Verletzung von Lymphgefäßen bei der Exhairese ist im Gegensatz zu jener in der Leiste nicht zu vermeiden, da die Vene in ihrem gesamten Verlauf vom präfascialen Lymphgefäßbündel begleitet wird. Dies führt nur ausnahmsweise zum Oedem, da der Lymphtransport bis zur Leiste von weitgefächerten Kollateralen übernommen wird.

4. Eine weitere unvermeidbare Komplikation ist die kosmetisch störende Pigmentation, die meist am Unterschenkel, und hier vor allem im Narbenbereich, auftritt. Bei einer Nachuntersuchung 2 Jahre postoperativ fand Bauer bei 1526 Narben in 36% einen pathologischen Aspekt in Form von Pigmentierungen. Die Ursache hierfür ist nach Brunner eine venöse Stase.

5. Zu den seltenen, jedoch trotz perioperativer Antikoagulation nicht zu verhindernden Komplikationen gehört das Auftreten von tiefen Beinvenenthrombosen.

6. Schließlich gelten auch Varizenrezidive als Komplikationen der Venenexhairese. Hierzu ist folgendes zu bemerken: wegen der Bedeutung der Stammvene für die rekonstruktive arterielle Gefäßchirurgie und die Koronarchirurgie ist die früher propagierte Radikalität mit prophylaktischer Exhairese auch nicht varicös veränderter Venenabschnitte heute abzulehnen. Es gilt durch eine klare präoperative Diagnostik in Form der klinischen, dopplersonographischen und phlebographischen Untersuchung die nicht pathologischen Anteile des subcutanen Venensystemes zu erkennen und zu schonen. Während beispielsweise die proximale Saphenainsuffizienz mit einer Insuffizienz der Mündungsklappe einhergeht, entsteht die distale Insuffizienz entweder über eine insuffiziente Dodd'sche Perforansvene oder über einen distal Anschluß findenden Seitenast.

Unter dem Gesichtspunkt der partiellen Venenerhaltung kann man sowohl beim distalen als auch beim proximalen Typ die varicös veränderten Segmente und die pathologischen Refluxe selektiv entfernen und unterbinden. Bei sorgfältiger Technik ist auch bei partiellem Erhalt der V. saphena magna die Rezidivquote gering, jedoch muß der Patient über diese Möglichkeit aufgeklärt sein. Ich bin der Meinung, daß Rezidive aus dieser Sicht zu den nicht immer vermeidbaren Komplikationen gehören und in Kauf genommen werden müssen.

Um eine Übersicht über die vermeidbaren Fehler und damit auch die Komplikationen zu geben ist es zweckmäßig, sich die einzelnen Operationsschritte noch einmal kurz vor Augen zu führen: Das Operationsverfahren besteht in einer Unterbrechung aller in den Hiatus saphenus einmündenden Seitenäste, der sog. Crossektomie, dem Unterbinden des distalen Saphenaendes, der Unterbindung insuffizienter Perforansvenen und schließlich der Venenexhairese. Die praktizierten Techniken dieses Standardverfahresn weichen in den operationstechnischen Details erheblich von einander ab: sowohl in der primären Exposition der Saphena magna, in der Versorgung insuffizienter Perforansvenen als auch in der Art und Richtung der Venenexhairese. Für die Saphenafreilegung steht die primäre Exposition des Hiatus saphenus dem Operationsbeginn am distalen Saphenaende gegenüber. Dabei gilt als Vorteil der primär distalen Saphenafreilegung mit anschließender Kanülierung der Vene nach proximal die bessere anatomische Orientierung in der Leistenregion. Man muß jedoch wissen, daß in Ausnahmefällen die Sonde durch eine tiefmündende Saphena bereits in der V. femoralis getastet werden kann. Die proximale Freilegung der V. saphena magna beginnt mit der Darstellung der Saphenaeinmündung in die V. femoralis. Den übersichtlichsten Zugang liefert der Schrägschnitt in der Leistenbeuge, direkt über der Einmündungsstelle. Die Verletzung des ventromedial verlaufenden Lymphgefäßbündels kann zu Lymphfisteln, Lymphcysten und zum Daueroedem führen. Aus diesem Grunde haben Brunner und May den hohen Leistenschrägschnitt mit stumpfer Präparation nach distal vorgeschlagen. Hierdurch ist die Übersicht nur unwesentlich eingeschränkt. Zusätzlich kommt es zu einem besseren kosmetischen Ergebnis.

Die inkomplette Sanierung des Venensternes stellt die häufigste Ursache für das Rezidiv dar. Es muß daher eine exakte Darstellung des Mündungsbereiches der V. saphena magna und sämtlicher Seitenäste erfolgen. Die V. saphena magna selbst wird in Wandhöhe mit der V. femoralis mit einer Durchstechungsligatur versorgt. Hierbei müssen sowohl eine Einengung der V. femoralis als auch ein Totraum durch einen zu langen Saphenastumpf vermieden werden. Bei der Versorgung der Saphenaäste ist zu beachten, daß die Ligatur der Venen weit lateral erfolgen muß, damit nicht Äste übersehen werden die einen Umgehungskreislauf bilden können. Die Versorgung des Saphenastumpfes stellt den größten Gefahrenmoment dar. Hierbei kann es zu einer Blutung kommen durch eine abgerutschte einfache Ligatur, die V. femoralis communis kann verletzt werden bis hin zu ihrer irrtümlichen Ligatur, auch eine Läsion der A. femoralis ist möglich. Bekanntlich ist sogar die A. femoralis schon gestrippt worden (Becker).

Die Verletzungen von V. femoralis und A. femoralis sind nicht als Behandlungsfehler anzusehen, vorausgesetzt, daß der Schaden sofort erkannt und einer fachgerechten Versorgung zugeführt wird (Carstensen). Ansonsten muß hier der Vorwurf einer fahrlässigen Verletzung erhoben werden.

Wegen der Vielzahl der Varianten muß die Einmündungsstelle der V. saphena magna sowie die V. femoralis nach proximal und distal ca. 1 cm freigelegt werden. Dabei findet man auch atypisch einmündende Venen oder Doppel- und Dreifachanlagen der V. saphena magna. Die distale Freilegung der V. saphena magna erfolgt medialseitig des Malleolus internus über eine Längsincision. Diese hat verglichen mit der Querincision ein schlechteres kosmetisches Ergebnis, jedoch werden N. saphenus und die Lymphbahnen hierdurch weniger gefährdet.

Die primäre distale Freilegung der V. saphena magna mit Einführen des Strippers zur Klärung der topographischen Situation in der Leiste beinhaltet das Risiko zur Verschleppung von Saphenathromben.

Eine weitere Gefahr besteht in der Verkennung einer tiefen Saphenamündung und dadurch einer sekundären Läsion des tiefen Venensystemes. Das wesentliche Risiko der Exhairese selbst ist die mögliche Läsion des N. saphenus.

Das Problem der Varicosis der V. saphena parva soll nur kurz gestreift werden: Bekanntlich kann die V. saphena parva in bis zu 20% mit der V. saphena magna varicös verändert sein. Das Hauptproblem besteht in der relativ hohen Rezidivrate, das in dem anatomischen Variantenreichtum des Venenverlaufs begründet liegt.

Zur technischen Durchführung der Parvaexhairese: Die V. Parva soll zunächst an ihrer Einmündungsstelle in der Kniekehle aufgesucht werden, was sich jedoch durch die Mündungsvariabilität äußerst schwierig gestalten kann. Es muß eine exakte Unterbindung direkt am tiefen Venensystem erfolgen. Die distale Freilegung der V. saphena parva erfolgt durch eine Quer- oder Längsincision zwischen Außenknöchel und Achillessehne. Auch hier ist durch eine Längsincision eine Läsion des N. saphenus eher zu vermeiden.

Die Ligatur der Venae perforantes: Im Hinblick auf ein gutes Dauerergebnis ist die Sanierung insuffizienter Perforansvenen erforderlich. Von den vielen existierenden Perforansvenen kommt lediglich den medial lokalisierten die größte klinische Bedeutung zu, während die restlichen Perforantes unwesentlich beteiligt sind. Sie sind von cranial nach caudal in die bekannten Gruppen gegliedert. Die Erkenntnisse über die Bedeutung der Perforansvenen bei der primären Varicose haben dazu geführt, daß in der Regel die Perforansunterbrechung selektiv durchgeführt werden kann.

Bei dieser gezielten Sanierung der insuffizienten Perforantes müssen grundsätzlich alle im Seitenastbereich der Stammvenen mündenden Perforantes berücksichtigt werden. Die in die Stammvenen einmündenden Perforantes sind schon bei der Exhairese unterbrochen. Hinsichtlich der operativen Technik stellt die subfasciale Ligatur der Perforantes die Methode der Wahl dar. Die Perforansvene wird über der Fascienlücke aufgesucht und direkt an der Einmündung in die tiefe Vene ligiert. Die Fascienlücke muß verschlossen werden. Durch eine oberflächliche Ligatur können tief abgehende Seitenäste bestehen bleiben und hierdurch zum Rezidiv führen. Eine zu tiefe Ligatur der Perforansvene kann zur Läsion des tiefen Venenstammes führen.

Als weitere Methoden der Perforansunterbrechung sind die Häckchen-Methode nach Bassi, die perkutane Dissektion nach Haagmüller und Denk sowie die endoskopische Perforansdissektion zu nennen.

Es ist schwierig eine Häufigkeit der vermeidbaren bzw. nicht vermeidbaren Fehler anzugeben aus folgenden Gründen: 1. Die Saphenaexhairese ist eine extrem häufige und vermeindlich einfache Operation. Das hat nicht nur Vorteile, denn diese Auffassung verleitet dazu, daß oft der unerfahrenste diese Operation durchzuführen hat. 2. Diese Operation wird von Operateuren verschiedenster Vorbildung ausgeführt: Gefäßchirurgen, Allgemeinchirurgen, Dermatologen, die sich bereits in der Indikationsstellung zum operativen Vorgehen unterscheiden und 3. gibt es wenig Nachuntersuchungen zum Langzeitergebnis. Einen groben Überblick über die Komplikationshäufigkeit vermittelt die Übersichtsstatistik von Natali, Flora und May, es zeigt sich hier eine Nebenwirkungsrate in der Saphenaoperatin, die zwischen 6,2 und 12,1% liegt.

25. Endoskopische Perforansdissektion

G. Hauer und A. Gaitzsch

Klinikum Merheim, II. Lehrstuhl für Chirurgie, Ostmerheimerstr. 200, D-5000 Köln 91

Endoscopic Dissection of Perforating Veins

Summary. The eradication of incompetent perforating veins in combination with fasciotomy is an effective way of treating advanced postphlebitic leg ulcers. Our newly developed endoscopic instrument can be used with both techniques. First the superficial fasciae of the leg are split, and then the perforating veins at different levels are located, injected with anticoagulant and severed. Preliminary clinical studies have reported very encouraging results: leg ulcers healed in all cases and the venous function was improved.

Key words: Incompetence of perforating veins – ulcus cruris

Zusammenfassung. Effektives Behandlungsprinzip des fortgeschrittenen venösen Ulcus cruris ist die Spaltung der Unterschenkelfaszie kombiniert mit der Ausschaltung der insuffizienten Perforansvenen. Beide Operationsziele lassen sich mit einem eigens entwickelten Instrumentarium unter endoskopischer Sicht erreichen. Schrittweise wird dabei die Faszie gespalten; die Perforansvenen werden etagenweise aufgesucht und nach bipolarer Koagulation durchtrennt. In der klinischen Anwendung konnte in allen Fällen ein ermutigendes Resultat mit Abheilung der Ulcera cruris und wesentlicher Verbesserung der venösen Funktion erreicht werden.

Schlüsselwörter: Perforansinsuffizienz – Ulcus cruris

Im Zentrum der Pathogenese venöser Beingeschwüre steht die Insuffizienz der Perforansvenen. Bevorzugt im distalen Unterschenkel- und Knöchelbereich kommt es im Gefolge des Stauungsödems gleichsam um die Kristallisationspunkte der insuffizienten Perforansvenen zu Pigmentveränderungen, zur Stauungsinduration und schließlich zum Geschwür, das durch bakterielle Besiedlung und wegen schwerer, oft iatrogen bedingter Allergien kaum eine Abheilungstendenz zeigt. Ursächlich ist die Druckübertragung über die insuffizienten Perforansvenen in den subkutanen Bereich hinein. Diese bewirkt über die stauungsbedingte vermehrte Filtration das Stauungsödem. Sein längeres Bestehen führt zur Bindegewebsneubildung. Durch fortschreitende Fibrosierung und Sklerosierung resultiert im Haut- und Subkutanbereich eine völlige Abdrosselung der nutritiven Gefäße. Nekrose und Geschwürsbildung sind die Folge.

Der therapeutische Ansatz besteht in der Ausschaltung der insuffizienten Perforansvenen. So lassen sich die pathologische Auswärtsströmung und die Drucksteigerung beseitigen und damit die Grundvoraussssetzung zur Ulkusheilung schaffen. Bei fortgeschrittenen Stadien liegt gleichzeitig eine Induration der Haut und insbesondere der Faszie in der Gamaschenzone vor. Effektives Behandlungsprinzip ist in diesen Fällen neben der Ausschaltung der insuffizienten Perforansvenen die Spaltung der oberflächlichen Unterschenkelfaszie, wie dies in jüngster Zeit u. a. von Hach betont wird.

Beide Operationsziele lassen sich mit einem eigens entwickelten Instrumentarium unter endoskopischer Sicht erreichen (Abb. 1). Durch einen Zugang weit abseits der gefährdeten Gamaschenzone lassen sich die klinisch relevanten Unterschenkelperforantes subfaszial

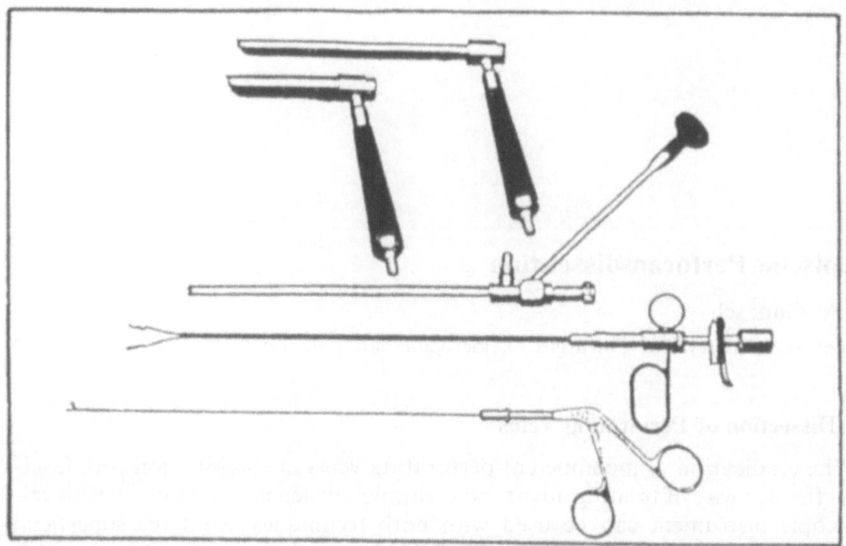

Abb. 1. Instrumentarium für die ESDP (Richard Wolf GmbH, Knittlingen) von oben nach unten:
Operations-Kaltlichttuben zur subfaszialen Exploration
Operations-Panoview-lumina SL-Optik
Zange zur bipolaren Koagulation
endoskopische Schere

zuverlässig ausschalten, bei entsprechender Notwendigkeit in Kombination mit der paratibialen Fasziotomie.

Zur Operation werden die Patienten auf dem Rücken und mit abgespreizten Armen gelagert. Der Eingriff erfolgt am besten in Intubationsnarkose. Nach üblicher Desinfektion wird mit Hilfe der von Löfqvist entwickelten Rollmanschette, die wir in etwas modifizierter Technik anlegen, eine Blutsperre angebracht. Dies ist eine unabdingbare Voraussetzung für ein atraumatisches Operieren. Eine etwa 2 cm lange Inzision abseits trophischer Störungen durchtrennt Haut, Subkutis und oberflächliche Unterschenkelfaszie möglichst mit einem glatten Schnitt. Dieser wird mit Vorteil noch etwas dorsal der Lintonschen Linie in Längsrichtung gelegt. Nach Durchtrennung der Faszie wird diese mit dem Zeigefinger von der Muskulatur abgehoben. Völlig atraumatisch läßt sich das lockere Bindegewebe der subfaszialen Gleitschicht auseinanderdrängen. Durch diese digitale Bougierung kann man bereits eine ungefähre Orientierung über vorhandene Perforansvenen gewinnen. Zudem wird so das Vorschieben des Endoskopes erleichtert. Damit ergibt sich ein optimaler Aktionsradius, der es gestattet, alle Perforansvenen der medialen und posterioren Gruppen aufzufinden und zu versorgen (Abb. 2).

Mit Hilfe des Endoskopes wird subfaszial nach Perforansvenen gesucht. Sie werden mit der bipolaren Koagulationszange gefaßt und schließlich bei zuverlässiger Blutstillung mit der endoskopischen Schere durchtrennt (Abb. 3). Bei ausgeprägter Faszieninduration wird die oberflächliche Unterschenkelfaszie schrittweise entlang der Tibiakante gespalten. Dies ist gleichsam die endoskopische Modifikation der paratibialen Fasziotomie. Unter Sicht sind Läsionen von Nerven oder Blutgefäßen zuverlässig zu vermeiden. Zum Wundverschluß genügt eine fortlaufende Intrakutannaht mit Maxon® oder PDS®. Abschließend Wickelung der Beine mit in Rivanol® getränkten Tensoban®-Binden und elastischen Binden. Die Patienten werden sofort mobilisiert und nach etwa 1 Woche in ambulante Betreuung entlassen, es sei denn die Behandlung des Ulkus erfordert eine besondere stationäre Behandlung. Die Abheilung der Ulzera geht nach Ausschalten der insuffizienten Perforansvenen erstaunlich rasch vonstatten. Das statistisch ausgewertete Kollektiv der Jahre 1983 und 1984 enthält bei 140 Beinen 20 Ulcera cruris, i.e. 14,3%, mit überwiegend mehrjähriger Anamnese. 28,4%

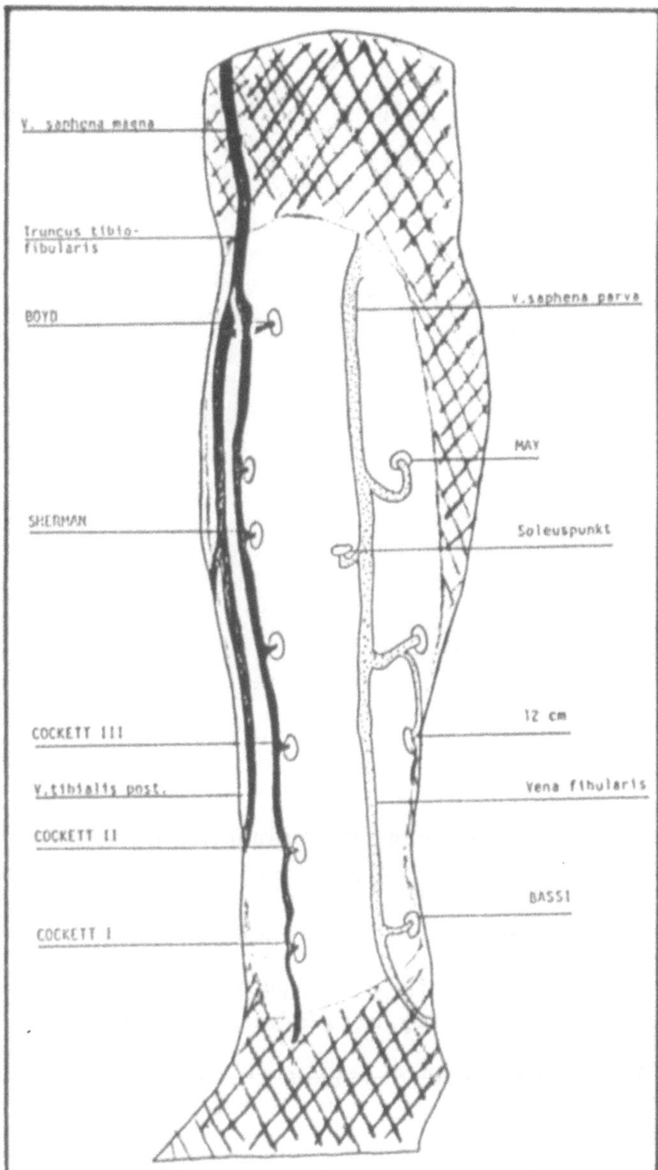

Abb. 2. Mit Hilfe des Endoskopes einsehbarer Bereich (heller Bezirk). In ihm liegen alle wichtigen medialen und posterioren Gruppen der Perforansvenen im Bereich der V. saphena magna und parva

der 140 Beine wiesen eine venöse Funktionsstörung Grad 3 in der Licht-Reflexions-Rheographie auf. Bei 10,1% konnte keine wesentliche funktionelle Verbesserung erzielt werden, obwohl es auch in diesen Fällen zur Abheilung der Geschwüre kam.

Grundsätzlich stellen wir die Indikation zur endoskopischen Perforansdissektion, wenn 1. eine klinisch relevante Perforansinsuffizienz vorliegt und 2. eine Verbesserung der Hämodynamik zu erwarten ist und/oder 3. eine Beseitigung trophischer Störungen möglich erscheint. Das bestehende Ulkus ist somit kein Hinderungsgrund. Wir operieren die Patienten nicht nur trotz des Ulkus, sondern gerade wegen des oft jahrelang therapieresistenten Ulcus cruris. Dabei ist es grundsätzlich von untergeordneter Bedeutung, ob eine primäre Varikose oder eine chronisch venöse Insuffizienz besteht. Lediglich beim postthrombotischen Syn-

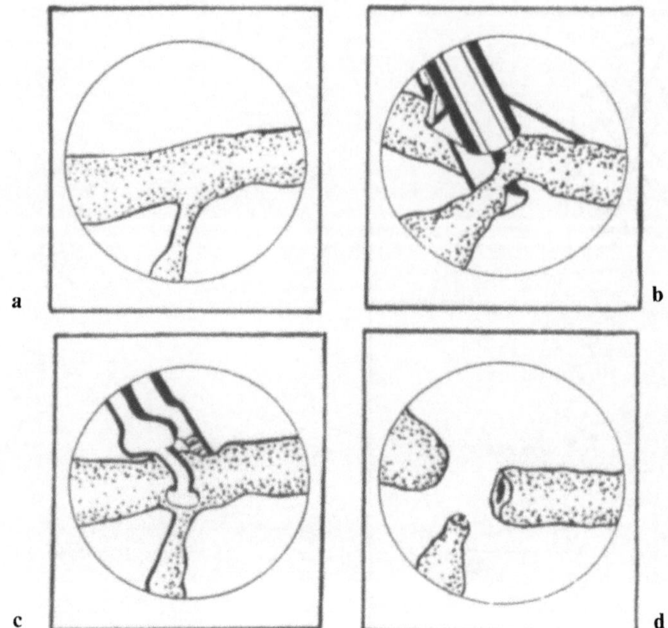

Abb. 3. Schematische Darstellung eines endoskopischen Beispieles:
a Perforansvene; **b** Durchtrennung mit der endoskopischen Schere; **c** bipolare Koagulation; **d** durchtrennte Venenstümpfe

drom sind die sicherlich seltenen Fälle auszuschließen, wo die Perforansvenen essentieller Bestandteil eines Umgehungskreislaufes sind.

Für die endoskopische Perforansdissektion spricht:

1. Vermeidung von Wundheilungsstörungen infolge eines kleinen, auch kosmetisch günstigen Zuganges fernab trophischer Störungen,
2. sichere Auffindung der medialen und posterioren Unterschenkelperforantes,
3. zuverlässige Okklusion und selektive Durchtrennung der insuffizienten Perforansvenen ohne Nachblutung,
4. Möglichkeit zur gleichzeitigen Faszienspaltung unter endoskopischer Sicht,
5. sofortige Mobilisation der Patienten.

26. Spätergebnisse in Abhängigkeit von der Gefäßmorphologie

F. Lindner und U. Ehresmann

Klinik Oberwald, Postfach 11 49, D-6424 Grebenhain

Long-Term Results Depending on the Vascular Morphology

Summary. A survey of the literature on the long-term results of surgical treatment for varicose veins is given. The recurrence of varicose veins after operative treatment is shown to result from inadequate surgical technique and other causes. Vascular-morphological data indicating possible deterioration of long-term results if not considered sufficiently are presented. The main requirements for good long-term results are (1) adequate diagnosis and (2) meticulous surgical technique.

Key words: Long-term results – varicosis operation

Zusammenfassung. Literaturüberblick über die Spätergebnisse in der Varizenchirurgie. Es kommt hierbei zum Ausdruck, daß nicht nur die unzulängliche Operationstechnik als Rezidivursache in Frage kommt. Darstellung gefäßmorphologischer Gegebenheiten, die zu einer negativen Beeinträchtigung des Langzeitergebnisses führen können, sofern sie nicht ausreichend berücksichtigt werden.
Forderung nach:
1) Ausreichender Diagnostik
2) Sauberer Operationstechnik, um gute Langzeitergebnisse zu erzielen.

Schlüsselwörter: Langzeitergebnisse – Varizenoperation.

In keinem anderen Fach der operativen Medizin, mit Ausnahme vielleicht der kosmetischen Chirurgie, hängt die Zufriedenheit so sehr vom äußeren Erscheinungsbild ab, wie in der Varizenchirurgie, denn nur hier vermag der Patient das Operationsergebnis selbst optisch zu werten.

Andererseits ist aber auch kein chirurgisches Teilgebiet mit einer derart hohen Rezidivquote belastet, die allerdings teilweise auch in der Ätiologie der Erkrankung begründet liegt.

1969 veröffentlichte Fischer Nachuntersuchungen, die im Zeitraum zwischen 4 und 9 Jahren postoperativ an 386 Patienten mit 646 operierten Beinen durchgeführt wurden. Hierbei wurden 45% mit sehr gutem, 49% mit gutem und 6% mit unbefriedigendem Operationsergebnis eingestuft.

Haeger hat im Jahr 1966 die Ergebnisse einer 5-Jahresstudie an 578 operierten Patienten veröffentlicht. Ein gutes Ergebnis wurde in 97,6% der Fälle und ein schlechtes Resultat in 2,4% der Fälle gefunden.

10-Jahresergebnisse wurden im Jahr 1974 von Larson und Mitarbeitern veröffentlicht. Hier hat man neben einer Nachuntersuchung auch eine Fragebogenaktion durchgeführt. 278 Patienten wurden untersucht und bei 656 Patienten erfolgte die postoperative Überprüfung durch Fragebögen und Selbsteinschätzung. In beiden Gruppen überwiegen die guten Ergebnisse mit 86% bzw. 85%, zufriedenstellend waren 11% bzw. 15% und unbefriedigende Ergebnisse treten erstaunlicherweise nur bei der Selbstbewertung der Patienten mit 2,0% auf. Erstaunlich deshalb, weil erfahrungsgemäß die Patienten zu einer positiveren Einschätzung neigen.

Myer's beobachtete 1957 in einem Zeitraum von 2 Jahren postoperativ 94% sehr gute und gute Ergebnisse und Düben veröffentlichte 1985 aufgrund einer Nachuntersuchung über 8 bis 11 Jahre postoperativ eine Rezidivquote von 6,4%.

Die neuesten Angaben zur Rezidivquote stammen von Wuppermann in seinem Buch aus dem Jahr 1986 und liegen bei Zusammenstellung diverser Literaturangaben zwischen 2 bis 36%. Diese Streuungsbreite muß zu dem Schluß veranlassen, daß die Definition des Rezidivs offensichtlich nicht einheitlich erfolgt.

Nach unserer Auffassung liegt ein Rezidiv dann vor, wenn Verbindungen zwischen dem oberflächlichen und tiefen Venensystem belassen wurden, oder sich postoperativ neu entwickelt haben. Ursachen der nicht immer völlig vermeidbaren Rezidive sind:

- Unzulängliche Operationstechnik mit nicht umfassender oder mündungsferner Krossektomie.
- Sekundäre Leitveneninsuffizienz infolge langzeitigen Varizenleidens.
- Das nicht refluxbedingte Seitenastrezidiv nach korrekter operativer Behandlung der Stammvarikose.

Anläßlich einer früheren Untersuchung über das Leistenrezidiv konnten wir feststellen, daß die Rezidive durchschnittlich im 7. postoperativen Jahr entstehen. Die Bezeichnung Residual- oder Restvarikose sollte nach unserem Verständnis nur dann Anwendung finden, wenn Seitenastveränderungen postoperativ verblieben sind und verödet werden.

Nicht zu den Rezidiven zu rechnen ist das Auftreten einer erneuten Varikose, wenn es sich dabei um eine neue Stammvarikose, auch am voroperierten Bein handelt.

Auf diesen beiden Bildern sind die derzeit im Regelfalle wohl gebräuchlichsten Operationsverfahren dargestellt. Die alleinige Krossektomie kommt in unserer Klinik nur noch bei betagten Patienten mit hohem Narkoserisiko in örtlicher Betäubung oder im Falle einer bis zur Mündungsklappe aszendierenden Varikophlebitis zur Anwendung. Verbunden mit zusätzlicher lokaler Operation wird die Krossektomie bei ausschließlicher Accessoria-Varikose durchgeführt.

Auf der anderen Seite die Operationstechnik bei Stammvarikose. Für diese Fälle hatte Babcock im Jahr 1907 das intraluminale Stripping empfohlen.

Es folgen die Beispiele einiger Fälle, bei denen das Langzeitergebnis durch die morphologischen Gegebenheiten ungünstig beeinflußt werden kann, sofern diese nicht bei der Operation berücksichtigt wurden.

Das linke Bild zeigt einen zu lang belassenen Stumpf der V. saphena magna nach Krossektomie, von dem ausgehend bereits neue Seitenäste sich varicös verändert haben.

Rechts sieht man einen Wiederanschluß der V. saphena magna an das tiefe System nach alleiniger Krossektomie der Leiste.

Links sehen Sie eine belassene V. saphena magna accessoria nach Babcockscher Operation mit nicht ausreichender Krossektomie.

Rechts die Doppelung einer V. saphena magna, die dann das Langzeitergebnis ungünstig beeinflussen kann, wenn einer der beiden Stämme belassen wird.

Links eine insuffiziente Doddsche Perforansvene.

Rechts eine isolierte Cockettsche Perforansvene.

Links ein Parva-Rezidiv mit zu lang belassenem Mündungstrichter.

Rechts eine tief einmündende Parva mit V. femoro-poplitea.

Diese beiden Phlebographien zeigen das Erscheinungsbild der sekundären Femoralveneninsuffizienz. Hierbei handelt es sich um morphologisch faßbare Veränderungen der tiefen Vene als Folge einer lange bestehenden schweren Stammvarikose. Nach einer Nachuntersuchung von Netzer fand sich bei einer Nachbeobachtungszeit von 4 bis 14 Jahren postoperativ die Femoralveneninsuffizienz in etwa 50% als Ursache von Oberschenkelrezidiven und in etwa 30% als Ursache von Unterschenkelrezidiven.

Eindeutig erkennbar und hinsichtlich der Auswirkungen beurteilbar ist die tiefe Leitveneninsuffizienz sekundärer Natur nur im Phlebogramm.

Aus den gezeigten Beispielen sind unseres Erachtens bezüglicher positiver Langzeiterfolge zwei wesentliche Folgerungen zu ziehen:

1. Korrekte und ausreichende Diagnostik des Krampfaderleidens.

Nach unserem Verständnis ist hierbei die Phlebographie unverzichtbarer Bestandteil. Die anderen Untersuchungen sollten lediglich als unterstützende Maßnahme Anwendung finden.

Rechts sehen wir das Kinking der V. poplitea, bei gleichzeitiger Varikose von V. saphena magna und accessoria.

2. Saubere operative Technik, umfassend:
– Die mündungsnahe und komplette, d. h. mit Unterbindung aller Seitenäste durchgeführte Krossektomie der Leiste oder Kniekehle.
– Das komplette Stripping der insuffizienten Hauptstämme.
– Die Versorgung insuffizienter Perforansvenen.
– Die Entfernung lokaler Varizenkonvolute.

Vervollständigt wird diese Folgerung bezüglich der operativen Behandlung durch eine postoperative Verödungstherapie, sofern sich intraoperativ belassene Seitenastvarizen nicht spontan bis zum Nachuntersuchungszeitpunkt zurückgebildet haben.

In Kenntnis der Tatsache, daß das Varizenrezidiv auch nach korrekter operativer Sanierung nicht völlig verhindert werden kann, scheint uns nur dieser Weg gute Langzeitergebnisse und damit zufriedene Patienten zu garantieren.

II. Teilgebietsthema 2 b

Gefäßchirurgie

Rekonstruktive Venenchirurgie

27. Grundlagen und technische Voraussetzungen

J. F. Vollmar

Abteilung für Gefäß- und Thoraxchirurgie des Klinikums der Universität Ulm, Steinhövelstraße 9, D-7900 Ulm (Donau)

Reconstructive Venous Surgery – Basic Principles

Summary. The main prerequisites for successful reconstructive venous surgery include (1) critical selection of patients according to morphological and functional diagnostic aspects; (2) optimal surgical techniques; (3) the routine use of intraoperative lumen control in all disobliterative procedures (vascular endoscopy, phlebography); and (4) selective use of protective measures (temporary a. v. fistula, anticoagulans). Expanded PTFE-prostheses with increased microporosity and external ring support are the most suitable substitutes for big veins. Antireflux surgery, such as valvuloplasty, transposition technique and free valvular transfer, is a new approach for the repair of deep venous insufficiency.

Key words: Venous thrombectomy – prosthetic substitutes for the venous system

Zusammenfassung. Wichtige Voraussetzungen für die erfolgreiche Durchführung rekonstruktiver Eingriffe am Venensystem sind 1. eine kritische Indikationsstellung an Hand einer präoperativen Funktionsdiagnostik und Phlebographie; 2. optimale gefäßchirurgische Technik; 3. intraoperative Lumenüberprüfung bei allen desobliterativen Eingriffen (Gefäßendoskopie, Phlebographie); 4. gezielter Einsatz bestimmter protektiver Maßnahmen (z. B. Anlage einer temporären a. v. Fistel, postoperative Antikoagulation). Expanded-PTFE-Prothesen mit erhöhter Mikroporosität und äußerer Wandverstärkung bieten heute die größte Erfolgschance für den großlumigen Venenersatz. Die sogen. venöse Antirefluxchirurgie (Valvuloplastik, Transposition auf klappenschlußfähige Seitenäste, freier Klappentransfer von einer Oberarmvene) befindet sich bislang noch im Stadium der klinischen Erprobung.

Schlüsselwörter: Venöse Thrombektomie – prothetischer Venenersatz

Im Gegensatz zum arteriellen Gefäßsystem nehmen sich die Fortschritte in der rekonstruktiven Venenchirurgie eher bescheiden aus. Die Gründe hierfür liegen in erster Linie in einigen anatomischen und pathophysiologischen Gegebenheiten:

1. In der erhöhten Vulnerabilität der dünnwandigen Venen
2. der Dominanz langstreckiger Verschlußprozesse bzw. Klappenschäden über mehrere Gefäßetagen hinweg.
3. der Mangel einer elastischen Membran in der Gefäßwand, welche die anatomische Voraussetzung dafür ist, um eine Spätdesobliteration vergleichbar der Thrombendarteriektomie der Arterien vornehmen zu können und schließlich
4. das Niederdrucksystem mit einem häufigen Wechsel der Flußgeschwindigkeit und des Flußvolumens.

Diese Besonderheiten machen es so schwierig, sowohl desobliterative Eingriffe als auch Ersatzoperationen am Venensystem erfolgreich vornehmen zu können.

I. Nicht invasiv:
  1. Bidirektionaler Doppler (Klappenschlußfähigkeit? Reflux?)
  2. Duplex-Scan (Lumenbeurteilung, Strömungsverhalten, postthrombotische Wandschäden?)
  3. Verschlußplethysmographie

II. Invasiv:
  1. Funktionelle Venographie
     Ascendierende Technik
     Descendierende Technik (Reflux?)
  2. Phlebodynamometrie

Tabelle 1. Präoperative Funktionsdiagnostik in der rekonstruktiven Venenchirurgie

---

1. Akute Phlebothrombose
   venöse Thrombektomie (mit temporärer AV-Fistel)

2. Postthrombotisches Syndrom
   femoro-femoraler Saphena-Bypass (nach Palma)
   suprapubischer ilio-iliakaler Cross-over-Bypass:
   sogenannter hoher Palma (Vollmar und Hutschenreiter, 1980)
   expanded PTFE-Prothese mit äußerer Ringverstärkung und
   inguinaler AV-Fistel

3. Traumatische Läsionen
   direkte Naht, Gefäßtransplantation, zusammengesetztes autologes Saphena-Transplantat, ringverstärkte expanded PTFE-Prothese

4. Erweiterte Tumor-Radikaloperation
   Mitresektion der V. iliaca bzw. der V. cava inferior
   Transplantatinterposition (expanded PTFE) mit inguinaler tempororärer AV-Fistel

Tabelle 2. Rekonstruktive Eingriffe an der Vena cava inferior und den Beckenvenen, Indikationen

Nichtdestotrotz zeichnet sich in den letzten 15 Jahren ein bemerkenswerter Wandel ab, um mit diesen Schwierigkeiten fertig zu werden, einerseits durch Verbesserung der präoperativen Diagnostik und andererseits durch geänderte chirurgische Behandlungsprinzipien.

Hier sind zunächst die Fortschritte auf dem Gebiete der präoperativen Funktionsdiagnostik zu nennen, deren wichtigste hier aufgeführt sind (Tabelle 1). Die nicht invasiven Untersuchungsverfahren erlauben heute eine rasche und sehr zuverlässige Information über eine gestörte Hämodynamik, besonders im Bereich der Becken- und Beinvenen, so z. B. der Nachweis von Refluxphänomenen, aber auch die Lumenbeurteilung durch den B- bzw. Duplex-Scan. Für die definitive Operationsplanung steht u. E. die funktionelle Venographie und die Venendruckmessung nach wie vor an erster Stelle.

Die hier gezeigte Tabelle gibt eine Übersicht über die Hauptindikationen für rekonstruktive Eingriffe an den Beckenvenen und an der V. cava inferior (Tabelle 2). In den europäischen Ländern steht, gemessen an ihrer Häufigkeit, die venöse Thrombektomie an erster Stelle.

Das chirurgische Konzept für diesen Eingriff hat sich im Laufe der letzten Jahre grundsätzlich geändert: Eine blinde Desobliteration großer Drainagevene, wie sie häufig in den fünfziger und sechziger Jahren vorgenommen wurde, war mit einer so hohen Versagerquote belastet, daß sie nicht länger akzeptiert werden konnte und beispielsweise in unseren anglo-amerikanischen Nachbarländern zu einer nahezu völligen Aufgabe dieses Eingriffs geführt hat [2, 10].

Die neuen operationstaktiven Behandlungsprinzipien bei der venösen Thrombektomie lassen sich in drei Punkten zusammenfassen:

1. Der kombinierte Einsatz der Ballon- und Ringdesobliteration, um auf lange Distanz über zwei bis drei Gefäßetagen hinweg das Lumen wiederherzustellen,
2. die routinemäßige Benutzung einer intraoperativen Lumenkontrolle unter Einsatz entweder einer intraoperativen Venographie oder der Gefäßendoskopie, schließlich
3. die Anlage einer temporären a. v. Fistel als einer der wirkungsvollsten protektiven Maßnahmen, um auch im Falle einer nur partiell gelungenen Desobliteration das Lumen offen zu halten, ja zur vollen Rekanalisation zu bringen [10].

Obsolet ist heute die Erfolgsbeurteilung rekonstruktiver Veneneingriffe allein nach klinischen Kriterien, nämlich Rückgang der Schwellneigung unter Einsatz des Zentimetermaßes. Es war in erster Linie Robert May, der immer wieder darauf bestanden hat, das Operationsergebnis durch Angiographie und erneute Venendruckmessung zu überprüfen [5, 7].

Wir haben weiterhin in den letzten zehn Jahren dazugelernt, daß die chirurgische Ausräumung eines potentiell venösen Emboliestreuherdes weit wirkungsvoller ist als jede Art einer partiellen oder vollständigen Hohlvenenunterbrechung durch Filter oder Ballon, nämlich mit dem Ziele, eine Lungenembolie zu vermeiden.

Mit anderen Worten: Die meisten Interventionen für eine partielle oder vollständige Unterbrechung des Embolieweges zu der Lunge sind nicht nur unnötig, sondern auch unlogisch und widersprechen dem modernen Prinzip der rekonstruktiven Gefäßchirurgie. Von wenigen Ausnahmesituationen abgesehen, stellt die partielle oder vollständige Cavaunterbrechung einen Rückfall in die obliterative Gefäßchirurgie der dreißiger Jahre dar.

Das sogenannte 3 S-Prinzip, nämlich „Safe, Short und Sure", gilt m. E. in gleicher Weise für die Chirurgie des postthrombotischen Syndroms. Auch hier kommt es entscheidend darauf an, mit den vorher genannten (nicht invasiven und invasiven) Funktionsuntersuchungen zu klären, ob durch einen wiederherstellenden Eingriff, in erster Linie eine Transplantatrekonstruktion, eine wirksame Verbesserung der venösen Abflußverhältnisse erzielt werden kann. Dies gilt für beide hier zur Diskussion stehenden Verfahren, nämlich die femoro-femoralen oder ilio-iliakalen Cross-over-Transplantate (Palma und Esparon 1960) und für den popliteo-femoralen Saphenabypass, zuerst beschrieben durch Warren und Thayer 1954 und später modifiziert und weiterentwickelt durch Husni, Frileux und May [6, 7].

Je gründlicher die präoperative Funktionsanalyse, desto seltener erfolgt nach unseren Erfahrungen heute die Indikation zu diesen Eingriffen. Auch hier ließen sich durch den Einsatz protektiver Maßnahmen die funktionellen Drei-Jahresergebnisse deutlich verbessern [10].

Doch bleiben die klinischen Langzeitergebnisse nach 5 bis 10 Jahren trotz voller Durchgängigkeit der eingesetzten Transplantate häufig begrenzt und wenig überzeugend. Dies trifft nach unseren Beobachtungen insbesondere für solche Patienten zu, die einen reduzierten venösen Inflow infolge konkomitierender stenotischer Läsionen im tiefen Venensystem der Ober- und Unterschenkeletage aufweisen. Bekannt sind mittlerweile auch die Spätveränderungen an den eingesetzten autologen Transplantaten. Nach 5 und 10 Jahren kommt es häufig zu einer progressiven Dilatation, die allerdings im allgemeinen das funktionelle Ergebnis, wie hier zehn Jahre nach einer Palma-Operation, nicht wesentlich beeinflußt.

Ein neues Feld der rekonstruktiven Venenchirurgie, das insbesondere in den USA in den letzten Jahren auf großes Interesse stieß, stellt die Verhinderung eines venösen Refluxes in die Femoral- und Poplitealvenen bei Patienten mit einer primären oder sekundären tiefen venösen Insuffizienz dar. Für diese sogenannte Antireflux-Chirurgie sind verschiedene Operationstechniken, vor allem durch Kistner und Taheri entwickelt worden [4, 8]. Neben der direkten Korrektur insuffizienter Venenklappen, gehören hierzu die Transposition der V. femoralis superficialis auf eine klappentragende intakte V. femoralis profunda und schließlich der freie Venenklappentransfer durch Übertragung eines Segmentes aus der V. brachialis (oder V. axillaris) in die V. poplitea. Mit diesen Eingriffen wurden mittlerweile bemerkenswerte positive Frühergebnisse mitgeteilt. Andere Chirurgen konnten ähnlich gute Ergebnisse nicht registrieren und haben mittlerweile ihre Aktivität auf diesem Gebiet drastisch reduziert [1, 2]. Entscheidend bleibt auch hier für die Auswahl der Patienten eine kritische präoperative Funktionsdiagnostik einschließlich der retrograden Phlebographie, am besten via Beckenvenenkatheter.

Zusammenfassung

1. Die entscheidende Voraussetzung für eine erfolgreiche rekonstruktive Venenchirurgie ist einerseits eine exakte präoperative Diagnostik unter Berücksichtigung der besonderen hämodynamischen Bedingungen im Niederdrucksystem. Bei allen desobliterativen Eingriffen, die im allgemeinen nur in den ersten Tagen einer tiefen Venenthrombose technisch praktikabel sind, stellt der Einsatz einer intraoperativen Lumenkontrolle – am besten in Form der Gefäßendoskopie – die wichtigste Errungenschaft zur Erfolgssicherung dar. Unter den protektiven Maßnahmen stehen heute die von May und Gottlob initiierte atraumatische Operationstechnik und die Anlage einer temporären a. v. Fistel an erster Stelle.
2. Eine Herausforderung für die nächsten Jahre ist die Verbesserung von Kunststofftransplantaten für den venösen Gefäßersatz. Zum gegenwärtigen Zeitpunkt schneiden auf diesem Gebiete expanded PTFE-Prothesen mit äußerer Ringverstärkung am besten ab. Die ideale Venenprothese steht bislang noch nicht zur Verfügung. Eine temporäre a. v. Fistel stellt daher auch für alloplastische Transplantatrekonstruktionen bislang die beste protektive Maßnahme dar.
3. Die sogenannte Antirefluxchirurgie beim postthrombotischen Syndrom mit Rekanalisation und Klappenzerstörung oder bei der primären angeborenen Form ist bislang noch im Stadium klinischer Erprobung ohne hinreichend gesicherte Langzeitergebnisse. Die diagnostischen und technischen Voraussetzungen für eine weitere Verbesserung der Antirefluxchirurgie sind aber vollauf gegeben.

Literatur

1. Ackroyd JS, Browse NL (1968) The investigation and surgery of the postthrombotic syndrome. J Cardiovasc Surg 27:5–16
2. Bergan JJ, Yao JST (1978) Venous problems. Year Book Medical Publ., Chicago London
3. Hutschenreiter S, Loeprecht H, Heyden B (1981) Spätergebnisse nach transfemoraler venöser Thrombektomie bei akuten Ilio-Femoralvenenthrombosen. In: Breddin K (Hrsg) Thrombose und Atherogenese, Pathophysiologie und Therapie der arteriellen Verschlußkrankheit. Bein-Beckenvenen-Thrombose. Witzstrock, Baden-Baden Köln New York
4. Kistner RL (1975) Surgical repair of the incompetent femoral vein valve. Arch Surg 110:1336–1342
5. May R (1971) Meßmethoden in der Venenchirurgie. Huber, Bern
6. May R (1972) Der Femoralisbypass beim postthrombotischen Zustandsbild. VASA 1:267
7. May R, Weber J (1981) Pelvic and abdominal veins. Progress in diagnostics and therapy. Proceedings of the Pelvic Vein Symposium Igls, Innsbruck, 1980. Excerpta Medica, Amsterdam Oxford Princeton
8. Taheri SA, Lazar L, Elias SM, Marchand P (1982) Vein valve transplant. Surgery 91:28–33
9. Vollmar J (1969) Die Gefäßendoskopie. Ein neuer Weg der intraoperativen Gefäßdiagnostik. Endoscopy 1:141
10. Vollmar JF (1986) Robert May memorial lecture: Advances in reconstructive venous surgery. Inter Angio 5:117–129
11. Vollmar JF, Hutschenreiter S (1980) Vascular prostheses for the venous system. In: May R, Weber J (eds) Pelvic and abdominal veins. Progress in diagnostic and therapy. Excerpta Medica, Amsterdam Oxford Princeton pp 234–240
12. Vollmar JF, Loeprecht H, Hutschenreiter S (1987) Advances in vascular endoscopy. Thorac cardiovasc Surgeon 35:334–340

28. Venöse Thrombektomie: Indikation, Technik und Ergebnisse

H. Weber und H. Loeprecht

I. Chirurgische Klinik, Zentralklinikum Augsburg, Stenglinstr. 2, D-8900 Augsburg

Venous Thrombectomy: Indication, Technique and Results

Summary. Venous thrombectomy is a promising approach to treating acute iliofemoral thrombosis with comparable results to those of thrombolysis. It is the treatment of choice in cases of thrombosis caused by pregnancy, delivery, surgery (early postoperative period) and trauma. The success depends on the age of the thrombus, skilled surgical techniques with atraumatic preparation and intra-operative endoscopic control. Creation of an adjunctive av-fistula is mandatory to protect against reocclusion. Followup includes X-ray and checkups. Reininterventions are possible.

Key words: Venous thrombectomy – endoscopy – reinterventions – checkups

Zusammenfassung. Die venöse Thrombektomie ist eine der Lyse vergleichbare Therapiemodalität der Iliofemoralvenenthrombose. Sie hat indikatorische Priorität während Gravidität, post-partum, nach Trauma und Operation. Die Ergebnisse hängen vom Thrombosealter, einer gewebeschonenden Präparationstechnik und intra-operativer, endoskopischer Lumenkontrolle ab. Eine av-Fistelanlage ist der beste Schutz vor Reokklusionen. Die Nachbeobachtung beinhaltet die Angiographie vor av-Fistelverschluß. Reinterventionen sind möglich. Die Ergebnisse sollten standardisiert und apparativ objektiviert werden.

Schlüsselwörter: Thrombektomie – Endoskopie – Reintervention – apparative Nachuntersuchung

Die Indikation zur venösen Thrombektomie wird laut einer Umfrage von Denck [3] nur in 23% der Phlebothrombosen gestellt, während die überwiegende Mehrzahl aller Fälle, nämlich 50–80%, einer konservativen Behandlung zugeführt und nur 10–20% lysiert werden. Dieses Vorgehen spiegelt angesichts der ungünstigen Ergebnisse der konservativen Behandlung eine in vielen Fällen nicht gerechtfertigte Zurückhaltung wider und sollte einer erfolgsbetonteren Einstellung weichen.

I. Indikation zur Operation

Einigkeit über die Indikation zur operativen Behandlung besteht bei der Phlegmasia coerulea dolens und bei Kontraindikationen zu einer Lysetherapie. Gerade hier ergeben sich die für die operative Behandlung bedeutsamen Differentialindikationen bei den Thrombosen, die postoperativ, post-partum und posttraumatisch oder während der Gravidität vorkommen. Umgekehrt stellen chronisch rezidivierende und ascendierende Thromboseschübe vorzugsweise eine Indikation zur Lyse dar mit dem Ziel, den status quo ante wiederherzustellen und evtl. wichtige funktionelle Verteilerzonen zu rekanalisieren. Bei flottierenden Gerinnseln der singulären tiefen Extremitätenleitvenen besteht eine relative Indikation zur Operation, die laut einem interdisziplinären Expertengespräch [5] gleichermaßen für die Lyse gilt, hier entscheiden die Begleitumstände über das therapeutische Vorgehen im Einzelfall. Der Zeitfaktor im Thrombosegeschehen ist ein wichtiger prognostischer Parameter für die Rekanalisationsrate, läßt sich jedoch nur anhand klinischer Angaben oftmals ungenau bestimmen, so daß Fehleinschätzungen vorkommen und Resultatverschlechterungen einkalkuliert werden müssen.

Allgemein anerkannt ist die Operation bis zu einem Thrombosealter von 7 Tagen (Denck < 4 Tage; Vollmar < 10 Tage), bei längeren Verläufen allenfalls nach einer vorausgegangenen partiell erfolgreichen Lysetherapie [10]. Kontraindikationen für die operative Therapie der Phlebothrombose stellen malignes Grundleiden mit einer kurzen Lebenserwartung, Vorerkrankungen mit Ausschluß einer Antikoagulantientherapie, ein Alter, das ein postthrombotisches Syndrom voraussichtlich nicht mehr erleben läßt und im Rahmen der allgemeinen Operabilitätskriterien jedes gravierende cardio-pulmonale Risiko dar. Bei der Planung des Eingriffs müssen Kreislaufbelastungen durch massive Volumenverschiebung infolge Blutverlust und cardiale Belastungen durch die av-Fistelanlage einkalkuliert werden. Lokale Hinderungsgründe durch z. B. Strahlenfibrose oder Pyodermie bzw. Mykosen der Leistenregion sind dagegen selten.

II. Operationstechnik

Integraler Bestandteil der operationstechnischen Einzelheiten der venösen Thrombektomie sind die perioperativen anästhesiologischen Vorkehrungen. Sie dienen der Vermeidung einer intraoperativen Gerinnselverschleppung und der Blutrückgewinnung und raschen Volumensubstitution. Ein kontinuierlich hoher zentralvenöser Druck läßt sich durch Intubationsnarkose mit PEEP-Beatmung und lagerungsabhängiger Anhebung des hydrostatischen Drucks erzielen. Zusätzlich läßt sich der Venendruck zum Zeitpunkt des Einführens des Ballonkatheters durch einen inspiratorischen Atemstillstand erhöhen, so daß eine Cavablockade von kontralateral überflüssig wird. Die chirurgische Technik der venösen Thrombektomie wurde bereits ausführlich beschrieben [6, 11, 20, 22]. Besondere Sorgfalt sollte auf die atraumatische Freilegung der V. femoralis communis mit weitgehender Schonung des perivenösen, adventitiellen Aufhängeapparates gelegt werden. Dabei sollte die Vene zur Blutungskontrolle nicht umfahren und angezügelt werden, sondern digital oder mit einem Tupfer komprimiert oder durch intraluminäre Ballonokklusion abgedichtet werden. Eine quere Venotomie bietet hierbei die Möglichkeit der kurzstreckigen Freilegung und des stenosevermeidenden Verschlusses durch Einzelknopfnähte. Die Ausräumung der Gerinnsel geschieht durch Ballonkatheter und Gummibinden-Auswickelung von peripher, bei wandadhärenten Gerinnseln ist der Abstreifeffekt durch Ringsonden zusätzlich hilfreich. Weiterhin kontrovers werden die intraoperative Qualitätskontrolle und die Anlage einer protektiven av-Fistel diskutiert. Wir sehen in der routinemäßigen intraoperativen endoskopischen Lumenkontrolle eine entscheidende diagnostische und prognostische Beurteilungsmöglichkeit, die weder durch die Phlebographie noch durch alleiniges Austasten mit Ring oder Fogarty-Katheter oder Fluß- und Druckmessungen bzw. Ultraschalluntersuchungen erzielt werden kann.

Eine temporäre av-Fistel, deren Nutzen durch die Arbeiten von Vollmar und Hutschenreiter [14, 25] belegt ist, haben wir bis auf 6 Fälle bei allen unseren Thrombektomien angelegt. Einschränkungen bestehen nur bei Herzinsuffizienz und hohem Alter oder peripherer arterieller Verschlußkrankheit. Die Höhe der Fistelebene hat sich entsprechend der Ausdehnung der Thrombose und der Ausbreitungsrichtung zu orientieren, wobei dem Leistenbereich als Hauptkonfluens die größte funktionelle Bedeutung zukommt. Bei Ober-Unterschenkelthrombosen ohne Beteiligung der V. femoralis communis positionieren wir die av-Fistel auf Innenknöchelniveau, bei freier Einstrombahn auf Höhe Adduktorenkanal. Nach 3 Monaten erfolgt vor dem geplanten Fistelverschluß eine von der kontralateralen Leiste durchgeführte Arteriovenographie mit Darstellung des nach zentral gerichteten venösen Abflußbereiches. Hierdurch ergibt sich die Möglichkeit der postoperativen Kontrolle und evtl. Korrekturen durch Re-Interventionen in Form von Katheterdilatation, Patchplastik oder Bypass. Komplikationen können sowohl im zeitlichen Zusammenhang mit der Operation (Re-Verschluß – meist in Verbindung mit Spontanverschluß der av-Fistel, Blutung, Infektion oder Lymphkomplikationen sowie Lungenembolie intra- oder postoperativ) als auch im weiteren Krankheitsverlauf (Narbenkeloid, iatrogene Läsionen bei Fistelverschluß, Narbenstenose und postthrombotisches Syndrom) vorkommen. Sie bedürfen der exakten präoperativen Aufklärung.

III. Ergebnisse

Die Ergebnisse der operativen Behandlung der Phlebothrombose müssen sich im direkten Vergleich mit denen der Lysetherapie messen und bewerten lassen, obwohl indikatorische Unterschiede eine Selektion der Therapieformen verursachen und damit keine direkt vergleichbaren Kollektive resultieren.

Bei der Durchsicht der Literatur fällt auf, daß eine methodisch uneinheitliche Auswertung, kleine Fallzahlen, eine oft fehlende apparative Objektivierung der Befunde und eine unterschiedliche klinische Standardisierung vorliegt. Ehringer und Minar [7] haben in Form von Sammelstatistiken versucht, die Ergebnisse zu vergleichen und ermittelten eine komplette oder partielle Lyserate unter Streptokinaselyse von 55–62%, während die Lyserate von Urokinase etwas niedriger bei 53% liegt. Demgegenüber liegen die klinischen Ergebnisse der Thrombektomie (Tabelle 1) bei Gall [10] und Horsch [11] bei 75–80% klinisch sehr guten und guten Ergebnissen, während Huk [12] eine von der Nachbeobachtungszeit abhängige Veränderung der Ergebnisse mit vermehrten Spontanrekanalisationsraten im Femoralbereich unter Dauerantikoagulation nachweisen konnte.

Stiegler [21] konnte bei 68 Patienten nach Thrombektomie nach ½ Jahr 44% sehr gute, 23% gute und 14% ausreichende bzw. 19% schlechte klinische Ergebnisse erzielen. Im Vergleich zu diesen Ergebnissen zeigen die Resultate einer Nachuntersuchung von 103 im Zeitraum von 1. 9. 82–31. 12. 86 an der I. Chirurgischen Klinik Augsburg operierten Patienten in 59% ein klinisch unauffälliges Bild, 29% hatten leichte Schwellneigung und nur 9% hatten postthrombotische Beschwerden. 60% der Patienten waren weiblichen Geschlechts, die Altersverteilung reichte von 14–78 Jahren mit einem mittleren Alter von 42 Jahren. Das klinische Alter der Thrombose lag zwischen 1 und 14 Tagen, im Mittel bei 4 Tagen. Die postoperative Verlaufsbeobachtung reichte von 12 bis zu 64 Monaten bei einem durchschnittlichen Beobachtungszeitraum von 30 Monaten.

Das Ausmaß der Thrombose in unserem Krankengut zeigt bei 40 Fällen eine 3-Etagen-Phlebothrombose, in 29 Fällen eine Beinvenenthrombose, in 18 Fällen eine Iliofemoralvenenthrombose, in 13 Fällen einen isolierten Beckenbefall und in 3 Fällen eine Unterschenkelvenenthrombose mit flottierendem Thrombus der V. poplitea. Das Ursachenspektrum (Tabelle 2) zeigt den großen Anteil an nicht lysierbaren Thrombosesituationen. Von den 103 thrombektomierten Patienten konnten 65 klinisch und apparativ nachuntersucht werden.

Tabelle 1. Klinische Ergebnisse Thrombektomie (in %)

Autor	Pat.	sehr gut	gut	schlecht
Gall (1977)	916	50	30	19
Horsch (1983)	161	41,4	33,6	18,6
Horsch (1986)	80 (n 5 J)	15	56	28
Denck (1987)	157	35	51	14
Huk	159 < 5 Tg	71	9	20
	> 5 Tg	40	21	39
Stiegler (1987)	68	44	23	19
Weber (1988)	103	59	29	9

Tabelle 2. Thromboseursachen (n = 103)

Ursache	Anzahl
post-operativ	22
Immobilisation	16
post-traumatisch	9
post-partum	9
Antikonzeptiva	8
Venensporn	5
Gravidität	4
Cortison	3
paraneoplastisch	2
unbekannt	25

Tabelle 5. Mittelwert Vc (= venöse Kapazität) und Va (= venöser Ausstrom) 1 Jahr nach Thrombektomie (n = 65)

Befund/Thrombose-lokalisation	Vc/Va re.	Vc/Va li.
oB/re	4,2/61	4,6/72
oB/li	4,1/67	3,6/55
CVI Grad I/re.	3,7/39	4,1/66
CVI Grad I/li.	4,3/64	3,1/35
CVI Grad II/re.	3,0/28	3,0/49
CVI Grad II/li.	5,9/90	3,8/24

Tabelle 3. Bewertungsmaßstab der Phlebographie (Phlebo-Score)

Kriterien	Punkte
unauffällig, offen	5
Narben, Klappenverlust	4
Stenosegrad 33%	3
Stenosegrad 50%	2
Stenose mit Kollateralen	1
Verschluß	0

Tabelle 6. Ergebnisse der venösen Druckmessung 1 Jahr nach Thrombektomie (n = 53)

Klinischer Befund	Delta P	< 40	> 40
oB		33	27
CVI Grad I		21	8
CVI Grad II		3	1
CVI Grad III		2	1

Tabelle 4. Klinischer Befund in Abhängigkeit vom phlebographischen Resultat

Klinischer Befund	rekan.	verschl.
oB	34	3
CVI Grad I	11	10
CVI Grad II	2	2
CVI Grad III	1	1

Tabelle 7. Klinischer Befund in Abhängigkeit vom Thrombosealter (in Tagen)

Klinischer Befund	< 4	4 − 8	8 − 12	> 12
oB	33	24	11	0
CVI Grad I	18	8	6	1
CVI Grad II	3	3	1	1

Das Untersuchungsprogramm umfaßte eine klinische Untersuchung, Umfangsmessung, Verschlußplethysmographie, Phlebodynamometrie und die ascendierende Phlebographie. Die Gesamtbeurteilung erfolgte nach den klinischen Schweregraden der chronisch-venösen Insuffizienz [1]. Zur zahlenmäßigen Erfassung des Phlebographiebefundes entwickelten wir einen speziellen Score, der die einzelnen anatomischen Abschnitte des tiefen Venensystems nach einer Punktebeurteilung unterschiedlich wertet (Tabelle 3) und nach funktionellen Gesichtspunkten gewichtet, wobei den Konfluensbereichen die größte Bedeutung zukommt.

Der mittlere Phleboscore lag bei den klinisch unauffälligen Patienten bei 3,2, bei den Fällen mit Schwellneigung bei 2,4, bei CVI Grad II bei 2,4 und bei 2 Patienten mit Ulcus cruris bei 1,8. Diese Korrelation läßt sich jedoch nur für die Gesamtkollektive nachweisen, während das Ausmaß der phlebographischen Veränderungen für den Einzelfall keine funktionelle Aussage erlaubt. Vergleicht man die Ergebnisse bei phlebographisch nachgewiesener Rekanalisation mit den Re-Verschlußfällen, so zeigt sich die deutlich unterschiedliche Rate an klinisch nachweisbaren postthrombotischen Veränderungen (Tabelle 4).

Im Einzelfall kommt jedoch trotz phlebographischem Verschluß ein klinisch unauffälliger, beschwerdefreier Zustand vor. Die Auswertung der plethysmographisch ermittelten Werte (Tabelle 5) zeigt eine seitenbezogene Reduktion der venösen Kapazität und – korre-

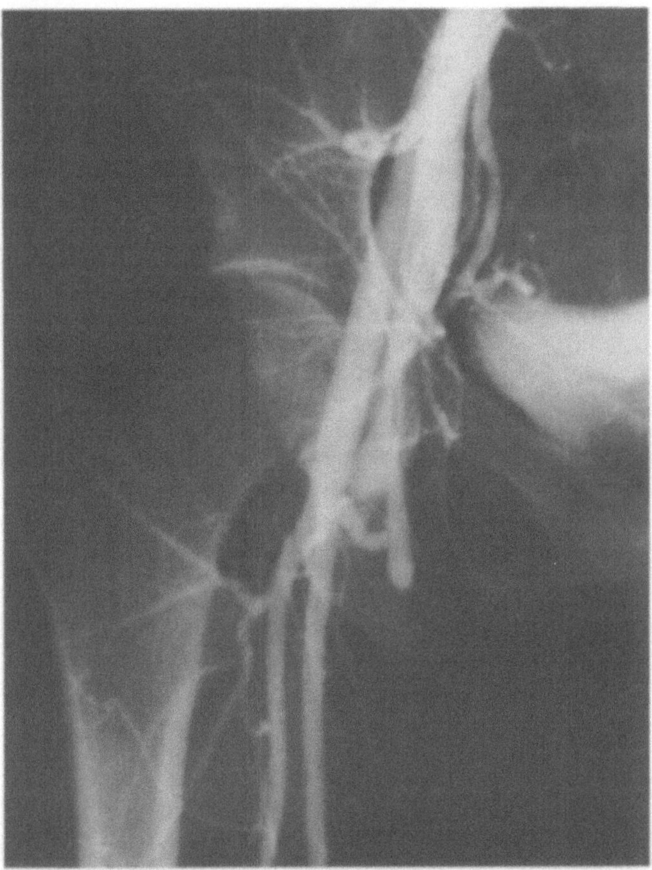

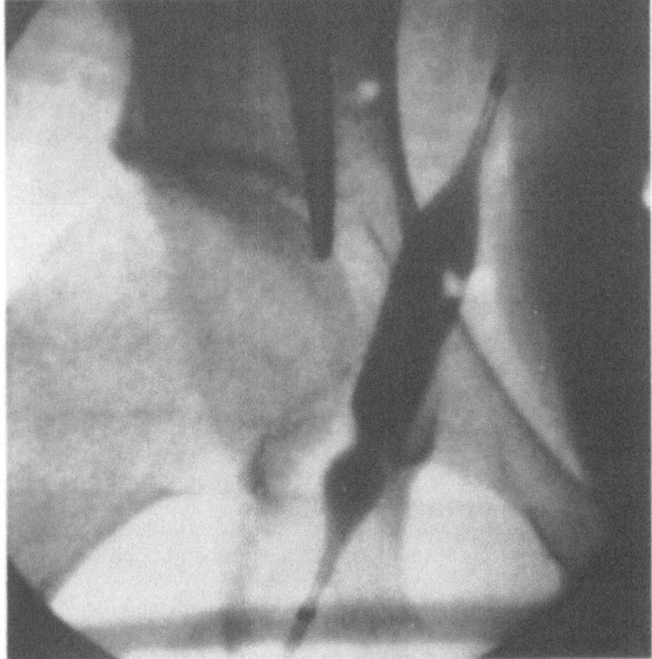

Abb. 1. a Arteriovenographie 3 Monate postoperativ bei Zustand nach Iliofemoralvenenthrombose links. Darstellung der av-Fistel und Stenose im Bereich der V. femoralis communis. **b** Intraoperative Dokumentation des in situ liegenden Ballonkatheters zur Dilatation der Stenose (Abb. 1a) im Rahmen des av-Fistelverschlusses

174

spondierend mit dem klinischen Befund bei der Nachuntersuchung – eine Abnahme der venösen Abstromgeschwindigkeit in der betroffenen Extremität.

Diese für den Mittelwert geltende Korrelation zeigt im Einzelfall große Schwankungen, die aus präexistenten Fällen mit tiefen venösen Insuffizienzen herrühren können und die Wertigkeit der Plethysmographie relativieren.

Die Analyse der Druckmessungen (Tabelle 6) zeigt basierend auf dem Druckabfall unter Betätigung der Wadenmuskelpumpe in unserem Krankengut eine von den Einstufungen nach Kriessmann abweichende Streubreite, die bei einem Delta P < 40 in 33 Fällen ein klinisch beschwerdefreies Ergebnis nach 1 Jahr nachweisen lassen, wobei hier eine mögliche Quelle für spätere klinisch-funktionelle Verschlechterungen liegt.

Die Abhängigkeit der Ergebnisse vom Thrombosealter ist bekannt, wobei die Grenze zu schlechteren Ergebnissen in der Literatur bei 4 Tagen liegt [3]. Auffallend in unserem Krankengut ist der gleich hohe Anteil klinisch guter Ergebnisse bis zu 8 Tagen bei allerdings kleineren Fallzahlen (Tabelle 7).

Dieser Trend könnte durch die endoskopische Kontrollmöglichkeit nach Ringdesobliteration bedingt sein. An Re-Interventionen haben wir 10 × eine venöse Dilatation im Rahmen des av-Fistelverschlusses vorgenommen, wenn eine höhergradige Stenose angiographisch verifiziert wurde (Abb. 1a, 1b). In 6 Fällen konnten wir so nachweislich den drohenden Verschluß verhindern, während in 2 Fällen nach 1 Jahr eine Okklusion feststellbar war. 2 Patienten lehnten eine Kontrollphlebographie wegen Beschwerdefreiheit ab. Weitere Re-Eingriffe betrafen in 2 Fällen einen hohen Palma und einmal eine PTFE-Patchplastik iliacal. An Komplikationen beobachteten wir 4 ausgedehnte Hämatome, in 2 Fällen Lymphorhexien, die unter konservativer Therapie abheilten, 2 Leisteninfekte, 3 Lungenembolien – davon 1 mit klinischen Schockzeichen – und eine postoperative Sepsis mit konsekutivem Mitralklappenersatz.

IV. Zusammenfassung

Als Schlußfolgerung ergeben sich folgende Feststellungen:

1. Die venöse Thrombektomie ist eine der Lyse vergleichbare, erfolgversprechende Therapiemodalität der Becken-Bein-Venenthrombose.
2. Sie hat indikatorische Priorität während Gravidität, postpartum, nach Trauma oder Operation.
3. Die intraoperative Kontrolle der Desobliteration scheint die Ergebnisse zu verbessern, was durch eine prospektive randomisierte Untersuchung geklärt werden könnte.
4. In jedem Fall zeigt die frühzeitige Operation die besten Ergebnisse, so daß eine aktive Einstellung zur Diagnostik zu fordern ist.
5. Fast jeder 10. Patient benötigt nach einer Thrombektomie angioplastische oder rekonstruktive Re-Interventionen, um Abstromblockaden (Venensporn) zu umgehen oder Stenosen zu beseitigen, die das Ergebnis gefährden.

Literatur

1. Bollinger A (1979) Becken- und Beinvenenthrombose. In: Bollinger A (Hrsg) Funktionelle Angiologie. Thieme, Stuttgart
2. Brunner U, Wirth W (1971) Spätresultate nach Thrombektomie bei Iliofemoralvenenthrombose im klinisch-radiologischen Vergleich. Schweiz med Wochenschr 101:1327–1334
3. Denck H (1984) Die Behandlung der Bein-Beckenvenenthrombose. Angio 6:219–232
4. Denck H (1987) Results of thrombectomy in recent thrombosis of the crural and popliteal veins. Inter Angio 6:89–93
5. Denck H (1987) Aktuelle therapeutische Aspekte bei akuter Bein-Beckenvenenthrombose. Angio 9:95–106
6. Dörrler J, Maurer PC (1985) Chirurgische Behandlung der tiefen Bein- und Beckenvenenthrombose. Chir Praxis 34:65–70

7. Ehringer H, Minar E (1987) Die Therapie der akuten Becken-Beinvenenthrombose. Internist 28:317
8. Ehringer H (1977) Funktionelle Messungen zur Objektivierung des Therapieresultates der venösen Thrombektomie bei akuter tiefer Bein- und Beckenvenenthrombose. Akt Probleme Angiol 33:171
9. Fontaine R (1969) Die chirurgische Behandlung der akuten, tiefen Venenthrombose. Chirurg 40:491–495
10. Gall F, Husfeldt KJ (1977) Chirurgische Behandlung der akuten tiefen Bein- und Beckenvenenthrombose. Fortschr Med 95:1977–1983
11. Horsch S (1982) Chirurgische Behandlung der akuten Bein- und Beckenvenenthrombose. Indikation und Spätergebnisse. Erg Angiol 25:59
11. Horsch S, Puchlmaier H (1983) Surgery of the venous system – present state of the art. Thorac cardiovasc Surgeon 31:8–15
12. Huk I (1987) Langzeitergebnisse nach chirurgischer Therapie der Bein-Beckenvenenthrombose. Vasa 20:145–149
13. Hutschenreiter S (1979) Rekonstruktive Eingriffe am Venensystem – Spätergebnisse unter kritischer Bewertung funktioneller und gefäßmorphologischer Kriterien. Chirurg 50:555–563
14. Hutschenreiter S (1982) Chirurgische Therapie der Ilio-Femoralvenenthrombose. Spätergebnisse.Erg Angiol 25:63–68
15. Link W (1984) Rethrombosen und postthrombotisches Syndrom nach venöser Thrombektomie. Anigo 6:233–238
16. Minar E (1983) Funktionelle und morphologische Spätergebnisse nach venöser Thrombektomie. Vasa 12:347–352
17. Partsch H (1980) Funktionelle Spätergebnisse nach Thrombektomie, Fibrinolyse und konservativer Therapie von Bein- und Beckenvenenthrombosen. Vasa 9:53–61
18. Raithel D, Söhnlein B (1981) Die venöse Thrombektomie – Technik und Ergebnisse. Vasa 10:119
19. Rudkowski A, Netzer CO (1982) Die Bein- und Beckenvenenthrombose, ihre operativen Früh- und Spätergebnisse. Erg Angiol 25:81–84
20. Stiegler H, Sunder-Plassmann L, Becker HM (1985) Indikationen und Techniken bei Becken- und Beinvenenthrombosen. Chirurg 56:73–80
21. Stiegler H (1987) Operation, Lyse, Heparintherapie: drei gleichwertige Therapieformen bei einer akuten Bein-Beckenvenenthrombose? Vasa 20:153–156
22. Vollmar J, Loeprecht H, Hutschenreiter S (1978) Rekonstruktive Eingriffe am Venensystem. Chirurg 49:296–302
23. Vollmar J, Hutschenreiter S (1980) Temporary arteriovenous fistulas. International Congress Series No. 550. Excerpta Medica, Amsterdam Oxford Princeton
24. Vollmar J, Hutschenreiter S (1982) Surgical aspects of acute and chronic ilio-femoral venous occlusions. Inter Angio 1:77–82
25. Wagner O, Piza F (1977) Chirurgische Aspekte der Therapie der tiefen Becken-Bein-Venenthrombose. Akt Probleme Angiol 33:151–157

29. W. Sandmann (Düsseldorf): Chirurgische Behandlung der tiefen Venenthrombose: Klinische und hämodynamische Spätergebnisse

Manuskript nicht eingegangen

30. Popliteo-femorale Venenrekonstruktion: Indikation und Ergebnisse

U. Stockmann und J. Marsch

Franziskus-Krankenhaus, Burggrafenstr. 1, 1000 Berlin 30

Venous Femoralis Bypass: Indications and Results

Summary. In cases of a serious post-thrombotic syndrome in which conservative treatment has failed, the possibility of a venous femoralis bypass should be considered. Prerequisites for this procedure are an adaequate v. saphena magna and an open or recanalised v. poplitea at the confluens of the vv. tib. post. et vv. fib. This method was first described by May and Husni; we have modified it by replacing the original end-to-side anastomosis with a more effective end-to-end anastomosis and have added a subfascial av-fistula. Both procedures lower the ambulatory venous pressure. This operation has been performed 23 times; the paper presents the late results from 18 patients, 5 of whom underwent the operation over 8 years ago.

Key words: Post-thrombotic syndrome – venous femoralis bypass – av-fistula

Zusammenfassung. Bei schwerem postthrombotischen Syndrom, bei dem die konservative Therapie nicht half, sollte man an die Möglichkeit des venösen Femoralis-Bypass denken. Voraussetzung ist eine brauchbare V. saphena magna und eine offene bzw. rekanalisierte V. poplitea am Konfluens von Vv. tib. posteriores und Vv. fibulares. – Die von May und Husni angegebene Methode wurde von uns durch eine End-zu-End-Anastomose und zusätzliche subfasziale AV-Fistel modifiziert. Der Venendruck bei Belastung wird durch diese Maßnahme gesenkt. – Der Eingriff wurde 23mal durchgeführt; die Spätergebnisse von 18 Patienten – 5 Pat. 8–10 Jahre – wurden berichtet.

Schlüsselwörter: Postthrombotisches Syndrom – venöser Femoralis-Bypass – AV-Fistel

Das therapieresistente Ulcus cruris ist ein eindrucksvolles Beispiel ärztlichen Unvermögens. Es illustriert meistens die Folgen eines schweren Schadens nach einer tiefen Bein- und Beckenvenenthrombose.

Ein Gesunder kann nur sehr unzureichend nachempfinden, wie erheblich der Betroffene in seinem Leben behindert ist. Mit den Worten „Mißempfindungen, Schmerzen, Behinderung bis hin zur Erwerbsunfähigkeit und entsprechende Auswirkungen auf die psychische Struktur sowie die Lebensführung des Patienten" umschreiben wir nur sehr dürftig die Realität.

Da es einen brauchbaren Gefäßersatz, der die Funktion der tiefen Beinvenen übernehmen könnte, noch nicht gibt, halten wir einen Vortrag über den venösen Femoralis-Bypass für gerechtfertigt.

Um 1970 haben May, Husni und Frileux im deutsch-, englisch- und französischsprachigen Raum fast gleichzeitig den venösen Femoralis-Bypass als operative Möglichkeit beschrieben. Die Idee ist bestechend: Einer der wesentlichen Motoren für den venösen und lymphatischen Rückstrom aus der Peripherie ist die sogenannte Waden-Muskelpumpe. Bei Gesunden fällt daher der venöse Druck im Stehen durch die Betätigung der Waden-Muskelpumpe – z. B. durch Zehenstände – kontinuierlich ab. Durch den weitgehend zerstörten Klappenapparat und die ungenügende Rekanalisation nach einer tiefen Beinvenenthrombose ist die Funktion dieser Pumpe herabgesetzt.

Zudem liegen die Venen des Kollateralkreislaufs überwiegend außerhalb des von der Muskelfascie umhüllten Kompartiments; die Wadenmuskelpumpe kann daher als wesentlicher Hilfsmotor nicht genutzt werden.

Durch den Anschluß des oberflächlichen an das tiefe Venensystem, d. h. durch eine Verbindung der V. saphena magna mit der V. poplitea kann man die Funktion der Wadenmuskelpumpe für die suprafascialen Venen nutzen. May und Husni haben dazu eine End-zu-Seit-Anastomose unterhalb des Kniegelenkspaltes angegeben.

Unter der Voraussetzung, daß es durch diese Anastomose wirklich gelingt, den Venendruck bei Belastung zu senken, ist eine kausale Therapie des postthrombotischen Syndroms denkbar.

Urs Brunner stellte dazu 1986 auf dem Deutschen Chirurgenkongreß ernüchternd fest:

Zitat: „Von den Anforderungen her ein bestechendes Verfahren für elektive Oberschenkelverschlüsse, weil die popliteofemorale Achse mit klappentragendem autologen Material gewissermaßen kollateralisiert wird. Allerdings und eben nachteilig auf epifascialem Weg. May selbst stellte 7 Jahre nach seinem Vorschlag den funktionellen Erfolg des Eingriffs in Abrede."

Was gibt uns nun die Berechtigung, Ihnen dennoch über diese Methode zu berichten: Die Antwort ist relativ einfach, unsere Ergebnisse sind in der von uns geübten Technik nicht so schlecht.

Nach den ersten drei Eingriffen, die wir in der Technik nach May bzw. Husni durchgeführt haben, haben wir zwei wesentliche Änderungen vorgenommen.

Erstens legen wir statt einer End-zu-Seit-Anastomose eine End-zu-End-Anastomose an. Es gelingt so regelmäßig, eine spannungsfreie und knickarme Anastomose herzustellen (Abb. 1).

Zweitens haben wir eine Idee von Jörg Gruss aufgegriffen: Er hatte schon sehr frühzeitig die arterio-venöse Fistel nach venenchirurgischen Eingriffen als protektive und funktionsverbessernde Maßnahme propagiert. Er selbst hat früher bei dem venösen Femoralis-Bypass eine AV-Fistel zwischen dem Ast der V. saphena magna und der A. tibialis posterior hergestellt. Das Argument für diese Maßnahme war nicht nur die bessere Durchströmung der venösen Anastomose, sondern auch das Postulat eines Wasserstrahlpumpeneffekts.

1978 haben wir begonnen, eine AV-Fistel zwischen einer cruralen Arterie und ihrer Begleitvene herzustellen, da wir der Ansicht waren, daß – wenn überhaupt – nur bei einer subfascialen Lage der Fistel ein Wasserstrahlpumpeneffekt zu erwarten wäre.

Unabhängig davon, ob die theoretische Überlegung richtig ist oder nicht, haben wir noch zwei Vorteile dieser AV-Fistel beobachtet:

1. Das pulssynchrone Geräusch über der V. saphena magna, das mit einem Taschendoppler zu hören ist, stellt eine sehr einfache Funktionskontrolle der Anastomose zwischen V. poplitea und V. saphena magna dar.
2. kann schon eine AV-Fistel allein bei problematischen Ulcera zur Heilung beitragen; z. B. wenn ein venöser Femoralis-Bypass nicht machbar ist.

Wann ist die *Indikation* zur Anlage eines venösen Femoralis-Bypass gegeben?

Das postthrombotische Syndrom muß so ausgeprägt sein, daß die subjektiven Beschwerden des Patienten für ihn nicht mehr erträglich erscheinen. Zudem müssen sämtliche denkbare konservative Therapiemaßnahmen ihr Scheitern bewiesen haben.

Z. B. ein Patient mit jahrelang bestehendem Ulcus cruris und inzwischen auf alle Salben allergisch reagierender Haut oder die junge Frau nach postthrombotischem Syndrom, die aufgrund der Schwellung und der Schmerzen noch nicht einmal ihren Haushalt versorgen kann.

Welche *Voraussetzungen* müssen erfüllt sein, damit man diesen Eingriff planen kann?

In der Arbeit von 1970 stellte Husni einige Forderungen auf, die vor dieser Operation erfüllt sein müssen.

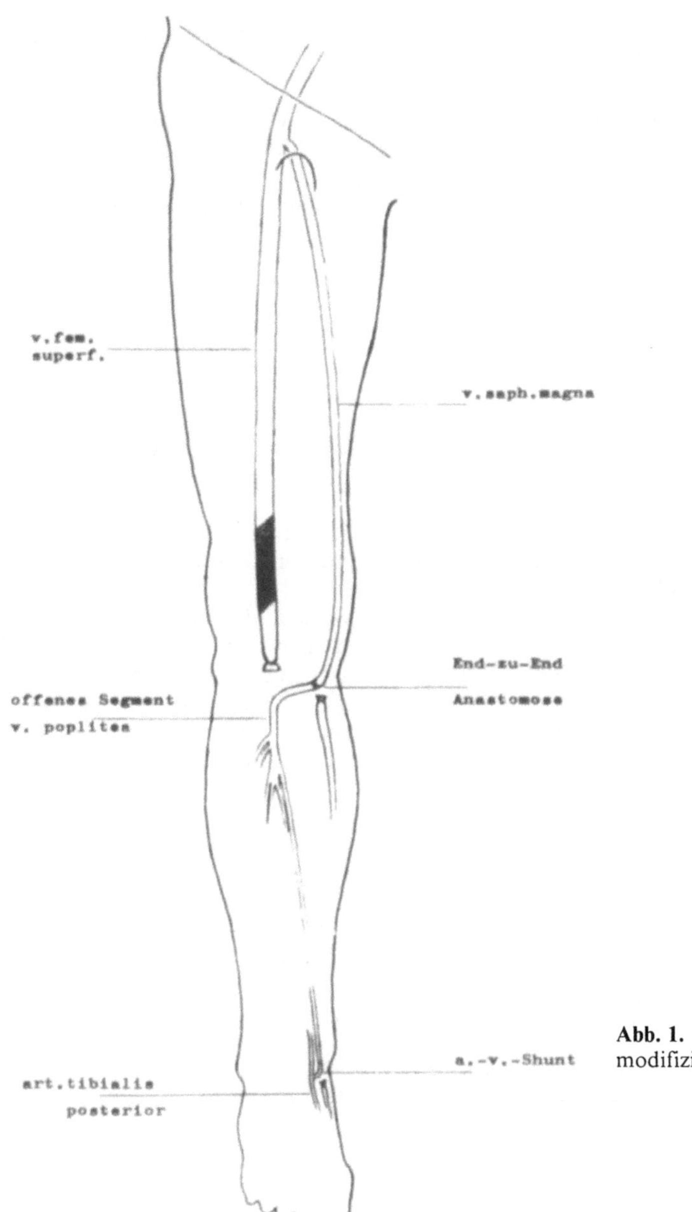

Abb. 1. Schematische Darstellung des modifizierten venösen Femoralis-Bypass

1. Die Diagnostik sollte durch Phlebographie und Venendruckmessung bei Belastung erfolgen.
2. Eine brauchbare V. saphena magna muß an dem betroffenen Bein vorhanden sind.
3. Die Thrombose sollte auf die V. femoralis beschränkt sein, d. h. ein brauchbares Segment der V. poplitea oder Einmündungsstelle der Vv. fibulares bzw. Vv. tibiales posteriores muß vorhanden sein. Die Beckenetage sollte idealerweise frei von thrombotischen Veränderungen sein.

Diese Forderungen gelten auch heute.

Die Phlebographie liefert die Information über das Ausmaß des postthrombotischen Schadens; die Venendruckmessung gibt die Information über die funktionelle Bedeutung dieses Schadens. Es muß betont werden, daß man auf Grund einer Phlebographie allein nichts über die funktionelle Güte einer Rekanalisation oder des Kollateralkreislaufs sagen kann!

Die freie Beckenetage ist für uns keine Conditio sine qua non. Wir vertreten den Standpunkt analog der Arterienchirurgie, daß wir bei Mehretagenverschlüssen in Stromrichtung rekonstruieren.

Wir legen also einen venösen Femoralis-Bypass an, wenn von der Klinik her die Indikation gegeben ist, die anatomischen Voraussetzungen dokumentiert sind und die Venendruckmessung ein Ausbleiben des Druckabfalls bei Betätigung der Wadenmuskulatur bewiesen hat.

Unsere Ergebnisse

Seit 1978 haben wir 23 Patienten in dieser Technik operiert, wobei bei 17 Patienten das therapieresistente Ulcus der entscheidende Grund zur Operation war. Bei mehreren Patienten bestand das Ulcus über 10 Jahre.

Wir haben durch diesen Eingriff keinem Patienten geschadet.

Einem Patienten konnten wir nicht helfen. Die anderen 22 Patienten konnten deutlich gebessert entlassen werden; bei ihnen war regelmäßig eine Minderung des Venendrucks bei Belastung zu verzeichnen. Alle Ulcera heilten ab.

Bei einer Nachuntersuchung konnten 18 Patienten erfaßt werden, darunter ist auch der eine Patient, den wir im Frühergebnis nicht geholfen haben. Die übrigen 17 Patienten fühlten sich deutlich gebessert, obwohl sich bei 5 Patienten zwischen dem 3. und 5. Jahr der Bypass verschlossen hatte. 2 Patienten haben ein Rezidvulcus, das jedoch unter stat. Bedingungen zur Abheilung gebracht werden kann und von den Patienten als relativ „harmlos" bezeichnet wird. 5 Patienten kennen wir jetzt seit 8–10 Jahren; sie sind voll belastbar und tragen nur gelegentlich einen Kompressionsstrumpf.

Wir halten diese Ergebnisse – in Anbetracht der Ausgangssituation für akzeptabel.

Literatur

Brunner U (1986) Möglichkeiten der Gefäßrekonstruktion beim postthrombotischen Syndrom. Langenbecks Arch Chir 369:609–614 (Kongreßbericht)
Gruß JD (1985) Operative Maßnahmen am tiefen Venensystem bei der chronisch-venösen Insuffizienz. Gruß, Bartels, Valencia (Hrsg) Gefäßchirurgie interdisziplinär 1984. TM-Verlag, Bad Oeynhausen S 139–167
May R (1974) Chirurgie der Bein- und Beckenvenen. Georg Thieme, Stuttgart, S 158–161
May R (1979) Spätergebnisse nach venösem Femoralis-Bypass. Vas 8/1:67–69
Husni EA (1970) In situ sapheno-popliteal-bypass graft for incompetence of the femoral and popliteal veins. SGO:279–284

31. Rekonstruktion des unilateralen Beckenvenenverschlusses

J. D. Gruss, D. Bartels und H. Vargas-Montano

Gefäßchirurgische Abteilung, Kurhessisches Diakonissenhaus, Goethestr. 85, D-3500 Kassel

Unilateral Iliac Vein Reconstruction

Summary. From 1 July 1971 through 6 June 1987, 46 of 10 644 reconstructive vascular interventions were Palma-operations. The morphological operability was ascertained by ascending phlebography and the functional indication by phlebodynamometry. The autologous contralateral saphenous vein was used in 19 patients as a transplant, whereas 27 patients received a spiral-wrap polytetrafluoraethylene (PTFE) prosthesis. All patients were given a temporary av-fistula. Followup was possible in 15 of the 19 autologous operations and in 25 of the 27 PTFE operations. Ten vein transplants and 21 PTFE transplants were still patent.

Keywords: Vein-Palma – PTFE-Palma – AV-fistula – Long-term results

Zusammenfassung. Vom 1. 7. 71 bis zum 30. 6. 87 wurden unter 10 644 rekonstruktiven Eingriffen 46 Palma-Operationen durchgeführt. Über die morphologische Operabilität informiert die aszendierende Phlebographie. Die funktionelle Operationsindikation wird mit der Venendruckmessung erstellt. Bei 19 Patienten wurde die autologe Vena saphena magna der Gegenseite, bei 27 Patienten eine spiralverstärkte PTFE-Prothese verwendet. Alle Patienten erhielten eine temporäre AV-Fistel. 15 der autolog rekonstruierten und 25 der alloplastisch rekonstruierten Patienten konnten nachuntersucht werden. In der ersten Gruppe erwiesen sich 10, in der zweiten Gruppe 21 Transplantate funktionstüchtig.

Schlüsselwörter: Venen-Palma – PTFE-Palma – AV-Fistel – Spätergebnisse

Einleitung

Obwohl das postthrombotische Syndrom in unserem Lande fast als Volkskrankheit bezeichnet werden darf, sind direkte Wiederherstellungseingriffe am Venensystem nur selten möglich, indiziert und deshalb erfolgversprechend. So wurden an unserer Abteilung unter 10 644 rekonstruktiven Eingriffen am Gefäßsystem vom 1. 7. 71 bis zum 30. 6. 87 nur 46 Palma-Operationen durchgeführt. Dies von Palma und Esperon 1958 angegebene Operationsverfahren dient der Rekonstruktion unilateraler Beckenvenenverschlüsse. Hierzu wurde ursprünglich die kontralaterale Vena saphena magna mobilisiert, suprapubisch zur Verschlußseite herübergeführt und mit der Vena femoralis communis anastomosiert. Seit 1978 werden bei uns zunehmend spiralig wandverstärkte PTFE-Prothesen als Palma-Transplantat eingesetzt.

Operationsindikation

Für eine Palma-Operation kommen isolierte, unilaterale Beckenvenenverschlüsse mit frei permeabler Gegenseite in Betracht. Mit Vorbehalt können unter gewissen Voraussetzungen, auf die ich noch eingehen werde, auch Beckenvenenverschlüsse in Kombination mit gut rekanalisierten peripheren Verschlüssen am Unter- und Oberschenkel miteinbezogen werden. Über die morphologische Operabilität muß in jedem Falle die aszendierende Phlebographie entscheiden. Die funktionelle Operationsindikation ergibt sich aus der Venendruckmessung. Der konsequente Einsatz dieses Untersuchungsverfahrens hat gezeigt, daß ein schweres postthrombotisches Zustandsbild nur in Ausnahmefällen durch einen isolierten Beckenvenenverschluß hervorgerufen wird. Bei freier Einstrombahn am Unter- und Oberschenkel genügt es, die Venendruckmessung in einer Fußrückenvene vorzunehmen. Eine Palma-Operation ist funktionell indiziert,

1. wenn der Ruhedruck auf der Verschlußseite über dem Ruhedruck der gesunden Seite liegt und
2. wenn der Druckabfall unter Belastung mit 10 Kniebeugen oder Zehenständen nicht mehr als ⅓ des Druckabfalles auf der gesunden Seite beträgt.

Bestehen postthrombotische Veränderungen an den Unter- oder Oberschenkelvenen in Kombination mit einem Beckenvenenverschluß, dann ist es erforderlich, die haemodynamische Wirksamkeit des Beckenvenenverschlusses durch Druckmessung in der Vena femoralis communis zu dokumentieren. In liegender Position sollte der Druck in der Vena femoralis communis mehr als 4 mm Hg betragen. Die Palma-Operation ist funktionell indiziert, wenn der Venendruck unter Betätigung der Wadenmuskelpumpe, d. h. Flexion und Extension im Fußgelenk, mindestens um das Dreifache, d. h. auf über 12 mm Hg ansteigt.

Seit der routinemäßigen Einführung der Phlebodynamometrie werden deutlich weniger Palma-Operationen durchgeführt, dafür sind die Ergebnisse jedoch eindeutig besser geworden. Eigene Ergebnisse zeigen, daß die Phlebodynamometrie mit großer Wahrscheinlichkeit in Zukunft durch die Venenverschlußplethysmographie gleichwertig ersetzt werden kann. Zur funktionellen Operationsindikation haben sich die Parameter venöse Kapazität und maximaler Ausstrom als weitgehend irrelevant erwiesen, dagegen verläuft die Kurve der Volumenaustreibung unter standardisierter Belastung weitgehend parallel zur Venendruckkurve (Volumetrie) (Abb. 1).

Material und Methoden

In 16 Jahren wurden 46 Palma-Operationen an 4 männlichen und 42 weiblichen Patienten vorgenommen. Das mittlere Lebensalter betrug 36 Jahre zum Zeitpunkt der Operation. Der Beckenvenenverschluß war jeweils über mindestens 1 Jahr alt, er fand sich 5mal auf der rechten und 41mal auf der linken Seite. Bei 19 Patienten wurde die kontralaterale Vena saphena magna als Palma-Transplantat verwendet. Seit 1978 setzen wir zunehmend spiralverstärkte PTFE-Prothesen (Impraflex) als Palma-Transplantat ein, so daß 27 Patienten mit einer derartigen Kunststoffprothese rekonstruiert wurden. Sämtliche Patienten erhielten vom Operationstag an Heparin in steigender Dosierung und später ein Dikumarolpräparat für wenigstens 6 Monate. Über den gleichen Zeitraum wird ein langer Kompressionsstrumpf der Klasse III getragen (Abb. 2).

Operationstechnik

Wir bemühen uns, den Geboten einer endothelschonenden Operationstechnik nach May und Gottlob so weit wie möglich nachzukommen. Wir vermeiden das Fassen der Venen mit sogenannten atraumatischen Pinzetten und Klemmen und manipulieren die Venen mit angefeuchteten Gummizügeln und Haltenähten. Die Anastomose auf der Verschlußseite wird je nach der anatomischen Situation und dem Kaliber der Transplantatvene End-zu-End oder End-zu-Seit vorgenommen. Das gleiche gilt für die Verwendung von PTFE-Prothesen, wobei wir die spiralige Wandverstärkung in die Gefäßnaht mit einbeziehen. Als Nahtmaterial finden monofile Fäden der Stärke 5 und 6-0 Verwendung. Während der ersten Jahre haben wir die Anastomose auf der Gegenseite End-zu-Seit an die Vena femoralis communis hergestellt und das Kunststofftransplantat in klassischer Palma-Position supra-

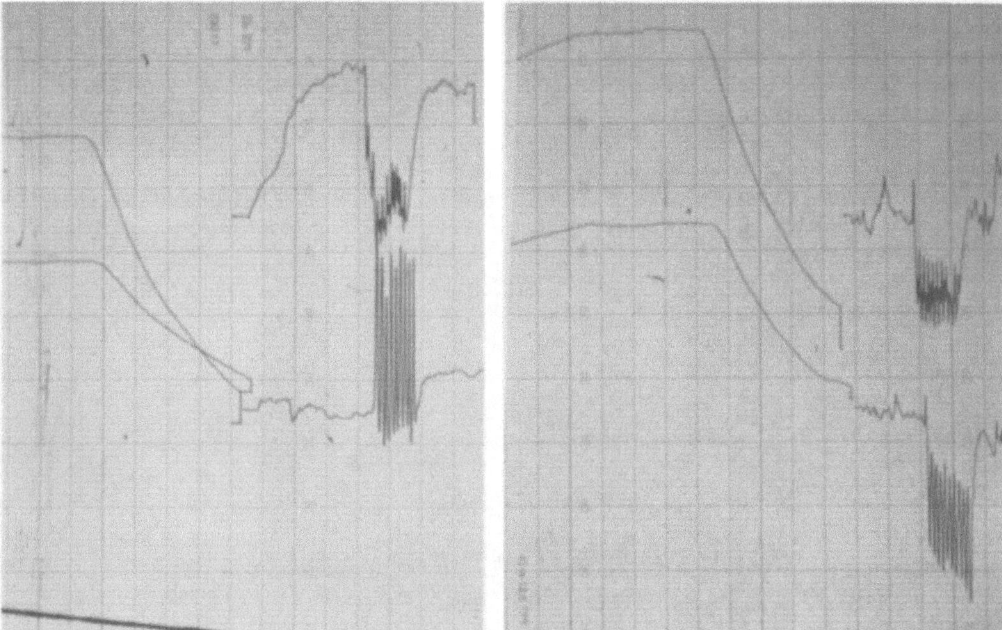

Abb. 1. Die funktionelle Operationsindikation kann nach dem Befund der Venenverschlußplethysmographie gestellt werden: Unter Belastung mit 10-Zehenständen darf die Volumenaustreibung auf der Verschlußseite nicht mehr als ein Drittel der Volumenaustreibung der offenen Seite betragen. Links präoperativ, rechts nach Palma-Operation

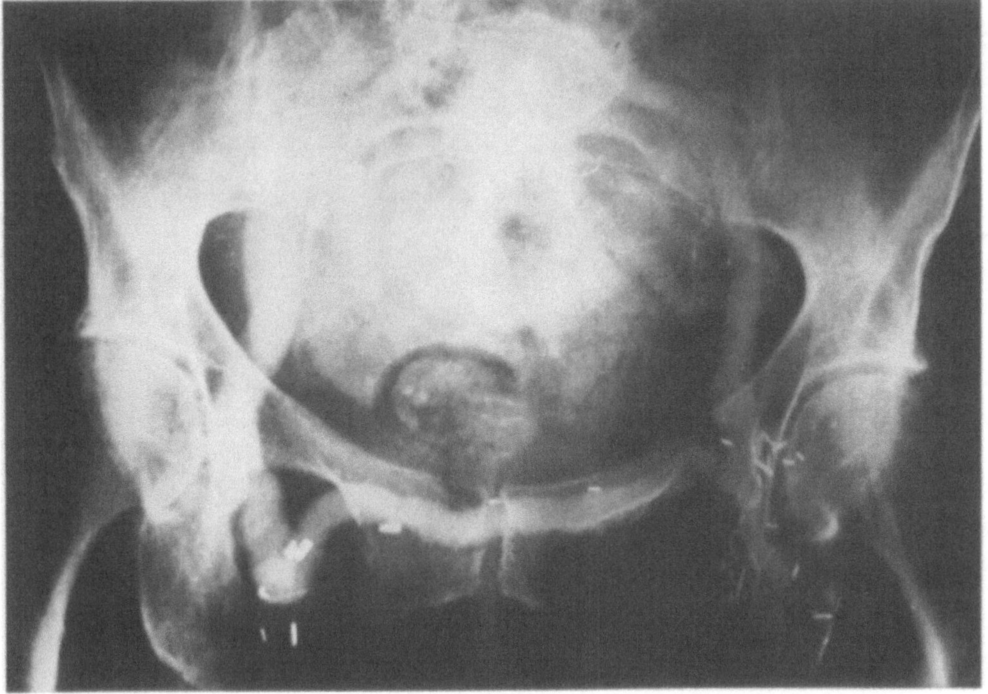

Abb. 2. Die Kontrollphlebographie 5 Jahre nach Palma-Operation zeigt die volle Funktionstüchtigkeit eines leicht dilatierten autologen Venentransplantates

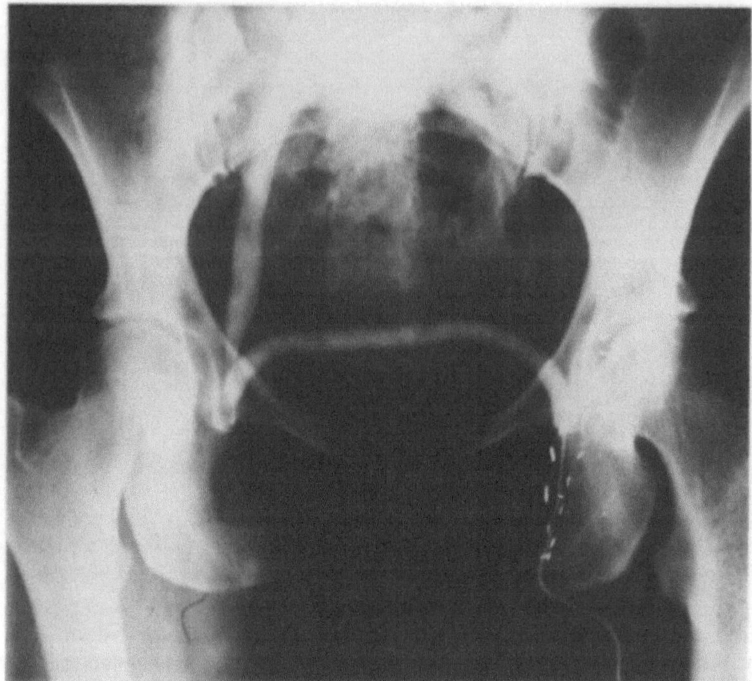

Abb. 3. Seit 1978 werden spiralverstärkte PTFE-Prothesen als Palma-Transplantat verwendet. Die Abbildung zeigt ein solches Kunststofftransplantat in klassischer Palma-Position

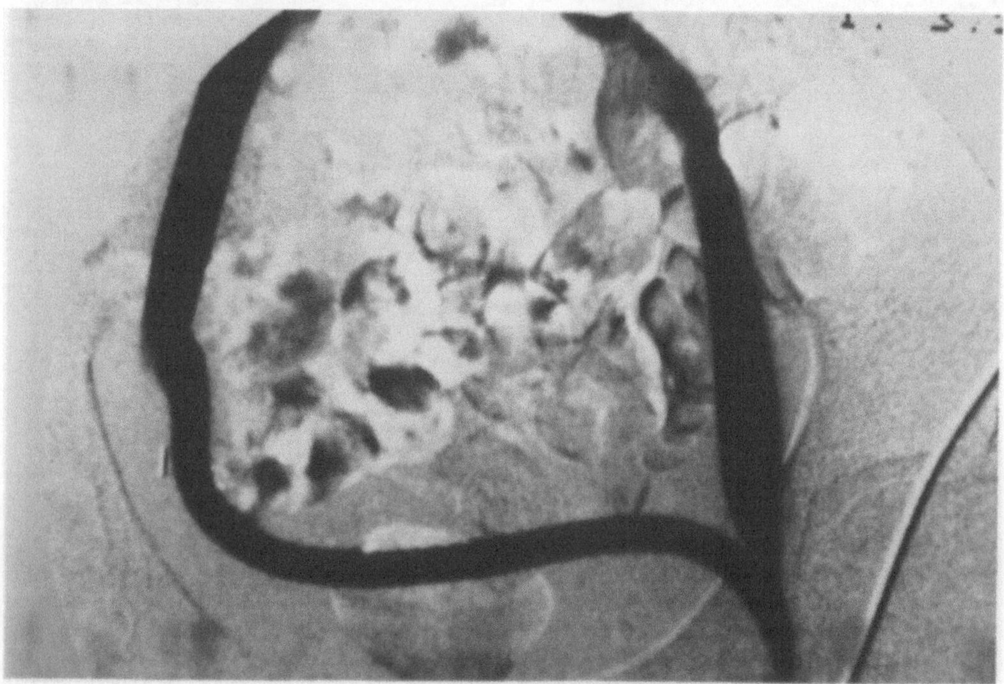

Abb. 4. Modifizierter Transplantatverlauf, wobei die Kunststoffprothese hinter der Bauchmuskulatur verlegt und End-zu-Seit an die Vena iliaca externa rechts angeschlossen ist

Gefäßchirurgische Eingriffe	10 644
Palma-Operationen	46

Geschlechtsverteilung bei 46 Palma-Operationen	
4 ♂	42 ♀

Durchschnittsalter bei OP: 36 Jahre
(von 16 ♂ bis 68 ♀)

Verschlußseite	
re.	5
li.	41

Transplantatmaterial	no.
Vene	19
PTFE	27

	OP-Zahl	Nachuntersuchung
Vene	19	15
PTFE	27	25

	OP-Zahl	Nachunter-suchung	Funktions-tüchtigkeit
Vene	19	15	10
PTFE	27	25	21

	OP-Zahl	Offenrate
May, R. (Serie 71)	22	16
May, R. (Serie 80)	14	13
Halliday, P. (1985)	47	21 (5 J.), 6 (10 J.)

Tabelle 1. Gefäßchirurgische Abteilung Kurhessisches Diakonissenhaus (Dr. med. J. D. Gruss) Kassel 1. 7. 1971 – 30. 6. 1987

pubisch verlegt (Abb. 3). Während der letzten Jahre erfolgt der Transplantatdurchzug hinter der Bauchmuskulatur in einer prävesikalen Position und die Anastomose geschieht angeschrägt End-zu-Seit an die Vena iliaca externa. Hieraus resultiert ein mechanisch geschützter, haemodynamisch wesentlich günstigerer, s-förmiger Transplantatverlauf (Abb. 4). Alle Palma-Operationen werden mit einer temporären AV-Fistel versehen. Während der ersten Jahre dieses Erfahrungsberichtes verwandten wir als AV-Fistel die Vena saphena magna der Verschlußseite, heute benutzen wir, wenn immer möglich, einen kräftigen Ast der Vena saphena magna oder der Vena profunda femoris oder auch den proximalen Teil einer suprapubischen Kollateralvene, die durch Verlegung in ein kurzes Stück einer 6 mm PTFE-Prothese in ihrem Kaliber reduziert werden kann. Die Schlinge der AV-Fistel wird in das Subcutangewebe verlagert und mit einem AO-Draht markiert. Über einen hohen Saphena- oder Femoralisast wird ein Venenkatheter eingelegt, dessen Spitze unmittelbar in die Gegend der Anastomose plaziert wird. Über diesen Katheter beginnt bereits intraoperativ die Heparinisation, er dient im weiteren Verlauf zur Durchführung der Kontroll-Phlebographien. Die AV-Fistel wird nach 2–3 Monaten verschlossen.

186

Ergebnisse

In der 2. Jahreshälfte 1987 konnten von 19 autolog rekonstruierten Patienten 15 nachuntersucht werden. Von den 27 Patienten mit einer PTFE-Prothese standen 25 für eine Nachuntersuchung zur Verfügung. Zum Einsatz kamen die Dopplersonographie und die Venenverschlußplethysmographie als nicht invasive Verfahren. In allen zweifelhaften Fällen kamen routinemäßig die Phlebodynamometrie und die aszendierende Phlebographie zum Einsatz. Von 15 autologen Palma-Operationen waren zum Untersuchungszeitpunkt noch 10 Transplantate zweifelsfrei funktionstüchtig. Von 25 nachuntersuchten PTFE-Prothesen waren noch 21 permeabel.

Diskussion

Die Nachuntersuchungsergebnisse können jedoch nicht miteinander verglichen werden, da die Eingriffe unter unterschiedlichen Bedingungen zu verschiedenen Zeitpunkten vorgenommen wurden. Bis 1975 wurde die Phlebodynamometrie noch nicht routinemäßig zur Erstellung der funktionellen Operationsindikation eingesetzt, so daß in der autologen Serie einige Patienten nur nach dem klinischen Bild und dem Phlebogramm operiert wurden. PTFE-Prothesen werden erst seit 1978 verwendet, der Nachbeobachtungszeitraum ist also kürzer, und alle Eingriffe waren nach den beschriebenen funktionellen Parametern indiziert. Unsere Behandlungsergebnisse lassen sich mit den Resultaten von May vergleichen. Dieser fand in einer ersten Serie nach Einführung seiner endothelschonenden Operationstechnik ohne Verwendung einer AV-Fistel bei 22 Operationen eine Langzeitpermeabilität in 16 Fällen (1971). Nach Perfektionierung seiner Technik und Einführung einer strengen funktionellen Operationsindikation berichtet May 1980, daß in einer weiteren Serie 13 von 14 Palma-Transplantaten ohne AV-Fistel langzeitig offen blieben. Die Bedeutung der Faktoren: atraumatische Operationstechnik und/oder AV-Fistel sowie funktionelle Operationsindikation wird unterstrichen durch die Behandlungsergebnisse von Halliday (1985), der ohne Venendruckmessung oder andere funktionelle Untersuchungen operiert und nur in 4 von 47 Fällen eine AV-Fistel angelegt hat. Bei Halliday sind von 47 Palma-Transplantaten nach 5 Jahren noch 21, und nach 10 Jahren noch 6 offen.

Zusammenfassung

Die Ergebnisse der Palma-Operation zur Überbrückung unilateraler Beckenvenenverschlüsse sind befriedigend, wenn neben der morphologischen Operabilität eine exakte funktionelle Operationsindikation gegeben ist. Unter diesen Bedingungen sind die Langzeitergebnisse bei strikter Beachtung der Regeln einer atraumatischen endothelschonenden Operationstechnik den Ergebnissen bei Verwendung einer temporären AV-Fistel absolut entsprechend. Unter Verwendung einer temporären AV-Fistel und einer 6-monatigen Nachbehandlung mit Antikoagulation und Kompression sind die Ergebnisse bei Verwendung spiralverstärkter PTFE-Prothesen den Ergebnissen mit Verwendung der körpereigenen Vene zumindest gleichwertig.

Literatur

1. Gruss JD, Bartels D, Kawai S, Karadedos C, Tsafandakis E (1979) Anwendung von Kunststoff bei der Palma-Operation. Angio 1/1:51
2. Halliday P, Harris J, May J (1985) Femoro-femoral cross-over grafts (Palma operation): A longterm follow-up study. In: Bergan JJ, Yao JST (eds) Surgery of the veins. Grune and Stratton, Orlando
3. May R (1981) The Palma operation with Gottlob's endothelium preserving suture. In: May R, Weber J (eds) Pelvic and Abdominal Veins. Excerpta Medica, Amsterdam
4. Palma CE, Esperon R (1959) Tratamiento del sindrome posttrombo-flebitico mediante transplante de safena interna. Angiologie 11:87

32. Rekonstruktive Eingriffe an der Vena cava superior

H. Denck

I. Chirurgische Abteilung des Krankenhauses der Stadt Wien Lainz, Wolkersbergenstr. 1, A-1130 Wien

Reconstructive Procedures of the Vena Cava Superior

Summary. Twenty-nine reconstructions of the vena cava superior were performed: twice due to obliterating mediastinopericarditis, twice because of post-traumatic thrombosis, 4 times because of iatrogenic thrombosis, once because of an arteriovenous fistula and 24 times due to malignant tumours. In nine of the latter cases a large resection with prosthetic repair of the vena cava superior was necessary; one of these patients died and the others had no recurrence of thrombosis.

Key words: Vena cava superior – vascular reconstruction – graft replacement

Zusammenfassung. Es wird über ein Krankengut von 29 wiederherstellenden Rekonstruktionen im Stromgebiet der Vena cava superior berichtet, wobei 2mal bei obturierender Mediastinopericarditis operiert wurde, 2mal wegen posttraumatischer Thrombose, 4mal wegen iatrogener Thrombosen, 1mal wegen einer AV-Fistel und 24mal bei malignen Tumoren, wobei hier 9 große Resektionen mit Kunststoffersatz der Vena cava superior durchgeführt werden mußten mit einem Todesfall und keiner Rezidivthrombose. Von 3 saphenojugularen Bypass waren 2 nach wenigen Tagen zu.

Schlüsselwörter: Vena cava superior – Gefäßrekonstruktion – Kunststoffinterposition

Eingriffe an der oberen Hohlvene sind heute keine Seltenheit mehr, insbesondere weil durch die weitere Verbreitung zentraler Venenkatheter nicht selten Anlaß zu einer direkten Thrombektomie gegeben ist, darüber hinaus besteht aber speziell unser Krankengut in der Hauptsache aus Patienten mit malignen Tumoren des vorderen Mediastinum, bei denen mit der Tumorresektion Anteile der oberen Hohlvene und/oder der brachiocephalen Venen und entsprechender Ersatz notwendig wurde [1–6]. Aus der ersten Tabelle sind die Ursachen für die Rekonstruktionen der oberen Hohlvene bei malignen Tumoren (n = 20) wiedergegeben und es ist daraus ersichtlich, daß mit 15 Patienten das Bronchuskarzinom des rechten Oberlappens Hauptursache für einen derartigen Eingriff war.

Wie aus der Tabelle hervorgeht, sind wir meist mit einer ausgedehnten rechtsdorsolateralen Thorakotomie ausgekommen und haben nur bei großer Tumorausdehnung oder bilateralen Prozessen 5mal eine Sternumspaltung durchgeführt. Die 2. Tabelle zeigt unser gesamtes Krankengut mit oberer Einflußstauung, wobei von den 107 tumorbedingten Stauungen nur bei 21 Patienten mit radikaler Zielsetzung operiert wurde, bei 3 Patienten wurde versucht, durch sapheno-jugularen Bypass die quälende Einflußstauung zu beheben.

Die nichttumurösen Ursachen gehen ebenfalls aus Tabelle 2 hervor und es fällt auf, daß wir mit 4 Thrombektomien nach iatrogen verursachter Thrombose bezogen auf viele tausende zentrale Zugänge sehr selten zu einem operativen Vorgehen gezwungen waren (2 × für neuerlichen Zugang, 2 × abgebrochene Katheterspitze), wobei einzuwenden ist, daß bei vielen Intensivpatienten trotz bekannter Thrombose der oberen Hohlvene eine Thrombektomie oder auch indirekte Thrombektomie nicht in Frage gekommen wäre.

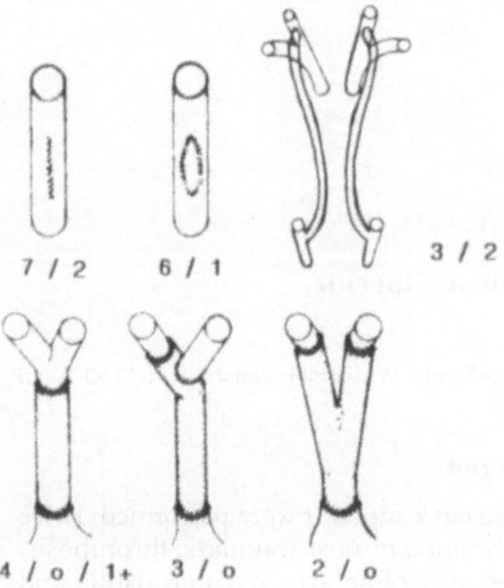

Abb. 1. Art der durchgeführten Operationen, Mißerfolgsrate = 2. Zahl

Tabelle 1. Rekonstruktionen der V. cava sup. bei malignen Tumoren (n = 20)

1 × Drüsenmeta nach Mammakarzinom
1 × Mal. Struma
4 × Mal. Thymom
14 × Bronchuskarzinom rechter Oberlappen

Zugang je nach Lage des Tumors

5 × Sternofissur
15 × Rechtsthorakotomie

Tabelle 2. Ursachen und Behandlung von Kompressionen oder Invasionen der Vena cava superior. H. Denck 1959 – 1988 (n = 114)

Ursache	Zahl	Konst. Th. Strahlenth. ± Chemoth.	Dekompression	(Resektion +) Rekonstruktion Sapheno-Jugular (Thrombekt.)
Mediastino-Pericarditis	2			2
posttraumatisch	2			2
iatrogen	4			4
A.V. Fistel	1			1
Tumoren vord. Mediast.	105	84	1 (Lipom)	20
	114	84	1	29

Die Art der durchgeführten Operationen mit den Mißerfolgszahlen (2. Zahl) ist in der Abbildung 1 zusammengefaßt.

Die häufigste Reverschlußrate hatten wir bei jenen Fällen direkter Naht, welche meist zu Stenosen geführt hatten, wobei es hier zur sekundären Thrombose kam, wir sind deshalb dazu übergegangen, den Defekt prinzipiell durch eine Patchplastik zu erweitern. Wie auch ersichtlich, haben oft sehr große resezierende interponierende Verfahren ein sehr gutes operatives Ergebnis. Wir hatten hier keine Rethrombose und von 9 Fällen nur einen Todesfall, der mehr als 20 Jahre zurückliegt.

Wichtig ist es, darauf hinzuweisen, daß von allen Eingriffen an der oberen Hohlvene präoperativ ein Zugang zur unteren Hohlvene geschaffen werfen soll, da während der Abklemmung der oberen Hohlvene eine Infusions-, medikamentöse- oder Transfusionsbehandlung über einen oberen Zugang kaum möglich ist.

Zusammenfassend kann festgestellt werden, daß rekonstruktive Eingriffe an der oberen Hohlvene, sei es bei gutartigen, thrombotischen oder malignen Prozessen bei Einhaltung der gefäßchirurgischen Regeln mit guten Ergebnissen und geringem Operationsrisiko durchgeführt werden können. Wenngleich wir für unsere großen Ersatzoperationen der oberen Hohlvene ausschließlich Kunststoffinterponate mit entsprechendem Kaliber (Dakron) verwendet haben, waren komplikations- und Reverschlußrate niedrig. Es wird über ein Krankengut von 29 wiederherstellenden Operationen an der oberen Hohlvene berichtet. 6mal kam es zu einer Rethrombose mit beträchtlicher oberer Einflußstauung, die sich im Laufe der Wochen weitgehend zurückbildeten, nur einer der 29 Patienten ist postoperativ verstorben.

Literatur

1. Darteville PH et al. (1987) Replacement of the superior vena cava with polytetrafluoroethylene grafts combined with resection of mediastinal-pulmonary malignant tumors. J Thorac Cardiovasc Surg 94:361–366
2. Denck H, Hagmüller GW (1975) Operationen bei oberer Einflußstauung. In: Zeitler E (Hrsg) Hypertonie. Gerhard Witzstrock, Baden-Baden Brüssel Köln
3. Gladstone DJ et al. (1985) Relief of superior vena cava syndrome with autologous femoral vein used as a bypass graft. J Thorac Cardiovasc Surgery 89:750–752
4. Hasegawa T et al. (1987) Prosthetic replacement of the superior vena cava treated with antiplatelet agents. Surgery Sept 1987:498–506
5. Perez D, Louis MD, Brown MD (1984) Follicular carcinoma of the thyroid appearing as an intraluminal superior vena cava tumor. Arch Surg 119:323–326
6. Rohm N (1983) Angio 5:135

33. Rekonstruktive Eingriffe an der Vena cava inferior

S. Hutschenreiter, H. Kogel und M. Czornik

Abteilung für Thorax- und Gefäßchirurgie am Klinikum der Universität Ulm, Steinhövelstraße 9, D-7900 Ulm/Donau

Reconstructive Procedure of the Inferior Vena Cava

Summary. Reconstructive procedures have superceded the lower vena cava ligature. Especially in cases of vena cava thrombosis, surgical reconstruction requires a different procedure depending on the origin, extent, and age of the thrombus. Currently even the new improved prosthetic materials used for alloplastic vena cava replacement may not replace the temporary av-fistula. Vena cava lesions demand immediate repair via a ventral transperitoneal access and reconstruction instead of ligature.

Keywords: Inferior vena cava – thrombosis – prosthetic replacement

Zusammenfassung. An der unteren Hohlvene haben rekonstruktive Eingriffe die Ära der Gefäßligatur abgelöst. Dies gilt insbesondere für Cavathrombosen, für deren chirurgische Korrektur ein unterschiedliches Vorgehen zu fordern ist, und zwar in Abhängigkeit vom Ausgangspunkt, der Ausdehnung und dem Alter der Thrombose. Beim alloplastischen Hohlvenenersatz kann trotz der Verfügbarkeit verbesserter Gefäßersatzmaterialien zur Zeit noch nicht auf die temporäre AV-Fistel verzichtet werden. Für Cava-Verletzungen ist zu fordern: 1. Sofortversorgung durch transperitonealen Zugang von ventral. 2. Rekonstruktion statt Ligatur.

Schlüsselwörter: Vena cava inferior – Thrombose – Cava-Ersatz

Im Gegensatz zu den relativ günstigen Ergebnissen an der V. cava superior sind Rekonstruktionen der V. cava inferior, möglicherweise bedingt durch die ungünstigeren Druck- und Flußverhältnisse im Abdomen, mit einer relativ hohen Versagerquote belastet [5]. Die Fortschritte der letzten Jahre basieren im wesentlichen auf dem Einsatz *protektiver Maßnahmen* – z. B. der temporären AV-Fistel – und der Entwicklung *verbesserter Gefäßprothesen*.

Die *Hauptindikationen* für Eingriffe an der unteren Hohlvene sind in Tabelle 1 aufgeführt. Bei den Cavathrombosen kommt den *Tumorthromben, z. B.* beim Hypernephrom, sowie *aszendierenden Thrombosen* aus den Beckenvenen die größte klinische Bedeutung zu (Tabelle 2). Ziel der chirurgischen Korrektur ist einerseits die *Ausschaltung des Embolusstreuherdes,* d. h. Vermeidung einer massiven Lungenembolie, andererseits die *Wiederherstellung des venösen Abstroms aus der unteren Körperhälfte.* Dem zweiten Ziel sind aber häufig Grenzen gesetzt, da vielfach mehrere Wochen alte Thrombosen der Beckenvenen vorliegen, die einer erfolgreichen Desobliteration nicht mehr zugänglich sind. In Abhängigkeit vom *Ausgangspunkt,* der *Ausdehnung* und dem *Alter der Thrombose* ist ein unterschiedliches Vorgehen erforderlich.

Der *ausschließlich periphere Zugang* führt nur in seltenen Fällen zum Ziel, wie bei einer 16-jährigen Patientin mit einer wenige Tage alten aszendierenden Cavathrombose nach stumpfem Bauchtrauma mit zentraler Leberruptur. Durch simultane transfemorale Thrombektomie beidseits mit Anlage inguinaler AV-Fisteln war hier die völlige Wiederherstellung beider Beckenvenen und der unteren Hohlvene zu erreichen. Bei 3 weiteren Patien-

I. Cavathrombose

  a) Thrombektomie

  b) Vena cava-Unterbrechung?

II. Erweiterte Tumorradikaloperation

  Transplantatinterposition
  (e-PTFE Prothesen) mit temporärer AV-Fistel

III. Verletzungen

  a) direkte Naht

  b) Transplantatrekonstruktion mit temporärer
    AV-Fistel

IV. Kongenitale Anomalien

  Membranstenosen

Tabelle 1. Indikationen für Eingriffe an der Vena cava inferior

Tabelle 2. Pathogenese Vena cava inferior-Thrombose (Ulm 1972 – 1987) (n = 19)

Ursache	Zahl	mit AV-Fistel	Rezidiv-verschluß	offen
ascend. Thrombose (flottierender Cavathrombus bei ilio. fem. Venenthrombose)	8	6	3	5
Tumorthrombus (Hypernephrom)	10	0	0	10
Membranstenose	1	1	1	0

Alter: 16 – 75 Jahre (m̅ 48,5 Jahre)

Follow-up: 7 Monate – 15 Jahre (m̅ 6 Jahre)

Op. Letalität: 2/19 (Multiorganversagen bei Massentransfusion; Lungenembolie)

Spättodesfälle: 6/10 (2 Monate – 4 Jahre postoperativ; m̅ = 20 Monate)

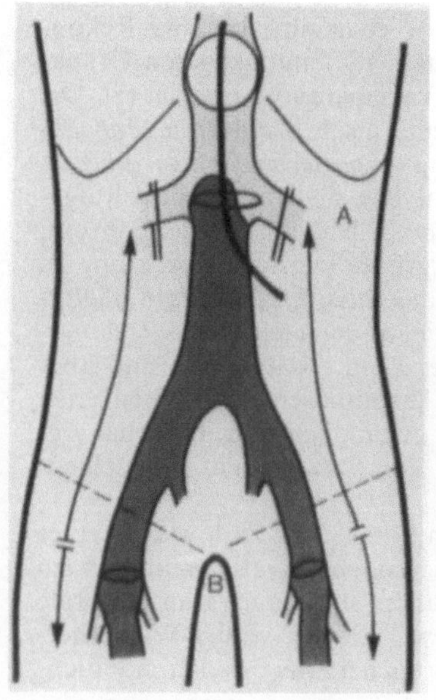

Abb. 1. Simultane transabdominelle und transfemorale Thrombektomie bei Cavathrombose mit Beteiligung der Becken- und Beinvenen. *A* Zentrale Thrombektomie vom renalen Cavaabschnitt aus. *B* Inguinaler Zugang mit retrograder Thrombektomie der Beckenetage und orthograder Thrombektomie der Ober- und Unterschenkeletage

Tabelle 3. Venöse Thrombektomie Vena cava inferior-Thrombose (Ulm 1972—1987) (n = 19)

	Nr.	AV-Fistel (inguinal)	Rezidiv-verschluß	offen
Transperitonealer Zugang	15*	3	0	15
Transfemoraler Zugang bds.	4	4	3	1

* 2× simultaner transfemoraler und transperitonealer Zugang
Alter der Patienten: 16—75 Jahre (m̄ 48,5 Jahre);
Follow-up: 7 Monate—15 Jahre (m̄ 6,3 Jahre)

ten kam es zum Rezidivverschluß, wahrscheinlich durch zurückgebliebene Restgerinnsel (Tabelle 3).

Die Konsequenz aus dieser Erfahrung ist der *primäre transperitoneale Zugang* zur V. cava (Abb. 1). Nur so ist unter subdiaphragmaler Okklusion mit Ballonkatheter die exakte Überprüfung auf Vollständigkeit der Desobliteration möglich; eventuell mit *Endoskopie*. In Abhängigkeit von der peripheren Ausdehnung der Thrombose kann dann über einen transfemoralen Zugang die vollständige Thrombektomie der ilio-femoralen Gefäßetage mit zusätzlicher Anlage einer AV-Fistel bewerkstelligt werden. Dieses Vorgehen führte bei 15 Patienten in keinem Falle zu einer Rezidivthrombose (Tabelle 3).

Tumorthrombosen beim Hypernephrom ohne deszendierende Thrombose bieten meist keine größeren operationstechnischen Schwierigkeiten. Ihr Nachweis gelingt mittels B-Scan mit einer Treffsicherheit von über 90%. Für die Planung des operationstaktischen Vorgehens sollte u. E. auf eine präoperative Cavographie nicht verzichtet werden. Auch bei Thromben, die bis in den rechten Vorhof hineinreichen, ist in der Regel ein Zweihöhleneingriff nicht erforderlich. Entscheidend für die Gerinnselausräumung der meist stabilen Tumorthromben ist hierbei:

1. zentrale Ballonblockade im rechten Vorhof
2. Antitrendelenburg-Lagerung
3. endinspiratorischer Atemstillstand während der Vorhofthrombektomie.

In der Regel reicht zur Entfernung des Tumorthrombus das in Längsrichtung zur V. cava erweiterte Ostium der Nierenvene oder aber eine Längseröffnung der Hohlvene im renalen Segment. Meist ist der Verschluß der V. cava durch direkte fortlaufende Naht ohne Lumeneinengung möglich. Falls jedoch eine Mitresektion der Hohlvenenwand erforderlich ist, kann der Defekt durch einen Kunststoffpatch verschlossen werden.

Flottierende Cavathromben auf dem Boden alter Becken- und Beinvenenthrombosen sind besonders emboliegefährdend. Einer Lumenwiederherstellung der Becken- und Beinvenen sind hierbei meist enge Grenzen gesetzt. Dementsprechend zielt das operative Konzept vorrangig auf die Thrombektomie der unteren Hohlvene wie im folgenden Fall (Abb. 2). Die 35-jährige Patientin erlitt drei Monate vor stationärer Aufnahme eine rechtsseitige Becken-Beinvenenthrombose. Eine Lyse wegen gleichzeitig aufgetretener Lungenembolien blieb aufgrund des Thrombenalters erfolglos. Die Kontroll-Cavographie zeigte einen flottierenden Thrombus. Nach infrarenaler Zügelkontrolle der V. cava erfolgte die Venotomie unmittelbar im Einmündungsbereich der rechten Beckenvene und Entfernung des Cavathrombus. Ligatur der rechten Beckenvene zur Verhinderung eines erneuten Thrombenwachstums. Cava-Verschluß durch fortlaufende Naht, so daß ein konischer Übergang aus der offenen linken Beckenvene in die Hohlvene resultiert. Auf die Anlage einer peripheren AV-Fistel wurde verzichtet. Wir halten den Einsatz dieser protektiven Maßnahme nur dann für erforderlich, wenn eine zusätzliche Wiederherstellung der Beckenstrombahn nötig ist.

Rekonstruktionen der V. cava inferior unter Verwendung von *Kunststoffprothesen* waren bis vor wenigen Jahren mit einer Versagerquote von ca. 40—60% belastet. Die Verfügbarkeit verbesserter Gefäßersatzmaterialien sowie der Einsatz der temporären AV-Fistel in inguina-

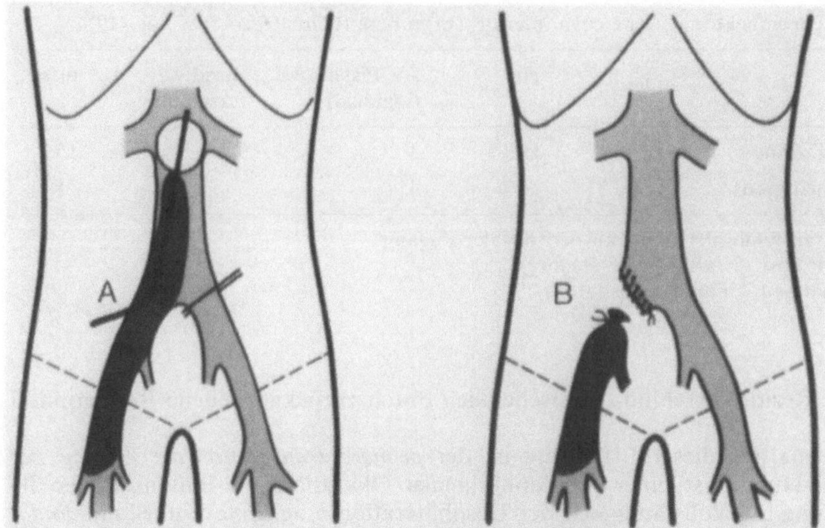

Abb. 2. Flottierender Cavathrombus bei *alter* rechtsseitiger Beckenvenenthrombose. *A* Retrograde Cavathrombektomie über eine Inzision am Konfluenz der rechten Beckenvene zur Vena cava (transperitonealer Zugang). *B* Ligatur der rechten Beckenvene zur Vermeidung einer erneuten Thrombenapposition; Cavaverschluß durch fortlaufende Naht (konischer Übergang von der durchgängigen linken Beckenvene zur Vena cava)

ler Position eröffnete in den letzten Jahren wesentlich verbesserte Erfolgsaussichten. Gegenwärtig stellen nach den experimentellen Untersuchungsergebnissen unserer Ulmer Arbeitsgruppe [3] e-PTFE-Prothesen mit erhöhter Mikroporosität (75u Faserlänge) und äußerer Ringverstärkung das geeignetste Ersatzmaterial im venösen Niederdrucksystem dar. Textilprothesen haben dagegen weitgehend enttäuscht.

Auf den protektiven Effekt der temporären AV-Fistel in inguinaler Position kann u. E. bei Verwendung der heute kommerziell verfügbaren Gefäßprothesen noch nicht verzichtet werden. Die Bedeutung dieser protektiven Maßnahme soll Ihnen die Gegenüberstellung von 2 Fällen verdeutlichen. Im ersten erfolgte der Hohlvenenersatz bei einem 35-jährigen Mann nach Entfernung eines Ganglio-Neuroblastoms durch Interposition einer dickwandigen e-PTFE-Prothese. Im Vertrauen auf die Eigenstabilität des Transplantates verzichteten wir auf die Anlage einer AV-Fistel; 3 Monate später wurde bei klinisch auffälliger beidseitiger Beinschwellung computertomographisch der Prothesenverschluß nachgewiesen.

Bei einer 56-jährigen Patientin wurde im Rahmen einer Tumornephrektomie wegen Urothelkarzinoms der Cava-Ersatz mit dem gleichen dickwandigen Transplantat durchgeführt, diesmal mit Anlage einer AV-Fistel inguinal. Die Patientin verstarb 5 Monate später am Grundleiden mit offener Gefäßprothese. Insgesamt blieben 3 von 4 Prothesen unter dem Schutz der AV-Fistel offen.

Kongenitale Anomalien der unteren Hohlvene bedürfen nur ausnahmsweise einer chirurgischen Korrektur. Von klinischer Bedeutung sind hier einmal die seltenen Cava inferior-Aneurysmen und andererseits die Membranstenosen [1] in Höhe der Pars diaphragmatica.

Die *Indikation zur chirurgischen Intervention* ist bei Vorliegen eines Budd-Chiari-Syndroms mit oder ohne gleichzeitige tiefe venöse Insuffizienz der unteren Extremitäten gegeben. Operationstechnisch bieten sich drei verschiedene Möglichkeiten an:

1. Die digitale oder instrumentale Membransprengung [2], neuerdings die Ballondilatation.
2. Bypass-Verfahren von der unteren Hohlvene zum rechten Vorhof [4].
3. Die Membranexstirpation mit Verschluß der V. cava durch Streifentransplantat [7].

Traumatische oder *iatrogene Verletzungen der Vena cava inferior,* die gelegentlich bei *Tumornephrektomien, Bandscheibenoperationen* oder aber *Resektionen von Aortenaneurysmen* vorkommen, sollten grundsätzlich rekonstruiert werden. In der Mehrzahl der Fälle gelingt dies durch direkte Naht. Zwei technische Aspekte sollten hierbei nicht außer acht gelassen werden:

1. transperitonealer Zugang von ventral.
2. Exakte temporäre Blutungskontrolle zunächst durch digitale Kompression und Naht unter optimalen Sichtbedingungen nach zentraler und peripherer Abklemmung.

Nur ausnahmsweise ist ein *alloplastischer Gefäßersatz* angezeigt, wie bei einem Patienten mit iatrogener Unterbrechung des renalen Cavasegments im Gefolge einer rechtsseitigen Tumornephrektomie. Nach Thrombektomie wurde eine 12 mm-Dacron-Prothese unter zusätzlicher Anlage einer AV-Fistel in der rechten Leiste interponiert [6].

Zusammenfassung

An der unteren Hohlvene haben *rekonstruktive Eingriffe* die Ära der Gefäßligatur abgelöst. Dies gilt insbesondere für *Cavathrombosen,* für deren chirurgische Korrektur ein unterschiedliches Vorgehen zu fordern ist, und zwar in Abhängigkeit vom *Ausgangspunkt,* der *Ausdehnung* und dem *Alter* der Thrombose.

Beim *alloplastischen Hohlvenenersatz* kann trotz der Verfügbarkeit verbesserter Gefäßersatzmaterialien zur Zeit noch nicht auf die temporäre AV-Fistel verzichtet werden.

Für *Cava-Verletzungen* ist zu fordern:

1. Sofortversorgung durch transperitonealen Zugang von ventral
2. Rekonstruktion statt Ligatur; entweder durch direkte Naht oder Interposition einer Gefäßprothese.

Literatur

1. Bennet JL jr. (1950) A unique case of obstruction of the inferior vena cava. Bull John Hopkins Hosp 87:290
2. Kimura C, Shisotani H, Kuma T, Hirooka M, Havashi K, Tsunekawa K, Matsuda S (1962) Transcardiac membranotomy for obliteration of the inferior vena cava in the hepatic portion. J cardiovasc Surg 3:393
3. Kogel H, Cyba-Altunbay S (1987) Das Vena cava inferior-Modell als Prüfstein für den Einsatz optimierter, biokompatibler Venenprothesen. Acta Chirurgica Austriaca, Sonderband 2 Jg. 19
4. Ohara I, Ouchi H, Takahashi K (1963) A bypass operation for occlusion of the hepatic inferior vena cava. Surg Gynecol Obstet 117:151
5. Scherk JP, Kerstein MD, Stansel HC (1974) The current status of vena caval replacement. Surgery 76:209
6. Vollmar JF, Loeprecht H, Nadjafi AS (1973) Die akute vena cava inferior-Unterbrechung: Ligatur oder Rekonstruktion? Münch med Wochenschr 115:978
7. Watkins E jr, Fartin CL (1964) Surgical correction of a congenital coarctation of the inferior vena cava. Ann Surg 159:536

I. Hauptthema 4

a) Distorsion und Luxation großer Gelenke

34. Schultergelenk

S. Weller

BG-Unfallklinik Tübingen, Schnarrenbergstr. 95, D-7400 Tübingen

Shoulder Joint: Sprain, Dislocation

Summary. Injuries of the shoulder joint require exact diagnostic assessment. Soft tissue lesions which lead to instability of the joint must be recognized and treated adequately. Besides clinical and radiological examination, arthroscopy and sonography are becoming increasingly important. Acute sprain of the shoulder joint without instability is treated by a short immobilisation followed by active exercises, sprain (distorsion) with instability (dislocation!) may be treated by short immobilisation (two weeks) and early functional exercises or operatively by repair of a Bankart lesion, rupture of the rotator-cuff etc. A correlation between duration of immobilisation and subsequent recurrent dislocation has not be proven yet.

Key words: Shoulder joint – distorsion – luxation

Zusammenfassung. Verletzungen des Schultergelenks müssen exakt diagnostisch abgeklärt und beurteilt werden. Vor allem Weichteilschäden mit nachfolgender Instabilität des Gelenkes verlangen eine exakte Zuordnung und adäquate Behandlung. Neben der klinischen und radiologischen Diagnostik kommen der Arthroskopie und der Sonographie zunehmende Bedeutung zu. Frische Distorsionen des Schultergelenks ohne Instabilität werden nach kurzer Ruhigstellung funktionell weiterbehandelt; bei Instabilität wird operativ durch Wiederherstellung einer „Bankart-Läsion", Naht der Rotatorenmanschette u. a. vorgegangen. Eine Abhängigkeit (Korrelation) zwischen Länge der Ruhigstellung und rezidivierender oder habitueller Luxation konnte bisher nicht sicher nachgewiesen werden.

Schlüsselwörter: Schultergelenk – Distorsion – Luxation

Das Schultergelenk stellt eine funktionelle Einheit aus dem eigentlichen Glenohumoralgelenk und verschiedenen Nebengelenken dar. Eine Reihe von Teilfunktionen werden in diesem Nebengelenk ausgeführt, was im Falle seines Ausfalles durch traumatische Schädigungen oder Erkrankungen eine gute Kompensation von Funktionseinbußen ermöglicht.

Mit der Verbesserung diagnostischer Prüfungsmethoden konnten in jüngster Zeit unsere Kenntnisse über die Patho-Physiologie und Patho-Mechanik der Schulter und des Schultergürtels ganz wesentlich erweitert werden.

Die Erkennung und topographische Zuordnung verletzter und veränderter Strukturen ermöglichen eine detaillierte und zielgerichtete Therapie.

Die beträchtlichen Größenunterschiede der korrespondierenden Gelenkflächen am Glenohumoralgelenk, an dem die Oberfläche der Pfanne und ca. ¼ der Humeruskopffläche beteiligt sind, überläßt den muskulären, ligamentären und Kapselstrukturen den Hauptanteil der Stabilisierung und Führung. *Demnach ist das Schultergelenk ein kraftschlüssiges und nicht ein knöchern geführtes Gelenk.*

Die extremen Bewegungsfunktionen des als fast ideales Kugelgelenk zu bezeichnenden Schultergelenkes und seine Exposition führen zwangsläufig zu einer erhöhten Vulnerabilität durch direkte und indirekte Gewalteinwirkungen. Diese betreffen sowohl die knöcherne wie vor allem die Weichteilstrukturen und hinterlassen nicht selten gravierende Funktions- und Gebrauchsbeeinträchtigungen.

Entsprechend der exogenen Noxe werden jeweils spezielle Strukturen und Gelenkanteile verletzt. Die genaue Lokalisation und Differenzierung erlaubt vor allem im Bereich der subacromealen Region, dem sog. Nebengelenk an der Rotatorenmanschette etc. eine gezielte Therapie.

Schulterschmerzen sind häufige und alltägliche Klagen und Ereignisse. In der Mehrzahl handelt es sich dabei um akute Verletzungen oder Verletzungsfolgen, wobei auch unfallunabhängige Erkrankungen und deren Folgen häufig im Sinne des Kausalitätsbedürfnisses des Patienten von diesem auf irgend ein äußeres Ereignis zurückgeführt und bezogen werden.

Versucht man die traumatischen Schädigungen des Schultergelenkes zu klassifizieren, so kann man *vom sog. direkten* und *vom indirekten Trauma* sprechen. Ersteres wird im klinischen Sprachgebrauch als Prellung (Kontusion) und letzteres als Distorsion (Zerrung) bezeichnet. Abhängig ist dabei bei beiden das Ausmaß, d. h. die Stärke der Kraft- und Gewalteinwirkung, die dann jeweils zur mehr oder weniger ausgedehnten Weichteil-, schließlich auch zur Knochenschädigung, führt. Die Schulterprellung ist gekennzeichnet durch eine direkte Gewalteinwirkung auf das Schultergelenk durch Schlag oder Sturz, während die Distorsionsverletzung immer einen indirekten Mechanismus mit abrupten Zug- oder Drehbewegungen voraussetzt.

Dieser Unfallmechanismus macht unschwer verständlich, daß bei der Distorsion unterschiedlich Kapsel-, Band-, Sehnenansatz-, Knorpel- und Knochenstrukturen unter dem Bild einer mehr oder weniger *komplexen Gelenkverletzung mit Beeinträchtigung der Gelenk*instabilität beteiligt sind. Gerade die Herabsetzung oder der Verlust der Gelenkführung bei schweren Graden der Distorsion können Ursache für die akute oder frische Gelenkluxation als der – oftmals in ihrer Tragweite und Konsequenz unterschätzten – wohl schwersten Störung der Integrität eines Gelenkes sein.

Gerade für das Schultergelenk als dem wohl beweglichsten aller großen Kugelgelenke ist das Zusammenspiel von Kapsel/Sehnen und Muskulatur Voraussetzung und stellt gleichsam eine konzertierte Aktion dieser Strukturen für ein funktionsstabiles Gelenk dar.

Welche diagnostischen und therapeutischen Konsequenzen ergeben sich nun aus diesen pathologisch-anatomischen Vorbemerkungen: Bei jeder, übrigens auch der zunächst als leicht und unscheinbar im Sinne der Bagatellverletzung eingestuften Schulterdistorsion, muß eine genaue diagnostische Abklärung der betroffenen Strukturen mit Zuordnung ihrer Auswirkung auf die Funktionsintegrität des Gelenkes durchgeführt werden. Dies beinhaltet:

1. Klinische Untersuchung.
2. Radiologische Untersuchung (einschließlich Spezialeinstellungen und Streßaufnahmen).
3. Zusätzliche diagnostische Maßnahmen (Sonographie, Arthrographie-, Mono-, Doppelkontrastverfahren, Arthroskopie)

Im Falle einer ausgedehnten Beeinträchtigung der Gelenkstabilität mit manifester Luxation oder Luxationsneigung läßt sich anamnestisch und pathologisch-topographisch folgende Klassifikation vornehmen:

Schultergelenksluxation

Frische Luxation
Veraltete Luxation
Rezidivierende Luxation
Habituelle Luxation
Spontan-Luxation
Pendel-Luxation

Schultergelenksluxationen, Klassifikation (Luxationsrichtung):

Luxatio subcoracoidea (anterior)
L. retroglenoidalis (posterior)
L. axillaris (inferior)
L. superior
L. erecta
L. intrathoracica

Sowohl die einfache Distorsion wie vor allem aber die Subluxation und Luxation gehen mit mehr oder weniger ausgedehnten Begleitverletzungen der verschiedensten Gewebestrukturen einher, die es im Hinblick auf die Therapie zu erkennen und zu berücksichtigen gilt.

Begleitverletzungen bei Schultergelenks-Distorsionen, Luxationen und Subluxationen

Gelenkkapselverletzungen
Rotatorenmanschetten-Verletzungen
Abrißbruch des Tuberculum majus und minus
Impressionen des Oberarmkopfes
Limbusabriß
Pfannenrandabbruch
Bruch des Coracoids
Nervenverletzungen (N. axillaris, Plexus)
Gefäßverletzungen (A. axillaris, Intimaverletzungen)

Die Therapie der Schulterdistorsion, der Schultersub- und -luxation hat die beiden Extreme, nämlich die schmerzhafte Funktionsbehinderung bzw. den Funktionsverlust (Schulterteilversteifung) einerseits und die Gelenkinstabilitäten mit rezidivierender oder habitueller Sub- oder Luxation andererseits zu berücksichtigen.

Die tägliche Erfahrung lehrt, daß die Toleranzbreite zwischen beiden relativ klein ist und neben exakter frühzeitiger Erkennung und Zuordnung der einzelnen verletzten Strukturen eine zielgerichtete aktive Bewegungstherapie verlangt.

Wie bedeutsam neben der akuten konservativen oder operativen Wiederherstellung zerrissener Gewebestrukturen eine fachgerechte krankengymnastisch-physikalische Begleitbehandlung ist, läßt sich immer wieder neu demonstrieren. Hierbei muß allerdings darauf hingewiesen werden, daß trotz aller sehr hilfreicher und ingeniöser technischer Bewegungsmaschinen der aktiven Mitarbeit des Patienten eine ganz wesentliche Bedeutung zukommt. Gerade beim Schultergelenk sei die Bemerkung erlaubt, daß man im Hinblick auf die funktionelle Wiederherstellung nicht einfach durch gehäufte und ständig gesteigerte Bewegungsmaßnahmen den biologischen Heilungs- und Restitutionsablauf abkürzen und erzwingen kann.

Ein verletztes Gelenk vermag nur ein gewisses Maß an Therapiebelastung zu tolerieren und wird im Falle der Überforderung immer im Sinne der Abnahme und des Rückgangs beim Therapieerfolg reagieren.

Es ist unphysiologisch und sicherlich nachteilig, nach einer mehr oder weniger ausgedehnten Distorsion mit oder ohne Beeinträchtigung der Gelenkstabilität im akuten Stadium sofort die Bewegungstherapie zu beginnen. Eine kurze Ruhigstellung bis zum Abklingen der Wund- und Verletzungsschmerzen in unterstützter Neutralstellung des Gelenkes wird sicher den weiteren Heilverlauf, besonders die aktive Mitarbeit des Verletzten, günstig beeinflussen und motivieren.

Während für alle Gelenke und speziell das Schultergelenk die Empfehlung zur aktiven früh-funktionellen Behandlung auszusprechen ist, haben zahlreiche, zum Teil exakte Vergleichsstudien über die Erstbehandlung von traumatischen Schultergelenksluxationen bis heute die kontroversen Auffassungen noch nicht vollständig eliminieren können. Es geht dabei bekanntlich um die Frage des „wie und wie lange Ruhigstellung nach der Erstluxation", d.h. des Zusammenhanges zwischen Therapie der Erstluxation und Entstehen einer rezidivierenden oder habituellen Luxation.

Die Untersuchungsergebnisse von Rowe, Buchinger und zuletzt die Studie von Matter sprechen eher dafür, daß die Dauer der Ruhigstellung einer traumatischen Erstluxation auf das weitere Schicksal der Schulterstabilität keinen entscheidenden Einfluß hat.

Der Altersgipfel der Patienten mit traumatischer Erstluxation liegt bedingt durch die sportlichen Aktivitäten zwischen dem 20. und 30. Lebensjahr. Die Mehrzahl der rezidivierenden oder habituellen Verrenkungen tritt demzufolge vor dem 35. Lebensjahr auf.

Die Folgen von Schultergelenksdistorsionen ohne Luxation mit dem klinischen Bild einer sog. schmerzhaften Schultergelenkssteife sind oft sehr unangenehm und beeinträchtigen den Patienten mitunter erheblich. Sie beruhen auf Kapselvernarbungen und -verklebungen, veralteten Rotatorenmanschetten-Rupturen mit konsekutivem Engpaß-Syndrom, paraartikulären Verkalkungen und Verknöcherungen und schließlich Instabilitäten. Solche Folgeschäden können nur durch exakte Diagnostik und eine dem jeweiligen Verletzungsbild angepaßte Therapie verhindert werden.

Resümierend darf aus meinen Darlegungen zur Distorsion und Luxation des Schultergelenkes folgendes festgestellt werden:

1. Jede Schultergelenksverletzung verlangt eine exakte diagnostische Abklärung. Hierbei muß die topographische Zuordnung vor allem der verletzten Weichteilstrukturen im Bezug auf eine Beeinträchtigung der Stabilität des Gelenkes besondere Beachtung finden.
2. Neben der klinisch-radiologischen Untersuchung kommt dem Einsatz der Arthroskopie und der Sonographie zunehmende Bedeutung zu.
3. Die Kenntnis und der Einblick in die verletzten Strukturen ermöglicht eine gezielte konservative oder operative Therapie.
4. Frische Distorsionen ohne Instabilität werden durch kurzfristige Ruhigstellung und frühzeitige aktive Bewegungstherapie, solche mit Instabilität (Luxation!) durch kurzfristige Ruhigstellung (ca. 2 bis 3 Wochen) mit anschließender funktioneller Nachbehandlung oder durch alsbaldige operative Behandlung (Bankart-Läsion, Rotatorenmanschetten-Läsion u. a.) versorgt.
5. Eine Abhängigkeit (Korrelation) zwischen Länge der Ruhigstellung und rezidivierender oder habitueller Luxation konnte bisher nicht sicher nachgewiesen werden.

35. Luxationen des Ellenbogengelenkes

G. Hierholzer und E. Ludolph

Berufsgenossenschaftliche Unfallklinik, Grossenbaumer Allee 250, D-4100 Duisburg 28

Elbow Dislocation

Summary. In a collective followup study the results of conservative and operative treatment of luxations of the elbow joint were assessed. In all, 433 patients were followedup; 315 of them had a ligamentous injury, 225 flake fractures. Because of the amount of soft and bone tissue damage, 241 patients were treated operatively. The functional results of these operations were good in 90% and comparable to those in patients receiving conservative treatment. This confirms that operative treatment of elbow luxations has to be recommended in cases with considerable ligamentous and bone damage.

Key words: Elbow joint – dislocation – flake fracture – post-traumatic arthrosis

Zusammenfassung. In einer Sammelstudie aus 13 Kliniken hatten von 433 nachuntersuchten Patienten 315 eine Band- und 225 eine Knorpel-Knochenverletzung. Insgesamt wurden 241 Patienten auf Grund der Ausdehnung der Weichteil- bzw. Knorpel-Knochenverletzung operiert. Die funktionellen und klinischen Befunde (etwa 90% sehr gut und gut) sind mit denjenigen vergleichbar, die bei konservativ behandelten Patienten erhoben wurden. Dieses bestätigt die Empfehlung zur Indikation einer operativen Behandlung einer Ellenbogenluxation, wenn schwerwiegende Schädigungen der gelenktragenden Anteile sowie des Kapselbandapparates bestehen.

Schlüsselwörter: Ellenbogengelenk – Verrenkung – Abschlagfragmente – postoperative Arthrose

Einleitung

Die klinische Problematik der Ellenbogenluxation ergibt sich aus den anatomischen Besonderheiten dieses zusammengesetzten Gelenkes. Es besteht aus einem scharnierartigen humero-ulnaren Gelenkanteil mit einer ausgeprägten knöchernen Führung. Der humero-radiale Anteil ist der Form nach ein Kugelgelenk, auf Grund der Fesselung gegenüber dem Ringband und über die Membrana interossea sind in diesem Gelenkbereich jedoch nur Beuge-, Streck- und Drehbewegungen möglich. Im radio-ulnaren Anteil erfolgen die Pro- und Supinationsbewegungen. Hervorzuheben ist die Reißfestigkeit der Kollateralbänder am Ellenbogen, in Verbindung mit Verletzungen werden deshalb häufiger Abscherverletzungen an den Ansatzstellen als im Verlauf der Bänder beobachtet. Die Gelenkhöhle ist buchtenreich und neigt damit in Verbindung mit einer längeren Immobilisierung zur Schrumpfung.

Luxationsformen

Für die Behandlungsaufgabe ist die Auswirkung einer Ellenbogenluxation wichtiger als die Überlegungen über den Entstehungsmechanismus. Die an der Leiche erhobenen Befunde zur Entstehung einer Ellenbogenverrenkung sind ohne den physiologischen Muskeltonus nur eingeschränkt übertragbar. Für die Luxationsform haben die Richtung der einwirkenden Gewalt, die antatomische Form und die Stellung des Gelenkes Bedeutung. Unter einer luxierenden Gewalteinwirkung stoßen der Kronen- oder Hakenfortsatz der Elle auf die Humerusrolle, das Olekranon wird dann zum Drehpunkt und die Richtung der einwirkenden Gewalt bestimmt wesentlich die Verrenkungsform.

Diagnose der Ellenbogenluxation

Die klinische Erkennung ergibt sich aus den Symptomen „Verformung, Schwellung und schmerzhaft federnder Bewegungseinschränkung". Eine Röntgenuntersuchung in den Standardrichtungen ist zur Erkennung von Abschlag- und Abscherfragmenten und zur Dokumentation der Verletzungen angezeigt. Weitere bildgebende Verfahren sind zur Diagnose einer Ellenbogenverrenkung nicht erforderlich.

Pathophysiologische Bedeutung

Hervorzuheben ist die Möglichkeit der Bildung von Knorpel-Knochenabschlagfragmenten und Abscherverletzungen des Kapselbandapparates. Die Abschlagfragmente sind im Röntgenbild nur erkennbar, sofern sie einen Knochenanteil enthalten, hervorzuheben ist ihre mechanisch irritierende Wirkung mit der Einleitung einer posttraumatischen Arthrose. Am Kronenfortsatz ergibt sich je nach Größe eines Abschlagfragmentes eine Reluxationstendenz. Die mit einer Ellenbogenluxation immer mehr oder weniger entstehende Verletzung des Kapselbandapparates teilen wir gegenüber der früher üblichen Systematik (Zerrung, Dehnung, Ruptur) heute unter dem Gesichtspunkt der Stabilität ein und unterscheiden zwischen dem einfachen und komplexen Stabilitätsverlust (eine oder mehrere Richtungen).

Therapie der Ellenbogenluxation

Die Reposition wird unter Leitungsanaesthesie oder in Narkose vorgenommen. Konservativ erfolgt sie durch Zug am gebeugten Unterarm, anschließend erfolgt die Überprüfung der anatomischen Beziehung der Epicondylen zur Olekranonspitze im Vergleich zur gesunden Seite. Das Ergebnis ist röntgenologisch zu objektivieren. Ist nach der Reposition eine wesentliche Instabilität nicht nachzuweisen, so stellen wir den Ellenbogen inzwischen im Regelfall nicht länger als eine Woche in einer dorsalen Oberarmgipsschiene in leichter Streckstellung ruhig, und es werden dann aktive Übungen vorgenommen. Maßnahmen, wie „Heißluft, Massage oder passive Übungen" sind wegen der Gefahr eines Reizzustandes nicht indiziert.

Eine operative Revision halten wir bei nachweisbaren Abschlagfragmenten und bei einer klinisch deutlichen Gelenkinstabilität für angezeigt. Als Zugang werden die leicht bogenförmigen seitlichen Inzisionen verwendet, die Abschlagfragmente sollten entfernt werden, die Naht der verletzten Kapselbandstrukturen erfolgt mit absorbierbarem Material. Größere Abschlagfragmente an mechanisch wichtigen Stellen, wie insbesondere am Kronenfortsatz der Elle sollten nach dem technischen Zugprinzip mit einer Kleinfragmentschraube fixiert werden. Besteht eine weichteilbedingte habituelle Luxations- oder Subluxationsneigung, so wird zur Stabilisierung eine Doppelung des Kapselbandapparates mit transossär fixierten Nähten durchgeführt. Die postoperative Ruhigstellung entspricht dem konservativen Vorgehen, lediglich bei den seltenen habituellen Luxationsformen nehmen wir die Immobilisierung für 3 Wochen vor.

Tabelle 1. Ellenbogenluxation (n = 433). Luxationsrichtung

	n
dorsal	153
dorsoradial	128
ulnar	38
radial	31
ventral	4
dorsoulnar	3
komplex	19
fraglich	57

Tabelle 2. Ellenbogenluxationen (n = 433). Häufigkeit von Abschlag-Abrißfragmenten

	n
gesamt	225
proc. coronoideus	50
epicond. ulnaris	42
epicond. radialis	41
Radiusköpfchen	17
Oberarm	10
ohne Lokalisation	65

Tabelle 3. Ergebnisse nach Ellenbogenluxationen

Bewertung		Funktionseinbuße in ∢° (ext., flex., rot.)
I	sehr gut	
II	gut	≤ 20
III	befriedigend	≤ 30
IV	unbefriedigend	> 30

	Operative Therapie % (n = 241)	konservative Therapie % (n = 192)
I	70	54
II	21	33
III	5	4
IV	4	9

Tabelle 4. Ergebnisse nach Ellenbogenluxationen

Röntgenolog. Veränderungen (Arthrose)	Operative Therapie ges. n = 241	konservative Therapie ges. n = 192
	n	n
O-(+)	154	146
+	44	3
+ +	32	8
+ + +	11	3

Ergebnisse

In einer Sammelstudie haben die nachfolgend aufgeführten Kliniken die Ergebnisse nach konservativer und operativer Behandlung von Ellenbogenluxationen ermittelt.

(Universitätsklinik Oskar-Helene-Heim, Berlin, BG-Unfallklinik Duisburg, Unfallchirurgische Universitätsklinik Essen, Orthopädische Universitätsklinik Gießen, Unfallklinik, Evgl. Stift, Hannover, Unfallchirurgische Universitätsklinik, Homburg, Unfallchirurgische Klinik, Lahr, Orthopädische Universitätsklinik, München, Unfallchirurgische Klinik, Raphaelsklinik, Münster, Orthopädische Klinik, Evgl. Krankenhaus, Ratingen, BG-Unfallklinik, Tübingen, Chirurgische Universitätsklinik, Tübingen, Unfallchirurgische Universitätsklinik, Ulm). Die Untersuchungsserie betrifft 520 Ellenbogenluxationen, eine Nachuntersuchung konnte in 433 Fällen (Frauen n = 212, Männer n = 221) durchgeführt werden. Die Häufigkeit der Luxationsrichtung ist in Tabelle 1 wiedergegeben. Insgesamt wurde bei den 433 Patienten in 315 Fällen eine Bandverletzung festgestellt (ulnar n = 187, radial n = 71, beidseits n = 57). Die Häufigkeit der nachgewiesenen Abschlagfragmente (Tabelle 2) überrascht etwas. Sie ist aus unserer Sicht damit zu erklären, daß die Untersuchungsserie sich im wesentlichen auf stationär behandelte Patienten bezieht und die unproblematischen Ellenbogenluxationen nach der Einrenkung in die ambulante Weiterbehandlung niedergelassener Kollegen abgegeben wurden.

Tabelle 5. Ergebnisse nach Ellenbogenluxation

Röntgenolog. Veränderungen (Verkalkungen)	Operative Therapie	konservative
	ges. n = 241	ges. n = 192
	n	n
ulnar	68	41
radial	76	42
Freie Körper	20	9

Entsprechend muß auch das funktionelle Ergebnis der operativ bzw. konservativ behandelten Patientengruppe kommentiert werden. Die operative Therapie wurde vergleichsweise bei Patienten mit weitgehenderen Verletzungsfolgen durchgeführt. Unter diesem Gesichtspunkt wird das Verhältnis der unbefriedigenden Funktionsergebnisse der operativen zu der konservativen Behandlungsgruppe noch deutlicher (Tabelle 3). Mit den gleichen Überlegungen sind die röntgenologischen Veränderungen (Tabelle 4 und 5) zu erklären. Die Häufigkeit der arthrotischen Veränderungen und der Verkalkungen in der Umgebung des Ellenbogengelenkes ist unter der Tatsache zu besprechen, daß die Gruppe der operativ behandelten Patienten in Verbindung mit der Ellenbogenluxation weitergehende Verletzungsfolgen aufwies. Eine chronische Instabilität nach Ellenbogenluxationen ist selten, sie wurde nach konservativer Therapie in 2% und nach operativer Therapie in 3% der Fälle beobachtet. In Ergänzung zu dieser retrospektiven Studie soll unter Hinweis auf die bessere Vergleichbarkeit von Ergebnissen eine prospektive Studie durchgeführt werden.

36. Distorsionen und Luxationen des Handgelenkes und der Handwurzel

A. Pannike

Unfallchirurg. Klinik der Johann-Wolfgang-Goethe-Universität, Theodor-Stern-Kai 7,
D-6000 Frankfurt 70

Distorsions and Luxations of the Wrist and Carpus

Summary. In case of persistent swelling and painful limitation of mobility, "distorsion" can be accepted as the definitive diagnosis, only if osseous and ligamentous injuries of the wrist and carpus have been ruled out with sufficient certainty. According to current knowledge multiform injuries of the carpus originate from a three dimensional impact of forces, which besides the well-known hyperextension and ulnar deviation of the wrist include intercarpal supination as a rotatory component. Depending on the effective forces and due to the biomechanical strength of the restraining ligaments (which changes in relation to carpal declination), a progressive perilunar instability develops around the lunate bone, extending from the radial to the ulnar side of the radiocarpal joint.

Key words: Carpus – "distorsion" – dislocation – perilunar instability

Zusammenfassung. Bei anhaltender Schwellneigung und schmerzhafter Bewegungsbehinderung kann die „Distorsion" als definitive Diagnose erst dann akzeptiert werden, wenn Knochen- oder Bandverletzungen des Handgelenkes bzw. der Handwurzel mit ausreichender Sicherheit ausgeschlossen werden konnten. Nach heutigem Verständnis entstehen die vielgestaltigen Handwurzelverletzungen durch eine dreidimensional wirksame Gewalt, die außer der (seit langem bekannten) Überstreckung und ulnaren Abwinkelung des Handgelenkes die intercarpale Supination (als rotatorische Komponente) beinhaltet. Nach Maßgabe der einwirkenden Gewalt und der (u. a. stellungsabhängigen) Stabilität der Hemmungsbänder entwickelt sich eine von radial nach ulnar um das Mondbein herum fortschreitende perilunäre Instabilität.

Schlüsselwörter: Handwurzel – Distorsion – Verrenkungen – perilunäre Instabilität

Distorsion des Handgelenkes und der Handwurzel

„Sturz, Schlag, Quetschung und ähnliche Ereignisse schädigen das Handgelenk derart, daß der Betroffene die Arbeit wegen Schmerzen und Funktionsstörung unterbrechen muß. Ob es sich um eine Distorsion im engeren Sinne oder um eine Kontusion handelt, ist zunächst nicht immer zu entscheiden."

Diesen Worten, mit denen Schnek 1930 [17] seine Stellungnahme zu der hier erneut gestellten Aufgabe einleitete, ist auch heute kaum etwas hinzuzufügen. Noch immer wird die „Distorsion" im chirurgischen Alltag, häufiger als es gerechtfertigt sein kann, bemüht, um den Mangel einer eindeutigen Befunderhebung und Befundzuordnung zu überdecken. Dies trotz der seit vielen Jahren wiederholten Empfehlung, die „Distorsion" insbesondere bei den Verletzungen des Handgelenkes und der Handwurzel als definitive Diagnose erst dann gelten zu lassen, wenn Knochenverletzungen, vor allem aber Kapsel-Bandverletzungen mit ausreichender Sicherheit ausgeschlossen sind und der Rückgang der klinischen Beschwerden diese Annahme bestätigt [3, 6, 10, 15].

Es sollte daher das ohne objektivierbare Erklärung schmerzhaft behinderte Handgelenk grundsätzlich als eine diagnostische Herausforderung angesehen werden und Anlaß geben zu einer minutiösen klinischen Untersuchung und, falls erforderlich, für den gezielten Einsatz weiterer diagnostischer Möglichkeiten. Fast ist man versucht, zu sagen, wichtiger als die radiologische Untersuchung und vorrangig sei die programmierte, die gezielte klinische Untersuchung des Handgelenkes [3]. Allerdings ist zu ergänzen, daß sich auch die Befundung der radiologischen Darstellung der Handwurzel ebenso regelhaft an festen Merkpunkten orientieren sollte [5, 7].

Am häufigsten wird sich hinter einer anhaltend schmerzhaften Funktionsbehinderung des Handgelenkes eine zunächst nicht darstellbare oder auch nicht erkannte Fraktur des Kahnbeines (oder eines anderen Handwurzelknochens) verbergen. Nicht bekannt ist, in welchem Umfang darüber hinaus unerkannte Verletzungen der intercarpalen Führungs- und Hemmungsbänder als Ursache akuter oder chronischer Gefügestörungen der Handwurzel angenommen werden müssen [8].

Verrenkungen des Handgelenkes und der Handwurzel

1. Luxatio radio-carpea (nach dorsal/volar mit Abriß des Ellen- und/oder Speichengriffels)

Reine radio-carpale Verrenkungen sind selten, in der Regel findet sich ein begleitender Abriß der dorsalen/volaren Gelenklippe der Speichenbasis und/oder ein begleitender Abriß des Ellen- oder Speichengriffels.

Die frische radio-carpale Verrenkung läßt sich wie die frische intercarpale oder carpometacarpale Verrenkung im verticalen Dauerzug unter leichtem manuellen Druck ohne wesentliche Schwierigkeiten einrichten. Sofern bei der geschlossenen Einrichtung ein anatomisch korrektes Ergebnis erzielt werden konnte, kann dieses (ggf. percutan) durch eine temporäre Arthrodese oder eine Kirschnerdraht-Transfixation bis zur Ausheilung der Bandverletzungen geschützt werden.

Allerdings sollte man sich im Hinblick auf die ggf. verbleibende Instabilität bewußt machen, daß es sich bei dieser komplexen Verletzung im eigentlichen Sinne um einen Verrenkungsbruch handelt und nicht zögern, Repositionshindernisse zu debridieren bzw. durch Naht oder Refixation operativ zu versorgen.

2. Verrenkungen des Mondbeines und perilunäre Verrenkungen

Die Verrenkungen des Mondbeines zählen mit den perilunären Verrenkungen zu den häufigeren, Verrenkungen der übrigen Handwurzelknochen zu den seltenen Verletzungen der Handwurzel. Der Sturz auf die vorgestreckte und hyperextendierte Hand oder (im Ausnahmefall) volarflektierte Hand wurde schon früh als (eine) Ursache der Mondbeinverrenkungen und perilunären Verrenkungen erkannt [2, 4, 14, 17].

Allerdings weckte die Tatsache, daß die Vielfalt der Handwurzelverletzungen durch einen einzigen Unfallmechanismus erklärt werden soll, immer wieder alte und neue Zweifel. So ist auch die Auffassung, daß es sich bei den vielgestaltigen Luxationen und Frakturen der Handwurzel um Entwicklungsstufen einer einheitlichen Verletzung handele und die Unterscheidung der Einzelverletzungen daher eher einer graduierenden Betrachtung als einer grundsätzlichen Differenzierung zugänglich sei, nicht ohne Widerspruch geblieben. Vor allem gaben die Zweifel Anlaß, sich um weitere Differenzierung der Verletzungsmechanik zu bemühen.

Nach bisherigem Verständnis bewegt sich die proximale Handwurzelreihe (mit dem Mondbein) bei Überstreckung des Handgelenkes in Richtung auf die volare Gelenklippe der Speiche, während sich die dorsale Handwurzelreihe streckwärts (nach dorsal) verschiebt. – Bei Beugung des Handgelenkes bewegt sich die proximale Handwurzelreihe (mit dem Mondbein) in Richtung auf die dorsale Gelenklippe der Speiche, während sich die distale Handwurzelreihe in palmarer Richtung bewegt.

Nach Ansicht von Aitken und Nalebuff [1, 16] entsteht die Mondbeinverrenkung nach volar unter maximaler Überstreckung des Handgelenkes, bei der das Mondbein zunächst zwischen Speiche und streckwärts rotiertem Capitatum eingeklemmt und schließlich nach Zerreißen der dorsalen Bandhaft zur Speiche nach volar aus dem Gelenk hinausgedrückt wird.

Die seltenere Mondbeinverrenkung nach dorsal entsteht demgegenüber nach Auffassung von Aitken und Nalebuff [1, 16] aus maximaler Beugung des Handgelenkes. Hierbei dreht sich das Capitatum gegenüber dem Lunatum soweit nach volar, daß das Mondbein schließlich nach dorsal aus dem Gelenk hinausgedrückt wird. Entscheidendes Merkmal der echten Mondbeinverrenkung ist die Tatsache, daß das Mondbein nach volar oder dorsal aus dem Gelenk hinausgedrückt wird und damit seine korrekte Stellung im Radiocarpalgelenk verloren hat.

Als Ursache der perilunären Verrenkung nach dorsal beschreiben Aitken und Nalebuff [1, 16] eine bei leichter Überstreckung des Handgelenkes nach volar auf die Basen der Mittelhandknochen und die distale Handwurzelreihe auftreffende Gewalt, durch die das Capitatum (mit Handwurzel und Hand) hohlhandwärts gedrückt wird, während das Mondbein an seinem Platz verbleibt.

Im Gegensatz zu anderen Autoren entsteht die perilunäre Verrenkung nach volar nach Auffassung von Aitken und Nalebuff [1, 16] aus leichter Beugung (Volarflektion) des Handgelenkes durch eine hohlhandwärts gerichtete Gewalteinwirkung auf die Basen der Mittelhandknochen und die distale Handwurzelreihe.

Merkpunkte für die Differenzierung dieser Verletzungen sind das Mondbein-Speichengelenk und die Mondbein-Kopfbein-Achse. Grundsätzlich unterscheiden sich die Verrenkungen des Mondbeines und die perilunären Verrenkungen dadurch, daß das Mondbein bei den (häufigeren) perilunären Verrenkungen seine anatomische Beziehung zur Speichenbasis beibehält, während sich die Stellung im Mondbein-Kopfbeingelenk verändert.

In Fortführung der Bemühungen um eine weitere Differenzierung erklärte Linscheid die vielgestaltigen Verletzungsmuster der Handwurzel durch drei grundlegende Stauchungspositionen der Hand [9, 10].

Es sind dies die:

a) Scaphoid-Stauchung: Hyperextension, Radial-Abwinkelung der Hand, Einwärtsdrehung (Pronation) des Unterarmes gegen die fixierte Hand.
b) Lunatum-Stauchung: Starke Überstreckung, Radial-Abwinkelung der Hand, Auswärtsdrehung (Supination) der Hand gegen den fixierten Unterarm.
c) Triquetrum-Hamatum-Stauchung: Überstreckung, Ulnarabwinkelung der Hand, Auswärtsdrehung des Unterarmes gegen die in Pronation fixierte Hand.

3. Verrenkungen und Teilverrenkungen des Kahnbeines

Die vollständige isolierte Verrenkung des Kahnbeines ist eine äußerst seltene Verletzung, über die meist nur Einzelbeobachtungen vorliegen.

Die Untersuchungen von Taleisnik, Mayfield und Johnson [7, 11–13, 18, 19] haben das Verständnis für die funktionelle Anatomie der Handwurzel in den letzten Jahren erheblich verbessert. Weitgehend übereinstimmend wird heute die Verbindung zwischen dem radio-capitalen und dem radio-triquetralen Band als Drehpunkt der carpalen Rotation (in a. p. Richtung) und Ausganspunkt der ligamentären Verletzungen angesehen. Es wird angenommen, daß die fortschreitende Zerreißung des Bandapparates in der Regel am (volaren) scapho-lunären Bandkomplex beginnt. Grundlage dieser Vorstellung ist die Tatsache, daß die volaren Hemmungsbänder bei fortschreitender Extension zunehmend gespannt werden und schließlich reißen (das radio-capitale Band wird durch die Ulnarabwinkelung gespannt, während das radio-triquetrale Band entlastet wird). Die radio-ulnar fortschreitende Ruptur wird u. a. dadurch begünstigt, daß das radiale Seitenband und das radiocapitale Band die schwächsten Bänder des Handgelenkes sind. Bei vollständiger Zerreißung des radialen Seitenbandes und des scapho-lunären Bandkomplexes entsteht eine Diastase zwischen

Kahnbein und Mondbein, die auch als „Rotationssubluxation" des Kahnbeins beschrieben wurde, d. i. Stadium I der „progressive perilunar instability" von Mayfield [11–13].

Für die Untersuchung des schmerzhaft behinderten Handgelenks wird daher empfohlen, die Stabilität des „Scaphoid-Lunatum-Komplexes", insbesondere bei Verdacht auf eine ligamentäre Verletzung, mit besonderer Sorgfalt zu prüfen. Für die radiologische Objektivierung der scapho-lunären Instabilität ist es wichtig, zu wissen, daß die Kahnbein-Mondbein-Fixation bei vollständigem und kräftigem Faustschluß durch das Capitatum erheblich unter Druck gesetzt wird. Falls eine ligamentäre Instabilität besteht, werden Kahnbein und Mondbein auseinandergedrückt, so daß die Spaltbildung durch Verdrehung und Kippung der beiden Knochen verstärkt wird und deutlicher hervortritt. Der zwischen Mondbein und Kahnbein klaffende Spalt kann gelegentlich der einzige Hinweis auf eine traumatische Instabilität oder eine unvollständig reponierte perilunäre Verrenkung sein [8].

Nach heutigem Kenntnisstand ist die Pathomechanik der vielgestaltigen Handwurzelverletzungen als 3-dimensionales Geschehen aufzufassen, das außer der Überstreckung und der ulnaren Abwinkelung als rotatorische Komponente die intercarpale Supination einschließt [2, 10, 12, 13].

Wesentliche pathomechanische Faktoren für die Entstehung der reinen Handwurzelverrenkungen scheinen die Abwinkelung zur Ellenseite und die intercarpale Supination zu sein, die insbesondere auch für die Abrißfrakturen des Speichengriffels und das Ausmaß der perilunären Bandzerreißung verantwortlich sind. Insoweit wäre es nach Mayfield folgerichtig, den Entstehungsmechanismus dieser Verletzungen bei ihrer Einrichtung und Ruhigstellung in umgekehrter Sequenz, d. i. Beugung, Radial-Abwinkelung und intercarpale Pronation, nachzuahmen [11].

4. Isolierte Verrenkungen der übrigen Handwurzelknochen

Isolierte Verrenkungen der anderen Handwurzelknochen sind außerordentlich seltene Verletzungen, auf die hier nicht im Detail eingegangen werden kann. Gesonderte Aufmerksamkeit verdienen Hakenbein und Erbsenbein, da zwischen ihnen der tiefe Ast des N. ulnaris zu Schaden kommen kann [15].

Die frische Verrenkung eines einzelnen Handwurzelknochens läßt sich in der Regel unter axialem Dauerzug und leichtem manuellen Druck einrichten. Allerdings kann die Retention und Fixation Schwierigkeiten bereiten, so daß gelegentlich die frühzeitige offene Reposition mit Bandnaht und Kirschnerdrahttransfixation vorzuziehen ist [16].

Bei veralteten Verrenkungen mit schmerzhafter Funktionsbehinderung muß man sich gelegentlich zur Exstirpation des dislozierten Handwurzelknochens entschließen.

5. Intercarpale und carpo-metacarpale Verrenkungen

Diese typischen Zweiradfahrerverletzungen entstehen in der Regel durch handrückenwärts oder hohlhandwärts gerichtete Gewalt, die an der distalen Handwurzelreihe oder der Basis der Mittelhandknochen angreift und diese in Richtung der einwirkenden Kraft verschiebt. Da diese Verletzungen häufig nur im exakt seitlichen Strahlengang erkennbar sind, bleiben sie als Begleitverletzung im Rahmen einer Mehrfachverletzung nicht selten zunächst unerkannt. In der Regel lassen sich intercarpale und carpo-metacarpale Verrenkungen unter axialem Zug gut einrichten, wenn sie frühzeitig erkannt werden. Die Ausheilung der Bandverletzungen sollte nach exakter Einrichtung durch Kirschnerdrahttransfixation für 4–6 Wochen geschützt werden.

Bewußt wurde die gestellte Aufgabe im Wortsinne verstanden und die Darstellung auf Anmerkungen zur Distorsion und zu den Grundformen der reinen Verrenkungen des Handgelenkes und der Handwurzel beschränkt.

Es war beabsichtigt, die Darstellung nicht vorrangig auf die ossären Elemente der Handwurzel zu beziehen, sondern das Interesse auf die ligamentäre Verletzung zu lenken. Erinnert werden sollte, daß Distorsion und Verstauchung häufige Diagnosen im chirurgischen Alltag sind. Diagnose, bei denen insbesondere im Zusammenhang mit den Verletzungen des Handgelenkes und der Handwurzel nicht häufig genug und nicht konsequent genug danach gefragt wird, ob eine Bandverletzung vorliegt, welches Ausmaß diese Verletzung hat und welche Auswirkungen für die Funktion ggf. erwartet werden müssen. Es sollte erinnert werden, daß das Spektrum der ligamentären Verletzungen die folgenlos ausheilenden einfachen „Verstauchungen" ebenso beinhaltet wie die ausgedehnte Bandzerreißung mit nahezu vollständigem Funktions- und Stabilitätsverlust. Schließlich sollte dafür geworben werden, daß vor allem das aus ungeklärter Ursache schmerzhaft behinderte Handgelenk als diagnostische und therapeutische Herausforderung erkannt und angenommen wird.

Literatur

1. Aitken AP, Nalebuff EA (1960) Volar transnavicular perilunar dislocation of the carpus. J Bone Jt Surg. 42A:1051–1057
2. Allieu Y, Asencio G (1985) Dislocations of the carpus. In: Tubiana R (1985) (ed) The Hand, Vol. II. Saunders, Philadelphia London Toronto
3. Beckenbaugh RD (1984) Accurate evaluation and management of the painful wrist following injury. Orthop Clin North Am 15:289–306
4. Destot E (1986) Injuries of the wrist. Clin Orthop 202:3–11 (repr.)
5. Gilula LA, Destouet JM, Weeks PM, Young LV, Wray RChr (1984) Roentgenographic diagnosis of the painful wrist. Clin Orthop 187:52–64
6. Green DP (1985) The sore wrist without a fracture. In: Instructional Course Lectures, Vol. XXXIV. Mosby, St. Louis Toronto Princeton
7. Johnson RP (1980) The acutely injured wrist and its residuals. Clin Orthop 149:33–44
8. Jones WA (1988) Beware the sprained wrist: The incidence and diagnosis of scapholunate instability. J Bone Jt Surg 70 B:293–297
9. Linscheid RL, Dobyns JH, Beabout JW, Bryan RS (1972) Traumatic instability of the wrist. J Bone Jt Surg 54 A:1612–1632
10. Linscheid RL, Dobyns JH (1985) Wrist sprains. In: Tubiana R (ed) The Hand, Vol. II. Saunders, Philadelphia London Toronto
11. Mayfield JK (1980) Mechanism of carpal injuries. Clin Orthop 149:45–54
12. Mayfield JK (1984) Wrist ligamentous anatomy and pathogenesis of carpal instability. Orthop Clin North Am 15:209–216
13. Mayfield JK (1984) Patterns of injury to carpal ligaments. Clin Orthop 187:36–42
14. Motta C (1963) Über seltene und ungewöhnliche Handgelenkverrenkungen. Mschr Unfallheilk 66:121–138
15. Pannike A (1979) Frakturen und Distorsionen am Handgelenk. Langenbecks Arch Chir 349:361–366
16. Pannike A (1980) Brüche, Verrenkungen und Verrenkungsbrüche der übrigen Handwurzelknochen. H Unfallheilk 148:146–157
17. Schnek F (1930) Die Verletzungen der Handwurzel. Erg Chir Orthop 23:1–109
18. Taleisnik J (1976) The ligaments of the wrist. J Hand Surg 1:110–118
19. Taleisnik J (1985) The wrist. Churchill Livingstone, New York Edinburgh London

37. Distorsion und Luxation des Hüftgelenkes

E. H. Kuner, B. Elsässer und W. Schlickewei

Abteilung Unfallchirurgie, Chir. Univ. Klinik, Hugstetter Str. 55, D-7800 Freiburg

Traumatic Dislocation of the Hip

Summary. Traumatic dislocations of the hip, while very infrequent injuries, must be treated with the utmost urgency. The later the adjustment is made, the sooner aseptic necrosis of the femoral head and periarticular ossification have to be reckoned with; these may lead to dysfunction. The results of 40 cases are reported, one-half of which was treated with two-week extension and a long period of non-weight bearing, the other half without extension, early mobilisation and partial weight bearing up the 11th week. The results in each group are equally good. Thus, we endorse Lorenz Böhler's proposal to follow the immediate repositioning with a short inpatient treatment and early mobilisation, increasing to full-weight bearing after one week and certifying working capability after 3 to 4 weeks.

Keywords: Dislocation of the hip – conservative treatment – complications

Zusammenfassung. Reine Hüftgelenksluxationen sind seltene Verletzungen. Ihre Behandlung erfordert höchste Dringlichkeit. Je später die Einrichtung erfolgt, desto eher muß mit dem Auftreten einer aseptischen Hüftkopfnekrose und periartikulären Verknöcherungen gerechnet werden, die zu Funktionsstörungen führen können. Es werden die Ergebnisse von insgesamt 40 Fällen mitgeteilt, von denen die eine Hälfte mit einer 2 wöchigen Extension und langer Entlastung behandelt wurde, die andere Hälfte ohne Extension, Frühmobilisation und Teilbelastung bis nach 11 Wochen. Die Ergebnisse sind in beiden Gruppen gleich gut, so daß die Empfehlung ausgesprochen werden kann, den Vorschlägen von Lorenz Böhler zu folgen und nach der sofortigen Reposition nur eine kurze stationäre Behandlung anzuschließen, die Patienten früh zu mobilisieren, nach ca. 1 Woche zunehmend bis voll belasten zu lassen und die Arbeitsfähigkeit nach 3 bis 4 Wochen zu attestieren.

Schlüsselwörter: Hüftluxation – konservative Behandlung – Komplikationen

Die Distorsion oder Verstauchung des Hüftgelenkes ist eine weitgehend unbekannte Verletzung. Diese Tatsache läßt sich leicht durch anatomische Besonderheiten dieses Gelenkes erklären. Danach besitzt der Hüftkopf eine ausgezeichnete Führung durch die Pfanne des Beckens. Der Kapsel-Bandapparat gewährt durch die enorm starken Ligamenta iliofemorale (Bertini), pubofemorale und ischiofemorale eine große passive Sicherheit. Als aktives Schutzorgan wirkt der voluminöse und kräftige Muskelmantel, der das Gelenk allseitig umschließt [8]. Die sogenannte "schnappende" oder "schnellende" Hüfte hat mit einer Distorsion bzw. dem eigentlichen Hüftgelenk nichts zu tun. Vielmehr hat dieses Phaenomen seine Ursache in einem ruckartigen Gleiten des Tractus iliotibialis über den Trochanter major bei Verstärkung oder Verminderung der Außenrotationsstellung des Beines.

   Die Zahl der reinen Hüftgelenksverrenkungen ist trotz der in früheren Jahren stark angestiegenen Verkehrsunfälle mit Beckenverletzungen nicht in gleichem Maße mitangestiegen. Jungbluth und Mitarbeiter berichten beispielsweise 1968 über 37 reine Hüftluxationen für einen Zeitraum von 10 Jahren (1955–1964). Wiegand und Mitarbeiter fanden 1978 innerhalb von 16 Jahren lediglich 28 Fälle (1961–1976) und wir selbst können jetzt über 40 derartige Verletzungen berichten, die zwischen 1974 und 1987 behandelt wurden. Dagegen aber hat die Zahl der Hüftluxationen mit gleichzeitiger Acetabulumfraktur und die Acetabulumfraktur selbst im Zeitalter des Massenverkehrs zugenommen. Seit 1. 8. 1984 aber ist sie in unserem Krankengut rückläufig. Dies hängt wohl mit der disziplinierten Benutzung des Sicherheitsgurtes im PKW zusammen.

Für die Entstehung einer reinen Hüftgelenksluxation ist die Einwirkung großer Gewalt mit Stoßwirkung bei Hüftbeugung oder Rotation mit Aushebelung des Gelenkes in Streckstellung erforderlich. Welche Form der Luxation schließlich auftritt, bestimmt die momentane Stellung des Beines im Hüftgelenk. So entsteht die hintere Verrenkung in der Regel beim PKW-Fahrer durch das Knieanpralltrauma bei gebeugtem und adduzierten Oberschenkel in der Hüfte. In Abhängigkeit von der Stärke der Beugung und dem Ausmaß der Adduktion kommt es entweder zur Luxatio iliaca oder ischiadica. Die Stellung des Beines im Hüftgelenk hat auch Einfluß ob ein dorso-craniales Pfannenfragment ausgesprengt wird oder nicht.

Die vordere Luxation (L. suprapubica bzw. obturatoria) geschieht ebenfalls durch große Gewalteinwirkung jedoch auf ein in der Hüfte extendiertes Bein. Gleichzeitig wirken noch Außenrotationskräfte bei Adduktion hebelnd mit ein (z. B. Skiunfall). Der Femurkopf sprengt die vordere Gelenkkapsel an der dünnsten Stelle zwischen dem Lig. iliofemorale und pubofemorale [8]. An einen Knopflochmechanismus muß man denken, wenn bei der Reposition Schwierigkeiten auftreten.

In allen Fällen einer Hüftluxation zerreißt das Ligamentum capitis femoris. Die darin verlaufende Arterie hat für die Gesamternährung des Kopfes wohl keine entscheidende Bedeutung, da ihr Versorgungsgebiet so gering ist, daß ihr Ausfall nicht zu einer aseptischen Kopfnekrose führt [2]. Darüber hinaus wissen wir auch vom alloplastischen Ersatz des Gelenkes, daß dieses Gefäß oftmals obliteriert ist, ohne daß Zeichen einer Hüftkopfnekrose nachweisbar gewesen wären.

Verrenkungen werden auch bei künstlichen Gelenken beobachtet, dort jedoch oft ohne Gewalteinwirkung. Die Ursache ist dann meistens ein gestörtes Längenverhältnis zwischen Pfanne und Kopf-Schaftteil oder aber die fehlerhafte Antetorsion der Prothese bzw. eine zu starke Anteversion oder Retroversion des Pfannenteiles. Im frühen postoperativen Stadium kann noch eine gewisse Labilität bestehen, weshalb formelle Vorschriften besonders beim Liegen auf der Seite streng beachtet werden müssen [9].

Die traumatisch bedingte Hüftluxation verlangt primär die exakte klinische Untersuchung, nicht nur um die vorliegende Luxationsform feststellen zu können, sondern vielmehr um mögliche Zusatzverletzungen an Gefäßen und Nerven frühzeitig zu erfassen. Während bei der vorderen Luxation Gefäß- und Nervenschädigungen äußerst selten, aber denkbar sind, wird bei der hinteren Verrenkung besonders die Peronaeuslaesion in der Literatur mit 5–8% angegeben [5]. Deshalb muß auch nach der Reposition ein orientierender neurologischer Status erhoben werden. An Spätkomplikationen ist die aseptische Hüftkopfnekrose gefürchtet. Eine Großzahl von Autoren ist sich darin einig, daß die möglichst notfallmäßige und in Relaxation schonend durchgeführte Reposition die beste Prophylaxe darstellt [1, 3, 5, 7, 10]. Bei verspäteter Einrichtung sind dazu auch noch vermehrt periartikuläre Verkalkungen und Verknöcherungen zu erwarten (Abb. 1). Über die eigentliche Therapie – sofortige, notfallmäßige Einrichtung – besteht heute allgemein Übereinstimmung, auch darüber, daß nach erfolgter Reposition eine Beckenübersichtsaufnahme und evtl. Ala- und Obturator-Aufnahmen erforderlich sein können. Es muß nicht nur an die Möglichkeit einer begleitenden Acetabulumfraktur gedacht werden, sondern auch an osteochondrale Frakturen des Hüftkopfes (Pipkin-Fraktur).

Abb. 1. a 9 j. Junge; Verkehrsunfall. Hintere Hüftluxation mit kompletter Epiphysenlösung. **b** operative Reposition und Adaptationsosteosynthese mittels Steinmann-Nägeln innerhalb der ersten 2 Stunden nach Unfall. **c** Ergebnis 5 Jahre nach Unfall. Gute Funktion, wenig Beschwerden; Schwerste Deformierung des Hüftkopfes bei aseptischer Nekrose

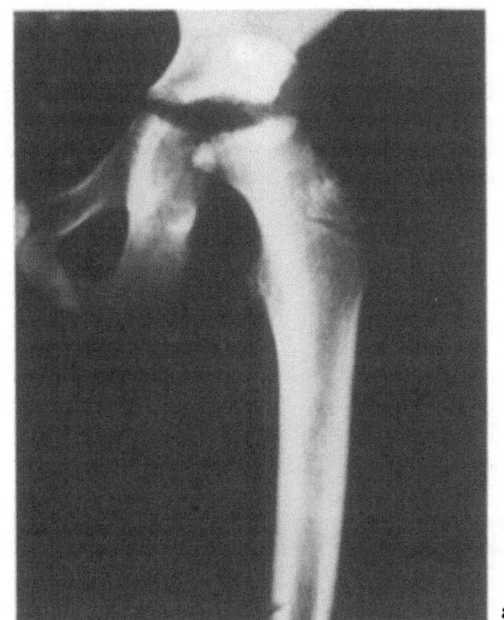

a

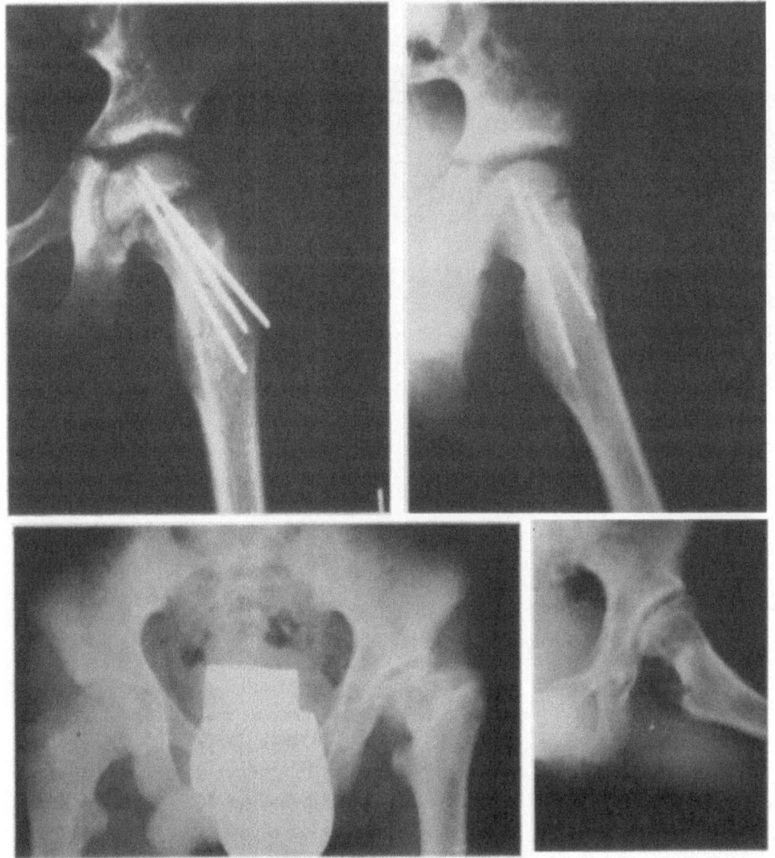

b

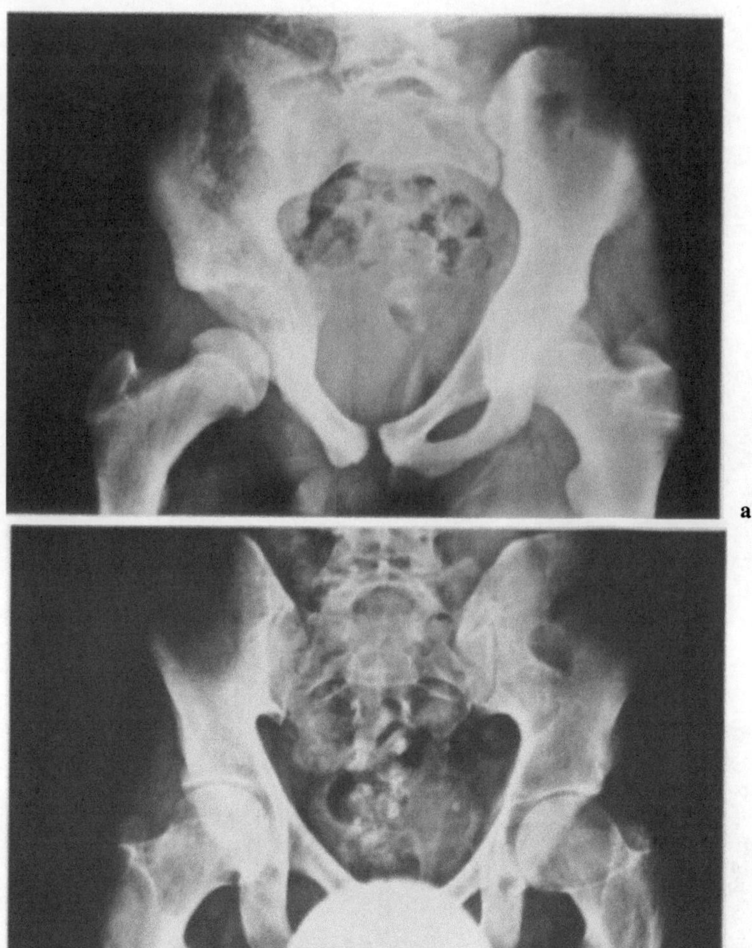

Abb. 2. a 16 j. Skifahrer mit vorderer Hüftluxation. Keine Nebenverletzungen. Sofortige notfallmäßige Reposition in Narkose und Relaxation. **b** 7 Jahre nach Unfall- Kontrolluntersuchung. Absolut beschwerdefrei, voll sportfähig. Keine Funktionseinbuße. Röntgenologisch keinerlei pathologischen Befunde

Tabelle 1. Hüftluxationen und Luxationsfrakturen 1974 – 1987

– reine Luxation des Hüftgelenkes	40 Fälle
– Luxation mit Hüftkopffraktur (Pipkin)	9 Fälle
– Luxation mit Acetabulumfraktur	116 Fälle
– Luxation mit Hüftkopf- u. Acetabulumfraktur	1 Fall

(nicht berücksichtigt sind alle Hüftgelenkfrakturen, die keine Luxation aufwiesen)

Tabelle 2. Reine Hüftluxation

Unfallart:		
	Pkw	11
	Sport (Ski)	6
	Moped	8
	Motorrad	4
	Fahrrad	2
	Verkehr (Fußg.)	2
	Arbeit	5
	Absturz	2

Die Verkehrsunfälle machen 40% der Unfallursachen aus!

Tabelle 3. Reine Hüftluxation

Gruppe A (n = 20):

Reposition und Extension	∅ Dauer 2 Wochen
Teilbelastung nach	∅ nach 16 Wochen
Vollbelastung nach	∅ nach 20 Wochen
Arbeitsfähig nach	∅ nach 22 Wochen

Gruppe B (n = 20):

Reposition und Bettruhe	∅ 6 Tage
Dauer der stationären Behandlung	9 Tage
Teilbelastung nach	∅ nach 7 Wochen
Vollbelastung nach	∅ nach 11 Wochen
Arbeitsfähig nach	∅ nach 16 Wochen

Tabelle 4. Reine Hüftluxation

Nachuntersuchung:

Zwischen den beiden Gruppen mit und ohne Extension ergaben sich bezüglich

> Gefähigkeit
> Schmerzen
> Wetterfühligkeit
> Beweglichkeit
> Sportfähigkeit

keine eindeutigen Unterschiede.

Die Ergebnisse sind durchweg gut, sofern die Reposition innerhalb der ersten 6 Stunden erfolgte. Dreiviertel der Patienten sind voll sportfähig

Keine einheitliche Auffassung dagegen besteht bezüglich der Weiterbehandlung. So wird einerseits die kurze stationäre Behandlung mit möglichst früher Mobilisation und voller Belastung innerhalb von 2 bis 3 Wochen befürwortet [1, 3, 4, 7], andererseits wird die Meinung vertreten, man könne durch mehrwöchige Extension und ca. 12wöchige Entlastung des Beines die Gefahr der Hüftkopfnekrose bannen [6, 10 u. v. a.]. Wir selbst haben früher auch die Extensionsbehandlung vertreten, sind aber seit 1980 Anhänger kurzer Behandlungszeiten geworden. Einen Nachteil konnten wir nicht feststellen. Im übrigen ist festzuhalten, daß die Hüftkopfnekrose nicht häufig ist und die reine Hüftluxation eine gute Prognose hat (Abb. 2). Wir können heute über jeweils 20 Fälle reiner Hüftluxationen berichten, die mit bzw. ohne Extension behandelt worden sind (Tabelle 1).

Kasuistik

In der Zeit von 1974–1987 wurden insgesamt 166 Hüftverrenkungen mit und ohne Gelenkfrakturen behandelt. Davon waren 40 Fälle (24,1%) reine Hüftluxationen. 34 Männer und 6 Frauen hatten eine solche Verletzung erlitten. 22mal war die linke und 18mal rechte Seite betroffen. Das Durchschnittsalter betrug 26 Jahre. Als Unfallursache wurde in Zweidrittel der Fälle (67,5%) der Verkehrsunfall gefunden. 14mal betraf es Zweiradfahrer und 11mal waren es PKW-Fahrer. Als Sportverletzung trat die Verrenkung ausschließlich bei Skifahrern auf (Tabelle 2). Die häufigste Verrenkungsform war mit 31 Fällen die Luxatio iliaca. Eine Luxatio ischiadica wurde 5mal, die obturatoria 4mal festgestellt. Die suprapubische haben wir nicht beobachtet.

Zusätzliche Verletzungen wiesen 24 Patienten auf. Dabei stand das Schädel-Hirn-Trauma mit 16 Fällen weit im Vordergrund, gefolgt von zusätzlichen Frakturen an Extremitäten und der Wirbelsäule. Thorax- und Abdominalverletzungen fand man bei jeweils 5 Patienten. Außer 2 Peronaeuslaesionen (5%) wurden keine weiteren neurologischen Ausfälle oder Gefäßverletzungen beobachtet.

An allgemeinen Komplikationen waren während des stationären Aufenthaltes ein mechanischer Ileus aufgetreten, eine Fettembolie, eine Beckenvenenthrombose und lokal eine Bohrdraht-Osteitis.

In 39 von 40 Fällen erfolgte die Reposition innerhalb der ersten 5 Stunden nach dem Unfall. Im Durchschnitt lag der Therapiebeginn bei 2 Stunden. 36mal wurde von einer Allgemein-Narkose Gebrauch gemacht, 4mal von der Spinalanaesthesie. In 1 Fall konnte die Reposition erst nach 12 Tagen durchgeführt werden, da die Luxation wegen anderer Verletzungen außerhalb übersehen worden war. Bei 20 Fällen wurde für 2 Wochen eine

K-Draht-Extension angelegt. Daran schloß sich eine 16wöchige Teilbelastung. In der anderen Gruppe wurde auf die Extension verzichtet und die volle Belastung nach der 11. Woche gestattet (Tabelle 3). In den Ergebnissen konnte weder bezüglich der Funktion noch der lokalen Komplikationen ein Unterschied festgestellt werden. Eine periartikuläre Verknöcherung wurde bei 2 Patienten gefunden. In dem einen Fall handelte es sich um die verspätete Reposition, in dem anderen hatte ein schweres Schädel-Hirn-Trauma vorgelegen.

Eine Hüftkopfnekrose wurde in keinem unserer Fälle festgestellt (Tabelle 4). Die Überprüfung der Durchblutungsverhältnisse wird derzeit mit Hilfe der Kernspintomografie studiert.

Zusammenfassend kann festgestellt werden, daß die reine Hüftluxation eine gute Prognose hat, wenn die Einrichtung notfallmäßig innerhalb der ersten 6 Stunden erfolgt. Die aseptische Hüftkopfnekrose ist selten. Die stationäre Behandlung erfolgt ohne Extension und verfolgt die möglichst frühe Mobilisierung nach wenigen Tagen. Die volle Belastung kann nach 10 bis 14 Tagen gestattet werden, so daß Arbeitsfähigkeit nach 3 bis 4 Wochen wieder möglich ist. Dieses Therapiekonzept, das die Böhlerschule schon immer verfolgt hat, bedeutet für den Verletzten eine ganz wesentliche Erleichterung und für den Kostenträger eine spürbare Entlastung.

Literatur

1. Beck E (1979) Therapie der Hüftluxationen. In: Burri C, Rüter A (Hrsg) Frakturen und Luxationen im Beckenbereich. Hefte Unfallhlk 140:221
2. Böhler J (1953) Experimentelle Untersuchungen über die Ursache der sog. Kopfnekrose nach Verrenkungen und Verrenkungsbrüchen des Hüftgelenkes. Chirurg 24:344
3. Böhler L (1943) Die Technik der Knochenbruchbehandlung im Frieden und im Kriege. Maudrich, Wien
4. Jahna H, Wittich H (1985) Konservative Methoden in der Frakturenbehandlung. Urban & Schwarzenberg, Wien München Baltimore
5. Jungbluth KH, Kratzert R (1968) Spätergebnisse schwerer Hüftgelenksverletzungen. Langenbecks Arch klin Chir 320:8
6. Kuner EH, Weller S, Meeder PJ (1988) Verletzungen des Halte- und Bewegungsapparates. Frakturen–Luxationen. – Spezieller Teil. In: Koslowski, Bushe, Junginger/Schwemmle (Hrsg) Lehrbuch der Chirurgie. Schattauer, Stuttgart New York
7. Kuner EH, Schlosser V (1988) Traumatologie. Thieme, Stuttgart New York
8. Lanz v T, Wachsmuth W (1972) Praktische Anatomie, I/4. Springer, Berlin Heidelberg New York
9. Schneider R (1987) Die Totalprothese der Hüfte. Aktuelle Probleme in Chirurgie und Orthopädie. Huber, Bern Stuttgart Toronto
10. Weigand H, Sarfert D, Schweikert C-H, Walde H-J (1978) Die reine traumatische Hüftluxation des Erwachsenen. Unfallheilk 81:20

38. Distorsionen und Luxationen großer Gelenke – Kniegelenk

A. Wentzensen

Berufsgenossenschaftliche Unfallklinik Ludwigshafen

"Distorsion" Injuries and Dislocations of large Joints: the Knee Joint

Summary. Recent "distorsion" injuries of the knee joint should be diagnosed with great precision. While injuries that do not produce instability should be treated conservatively, early surgical repair is the treatment of choice for the unstable knee. If a reliable evaluation is not possible, a general anesthetic is required; arthroscopy is reserved for special questions. Dislocation of the knee is a true surgical emergency. The vascular insult caused by the severe injury requires immediate attention.

Keywords: Distorsion – dislocation – knee joint

Zusammenfassung. Distorsionen am Kniegelenk bedürfen einer genauen diagnostischen Abklärung um zu beurteilen, welche Verletzungsfolgen einer operativen bzw. funktionell konservativen Behandlung bedürfen. Die klinische respektive Narkoseuntersuchung stellt das sicherste Verfahren bei ligamentären Verletzungen dar, die Arthroskopie bleibt speziellen Fragestellungen vorbehalten. Kniegelenksluxationen stellen aufgrund des hohen Anteiles von Gefäß- und Nervenbegleitverletzungen chirurgische Notfälle dar und bedürfen einer raschen diagnostischen Abklärung und Behandlung.

Schlüsselwörter: Kniegelenksdistorsion – Kniegelenksluxation – Diagnostik – Therapie

Einleitung

Das Kniegelenk als größtes menschliches Gelenk in der Mitte zwischen Körperschwerpunkt und dem Boden, verbindet die beiden Knochen mit den längsten Hebelarmen und wird dabei in seinem gesamten Bewegungsablauf durch ein komplexes Zusammenspiel von Knochen, Bändern und Muskelführung gesteuert, dies macht seine erhöhte Verletzungsanfälligkeit verständlich.

Ein verändertes Freizeitverhalten mit Hinwendung zu vermehrter sportlicher Betätigung dürfte mit einer der Gründe sein, weshalb wir in den letzten Jahren eine Zunahme operationspflichtiger Kniegelenksverletzungen beobachten, hier dargestellt an der zunehmenden Zahl der operativ versorgten frischen und veralteten Kapselbandläsionen.

Einteilung von Distorsionen (Verstauchungen)

Der Begriff der Kniegelenksdistorsion ist nicht unumstritten, da er die möglichen Läsionen nur ungenau oder gar nicht beschreibt, ein Umstand, auf den schon der schwedische Chirurg Palmer 1938 hingewiesen hat (Palmer).

Es erscheint deshalb sinnvoll, Distorsionen danach zu unterteilen, ob sie zu einer Verletzung der ligamentären oder osteochondralen Strukturen einschließlich der Menisken führen.

Verletzungen des Kapselbandapparates

Bei jedem Verdacht auf eine Kapselbandverletzung stellt sich die Frage, ob die Verletzung zu einem Stabilitätsverlust geführt hat. Eine wesentliche Eigenschaft der ligamentären Stabilisatoren ist die Elastizitätsreserve des kollagenen parallelfaserigen Bindegewebes sowie seine neuromuskuläre Steuerung.

Letztere erklärt auch, daß nach biomechanischen Untersuchungen bei gut trainierter Muskulatur die Reißfestigkeit von Ligamenten deutlich überschritten werden kann, ohne daß es zu einer Läsion kommt (Noyes).

Dabei ist die Eigenschaft des parallelfaserigen kollagenen Bindegewebes von Bedeutung, daß nach Überschreiten einer gewissen Elastizitätsreserve eine plastische Deformierung eintritt und die Elastizität verlorengeht (Abb. 1 und 2). Aus diesem Grunde können auch Verletzungen, die ohne Kontinuitätsunterbrechung einhergehen, zu einem dauerhaften Instabilitätsmuster führen (Kennedy) und selbst bei exakter anatomischer Versorgung kann aufgrund der verlorengegangenen elastischen Eigenschaften des parallelfaserigen kollagenen Gewebes die Ausgangsstabilität nur näherungsweise erreicht werden.

Klassifikation

Bei den Kapselbandläsionen ohne Stabilitätsverlust erscheint eine Einteilung in Zerrung, Überdehnung oder Teileinriß sinnvoll, wohingegen Kapselbandverletzungen mit nachweisbarer Instabilität Systemverletzungen mit Verlust der Stabilität in mehreren Ebenen darstellen, die in unterschiedliche Schweregrade unterteilt werden können. In einem gewissen Ausmaß lassen sich daraus Rückschlüsse auf die Zahl der mitverletzten Strukturen ziehen und es ist eine exakte vergleichende Überprüfung des Behandlungsergebnisses möglich.

Der Begriff der Rotationsinstabilität von Slocum und Larson wurde von Nicolas auf die übrigen drei Quadranten übertragen, dabei ordnete er den vier Rotationsinstabilitäten typische Verletzungsmuster zu. Nach unserer heutigen Kenntnis scheint dies für anteromediale und anterolaterale Instabilitäten, die etwa 80% der Kapselbandverletzungen ausmachen, zulässig, die postero-mediale Instabilität stellt jedoch nicht den gleichen Mechanismus dar, weil bei einer Durchtrennung des hinteren Kreuzbandes die Rotationsachse im Gegensatz zu den drei anderen Instabilitäten verändert wird.

Neben der Feststellung der Rotationsinstabilität ist die Einteilung in Schweregrade von Bedeutung, weil sich hieraus Rückschlüsse auf die Zahl der mitverletzten Strukturen ziehen lassen und nur dadurch eine exakte vergleichende Überprüfung der Behandlungsergebnisse möglich ist.

Aus der Kombination von Rotationsinstabilität und Schweregrad lassen sich etwa 20 verschiedene Instabilitätsformen unterschiedlichen Ausmaßes beschreiben und klinisch nachweisen (Müller). Von Bedeutung ist auch, daß bei den klassischen Instabilitäten in einem Quadranten ein Übergreifen auf eine einzelne Struktur eines anderen Quadranten möglich ist.

Diagnostik

Die Indikation zur operativen Versorgung einer frischen Kapselbandverletzung ergibt sich bei eindeutig nachweisbarer Instabilität. Dabei ist die Beurteilung einer frischen Verletzung schwierig, da in Abhängigkeit vom Ausmaß der Verletzung ein schmerzbedingter reflektorisch erhöhter Muskeltonus besteht. Die Eingrenzung der Verletzung erfolgt durch Anamnese, Inspektion, Palpation, Funktionsprüfung und Prüfung der Gelenkstabilität, die immer im Vergleich zur Gegenseite erfolgen muß.

Dabei ist eine quasi rasterartige Überprüfung der Bandstabilität im gesamten Bewegungsablauf, wie sie in zahlreichen experimentellen Untersuchungen beschrieben wird, klinisch nicht praktikabel.

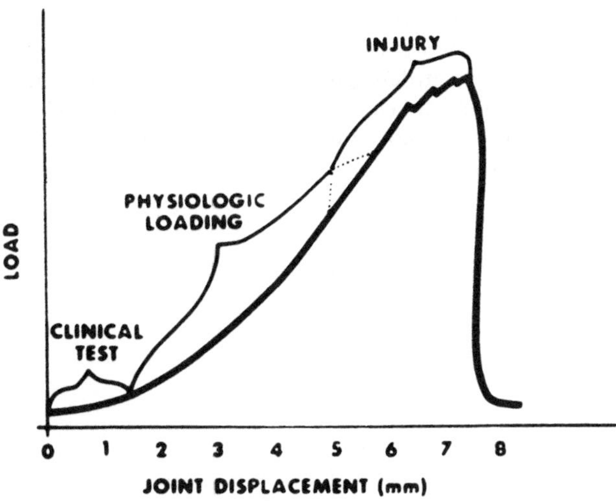

Abb. 1. Kurvenverlauf bei Belastung eines Ligamentes (n. Cabaud)

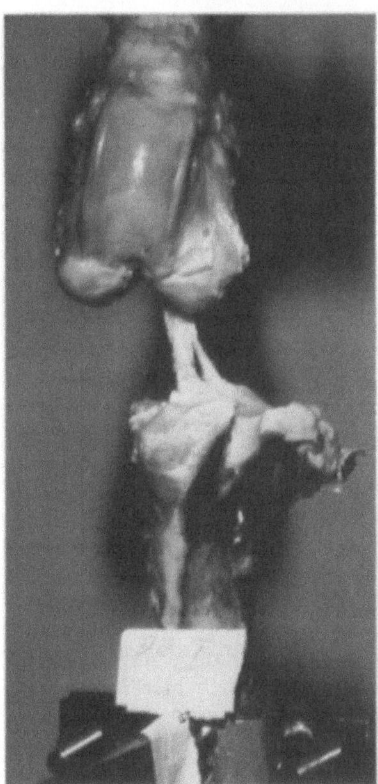

Abb. 2. Plastische Deformierung eines vorderen Kreuzbandes unter Belastung

Klassische Verletzungssymptome wie spontaner Schmerz, Schwellung, Erguß, lokale Druckempfindlichkeit und Behinderung besitzen keinen absoluten, sehr wohl aber einen wichtigen relativen Aussagewert. Die sicherste Beurteilung der frischen Verletzung erlaubt die Narkoseuntersuchung im Seitenvergleich, mit deren Hilfe durch Ausschaltung von Schmerzen die Frage beantwortet werden kann, ob es sich um einen harten oder weichen Bandanschlag handelt und welches Ausmaß die Instabilität besitzt.

Im Rahmen einer prospektiven Studie wurden in Tübingen innerhalb eines Jahres 111 frische Kapselbandverletzungen, die einen operationspflichtigen Befund aufwiesen, mit einer standardisierten Diagnostik abgeklärt. Dabei wurden jeweils zuerst unverletzte und verletzte Extremität ohne Schmerzausschaltung, anschließend in Narkose untersucht, dabei zeigte sich eine signifikante Trefferquote bei der Narkoseuntersuchung, die jeweils von einem erfahrenen Untersucher durchgeführt wurde.

Folgende klinische Stabilitätstests wurden dabei durchgeführt:

Varus-Valgusstreß in 0 und 30 Grad,
vordere Schublade in Außenrotation, Mittelstellung und Innenrotation bei 80 Grad Beugestellung,
Lachmanntest,
hintere Schublade in Außenrotation, Mittelstellung und Innenrotation,
Außenrotations- und Innenrotationsinstabilitätstest,
lateraler Pivot-shift Test,
Außenrotations-Überstreckungstest.

Ohne der datengestützten Auswertung vorgreifen zu wollen, ließ sich feststellen, daß bereits die standardisierte klinische Untersuchung im Seitenvergleich eine hohe Aussagekraft besaß und in den allermeisten Fällen durch die Narkoseuntersuchung bestätigt wurde. Der Wert einer kompetenten klinischen Untersuchung kann deshalb gar nicht hoch genug angesetzt werden.

Arthroskopie

Bei verbleibender Unsicherheit nach Narkoseuntersuchung kam die Arthroskopie zur Anwendung.

Die Arthroskopie besitzt bei frischen Verletzungen ihre spezielle Indikation beim Hämarthros ohne nachweisbare Instabilität.

Radiologische Diagnostik

Standardröntgenaufnahmen zum Ausschluß eines knöchernen Bandausrisses oder einer begleitenden knöchernen Verletzung sind obligat.

Zur erweiterten Diagnostik können gehaltene Aufnahmen zur Dokumentation von seitlichen und vorderen bzw. hinteren Instabilitäten unter definierter Belastung angefertigt werden. Bei frischen Verletzungen lassen sich diese jedoch nicht in jedem Fall dokumentieren, dies relativiert den Wert dieser Maßnahme ohne Schmerzausschaltung.

Nichtradiologische apparative Verfahren

stehen noch in den Entwicklungsanfängen und sind vor allem unter dem Aspekt einer Quantifizierung der Instabilität ohne Strahlenbelastung interessant, auch hier wird allerdings die Ausschaltung der reflektorischen Schmerzen von Bedeutung sein.

Therapie

Distorsionen im Sinne der Dehnung, Zerrung oder Teileinrisses werden konservativ funktionell behandelt. Indelicato berichtet über erfolgreiche nichtoperative Behandlungen von Rupturen des medialen Kollateralbandes in einer propektiven Studie.

Die operative Versorgung der frischen Kapselbandläsion am Kniegelenk erfolgt nach dem Prinzip, daß sämtliche zerrissenen Bandstrukturen im interligamentären Bereich mit resorbierbarem Nahtmaterial genäht, knöchern ausgerissene Bandansätze mit Schrauben und Unterlegscheiben refixiert oder mit transossären Nähten versorgt werden. Ein solches

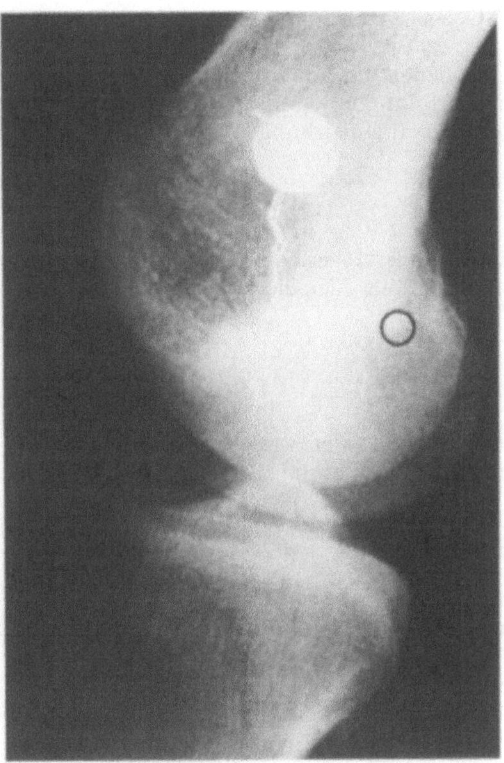

Abb. 3. Idealerweise anzustrebende (o) und tatsächliche Reinsertion eines vorderen Kreuzbandes

Vorgehen ist nur dann sinnvoll, wenn die anatomischen Insertionspunkte beachtet werden. Die Anheftung eines Kollateralbandes proximal seiner Insertion oder die Refixierung eines femoral abgerissenen Kreuzbandes zu weit ventral führt zu einer nachhaltigen Störung des Bewegungsablaufes mit nachfolgender Insuffizienz der Bänder (Abb. 3).

Dabei ist eine aktive Suche nach möglichen Läsionen unabdingbar, auf der anderen Seite darf das Verletzungsausmaß dadurch nicht größer werden.

Zum Schutz der versorgten ligamentären Strukturen sind äußere und innere Schienungen möglich: beide erlauben eine Mobilisierung des Gelenkes in einem definierten begrenzten Bereich.

Die Augmentation mit einem resorbierbaren Band im Sinne einer inneren Schienung kann vor allem für die Begleit- und Nachbehandlung hilfreich sein, da sie eine vorsichtig geführte Bewegung des Gelenkes auf einer elektrischen Bewegungsschiene in einem limitierten Ausmaß erlaubt, bei dem die versorgten ligamentären Strukturen nicht unter vermehrte Spannung geraten.

Im weiteren Verlauf muß ein krankengymnastisches Behandlungsprogramm durch gezieltes Muskeltraining eine dynamische Stabilisierung des Gelenkes erreichen und durch eine allmählich steigernde Belastung eine funktionelle Anpassung der Bandstrukturen ermöglichen.

Osteochondrale Frakturen

Leitsymptom der osteochondralen Läsion ist der Hämarthros. Je nach Ausmaß der knöchernen Beteiligung ist eine röntgenologische Diagnose möglich, die Arthroskopie erlaubt die Lokalisation und die Wahl des operativen Zuganges.

Traumatische Verrenkungen im Patello-Femoral-Gelenk

sind von habituellen Mechanismen zu trennen, bei denen die einwirkenden Kräfte und das Verletzungsausmaß geringer sind, die Reposition erfolgt eher spontan als bei den primär traumatischen Formen mit erheblicherer äußerer Gewalteinwirkung.

Meniskusläsionen

nach frischem Kniegelenkstrauma sind sowohl als isolierte Verletzungen wie im Rahmen von Systemverletzungen möglich, die Arthroskopie besitzt hier die höchste diagnostische Aussagekraft.

Verrenkungen im proximalen tibio-fibularen Gelenk

Verrenkungen im proximalen tibio-fibularen Gelenk seien der Vollständigkeit halber erwähnt, sie können erhebliche diagnostische Probleme bereiten und werden häufig primär nicht erkannt.

Tibio-femorale Luxationen

Luxationen des Kniegelenkes gehören zu den seltensten Verrenkungen der menschlichen Gelenke. Sie entstehen durch schwere direkte Gewalteinwirkung und stellen chirurgische Notfälle dar: die Häufigkeit von Gefäßverletzungen beträgt zwischen 32% und 38%, die Nervenbeteiligung, meist in Form einer Verletzung des Nervus peronäus communis, liegt bei 50% bis 54% (Abb. 4a und b).

Klassifikation

Die Einteilung der Dislokationen erfolgt nach der Stellung der Tibia zum Femur. Dabei stellt die vordere Dislokation die häufigste Verrenkungsform dar und macht etwa ein Drittel bis zur Hälfte aller Luxationen aus.

Nach biomechanischen und klinischen Studien von Kennedy sind für die vordere Dislokation die geringsten Kräfte erforderlich, während mediale, laterale und Rotationsdislokationen sehr viel größere Krafteinwirkungen erfordern.

Während Kennedy der Auffassung ist, daß die vordere Dislokation schwerwiegender ist, nimmt Callahan dies für die Luxation nach hinten an. Anatomische Studien von Ottolenghi konnten zeigen, daß die Kniekehlenarterie bei der Dislokation nach vorne zwar besser geschützt wird als bei der Dislokation nach hinten, dabei wird jedoch die Tatsache unterschätzt, daß ein forcierter Überstreckmechanismus, der zur vorderen Luxation führt, zu einer erheblichen Überdehnung der Arterie zwischen den beiden Fixationspunkten führt.

Therapie

Aufgrund der engen topographischen Beziehungen der Arteria poplitea steht die sorgfältige Beobachtung des Gefäßstatus bei diesen Verletzungen im Vordergrund. Es wird eine sofortige Reposition der Kniegelenksluxation in Beugestellung, ggfs. auch an der Unfallstelle, empfohlen. Eine solche Reposition kann bei gleichzeitig vorliegender Fraktur unter Umständen unmöglich sein.

Die notfallmäßige operative Versorgung ist in jedem Fall bei offener Luxation angezeigt, bei Unmöglichkeit der geschlossenen Reposition sowie bei Verletzung der Arteria poplitea.

Die operative Versorgung der zerrissenen Bänder bei der Kniegelenksluxation kann auch als Notfalleingriff erfolgen, wenn der Gefäßstatus geklärt ist, auch nach operativer Versor-

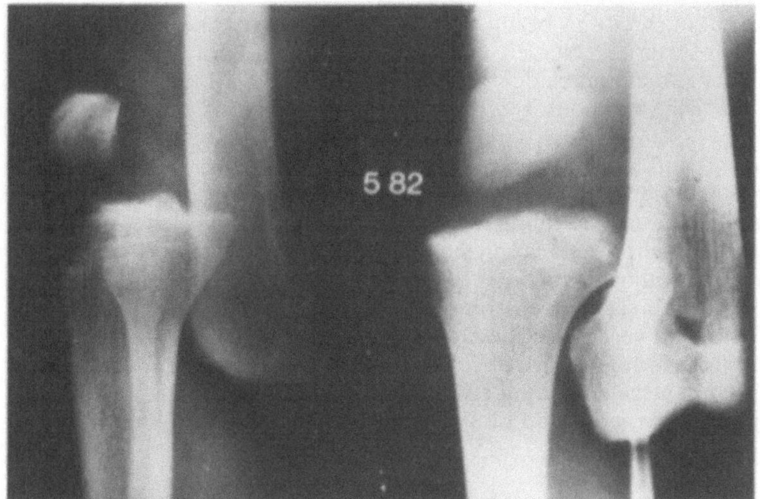

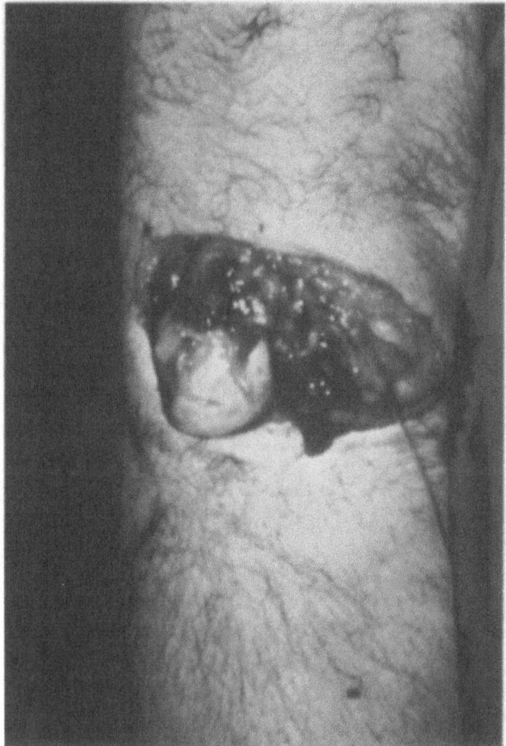

Abb. 4a und b. Radiologischer und klinischer Befund einer offenen Kniegelenksluxation

gung ist eine sorgfältige Beobachtung des Gefäßstatus (über mehrere Tage) notwendig. Besteht der Verdacht auf eine Gefäßbeteiligung, sollte mit einer raschen diagnostischen Arteriographie nicht gezögert werden; die Sechs-Stunden-Grenze bei kompletter Unterbrechung der arteriellen und venösen Strombahn ist von entscheidender Bedeutung für das Schicksal der Extremität.

Eine generelle Empfehlung für ein operatives oder konservatives Vorgehen der ligamentären Verletzungen läßt sich aus den in der Literatur mitgeteilten Kollektiven nicht ohne weiteres ableiten, da entsprechende vergleichende Studien fehlen, die Zahlen einzelner Klini-

224

ken zu gering und die Variationsbreite in bezug auf Verletzungsmuster und das Vorliegen von Begleitverletzungen der Arterien, Nerven und Knochen zu groß ist, um gesicherte Aussagen machen zu können. Auch die beiden größten Kollektive von Taylor et. alt. und von Meyers et. alt. sind letztlich zu inhomogen, um diese Frage gesichert beantworten zu können.

Die klinische Erfahrung lehrt aber auf der anderen Seite, daß auch bei Zerreißung sämtlicher ligamentärer Strukturen die korrekte anatomiegerechte Naht der zerrissenen Bänder mit nachfolgender limitierter Bewegung in bezug auf Stabilität und Bewegungsausmaß gute, wenn nicht bessere Ergebnisse zu erbringen vermag, als eine alleinige konservative Behandlung mit wochenlanger Ruhigstellung. Bei Beteiligung der Kniekehlengefäße ist eine temporäre Ruhigstellung nach Versorgung erforderlich.

Hinter dem Begriff Distorsion verbergen sich am Kniegelenk zahlreiche Verletzungsmuster, die einer sehr exakten Abklärung bedürfen. Auf jeden Fall ist der Feststellung Smillies beizupflichten, daß es für ein Kniegelenk kaum etwas Schlechteres geben kann, als es nach einer frischen Verletzung ohne Diagnose und ohne Grund in einem Gipsverband ruhigzustellen.

Literatur

Gelbermann RH, Amifl D, Gonsalves M, Woo S, Akeson H (1981) The Influence of protective passive Mobilization on the Healing of Flexor Tendons: A biochemical and Microangiographic Study. Hand 13:120–128

Indelicato PA (1983) Non-Operative Treatment of Complete Tears of the Medial Collateral Ligament of the Knee. J Bone Joint Surg 65-A:323–329

Kennedy JC (1963) Complete Dislocation of the Knee Joint. J Bone Joint Surg 45-A:889–904

Kennedy JC, Hawkins RJ, Willis RB, Danylchuk KD (1976) Tension Studies of Human Knee Ligaments. J Bone Joint Surg 58-A:350–355

Müller W (1982) Das Knie. Springer, Berlin Heidelberg New York

Ottlenghi CE, Traversa CH (1974) Vascular and Nervous Complications in Injuries of the Knee Joint. Reconstr Surg Traumat vol. 14, Karger, Basel, pp 114–135

Palmer I (1938) On the Injuries of the Ligaments of the Knee Joint. A clinical study. Acta Chir Scand. 81 (Suppl):53

Saggau W, Laubach K (1974) Behandlung der verletzten Arteria poplitea. Fortschr Med 17:719–721

Slocum DB, Larson RL (1968) Rotatory Instability of the Knee. J Bone Joint Surg 50-A:211–225

Shields L, Mital M, Cave EF (1969) Complete Dislocation of the Knee: Experience at the Massachusetts General Hospital. J Trauma 9:192–215

Taylor AR, Arden GP, Rainey HA (1972) Traumatic Dislocations of the Knee. A Report of Forty-three Cases with Special Reference to Conservative Treatment. J Bone Joint Surg 54-B:96–102

39. Knöchelgabel mit Fußwurzel

K. P. Schmit-Neuerburg und E. Vogt

Abteilung für Unfallchirurgie, Universitätsklinikum Essen, Hufelandstr. 55, D-4300 Essen 1

Ligamentous Injuries and Dislocations of Ankle and Hindfoot

Summary. Severe soft tissue injury occurring in sprains and dislocations may lead to painful disability after plaster-immobilisation for 6–12 weeks. Therefore, primary operation is indicated for ligamentous repair, osteochondral fracture-fixation and internal K-wire stabilization of dislocations after reduction. After 1 week of immobilisation, the patient should begin active daily muscle exercises; in the 2nd week patients are mobilized with support of a dynamic, partial weight-bearing splint, allowing continued muscle exercises until weight-bearing is possible 6–8 weeks after surgery. In 23 patients undergoing operations for acute dislocations excellent results were obtained in 14 (60%) and fair results in 7 (30%), while two patients (10%) had to have legs amputated because of arterial thrombosis and vascular disease.

Keywords: Dislocations – internal fixation – functional treatment

Zusammenfassung. Der traumatische Weichteilschaden bei Distorsionen und Luxationen ist Ursache von Dystrophien und chronischer Funktionsstörung nach langdauernder Immobilisation im Gipsverband. Distorsionen I.° – II.° werden besser funktionell mit elastischem Tape-Verband, Luxationen und Subluxationen operativ behandelt: Debridement, Bandnaht, Verschraubung osteochondraler Frakturen und K-Draht Stabilisierung des luxierten Gelenkes begünstigen Wundheilung, frühfunktionelle Therapie und gipsfreie Mobilisierung mit dynamischer Teilbelastung. Nach kompletter Talusluxation ist die Triple-Arthrodese, bei veralteten Luxationen die Resektionsarthrodese angezeigt. Von 23 Patienten mit Fußwurzel-Luxationen erzielten 14 (60%) ein sehr gutes, 7 (30%) ein mäßiges Ergebnis, 2 (10%) wurden wegen arterieller Thrombose und AVK amputiert.

Schlüsselwörter: Luxation – Primäroperation – funktionelle Therapie

Distorsionen und Luxationen sind Folge indirekter Gewalteinwirkung. Bei unterschiedlichem Verletzungsausmaß und Mitbeteiligung knöcherner Strukturen wird das klinische Bild durch die Symptomatologie des gedeckten Weichteilschadens mit Schmerz, Schwellung, Hämarthros und subcutaner Hämatomausbreitung bestimmt. Dadurch steigt der subcutane Gewebedruck, der die Entstehung ischämischer Nekrosen, posttraumatischer Fibrosen und Dystrophien begünstigt. Durch Überdehnung und Teilruptur von Kapsel-Band-Strukturen resultiert eine Gefügelockerung, die zu chronischer Funktionsstörung, Arthrose oder "habituellen Distorsionen" führen kann [13]. Diagnostisch sind daher Distorsionen I.° und II.° mit Überdehnung oder einfacher Kapsel-Bandruptur von Distorsionen III.° mit kompletter Bandruptur und Luxationen oder Luxationsfrakturen abzugrenzen [4]. Typische Begleitverletzungen sind knöcherne Bandausrisse und osteochondrale Frakturen, Sehnenrisse und Peronealsehnen-Luxation sowie Intima-Läsionen, die zu arterieller Thrombose führen können. Drucksteigerung durch Muskelrisse und Hämatome in den vier Muskellogen des Fußes kann außerdem ein Kompartment-Syndrom auslösen [3]. Tarsaltunnel-Syndrom und fibulo-talares Impingement bezeichnen posttraumatische Spätzustände durch

Fibrose und Periostose in den neurovasculären Versorgungskanälen und Sehnen-Gleitlagern des medialen und lateralen Fußskeletts als Ursache chronischer Beschwerden und Funktionsstörungen, die auch nach "einfachen" Distorsionen auftreten. Durch komplette Spaltung, Synovektomie und Excision des Narbengewebes kann in solchen Fällen Beschwerdefreiheit erzielt werden [7].

Bei der *primären Diagnostik* hat die klinische Untersuchung der Weichteile, Funktion, Motorik, Sensibilität und Durchblutung absoluten Vorrang. Die ligamentäre Stabilität des oberen Sprunggelenkes kann durch vorsichtige Ventralverschiebung des Talus ("drawer sign") geprüft werden: Bei kompletter Ruptur der Kapsel und des Ligamentum fibulo talare anterius ist die Subluxation des Talus klinisch nachweisbar [4]. Die Röntgenuntersuchung darf sich nicht nur auf Standardaufnahmen des oberen Sprunggelenkes in zwei Ebenen beschränken, sondern muß auch die Fußwurzelgelenke in 45° Innen- und Außenrotation und das Fußskelett in seitlicher und schräger Projektion berücksichtigen. Dadurch lassen sich Frakturen und Luxationen, aber auch die Mehrzahl knöcherner Bandausrisse und osteochondrale Frakturen entlang der Supinationslinie und an den Prädilektionsstellen des Talus, Calcaneus, Naviculare und Metatarsale V nachweisen.

Die Therapie der Distorsionen besteht zunächst in konsequenter Hochlagerung in funktioneller Mittelstellung des Fußes, d. h. in 30° Plantarflexion, unterstützt durch einen leichten Wattekompressions- oder Tape-Verband und lokale Cryotherapie. Nur selten ist bei starker Schwellung eine gut gepolsterte U-Gips-Schiene erforderlich. Wenn nach 3 bis 5 Tagen die Akutphase mit Abschwellung der Weichteile überwunden ist, kann die diagnostische Abgrenzung der Distorsion III.° durch Stabilitätsprüfung des oberen und unteren Sprunggelenkes in Leitungs- oder Regional-Anaesthesie erfolgen: Eine Distorsion III.° mit operationswürdiger lateraler Kapselbandverletzung liegt vor, wenn Röntgen-Stress-Aufnahmen in 2 Ebenen eine gegenüber der gesunden Seite um mehr als 10° bzw. 10 mm vermehrte laterale bzw. ventrale Talus-Subluxation aufweisen [4, 8, 11].

Im Kindesalter besteht die Op-Indikation auch für den durch Streß-Aufnahmen nachgewiesenen osteochondralen Bandausriß mit schalenförmigem Fragment, das meist aus der osteochondralen Bandhaft an der Fibula oder am Talus stammt [2, 9].

Instabilität des subtalaren Gelenkes liegt vor, wenn in 30° Innenrotation des Fußes der um 45° geneigte Zentralstrahl des Bildverstärkers eine manuelle Aufklappbarkeit des Gelenkspaltes zwischen Talus und Calcaneus oder sogar eine Medialverschiebung des Calcaneus erkennen läßt: Normalerweise ist keine Bewegung möglich [15] (Abb. 1). Zur Feindiagnostik knöcherner Bandausrisse und osteochondraler Frakturen sind gelegentlich Röntgen-Ziel- und Schicht-Aufnahmen oder Computertomographien erforderlich [4].

Die Therapie der Distorsion I.° und II.° erfolgt rein funktionell, ohne Immobilisation im Gips- oder Kunststoffverband und führt innerhalb von 3 bis 4 Wochen zur Wiederherstellung. Sie beginnt mit aktiv-assistiven Übungen der Fußmuskulatur und Sofort-Mobilisierung, sobald ein stabilisierender Tape-Verband primär oder nach Abschwellung frühsekundär angelegt werden kann. Alternativ und bei größerem Stabilitäts-Bedarf hat sich die air-cast-Schiene und nach Abklingen der Verletzungsfolgen das Tragen einer Sport-Manschette zum Schutz der wiedererlangten Stabilität während der folgenden 3 Monate bewährt. Die funktionelle Therapie wird anfangs täglich, später zweitägig durchgeführt: Dabei werden zunächst die kleinen Fußmuskeln, dann die muskulären und ligamentären Stabilisatoren der Gelenke trainiert. Dasselbe Therapie-Konzept gilt auch für die Distorsion III.° nach operativer Versorgung und zweiwöchiger Immobilisation im Gipsverband.

Die *Luxationen* der Knöchelgabel und der subtalaren Gelenke sind schwere Verletzungen, die an den Komplexverletzungen des Fußes mit 60% beteiligt sind. Das Verletzungsbild der maximal angespannten Haut über dem prominenten Gelenkanteil zeigt, worauf es in den ersten Minuten ankommt: Notfallmäßig muß jede offene oder geschlossene Luxation in Narkose oder regionaler Schmerzausschaltung reponiert werden, um Haut- und Weichteilstrukturen zu entlasten und Drucknekrosen zu vermeiden (Abb. 2). Davon unabhängig besteht für 90% geschlossener und offener Luxationen eine primäre Operations-Indikation wegen osteochondraler Begleitverletzung, Muskelzerreißung und Einklemmung abgesprengter Knorpelflakes und Kapselanteile [6, 14]. Der Vorteil einer schnellen operativen

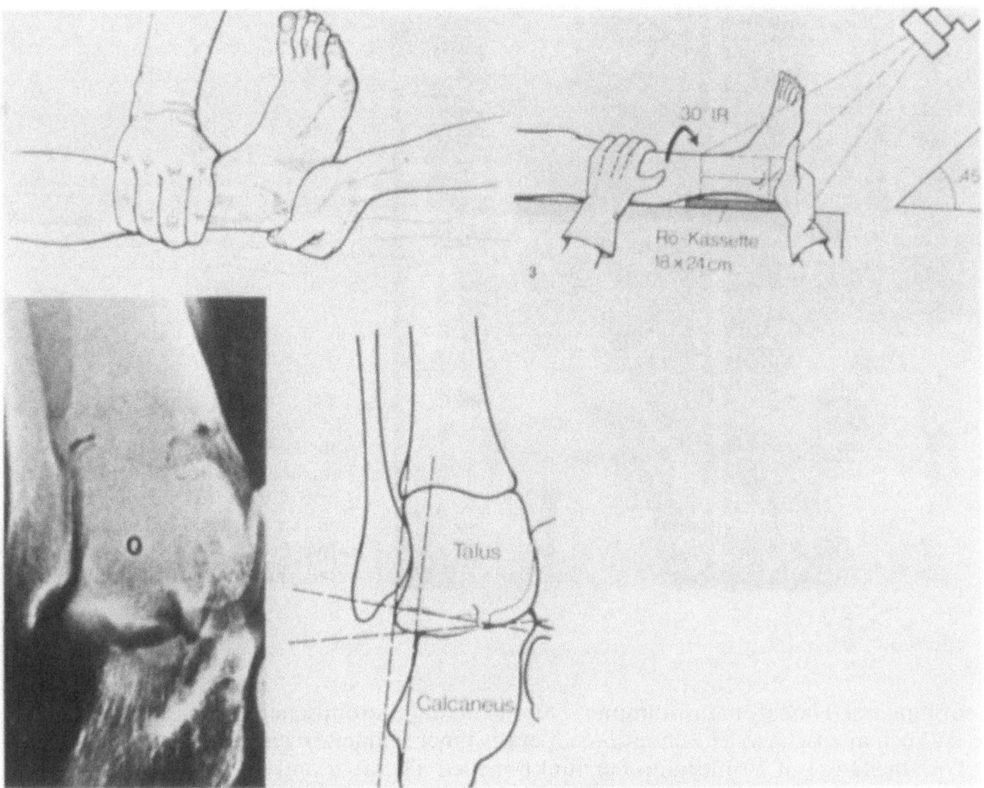

Abb. 1. Untersuchungs-Technik der ligamentären Instabilität im unteren Sprunggelenk: Instabilität liegt vor, wenn eine manuelle Aufklappbarkeit des lateralen Gelenkspaltes oder eine Medialverschiebung des Calcaneus nachzuweisen ist. (Aus: Rahmanzadeh R, Faensen M (1983) Bandverletzungen am Schulter-, Knie- und Sprunggelenk. Schnetztor-Verlag, Konstanz

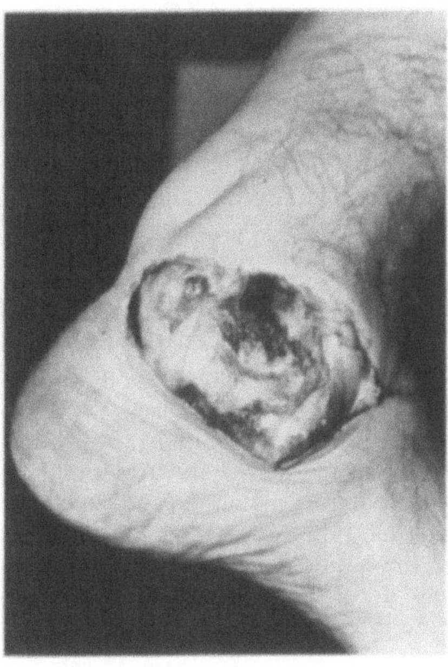

Abb. 2. Mediale Talus-Luxation mit drohender Hautrandnekrose. Dringende Indikation zur operativen Reposition und K-Draht-Stabilisierung

228

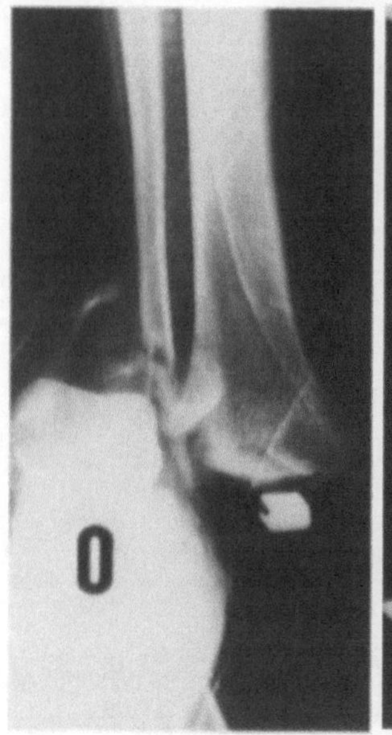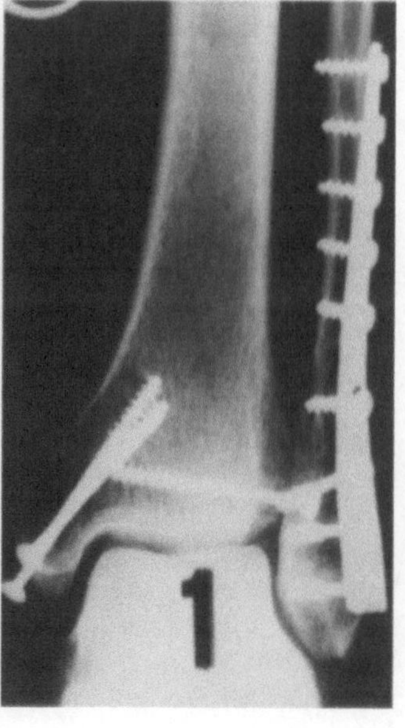

Abb. 3. Medial weit offene, laterale Talusluxation mit Innenknöchel-Abriß, Fibulafraktur und knöchernem Ausriß der Syndesmose. Operative Primärversorgung und volle Wiederherstellung 1 Jahr später

Versorgung mit Hämatomausräumung, Debridement, anatomischer Reposition und Fixation ist hoch anzusetzen: Er kommt postoperativ einer schmerzfreien und komplikationslosen Wundheilung mit Frühbeginn der funktionellen Therapie und später der raschen und optimalen Wiederherstellung zugute. Die operative Freilegung erfolgt durch lange, gerade Schnitte, parallel zum medialen oder lateralen Fußrand, deren Scheitelpunkt über der Läsion liegt [6].

Talus-Luxationen aus der Knöchelgabel erfolgen am häufigsten nach *medial oder lateral* in Verbindung mit einer Innenknöchelfraktur und Abriß des fibularen Bandapparates, oder Syndesmosen-Sprengung und Ruptur des Ligamentum deltoideum (Abb. 3). In neueren Vergleichsstudien konnte nachgewiesen werden, daß bei lateraler Luxation mit Ruptur des Ligamentum deltoideum die Wiederherstellung der Snydesmose und ggfs. die Osteosynthese der Fibula bereits genügen, um eine sichere Spontanheilung des Ligamentum deltoideum in 85% der Fälle zu gewährleisten, wenn dieses nicht eingeklemmt ist, d. h. die Weite des medialen Gelenkspaltes nach exakter Reposition der Knöchelgabel weniger als 4 mm beträgt [1]. Bei den zu 60% offenen Talus-Luxationen mit erheblichem Weichteiltrauma und Abriß der Kapselbandstrukturen kann der Verzicht auf eine zusätzliche Freilegung des Ligamentum deltoideum vorteilhaft sein, weil der Talus seine Gefäßversorgung u. a. auch über das Ligamentum deltoideum erhält.

Talus-Luxationen nach ventral oder dorsal sind seltener und in der Regel mit Frakturen der ventralen oder dorsalen Tibia-Gelenkfläche kombiniert (Abb. 4). Die rein ventrale Talusluxation ohne Knochenverletzung kann akut zur Abklemmung der A. dorsalis pedis und über längerdauernde Kompression zur arteriellen Thrombose führen. Nach primär geschlossener Reposition kann trotz adäquater Immobilisation später eine habituelle Luxation eintreten, wenn der Fuß plantarflektiert wird [6].

Eine Besonderheit ist die *postero-mediale Talus-Luxation* ohne begleitende Fraktur oder Syndesmosensprengung, die von Coville bei 8 aktiven Sportlern beschrieben wurde. Durch geschlossene Reposition konnte in 7 Fällen ein optimales Spätergebnis ohne Funktionseinschränkung, Instabilität oder Arthrosezeichen erzielt werden [5].

Subtalare Luxationen (Luxatio pedis sub talo) sind die häufigsten Luxationen. In der Regel ist der Fuß nach medial luxiert und abgewinkelt, der Taluskopf dementsprechend unter der Haut lateral prominent [6] (Abb. 5). Wenn keine Interposition besteht, gelingt die

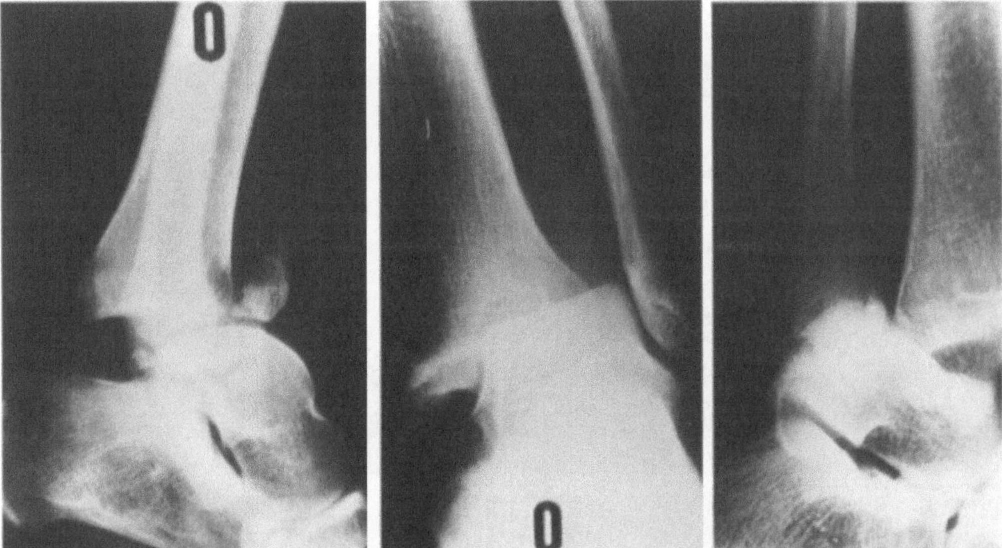

Abb. 4. Talus-Luxation aus der Knöchelgabel: *Nach ventral* mit Abscher-Fraktur der ventralen Tibia-Gelenkfläche. *Nach dorsal* ohne Knochenverletzung, jedoch mit Syndesmosen-Sprengung und Einklemmung des medial an der Tibia abgerissenen Ligamentum deltoideum

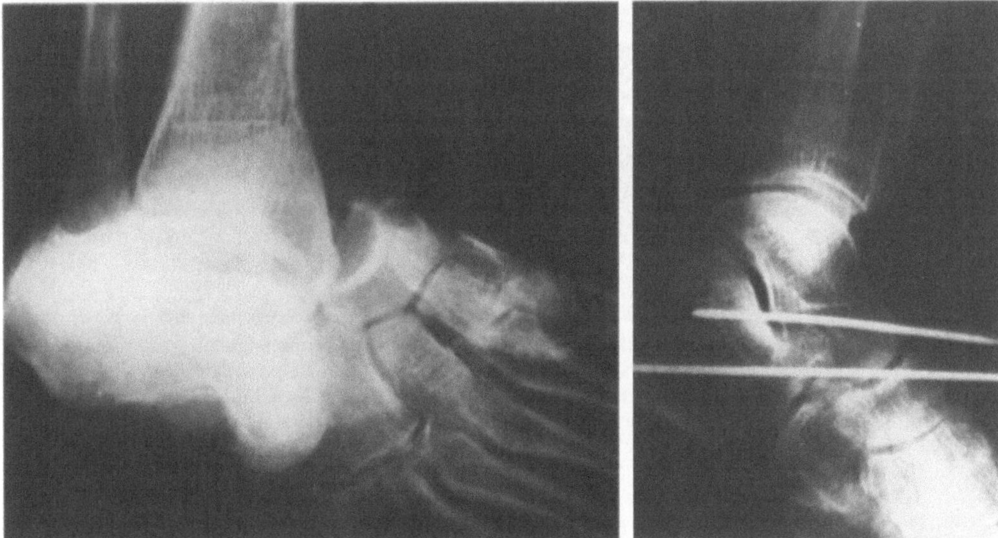

Abb. 5. Typische luxatio pedis sub talo: Der Fuß ist nach medial luxiert, der Talus unter der Haut lateral prominent. Blutige Reposition, Debridement, Naht der Kapsel-Bandrupturen und der rupturierten Sehne des M. peronaeus longus. K-Draht Stabilisierung. Glatte Wundheilung. Funktionelle Nachbehandlung. Vollbelastung nach 8 Wochen

geschlossene Reposition in Narkose. Die laterale Luxation mit medial prominentem Talus ist dagegen weniger eindrucksvoll und wird leicht übersehen. Wegen Einklemmung der Tibialis-posterior-Sehne und osteochondralen Frakturen des Talus ist die geschlossene Reposition oft nicht möglich. Da subtalare Luxationen stets mit einem schweren Weichteiltrauma, knöchernen Kapselbandausrissen und osteochondralen Frakturen kombiniert sind, besteht die Indikation zur operativen Freilegung zwecks Debridement zerstörter Weichteil-

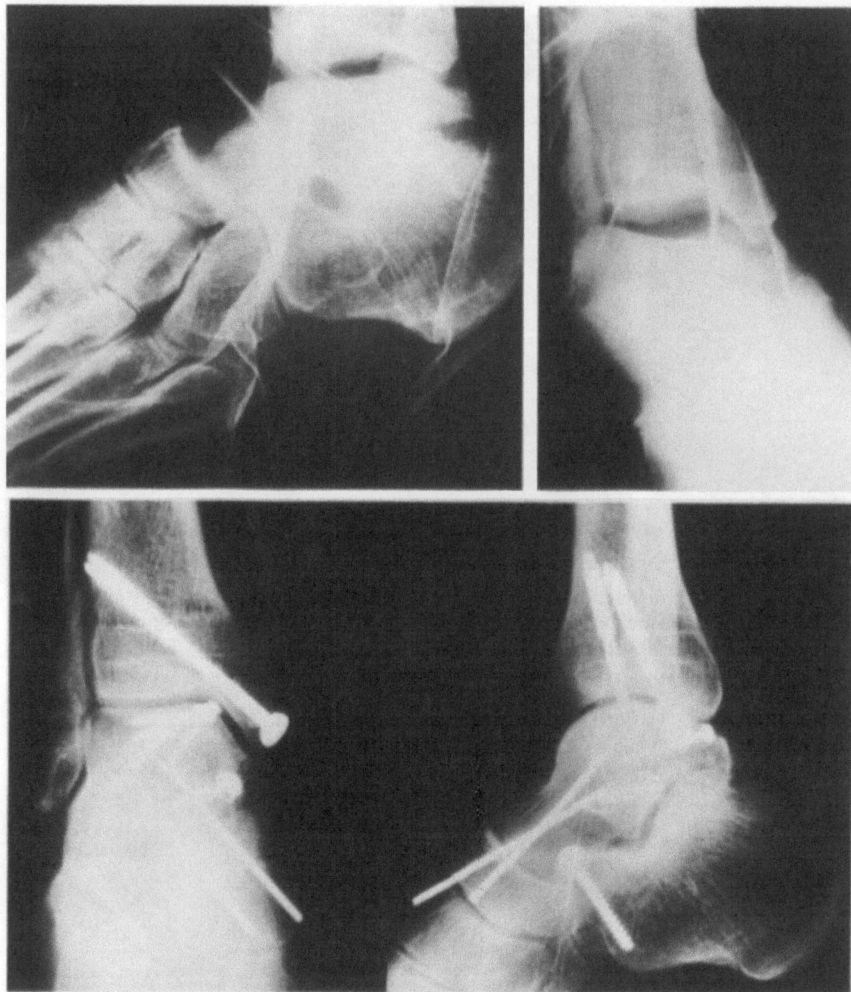

Abb. 6. Talus-Luxationsfraktur mit Teilverrenkung des Talus aus der Knöchelgabel. Außerdem besteht eine subtalare Luxation. Primäre, blutige Reposition, Zugschraubenosteosynthese des Talus und des Innenknöchels, Refixation der knöchernen Bandausrisse. Naht der Kapselband-Rupturen und talonaviculare K-Draht-Stabilisierung. Glatte Wundheilung, volle Wiederherstellung mit normal konfiguriertem Fußgewölbe und schmerzfreier Beweglichkeit

strukturen, Entfernung osteochondraler Fragmente, exakter Reposition, Kapselnaht und Verschraubung und/oder K-Draht-Stabilisierung [10] (Abb. 6). Avaskuläre Talus-Nekrosen sind nach subtalarer Luxation und geschlossener oder blutiger Reposition selten. Gute Spätergebnisse mit voller Wiederherstellung ohne Funktionseinschränkung oder schmerzhafte Arthrose werden vor allem nach operativer Reposition, Stabilisierung und frühfunktioneller Behandlung erzielt [6].

Talo-naviculare (CHOPART)- und tarso-metatarsale (LISFRANC)-Luxationen werden nach denselben Grundsätzen behandelt: Primäre operative Reposition und Stabilisierung der Begleitfrakturen durch Verschraubung oder Plattenosteosynthese bzw. K-Draht-Fixation. Die Mehrzahl dieser Luxationen sind Luxationsfrakturen mit Beteiligung der Gelenkfläche, so daß stets eine genaue, stufenfreie Reposition und Fixation durch Zugschrauben etc. erforderlich ist. Generell ist anzustreben, daß durch exakte Rekonstruktion und Stabilisierung des medialen und lateralen Fußrandstrahls die Geometrie der Fußgewölbe so wiederhergestellt wird, daß eine frühfunktionelle Therapie und frühzeitige Teilbelastung möglich ist [14].

Totale Talus-Luxationen nach ventral und lateral sind stets offen und irreponibel. Trotz primärer Operation kommt es fast regelmäßig zur Totalnekrose. Die Dauer der konsequenten Entlastung beträgt 12 Wochen. Wegen der ungünstigen Prognose ist die frühzeitige Triple-Arthrodese anzustreben [6].

Veraltete Luxationen und Subluxationen der Fußwurzelgelenke erfordern ebenfalls die Resektionsarthrodese mit Korrektur bestehender Deformitäten. Das gilt auch für Luxationen, die ungenügend reponiert oder nach instabiler Fixierung in Subluxationsstellung verheilt sind.

Die Nachbehandlung stabil reponierter und operativ stabilisierter Luxationen erfolgt analog dem Vorgehen bei Distorsionen während der ersten 7 bis 10 Tage durch Hochlagerung und Immobilisation im gut gepolsterten U-Gips-Schienenverband. Nach Abschwellung, Wundheilung und Einleitung der funktionellen Therapie werden die Patienten mit einem stabilisierenden Tape-Verband in der 2. bis 3. Woche mobilisiert und mit dynamischer Teilbelastungs-Schiene nach Hause entlassen. Die weitere funktionelle Therapie wird bis zur Vollbelastung nach 6 bis 8 Wochen ambulant fortgesetzt. Anschließend muß die orthopädisch-technische Schuhversorgung mit Modelleinlage nach Gipsabdruck und entsprechender Zurichtung der Konfektionsschuhe erfolgen, um schmerzhafte Fehlbelastungen und Muskelverkrampfungen zu verhindern 12].

Ergebnisse

Von 23 operativ-funktionell behandelten Patienten mit Luxationen der Fußwurzelgelenke (ohne Knöchelgabel) waren bei der Nachuntersuchung 2 bis 4 Jahre später 14 (60%) beschwerdefrei ohne Funktionseinschränkung, 7 Patienten (30%) mit verspätet behandelten oder beidseitigen Luxationsfrakturen klagten über Beschwerden, zum Teil mit Leistungseinschränkung, bedingt durch arthrotische Veränderungen und Deformitäten des Fußgewölbes. 2 Patienten (10%) mußten wegen einer veralteten Luxation mit arterieller Thrombose bzw. arterieller Verschlußkrankheit amputiert werden.

Wichtigste Komplikationen waren 3 posttraumatische bzw. postoperative Kompartment-Syndrome mit charakteristischer Symptomatik und Gewebedruck-Anstieg über 30 bis 40 mm Hg, die durch laterale bzw. bogenförmig mediale Dermatofasziotomie entlastet wurden und nach sekundärer Spalthautdeckung folgenlos abheilten.

Literatur

1. Baird RA, Jackson ST (1987) Fractures of the distal part of the fibula with associated disruption of the deltoid ligament. J Bone Joint Surg 69-A:1346–1352
2. Blauth W, Ullrich HW (1983) Fibulare Bandrupturen im Kindesalter. In: Rahmanzadeh R, Faensen M (Hrsg) Bandverletzungen am Schulter-, Knie- und Sprunggelenk. Schnetztor, Konstanz
3. Bonutti PM, Bell GR (1986) Compartment-Syndrome of the foot. J Bone Joint Surg 68-A:1449–451
4. Canale ST (1987) Traumatic disorders of joints. In: Crenshaw AH (ed) Campbell's Operative Orthopaedics, Band III. VII. Aufl., Mosby, St. Louis, Washington D.C., Toronto
5. Colville MR, Colville JM, Manoli II A (1987) Posteromedial dislocation of the ankle without fracture. J Bone Joint Surg 69-A:706–710
6. Freemann III BL (1987) Dislocations. In: Crenshaw AH (ed) Campbell's Operative Orthopaedics. VII. Aufl., Mosby, St. Louis, Washington D.C., Toronto
7. Heimkes B, Stotz S, Wolf K, Posel P (1987) Das Tarsaltunnelsyndrom. Orthopäde 16:477–482
8. Hoffmann R, Zwipp H, Tscherne H, Wippermann B (1987) Frühergebnisse einer prospektiv-randomisierten Studie zur Behandlung der fibularen Bandruptur am oberen Sprunggelenk. Hefte Unfallheilkunde 189:1009–1012

9. Melzer C, Stürz H, Refior HJ (1987) Sportbedingte osteochondrale Ausrisse des fibularen Bandapparates im Kindesalter. Hefte Unfallheilkunde 189:1026–1029
10. Parkes JC (1977) Injuries of the hindfoot. Clinical orthop 122:28–36
11. Rahmanzadeh R (1986) Indikation zur konservativen oder operativen Behandlung der frischen Außenbandruptur. Langenbecks Arch Chir 361:709–713
12. Schmit-Neuerburg KP, Bauer J (1985) Indikation und Technik der funktionellen Knochenbruchbehandlung bei Komplexverletzungen des Fußskeletts. Schriftenreihe Unfallmed. Tag der Landesverbände der Gew. Berufsgenossenschaften, Heft 56, S 90–106
13. Tscherne H, Szyszkowitz R (1983) Verletzungen der Gelenke und paraarticulären Gewebe. In: Zenker R, Deucher F, Schink W (Hrsg) Chirurgie der Gegenwart Band IV, 14. Urban und Schwarzenberg, München Wien Baltimore
14. Vogt M, Meeder PJ (1987) Die Bohrdrahtosteosynthese bei Verletzungen des Fußes. Akt Traumatol 17:131–137
15. Zwipp H, Oestern HJ (1983) Die Bandrekonstruktion am oberen Sprunggelenk. In: Rahmanzadeh R, Faensen M (Hrsg) Bandverletzungen am Schulter-, Knie- und Sprunggelenk. Schnetztor, Konstanz

I. Hauptthema 4

b) Akutversorgung von Wirbelsäulenverletzungen

40. Erstversorgung und Diagnostik von Wirbelsäulenverletzungen

G. Muhr

Chirurgische Klinik und Poliklinik der Berufsgenossenschaftlichen Krankenanstalten „Bergmannsheil"
Bochum, Universitätsklinik, Gilsingsstr. 14, D-4630 Bochum 1

Spinal Injuries: Emergency Treatment and Diagnosis

Summary. One of the most neglected lesions are spinal fractures for which early diagnosis is essential. Deviation of the spinal axis must be avoided during emergency treatment and transport. X-ray diagnosis must focus on the injured segment, and indirect radiological signs are also important. A CT-scan is the optimal means of early diagnosis. Emergency reduction is indicated in cases of neurological deficit and severe kyphosis. In such cases reduction means decompression.

Keywords: Indirect radiological signs – CT scan – reduction

Zusammenfassung. Als eine der am häufigsten übersehenen Fraktur, muß bei Rückenschmerzen immer an eine Wirbelsäulenverletzung gedacht werden. Bei Bergung, Lagerung und Transport sind daher Achsenabknickungen zu vermeiden. Radiologisch sind Zielaufnahmen den Übersichtsbildern vorzuziehen, wichtig ist die Kenntnis indirekter Röntgenzeichen. Optimale Übersicht zeigt das Computertomogramm. Als Notfallmaßnahme ist eine Reposition dann angezeigt, wenn neurologische Störungen oder starke Achsenknicke vorliegen. In diesen Fällen ist die Reposition eine Dekompression.

Schlüsselwörter: indirekte Röntgenzeichen – CT – Reposition

Weniger als 1% aller Frakturen betreffen die Wirbelsäule, nur jede fünfte davon ist kompliziert. Da in diesen Fällen Spätfolgen befürchtet werden, sind Verlegungen dieser Patienten in Unfallzentren häufig. So werden am „Bergmannsheil" pro Jahr durchschnittlich 320 Patienten mit Wirbelsäulenschäden aller Art behandelt, 190 davon sind frische Frakturen, 120 (63%) müssen operativ behandelt werden. In über einem Viertel der Fälle (27,8%) sind Verkehrsunfälle die auslösende Ursachen, in nahezu 68% Stürze aus unterschiedlicher Höhe, freiwillig oder unfreiwillig, die damit das Hauptkontingent darstellen. Der Sport ist mit 4,4% der Wirbelbrüche beteiligt.

Die Verletzungen entstehen durch Stauchung, Überbeugung und Verdrehung, seltener durch Überstreckung. In der Regel handelt es sich um Kombinationen dieser Verletzungsmechanismen. Das Hauptproblem ist, zunächst überhaupt an eine Wirbelsäulenverletzung zu denken. Klagt der Patient über Nacken- oder Rückenschmerzen, müssen diese abgeklärt, bei allen Schädelverletzungen die Halswirbelsäule mit untersucht werden. Ein bewußtloser Patient gilt, entsprechenden Unfallmechanismus vorausgesetzt, so lange als wirbelsäulenverletzt, bis die Diagnose eindeutig ist. Daher sind bei Verdacht auf den Wirbelsäulenschaden zunächst alle Abknick- und Drehbewegungen der Körperachse zu vermeiden.

Der ansprechbare Patient wird während sämtlicher *Bergungs- und Lagerungsmaßnahmen* aufgefordert, Nacken-, Rumpf- und Bauchmuskeln anzuspannen, um damit die fraglich verletzte Wirbelsäule zu stabilisieren. Bergung und Lagerung geschehen vorteilhaft durch mehrere Helfer, die ein axiales Knicken verhindern. Wichtig ist es zu wissen, daß beim bewußtlosen Patienten durch axiales Rollen Verschiebungen von mehr als 2 cm innerhalb des instabilen Bewegungssegmentes auftreten können.

Die *Lagerung* des Wirbelsäulenverletzten geschieht am besten auf einer Vakuummatratze, die eine ideale Ganzkörperschienung darstellt. Fehlt eine solche, werden an der Halswirbelsäule Konfektionsbandagen angelegt, bei Verletzungen der Brust- und Lendenwirbelsäule wird flach gelagert.

Für die *klinische Diagnostik* ist eine genaue Lokalisation wichtig. Bei digitaler Untersuchung der Dornfortsätze ist ein tastbarer Spalt ein Hinweis auf eine dorsale Instabilität. Die Schmerzlokalisation ist problematisch, da vor allem am thoraco-lumbalen Übergang und an der Lendenwirbelsäule der Schmerz fortgeleitet wird und daher nicht selten zu Fehldiagnosen führt. Zu jeder instabilen Wirbelsäulenverletzung gehört eine orientierende *neurologische Untersuchung,* die sich auf aktive Muskelfunktion, Prüfung der Sensibilität, der Reflexe und des Sphinktertonus beschränkt. Liegen neurologische Störungen vor, muß besonders exakt diagnostiziert werden, da ausgenommen die sofortige, vollständige Querschnittslähmung, immer Remissonen möglich sind.

Der Wirbelbruch zählt zu den am häufigsten übersehenen Frakturen, daher muß sorgfältig und systematisch vorgegangen werden. Im Zweifel wird immer geröntgt, da an der Halswirbelsäule im Vergleich von klinischer und radiologischer Untersuchung etwa 20% der Frakturen übersehen wurden.

Die *Röntgenuntersuchung* erfolgte in zwei Ebenen, wichtig ist, daß der Zentralstrahl auf das, durch klinische Untersuchung verdächtige Segment eingestellt wird. Leider wird in der Regel eine Übersichtsaufnahme ohne Segmentlokalisation angefordert. Dadurch wird die Verletzung nicht zentral dargestellt, sondern oft durch den Randstrahl schräg getroffen, was bei schlechter Qualität der Bilder zur Fehldiagnose führen kann. Problembereiche sind besonders der occipito-cervicale oder der cervico-thoracale Übergang. So zeigt nur die transorale Röntgenaufnahme an der oberen Halswirbelsäule in der Aufsicht eine verschobene Berstungsfraktur des 1. Wirbelkörpers an, auch bei Frakturen des Dens axis sind exakte Zielaufnahmen in zwei Ebenen notwendig.

Frakturen oder Luxationen an der unteren Halswirbelsäule sind unschwer zu erkennen. Dagegen sind einseitige Rotationsluxationen nur im Seitenbild an der Wirbelkantenversetzung zu diagnostizieren, daher müssen ergänzende Schrägaufnahmen in 45° angefertigt werden. Am Übergang der Hals- zur Brustwirbelsäule muß bei muskelkräftigen Männern häufig ein Längszug an Armen und Kopf ausgeführt werden, um diese Region ausreichend darzustellen.

Immer dann wenn der Verdacht auf eine Halswirbelsäulenverletzung vorliegt und sich kein radiologisches Substrat findet, sind Funktionsaufnahmen angezeigt. Ein Auftreten neurologischer Störungen ist dadurch, ausgenommen bei Patienten mit Bechterewscher-Erkrankung, nicht zu befürchten.

Wichtig sind *indirekte Röntgenzeichen.* An erster Stelle ist der prävertebrale Raum zu erwähnen, der an der oberen Halswirbelsäule 4 mm nicht überschreiten darf, an der unteren Halswirbelsäule liegt er unter 2 cm. Verbreiterungen, die darüber hinausgehen, sind als pathologisch anzusehen und bedeuten instabile Verletzungen, in der Regel Luxationen (Tabelle 1). Eine spontane Verschmälerung des Zwischenwirbelraumes oder ein Klaffen desselben unter Zug sind Zeichen der Bandscheibenzerreißung bei gleichzeitiger Luxation. Dornfortsatzabbrüche oder ventrale Kantenabsprengungen sind in der Regel der Ausdruck einer segmentalen Instabilität. Ohne discoligamentäre Verletzung treten diese Erscheinungen nach einem akuten Trauma nicht auf. Radiologisch wesentliche *Zeichen der Instabilität* sind die Seitverschiebung um 3 mm und mehr, Flexionen von über 20 °C, Seitverbiegungen von mehr als 10°, Klaffen des Zwischenwirbelraumes unter Zug, Instabilitäten bei Funktionsaufnahmen sowie alle Verletzungen, bei denen die Wirbelkörperhinterwand, das hintere Längsband oder die Wirbelgelenke mit einbezogen sind.

Die Diagnostik hat damit die Aufgabe,

1. eine Wirbelsäulenverletzung und
2. eine Segmentinstabilität festzustellen oder auszuschließen.

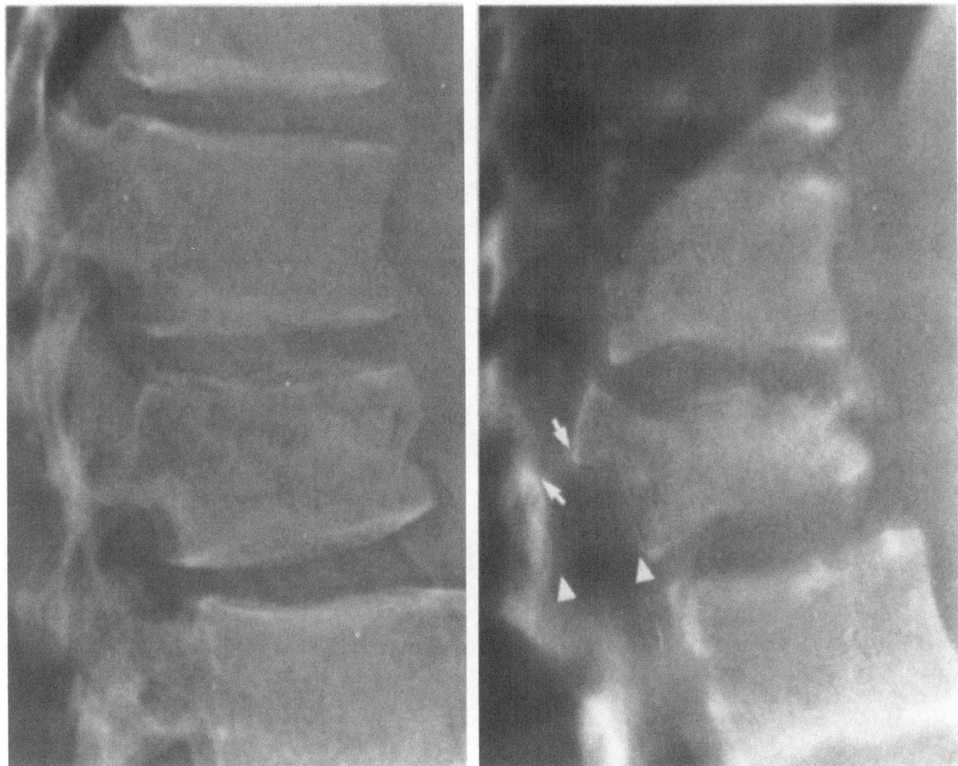

Abb. 1. Bruch des 1. Lendenwirbelkörpers auf der Übersichtsaufnahme mit Instabilitätszeichen (Hinterwandbruch). Im seitlichen Tomogramm wird das Ausmaß der Zerstörung und die Einengung des Wirbelkanales auf über die Hälfte deutlich erkennbar

Table 1. Normdaten der Weite des retropharyngealen Raumes am Röntgenbild

C 2	< 7 mm	(∅ 3,5 mm)
C 6	< 14 mm	(∅ 8 mm) Kinder
	< 22 mm	(∅ 14 mm) Erwachsene

Die Übersichts- oder Zielaufnahme wird durch Schichtaufnahmen ergänzt. Die Röntgenschichtuntersuchung in zwei Ebenen ist in der Regel außerordentlich aufschlußreich und ermöglicht dem Erfahrenen alle notwendigen indikatorischen Überlegungen auch ohne Computertomogramm (Abb. 1).

Vereinfacht, verbessert und konzentriert wird die radiologische Untersuchung durch das Computertomogramm. Auch unter Berücksichtigung, daß in einem gewissen Prozentsatz über- oder unterzeichnet wird, zeigt die segmentale Darstellung des Verletzungsbereiches das gesamte Schadensausmaß und läßt damit Klassifikation und Indikation einfach werden. Ein weiterer Vorteil besteht darin, daß die Operation besser geplant und das postoperative Ergebnis sorgfältiger kontrolliert werden können (Abb. 2).

Das Kernspintomogramm gibt vor allem über die Schäden an den neuralen Strukturen, also vorzugsweise am Rückenmark, Aufschluß. Es ist ein zusätzliches Hilfsmittel, das zur Zeit in der Akutphase nicht die Bedeutung des Computertomogrammes besitzt.

Die Myelographie wird mehr und mehr in den Hintergrund gedrängt, vor allem durch die Computertomographie. Am „Bergmannsheil" wird die Myelographie in erster Linie intraoperativ zur Repositionskontrolle und Darstellung des Wirbelkanales verwandt.

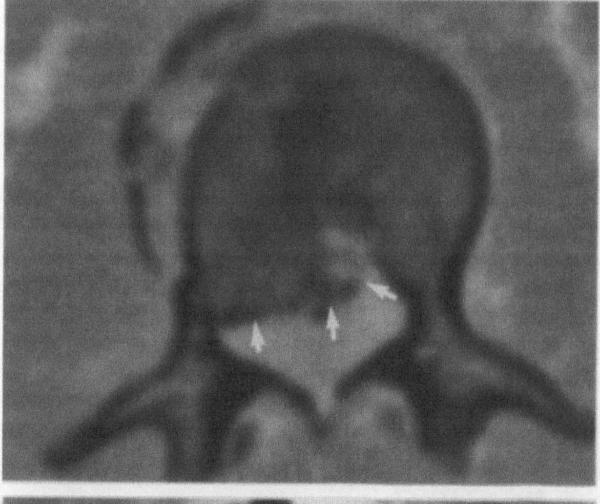

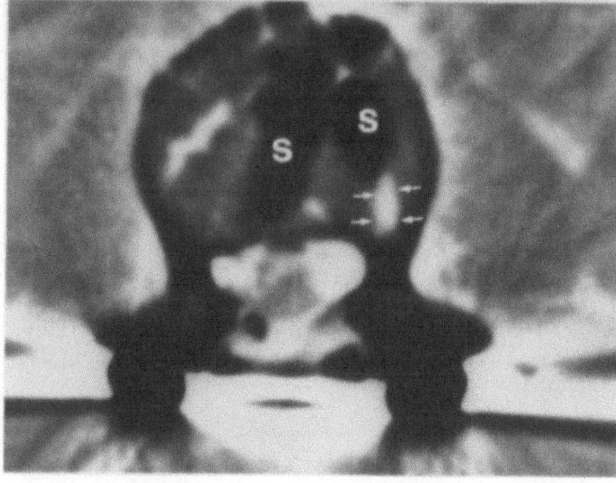

Abb. 2. Lendenwirbelbruch mit Einengung des Wirbelkanales durch dislozierte dorso-craniale Fragmente (Pfeile). Nach operativer, dorsaler Reposition durch Ligamentotaxis optimale Reposition. Spongiosaauffüllung des Repositionsdefektes (S) durch transpedunkuläre Bohrkanäle (Pfeile)

Nach Sicherung der Diagnose wird die *klinische Erstversorgung* angeschlossen bis die eigentliche Therapie eingeleitet werden kann. Dazu gehört, wie bei allen anderen Verletzungen, daß Frakturen oder Luxationen eingerichtet werden, vor allem dann, wenn Nervenstörungen bestehen. Die Reposition ist in diesen Fällen gleichzeitig eine Dekompression des Nervensystems. Durch einen dosierten Längszug wird der zerborstene Wirbel über die Längsbänder aufgerichtet und entfaltet und somit der Druck auf das Rückenmark reduziert. Kommt es daraufhin zur Rückbildung der neurologischen Störung, besteht für eine Operation kein Zugzwang mehr. Bei verhakten Luxationen der Halswirbelsäule, die in der Regel operativ behandelt werden, ist die Einrichtung in der offenen Wunde der gedeckten, manuellen Reposition in Relaxation vorzuziehen.

Nach Diagnose und Erstversorgung kann dann in aller Ruhe die Indikation festgelegt und dem Patienten die optimale Behandlung vorgeschlagen werden. Sorgfalt und Genauigkeit in der präklinischen und klinischen Frühphase beeinflussen entscheidend die Prognose der Wirbelsäulenverletzung und sind daher für das weitere Schicksal des Patienten entscheidend.

41. Klassifikation und Prognose von Wirbelsäulenverletzungen

D. Wolter

Abteilung für Unfall-, Wiederherstellungs- und Handchirurgie (Leiter: Prof. Dr. D. Wolter) Allgemeines Krankenhaus St. Georg, Lohmühlenstr. 5, D-2000 Hamburg 1

Classification and Prognosis of Spinal Injuries

Summary. ABCD-0123-Classification: Taking into consideration the known classifications, a new scale of spiral injuries has been developed in which the three osteoligamentous columns (= three column spine) of the axial organ are designated by the letters A, B, and C. The letter D denotes the discoligamentous structures. This classification includes constriction of the spinal canal, whereby constriction of $\frac{1}{3}$ is given the number 1, $\frac{2}{3}$ the number 2, $\frac{3}{3}$ the number 3, and no constriction 0.
The prognosis of spiral injuries depends on many factors, especially the following: 1. Severeness of injury, 2. Time of operation, 3. Operation team, 4. Result of reconstruction and degree of stability, 5. Fusion distance, 6. Other diseases, and 7. Postoperative care. A good reconstruction of the spinal canal and good stability by short fusion in the injured part of the spine are very important for prognosis.

Keywords: Spinal injury – classification – prognosis

Zusammenfassung. ABCD-0123-Klassifikation: Unter Berücksichtigung und Einbeziehung der bekannten Wirbelsäulenklassifizierungen wurde eine Einteilung für Wirbelsäulenverletzungen entwickelt, welche die drei osteoligamentären Säulen des Achsenorganes mit den Buchstaben A, B und C charakterisiert. Der Buchstabe D ist den discoligamentären Strukturen zugedacht. Die Einteilung bezieht die Einengung des Spinalkanals ein, wobei eine Einengung um $\frac{1}{3}$ mit der Zahl 1, um $\frac{2}{3}$ mit der Zahl 2 und um $\frac{3}{3}$ mit der Zahl 3 bezeichnet wird. Keine Einengung wird durch eine 0 charakterisiert.
Die Prognose der Wirbelsäulenverletzungen ist von vielen Faktoren abhängig.
Von besonderer Bedeutung sind: 1. Schwere der Verletzung, 2. Op-Zeitpunkt, 3. Wirbelsäulenteam, 4. Rekonstruktionsergebnis und Stabilitätsgrad, 5. Fusionslänge, 7. Vorerkrankungen, 7. Nachbehandlung. Die Erreichung einer ausreichenden Spinalkanalweite und einer sicheren, möglichst kurzstreckigen Fusion im verletzten Wirbelsäulenabschnitt spielen dabei für die Prognose eine zentrale Bedeutung.

Schlüsselwörter: Wirbelsäulentrauma – Klassifikation – Prognose

Die Vielfältigkeit der anatomischen Struktur der Wirbelsäule und die sich daraus ergebenden unterschiedlichen Verletzungsmuster haben eine einheitliche Nomenklatur und Klassifizierung von Verletzungen bisher erschwert.

Die durch die Computertomographie erworbenen Kenntnisse der Polymorphie von Verletzungen sowie operative Erfahrungen haben dazu geführt, daß die Verletzungen verstärkt unter dem Gesichtspunkt der Stabilität und Prognose gesehen werden.

Voraussetzungen für eine gute Klassifikation sind Einfachheit, Vollständigkeit und Allgemeingültigkeit [9].

Die älteren Klassifizierungen sind in erster Linie deskriptiv oder teilweise vom Unfallmechanismus abgeleitet. Beispielhaft dafür ist die Einteilung von Böhler, der in Stauchungsbrüche, Biegungsbrüche, Abscherbrüche, Drehbrüche, in Wirbelverrenkungen und Verrenkungsbrüche sowie in isolierte Brüche unterscheidet [1]. Die Nomenklatur von Böhler zeigt, daß der Unfallmechanismus zu typischen Bruchformen führen kann. Schwierigkeiten entstehen jedoch insbesondere bei der Kombination von verschiedenen Verletzungsmechanismen und den sich daraus ergebenden unterschiedlichen Verletzungsmustern.

Eine wesentliche Erweiterung des Verständnisses erbrachte die Einteilung der Wirbelsäule in funktionelle Einheiten. Hier sind die drei vertikalen Säulen nach Louis zu nennen, das "Segment vertebrale moyen" von Roy-Camille sowie der hinter Ligamentkomplex von Holdsworth [4, 6, 10]. Holdsworth unterscheidet dabei in stabile und instabile Frakturen.

Die besondere Bedeutung der Wirbelkörperhinterwand kommt in den drei osteoligamentären Säulen von Denis sowie McAfee zum Ausdruck [2, 3, 8]. Dabei wird die vordere Säule von den ventralen und mittleren Anteilen der Wirbelkörper und Bandscheiben sowie dem vorderen Längsband gebildet. Die mittlere Säule setzt sich aus den hinteren Anteilen der Wirbelkörper und den Bandscheiben sowie dem hinteren Längsband zusammen. Die dorsale Säule besteht aus Wirbelbögen, Wirbelgelenken und dorsalen Bandstrukturen. Unter Berücksichtigung dieser drei Säulen unterscheiden McAfee et al. sechs verschiedene Verletzungstypen, die in einer Folgeklassifizierung von Magerl noch einmal erweitert wurden [7]. Vergleicht man die Einteilung von Böhler und von McAfee in der Erweiterung von Magerl, dann kann man feststellen, daß es zu einem größeren funktionellen Verständnis und prognostischer Einschätzbarkeit der Fraktur durch die Einbeziehung der Funktionseinheiten gekommen ist. Neue Erkenntnisse, die insbesondere durch die Computertomographie zur Verfügung stehen, werden in dieser Klassifikation jedoch nicht berücksichtigt. Dies gilt insbesondere für die Struktur des Spinalkanales. Weiterhin scheint diese Klassifizierung die Forderung nach einer möglichst großen Einfachheit und Klarheit nicht voll erfüllen zu können.

Es scheint daher gerechtfertigt zu sein, nach einer Systematisierung der Wirbelsäulenverletzungen zu suchen, die einen Kompromiß zwischen Einfachheit, möglichst großer Vollständigkeit, Allgemeingültigkeit und Einbeziehen neuer Erkenntnisse durch moderne bildgebende Verfahren beinhaltet.

Klassifizierung nach dem A B C D = 0 1 2 3-System

In Anlehnung an die drei osteoligamentären Säulen von Denis und McAfee wird die knöcherne Wirbelsäule in drei Gruppen eingeteilt, die mit den Buchstaben A B C bezeichnet werden. Die ventrale Säule trägt dabei den Buchstaben A, die mittlere mit der Wirbelkörperhinterwand den Buchstaben B und die hintere Säule (Wirbelbögen und kleine Wirbelgelenke) den Buchstaben C.

Erweitert wird dieses Nomenklatur noch durch den Buchstaben D, welcher für die discoligamentären Strukturen bezeichnend ist.

Bei der Klassifizierung der Frakturen wird der Buchstabe des frakturierten Bereiches genannt. Haben wir beispielsweise einen Impressionskeilbruch mit Beteiligung der Hinterwand, so würde es sich um den Frakturtyp AB handeln.

Da die Einengung des Spinalkanals für die Indikation zur operativen Therapie aus prognostischen Gründen von großer Bedeutung ist, wurde sie in die Nomenklatur einbezogen. Dabei wird der Spinalkanal in drei Teile geteilt. Besteht keine Einengung des Spinalkanals, so erscheint in der Klassifikation die Zahl 0. Die Einengung des Spinalkanals bis zu $\frac{1}{3}$ wird mit der Zahl 1, bis zu $\frac{2}{3}$ mit der Zahl 2 und bis zu einer völligen Verlegung mit der Zahl 3 bezeichnet [11] (Abb. 1).

Ein kompletter Berstungsbruch – Typ Berstungstrümmerbruch nach der Einteilung von Magerl – mit Einengung des Spinalkanales um $\frac{2}{3}$ wäre durch die Kombination Typ ABC 2 charakterisiert. Bei der Verletzung der discoligamentären Strukturen, wie sie beispielsweise

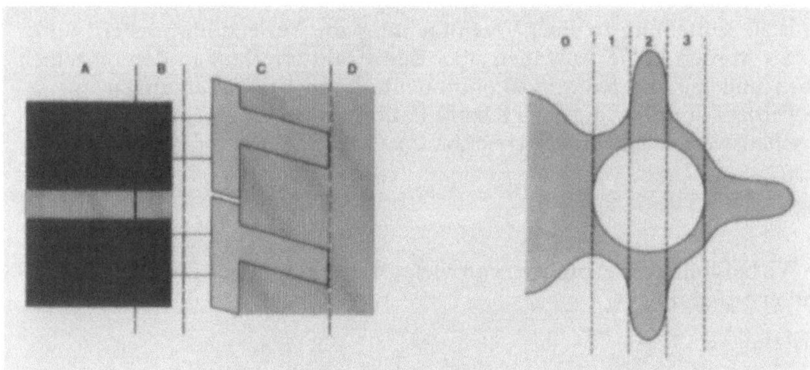

Abb. 1. Schematische Einteilung der Wirbelsäulenverletzungen: Typ A: Fraktur Wirbelkörper; Typ B: Fraktur Hinterwand und Bogenwurzel; Typ C: Wirbelbögen und Fortsätze; Typ D: Discoligamentäre Verletzung; Typ 0 (Null) Keine Einengung des Spinalkanals; Typ 1: Einengung bis zu ⅓; Typ 2: Einengung bis zu ⅔; Typ 3: Einengung bis zu ³/₃

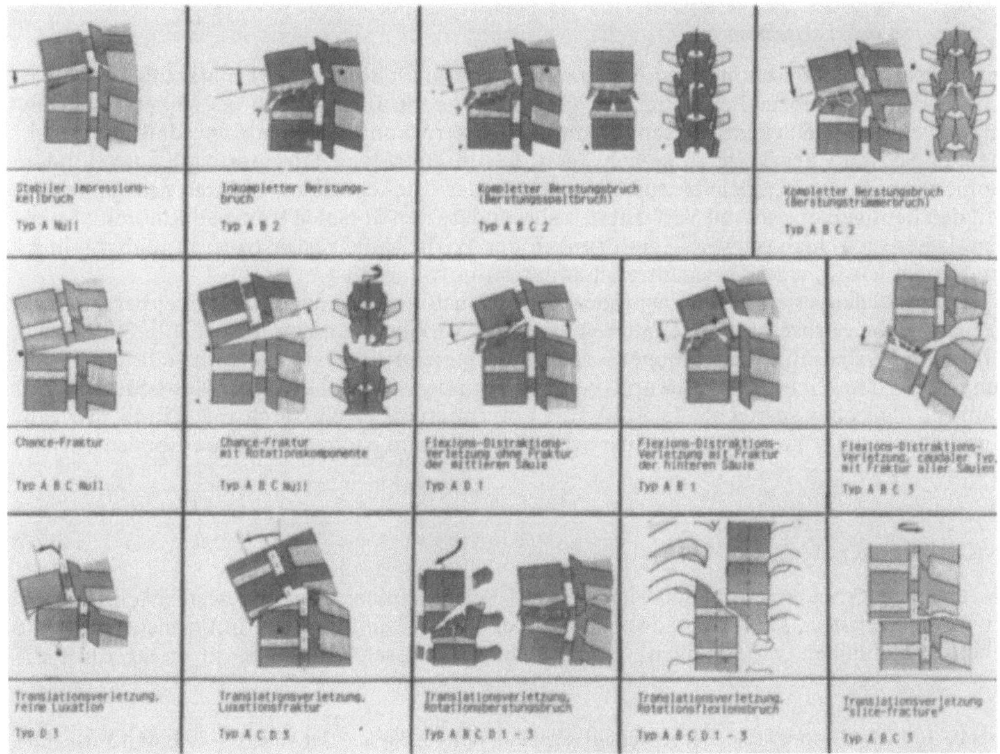

Abb. 2. Gegenüberstellung der deskriptiven Einteilung von Wirbelsäulenverletzungen n. Magerl und der schematischen Einteilung nach dem ABCD-0123-System

bei einer Translationsverletzung (Rotationsberstungsbruch) zu beobachten sind, finden wir eine Kombination von ABCD 1–3, wobei der Buchstabe D, wie oben gesagt, die Verletzung von Bandscheibe und Bändern charakterisiert. In der folgenden Zusammenstellung sind die von Magerl in Anlehnung an die Klassifikation von McAfee dargestellten Frakturtypen mit der von uns vorgeschlagenen Einteilung kombiniert (Abb. 2).

Daß die schematische Einteilung zu einer Vereinfachung von Verletzungsmustern führt, liegt auf der Hand. So werden keine Aussagen über den Frakturverlauf in den einzelnen Säulen selbst gegeben und auf die Rotationskomponente kann bei Verletzungen nur sekundär geschlossen werden. Somit ist die neue Klassifikation als ein Kompromiß anzusehen zwischen dem Wünschenswerten und dem Erreichbaren.

Prognose

Die Prognose einer Wirbelsäulenverletzung ist von vielen Faktoren abhängig. Einige wichtige seien im folgenden aufgezählt:

1. Schwere der Verletzung
2. OP-Zeitpunkt
3. Wirbelsäulenteam
4. Rekonstruktionsergebnis und Stabilitätsgrad
5. Fusionslänge
6. Vorerkrankungen
7. Nachbehandlung.

1. Schwere der Verletzung

Schwere und Kombinationen von Verletzungen können schon bei der Entstehung prognostische Bedeutung haben. Beispielhaft ist hier der rettende Bogenbruch bei Luxationsfrakturen, welcher eine Rückenmarkschädigung verhindern kann. Die Aussage, daß mit zunehmender Schwere der Verletzung sich auch die Prognose verschlechtert, gilt insbesondere dann, wenn es zu einer gleichzeitigen Verletzung der Rückenmarkstrukturen gekommen ist. Mit den heutigen operativen Verfahren, insbesondere den dorsalen transpedikulären Methoden, lassen sich auch schwere Zerstörungen der Wirbelsäule rekonstruieren und stabilisieren, wobei häufig eine Knochentransplantation notwendig ist.

Wirbelsäulenverletzungen, insbesondere im Brust- und Lendenwirbelsäulenbereich, sind in einem hohen Prozentsatz mit anderen schweren Verletzungen kombiniert [12]. Die Versorgung von Wirbelsäulenverletzungen sollte daher einer Klinik vorbehalten sein, die Erfahrungen auf dem Gebiet der Therapie von Polytraumatisierten aufweist. Dies bedeutet ganz konkret, daß eine ausreichende Zahl von Polytraumatisierten durch die Klinik pro Jahr versorgt werden sollte, damit ein ausreichender Erfahrungsschatz auf allen Ebenen vorliegt (Tabelle 1).

2. OP-Zeitpunkt

Im eigenen Krankengut fanden sich bei 100 Wirbelsäulenverletzungen 40 Mehrfachverletzte. Daher ist es selbstverständlich, daß bei sichergestellten Vitalfunktionen zuerst die lebensbedrohlichen Verletzungen versorgt werden müssen. Hier sind in erster Linie die

Tabelle 1. Instabile, operierte Wirbelsäulenverletzung des 10. BWK – 2. LWK (n = 100) und Verteilung der Zusatzverletzung bei 40 Mehrfachverletzten dieses Krankengutes. 16 von diesen 40 Patienten hatten Mehrwirbelverletzungen

Zusätzl. Verletzungen	SHT	Thorax m. Pulmo u. Cor	Abdomen	Becken	Extremit.	Andere	Neurol. Ausfälle
2 (n = 20)	10	15	0	2	11	12	2
3 (n = 9)	6	11	1	2	6	7	1
4 (n = 5)	4	6	0	2	6	4	2
mehr als 4 (n = 6)	6	5	1	2	14	5	1

Massenblutung, der lebensbedrohliche Spannungspneumothorax und das epi-/subdurale Hämatom zu nennen. Fast mit gleicher Priorität gehört zu dieser Gruppe auch der rasch zunehmende Querschnitt bei Wirbelsäulenverletzungen.

Bei den Frakturen der Wirbelsäule ohne neurologische Symptomatik wird man zuerst eine Normalisierung aller Organfunktionen zur Schaffung der Operationsfähigkeit anstreben. Aufgrund der heute frühzeitig einsetzenden effektiven Schocktherapie ist diese Stabilisierung häufig schon nach wenigen Stunden erreicht. Der frühzeitige Operationstermin scheint für den Patienten mit einer inkompletten neurologischen Symptomatik von Bedeutung zu sein, da es in neuen Arbeiten genügend Hinweise dafür gibt, daß ein Zusammenhang zwischen einer frühzeitigen Spinalkanalrekonstruktion und der Besserung der neurologischen Ausfälle besteht. Weil bei diesen Patienten eine randomisierte prospektive Studie aus ethischen Überlegungen nicht möglich ist, wird diese Frage mit letzter Sicherheit nicht beantwortet werden können [5].

Da die spongiösen Knochenstrukturen zahlreiche elastische Fasern aufweisen, ist ein frühzeitiger Operationszeitpunkt für die Entfaltung der Knochenstrukturen aufgrund der eigenelastischen Fähigkeiten von Bedeutung. Bei einer entsprechenden Distraktion und Reposition der Wirbelsäule sind die anatomische Form bei einer frühzeitigen Operation aufgrund dieser Tatsache und der Ligamento taxis leichter zu erreichen.

3. Wirbelsäulenteam

Diagnostik, präoperatives Management, die Operation selbst und die postoperative Nachbehandlung erfordern ein geschultes und erfahrenes Team aus Operateuren, Anästhesisten, Radiologen, Neurologen, Schwestern u. a., um die gesamten Abläufe möglichst optimal zu gestalten. Da diese Patienten häufig einer Sofortversorgung bedürfen, ist es wünschenswert, daß eine Klinik, die sich mit der Versorgung von Wirbelsäulenverletzten beschäftigt, diese Möglichkeiten auch nachts und am Wochenende bereithält. Dies schließt die Computertomographie sowie die lückenlose Überwachung durch einen Neurologen ein. In der Praxis hat sich hier eine vertrauensvolle und enge Zusammenarbeit zwischen der Klinik, die sich schwerpunktmäßig mit der Versorgung von Wirbelsäulenverletzten beschäftigt, und anderen Abteilungen und Kliniken bewährt.

4. Rekonstruktionsergebnis und Stabilitätsgrad

Das Rekonstruktionsergebnis nach operativer, aber auch konservativer Therapie ist in zweierlei Hinsicht von prognostischer Bedeutung. Einerseits kann eine Spinalkanalstenose zu einer sekundären Myelopathie führen, andererseits münden Restinstabilitäten in chronisch-schmerzhafte Zustände und Deformitäten. Zu diesen Restinstabilitäten gehören auch funktionelle Instabilitäten im Anschluß an langstreckige Fusionen.

Hinsichtlich der Spinalkanalstenose läßt sich beim jüngeren Patienten ohne vorbestehende Erkrankungen die grobe Regel aufstellen, daß eine Einengung bis zu ⅓ meistens unproblematisch, eine Einengung bis zu ⅔ problematisch ist und einer genauen Operationsbeurteilung unterzogen werden sollte, und eine Einengung über ⅔ in jedem Fall eine Operationsindikation darstellt. Das Rekonstruktionsergebnis hat seine Bedeutung auch in der primären neurologischen Situation, da die neurologischen Ausfälle im eigenen Krankengut mit dem Grad der Einengung des Spinalkanales korreliert sind. Somit läßt sich die Forderung ableiten, daß auch nach einem operativen Eingriff oder einer konservativen Reposition einer Luxation oder einer Luxationsfraktur eine sichere Dokumentation über die Weite des Spinalkanals durch eine Computertomographie, eine Tomographie oder andere geeignete Verfahren erfolgen sollte, um verbliebene Einengungen sicher zu diagnostizieren und evtl. sekundär zu beseitigen.

5. Fusionslänge

Kein Zweifel besteht daran, daß bei gleicher Stabilität die Länge der Fusion möglichst klein gehalten werden sollte. Biomechanische Untersuchungen zeigen, daß die Plattenfixation nach Roy-Camille über fünf Segmente eine besonders hohe Stabilität aufweist. Eigene

Untersuchungen ließen erkennen, daß bei einer Explantation nach ½ Jahr die Beweglichkeit der temporär in die Fusion einbezogenen Wirbelsegmente wieder zurückgewonnen werden kann. Nachteilig bleibt eine langstreckige Fusion jedoch immer für den querschnittsgelähmten Patienten, für den diese eine Rehabilitationserschwerung darstellen kann. Bei mehrsegmentalen Wirbelsäulenverletzungen läßt sich jedoch eine langstreckige Fusion nicht immer vermeiden. Langstreckige Fusionen weisen insbesondere im Halswirbelsäulenbereich eine verstärkte Mobilität in dem angrenzenden Segment als Form einer Kompensation mit frühzeitigen spondylarthrotischen Veränderungen auf. Bei mehrsegmentalen Verletzungen der Halswirbelsäule ist zu überlegen, ob durch eine äußere Fixation (Halo-Fixateur) eine Teilkonsolidierung erzielt werden kann, um zu einem späteren Zeitpunkt die noch verbleibenden Restinstabilitäten durch eine kurze Fusion zu behandeln.

6. Vorerkrankungen

Für die Prognose sind Vorerkrankungen, wie Osteoporose oder ein Morbus Paget von Bedeutung. Die Osteoporose steht einem möglichst guten Rekonstruktionsergebnis im Wege, da sich die Fixationssysteme nach einer Reposition nicht in ausreichender Weise im Knochen abstützen können, so daß z. T. zu Verbundspondylodesen gegriffen werden muß. Bei der Kombination einer Wirbelfraktur und eines Morbus Paget ist eine sichere Fusion ebenfalls durch die Knochenstruktur erschwert. Eine Stabilisierung im Halsbereich ist jedoch dann anzustreben, wenn durch die langen Hebelarme und die hohen Instabilität im Verletzungsbereich eine neurologische Schädigung droht oder wenn im Brust- und Lendenwirbelsäulenbereich persistierende Instabilitäten zu starker Schmerzhaftigkeit führen und aufgrund der hohen Mobilität durch die langen Hebelarme eine spontane knöcherne Ausheilung nicht zu erwarten ist.

7. Nachbehandlung

Eine patienten- und implantatadaptierte Nachbehandlung ist prognostisch von Bedeutung, da beispielsweise eine forcierte Nachbehandlung zu Implantatbruch und zu Repositionseinbußen führen kann. Je nach Verletzungstyp, Opperationsmethode und Implantatsystem kann in der Nachbehandlung auch auf temporäre äußere Fixationshilfsmittel, wie Korsett oder Mieder, zurückgegriffen werden, um das erreichte Rekonstruktionsergebnis zu halten und gleichzeitig eine möglichst schnelle Mobilisation zu ermöglichen.

Zusammenfassung

ABCD-0123-Klassifikation

Unter Berücksichtigung und Einbeziehung der bekannten Wirbelsäulenklassifizierungen wurde eine Einteilung für Wirbelsäulenverletzungen gefunden, welche die drei osteoligamentären Säulen des Achsenorganes mit den Buchstaben A, B und C charakterisiert. Der Buchstabe D ist den discoligamentären Strukturen zugedacht. Die Einteilung bezieht die Einengung des Spinalkanals ein, wobei eine Einengung um ⅓ mit der Zahl 1, um ⅔ mit der Zahl 2 und um ³/₃ mit der Zahl 3 bezeichnet wird. Keine Einengung wird durch eine 0 charakterisiert.

Die Prognose von Wirbelsäulenverletzungen ist von vielen Faktoren abhängig. Von besonderer Bedeutung sind:

1. Schwere der Verletzung
2. Op.-Zeitpunkt
3. Wirbelsäulenteam
4. Rekonstruktionsergebnis und Stabilitätsgrad
5. Fusionslänge
6. Vorerkrankungen
7. Nachbehandlung.

Die Erreichung einer ausreichenden Spinalkanalweite und einer sicheren, möglichst kurzstreckigen Stabilität im verletzten Wirbelsäulenabschnitt spielen dabei für die Prognose eine
zentrale Bedeutung.

Literatur

1. Böhler L (1951) Die Technik der Knochenbruchbehandlung, Bd. I. Maudrich, Wien S 318–325
2. Denis F (1981) Updated classification of thoraco-lumbar fractures. Presented to the Scoliosis Research Society Meeting, Montreal, Canada
3. Denis F (1983) The three column spine and its significance in the classification of acute thoraco-lumbar spinal injuries. Spine 8:817–831
4. Holdsworth F (1970) Fractures, dislocations and fracture-dislocations of the spine. J Bone Joint Surg (Am) 52:1534–1551
5. Kortmann H-R, Wolter D, Meinecke F-W, Eggers CH (1986) Die Rückbildungstendenz neurologischer Schäden bei der operativen Sofortversorgung von Halswirbelsäulenverletzten mit Rückenmarksbeteiligung. Chirurg 57:659–701
6. Louis R (1983) Surgery of the spine. Springer, Berlin Heidelberg New York, pp 56–75
7. Magerl F (1985) Der Wirbel-Fixateur externe. In: Weber BG, Magerl F (Hrsg): Fixateur externe. Springer, Berlin Heidelberg New York Tokyo, pp 291–297
8. McAfee PC, Yuan HA, Frederickson BE, Lubicky JP (1983) The value of computed tomography in thoraco-lumbar fractures. J Bone Joint Surg (Am) 65:461–473
9. Morscher E (1980) Klassifikation von Wirbelsäulenverletzungen. Orthopäde 9:2–6
10. Roy-Camille R, Berteaux D, Saillant G, Judet H, Salgado V (1977) Osteosynthese des fractures du rachis dorsolumbaire avec plaques visseès dans les pedicules vertebraux. Int Orthop I:121–124
11. Wolter D (1985) Vorschlag für eine Einteilung der Wirbelsäulenverletzungen. 1. Seminar für operative Therapie von Wirbelsäulenverletzungen. Unfallchirurg 88:481–484
12. Wolter D, Eggers CH, Hoser H, Krumbiegel A (1987) Wirbelsäulen- und Beckenfrakturen im Rahmen der Mehrfachverletzung. Chirurg 58:648–655

42. Halswirbelsäule, konservative Therapie

E. Beck

Universitäts-Klinik für Unfallchirurgie Innsbruck, Anichstr. 35, A-6020 Innsbruck

Conservative Treatment of the Cervical Spine

Summary. Stable injuries of the cervical spine can be treated with a cervical collar. Unstable injuries that do not require repositioning can be immobilized with a Minerva plaster cast. Crutchfield's extension is used for extension of short duration during repositioning before setting a cast or performing surgery and for long-term extension in cases of transverse lesions of the spinal cord. The Halo apparatus is especially suitable for treatment requiring extension of long duration when there are no symptoms of transverse lesions of the spinal cord.

Keywords: Minerva plaster cast – Crutchfield's extension – Halo fixation

Zusammenfassung. Stabile Halswirbelverletzungen können mit einer Halskrawatte behandelt werden. Instabile Verletzungen, die nicht reponiert werden müssen, können mit dem Minervagipsverband ruhiggestellt werden. Die Crutchfieldextension wird zur kurzdauernden Extension für die Reposition vor Anlegen eines Minervagipsverbandes oder Operation und als langliegende Extension bei Querschnittslähmung verwendet. Der Halo Fixateur eignet sich für langdauernde Extensionsbehandlung bei fehlender Querschnittssymptomatik

Schlüsselwörter: Minervagipsverband – Crutchfieldextension – Halofixation

Die Möglichkeit der konservativen Behandlung von Halswirbelverletzungen hängt vom Verletzungsmuster, Mitbeteiligung des Rückenmarkes und anderen Mitverletzungen ab. Bei Querschnittslähmungen verbietet sich das Anlegen eines Gipsverbandes. Auch der Halo-Fixateur in Verbindung mit einer Weste kann zu Druckstellen im Thoraxbereich führen, er kann aber zur Extensionsbehandlung angewendet werden. Die übliche konservative Maßnahme bei Querschnittslähmungen ist die Crutchfieldextension.

Atlasfrakturen

Isolierte Brüche des vorderen oder hinteren Atlasbogens, wobei dieser häufig horizontal verläuft, sind meist stabil und können mit einer einfachen Halskrawatte oder mit einem Minervagipsverband behandelt werden. Die Frakturen brauchen 12 Wochen zu ihrer Ausheilung.

Beim Berstungsbruch nach Jefferson kommt es zu einem Bruch des vorderen und hinteren Atlasbogens, wobei die Massa lateralis nach lateral herausgedrückt wird und das Ligamentum transversum atlantis eventuell auch knöchern ausreißt. Die konservative Behandlung versucht durch Extension und Druck der umgebenden Weichteile die Massa lateralis wiederum zurückzupressen.

Die Extension kann mit einer Crutchfieldextensionszange oder einer ihrer Modifikationen erreicht werden. Da es sich um eine axiale Stauchungsfraktur handelt, sollte die Zange exakt im Längsverlauf der Halswirbelsäule, also genau oberhalb des Ohres angelegt werden. Die Extension wird mit 3–5 kg belastet. Die Crutchfieldextensionszange sollte immer am Scheitelbein angelegt werden, weil das Schläfenbein sehr viel dünner ist und hier leicht perforiert werden kann. Durch Perforation kann es zum Liquoraustritt, zu epiduralen und Hirnabszessen kommen. Die Crutchfieldextension muß 6–8 Wochen bleiben, anschließend erfolgt dann eine Ruhigstellung im Minervagipsverband für weitere 6 Wochen.

Zur konservativen Behandlung der Jefferson-Fraktur eignet sich besonders die Haloextension, weil hier über die notwendig lange Zeit bis zur Festigung der Fraktur extendiert werden kann, ohne daß der Verletzte Bettruhe einhalten muß. Trotz der langdauernden Extensionsbehandlung verbleiben bei der Jefferson-Fraktur nicht selten leichte Subluxationsstellungen, die zu entsprechenden Beschwerden führen können.

Atlantoaxiale Instabilität

Atlassubluxationen nach ventral oder sehr selten nach dorsal heilen im Minervagipsverband meist instabil aus und werden daher besser operiert. Die Rotationssubluxation dagegen kann manuell reponiert und mit einer Halskrawatte ruhiggestellt werden.

Brüche des Dens Axis

Brüche des Dens axis ohne Verschiebung können mit einem Minervagipsverband ruhiggestellt werden. Besteht jedoch eine Verschiebung über ein Viertel der Densbreite sollte, eingerichtet werden. Dies kann am besten durch das Anlegen einer Crutchfieldextension erfolgen. Bei der selteneren Verschiebung des Dens nach ventral wird die Extension vor der Ohrmitte angelegt und durch Hyperextension reponiert. Bei Verschiebung des Dens nach dorsal wird die Extension hinter der Ohrmitte angelegt und durch Hyperflexion reponiert. Bei Verschiebung des Dens axis um volle Breite nach dorsal muß zunächst in der Achse des verschobenen Dens gezogen werden und erst dann darf gebeugt werden, weil es sonst zu einer Verkippung des Dens und zu einer Markschädigung kommen kann. Nach erfolgter Reposition soll nach einigen Tagen ein Minervagipsverband angelegt werden. Bei Hyperextensionsfrakturen muß der Kopf nach vorne, bei Hyperflexionsfrakturen nach hinten geneigt sein. Der Gipsverband muß bis zur Ausheilung der Fraktur mindestens 12 Wochen getragen werden.

Durch die im angloamerikanischen Raum übliche 6-wöchige Crutchfieldextension kommt es zu einer Diastase der Densfraktur und wegen der ungenügenden Ruhigstellung gehäuft zu Pseudarthrosen. In letzter Zeit wurden hohe Ausheilungsquoten durch den Halofixateur beschrieben.

Frakturen des Axiskörpers

Frakturen des Axiskörpers sind meist Frakturen die schräg von hinten oben nach vorne unten ziehen, also Hyperflexionsbrüche. Sie können durch Crutchfieldextension und Hyperextension reponiert und nach Festigung mit dem Minervagipsverband weiterbehandelt werden. Auch hier ist alternativ die Halo-Extension möglich.

Hanged-man-Fracture

Bogenbrüche des 2. Halswirbels gehen mit einer Zerreißung der Bandscheibe C II–C III einher und werden auch als sogenannte Hanged-man-Fractures bezeichnet. Bei geringer Verschiebung sind sie relativ stabil und können ohne weiteres auch in einer einfachen Halskrawatte ausheilen. Besteht jedoch eine stärkere Verschiebung nach ventral, sollte mit einer Crutchfield- oder Haloextension reponiert und anschließend mit einem Minervagipsverband weiter behandelt werden.

Verletzungen des 3.–7. Halswirbels

Einfache *Distorsionen,* häufig in Form von Schleudertraumen, werden mit einer Schanzkrawatte ruhiggestellt. *Discoligamentäre Verletzungen* die durch *Hyperextension* entstanden sind und durch eine Hyperextensionsaufnahme nachgewiesen werden können, sind meist stabil und können ohne weiteres mit einer Halskrawatte versorgt werden. Discoligamentäre Verletzungen durch Hyperflexion führen zu einer zunehmenden Subluxation nach ventral. Sie werden deswegen auch als Hidden Flexion Injury bezeichnet. Die Ruhigstellung muß unbedingt im Minervagipsverband erfolgen. Es kommt jedoch häufig zu einer instabilen Ausheilung, sodaß sie zweckmäßigerweise operiert werden.

Luxationen und Subluxationen

Kommt es zu einer Subluxationsstellung der Gelenksfortsätze, können diese durch Hyperextension leicht reponiert werden. Auch die reitende Luxation kann noch leicht durch Zug und Hyperextension reponiert werden. Sie sind jedoch instabil.

Kommt es jedoch zu einer Luxation beider Gelenksfortsätze, muß durch Längszug reponiert werden. Dazu eignet sich die Crutchfieldextension. Es wird solange unter Röntgenbildverstärkerkontrolle längsgezogen, bis die Verhakung der Gelenksfortsätze gelöst ist. Dann wird durch Hyperextension reponiert. Weil diese Verletzungen instabil sind und meist mit Querschnittlähmung einhergehen, werden sie anschließend operativ stabilisiert.

Bei der Rotationssubluxation, d. h. bei der einseitigen Luxation eines Gelenksfortsatzes, gelingt die Reposition durch Längszug alleine nicht, weil die noch intakte Gelenkskapsel der unverletzten Seite eine Distraktion verhindert. Eine Reposition ist hier meist nur durch den Walton'schen Handgriff möglich, d. h. es muß der Kopf zur unverletzten Seite geneigt und dann auf die verletzte Seite dorsal gedreht werden. Will man Luxationen konservativ weiterbehandeln, muß ein Minervagipsverband angelegt werden, der 12–16 Wochen verbleiben muß.

Luxationsfrakturen

Luxationsfrakturen können durch Längszug und anschließende Hyperextension meist gut eingerichtet werden. Hierzu eignen sich sowohl die Crutchfield- wie die Haloextension. Da diese Luxationsfrakturen instabil sind, muß im Anschluß an eine 6-wöchige Crutchfield-Extension noch 6 Wochen im Minervagipsverband ruhiggestellt werden, oder man beläßt den Halo-Fixateur für 12 Wochen.

Wirbelkörperfrakturen des 3.–7. Halswirbels

Wirbelkörperfrakturen des 3.–5. Halswirbels finden wir in Form von keilförmigen Frakturen bei Überbeugung. Diese lassen sich durch Längszug und Hyperextension kaum reponieren. Bei konservativer Behandlung muß man mit einer Ausheilung in Fehlform rechnen, die allerdings bei der Halswirbelsäule nicht so sehr ins Gewicht fällt.

Durch axiale Stauchung kommt es zu einer Berstungsfraktur des Wirbelkörpers, wobei die Hinterwand gegen den Rückenmarkskanal verschoben wird und daher häufig neurologische Symptomatik besteht. Durch Längsextension mit der Crutchfieldzange wird durch die Ligamentotaxis des hinteren Längsbandes versucht, den verschobenen Anteil der Hinterwand wiederum zu reponieren. Will man weiter konservativ behandeln, muß die Extension bis zu 12 Wochen bleiben.

Zusammenfassend kann gesagt werden, daß bei stabilen Verletzungen häufig das Anlegen einer Halskrawatte genügt. Besteht die Gefahr, durch ungenügende Ruhigstellung eine Heilungsstörung heraufzubeschwören, z.B. bei der Densfraktur, muß mit einem Minervagipsverband ruhiggestellt werden. Die Crutchfieldextension eignet sich für eine kurzdauernde Extensionsbehandlung zur Reposition vor einem eventuellen operativen Eingriff, oder wenn im Minervagipsverband weiter behandelt werden kann. Sie ist auch anzuwenden, wenn Rückenmarksbeteiligung besteht. Der Halofixateur bewährt sich überall dort, wo eine längerdauernde Extension bei fehlender neurologischer Symptomatik angewendet werden soll.

43. Verletzungen der Halswirbelsäule – Operative Therapie

O. Wörsdörfer und M. Arand

Department für Chirurgie, Universität Ulm, Steinhövelstr. 9, D-7900 Ulm/Donau

Injuries of the Cervical Spine – Operative Treatment

Summary. Surgical treatment of unstable cervical spine injuries has justifiably gained acceptance when based on definite indications and methods of internal fixation. Direct anterior screw fixation of the odontoid process is the appropriate procedure for stabilizing articulation fractures. Many instability problems of the upper cervical spine can be solved with posterior transarticular fixation C 1/C 2 according to Magerl. Of the posterior procedures for the lower cervical spine, hook-plate fixation according to Magerl is preferable to wirings. Plate fixation with hollow titanium screws (Morscher) has proved a successful anterior procedure. The two methods can be combined to treat severe osteoligamentous injuries.

Keywords: Cervical spine – injuries – operative treatment

Zusammenfassung. Aufgrund klar bestehender Indikationen und Osteosynthesetechniken hat sich die operative Behandlung instabiler HWS-Verletzungen zurecht durchgesetzt. Für die Stabilisierung von Densfrakturen ist die direkte ventrale Verschraubung das Verfahren der Wahl. Mit der dorsalen transartikulären Verschraubung C 1/C 2 nach Magerl lassen sich viele Instabilitätsprobleme an der oberen HWS lösen. Von den dorsalen Verfahren an der unteren HWS ist die Hakenplattenosteosynthese nach Magerl den Drahtgurtungen aufgrund überlegener Stabilität vorzuziehen. Als ventrales Verfahren hat sich die plattengesicherte Spondylodese mit dem Hohlschraubensystem aus Titanium nach Morscher bewährt. Bei schweren osteoligamentären Verletzungen lassen sich beide Systeme kombinieren.

Schlüsselwörter: Halswirbelsäule – Trauma – Operative Behandlung

Die noch vor Jahren z. T. heftig geführte Kontroverse zwischen konservativer und operativer Therapie bei Verletzungen der Halswirbelsäule ist heute weitgehend zu Gunsten der operativen Behandlung entschieden. Im Vordergrund der Diskussion steht die Behandlung der verschiedenen Formen der Instabilität, welche durch die Entwicklung geeigneter Osteosyntheseverfahren in hohem Maße beseitigt werden kann. Daß mit der operativen Behandlung durch Reposition und Wiederherstellung der normalen Wirbelsäulenform indirekt die neuralen Strukturen dekomprimiert werden, und somit günstige Voraussetzungen zur Erholung neurologischer Begleitverletzungen geschaffen werden, ist ein weiterer Vorteil der operativen Therapie.

Indikationen zur operativen Behandlung der oberen HWS

Die obere Halswirbelsäule mit ihren speziellen anatomischen Besonderheiten erfordert aufgrund von lokalisationstypischen Verletzungen auch eine für jeden Wirbel spezielle Stabilisationstechnik.

1. Atlanto-occipitale Luxation

Diese vorwiegend im Kindesalter vorkommenden Luxationen verlaufen aufgrund der medullären Schädigung meistens tödlich. Es sind in der Literatur jedoch einzelne Fälle beschrieben, in denen die Verletzung überlebt wurde [10]. Intraoperative und postmortale Untersuchungen zeigten eine erhebliche ligamentäre Instabilität, die eine operative Stabilisierung indizierten. Harms [6] berichtet über eine derartige Instabilität, die er durch eine transorale, okzipito-zervikale Fusion behandelt hatte. Die dorsale okzipito-zervikale Fixation vom Hinterhaupt zum Atlasbogen stellt eine Alternative dar.

2. Frakturen des Atlas

Frakturen des dorsalen Ringes des Atlasbogens sind im allgemeinen stabil und bedürfen außer einer Ruhigstellung mit dem Schanz'schen Kragen keiner weiteren Behandlung. Da eine Densfraktur oder eine transdentale Luxationsfraktur mit einer hinteren Atlasbogenfraktur vergesellschaftet sein kann, ist eine sorgfältige Diagnosesicherung erforderlich. Die häufigste Form der Atlasbogenfraktur ist die Sprengung des Atlasringes (sog. Jefferson-Fraktur). Bei der instabilen Jefferson-Fraktur sind die Massae laterales des Atlas nach lateral über die korrespondierende Gelenkfläche des Axis subluxiert. Diese Formen stellen eine Indikation für die operative Stabilisierung dar.

3. Densfraktur

Eine operative Indikation zur Stabilisierung einer Densfraktur ist bei allen frischen Verletzungen mit Dislokation gegeben. Da die Frakturtypen der Gruppe II nach Anderson und D'Alonzo [1] die höchste Pseudarthroserate (um 60%) bei konservativer Behandlung aufweisen, stellen sie eine empfehlenswerte Indikation zur operativen Stabilisierung dar.

4. Traumatische Spondylolyse (Hangman-Fraktur)

Die undislozierte traumatische Spondylolyse von C2 ist eine stabile Fraktur, da vorderes und hinteres Längsband sowie der Diskus intervertebralis intakt sind. Bei bereits radiologisch eindeutiger Schädigung des Discus intervertebralis sowie bei Dislokationen oder Dislokationstendenz des Wirbels C2 über C3 liegt eine instabile Situation vor, wodurch sich in diesen Fällen eine Indikation zur operativen Stabilisierung ergibt. Da die instabilen Formen, insbesondere die Luxationen nach ventral, in der Regel mit einer Zerreißung des vorderen und hinteren Längsbandes einhergehen, muß eine Zangenextension mit größter Vorsicht gehandhabt werden, da die Gefahr der Überdistraktion mit neurologischen Komplikationen besteht.

Indikationen zur operativen Behandlung der unteren HWS

Da die discoligamentären Verletzungen der Halswirbelsäule auch bei Reposition und ausreichender äußerer Ruhigstellung in über der Hälfte der Fälle mit einer chronischen ligamentären Instabilität ausheilen, ist die definitive Spondylodese des verletzten Segmentes zu empfehlen.

Bei der Gruppe der Flexions-Distraktionsverletzungen liegen in jedem Falle erhebliche instabile Verhältnisse mit zwingender Indikation zur operativen Behandlung vor.

Bei den Flexions-Kompressionsfrakturen besteht eine Indikation zur operativen Behandlung dann, wenn eine signifikante Erniedrigung der Vorderkante mit einem Achsenabknick um mehr als 10 Grad besteht.

Die sogenannten Tear-drop Frakturen sind Flexions-Kompressionsfraktur mit Kantenabsprengung der vorderen Unterkante, sowie Wirbelkörperfrakturen in sagittaler Richtung und Frakturen der Lamina. Diese gewöhnlich harmlos aussehende Fraktur weist eine erhebliche Instabilität auf und hat durch Verschiebung in der Transversalebene häufig eine Tetraplegie zur Folge. Neben der Tear-drop Fraktur durch Kompression sind auch Frakturen durch Hyperextension mit Zerreißung des vorderen Längsbandes und Retrolisthesis des oberen Wirbelkörpers möglich. Diese Frakturformen sind eine weitere Indikation zur operativen Stabilisierung.

Extension und Reposition

Dislozierte Frakturen, verhakte ein- oder beidseitige Luxationen werden mittels Haloextension über einige Tage schonend reponiert und anschließend unter Zug operativ stabilisiert. Liegen neurologische Symptome, insbesondere Wurzelkompressionssyndrome durch Luxationen oder Gelenkfortsatzabbrüche vor, so erfolgt die Reposition intraoperativ.

Die manuelle Reposition einer dislozierten Halswirbelsäulenverletzung ist aufgrund der hohen neurogenen Komplikationsrate abzulehnen.

Ventraler oder dorsaler Zugang bei Verletzungen der unteren HWS

Bei irreponiblen verhakten ein- oder beidseitigen Luxationen sowie bei ein- oder beidseitigen Frakturen der Gelenksfortsätze, und insbesondere beim Vorliegen von Wurzelkompressionssyndromen aufgrund von Gelenkfortsatzabbrüchen oder von Luxationen, ist in jedem Falle das dorsale Repositions- und Stabilisationsverfahren vorzuziehen. Reponierte diskoligamentäre Verletzungen lassen sich sowohl mit dorsalen Stabilisationsverfahren als auch durch ventrale Plattenosteosynthese hehandeln.

Bei Vorliegen von signifikanten Wirbelkörperfrakturen, insbesondere von Defektfrakturen, sowie bei Dislokation von Hinterkantenfragmenten in den Spinalkanal oder Eindringen von Bandscheibenmaterial in den Spinalkanal, ist die ventrale Dekompression, Aufrichtung und Spondylodese mit Osteosynthese indiziert.

Kombinierter dorso-ventraler Zugang

Schwere osteoligamentäre Läsionen der vorderen und hinteren Wirbelanteile sind eine Indikation für das kombinierte dorso-ventrale Verfahren. Die Wahl des primären Zuganges hängt vom Frakturtyp ab. Bei einer Luxationsfraktur mit verhakten Gelenken oder frakturierten Gelenkfortsätzen ist eine Reposition von ventral schlecht möglich, so daß zuerst von dorsal die Luxation reponiert und stabilisiert wird. Danach erfolgt von ventral die Spondylodese. Bei reponierten Luxationsfrakturen mit signifikanter dorsaler Verletzung kann zuerst von ventral die Fraktur stabilisiert werden und dann in einem zweiten Eingriff von dorsal die Zuggurtungsosteosynthese erfolgen.

Stabilisationsmethoden an der oberen HWS

Instabile Atlas-Berstungsfraktur (Jefferson-Fraktur)

Unter Extension und Stabilisierung mit der Halo-Weste ist in vielen Fällen eine Reposition der Fraktur möglich. Die Autoren bevorzugen als operatives Verfahren die transartikuläre Verschraubung C 1/C 2 nach Magerl [4, 8], da von dorsal die Gelenke unter Sicht reponiert und fixiert werden können und das obere Kopfgelenk frei bleibt. Dieses Verfahren eignet sich auch zur dorsalen Stabilisierung von Denspseudarthrosen oder fehlgeschlagenen ventralen Fixationen. Bei den herkömmlichen dorsalen okzipito-cervikalen Spondylodesen wird das obere Kopfgelenk unnötigerweise in die Fixation miteinbezogen.

Von Harms [6] wird die ventrale transorale Reposition und Verschraubung bevorzugt, wobei dieses aufwendigere Verfahren den Vorteil aufweist, daß das Bewegungssegment C 1/C 2 (Rotation) erhalten bleibt.

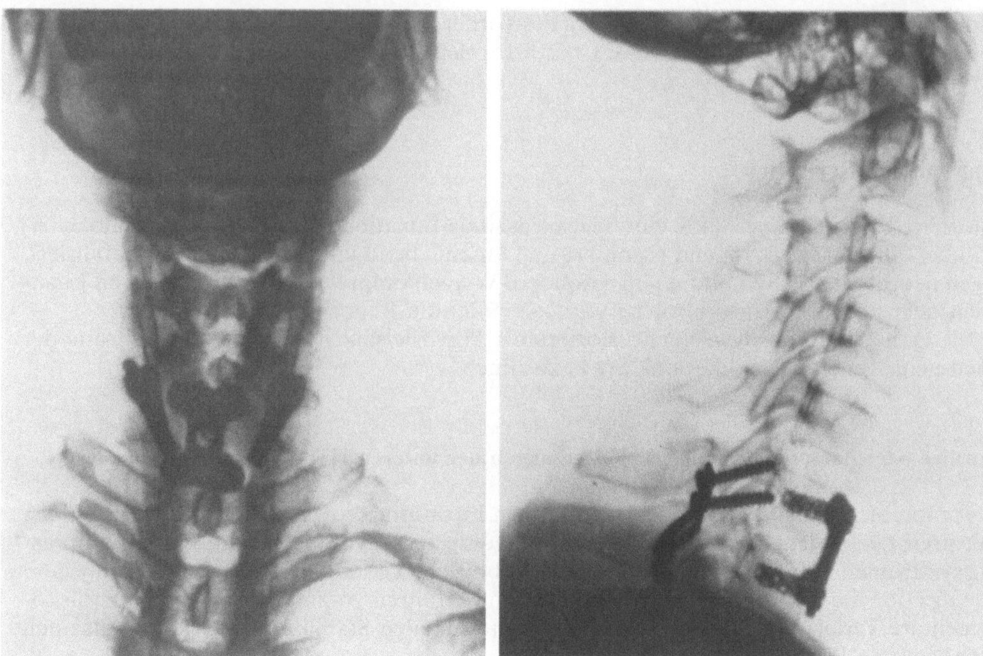

Abb. 1. Flexions-Distraktionsverletzung C 6/7 mit Wirbelkörperfraktur und verhakter Luxation beider Gelenke. Dorsale Reposition und Stabilisierung mit Hakenplatten. Anschließend ventrale Spondylodese und Stabilisierung mit dem Hohlschrauben-Plattensystem aus Titanium

Densfraktur

Durch die direkte ventrale Verschraubung der Densfraktur bleibt das atlanto-axiale Drehgelenk erhalten. Diese mittlerweile weitverbreitete Stabilisierungstechnik wurde detailliert von Böhler [2] beschrieben.

Die dorsalen Stabilisationsverfahren eignen sich in der Behandlung der veralteten Densfrakturen, sowie der Denspseudarthrose. Neben dem herkömmlichen Verfahren der Drahtgurtung C 1/C 2 nach Brooks [3] eignet sich im besonderen Maße die stabile transartikuläre dorsale Verschraubung C 1/C 2 nach Magerl [4, 8]. Sie ist das Verfahren der Wahl zur dorsalen Stabilisierung bei zusätzlicher Mißbildung im oberen HWS-Bereich (z. B. hypoplastischer Atlasbogen, Atlasassimilation).

Traumatische Spondylolyse (Hangman-Fraktur)

Die instabilen dislozierten traumatischen Spondylolysen von C 2 können bei guter Reposition mit der Haloweste behandelt werden. Bei intraartikulären Frakturen und Bandscheibenzerstörungen C 2/C 3 empfiehlt sich die operative Stabilisierung. Die direkte Verschraubung nach Judet (zit. nach 4) erfordert eine sehr präzise Operationstechnik, da bei zu lateraler Schraubenlage die A. vertebralis verletzt werden kann. Die herkömmliche dorsale Drahtgurtungsosteosynthese C 1/C 3 ist einfacher, hat die Nachteile einer zweisegmentalen Fixierung und einer unsicheren Stabilität. Die Autoren bevorzugen bei intraartikulären Frakturen oder bei signifikanter Diskusschädigung C 2/C 3 und Wirbelkörperfraktur C 3 die ventrale Plattenosteosynthese.

Stabilisationsmethoden der unteren HWS

Die dorsale Spondylodese der Halswirbelsäule mit der Hakenplatte nach Magerl [5, 7] hat sich als stabiles Osteosyntheseverfahren bewährt und stellt das Standardverfahren dar.

Dorsale Drahtgurtungen sind aufgrund klinischer und experimenteller Untersuchungen weniger stabil und neigen zur Drahtbrüchen und Lockerungen.

Als ventrales Verfahren wird die Spondylodese nach Robinson [11] mit zusätzlicher Plattenosteosynthese, aktuell mit dem Hohlschrauben-Plattensystem aus Titanium nach Morscher [9] empfohlen. Bei den kombinierten Verfahren werden ventral die Plattenspondylodese nach Morscher [9] und dorsal die Hakenplattenosteosynthese nach Magerl [5, 7] als Standardverfahren bevorzugt (Abb. 1)

Literatur

1. Anderson LD, D'Alonzo RT (1974) Fractures of the odontoid process of the axis. J Bone Joint Surg (Am) 56:1663
2. Böhler J (1982) Anterior stabilisation for acute fractures and non-unions of the dens. J Bone Joint Surg (Am) 64:18
3. Brooks AL, Jenkins EW (1978) Atlanto-axial arthrodesis by the wedge compression method. J Bone Joint Surg (Am) 60:279
4. Grob D, Magerl F (1987) Operative Stabilisierung bei Frakturen von C 1 und C 2. Orthopädie 16:46
5. Grob D, Magerl F (1987) Dorsale Spondylodese der Halswirbelsäule mit der Hakenplatte. Orthopäde 16:55
6. Harms J (1987) Pers. Mitteilung
7. Magerl F, Grob D, Seemann P (1987) Stable dorsal fusion of the cervical spine (C 2–Th 1) using hook plates. In: Kehr P, Weidner A (eds) Cervical Spine I, Strassbourg 1985 Springer, Wien New York, pp 217
8. Magerl F, Seemann P (1987) Stable posterior fusion of the atlas and axis by transarticular screw fixation. In: Kehr P, Weidner A (eds) Cervical Spine I, Strassbourg 1985. Springer, Wien New York, pp 322
9. Morscher E, Sutter F, Jenny H, Olerud S (1986) Die vordere Verplattung der Halswirbelsäule mit dem Hohlschrauben-Plattensystem aus Titanium. Chirurg 57:702
10. Pang D, Wilberger JE (1980) Traumatic atlanto-occipital dislocation with survival: Case report and review. Neurosurgery (7) 5:503
11. Robinson RA, Walker AE, Ferlic DC, Wiecking DK (1962) The results of anterior interbody fusion of the cervical spine. J Bone Joint Surg (Am) 44:1569

44. Brust- und Lendenwirbelsäule, konservative und funktionelle Therapie

W. Dürr

Unfallchir. Abt. u. berufsgenossenschaftl. Sonderstation für Schwerunfallverletzte Ev. Stift St. Martin, Johannes-Müller-Str. 7, D-5400 Koblenz

Non-Operative Treatment of Thoracic and Lumbar Spinal Fractures

Summary. Fractures of the thoracic spine are commonly treated functionally. In the thoracolumbar and lumbar region compression fractures with angulation can be treated by closed reduction and casting according to the Boehler method. Yet, stable fractures with minor deformities may be treated with advantage by early weight bearing. Primarily unstable thoracic and lumbar vertebra fractures gradually become stable with increasing fracture healing and may also be treated functionally but with prolonged bed rest of 6–12 weeks. Thus open reduction and internal fixation achieve better anatomical alignment and also allow early mobilisation and ambulation. They are therefore recently favoured.

Keywords: Thoracic and lumbar spinal fractures – Non-operative treatment – Early functional treatment – Stable fractures – Unstable fractures

Zusammenfassung. An der Brustwirbelsäule, abgesehen von ihrem untersten Abschnitt, dominiert bei der konservativen Therapie die funktionelle Behandlung. An den untersten Brustwirbeln sowie an der Lendenwirbelsäule ist bei Impressionskeilbrüchen und nicht verhakten Verrenkungsbrüchen die Methode der Aufrichtung im dorsalen Durchhang und anschließender Ruhigstellung im Gipsmieder zwar möglich und in vielen Fällen erfolgreich, jedoch ist bei stabilen Brüchen die frühfunktionelle Behandlung vorherrschend. Bei stärkerer Gibbusbildung und bei instabilen Brüchen wird die operative Behandlung befürwortet.

Schlüsselwörter: Konservative Behandlung – frühfunktionelle Behandlung – funktionelle Behandlung – stabile Frakturen – instabile Frakturen

Bei der nicht operativen Therapie von Brust- und Lendenwirbelbrüchen muß man auch heute gelten lassen, daß unterschiedliche Verfahren berechtigt sind. Ihre jeweilige Anwendung wird von kontrovers diskutierten Auffassungen bestimmt, nämlich

- der Entsprechung oder Diskrepanz von Anatomie und Spätfunktion.
- der Einschätzung des Behandlungsrisikos.
- der Akzeptanz durch den Patienten – also auch Einflüssen des Zeitgeistes –
- der individuellen Erfahrung des Arztes
- der Abschätzung der Stabilität.

Vier Komplexe sind zu besprechen:

a) Die Behandlung von Wirbelverletzungen mit neurologischen Ausfällen.
b) Aufrichtung und Gipsmieder (Lorenz Böhler).
c) Frühfunktionelle Therapie primär stabiler Frakturen.
d) Funktionelle Therapie primär instabiler Frakturen.

Wirbelverletzungen mit neurologischen Ausfällen

Die in der Vergangenheit unter dem Einfluß von L. Guttmann [5] streng konservative Therapie bei Querschnittlähmungen differenziert sich. Nach den Untersuchungen von Magerl [11], Jacobs und Mitarbeitern [6], Kortmann und Mitarbeitern [8] gibt es Indizien, bisher aber keinen schlüssigen Beweis, daß die Chance einer neurologischen Erholung bei frühzeitiger operativer Therapie etwas günstiger sein könnte.

Bei der kompletten Lähmung jedoch kann eine operative Therapie das Schicksal der vollständigen Lähmung nicht mehr wenden. Die operative Behandlung solcher Fälle kann allein ihre Rehabilitationszeit verkürzen und Haltungsschäden durch Instabilität und knöcherne Fehlheilung vermindern.

Deshalb ist die konservative Knochenbruchbehandlung vollständig Querschnittgelähmter weiterhin unumstritten, auch wenn die operative Therapie aus den genannten Gründen berechtigt ist. Jedoch sind gerade auch in der Anfangsphase – und dies betrifft sowohl vollständig wie unvollständig Gelähmte – einige wichtige Gesichtspunkte zu beachten, nämlich die richtige Lagerung und die Drehbehandlung entweder im Blockbett oder im Spezialbett [2]. Ein Clinitronbett ist nicht notwendig, um eine decubitusverhütende korrekte Primärbehandlung durchführen zu können.

Kein Dauerkatheter! Keine Ruhigstellung im Gipsverband! Umgehende Verlegung in ein Zentrum!

Aufrichtung und Gipsmieder (L. Böhler) [3]

Auf die allen bekannte Diskussion über die alternative Behandlung nach Magnus [12] und L. Böhler [3] sei verwiesen.

Auch heute unterliegt es keinem Zweifel, daß in vielen Fällen ein Repositionsergebnis nach Aufrichtung erfolgreich im Gipsmieder aufrechterhalten werden kann. Es ist dies sowohl an der Brustwirbelsäule [4] wie auch an der unteren Wirbelsäule [15] nachgewiesen.

Es besteht jedoch im allgemeinen Übereinstimmung [1] darüber, daß an der Brustwirbelsäule die Behandlung konservativ–funktionell erfolgen soll, weil durch die Kyphose im Brustbereich und die Abstützung durch die Rippen eine Aufrichtung kaum möglich, insbesondere aber konservativ nicht zu halten ist. Eine Ausnahme bilden kyphotische Knickbildungen über 40 Grad und die seltenen langfristig instabilen Kompressionsfrakturen.

Eine gewisse Übergangsstellung nehmen die unteren Brustwirbel ein. Der 12. Brustwirbel ist funktionell der Lendenwirbelsäule zuzurechnen.

Beck [1] sieht die fakultative Indikation zur Aufrichtung und Ruhigstellung im Gipsmieder bei nicht verhakten Kompressionskeilbrüchen des 10. und 11. Brustwirbelkörpers mit Gibbusbildung über 15 Grad bei Verletzten unter 50 Jahren und bei nicht verhakten Brüchen des 12. Brustwirbelkörpers und der Lendenwirbel mit Gibbusbildung über 10 Grad bei unter 60jährigen.

Das Beispiel eines 51jährigen Mannes (Abb. 1) mit nicht verhaktem Verrenkungsbruch (inkompletter Berstungsbruch) des 3. Lendenwirbelkörpers zeigt, daß mit diesem Verfahren eine Ausheilung mit einem guten anatomischen und funktionellen Ergebnis möglich ist.

Wenn man die Böhler'sche Methode anwendet, ist bei der Reposition im Durchhang und bei Ruhigstellung im Gipsmieder nach Jahna [7] auf folgendes zu achten:

- nur dorsaler Durchhang
- Lokalanästhesie (andere Behandler [1] reponieren aber auch in Allgemeinanästhesie)
- bei Stauchungsbrüchen oder dislozierten Frakturen der Wirbelkörperhinterwand zunächst Längszug
- dann Lordosierung
- adäquate Polsterung der druckgefährdeten Stellen
- Drei-Punkt-Abstützung
- regelmäßiger Gipswechsel nach vier Wochen
- intensives Übungsprogramm.

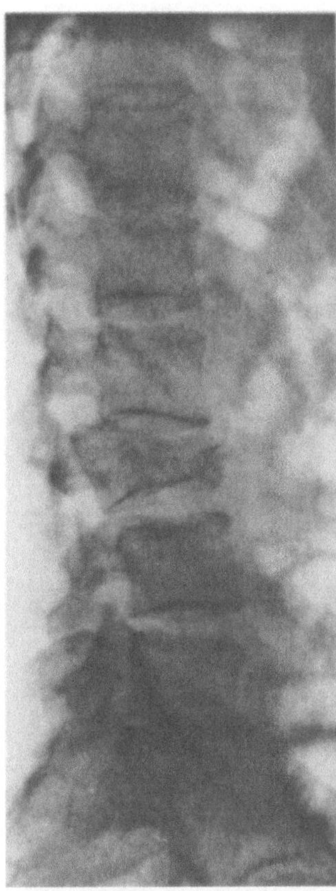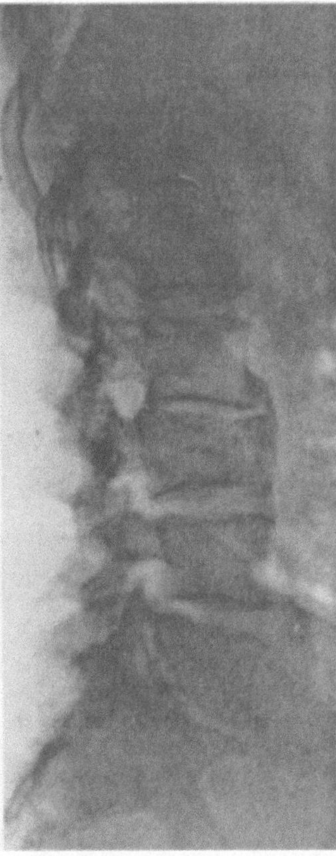

Abb. 1. 51jähriger Mann, inkompletter Berstungsbruch (nicht verhakter Verrenkungsbruch 3. LWK.) Heilung nach Aufrichtung und Gipsmiederbehandlung. (Fall Bergmannsheil Bochum mit Genehmigung von Prof. Dr. Muhr)

Frühfunktionelle Behandlung

Die Problematik des Korrekturverlustes, die sehr lange Ruhigstellung von drei bis fünf Monaten, die Ansprüche des Patienten an den Behandlungskomfort, aber auch die vielerorts verlorengegangene Erfahrung der Chirurgen mit dieser Methode, wie auch andererseits die experimentelle und klinische Langzeiterfahrung mit der funktionellen, insbesondere der frühfunktionellen Therapie haben bewirkt, daß in den weitaus meisten Kliniken die frühfunktionelle Behandlung ganz oder fast ausschließlich zur Methode der Wahl geworden ist in denjenigen Fällen, in denen nicht die operative Reposition und Stabilisation angewandt wird. Die Behandlung durch gedeckte Reposition und Gipsmieder ist hierzulande zur Ausnahme geworden.

Nach den experimentellen Untersuchungen von Plaue [13] ist nach einer Wirbelkompression auf etwa die Hälfte der Ausgangshöhe die ursprüngliche Stabilität des nicht gebrochenen Wirbels wieder erreicht. Deshalb ist dann auch eine Sofortbelastung ohne wesentlichen nachfolgenden Sinterungsverlust möglich. Klinisch wurde nur bei solchen Kompressionsbrüchen eine wesentliche Sinterung beobachtet, die weniger als 30% ihrer Ausgangshöhe verloren hatten [14].

Die Frage, ob die Formveränderung das Ausmaß künftiger Spätbeschwerden beeinflußt, wird unterschiedlich beantwortet.

Ludolph und Hierholzer [9, 10], Charalambidis und Muggler [4], Plaue [14] fanden in ihren Nachuntersuchungen eher keine Korrelation.

Einigkeit besteht aber darüber, daß das Sinterungsverhalten bei vorbestehender Osteoporose anders und problematischer ist [14]. Beschwerden sind dann eher die Regel als die Ausnahme. Eine Begleitbehandlung der Osteoporose einschließlich Calcitonin ist wichtig.

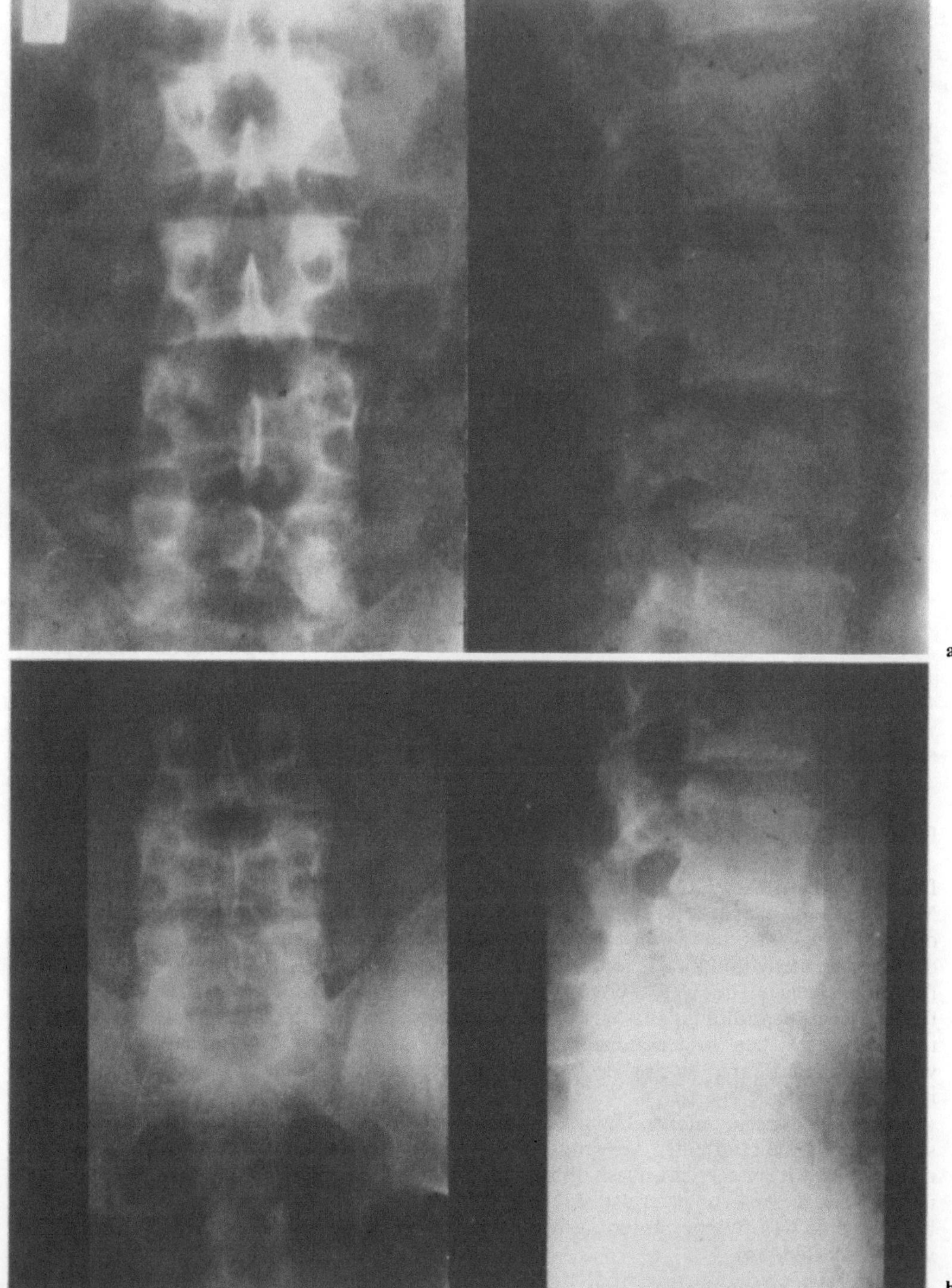

Abb. 2. a 20jähriger Mann, kompletter Berstungsbruch 4. LWK, funktionelle Behandlung. **b** Ausheilung nach 2 Jahren

Tabelle 1. Konservative Therapie BWS und LWS (ohne Lähmung) 1977–1987	
frühfunktionell „stabil"	231
funktionell „primär instabil"	24
funktionell bei Polytrauma	19

Tabelle 2. Frühfunktionelle Therapie BWS u. LWS	
Geeignet:	
Stabiler Impressionskeilbruch Typ A	
Nicht geeignet:	
Spalt- und Stückbrüche	Typ A B
Beteiligung Hinterkante	Typ A B
Beteiligung d. kleinen Gelenke	Typ A B C

Die frühfunktionelle Behandlung, die wir in 231 Fällen bei sogenannten primär stabilen Frakturen vorgenommen haben (Tabelle 1), ermöglicht den Patienten nach sicherer Abklärung der Stabilitätskriterien (Tabelle 2) und in Abhängigkeit vom Ausmaß der anfangs bestehenden Beschwerden eine Belastung nach etwa drei bis sechs Tagen. Die Lagerung erfolgt auf harter Unterlage, zur Unterstützung der Lordose wird eine mehr oder weniger feste Rolle unter die Frakturregion gegeben.

Die krankengymnastische Übungsbehandlung beginnt sofort mit isometrischen Spannungsübungen, mit Übungen in Bauchlage, zeigt Techniken zur muskulären Stabilisierung des Rumpfes, es schließen sich Stemmübungen an.

Die krankengymnastische Therapie muß auch nach der Entlassung aus stationärer Behandlung konsequent fortgesetzt werden.

Die Anwendung von Drei-Punkt-Stützkorsetten, z.B. nach Bähler und das Rahmenstützkorsett von Camp bieten keine Vorteile [9, 10].

Sie können eine sekundäre Sinterung nicht verhindern. Die Auffassungen über ihre Nützlichkeit oder Schädlichkeit werden kontrovers diskutiert. Man kann sie anfangs als psychologische Hilfe, als Mahnbandage gegen unerwünschte Kyphosierungen ansehen und in der Frühphase eine schmerzlindernde Wirkung durch Einschränkung der Beweglichkeit unterstellen. Andererseits kann die Abhängigkeit des Patienten vom Korsett und die unerwünschte Wirkung als Statussymbol des Wirbelverletzten zum Problem werden. Deshalb ist gerade auch hier das ärztliche Informationsgespräch beim Wirbelbruchpatienten am Anfang der Behandlung wichtig für den gesamten Erfolg.

Unsere eigenen Erfahrungen umfassen 328 Patienten der Jahre 1977 bis 1987, wobei in der Statistik 63 Patienten nicht mitberücksichtigt sind, die anderenorts weiterbehandelt wurden (Tabelle 1). Die Verweildauer bei frühfunktioneller Behandlung lag bei 15 Tagen und entspricht damit in etwa der anderer Autoren bei dieser Methode [14, 10].

Lebensalter, Beruf, Selbständigkeit, Versicherungsverhältnis und soziales Umfeld sind die limitierenden Faktoren der stationären Aufenthaltsdauer und auch der gesamten Behandlungszeit.

Potentielle Gefahren der funktionellen Therapie betreffen die Fehleinschätzung der Stabilität, die Vernachlässigung anatomischer Gesichtspunkte, was das Ausmaß der Achsenfehlstellung betrifft, das Versäumnis einer frühzeitigen Indikationsstellung zur operativen Therapie und schließlich die Auffassung, daß die funktionelle Therapie im Nichtstun bestünde.

Was geschieht mit primär instabilen Brüchen?

Natürlich können auch instabile Brüche prinzipiell im Gipsmieder behandelt werden [3, 1].

Jeder instabile Knochenbruch, abgesehen von den rein discoligamentären Verletzungen, wird im Laufe der knöchernen Heilung allmählich zum stabilen Bruch. Ähnlich wie andere Autoren [10] haben auch wir instabile Brüche funktionell behandelt. Das Beispiel eines 20jährigen Verletzten mit einem kompletten Berstungsbruch des 4. Lendenwirbelkörpers (Abb. 2a und b) zeigt das anatomische Ergebnis nach 2 Jahren. Es verblieben Beschwerden bei vermehrter Belastung, ins linke Bein strahlend, sowie eine Bewegungseinschränkung beim Vor- und Rückwärtsbeugen. Der frühere Beruf als Steinmetz mußte aufgegeben werden.

Die Entlastungszeit wird mit 6 bis 8 Wochen angegeben [10].

In unserem Krankengut betrug die Entlastungszeit zwischen 6 und 12 Wochen.

Primär instabile Brüche haben wir jedoch seit 1982 zunehmend operativ versorgt, um einerseits die anatomische Wiederherstellung zu verbessern und andererseits die Vorteile frühfunktioneller Therapie und Belastung zu nutzen.

Literatur

1. Beck E (1980) Konservative Behandlung von Frakturen und Luxationen von Thorax- und Lendenwirbelsäule. Hefte Unfallheilkunde 149:119–127
2. Bedbrock G (1981) The Care and Management of Spinal Cord Injuries. Springer, New York Heidelberg Berlin
3. Böhler L (1930) Die Technik der Knochenbruchbehandlung, Band I. Maudrich, Wien
4. Charalambidis K, Muggler E (1980) Wirbelfrakturen der unteren Wirbelsäule – Ergebnisse nach konservativer Behandlung. Helv Chir Acta 47:129–132
5. Guttmann L (1969) Spinal Deformities in Traumatic Paraplegics and Tetraplegics following Surgical Procedures. Paraplegia 7:38
6. Jacobs RR, Asher MA, Snider RK (1980) Dorso-lumbale Wirbelsäulenfrakturen – eine vergleichende Studie zwischen konservativer und operativer Behandlung bei 100 Patienten. Orthopäde 9:45–62
7. Jahna H, Wittich H (1985) Konservative Methoden in der Frakturbehandlung. Urban und Schwarzenberg, Wien München Baltimore
8. Kortmann HR, Wolter D, Meinecke FW, Eggers Ch (1986) Die Rückbildungstendenz neurologischer Schäden bei der operativen Sofortversorgung von Halswirbelsäulenverletzten mit Rückenmarksbeteiligung. Chirurg 57:695–701
9. Ludolph E, Hierholzer G, Skugina A (1982) Verletzungen der Hals-, Brust- und Lendenwirbelsäule. Chirurg 53:279–285
10. Ludolph E, Hierholzer G (1983) Funktionelle Behandlung der Frakturen an der Brust- und Lendenwirbelsäule. Orthopäde 12:136–142
11. Magerl F (1980) Frühbehandlung bei traumatischer Querschnittlähmung. Orthopäde 9:34–44
12. Magnus G (1931) Die Behandlung und Begutachtung des Wirbelbruches. Archiv Orthop Unfallch 29:272
13. Plaue R (1972) Das Frakturverhalten von Brust- und Lendenwirbelkörpern. Orthop 110:357
14. Plaue R, Kempf L, Quintus D (1984) Indikation und Ergebnisse der funktionellen Wirbelbruchbehandlung. Hefte Unfallheilkunde 163:152–153
15. Zifko B, Schödl F, Holzmüller W (1971) Die konservative Behandlung von Brustwirbelbrüchen. Hefte Unfallheilkunde 108:84–87

45. Brust- und Lendenwirbelsäule, operative Therapie

W. Dick

Orthopädische Klinik, Departement für Chirurgie der Universität Basel, Felix-Platter-Spital, CH-4012 Basel

Internal Fixation of Thoracic and Lumbar Spinal Fractures

Summary. The aims of internal fixation of thoracic and lumbar spinal fractures are immediate stability, preservation of spine mobility, and restoration of the anatomical form of the vertebra and of the canal diameter at acceptable risks. All these aims together can be achieved only by short posterior pedicle fixation systems, such as the external spine fixator, the various internal spine fixators, special dorsal Roy-Camille plates, Wolter plates, and the combined anterior and posterior unisegmental fusion with the USIS system. Isolated anterior procedures necessitate additional bracing. The indications for operative treatment are discussed in the light of the above-mentioned methods.

Keywords: Spinal fractures – internal fixator – indications for surgery

Zusammenfassung. Die Ziele der operativen Behandlung sind Sofortstabilität. Erhaltung der Bewegungsfunktion, Wiederherstellung der Form und des Kanalquerschnittes, sowie eine vertretbare Operationsbelastung. Die Gesamtheit dieser Ziele läßt sich nur mit dorsalen Kurzstreckenimplantaten mit Pedikelfixation erreichen, dem Fixateur externe, den verschiedenen Fixateur interne-Formen, der dorsalen Kurzstreckenplatte, dem Plattenfixateur und der ventro-dorsalen Kombinationsspondylodese mit dem USIS-System. Isolierte ventrale Eingriffe machen hingegen eine Korsettfixation nötig. Der ventrale Substanzdefekt soll stets mit Knochentransplantat aufgefüllt werden, entweder transpedikulär oder durch direkten Zugang.

Schlüsselwörter: Wirbelfrakturen – Fixateur interne – Operationsindikationen – Operationsverfahren

Im vorausgehenden Referat hat Herr Dürr mit der konservativen Behandlung den Standard vor uns ausgebreitet, der für jeden engagierten Behandler erreichbar ist und an dem sich jeder Verfechter eines operativen Vorgehens messen lassen muß. Ich möchte Ihnen im folgenden ein Grundkonzept für die operative Behandlung, das mir konsensfähig erscheint, zur Diskussion unterbreiten.

Voraussetzungen

Eine operative Therapie von Brust- und Lendenwirbelfrakturen ist erst dann als sinnvoll zu bejahen, wenn fünf Voraussetzungen erfüllt sind, wenn nämlich:

1. mit der Operation eine Stabilität erreicht wird, die ein sofortiges Mobilisieren des Patienten möglich macht. Beim Paraplegiker mit seinen besonderen Problemen muß die Forderung noch auf Mobilisierbarkeit ohne Gips- oder Schalenkorsett erweitert werden; beim Nichtgelähmten ist dieser Zusatz wünschenswert, wenn auch nicht unabdingbar. Errei-

chen wir diese Stabilität nicht, so addieren wir die Nachteile und Risiken zweier Verfahrensweisen.

2. das funktionelle Endergebnis, was die Beweglichkeit der Wirbelsäule angeht, gleich gut wie bei konservativer Behandlung ist. Dies ist im Lendenbereich grundsätzlich nur mit einem Kurzstreckenverfahren zu erreichen, da die Fixierung unverletzter Segmente zu klar definierbaren Funktionsausfällen führt, die Louis [5] in Winkelgraden zusammengestellt hat.

3. operativ eine bessere anatomische Form erreicht und *gehalten* werden kann als konservativ, so daß später geringere statische Folgebeschwerden zu erwarten sind.

4. die Operationsbelastung vertretbar ist, was heute in aller Regel der Fall ist; und schließlich

5. mit dem operativen Verfahren auch der Wirbelkanal wiederhergestellt werden kann, sofern er in schädlichem Ausmaß eingeengt ist.

Operationsverfahren

Die Gesamtheit dieser Voraussetzungen kann nach den heute bekannten biomechanischen Daten nur mit wenigen Verfahren erreicht werden, die alle einer Gruppe angehören: Es sind die im Pedikel verankerten dorsalen Kurzstreckenfixationssysteme. Beginnen wir mit dem 1977 von Magerl [6] eingeführten Fixateur externe. Er nutzt die von Roy-Camille [8] her bekannte feste Verankerungsmöglichkeit von Schrauben im Pedikel zur Verbindung mit einem äußeren Rahmenspanner. Die Methode ist biomechanisch bestechend, fand aber wegen der umständlichen Nachbehandlung wenig Verbreitung.

Das gleiche Prinzip konnte dann im Fixateur interne [2] als einem unter die Haut versenkbaren Implantat aufgegriffen werden. Dieses Implantat steht seit über 5 Jahren in klinischer Bewährung. Neben unserem AO-Fixateur und demjenigen von Kluger [4] erscheinen immer weitere technische Lösungen auf dem Markt. Alle zusammen beruhen auf dem gleichen Prinzip, nämlich der winkelstabilen Verbindung der transpedikulären Verankerungsschrauben, wodurch die Montage auf die beiden unmittelbaren Nachbarwirbel der Fraktur begrenzt werden kann. Dies ist heute als Standard zu fordern. Weitere unverletzte Segmente bleiben unangetastet, und zugleich ist das Implantat für jede Fraktur, wie auch immer sie geartet sein mag, anwendbar. Alle Modelle nutzen in irgend einer Form auch einen abtrennbaren langen Hebelarm an der Pedikelschraube zur Reposition der Fraktur aus.

Ebenfalls zu den Kurzstreckenverfahren zu rechnen sind die dorsalen Plattenfixationen nach Roy-Camille [9] mit der modifizierten kurzen Platte für die Lendenwirbelsäule und der Plattenfixateur von Wolter [10]. Als fester Bestandteil bei den genannten dorsalen Kurzstreckenmontagen ist jeweils die ebenfalls von hinten ausgeführte Spongiosaauffüllung der ventralen Defekthöhle anzusehen. Der Zugangsweg zu dieser Defekthöhle führt entweder durch den Pedikel des Frakturwirbels, wie von Daniaux [1] ausgearbeitet, oder mittels Querfortsatzosteotomie lateral am Pedikel vorbei.

Schließlich ist noch die von Harms [3] favorisierte kombinierte ventro-dorsale Instrumentation mit dem USIS-System vorzustellen: Von einem vorderen Zugang aus wird die ventrale Trümmerzone einschließlich der zerstörten Bandscheibe durch einen tragfähigen Knochenspan überbrückt und mit der USIS-Spindel gesichert, und vom dorsalen Zugang her erfolgt die Pedikelfixation. Dabei ist in geeigneten Fällen mit erhaltener unterer Deckplatte eine weitere Verkürzung der Fixationsstrecke auf ein einziges Bewegungssegment möglich. Andererseits ist in der Akutphase doch der Punkt „Operationsbelastung" diskutabel. Es wird hier sehr vom Allgemeinzustand des Patienten, den Begleitverletzungen und vor allem von der Eingespieltheit des Behandlungsteams abhängen, ob dieser Weg gangbar erscheint.

Über die genannten Verfahren liegen genügend Daten in der Literatur bei Daniaux [1], Harms [3], Kluger [4], Magerl [7] vor, daß eine Beurteilung der Möglichkeiten und Grenzen gewährleistet ist. Wir selbst haben überwiegend mit dem Fixateur interne gearbeitet und überblicken im Traumabereich 121 konsekutive instrumentierte Brust- und Lendenwirbelfrakturen mit einer Beobachtungszeit von 20–60 Monaten. Da diese erst kürzlich in extenso in einer Monographie [2] publiziert wurden, darf ich Sie vor weiteren Statistiken verschonen.

Operationsindikationen

Nachdem nun die genannten Verfahren zu einem verläßlichen Standard ausgearbeitet sind, können auch eindeutige Operationsindikationen für die Frakturen des thoracolumbalen Überganges der Lendenwirbelsäule formuliert werden. Es sind dies:

1. *permanent* instabile Verletzungen, d. h. Läsionen, bei denen die disco-ligamentäre Zerrei-ßung gegenüber dem Knochenverletzungsanteil überwiegt, also Luxationen und manche Distraktionsverletzungen. Die bei konservativer Behandlung zu erwartende Narbenhei-lung wird mit großer Wahrscheinlichkeit insuffizient sein und den Zugkräften nicht widerstehen können.
2. solche *temporär* instabile Verletzungen, bei denen die ossäre (und damit prinzipiell vor-übergehende) Instabilität in der Initialphase so hochgradig ist, daß auf konservativem Wege eine akzeptable Stellung nicht mit ausreichender Sicherheit gehalten werden könnte (Beispiel siehe Abbildung 1).
3. konservativ nicht reponierbare, oder nach Reposition nicht haltbare Dislokationen, wozu besonders die Längsstauchungen und die dorsalen Luxationen gehören.
4. Frakturen, bei denen als Endergebnis bei konservativer Behandlung derart ausgeprägte Deformitäten absehbar sind, daß statische Spätprobleme zu erwarten wären. Als Tole-ranzgrenzwert sind hier etwa 50% Erniedrigung der Vorderwandhöhe oder 15° Kyphose-anwinkelung anzunehmen.
5. die bekannten neurologischen Operationsindikationen, wie zunehmende oder aufstei-gende Lähmungen.

Dies alles sind im Grunde klassische Indikationen, zu denen wir zwei weitere, weniger geläufige hinzufügen sollten:

6. Unkontrollierbare motorische Unruhe bei psychischen Erkrankungen, Schädelhirnverlet-zungen und Suchtleiden, da diese Patienten sich bei einem Erregungszustand selbst ge-fährden können, wenn die Fraktur nicht stabilisiert ist.
7. Die vitale Notwendigkeit eines „upright chest" für die Intensivbehandlung von polytrau-matisierten Patienten, die bei stabilisierter Fraktur problemlos gestattet werden kann.

Neben den universell anwendbaren Verfahren haben zwei weitere Methoden in bestimmten Situationen noch ihren Platz, weil sie aus dem Zielkatalog einzelne Forderungen besonders gut erfüllen können, allerdings eine korsettfreie Sofortmobilisation dabei nicht erlauben. Es sind dies die isolierte ventrale Dekompression mit ventraler Plattenosteosynthese, die vor allem bei nicht mehr frischen Frakturen nach der 2. Woche die beste ventrale Befreiung des Duralkanals ermöglicht. Ihre Stabilität reicht ohne zusätzliche dorsale Pedikelfixation aber nur aus, wenn ein reklinierender Gips oder lange Bettruhe gegeben werden. Nachteilig ist auch, daß die ventrale Platte im Falle von Komplikationen wegen der Vernarbung nur sehr mühsam wieder zugänglich ist. Bei einfachen Kompressionsfrakturen hat auch noch die isolierte monosegmentale ventrale Spanplastik ihre Berechtigung, die mit einem Reklina-tionsgips zu kombinieren ist, dann aber eine Metallentfernung unnötig macht.

Meine Damen und Herren, mit der Pedikelverankerung stehen uns zuverlässige Stabili-sationssysteme für die Brust- und Lendenwirbelsäule zur Verfügung. Die Operationstechnik hierfür ist schwierig. Ein eingespieltes Hilfsteam für Bildwandlerkontrolle, Umlagerung und Gesamtmanagement ist unabdingbar. All das kann nur bei häufiger Anwendung zur Rou-tine werden. Sosehr man aus Prinzip dies auch bedauern mag, so kommen wir doch nicht um die Erkenntnis herum, daß es für diese Art von Eingriffen eine kritische Häufigkeit gibt, deren genaue Größe noch zu diskutieren ist. Wenn aber in einer Abteilung nur 5 oder 10mal pro Jahr ein solcher Eingriff stattfindet, dann ist diese kritische Größe unabhängig von der Brillanz des Einzelchirurgen ganz sicher unterschritten.

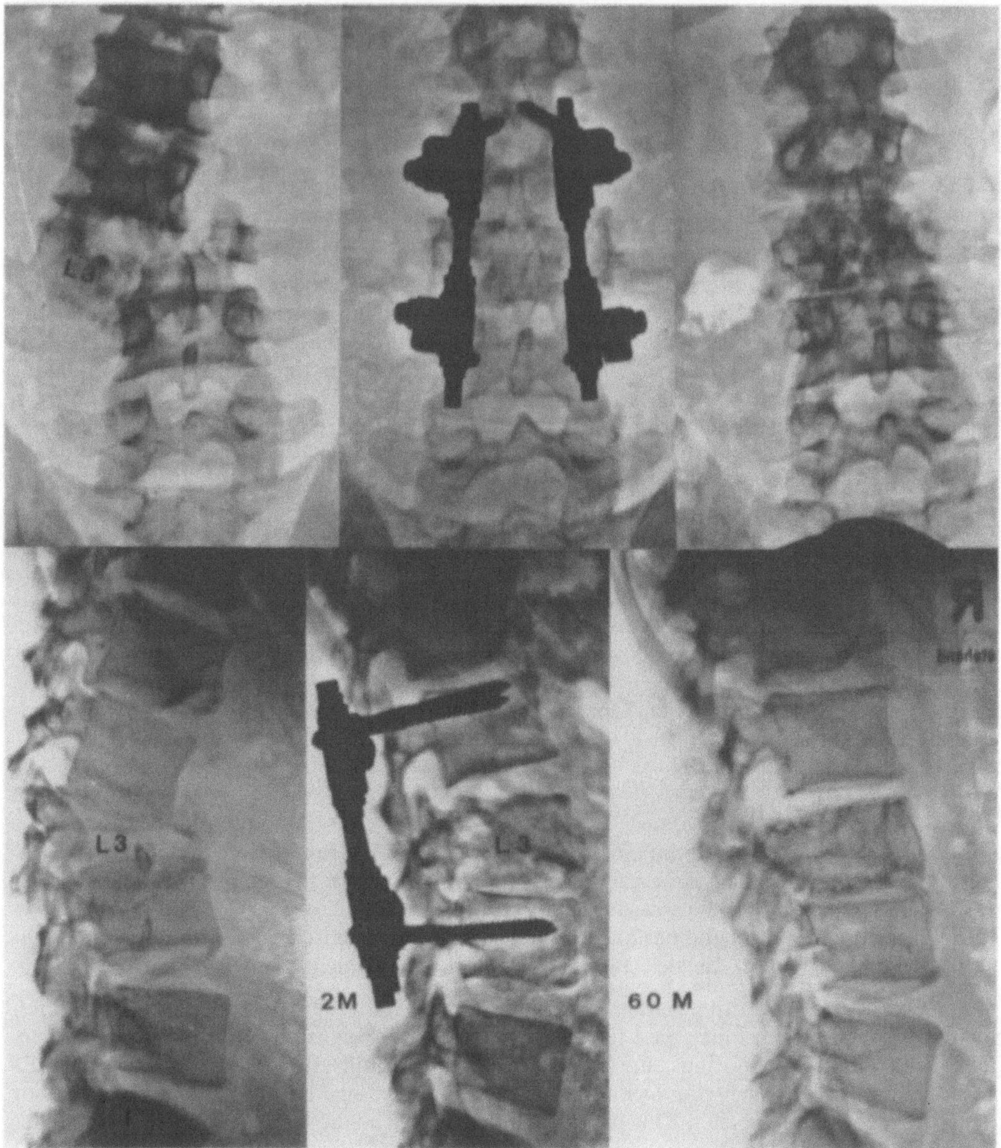

Abb. 1. Ossäre (und damit temporäre) Instabilität. Nach Reposition und Stabilisation mit Fixateur interne ohne Spondylodese Konsolidierung der Fraktur. Metallentfernung nach 10 Monaten. 5 Jahre p. o. kein Nachkyphosieren; auf gleichzeitigen Funktionsaufnahmen beträgt die Flexionsbeweglichkeit L1–L2 8°, L2–L3 4°, L3–L4 0°, L4–L5 13° und L5–S1 10°

Literatur

1. Daniaux H (1987) Transpedikuläre Reposition und Spongiosaplastik bei Wirbelkörperbrüchen der unteren Brust- und Lendenwirbelsäule. Unfallchirurgie 89:197–213
2. Dick W (1987) Innere Fixation von Brust- und Lendenwirbelfrakturen. Huber: Bern – Stuttgart – Toronto: 1. Auflage 1984. 2. vollst. überarbeitete und ergänzte Auflage
3. Harms J (1987) Kombinierte ventro-dorsale Aufrichteosteotomien. Referat 46. AO-Kurs: Wirbelsäulenverletzungen, Davos 6.–11. 12. 1987

4. Kluger G, Gerner HJ (1986) Das mechanische Prinzip des Fixateur externe zur dorsalen Stabilisierung der Brust- und Lendenwirbelsäule. Unfallchirurgie 12:68–79

6. Magerl F (1981) Clinical application on the thoraco-lumbar junction and the lumbar spine with a fixateur externe. In: Mears, DC (Ed.): External skeletal fixation. Williams and Wilkins, Baltimore

7. Magerl F (1987) Der Fixateur externe. Referat 46. AO-Kurs: Wirbelsäulenverletzungen, Davos, 6.–11. 12. 1987

8. Roy-Camille R, Berteaux D (1976) Technique et résultats des ostéosynthèses du rachis lombaire par plaques postérieures vissées dans les pédicules vertébraux. Montpellier Chir 22:307

9. Roy-Camille R, Saillant G, Mazel C (1986) Internal fixation of the lumbar spine with pedicle screw plating. Clin Orthop 203:7–17

10. Wolter D (1986) Posterior plate fixation – New developments. Referat 45. AO-Kurs: Spine Course, Davos 14.–19. 12. 1986

Aktuelle halbe Stunde

Alternative Tumortherapie

46 a. Einleitung

E. Ungeheuer
Steinbacher Hohl 28, D-6000 Frankfurt 90

Der Begriff alternative Tumortherapie ist nicht klar definierbar. So ist eine „Alternative" eine Entscheidung zwischen zwei Möglichkeiten. Es gilt also zu klären, was ist eine alternative Tumortherapie?

Innerhalb der wissenschaftlich begründeten Medizin gibt es schon immer alternative Behandlungsmethoden und dementsprechend auch in der Krebstherapie. So kennen wir die operativen Verfahren, die Strahlen- und Zytotherapie. Aber diese Alternativen haben im Gegensatz zu den sog. Alternativmethoden bei der Krebsbehandlung ihre festen Indikationen. Ihre Wirkungen und Nebenwirkungen sind nicht nur bekannt, sondern auch wissenschaftlich belegt und begründet.

Alternative Behandlungsmethoden dürfen eigentlich den Arzt nur dann interessieren, wenn sie für den jeweiligen Fall entweder gleichwertig oder noch besser sind.

Dagegen beruhen die meisten der sog. alternativen Heilweisen bei der Krebstherapie auf irrationalen oder unbewiesenen Vorstellungen. Diese Form der Alternativmedizin wird heute auch gern mit dem Schlagwort Erfahrungsmedizin hochstilisiert. Dabei wird allerdings völlig außer acht gelassen, daß gerade Erfahrung nur in der Anhäufung und in der Abwägung der Erfolge, besonders in bezug auf die exakte Fragestellung besteht. Jedoch sind diese nachweisbaren und reproduzierbaren positiven oder negativen Ergebnisse bisher nur in der wissenschaftlich begründeten Schulmedizin zu verzeichnen. Der Gegensatz zwischen der wissenschaftlich begründeten und belegbaren Krebstherapie und den alternativen Verfahren liegt im methodischen Ansatz zwischen einem naturwissenschaftlich fundierten Konzept und der sicherlich autistischen unwissenschaftlichen Denkweise bei der „biologisch sanften" Tumortherapie.

Versteht man unter der alternativen Tumortherapie – und dies ist das Thema der aktuellen halben Stunde – die Anwendung medizinischer Außenseitermethoden, dann stößt man geradlinig auf die rechtlichen Grenzen in der ärztlichen Therapiefreiheit. Es ist juristisch unumstritten, daß ein Arzt, welcher Anhänger eines bestimmten Therapieverfahrens ist, in jedem Fall zu prüfen hat, inwieweit eine andere Behandlungsart den Vorzug verdient. Er muß abwägen, ob bei Berücksichtigung aller Umstände diese eher Erfolg verspricht und/ oder geringere Gefahren für seinen Patienten mit sich bringt.

Projizieren wir diese juristisch abgesicherte Ansicht auf die Tumorbehandlung, so handelt jeder Vertreter medizinischer Außenseitermethoden fehlerhaft, wenn er eine Behandlung beginnt, oder nicht abbricht, obwohl deren Fehlschlag voraussehbar ist, oder im Verlauf der Behandlung erkennbar wird. Die strafrechtliche Grenze der Therapiefreiheit wird dort gezogen, wo die Überlegenheit eines anderen Verfahrens allgemein, wissenschaftlich und dokumentarisch anerkannt ist.

Diese klare Feststellung besagt, daß folglich Außenseiter- und Alternativmethoden einer wissenschaftlichen Überprüfbarkeit mit den üblichen und anerkannten Nachweismethoden standhalten müssen.

Es ist bedauerlich, daß ein Teil der nichtmedizinischen Öffentlichkeit mit großer Verwirrung und Verständnislosigkeit auf den Kampf zwischen der wissenschaftlich begründeten Krebstherapie und der sog. Alternativtherapie reagiert. Nach außen hin gesehen sind die

Lager keineswegs gleich stark. Die Öffentlichkeit, also die Medien, halten wie immer mehr zu den Schwächeren, nämlich zu den Anhängern der Außenseitermethoden.

Natürlich kennen wir auch in der schulmedizinisch begründeten Krebstherapie einen Grenzbereich, in der die Beweiskraft unseres Handelns nicht mehr gefragt ist. Es ist der infauste Patient, der nach jedem Strohhalm greift. Jeder erfahrene Arzt kennt solche Beispiele, bei denen gegen alle Erkenntnisse und Erfahrungen, zumindest eine vorübergehende Wende zum Besseren durch eine psychologisch zwar erklärbare, aber krebstherapeutisch irrelevante Behandlungsart eintrat. Diese seltenen Beobachtungen dürfen aber auf keinen Fall zum Prinzip eines Therapieplanes werden.

Der Haupterfolg der Alternativmedizin in der Krebsbehandlung ist darin zu sehen, daß ihre Verfechter und Anwender, dazu gehören vor allem auch die Heilpraktiker, auf ihre Patienten mehr eingehen, sie psychotherapeutisch beeinflussen und ihnen für das Allgemeinbefinden kaum beeinträchtigende Therapien in Aussicht stellen.

So weiß doch der aufgeklärte Patient von den großen und teilweise verstümmelnden Operationen, von den schweren Nebenwirkungen der Zytostatika, von den Auswirkungen der Radiotherapie und er scheut besonders die stationäre Behandlung. Die Trennung von Heim und Familie ist oft, gerade für den todgeweihten Krebskranken, eine außerordentliche psychische Belastung.

Die Anhänger der alternativen Tumortherapie argumentieren weiter, daß die Tumorzentren bisher nichts Entscheidendes verbessern konnten. Sie bezeichnen die klassische Krebstherapie als radikal und unmenschlich. Sie würde die Lebensqualität ohne Lebensverlängerung erheblich beeinträchtigen.

Sicher ist es richtig, daß ein „gnadenloses Zuviel an Therapie" viele Patienten zu der primitiv „-magischen Medizin-" hinzieht.

Selbstverständlich gilt auch für uns Schulmediziner – und dies wurde auf dem Deutschen Krebskongreß 1988 eindeutig dargestellt, daß die Übertherapie und die ultraradikale Chirurgie bei Karzinomkranken einzudämmen ist. Die dadurch zweifellos begründete Gefahr liegt darin, den Kranken von einer wirksamen Behandlung abzuhalten.

In jüngster Zeit werden von den verschiedensten Gremien, Institutionen und wissenschaftlichen Fachgesellschaften Annäherungsversuche durch die Aufnahme der Themen über die Alternativmedizin in Kongresse und Fortbildungsveranstaltungen unternommen. In der gemeinsamen Aufgabe der gesamten Ärzteschaft bei der Behandlung des Patienten der an einem Krebs erkrankt war oder noch ist, kann es nur darauf ankommen, nicht alternative, sondern die beste Therapieform zu finden. Diese ist bis heute die angewandte schulmedizinisch begründete und bewiesene Krebstherapie, die ihren Erfolgsniederschlag auch in der seit Beginn dieses Jahrhunderts verdoppelten Lebenserwartung des Menschen zeigt.

Dagegen hat keine der zu den sog. alternativen Heilweisen gehörende Krebstherapie bisher ihre Wirksamkeit schlüssig und nach den Forderungen der wissenschaftlichen Medizin und den Gesundheitsbehörden nachweisen können.

46 b. Alternative Tumortherapie

U. Dold

Mercystr. 44, D-7800 Freiburg

Alternative Methods of Cancer Therapy

Summary. Our knowledge about the biology of malignant growth has changed. The tumor cell is not absolutely autonomous. The reactions of the host organism are important (e.g. hormone-dependent tumors). The so-called alternative medicine has always been of this opinion. Some of its methods seem worthy of consideration in cases where surgery, X-ray therapy and cytostatics have doubtful results.

Keywords: Cancer biology – cancer therapy – alternative medicine

Zusammenfassung. Unsere Vorstellungen zur Biologie des malignen Wachstums haben sich gewandelt. Die Tumorzelle ist nicht völlig autonom, die Reaktionen des Wirtsorganismus sind von Bedeutung (z. B. bei hormonabhängigen Tumoren). Die sog. alternative Medizin hat von jeher solche Gedanken vertreten. Einige Methoden erscheinen der Nachprüfung wert, wenn Operation, Bestrahlung und Zytostatica nur von zweifelhaftem Wert sind.

Schlüsselwörter: Krebsbiologie – Krebstherapie – Alternative Medizin

Die Hälfte aller Krebskranken soll, nach einigen Erhebungen, neben schulmedizinischer Behandlung, alternative Krebsbehandlungsmethoden erfragen und anwenden. Dies geschieht gar nicht selten ohne Kenntnis des Arztes, der die Haupttherapie führt.

Alternative Krebstherapie ist also in der gesamten Bevölkerung wohlbekannt und – nicht ohne Seitenblick auf grüne Strömungen und die verbreitete Wissenschaftsskepsis – ein hochgelobter und erwartungsbeladener Seitenzweig der Medizin, betreut von Ärzten mit der Zusatzbezeichnung Naturheilkunde und von Heilpraktikern.

Die große Verbreitung alternativer Krebsbehandlungs-Methoden gebietet auch der Schulmedizin, dies zur Kenntnis zu nehmen und sich – da gehen die Meinungen auseinander – vielleicht sogar damit auseinanderzusetzen. Ich möchte Ihnen zu diesem Thema Kritisches, aber nicht Vor-urteilendes vortragen.

Ich sehe mich durchaus als Schulmediziner. Ich möchte aber auch bekennen, daß mich stets interessiert hat, was die Beobachtung am kranken Menschen erkennen läßt, auch wenn es nicht mit Maß und Zahl gemessen werden kann.

Die Beobachtung und das Erstaunen über das Erkannte ist seit je die wichtigste Wurzel von Erkenntnis. Und die Beobachtungsgabe unserer medizinischen Vorfahren war nicht immer schlecht. Die Heilpflanzenkunde über Digitalis, Rauwolfia und Vinca-Alkaloide zeugt davon.

Wenn hier der Versuch unternommen werden soll, zu klären, ob es Therapiegebiete gibt in denen Methoden der alternativen Krebsmedizin sinnvoll eingesetzt werden können, gilt es zunächst, den Anschauungshintergrund von Schulmedizin und Alternativ-Medizin bezüglich des Krebsproblems zu durchleuchten (Tabelle 1).

Krebs ist eine lokale Erkrankung — eine Allgemein-Erkrankung
Die Therapie besteht aus Vernichtung aller Krebszellen — Regulierung der Zellen
Das Ergebnis hängt ab vom technischen Erfolg — von der Stärkung der Lebenskraft

Tabelle 1. Das Krebsproblem, Thesen und Anti-Thesen

Krebsbiologie, klassisch

K. H. Bauer hat gesagt, er habe niemals eine Krebs-Spontanheilung gesehen, folglich gebe es auch keine. Vor 20, aber auch noch vor 10 Jahren war die überwiegende Schulmeinung: Krebs entsteht durch Mutation (auch dies stammt von K. H. Bauer), ausgelöst von äußeren Einflüssen: chemische Karzinogene, Strahlen und vielleicht ein paar Viren.

Aus der mutierten und maligne transformierten Zelle entsteht an einer Stelle der Krebs. Er teilt sich rasch und wächst dann ständig mit der einmal erworbenen Autonomie heran, unbeeinflußt vom Wirtskörper. Die Metastasierung ist dann erst ein späterer Vorgang.

Krebstherapie, klassisch und modern

Daraus folgt: Diese lokale Krankheit ist lokal zu behandeln, mit Operation, allenfalls mit Bestrahlung.

Zwei Jahrzehnte naturwissenschaftlicher Krebsforschung haben dieses Konzept erheblich modifiziert.

- Krebs wächst meist langsam, er braucht zwei oder auch fünf Jahre, vielleicht auch mehr, bis er die Größe diagnostischer Erkennbarkeit erreicht hat
- Die Teilungsraten der Krebszelle liegen u.U. um Größenordnungen unter denen normaler, gesunder Mausergewebe, wie Darmepithel oder Blutzellen. Allein die Tatsache, daß nach einer Teilung beide Krebs-Tochterzellen in gleicher Weise teilungsfähig sind, verschafft ihnen einen Proliferationsvorteil. – Das Konzept, unter dem die Zytostatika entwickelt wurden, war eigentlich falsch. Darum wurde es auch weit weniger erfolgreich, als den Initiatoren vorschwebte.
- Nur ein kleiner Teil der Tumorzellen ist klonogen, d.h. unsterblich. Alle übrigen Tumorzellen sterben nach einer bestimmten Zahl von Teilungen von selbst ab, wie normale Zellen.
- Die Abschwemmung von Tumorzellen ist ein häufiges und frühzeitiges Ereignis. Fast alle Zellen gehen aber rasch zugrunde. Die Metastasierung ist ein seltenes Ereignis. Es müssen viele Voraussetzungen erfüllt sein, bis eine Tumorzelle aus dem Gefäßsystem ausbrechen kann. Wenn sie sich dann ansiedeln will, hat sie es schwer zu überleben.

Wir wissen heute, daß eine lange Kausalkette mit vielen schwachen Gliedern vom Tumor-Keim zur Tumorkrankheit führt. Viele Tumorkeime gehen rasch zugrunde. Die Ursache dafür kann ebenso in der Tumorzelle, wie im Wirtorganismus liegen, der offenbar neben immunologischen, auch noch manche andere (zelluläre wie humorale) Abwehrmöglichkeiten hat. Mehr und mehr verdichtet sich der Anschein, daß die Genetik sehr vieles schon bei der Geburt (oder früher) bestimmt. Es gibt gut belegte Spontanheilungen von manifestem Krebs – aber sie sind sehr selten. Der Anteil des Wirtsorganismus an Wachstum oder Hemmung einer Krebsgeschwulst wurde bisher unterschätzt. Krebs ist also *auch* eine Allgemeinerkrankung.

Der Blick auf die Allgemein-Erkrankung und den langen, präklinischen Verlauf verlockt naturgemäß zu einer präklinischen Therapie. Es fragt sich nur, wie?

Jede Wirksamkeitsprüfung bei einer verborgenen, nur mit statistischer Wahrscheinlichkeit auftretenden Erkrankung, ist schwer und sehr langwierig, zum Teil unmöglich. Dieses ‚unbestimmbare‘ Feld ist daher ein idealer Tummelplatz diverser Krebsteste und Krebs-Therapien, deren Richtigkeit und Wirksamkeit sich jeder Nachprüfung entzieht.

Die lokale Tumorentfernung wird weiterhin die beste Therapie sein, solange der Tumor nicht metastasiert hat. Damit werden etwa ⅓ aller Krebspatienten geheilt, auch ohne weitere Behandlung. Daß bei diesen in den nachfolgenden Jahren kein Krebs mehr auftritt, ist der sicherste Beweis, daß Krebs lokal entstehen und lokal geheilt werden *kann*. Daran kann auch die Philosophie der Allgemeinerkrankung Krebs nicht vorbeigehen.

Mit der Einführung der zytostatischen Chemotherapie begann ein neues Zeitalter der Krebstherapie. Die damit erreichbaren Heilungen beschränken sich aber auf wenige und seltene Tumorarten (z. B. Chorioepitheliom der Frau, Hodentumoren, einige Leukämien und Lymphome). Dies hat lange den Blick verstellt, daß bei häufigen Karzinomen keine Heilungen und vielfach nur eine zweifelhafte Palliation und Verlängerung der Lebenszeit erreicht wird. Die Zahlen der Krebsregister zeigen unbestechlich, wie gering der Fortschritt ausfiel und dies bei einem enormen Forschungsaufwand.

Bringt die Onkogen-Theorie die Regulations-Therapie?

Bei dieser Enttäuschung gewann auch in der Schulmedizin die Vorstellung einer Regulierung oder Rückregulierung malignen Wachstums Interesse. Die Onkogen-Theorie hat aufgezeigt, daß malignes Wachstum nicht von außen in die Zelle hineingetragen werden muß, sondern, daß die Ursache des malignen Wachstums schon in der Zelle präformiert ist. Nur der Anstoß kann von außen kommen. Krebs kann aber ebenso durch Versagen der natürlichen Regulationsmechanismen aus genetischen Gründen schon in der Jugend oder allein durch das Altern hervorgerufen werden. Karzinogene der Umwelt, eine bestimmte Höhe der Strahlendosis oder – häufiger als vermutet – auch Viren, führen nur frühzeitiger zu Krebs. Normale Gene, die lebenswichtige Reaktionen steuern, bewirken, in der Steuerung gestört, die Malignität.

Mit diesen molekular-biologischen Kenntnissen wird versucht, gezielt Wachstumsreize zu unterdrücken. Das Gen-technische Rüstzeug ist vorhanden. Partielle Erfolge, bei einigen Tumorarten, erscheinen fast sicher. Generell wird die Fähigkeit lebender Zellen – auch der Krebszellen – sich an Schwierigkeiten anzupassen und Auswege zu finden, die Lösung des ‚Problems Krebs‘ vereiteln. Krebs ist Wachstum und Leben kann ohne Wachstum nicht sein.

Das bedeutet aber nicht, daß Regulationsvorgänge, die im malignen Wachstum gestört sind, durch Unterstützung körpereigener Vorgänge umstimmbar sein könnten, im Sinne einer Wachstumshemmung. Erreichbar wäre damit nicht eine Heilung, aber eine Palliation, ähnlich derjenigen, die wir heute durch eine Hormontherapie erreichen.

In diese Richtung laufen alle Untersuchungen mit Immun-Hormonen (Interleukinen, Lymphokinen und Interferonen), den sog. Biological Response Modifiers. Dies ist im Grunde ein alter Gedanke alternativer Medizin.

Der Erfolg einer Tumortherapie hängt weitgehend von dem technischen Erfolg der radikalen Tumorzellvernichtung durch Operation oder Strahlentherapie ab. Dies ist nicht zu bestreiten.

Dort aber, wo dieser Erfolg nicht zu erreichen ist, sollte nicht außer acht gelassen werden, daß auf einem ganzheits-medizinischen Therapieweg Erfolge einer subjektiven und objektiven Besserung erreichbar sind.

Man mag dahinter vitalistische Vorstellungen vermuten, aber die einfache Erfahrung zeigt, daß positive Lebensziele, Freude und Glück eine heilsame Wirkung auch beim Krebskranken entfalten können, während das Gegenteil, Verlust des Lebenssinnes, Depression und Unbehagen das Tumorleiden fördern.

Der Einfluß der Psyche auf den Krankheitsverlauf ist bei chronischen Infektionskrankheiten oft beschrieben und belegt worden. Wir sollten dies immer in Rechnung stellen, aber bezüglich der Machbarkeit nicht überbewerten.

I. Aktivierung psychischer Kräfte
- Das „Prinzip Hoffnung" (ohne falsche Hoffnung zu wecken)
- positive Wegbegleitung
- Lebensqualität vor Lebenszeitverlängerung
- ein Placebo kann wertvoller sein als gar nichts

II. Aktivierung körperlicher Kräfte
- Training und Lockerung
- Physiotherapie
- Klimakuren
- Anschluß an Selbsthilfegruppen

III. Veränderung der Stoffwechsel-Situation
- Ernährungsumstellung (Vollwertkost)
- Zusatz von Mineral- u. Spuren-Elementen (Mg, Zn, Se, Ge)
- Zusatz von Vitaminen (A, C, E)
- Darmsanierung (Lactulose)
- Detoxikation (Nikotin, Alkohol, Medikamente)
- Herdsuche und -beseitigung

Tabelle 2. Begleitende Krebstherapie. Mittel und Methoden, nach Neumeyer 1987

Alternative Medikamente
- Organ-Extrakte u. -Sera (Thymus, Milz u. a.)
- Pflanzen-Lectine (Mistel, Echinacea)
- Bakterienlysate (BCG)
- Enzym-Therapie (Proteasen)
- Vitamin-A-Hochdosis-Therapie

Alternative *und* schulmedizinische Methoden
- Sauerstoff-Therapie
- Hyperthermie
- Biological Response Modifiers (BRM) (Interferone, Interleukine u. a.)
- Vaccination mit Krebszellprodukten

Tabelle 3. Begleitende Krebstherapie, Beeinflussung des Abwehrsystems

Alternative Krebsmedizin, wie und was

Bisher habe ich aufgezeigt, daß alternativ-medizinische Auffassungen durchaus Bestätigung fanden in neueren und neuesten naturwissenschaftlichen Forschungsergebnissen.

Im weiteren Teil meines Referates möchte ich aufzeigen, ob es überhaupt sinnvolle Indikationen für alternativ-medizinische Medikamente und Methoden gibt und wenn ja, wann und wie diese anzuwenden sind.

Nur kurz noch eine Erläuterung zum Begriff: ‚alternativ'. Er ist so schillernd, wie der lateinische Wortsinn, der ‚wechselnd' heißt. Alternativ – weit gefaßt – kann bedeuten, daß in der Medizin nur Berechtigung hat, was durch Studien geprüft ist. Bei dieser reduktionistischen Sicht bleibt nicht viel Ärztliches übrig, nicht einmal das ärztliche Gespräch. Fassen wir den Begriff enger, so bleibt eine Reihe von vielfach angewendeten, in ihrer Wirksamkeit aber nicht ausreichend geprüften Verfahren und Medikamenten.

Betrachtet man die in Tabelle 2 wiedergegebenen Forderungen einer biologischen Krebsabwehr Punkt für Punkt so wird es an der Forderung zur Aktivierung psychischer und körperlicher Kräfte auch aus strengster schulmedizinischer Sicht kaum einen ernsthaften Einwand geben. Es mangelt allein am Interesse und damit an Einstellung und Führung der Patienten zu solchen Gelegenheiten.

Auch der Block Veränderung der Stoffwechselsituation entspricht vielfach heute gängigen Vorstellungen einer gesunden Lebensführung. Freilich geht ein Teil der Empfehlungen davon aus, der Körper habe eine Mangelsituation, die das Krebswachstum fördere. Dies ist sicher generell nicht zutreffend. Auch die Suche und Beseitigung manifester ‚Eiter'-Herde fällt noch in den Bereich anerkannter Gesundheitsvorstellungen.

Die in Tabelle 3 aufgeführten Wirkstoff-Gruppen enthalten die am meisten angewendeten Medikamente einer alternativen Krebstherapie. Eine Wirksamkeitsprüfung steht weitgehend aus. Mitteilungen zur Wirksamkeit beziehen sich meist auf Einzelfälle. Nur wenige dieser Medikamente sind in kleineren klinischen Studien untersucht worden. Wir haben eine solche Studie eben abgeschlossen; die Auswertung steht noch aus.

Offen ist die Frage, sind dies teilweise oder allesamt Placebos oder sind es sogar schädliche Medikamente oder kommt ihnen doch eine krebshemmende Wirkung zu?

Wunder sind von diesen Medikamenten nicht zu erwarten. Da ein regulierender Wirkungsmechanismus alleine zur Diskussion steht, kann rasche Wirkung, wie bei wirksamen Zytostatika, auch nicht beobachtet werden. Zu prüfen ist die Frage, ob bei langfristiger, nicht-toxischer Anwendung eine Lebenszeitverlängerung oder Besserung der Lebensqualität zu erreichen ist.

Diese Frage hat in letzter Zeit Gewicht bekommen, nachdem einige seriöse Publikationen keine Lebenszeitverlängerung auch bei wirksamer zytostatischer Therapie wie beim Mammakarzinom fanden, wenn die Gesamtkollektive der Patientinnen aus der Zeit ohne und mit zytostatischer Therapie verglichen werden.

Die moderne Onkologie steht vor dem drängenden Problem, daß sie vielfach nicht voraussagen kann, welchem Patienten nützt und welchem Patienten schadet die Therapie mit den zweifellos hochtoxischen Zytostatika. Liegt der respons bei 20%, dann haben 80% nur die negativen Folgen der Therapie zu erleiden und der respons ist keine Garantie für längeres Überleben. Ist aber die Überlebenszeit feststehend, ist für den Kranken die Qualität dieser Überlebenszeit von entscheidender Bedeutung.

Der unheilbare Patient und die Lebensqualität

Eine große Zahl von Krebskranken kann nicht oder nicht mehr mit Aussicht auf günstige Wirkung mit den üblichen Waffen der Krebstherapie mit Operation, Bestrahlung oder Zytostatika behandelt werden. Dennoch bedürfen diese Kranken ärztlicher Hilfe, seelischer und körperlicher Unterstützung und es muß Ihnen eine Hoffnung bewahrt bleiben.

In dieser Situation fühlen sich viele Krebspatienten von der Schulmedizin verlassen und suchen andernorts Hilfe. Oder aber der Schulmediziner greift, um den Patienten nicht zu verlieren, ohne Indikation – ut aliquid fiat – zu Zytostatika oder Strahlentherapie.

Dies ist nicht der richtige Weg. Die Entscheidung zur Nicht-Therapie ist jedoch viel schwieriger, als die, etwas zu tun. Hier greift auch der nicht-pharmakologische Effekt eines Medikamentes. Der Patient ist nicht allein gelassen. Der Arzt behält die Führung und das Vertrauen. Nur so kann er den Kranken in der nun eintretenden schweren Zeit bis zum Tode geleiten.

In der Erwartung des Patienten steht heute das Medikament und seine Wirkung obenan. Dies sollten wir nicht vergessen. Der Patient legt seine Hoffnung in das Medikament, auch wenn es nur als Placebo wirkt.

Ich greife die Gedanken noch einmal auf. Vorstellungen der alternativen Krebstherapie sind durch neuerliche naturwissenschaftliche Forschungen bestätigt worden. Das Krebswachstum wird in unterschiedlichem, z. T. erheblichem Maße von Reaktionen des Wirtsorganismus beeinflußt. Einige dieser Reaktionen und die Stoffe, die sie auslösen sind bekannt. Sie können heute gen-technisch hergestellt werden. Ihr Einsatz in der Krebsbehandlung wird erprobt. Bisherige Therapieergebnisse zeigen Remissionen überwiegend in Einzelfällen, wie dies auch für einige Alternativ-Medikamente belegt ist.

Es erscheint fraglich, ob reine Einzelsubstanzen z. B. das Interferon $\alpha 2$ in hohen Dosen das gleiche bewirkt, wie die Stimulation der ganzen Interferon-Familie. Eine tumorhemmende Wirkung auf biologischem Wege ist nur in einem Netzwerk zellphysiologischer Reaktionen zu erwarten. Darum meine ich, es lohnt sich noch, einige Alternativ-Medikamente nach naturwissenschaftlichen Kriterien klinisch zu prüfen.

Zwei Indikationsgebiete bieten sich an:

1. Die Rezidivprophylaxe nach fraglich radikaler Tumoroperation von Tumoren die wenig zytostatika-empfindlich sind (z. B. der Lunge oder des Magen-Darm-Traktes)
2. Die Behandlung fortgeschrittener Krebserkrankungen ohne erfolgversprechende Therapiemöglichkeiten unter dem Gesichtspunkt der Patientenführung.

In der palliativen Therapie ist die Erhaltung der Lebensqualität besonders streng gegenüber einem toxisch erkauften Lebenszeitgewinn abzuwägen. Zytostatika sind nicht indiziert für eine Behandlung: ut aliquid fiat.

Jede Krebsgeschwulst verhält sich anders, jeder Krebskranke sollte seine individuelle Therapie bekommen. So ergeben sich vielfältige therapeutische Aspekte in der Behandlung von Krebskranken. Der Arzt muß vieles kennen und jedes zur rechten Zeit einsetzen. Das macht die ärztliche Kunst aus, auch in der Onkologie.

I. Hauptthema 3

Chirurgische Onkologie II

Leistungen der Tumorchirurgie

47. Leistungen der Tumorchirurgie bei Tumoren des Magens

R. Häring, U. Kania und A. Hirner

Abteilung für Allgemein-, Gefäß- und Thoraxchirurgie, Universitätsklinikum Steglitz, Hindenburg-damm 30, 1000 Berlin 45

Accomplishments of Gastric Cancer Surgery

Summary. Accomplishments of gastric cancer surgery include (1) reduced operative risk, (2) surgical strategy based on histology and location of the carcinoma, (3) more operative radicalness (gastrectomy with extended lymph node dissection), (4) prolonged survival time and (5) adjuvant therapy (cytostasis, immunological treatment, intraoperative radiotherapy). In 1,070 patients the resection rate changed from 56% to 75%, the lethality rate of gastrectomy fell from 28% to 1.1% while the rate of gastrectomy increased from 21% to 68%. The stage of the tumor of operation influences the five-year-survival rate. As an additional treatment intraoperative radiotherapy has been introduced at our clinic.

Keywords: Carcinoma of the stomach – surgical strategy – results of treatment – adjuvant therapy

Zusammenfassung: Leistungen der Magenkarzinom-Chirurgie: 1. Senkung des Operationsrisikos, 2. Histologie und lokalisationsorientierte Op-Taktik. 3. Größere Radikalität (Gastrektomie mit ausgedehnter Lymphknotendissektion). 4. Verbesserung der Überlebenszeiten. 5. Als Perspektive adjuvante Therapiemaßnahmen (Zytostase, Immunbehandlung, intraop. Strahlentherapie). Eigenes Krankengut: 1070 Eingriffe. Dargestellt wird, wie sich Resektionsquoten, Letalität und Verfahrenswahl geändert haben: Resektionsquote von 56% auf 75%, Gastrektomiequote von 21% auf 68%, Letalität der Gastrektomie von 28%, auf 1,1%. Die 5-J.ÜLZ wird vom Tumorstadium beeinflußt. Als Zusatzbehandlung ist an der eigenen Klinik die intraop. Radiotherapie eingeführt.

Schlüsselwörter: Magenkarzinom – Operationsstrategie – Behandlungsergebnisse – adjuvante Therapie

Die Inzidenz des Magenkarzinoms ist weltweit rückläufig, auch in der Bundesrepublik seit 1952 um *59%*. Und doch verstarben 1985 noch *15 483* Menschen am Magenkrebs. Er bleibt deshalb weiterhin eine Herausforderung für jeden Chirurgen!

Die Leistungen der Karzinomchirurgie des Magens sind deutlich besser geworden: Das Operationsrisiko wurde erheblich reduziert! Die Radikalität wurde erweitert! Der Zustand der „Magenlosigkeit" ist dank verbesserter Technik und Nachsorge erträglicher! Adjuvante Therapieformen wie Zytostase, Immuntherapie und intraoperative Bestrahlung eröffnen neue Perspektiven!

Vor diesem Hintergrund möchten wir die Probleme beim Magenkarzinom diskutieren. Vorausgeschickt sei: Die *Inhomogenität* des Krankengutes und der Behandlungsstrategien in den einzelnen Kliniken macht die Interpretation der Ergebnisse problematisch. Dennoch soll versucht werden, Grundsätze herauszuarbeiten, die *jedem Chirurgen* Richtschnur sein könnten.

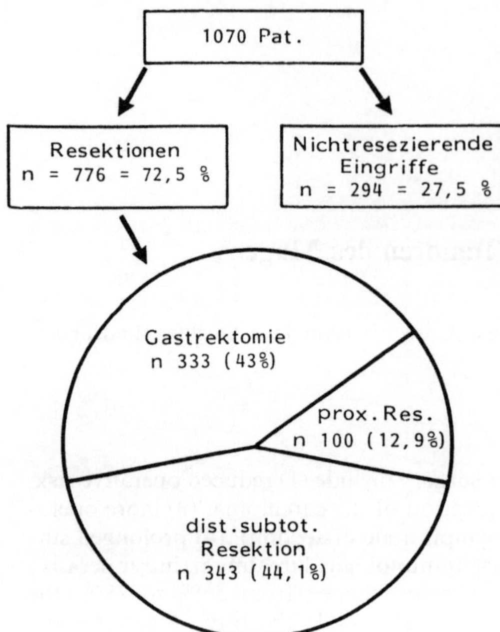

Abb. 1. Eingriffe beim Magenkarzinom; V/1969–III/1988

Es geht um folgende *Standardfragen* der Magenkarzinomchirurgie:

1. Lokalisation, Tumorart, Wandinfiltration und Metastasierung,
2. Methodenwahl und Radikalität und
3. adjuvante Maßnahmen.

Vorab einige Zahlen zum eigenen Krankengut: Von 1969 bis März 1988 wurden 1070 Patienten operiert. 73.6% waren älter als 60 Jahre. Ca. 63% der Karzinome waren in der proximalen Magenhälfte lokalisiert. Die Zuordnung zu den Tumorstadien der UICC ist deprimierend: 68% der Patienten waren bereits im Stadium III und IV und nur 12,6% waren frühe Karzinome. Abbildung 1 zeigt die Resektionsquote und Aufteilung der Operationsverfahren. Wir werden noch zeigen, wie sich Resektionsrate, Methodenwahl und Risiko im Zeitprofil verändert haben.

Die Wahl der *Operationsmethode* in ihrem Streben nach *Radikalität* richtet sich nach:

– Lokalisation des Tumors
– histologischer Klassifizierung nach Laurén
– Wachstumsform und Tiefeninfiltration in der Magenwand und
– der Lymphknotenmetastasierung.

Diese Erkenntnisse beruhen auf histolopathologischen Untersuchungen, chirurgischen Erfahrungen und z.T. auch auf kontrollierten klinischen Studien [5]. Erwiesenermaßen haben Karzinome im *proximalen Drittel* – insbesondere das Kardiakarzinom – eine schlechtere Prognose, als Antrum- und Korpuskarzinome [7]. Das „Kardiakarzinom" ist differenzierter zu betrachten. Wir unterscheiden ebenso wie Siewert [15]:

– Das Adenokarzinom im *Endobrachyösophagus,* identisch mit einem distalen Ösophaguskarzinom und dementsprechend zu operieren,
– das *eigentliche Kardiakarzinom* und
– das *„kardianahe Magenkarzinom"* vom Fundus oder Korpus ausgehend und den Ösophagus infiltrierend.

Beim Kardiakarzinom verlangt die *Resektionsebene* am Ösophagus besondere Aufmerksamkeit! Sie ist grundsätzlich im Gefrierschnitt zu überprüfen. Die PAS-Färbung kann beim diffusen Typ unzuverlässig sein. Unsere Pathologen führen deshalb eine *immunhistologische Schnellschnittuntersuchung* durch, die Karzinomareale sicherer nachweist. Wesentlich ist die histologische Differenzierung nach Laurén in einen „*intestinalen*" und „*diffusen Typ*". Beim „*diffusen Typ*" sind die Tumorgrenzen unscharf, und die Tumorzellinfiltration setzt sich diffus im Gewebe fort. Für das praktische operative Vorgehen ist diese Klassifizierung bedeutungsvoll! Deshalb keine Resektion ohne präoperative, spätestens aber intraoperative Feststellung des Laurén-Typs! Für die Operationstaktik und damit für den Sicherheitsabstand ebenso wichtig sind die makroskopischen „*Wachstumsformen*" nach Borrmann.

Die Einteilung in die Tumorstadien der *UICC* ist für den Vergleich der Behandlungsergebnisse unerläßlich. Das TNM-System berücksichtigt die „*Tiefeninfiltration*" in der Magenwand und das Ausmaß der Metastasierung. Prognostisch ungünstig sind *Serosadurchbruch* und *Infiltration des perigastrischen Fettgewebes* [4, 6], 60 bis 80% der Magenkarzinome haben bei der Operation Lymphknotenmetastasen. Supradiaphragmale paraösophageale Lymphknoten werden heute als Fernmetastasen eingestuft. Die Katalogisierung nach dem R- (Residualtumor-) System erlaubt eine weitere prognostische Vergleichbarkeit.

Auf der Basis dieser „*Tumorkriterien*" werden Operationsverfahren und Radikalität festgelegt. Die radikalen Operationen sind heute praktisch auf drei Methoden reduziert:

1. Gastrektomie abdominal oder beim Kardiakarzinom abdomino-thorakal ausgeführt.
2. Erweiterte Gastrektomie mit gleichzeitiger Entfernung von Nachbarorganen und
3. Subtotale distale Magenresektion.

Ohne im Detail auf das Pro und Kontra der langjährig geführten Diskussion zwischen Anhängern der *Gastrektomie de principe* oder *de nécessité* einzugehen [1, 2, 3, 8, 13, 14, 16], soll die aktuelle Strategie der Methodenwahl dargestellt werden, die auch dem Vorgehen an der eigenen Klinik entspricht. Die Wahl zwischen Gastrektomie und subtotaler distaler Resektion entscheidet sich an der Lokalisation des Tumors und der Laurén-Klassifikation. Das Vorgehen ist also *lokalisations- und histologieorientiert*. Demnach ist eine Gastrektomie angezeigt:

1. Bei allen Karzinomen vom diffusen Typ, gleich welcher Lokalisation.
2. Bei allen Karzinomen im mittleren und proximalen Magendrittel.

Dies gilt auch für das „*Frühkarzinom*". Daher verbleiben für die *distale subtotale Resektion* nur folgende Indikationen:

1. Das distale Antrumkarzinom vom intestinalen Typ, das den Angulus nicht erreicht und
2. die nur palliative Resektion im fortgeschrittenen Stadium bei ausgedehnter Metastasierung und bei großem Operationsrisiko.

Wir meinen, wie viele Chirurgen, daß dieses *lokalisations-* und *histologieorientierte* Indikationsschema die erforderliche Radikalität wahrt und eine „*Übertherapie*" weitgehend vermeidet. Beim „*intestinalen Typ*" ist ein Sicherheitsabstand von *4 bis 5 cm* und beim „*diffusen Typ*" von *8 bis 10 cm in situ* gemessen notwendig. Für das Kardiakarzinom ist daher der abdominothorakale Zugang unverzichtbar [7]. Das Ausmaß der Lymphknotendissektion ist noch immer Gegenstand heftiger Diskussion. Es fehlt an kontrollierten Studien mit klarer Aussage zu dieser Frage. Bemerkenswert ist aber das Ergebnis von Kodama [10]. Er erreichte bei T_3-Tumoren mit ausgedehnter Lymphknotendissektion eine 5-Jahre-Überlebenszeit von *45%*, bei konventioneller Technik dagegen nur *18%*.

U.E. ist die radikale Lymphknotendissektion unbedingt notwendig! Wir führen sie grundsätzlich immer durch – zumal sie das Operationsrisiko nicht belastet – und richten uns nach der Compartment-Einteilung der japanischen Magenkarzinomstudie [9]. Wir beschränken uns auf die Dissektion des Compartment 1 und 2 und dehnen sie nur in Ausnahmefällen auf Lymphknoten des 3. Compartments aus.

Kontrovers sind die Meinungen über die Notwendigkeit einer *generellen Splenektomie*. Vermehrt septische Komplikationen und Schwächung der Immunabwehr sprechend dagegen. Deshalb führen wir die Splenektomie – evtl. auch als „Zonensplenektomie – nur durch

– beim proximalen Magenkarzinom
– bei vergrößerten Lymphknoten im Milzhilus und
– beim Totalkarzinom des Magens.

Die *Rekonstruktion* nach Gastrektomie beschränkt sich heute im wesentlichen auf zwei prinzipielle Methoden:

1. auf die Jejunum-Interposition nach Longmire-Gütgemann und
2. auf die ROUX-Anastomose.

Von den meist komplizierten *„Ersatzmagenbildungen"* ist man bis auf wenige Ausnahmen wieder abgekommen.

Abschließend bleibt die Frage: „Was leistet die Karzinomchirurgie des Magens heute?" Es bleibt kein Zweifel an der Verbesserung der Ergebnisse, aber sie reicht nicht aus. Noch immer kommen die meisten Patienten zu spät zur Operation. Die Verbesserung der *Früh-diagnose* muß unser Ziel sein.

Die Quote der *Frühkarzinome* liegt in westlichen Kliniken zwischen 5 und 16%, in Japan doppelt so hoch [12].

U. E. ist die *globale Leistung* der Magenkarzinomchirurgie entscheidend, d. h.: wieviele Magenkarzinompatienten verlassen die Klinik wieder und wieviele leben nach 5 Jahren noch bei guter Lebensqualität? Die Beurteilung kann sich nur auf exakte und nüchterne Zahlen stützen. Die Behandlungsergebnisse messen wir an:

– Resektionsquote
– Operationsletalität
– Überlebenszeit und
– Lebensqualität

Die *Resektionsquoten* haben zugenommen, im eigenen Krankengut von 56% auf jetzt über 75% (Abb. 2). In der Literatur liegen sie im Mittel um 68% [4]. Mit ein Grund hierfür ist die ausgereifte Technik der anspruchsvolleren Eingriffe, wie z.B. der Gastrektomie. Im eigenen Krankengut stieg die Gastrektomierate von 21% auf 68% an (Abb. 3).

Die *postoperative Letalität* ist *der* die Prognose am stärksten beeinflussende Faktor. Das *operative Risiko* ist deutlich gesunken, obwohl die Zahl der erweiterten Eingriffe angestiegen ist und hohes Alter generell keine Operationseinschränkung bedeutet. *Die Risikoverminde-rung ist sicherlich der wesentlichste Fortschritt der Magenkarzinom-Chirurgie überhaupt!* Die durchschnittliche Operationssterblichkeit liegt nach Literaturauswertung für die Teilresek-tion 8,3%, für die Gastrektomie 12,6%, im eigenen Krankengut bei 6,8% und 14,7%. Betrachten wir aber die Letalität im Zeitprofil, so ergibt sich ein wesentlich günstigeres Bild. An der eigenen Klinik fiel die Operationsletalität von insgesamt 12,2% auf 7,9%. Seit 1985 beträgt sie für die Teilresektion 0%. Ähnlich sind die Zahlen bei der Gastrektomie. Von 92 Gastrektomien seit 1986 verstarb nur 1 Patient, das sind 1,1% (Abb. 4).

Die *5-Jahre-Überlebenszeiten* lassen sich mit verschiedenen Parametern korrelieren. In der Literatur werden sie unter Einschluß der Klinksletalität mit durchschnittlich 35–45% angegeben. Die kumulative Überlebensrate der seit 1980 resezierten Patienten liegt im eigenen Kollektiv bei ca. 40%. Betrachtet man sie differenziert nach dem Tumorstadium, so ergibt sich natürlich ein anderes Bild. Die Überlebenszeit der T_1-Tumoren liegt über 80%. Von den Patienten im T_3- bis T_4-Stadium erreicht keiner die 5-Jahres-Grenze (Abb. 5). Wir konnten – wie auch andere – allerdings keine statistisch signifikante Differenz der Überle-bensraten entsprechend dem Laurén-Typ feststellen.

Abschließend noch die Frage nach neuen Perspektiven der Magenkarzinomtherapie! Die chirurgische Radikalität hat ihre Grenzen erreicht. Bessere Ergebnisse sind nur von einer früheren Diagnosestellung und von adjuvanten Behandlungsverfahren zu erwarten. Gewisse Fortschritte in der *Chemotherapie* lassen – wie es Weh [18] formulierte – die *„tiefe Skepsis* gegenüber *dieser Therapieform* einem sehr vorsichtigen Optimismus weichen". Vielleicht wird die *Immuntherapie* in Zukunft die Ergebnisse in der Onkologie verbessern können!

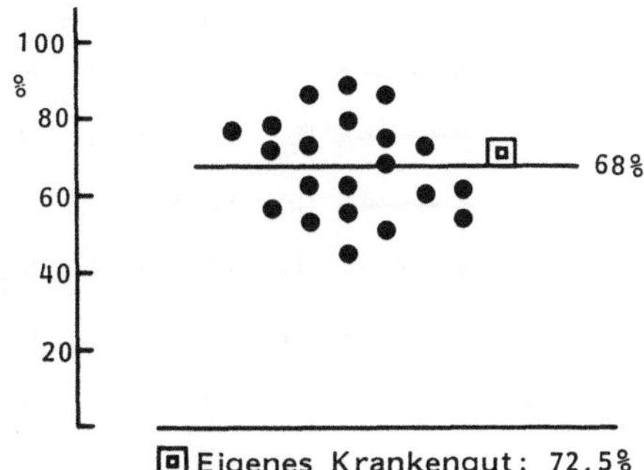

Abb. 2. Resektionsquoten beim Magenkarzinom
(Literaturauswertung: 22 Autoren)

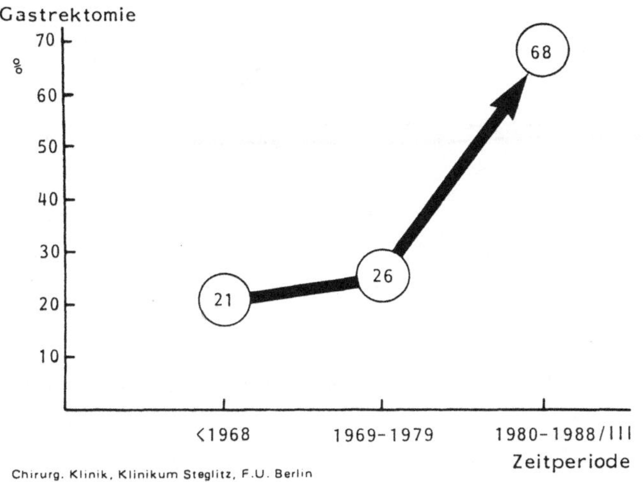

Abb. 3. Relative Häufigkeit der
Gastrektomie im Zeitprofil

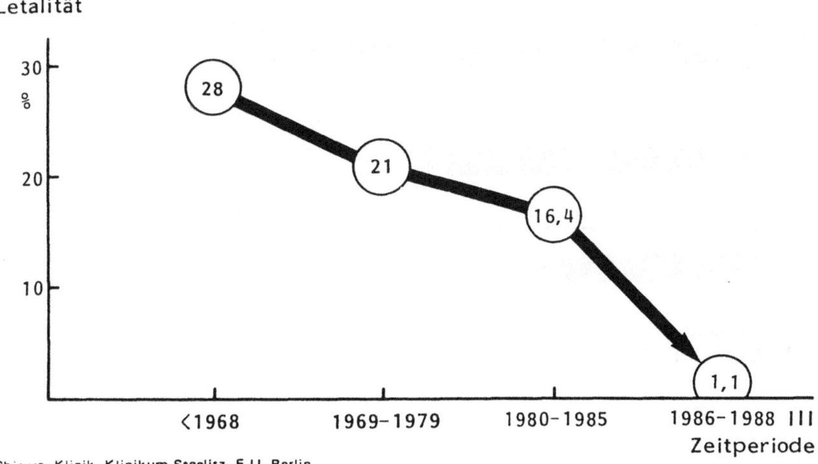

Abb. 4. Letalität der Gastrektomie im Zeitprofil

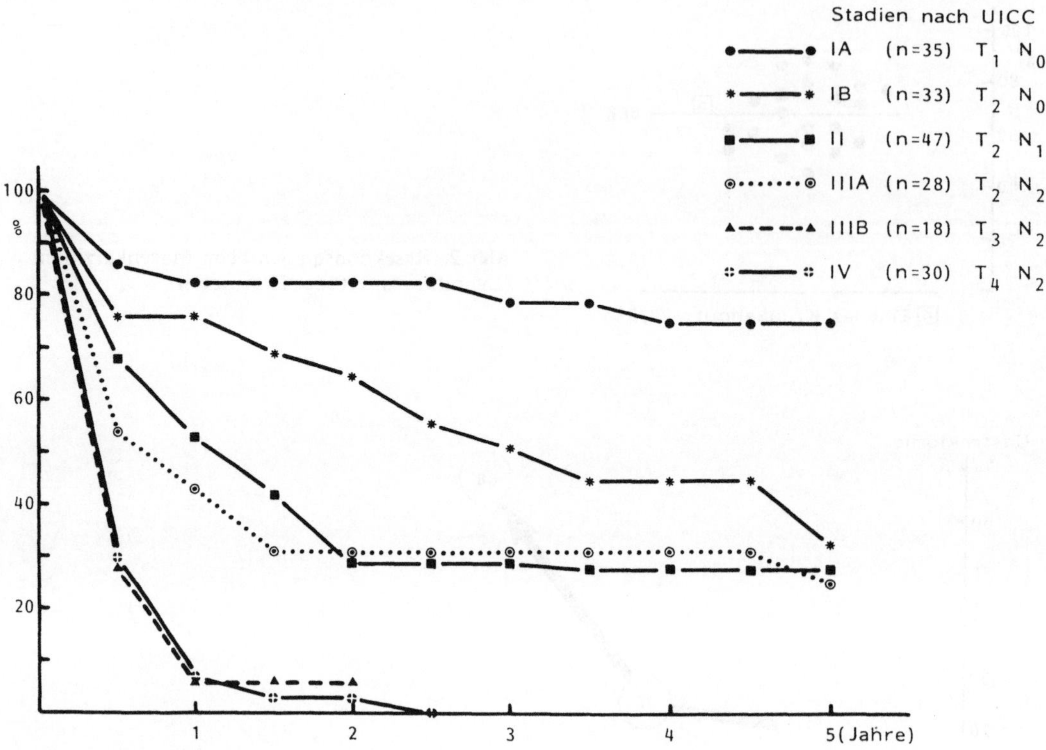

Abb. 5. Magenkarzinom: Kumulative 5-Jahres-Überlebensrate (radikal und palliativ operiert) Stadien-gruppierung

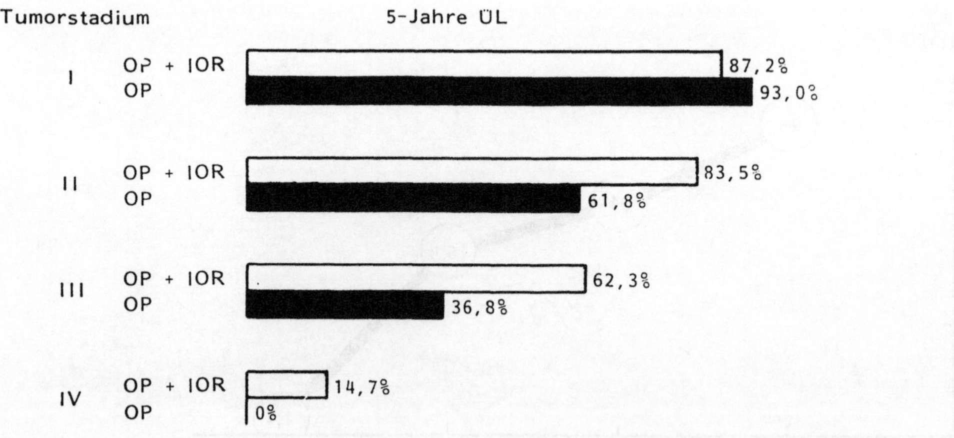

Abb. 6. 5-Jahres-Überlebenszeiten beim Magenkarzinom. Vergleich: Nur chirurgische Therapie bzw. mit adjuvanter Radiotherapie (IOR)

Wir haben inzwischen mit der *intraoperativen Radiotherapie* begonnen und bestrahlen das Tumorbett mit 20 bis 25 Gray. Das Verfahren ist aufwendig, der Transport des narkotisierten Patienten in die Strahlenabteilung notwendig. Takahashi [17] aus Kyoto hat mit der IOR eine deutliche Verbesserung der 5-Jahres-Überlebenszeiten bei fortgeschrittenen Tumorstadien erreicht (Abb. 6). Es bleibt abzuwarten, ob sich diese neue Behandlungsstrategie bei uns und in anderen Zentren bewähren wird.

Literatur

1. Bauer P, Stützer H, Vierzig A (1987) Kriterien zur Biostatistik bei der Chirurgie des Magenkarzinoms. Langenbecks Arch Chir 372:603
2. Bittner R (1987) Gastrectomie des nécessite. Langenbecks Arch Chir 372:577
3. Gennari L, Bozetti F, Bonfanti G et al. (1986) Subtotal versus total gastrectomy for cancer of the lower two thirds of the stomach: a new approach to an old problem. Brit J Surg 73:534
4. Gentsch HH (1986) Maligne Tumoren des Magens In: Gall FP, Hermanek P, Tonak J (Hrsg) Chirurgische Onkologie. Histologie und stadiengerechte Therapie maligner Tumoren. Springer, Berlin Heidelberg New York London Paris Tokyo, S 347
5. Häring R (Hrsg) (1981) Therapie des Magenkarzinoms. Edition Medizin, Weinheim Deerfield Beach Florida Basel
6. Hermanek P (1986) Prognostic factors in stomach cancer surgery. Europ J surg oncol 12:241
7. Husemann B (1986) Kardiakarzinom. In: Gall FP, Hermanek P, Tonak J (Hrsg) Chirurgische Onkologie. Histologie und stadiengerechte Therapie maligner Tumoren. Springer, Berlin Heidelberg New York London Paris Tokyo, S 401
8. Husemann B, Burkhardt E (1987) Ist die Prämisse einer lokalisations- und stadiengerechten Magencarcinom-Chirurgie heute noch realistisch? Vortrag auf der 140. Tagung der Vereinigung Nordwestdeutscher Chirurgen Hamburg
9. Japanese Research Society for Gastric Cancer (1981) The general rules for the gastric cancerstudy in surgical and pathology. Jpn J Surg 11:127
10. Kodama Y, Sugimachi K, Soejima K, Matsusaka T, Inokuchi K (1981) Evaluation of Extensive Lymph Node Dissection for Carcinoma of the Stomach. World J Surg 5:241
11. Lange J, Siewert JR (1987) Lymphadenektomie: Indikation – Technik – Ausdehnung – Dokumentation. Langenbecks Arch Chir 372:587
12. Mennicken C, Bohrer MH, Jung M, Manegold BC (1986) Neue Aspekte beim Magenfrühkarzinom, Dtsch Med Wschr 111:255
13. Meyer HJ, Jähne J, Pichlmayr R (1987) Magencarcinom: Gastrektomie de principe. Langenbecks Arch 372:571
14. Rohde H, Bauer P, Stützer H, Vierzig A, Gebbensleben B (1987) Radikalität und Prognose: Ergebnisse der Multizentrischen chirurgisch-pathologischen Magencarcinom-TNM-Studie. Langenbecks Arch Chir 372:599
15. Siewert JR, Hölscher AH, Becker K, Gössner W (1982) Kardiacarcinom: Versuch einer therapeutisch relevanten Klassifikation. Chirurg 58:25–32
16. Siewert JR, Lange J, Böttcher K et al. (1987) Magenkarzinom – Bestandsaufnahme aus chirurgischer Sicht. DMW 112:622
17. Takahashi M, Abe M (1986) Intra-operative radiotherapy for carcinoma of the stomach. Europ J Surg Oncol 12:247
18. Weh JH, Effenberger T, Hossfeld K (1987) Fortschritte in der Chemotherapie des Magenkarzinoms. Vortrag auf der 140. Tagung der Vereinigung Nordwestdeutscher Chirurgen Hamburg

48. Leistungen der Tumorchirurgie bei Tumoren des Dünndarmes

J. Tonak[1], W. Hohenberger[2] und F. Köckerling[2]

[1] Städt. Krankenhaus Chirurgische Abteilung, Spitalstraße, D-8550 Forchheim
[2] Chirurgische Universitätsklinik, D-8520 Erlangen

Importance of Surgery in the Treatment of Malignant Tumors of the Small Bowel

Summary. Between 1. 1. 1970 and 31. 12. 1986/31. 12. 1987, 90 patients with primary malignancies of the small bowel were treated at the Department of Surgery of the University Erlangen-Nürnberg. Only 21% (19 of 90) of the patients had no regional or distant metastases at the time of the operation. The 5-year-survival rate of the 90 patients was 41% ± 14%. Twenty-one of 34 patients suffering from adeno-carcinoma were treated by curative surgery. The 5-year-survival rate of these 21 patients was 44% ± 23%. The prognosis of patients with primary malignant tumors of the small bowel depends on early diagnosis and curative surgery.

Keywords: Primary malignant tumors of the small bowel – surgical treatment

Zusammenfassung. Zwischen 1. 1. 1970 und 31. 12. 1986/31. 12. 1987 wurden an der Chirurgischen Universitätsklinik Erlangen-Nürnberg 90 Patienten mit primären Malignomen des Dünndarmes erstbehandelt. Nur 21% (19 von 90) der Patienten hatten zum Zeitpunkt der Operation keine Metastasen. Die 5-Jahres-Überlebensrate aller 90 Patienten betrug 41% ± 14%. Von 34 Patienten mit Adenokarzinomen konnten 21 kurativ operiert werden. Die 5-Jahres-Überlebensrate dieser 21 Patienten betrug 44% ± 23%. Die Prognose von Patienten mit malignen Dünndarmtumoren hängt von einer rechtzeitigen Diagnosestellung und einer kurativen chirurgischen Behandlung ab.

Schlüsselwörter: maligne Dünndarmtumoren – chirurgische Therapie

Primäre maligne Dünndarmtumoren sind selten. Sie machen nur etwa 1% der bösartigen Erkrankungen des Gastrointestinaltraktes aus [3, 4]. Hierfür werden verschiedene Faktoren verantwortlich gemacht [3, 4]. Die Prognose von Patienten mit malignen Dünndarmtumoren ist insgesamt nicht günstig. Eine wesentliche Ursache hierfür ist in der Tatsache zu sehen, daß Dünndarmtumoren häufig erst in einem sehr späten Tumorstadium diagnostiziert und behandelt werden.

Krankengut

An der Chirurgischen Universitätsklinik Erlangen-Nürnberg wurden zwischen 1. 1. 1970 und 31. 12. 1986 90 Patienten mit primären Dünndarmmalignomen erstbehandelt. Alle Patienten wurden in einem klinischen Krebsregister erfaßt und bis zum 31. 12. 1987 regelmäßig nachuntersucht. Der Median der Nachbeobachtungszeit beträgt 88 Monate. 57 Patienten waren Männer, 33 Frauen. Die histologische Klassifikation der Dünndarmtumoren erfolgte nach Richtlinien der WHO von 1976 [2]. Danach lagen bei 34 Patienten Adenokarzinome, bei 39 Patienten Karzinoidtumoren, bei 11 Patienten Sarkome und bei 4 Patienten Lymphome vor.

Histologie / Lokalisation	Karzinoide n = 39	Adenocarcinome n = 34	Sarkome n = 11
Duodenum	3	19	1
Jejunum	11	13	7
Ileum	25	2	3

Kö.3.88,11

Abb. 1. Lokalisation der malignen Dünndarmtumoren nach histologischer Klassifizierung

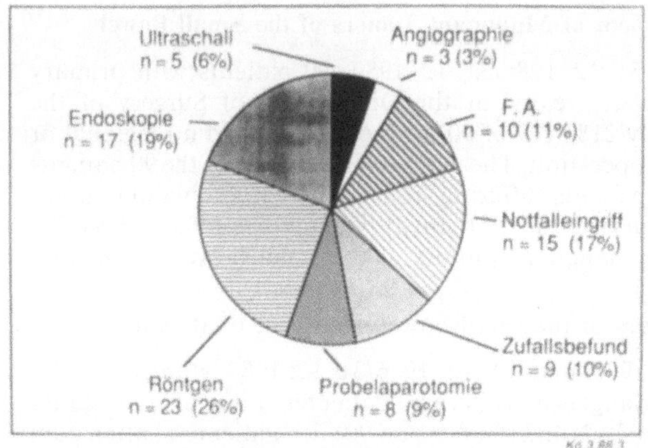

Abb. 2. Diagnosestellung bei malignen Dünndarmtumoren (n = 90), Chirurgische Universitätsklinik Erlangen 1971 – 1986

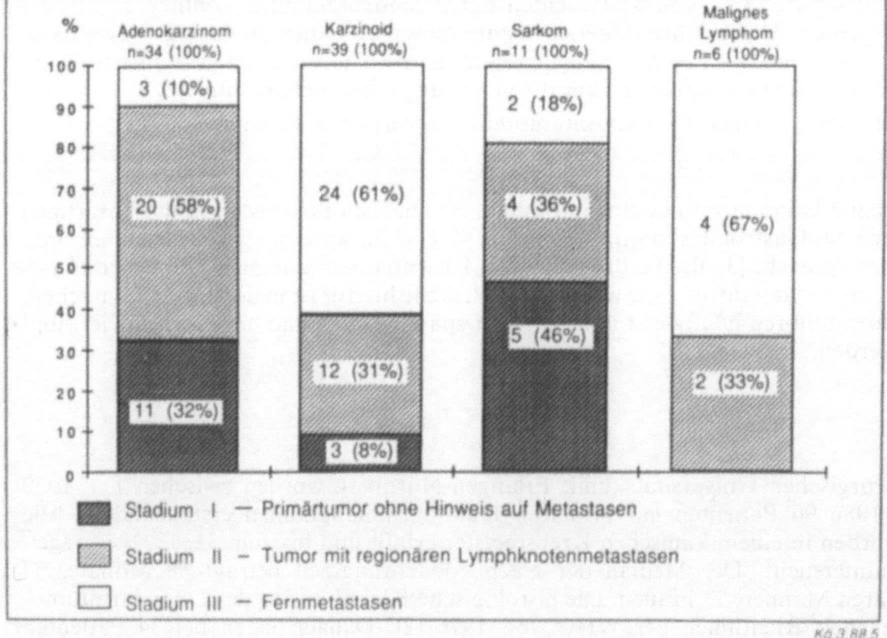

Abb. 3. Tumorstadium bei malignen Dünndarmtumoren zum Zeitpunkt der Operation (n = 90), Chirurgische Universitätsklinik Erlangen 1971 – 1986

Klinik

Übereinstimmend mit den Angaben des Schrifttums [4] fanden sich die Adenokarzinome nahezu ausschließlich im Duodenum und Jejunum, während von den 39 Karzinoden allein 25 im terminalen Ileum lokalisiert waren (Abb. 1).

Neben der Endoskopie führt auch heute noch die radiologische Untersuchung des Dünndarmes in vielen Fällen zur Diagnose. Karzinome treten gewöhnlich einzeln auf und man findet sie in Form einer kurzen starren Einengung des Darmes, manchmal auch als kugelige, polypös wachsende Füllungsdefekte bei der Röntgenuntersuchung. Bei vielen Patienten wird die Diagnose erst intraoperativ, sei es als Zufallsbefund, bei einer explorativen Laparotomie oder bei einem Notfalleingriff wegen lebensbedrohlicher Komplikation gestellt (Abb. 2).

Die bei malignen Dünndarmtumoren klinisch auftretenden Symptome wie Ileus, Blutung oder palpabler Tumor sind meist Ausdruck weit fortgeschrittener Erkrankungen. Damit übereinstimmend hatten nur 19 unserer 90 Patienten zum Zeitpunkt der Operation keine Metastasen entsprechend dem Stadium I der herkömmlichen Einteilung (Abb. 3). Von den 34% mit Adenokarzinom hatten 23 entsprechend 80% regionale oder Fernmetastasen. Bei den Patienten mit Karzinoiden betrug der Anteil dieser Patienten sogar 92% entsprechend 36 von 39.

Patienten mit solitären auf die Darmwand beschränkten Malignomen stellten in unserem Krankengut, wie auch übereinstimmend im Schrifttum mitgeteilt wird, eher die Ausnahme dar. Viel häufiger fanden sich weit fortgeschrittene Tumoren, die auf benachbarte Strukturen oder Darmabschnitte übergegriffen hatten und multiple Lymphknotenmetastasen aufwiesen.

Therapie

Bei der überwiegenden Mehrheit der Dünndarmmalignome ist eine radikale chirurgische Therapie, d. h. die großzügige Resektion des tumortragenden Darmabschnittes unter Mitnahme des Lymphabflußgebietes erforderlich. Je nach Lokalisation kann damit eine Dünndarmteilresektion, eine Hemicolektomie rechts oder eine partielle Duodenum-Pankreatektomie erforderlich werden (Tabelle 1). Ausnahmen ergeben sich beim Karzinoid und bei den Lymphomen. Da Lymphome in der Regel Systemerkrankungen darstellen, sind sie durch lokalchirurgische Maßnahmen nicht beherrschbar und bedürfen einer adjuvanten Radio- und oder Chemotherapie. Bei den Karzinoidtumoren der Appendix und des Rektums ist auf Grund der Seltenheit von Metastasen bei Kleintumoren mit einem Durchmesser von unter 2 cm die lokale Excision im Gesunden die ausreichende Behandlung [1]. Diese Therapieempfehlung scheint für die Karzinoide des Dünndarmes keine Gültigkeit zu haben.

Tabelle 1. Operative Therapie bei malignen Dünndarmtumoren (n = 90), Chirurgische Universitätsklinik Erlangen 1971 — 1986

	Karzinoid n = 39	Adenokarzinom n = 34	Sarkom n = 11	Malignes Lymphom n = 6	Gesamt
Dündarmresektion	19	13	8	4	44
Hemikolektomie rechts	10	1	–	–	11
Partielle Duodenopankreatektomie	1	15	1	–	17
Konglomerattumorexstirpation	–	–	1	–	1
B II-Resektion	–	1	–	–	1
Lokale Exzision	3	–	1	–	4
Palliative Umgehungsanastomose	2	2	–	–	4
Explorative Laparotomie	4	2	–	2	8

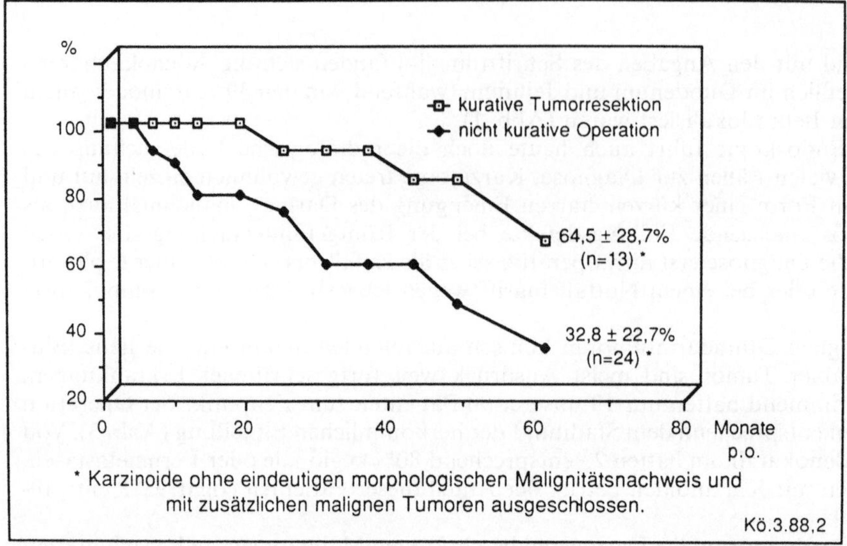

Abb. 4. Maligne Tumoren des Dünndarms – Karzinoide, Chirurgische Universitätsklinik Erlangen (1. 1. 71 – 31. 12. 86/31. 12. 87), beobachtete kumulative Überlebensraten ± 2 SE (Cutler + Ederer) ohne postop. Letalität

Von unseren 12 Patienten mit kleinen Karzinoiden hatten 3 keine Metastasen, sodaß bei diesen Tumoren im Dünndarm auch der radikalen Operation der Vorzug gegeben werden sollte. Gesicherte Ausagen sind jedoch hierzu auf Grund der sehr geringen Fallzahlen noch nicht möglich.

Eine besondere Bedeutung kommt der palliativen Chirurgie zu. Mit Hilfe palliativer Resektionen können Obstruktion, Blutung und Perforation beherrscht und die Lebensqualität des Patienten zu mindest für kurze Zeit verbessert werden. Bei den häufig langsam wachsenden Karzinoiden sind palliative Operationen im besonderen Maße gerechtfertigt, da selbst bei erfolgter Fernmetastasierung jahrelange Überlebenszeiten möglich sind [4]. Darüber hinaus ist durch die Entfernung größerer Tumormengen eine wesentliche Verbesserung der endokrinen Symptomatik erreichbar.

Prognose

Auf Grund des weit fortgeschrittenen Tumorstadiums zum Zeitpunkt der Behandlung ist die Prognose maligner Dünndarmtumoren insgesamt nicht günstig. Wir konnten bei 90 Patienten eine 5-Jahres-Überlebensrate von 41% ± 14% erreichen. Innerhalb der verschiedenen Tumortypen bestehen jedoch beträchtliche prognostische Unterschiede. Die beste Prognose haben nach unseren Ergebnissen und nach den Angaben des Schrifttums [4] Patienten mit Karzinoiden. Dies wird wesentlich durch das relativ langsame Wachstum bestimmt. Daneben ist aber auch bei diesen Karzinoiden der lokal radiale chirurgische Eingriff von wesentlicher Bedeutung für die Überlebenschance. Vergleicht man die Überlebensraten der Patienten, die noch kurativ operiert werden konnten, mit jenen bei denen der chirurgische Eingriff lokal radikal erfolgte, so zeigt sich, daß die Überlebensrate für die erste Patientengruppe mit 64% wesentlich besser ist als für jene 24 Patienten, bei denen makroskopisch oder histologisch Tumorgewebe zurückblieb (Abb. 4). Die besondere Bedeutung einer radikalen Tumorchirurgie wird bei den 21 Patienten mit potentiell kurablen Adenokarzinomen des Dünndarmes ersichtlich. Von den 21 kurativ operierten Patienten überlebten immerhin 44% 5 Jahre,

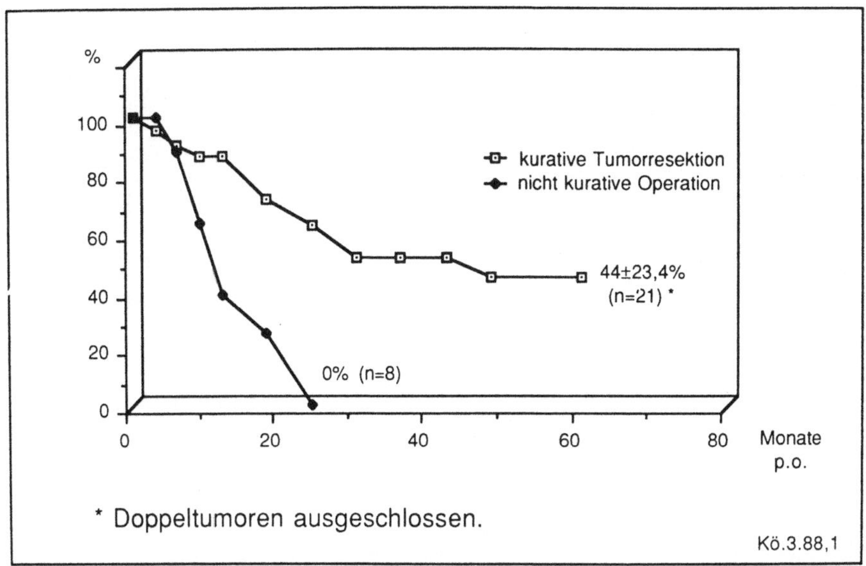

Abb. 5. Maligne Tumoren des Dünndarms – Adenokarzinome, Chirurgische Universitätsklinik Erlangen (1.1.71 – 31.12.86/31.12.87), beobachtete kumulative Überlebensraten ±2 SE (Cutler + Ederer) ohne postop. Letalität

während von den 8 Patienten, bei denen makroskopisch oder histologisch Tumorgewebe zurückblieb, keiner länger als 2 Jahre überlebte (Abb. 5).

Ein ähnliches Bild ergibt sich bei den 11 Patienten, die wegen eines Sarkomes behandelt wurden. Von den nicht kurativ operierten Patienten überlebte keiner 2 Jahre, während bei den kurativ operierten Patienten bereits 4 über 40 Monate rezidivfrei überleben. Von den 6 Patienten mit malignen Lymphomen konnte keiner im Gesunden operiert werden. Trotz adjuvanter Chemotherapie hat keiner der Patienten mehr als 4 Jahre überlebt.

Bei der Behandlung von Dünndarmmalignomen steht die chirurgische Therapie im Mittelpunkt aller Maßnahmen. Die Überlebenschance unserer Patienten mit diesen Tumoren ist von einer rechtzeitigen Diagnosestelle und einer radikalen chirurgischen Therapie abhängig. Adjuvante Therapiemodalitäten kommen nur für einen kleinen Teil der Patienten in Betracht. Ihre Bedeutung ist im Vergleich zur chirurgischen Therapie auf die Gesamtheilergebnisse gering.

Literatur

1. Godwin JD (1975) Karzinoidtumors. Cancer 36:560–572
2. Morson BC, Sobin LH (1976) Histological typing of intestinal tumors. International histological classification of tumors. WHO, Genf
3. Schippers E, Langer S, Flosdorff W, Hilberk (1982) Das primäre Dünndarmmalignom. Chirurg 53:364–368
4. Tonak J (1986) Maligne Dünndarmtumoren. In: Chirurgische Onkologie, Gall FP, Hermanek P, Tonak J (Hrsg) Springer, Berlin Heidelberg New York London Paris Tokyo, S 486–494

49. Leistungen der Tumorchirurgie bei Tumoren des Dickdarm

Ch. Herfarth .

Chirurgische Universitätsklinik Heidelberg, Kirschnerstr. 1, D-6900 Heidelberg

Achievements of Surgery of Colorectal Cancer

Summary. Surgical therapy of primary colorectal cancer follows the guidelines of oncological surgery. Radical and radicular dissection of the lymphatic drainage of the primary tumor results in an increased rate of curative resection and a decreased rate of locoregional recurrences. The more standardized resection techniques have led to lower rates of anastomotic leakage and perioperative mortality. While new technology such as PET facilitates discrimination between local recurrences and scar tissues, it has not been proven that adjuvant perioperative therapy improves survival rates. Colectomy and ileo-anal pouch formation allows a sphincter-sparing treatment of patients with adenomatosis coli and ulcerative colitis.

Key words: Colorectal cancer – resection treatment and cure.

Zusammenfassung. In der chirurgischen Primärtherapie des colorectalen Carcinoms führt der an onkologischen Leitlinien der lymphogenen Metastasierung orientierte, radikale Primäreingriff mit radikulärer Lymphadenektomie zu einer hohen Kurationsrate und vermindert die Rate lokaler Tumorrezidive. Durch Standardisierung dieser Eingriffe werden niedrigere Raten an Anastomoseninsuffizienzen und perioperativer Letalität erreicht. Während durch neuere Verfahren, wie PET eine bessere Differenzierung zwischen Rezidiven nach Narben möglich ist, hat sich keine Form peri-operativer adjuvanter Behandlung als günstig hinsichtlich der Überlebenszeit bisher bewährt. Intrapelvine Pouchbildungen ermöglichen eine sphinctererhaltende Therapie von Patienten mit Adenomatosis coli und Colitis ulcerosa.

Schlüsselwörter: Colorectales Carcinom – Resektionsbehandlung – Kuration.

Die Leistungen der Chirurgie bei Dickdarm- und Mastdarmtumoren waren immer wieder Kernthemen des Chirurgen-Kongresses. Analysiert man die Hauptthemen der letzten 10 Jahre, so standen Fragen der Radikalität, Radikalitätsprinzipien, kontinenzerhaltende Chirurgie und rein technische Fragen der Dickdarm- und Rectumeingriffe im Vordergrund. Die Chirurgie des Dickdarms spielt im chirurgischen Alltag eine wesentliche Rolle. Dies spiegelt auch die epidemiologische Tatsache wieder, daß das Coloncarcinom – bei Frauen mehr als bei Männern – an Frequenz zugenommen hat. Die Zahlen des Krebsatlas demonstrieren einen konstanten Anstieg bis 1980. Rechnet man die neuesten epidemiologischen Daten um, so läßt sich ein Trend aus den letzten Jahren in der Richtung deuten, daß eine gewisse Plateau-Bildung erreicht ist. Inwieweit dies Folge des nachlassenden Effektes der Endoskopie darstellt oder nur Unsicherheiten einer nicht standardisierten Carcinomdokumentation muß offen bleiben.

Die Frage lautet, wo zum jetzigen Zeitpunkt Leistungen und Schwerpunkte in der Colon- und Mastdarmchirurgie zu sehen sind. Folgende Akzente möchte ich setzen:

a) Eine spezielle Diagnostik erlaubt eine bessere präoperative Differenzierung.

b) Verfeinerte Techniken ermöglichen bei Frühformen ein differenziertes, endoskopisches Vorgehen.

c) Die chirurgisch-onkologische Taktik und Strategie läßt sich an Hand von pathologisch anatomischen Analysen begründen und besonders auch an Hand der Gefäßanatomie und selektiven Angiographie didaktisch demonstrieren.

d) Das Verständnis für den Tumorrückfall hat sich verschärft. So lassen sich auch chirurgisch-onkologische Fehler bzw. operative Kompromisse nachweisen.

e) Die Validierung der Zusatztherapien ist weiter fortgeschritten und läßt gewisse Zwischenfolgerungen zu.

Die diagnostischen Standardverfahren sind nach wie vor die Endoskopie mit Biopsie und der Colonkontrasteinlauf. Revolutioniert hat die Diagnostik jedoch die Ultraschalluntersuchung des Rectums. Es ist das Verdienst von G. Feifel durch konsequente Analyse, diesem diagnostischen Verfahren eine gesunde Basis gegeben zu haben. Die Diskriminierung zwischen T_1- und T_3-Tumoren ist nahezu sicher. Die Sensitivität beträgt 98%, die Spezifität 73%. Sie erlaubt auch den Verdacht auf ein Rectumcarcinom, ohne daß der Tumor endoskopisch gesichert werden kann. So konnten wir bei einem Fall mit ausgeprägter Adenomatosis coli zwar bioptisch kein Rectumcarcinom nachweisen, jedoch in 6 cm Höhe supraanal durch den endosonographischen Nachweis der Schichtenzerstörung vermuten. Die Diagnose wurde durch die Aufarbeitung des Operationspräparates schließlich dann gestellt. Die Sonographie hat uns geholfen, bei diesem Patienten nicht eine Mukosektomie durchzuführen, die sicher zu einer ausgeprägten Tumorkontamination geführt hätte. Der sonographische Befund der Zerstörung der Grenzlinien führte zur Indikation der primären Proktektomie.

Der frühe Mastdarmkrebs wird jetzt durch die Endosonographie besser definierbar. Allerdings fällt einem pathohistologischen Tumorgrading eine Schlüsselrolle zu, um endgültig über die Radikalitätseinschränkung beim Rectumtumor zu entscheiden. Es gilt zwischen high-risk-Tumoren mit hohem Risiko eines Lymphknotenbefalls und solchen mit niedrigem Risiko zu unterscheiden. Ein lokales Vorgehen ist bei low-risk-Tumoren möglich (Tabelle 1).

Unter den lokalen Verfahren bei frühem Mastdarmkrebs – Disc-excision, posteriore Resektion, transanale/posteriore Resektion nach Mason ist heute das endoskopisch mikrochirurgische Verfahren von Bueß mit einzureihen. Die transanale Vollwandexcision, und sogar Manschettenresektion des Rectums ist auf diese Weise möglich. Allerdings muß im Auge behalten werden, daß bei diesen Verfahren nur rectumnahe Lymphknoten exstirpiert werden können.

Die Techniken des chirurgischen Eingriffs beim Colon-/Rectumcarcinom gehören zu den Standardverfahren der Operationslehren. Doch ein Teil der in unserem Krankengut behandelten lokoregionären Rezidive ist möglicherweise auf nicht adäquate Lymphknotenchirurgie zurückzuführen. Die Entfernung mit einem ausreichenden Sicherheitsabstand, Verhinderung der Tumorkontamination durch Lumenunterbindung und radikuläre Absetzung des Lymphabflußgebietes sind allerdings alte Postulate.

Betrachten wir zunächst allgemeine Daten zur Prognose. Die Analyse der eigenen Ergebnisse, die wir prospektiv erfaßten oder auch die Zahlen der Erlanger Klinik ausgewertet durch Hermanek, zeigen, daß die Prognose des Dickdarmtumors vor allen Dingen von der Ausbreitung des Lymphknotenbefalles abhängt.

Unabhängig von der Tumorgröße beeinflussen befallene Lymphknotenstationen das Überleben, dokumentiert am Erlanger Krankengut durch die 5-Jahresdaten oder am eigenen Krankengut durch das mediane Überleben (Tabelle 2). Lymphknotenchirurgie ist somit ein essentielles Postulat für die Dickdarmtumorchirurgie. Lymphknotenchirurgie ist optimal auch durchführbar, da mit Ausnahme des unteren Rectums die Lymphdrainage über mehrere Stationen auf Einbahnstraßen entlang der Gefäße erfolgt. Häufig aber wird in Zwischenebenen und nicht radikulär chirurgisch vorgegangen. So kann die Sigmaresektion nur mit radikulärer Unterbindung der A. mesenterica caudalis am Abgang der A. colica sinistra erfolgen und nicht, wie so häufig getan, im Bereich der Ebene der A. sigmoidalis.

Tabelle 1. Chirurgische Therapie des colorectalen Carcinomes – eingeschränkte Radikalität

pT_1-Tumoren – Lymphknotenmetastasen

		alle	high-risk
Colachio	(1981)	25 %	50%
Cooper	(1983)	8,9%	27%
Cranley	(1986)	24 %	42%
Hermanek	(1987)	3,1%	
Rossini	(1988)	6,6%	40%

Tabelle 2. Mediane Überlebenszeit nach chirurgischer Therapie eines Colon- und Rectumcarcinoms, (Chirurgische Universitätsklinik Heidelberg)

pT_{1-4}	N_0	$n = 297$	50 Monate
	N_1	$n = 196$	27 Monate
	N_4	$n = 18$	15 Monate
		$p = 0,000001$	

Die Angiographie der versorgenden Gefäße des Colons zeigt noch einmal die Wege der Absetzung des Lymphabflusses an der Wurzel auf.

Die Hemicolektomie rechts bei Tumoren des Colon ascendens erfordert die primäre Unterbindung der A. colica dextra und der A. ileocolica an der Wurzel. Die Hemicolektomie links erfolgt durch radikuläre Abtrennung der A. mesenterica inf. Die Transversumresektion bedingt primär die Dissektion der A. colica media, die Sigmaresektion die Durchtrennung der A. mesenterica caudalis unterhalb des Abganges der A. colica sinistra, ebenso die anteriore Rectumresektion.

Ein Problem stellen die Carcinome der Flexuren dar. Flexurencarcinome metastasieren in beide Wege, wie jüngst Gall und Hermanek wieder zeigen konnten. So erfordert das Flexurencarcinom rechts die erweiterte Hemicolektomie rechts mit Mitnahme der A. colica media, ebenso das Flexurencarcinom links die Hemicolektomie oder sogar subtotale Colektomie. Im Rahmen der Arbeitsgruppe für Studien des colorectalen Carcinoms wird postuliert, daß in einem Lymphdissektionspräparat des Colons über 20 Lymphknoten nachgewiesen werden sollten.

Therapieergebnisse einer systematischen onkologiegerechten Resektion des Colons und Rectums sind ermutigend. Interessant ist die Beobachtung, daß bei der Analyse der Daten des Rectumcarcinoms eine weitgehende Angleichung der Stadien erfolgt. Dies könnte natürlich Folge einer unsauberen pathologisch-histologischen Lymphknotenanalyse sein. Viel eher ist jedoch anzunehmen, daß diese Angleichung durch die ausgedehnte Lymphknotendissektion zu erklären ist. Rezidivfreies Überleben beim Stadium Dukes C oder TNM-Stadium III unterscheidet sich nicht beim Colon und Rectum. Beim Rectumcarcinom finden sich keinerlei Differenzen zwischen Exstirpation und Resektion (Abb. 1 und 2).

Erweiterte Radikalität ist bei T_4-Tumoren notwendig und erfolgreich. Hier liegen die 5-Jahresüberlebensraten bei 30–40% (Tabelle 5). Erweiterte Radikalität für die Lymphknotendissektion ist jedoch nicht indiziert. Prospektive Studien zur iliacalen Lymphadenektomie oder erweiterten abdominalen iliacalen Lymphadenektomie haben keine Verbesserung der Überlebenszeiten gebracht (Tabelle 6).

Prinzipien der onkologischen und colorectalen Chirurgie sind zu definieren als radikuläre Chirurgie, Lymphknotenchirurgie, Chirurgie mit wenig Kontamination. Der Begriff der No-touch-Isolation sollte nicht mehr im Sinne der Turnbullschen Definition benützt werden, sondern im Hinblick auf die örtlich saubere Tumorexstirpation. Ziel ist es, die Zahl der lokoregionären Rezidive einzuschränken und damit eventuell auch die systemische Metastasierung zu reduzieren.

Im eigenen Krankengut liegt die Häufigkeit der lokalen Rezidive nach Colon- und Rectumresektion mit 2 bzw. 8,6% niedrig. Allerdings muß die kürzere Nachbeobachtungszeit mit einkalkuliert werden. Größere Analysen ergeben für das Rectumcarcinom Rezidivraten zwischen 15 und 20% und beim Colon 15%. Allerdings sind auch eine Reihe von Untersuchungen bekannt, die exzessiv hohe lokoregionäre Rezidivraten herausstellen (Tabelle 3).

Lokoregionäre Rezidive sind ursächlich auf tumorbiologische Ursachen (wie Tumordifferenzierung, Lokalisation, perineurale Invasion, In-transit-metastasen etc.) und jedoch auch auf chirurgische Gründe zurückzuführen. Während die tumorbiologischen Ursachen

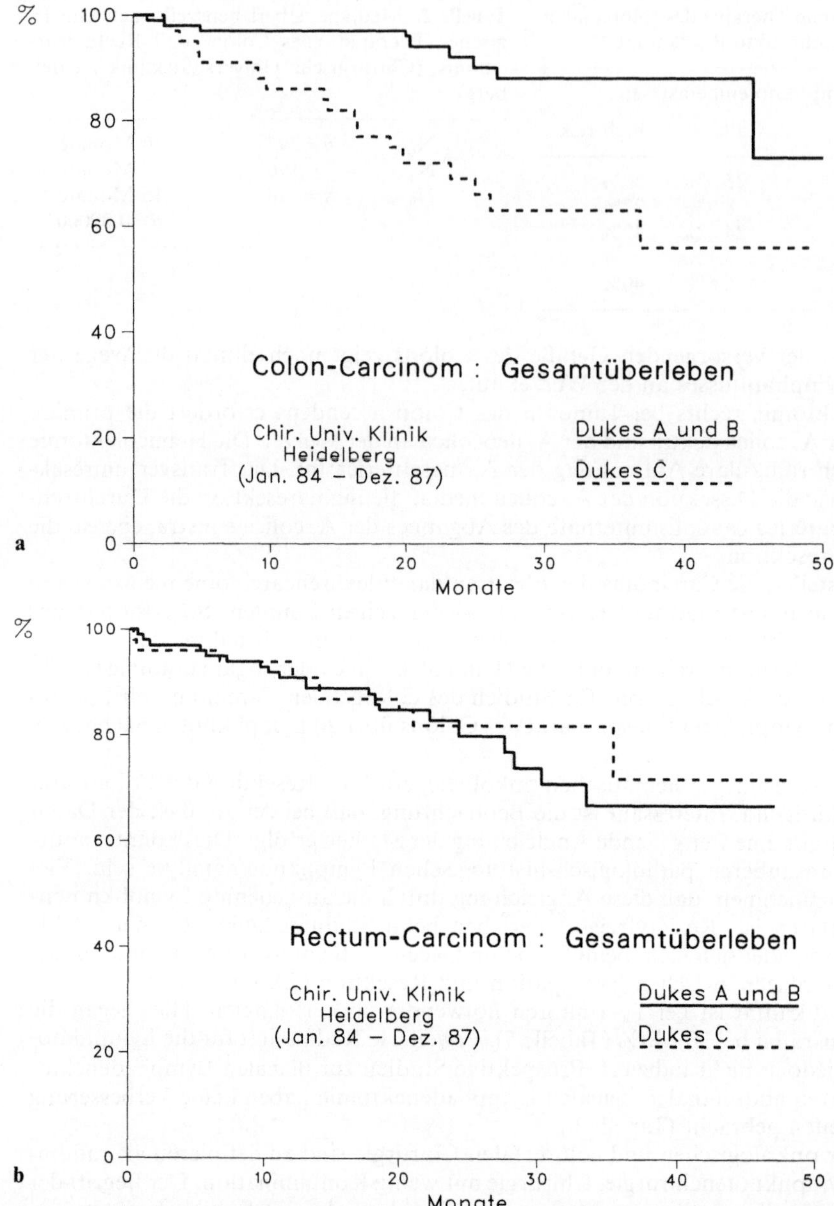

Abb. 1. a Gesamtüberleben nach chirurgischer Therapie eines Colon-Carcinoms (Dukes A und B sowie Dukes C). **b** Gesamtüberleben nach chirurgischer Therapie eines Rectum-Carcinoms (Dukes A und B sowie Dukes C)

sich kaum beeinflussen lassen – Tumorgröße, Tumoraggressivität, In-transit-metastasen etc. – sind chirurgische Gründe vermeidbar.

Das lokoregionäre Rezidiv unterscheidet sich nicht in seiner Antigenizität vom Primärtumor, während Fernmetastasen z. B. in der Leber andere Antigenmuster zeigen. Mein Mitarbeiter Herr Hohenberger konnte dies bei einer Analyse unserer lokoregionären Rezidive demonstrieren. Dies ist um so mehr ein Argument in der Richtung, daß der primäre chirurgische Eingriff am Colontumor örtlich kurativ sein sollte. Unter den über 200 lokoregionären Rezidiven, die in unsere Klinik zur Behandlung kamen, konnte teilweise eine nicht

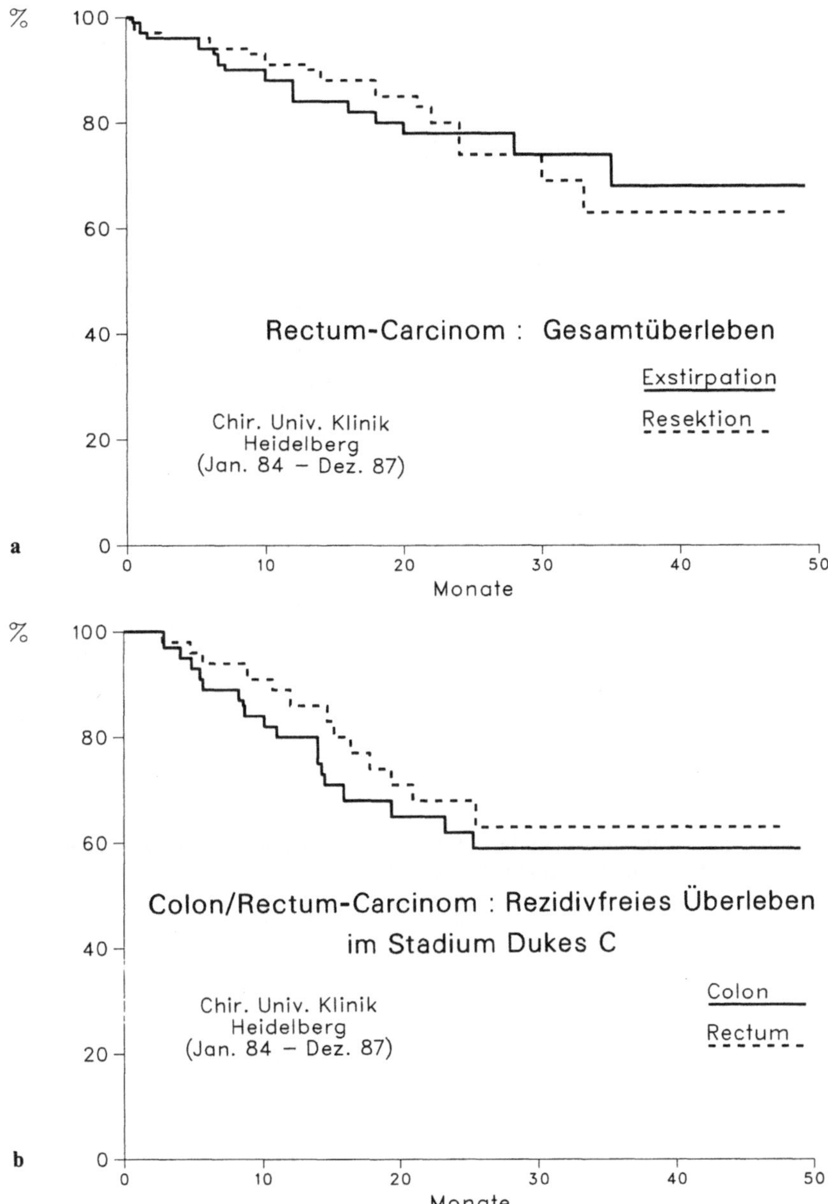

Abb. 2. a Gesamtüberleben nach chirurgischer Therapie des Rectum-Carcinoms bezogen auf das operative Verfahren Rectumexstirpation und Rectumresektion. **b** Rezidivfreie Überlebenszeit nach chirurgischer Therapie eines Colon- und Rectum-Carcinoms (Dukes C)

ausreichende Voroperation nachgewiesen werden. Wir haben in jüngerer Zeit zunächst unter der Zielsetzung der lokoregionären Chemotherapie, später dann aber mit der Absicht der besseren chirurgischen Taktik, superselektive Angiographien durchgeführt. Hierbei zeigte sich, daß beim lokoregionären Rezidiv häufig gegen das radikuläre Operationsprinzip verstoßen worden war. Dies ist charakteristisch an 2 Beispielen zu zeigen: Bei einem 42jährigen Patient mit einem Rezidiv nach anteriorer Resektion zeigt die Angiographie, daß beim Primäreingriff die Sigmoidalgefäße erhalten und die Absetzung der A. haemorrhoidalis superior tief im Becken erfolgte. Das lokoregionäre Rezidiv ist im alten Lymphabflußgebiet,

		n	Colon	Rectum
Localio	1980	360		14%
Gunderson	1983	124		30%
Schiessel	1983	154		19%
Enker	1984	236		29%
Williamson	1984	727	22%	26%
Tepper/Welch	1984	533	19%	
Adloff	1985	113		32%

Tabelle 3. Rezidivraten nach Colon-/Rectumresektion

$\varDelta$	Symptomatische Patienten CEA nicht hilfreich	35%
$\varDelta$	Patienten mit CEA-geleiteter Diagnose und positivem „Imaging"	53%
$\varDelta$	CEA-Erhöhung allein und Second-Look-Operation	63%

Test of Trend in Proportions (n. Armitage)
$p = 0,01$

Tabelle 4. Resektabilität des colorectalen Carcinomrezidivs. Bedeutung der frühzeitigen Diagnose ($n = 137$) (Chirurgische Universitätsklinik Heidelberg)

Tabelle 5. Anastomoseninsuffizienz nach Resektion wegen Colon-Rektumcarcinom

			Colon	Rectum	Letalität
LBC-Projekt (GB)	Fielding 1984/86	$n = 1407$	5,5%	17,4%	31%
Erlangen	Gall 1986	$n = 454$	4,8%	12,0%	24%
CAO-Studie	1987	$n = 1169$		10,7%	
Heidelberg	1987	$n = 440$	3,0%	7,5%	28%

Tabelle 6. Komplikation bei der Resektionsbehandlung colorectaler Carcinome – Eigene prospektive Studie 1.1.84 bis 31.12.87 (Chirurgische Universitätsklinik Heidelberg)

	Colon ($n = 334$)	Rectum ($n = 199$)	
		anteriore Resektion	Rectum- exstirpation
Postoperative Letalität	4,5%	1,9%	2,2%
Postoperative Komplikationen			
– Wundinfekt	5,7%	2,8%	33,3%
– Kardio-pulmonale Komplikationen	6,6%	4,7%	4,3%
– Anastomoseninsuffizienz	3,0%	7,5%	–

das nicht mit exstirpiert wurde, aufgetreten. Bei einem 52jährigen Patienten mit einem lokoregionären Rezidiv nach anteriorer Resektion zeigt sich die primäre Absetzung ebenfalls im A. haemorrhoidalis Gebiet. Der Bereich des Rezidivs, durch die diffuse, vermehrte Gefäßinjektion angezeigt, illustriert die insuffiziente primäre Operation, indem nur das distale Abflußgebiet der A. haemorrhoidalis superior bzw. media bei dem Primäreingriff reseziert wurde. Die wesentlichen Gefäßarkaden, und damit auch die begleitende Lymphknotendrainage, blieben dabei unberührt.

Leider ist ein nicht radikaler Primäreingriff nur in einem kleinen Teil der Fälle durch eine sekundäre Operation kurabel. Die Literaturanalyse zeigt, daß eine Reintervention bei 26 bis 43% der Fälle möglich war, allerdings mit potentiell kurativer Zielsetzung dann nur bei 14 und 19%. Höhere Prozentsätze zeigen wahrscheinlich an, daß vermehrt reine Anastomosenrezidive operiert wurden, die häufig kurativ noch operabel sind.

Einen gewissen Einfluß auf eine erfolgreiche Rezidivchirurgie hat der Zeitpunkt des Reinterventionseingriffes. Im eigenen Krankengut läßt sich zeigen, daß dem CEA nach wie vor eine Leitmarkerfunktion in der Rezidivdiagnostik zukommt (50%). Bei den wenigen Fällen, bei denen dann direkt operiert wurde, ohne daß die bildgebenden Verfahren einen Rezidivhinweis gaben, war in 60% eine potentiell kurative Situation nachweisbar. Dies stimmt mit den Ergebnissen der Literatur überein: CEA-gelenkte Rezidiveingriffe, d. h. Frührezidive ohne bildgebenden Nachweis waren in über die Hälfte der Fälle operabel (Tabelle 4).

Leider kann zur Zeit eine Zusatztherapie nicht empfohlen werden. Es stehen allerdings eine Reihe von Zusatztherapien zur Verfügung, alle befinden sich jedoch noch in der Erprobung in Studien. Sowohl für die präoperative Chemo- und Strahlentherapie, die intraoperative bzw. der postoperativen intraportalen Chemotherapie und die adjuvante Therapie im weiteren Verlauf nach dem Eingriff, liegen keine definitiven Daten vor. Am patho-physiologisch bzw. onkologisch-physiologisch attraktivsten erscheint die intraportale Chemotherapie zur Reduzierung intrahepatischer Mikrometastasen. Aber auch hier reichen die Resultate zu einer allgemeinen Empfehlung nicht aus. Eine Ausnahme bildet die Strahlentherapie des Rectums.

Neben der Einhaltung der chirurgisch onkologischen Prinzipien der Dickdarmtumorchirurgie lassen sich die Leistungen der Chirurgie auch in der Einhaltung der allgemeinen technischen Prinzipien der colorectalen Chirurgie belegen. Die Operationsvorbereitung durch Darmlavage, die Kurzzeitantibiotica-Prophylaxe, das gefäßorientierte Präparieren und die sichere Anastomosentechnik haben die Komplikationsrate deutlich vermindert. Im eigenen Krankengut liegen die Rate der Anastomoseninsuffizienz des Colons bei 3,0 und des Rectums bei anteriorer Resektion bei 7,5%. Nur die hohe Infektrate nach Rectumexstirpation ist mit ⅓ der Fälle nach wie vor verbesserbar. Auch die operative Letalität sollte unter 5% liegen. Im eigenen Krankengut beträgt die Hospital-Letalität bei der anterioren Resektion 1,9% und 2,2% bei der Rectumexstirpation. Der Vergleich mit der Literatur zeigt die sukzessive Verbesserung der Ergebnisse offensichtlich durch die Einhaltung dieser operativen Prinzipien (Tabelle 5 und 6).

Verständnis und Akzentuierung des Standards der chirurgischen Therapie von Tumoren des Dickdarmes und Mastdarmes haben sich verschoben und sind heute differenzierter zu sehen. Anatomisch topographische, gefäßorientierte Chirurgie erlaubt die bessere Einhaltung chirurgisch-onkologischer Postulate, wohl auch mit einer Optimierung der Ergebnisse. Die Zukunft der Dickdarm-/Mastdarmchirurgie liegt in der exakten situations-adaptierten Operation basierend auf der präoperativen diagnostischen Differenzierung. Während die Zusatztherapien heute in ihrer Wertigkeit noch nicht erwiesen sind, ergeben sich möglicherweise neue Perspektiven in einer Immuntherapie.

Literatur

1. Bueß G, Hutterer F, Theiß J, Böbel M, Isselhard W, Pichlmaier H (1984) Das System für transanale endoskopische Rectumoperation. Chirurg 55:677–680
2. Eigler FW, Luetkens S (1987) Radikalität und/oder Kontinenzerhaltung beim Rectumcarcinom. Langenbecks Arch Chir (Kongreßber) 372:487–491
3. Feifel G (1987) Lokale Therapie des Rectumcarcinoms. Langenbecks Arch Chir (Kongreßber) 372:493–497
4. Feifel G (1988) persönliche Angabe, Mitteilung 105. Kongreß der Deutschen Gesellschaft für Chirurgie 1988
5. Junginger Th, Mentges B (1987) Radikalitätsprinzipien bei der Operation des Coloncarcinoms. Langenbecks Arch Chir (Kongreßber) 372:481–486
6. Hermanek P (1984) Häufigkeit, Typ und Klassifikation der lymphogenen Metastasierung gastrointestinaler Tumoren. Verh Dtsch Ges Path 68:284–287
7. Gall FP, Hermanek P (1988) Die erweiterte Lymphknotendissektion beim Magen- und colorectalen Carcinom – Nutzen und Risiken. Chirurg 59:202–210
8. Quentmeier A (1988) Experimentelle und klinische Untersuchungen zur Bedeutung des carcinomembryonalen Antigens und neuerer Tumormarker für die Diagnostik, Verlaufskontrolle und Sekundärtherapie des colorectalen Carcinoms. (Habilitationsschrift)

50. Leistungen der Tumorchirurgie bei Tumoren des Knochens

C. Burri und W. Mutschler

Abteilung für Unfallchirurgie, Hand-, Plastische und Wiederherstellungschirurgie der Universität Ulm, Steinhövelstr. 9, D-7900 Ulm

Progress in Bone Tumor Surgery

Summary. Progress in the difficult field of bone tumor surgery is based on team work (centers for oncology) and knowledge of radical oncological surgery and compartment resection. Each resection results in defect of bone and/or soft tissue. Increased possibilities are provided by new implants and intraoperatively custom-made prosthesis when combined with biological procedures (muscles, vessels, nerves), especially the preservation of function and weight-bearing capacity of the extremity by bone transplantation.

Keywords: Amputation/resection – defects – endoprostheses – biology

Zusammenfassung: Leistungen auf dem schwierigen Gebiet der Knochentumorchirurgie beruhen auf der Einsicht zur Teamarbeit (Onkologisches Zentrum) sowie neuen Erkenntnissen über onkologische Radikalität und compartmentgerechte Resektion. Jede Resektion endet mit einem Defekt von Knochen und/oder Gelenk und Weichteilgewebe. Neue Implantate und unter dem Eingriff „bearbeitbare" Prothesen bieten große Möglichkeiten in Kombination mit biologischen Verfahren (Muskeln, Gefäße, Nerven), v. a. der Knochentransplantation, bei der Erhaltung von Funktion und Belastbarkeit der Extremität.

Schlüsselwörter: Amputation/Resektion – Defekttherapie – Prothesen – Biologie

Primär maligne Knochentumoren sind mit 2% der Malignome selten, sie befallen vorwiegend den jungen Menschen und stellen den behandelnden Arzt aus verschiedenen Gründen vor große Probleme. Trotzdem sind gerade in letzter Zeit auf diesem Gebiete der Tumortherapie große Leistungen erbracht worden, die auf folgende Tatsachen zurückzuführen sind:

a) Einsichten
b) Erkenntnisse
c) Erweiterung und Verbesserung der chirurgischen Techniken
d) Neue Möglichkeiten zur Wiederherstellung der Funktion und
e) Onkologische Nachsorge

a) Einsichten

Einer entscheidenden Leistung entspricht die Aufgabe des alleinigen Anspruches des „allmächtigen" Chirurgen im therapeutischen Handeln mit der Einsicht, daß er allein die komplexen Probleme nicht bewältigen kann und zum Erzielen besserer Ergebnisse auf eine Teamarbeit angewiesen ist. So entstand in den letzten Jahren das onkologische Team, das in der Diagnostik auf niedergelassenen Arzt, Chirurgen, Radiologen, Onkologen und Pathologen, bei der Therapie auf Chirurgen, Onkologen und Strahlentherapeuten zurückgreifen muß.

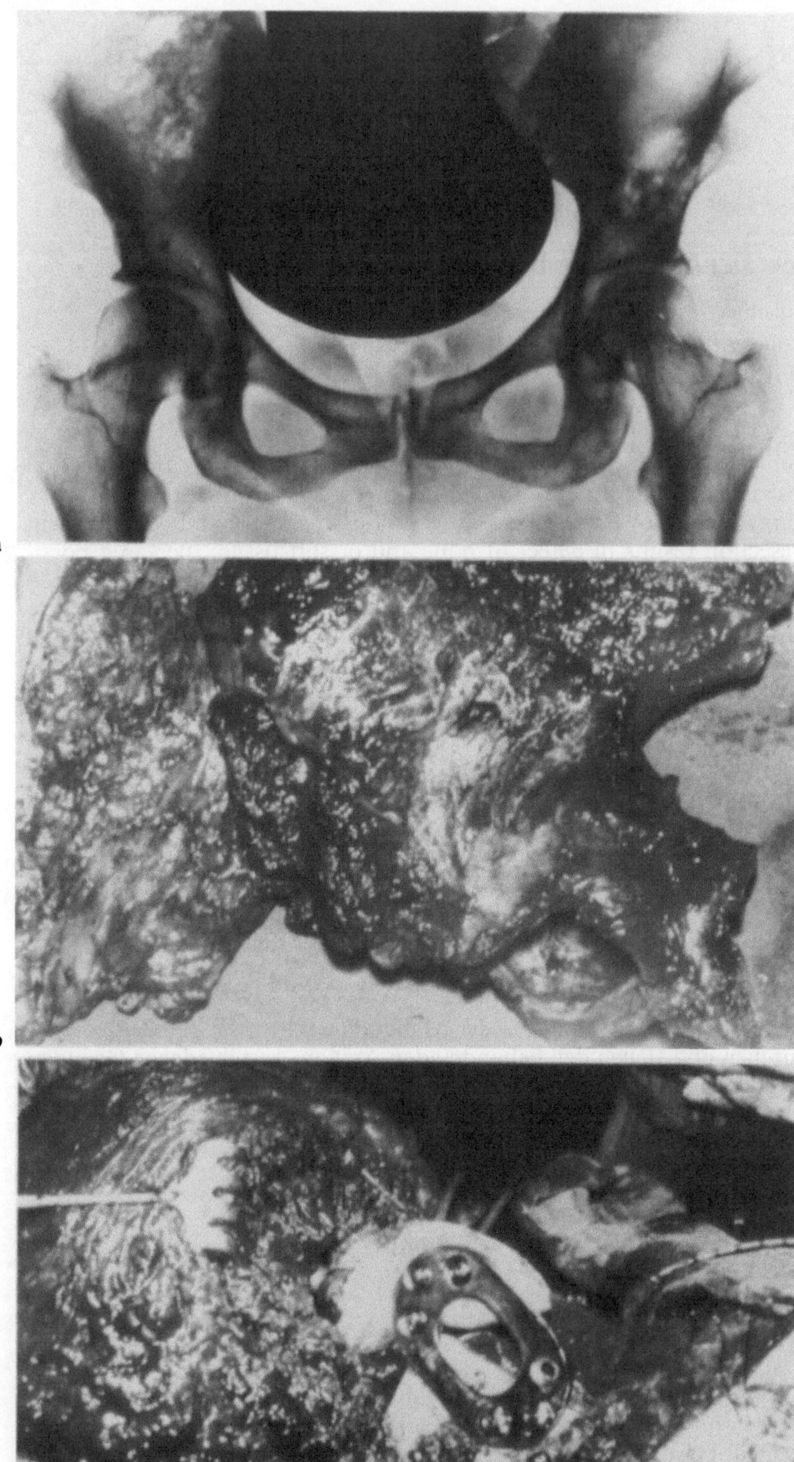

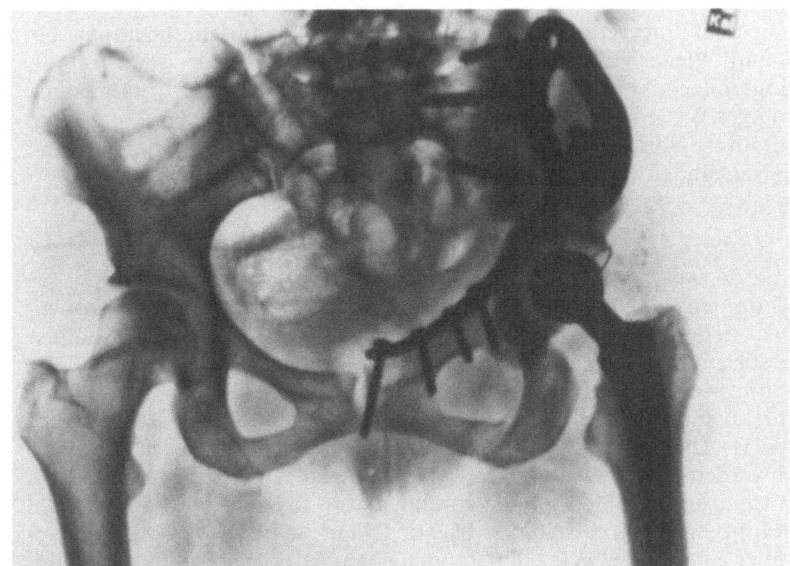

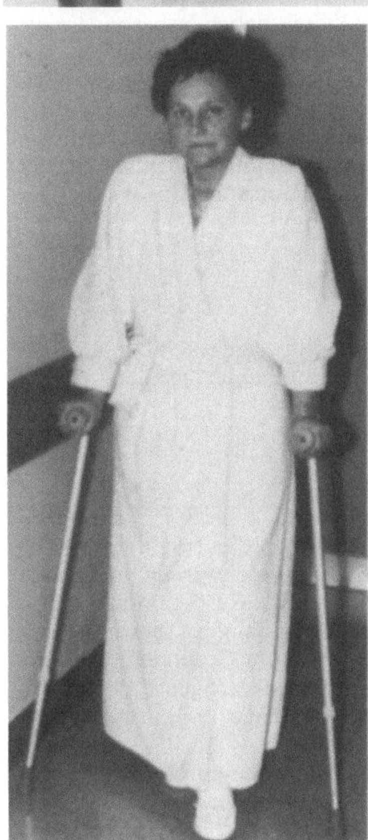

Abb. 1 a–e. Compartmentgerechte Resektion bei malignen Knochentumoren im Acetabulumbereich. **a** Präoperatives Röntgenbild, **b** Compartmentgerechtes Resultat, **c** Defektersatz durch Beckenersatz aus Polyacetalharz/TEP, **d** Postoperatives Röntgenbild, **e** Klinisches Ergebnis 3 Wochen postoperativ

Dabei spielt es eine absolut untergeordnete Rolle, ob nun der chirurgische Therapeut ein Chirurg oder Unfall- und Wiederherstellungschirurg oder ein Orthopäde ist, ob er als orthopädischer Onkologe oder als onkologischer Chirurg bezeichnet wird. Entscheidend sind herkunftsunabhängiges Wissen und operatives Können auf dem speziellen komplexen Gebiet der Knochentumoren. Somit wird der Ausdruck Chirurg als ursprünglicher und übergeordneter Begriff verstanden und nicht als Anspruch.

b) Erkenntnisse

In den letzten Jahren konnten wir unsere Erkenntnisse über Knochentumoren in hohem Maße erweitern und zwar in der Diagnostik und der differenzierten Therapie, insbesondere auch bei der Begriffsbestimmung der Radikalität.

Die Diagnostik beginnt wohl meistens in der Praxis des niedergelassenen Arztes. Trotz nachweisbarer Fortschritte sind die Erfolge auch heute auf diesem Sektor noch immer bescheiden. Nach Adler [1] suchen rund 80% der Patienten mit Knochentumoren innerhalb der ersten beiden Beschwerdemonate einen Arzt auf, die Diagnose wird aber innerhalb von 3 weiteren Monaten in weniger als 30% der Fälle gestellt. Diese Tatsache wird durch Biehl [2], Strube [9] u. a. bestätigt, die Krankheitsdauer bis zur Diagnose liegt im Mittel bei 7–9 Monaten, in 20% bei über einem Jahr! Wir selbst fanden einen Mittelwert von 9 Monaten, bei einer Streuung zwischen 4 Monaten und 4 Jahren. In der Klinik haben insbesondere die neuen bildgebenden Verfahren (Computertomographie, Kernspintomographie, Sequenzszintigraphie) und die zunehmend differenzierte Histologie (Histiochemie) entscheidende Fortschritte gebracht.

Die *differenzierte Therapie* besteht aus einem individuellen Terminplan, der vom onkologischen Team in Abhängigkeit von Tumorart, Lokalisation und Stadium erstellt wird, der konsequenten Durchführung der abgesprochenen Behandlung, deren sorgfältiger Überwachung und möglicherweise Korrektur.

c) Erweiterung und Verbesserung der chirurgischen Techniken:

Unter dem chirurgischen Vorgehen kommt dem Begriff Radikalität, wie er 1980 von Enneking [5] geprägt wurde, entscheidende Bedeutung zu. Dieser Autor unterscheidet

1. die onkologisch radikale Tumorentfernung
2. die extratumorale Resektion („wide")
3. die marginale und
4. die transtumorale Resektion

Benigne Knochentumoren werden nur chirurgisch angegangen, wenn die Tragfähigkeit des Knochens beeinträchtigt ist, Funktionseinbußen oder signifikante Beschwerden vorhanden sind. Die Therapie der Wahl ist die Ausräumung, evtl. die marginale Resektion in Verbindung mit knöchernem Wiederaufbau durch Transplantate. Semimaligne Tumoren oder Tumoren von *low grade malignancy* verlangen eine Resektion weit im Gesunden, u. U. die Kontinuitätsresektion. Die Herstellung der Kontinuität erfolgt in derartigen Fällen ebenfalls mit Knochentransplantaten, eine stabile Osteosynthese erhält die Funktion. Im Gelenkbereich kommen hier bereits Prothesen in Frage.

Bei malignen Tumoren kann die lokale Rezidivfreiheit am sichersten durch die verstümmelnde Exartikulation oder Amputation erreicht werden.

In den letzten Jahren hat sich die Erkenntnis durchgesetzt, daß die Biopsie im Bereich des späteren operativen Zuganges lokalisiert sein soll. Die Entnahme eines Gewebeblockes von 1 cm^3 aus dem Randbereich (Wachstumszone) des Tumors ist mehreren kleinen Biopsien an unterschiedlichen Stellen des Tumors (Nekrose) vorzuziehen. Amputation und Exartikulation bieten in den meisten Fällen Gewähr für die onkologisch radikale Tumorentfernung. In Konkurrenz zu diesen verstümmelnden Verfahren ist in letzter Zeit vermehrt die *compartmentgerechte Resektion* [8] getreten. Ihre Indikation hängt von der Art des Tumors, seiner Lokalisation und Ausdehnung sowie von der Erfahrung des Operateurs ab. Adjuvante, neoadjuvante Chemotherapie oder die heute subtilen Möglichkeiten der Strahlentherapie haben die Indikationsbreite für dieses Vorgehen bei vielen Tumorformen signifikant erhöht.

d) Neue Möglichkeiten zur Wiederherstellung der Funktion

Bei der chirurgischen Therapie von Knochentumoren entspricht die Wiederherstellung einer *plastischen Chirurgie von Defekten,* die Knochen und Gelenke, aber auch die Weichteilgewebe einschließt: *Muskeldefekte* können durch Transposition oder Transplantation, *Gefäßdefekte* durch Interposition oder Prothesen, *Nervendefekte* durch Interponate resp. Kabeltransplantate behoben und zu einem funktionellen Ergebnis geführt, werden.

Bei der Behandlung von *Knochendefekten* kann die Stabilität durch Osteosynthese die Funktion erhalten, Implantate und Prothesen gewähren Belastung auf Zeit, die Erkenntnis, daß Belastung auf Dauer nur durch einen biologischen Aufbau gesichert werden kann, entspricht einer fortschrittlichen Erkenntnis der letzten Jahre. Dabei verlangt die Therapie eines Defektes im Schaftbereich Schaffung von Stabilität mit der Möglichkeit der Belastung, im Gelenkbereich kommt als wichtigster Faktor die Beweglichkeit dazu.

Ein resektionsbedingter Defekt am Schaft soll demnach beim primär malignen Knochentumor mit biologischem Material überbrückt und durch stabile Osteosynthese gesichert werden. Ob die Zunkunft allogene Transplantationen mit mikrochirurgischen Gefäßanschlüssen unter Immunsuppression gestatten wird, ist zu hoffen.

Gelenkdefekte können sine-sine belassen, mit Arthrodese, Umkehrplastik [8], Endoprothese ohne oder mit biologischem Aufbau oder in Zukunft wohl auch durch Gelenktransplantation überbrückt werden.

Tumorprothesen sind für Schulter-, Ellbogen-, Hüft- und Kniegelenk handelsüblich, für andere Gelenke können sie jederzeit speziell gefertigt werden. Wir selbst ziehen dabei die Prothesen aus Kunststoff mit Metallarmierung vor, da sie eine intraoperative Bearbeitung erlauben und die Möglichkeit bieten, ossäre Transplantate an die Prothese zu schrauben, und damit bis zum Gelenkbereich einen ossären Wiederaufbau zu ermöglichen.

Nur in seltenen Fällen gelingt es, an der Wirbelsäule onkologisch radikal (im Sinne von Enneking) zu operieren. Auch hier erfogt bei primären Tumoren die Sicherstellung der Stabilität durch ossären Wiederaufbau mit ventralen und/oder dorsalen Osteosynthesen. Seit zwei Jahren verwenden wir in diesem Bereich unter dem operativen Eingriff bearbeitbare Plattenimplantate aus kohlenfaserverstärktem Polysulfon, wobei die Schraubenlöcher intraoperativ in die Platte gebohrt werden und die Schrauben individuell anatomiegerecht einlegbar werden. Dieses Implantat ist zudem strahlendurchlässig, es erlaubt eine sorgfältige onkologische Kontrolle mit Computer- und Kerspintomographie.

In den letzten Jahren wurden signifikante Leistungen in der Knochentumorchirurgie durch neue Implantate und Prothesen in Verbindung mit biologischem Aufbau erzielt. Der wichtigste Fortschritt muß aber auch hier wieder im mentalen Bereich des chirurgischen Therapeuten liegen: Niemals darf er sich von den momentanen, äußerst eindrücklichen Ergebnissen der Rekonstruktion verleiten lassen, die zum Überleben des Patienten notwendige Radikalität zu vernachlässigen – auch hier bleibt die entscheidende Aussage „life before limb" voll bestehen!

Literatur

1. Adler CP (1983) Knochenkrankheiten. Thieme, Stuttgart, S 166–167
2. Biehl TH (1986) Probleme der klinischen Diagnostik der primären malignen Knochentumoren. In: Hipp E, Biehl Th, Gradinger R (Hrsg) Diagnostik und Therapie der primären malignen Knochentumoren. Demeter, Gräfelfing, S 22–26
3. Burri C, Nadjafi AS (1973) Totalprothesen bei Metastasen im Hüftgelenk. Helv Chir Acta 40:225–232

4. Burri C, Claes L, Gerngroß H (1979) Total internal hemipelvectomy. Arch Orthop Traumat Surg 94:219–225
5. Enneking W, Spanier S, Goodman M (1980) A system for surgical staging of musculoskeletal sarcoma. Clin Orthop 153:106–120
6. Krause U, Kroll M, Klaes W (1987) Welcher Sicherheitsabstand ist adaequat bei der Resektion von Weichteilsarkomen. Langenbecks Arch Chir 372:859
7. Mutschler W, Burri C (1987) Die chirurgische Therapie von Beckentumoren. Chirurg 58:724–731
8. Salzer M, Knahr K (1987) Operative Taktik bei malignen Knochentumoren. Langenbecks Arch Chir 372:301–304
9. Strube HD, Ritter G (1987) Zur Problematik der Diagnoseverschleppung bei primär malignen Knochentumoren. Langenbecks Arch Chir 372:855

51. Leistungen der Tumorchirurgie bei Tumoren der Weichteile

P. Schlag

Sektion für Chirurgische Onkologie, Chirurgische Universitätsklinik, Im Neuenheimer Feld 110,
D-6900 Heidelberg

Accomplishments of Tumor Surgery in Soft Tissue Sarcoma

Summary. Surgery of sarcomas includes treatment of the primary tumor and recurrences
or metastases. The surgical intervention is in most cases part of a multimodal treatment
approach. The surgical technique used depends on the size, localization and extension
of the tumor. By selecting the appropriate surgical technique, such as compartment
resection or plastic surgical procedures, as well as additional radiation or chemotherapy,
amputation of an extremity can often be avoided or at least reduced in extensiveness
(stump distalisation). Of course there can be no compromise on sufficient tumor-free
resection margins. Through preoperative radiation therapy or regional chemotherapy,
e. g. isolated hyperthermal extremity perfusion, it is possible to improve the final results
of extremity conserving therapy. A mono-bloc resection of sarcomas of localisations
other than the extremities is problematical and often impossible. In the context of
multimodal treatment approaches the surgical reduction of the tumor is highly significant. Even if the tumor has metastasized, the prognosis can be significantly improved
by surgical procedures. This is especially true if the metastases are in the lung, in which
case the disease-free interval and the tumor-doubling time are significant prognostic
factors. These should be considered in the treatment of metastatic disease.

Keywords: Soft tissue sarcoma – operative procedures – multimodality treatment –
resection of metastases

Zusammenfassung. Die Leistungen der Chirurgie bei Tumoren der Weichteile beziehen
sich auf die Behandlung der Primärgeschwulst, des Rezidivtumors und der Therapie von
Fernmetastasen. Der chirurgische Eingriff ist Teil eines multimodalen Behandlungskon-
zepts. Das chirurgisch technische Vorgehen hängt ab von der Lokalisation und Ausdehnung der Geschwulst. Durch geeignete Operationstechniken (Compartmentresektion,
plastisch-chirurgische Ersatzoperationen) und additive Behandlungsmaßnahmen
(Strahlentherapie) ist bei Sarkomen im Extremitätenbereich meist eine Gliedmaßenamputation zu umgehen bzw. deren Ausmaß zu reduzieren (Stumpfdistalisation). Keine
Kompromisse dürfen bezüglich tumorfreier Resektionsränder eingegangen werden.
Durch Vorbestrahlung oder hypertherme Extremitätenperfusion können bei fortgeschrittenen Primär- oder Rezidivtumoren die Behandlungsaussichten im Hinblick auf
einen extremitätenerhaltenden Eingriff verbessert werden. Im Vergleich zu Sarkomen
der Gliedmaßen ist eine mono-bloc Tumorentfernung von nicht Extremitäten-Sarkomen
oft problematisch. Bei Fernmetastasen kann durch operative Metastasenentfernung die
Prognose der Patienten verbessert werden. Dies trifft vor allem für die Therapie von
Lungenmetastasen zu, wobei krankheitsfreies Intervall und Tumorverdopplungszeit wesentliche prognostische Faktoren sind.

Schlüsselwörter: Weichteilsarkom, Multimodale Therapie, operative Behandlung,
Metastasentherapie

Maligne Weichgewebstumoren sind nicht nur seltene Geschwülste, sondern auch durch ihre enorme Heterogenität charakterisiert [6]. Bei einer Vielzahl histologischer Tumortypen mit wiederum unterschiedlichem Tumorgrading, spielen Tumorlokalisation, Tumorgröße und Tumorinfiltration eine entscheidende Rolle für die operative Therapieplanung.

Die Leistungen der Tumorchirurgie beziehen sich hierbei nicht nur auf die radikale Entfernung der Geschwulst, sondern im besonderen auf operative Maßnahmen, die eine Funktionserhaltung ermöglichen. Dies trifft für die Primärgeschwulst in gleicher Weise wie für den Rezidivtumor zu. Der operative Eingriff ist dabei in ein multimodales Behandlungskonzept eingebunden. Als additive Maßnahmen besitzen hierbei die Strahlentherapie und die Chemotherapie einen festen Stellenwert [3]. An den Möglichkeiten und Grenzen des operativen Eingriffs orientiert sich die additive Behandlung. Durch die Zusatztherapie eröffnen sich aber auch andererseits neue und weitere operative Ansätze.

Maligne Weichgewebstumoren im Extremitätenbereich

Die primäre Gliedmaßenamputation bei Weichgewebstumoren sollte und kann als primäre Behandlungsmaßnahme unter diesen Bedingungen im allgemeinen umgangen werden [2, 10, 12, 13]. Voraussetzung ist, daß makroskopisch der Tumor mit einer ausreichenden Sicherheitszone gesunden Gewebes im Sinne einer radikalen Tumorresektion entfernt werden kann. Soweit im Extremitätenbereich der Tumor einem Muskelkompartment zugeordnet und hierauf beschränkt ist, stellt die Kompartmentresektion die Behandlungsmethode der Wahl dar. Hierbei wird das jeweilige Kompartment als myokutane Einheit reseziert und der entstandene Defekt plastisch gedeckt. Ein unterschiedliches Vorgehen ist sicherlich da zu wählen, wo eine kompartmentale Zuordnung nicht oder nicht mehr vorliegt. Bei einer kleinen subkutan gelegenen malignen Weichgewebsgeschwulst, insbesondere bei niedrigem Malignitätsgrad, wird die radikale lokale Exzision als operative Maßnahme ausreichend sein. In einer prospektiv randomisierten Studie des NIH, Bethesta (USA) konnte belegt werden, daß die radikale Tumorexcision mit anschließender postoperativer Nachbestrahlung und Erhaltung der Gliedmaße zu gleich guten Ergebnissen wie die verstümmelnde Gliedmaßenamputation führt [17]. Schwierig ist die Festlegung der Therapiestrategie für Geschwülste, die die kompartmentalen Grenzen verlassen und auch bereits in Gefäßstrukturen infiltrieren. Die präoperative intraarterielle Chemotherapie unter der Vorstellung, hierdurch die Voraussetzungen für einen operativen Eingriff zu verbessern, wird empfohlen [5]. Die Komplikationen einer derartigen Behandlung sind allerdings relativ hoch und das Ansprechen auf die Therapie limitiert [1]. Möglicherweise günstigere Ergebnisse lassen sich durch praeoperative Vorbestrahlung und anschließende radikale Resektion erreichen [19].

Der Versuch der Gliedmaßenerhaltung auch in dieser Situation ist sinnvoll und wird nachdrücklich durch eine große Sammelstatistik (Tabelle 1) als auch unsere eigenen Erfahrungen bestätigt (Abb. 1). Weder hinsichtlich der Lokalrezidivrate noch Fernmetastasierung läßt sich durch Gliedmaßenamputation bei Weichteilsarkomen im Extremitätenbereich ein günstigeres Behandlungsresultat erzielen als durch eine Kombinationstherapie aus Operation und prae- bzw. postoperativer Strahlen- oder Chemotherapie [2, 10, 19].

Andererseits ist natürlich klar, daß es Situationen gibt, die von Beginn an ungünstige Voraussetzungen für ein gliedmaßenerhaltendes operatives Vorgehen bieten. Hierunter fallen vor allem Tumoren mit Gefäß- oder Nerveninfiltration bzw. bei Lokalisation im Bereich der Gelenke. Dies gilt besonders auch für das Tumorrezidiv maligner Weichgewebstumoren. Die Möglichkeiten eines funktionserhaltenden chirurgischen Vorgehens haben allerdings gerade auch hier durch plastisch-chirurgische Ersatzoperationen entscheidende Weiterentwicklungen erfahren [22].

Als weitere Behandlungsalternative gegenüber der Gliedmaßenamputation kann bei zunächst fraglicher Möglichkeit zur gliedmaßenerhaltenden Operation von chirurgischer Seite die isolierte Extremitätenperfusion eingesetzt werden [4, 7, 11]. Hierbei wird operativ das versorgende arterielle bzw. venöse Hauptgefäß der tumorbefallenen Extremität freigelegt, kanüliert und an eine Herz-Lungen-Maschine angeschlossen. Nach Abkopplung der

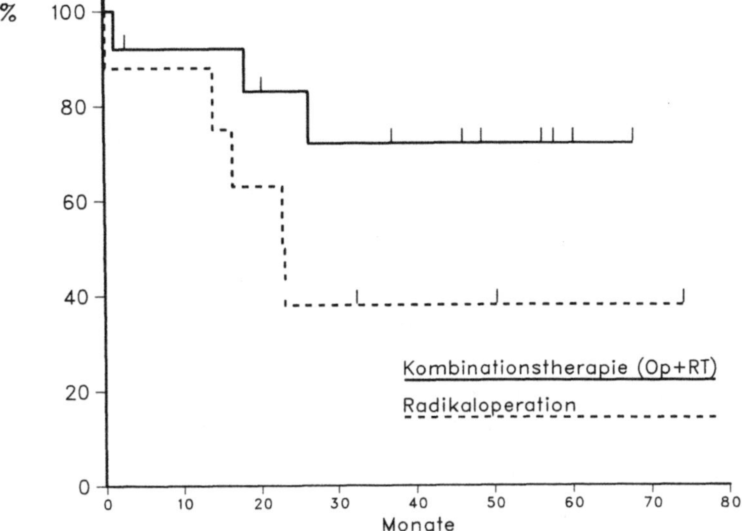

Abb. 1. Überlebenszeit nach operativer Therapie von malignen Weichgewebstumoren (Chir. Univ. Klinik Heidelberg)

Tabelle 1. Rezidivrate in Abhängigkeit von der Radikalität des chirurgischen Vorgehens bei Weichteilsarkomen im Extremitätenbereich [nach 19]

	Anzahl Patienten	Nach-beobachtungs-zeit	Lokal-rezidive	Fern-metastasen
„Radikal-Operation"	464	1 – 24 Jahre	18,1%	31,5%
„Konservative Operation" und Nachbestrahlung	416	1 – 16 Jahre	18,3%	22,6%

	Anzahl Patienten	Lokalrezidiv-Rate	5-Jahres-Überleben
Stehlin (1984)	65	16%	72%
Lehti (1986)	64	10%	67%
Hoekstra (1987)	15	7%	69%

Tabelle 2. Extremitätenperfusion im Rahmen der operativen Therapie von Weichteilsarkomen

Gliedmaße vom Systemkreislauf wird die Tumorregion einer Hochdosis-Cytostatikatherapie unterzogen. Die Behandlungsmethode der isolierten Extremitätenperfusion ist bei Standardisierung der Technik nur wenig komplikationsträchtig und die hiermit zu erzielenden Therapieergebnisse gerade auch bei weit fortgeschrittenen Tumoren äußerst erfreulich (Tabelle 2).

Weichgewebstumoren außerhalb der Extremitätenregion

Im Gegensatz zu malignen Weichgewebstumoren im Extremitätenbereich ist die Prognose vom Patienten mit Tumorlokalisation außerhalb des Glidmaßenbereiches weniger günstig (Abb. 2). Dies ergibt sich wahrscheinlich aus den besonderen Wachstumseigenschaften und dem zunächst oft sehr lange uncharakteristischen und symptomlosen Verlauf.

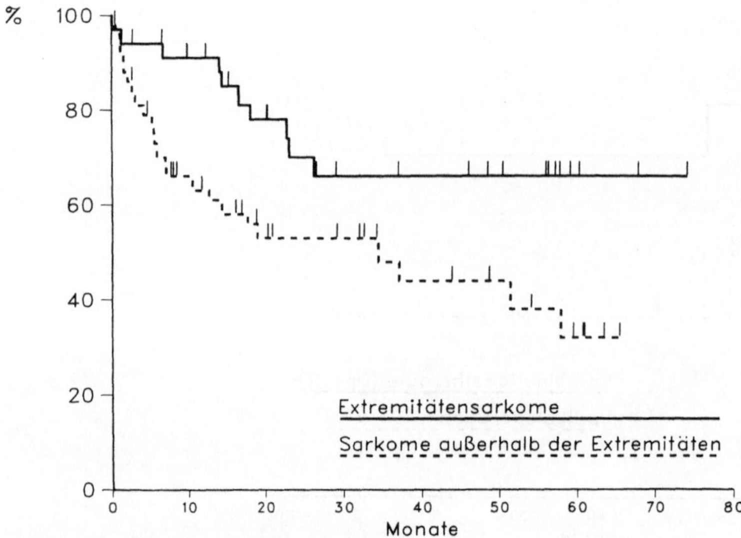

Abb. 2. Extremitätensarkome: Gesamtüberlebenszeit (Chir. Univ. Klinik Heidelberg)

Relativ günstig sind hierbei noch Sarkome im Bereich der Brustwand, die durch Thorax-wandresektion und anschließende plastische Defektdeckung oft zufriedenstellend therapiert werden können [15]. Maligne Weichgewebstumoren der Hohlorgane sind durch chirurgische Maßnahmen nur in beschränktem Umfang heilbar [14]. Eine mono-block Tumorresektion ist vor allem bei retroperitonealen Sarkomen meist kaum möglich [8]. Damit ergeben sich prinzipielle Grenzen operativer Therapie bei dieser Tumorlokalisation.

Andererseits kann durchaus auch bei fortgeschrittenen intra- oder retroperitonealen Weichteiltumoren eine Tumorreduktion sinnvoll sein, wobei die Leistung der Chirurgie auch in zunehmendem Maße von den anderen onkologischen Fachdisziplinen genützt wird. Durch die Möglichkeit der operativen Einlage von sogenannten Applikatoren zur intersti-tiellen Afterloading-Radiotherapie oder durch die intraoperative Radiotherapie kann nicht nur eine höhere Strahlen-Herddosis an den Tumor herangebracht werden, sondern gleich-zeitig wird hierdurch auch eine Schonung des normalen, nicht tumorbefallenen Gewebes erreicht [16].

Metastasenchirurgie bei malignen Weichgewebstumoren

Wie kaum bei einer anderen Geschwulsterkrankung besitzt bei malignen Weichgewebstu-moren die Metastasenchirurgie Bedeutung und Berechtigung. Generell gilt natürlich, daß die Überlebenszeit von Patienten mit malignen Weichgewebsgeschwülsten bei Vorliegen synchroner Fernmetastasen eindeutig schlechter ist, als wenn zum Zeitpunkt der Primär-operation noch keine Fernmetastasen bekannt sind. Entscheidend hierbei ist aber, daß durch operative Metastasentherapie die Prognose der Patienten verbessert werden kann (Abb. 3a u. b). Dies trifft vor allem für die Therapie von Lungenmetastasen zu [20]. Durch operative Entfernung von Lungenmetastasen kann im Durchschnitt bei 25% der Patienten ein 5-Jahresüberleben erreicht werden (Tabelle 3), wobei als wichtige prognostische Krite-rien eine lange Tumorverdopplungszeit bzw. ein längerfristiges rezidivfreies Intervall als günstig anzusehen ist [18]. Im Gegensatz zu Metastasen im Bereich der Lunge sind die Überlebenszeiten nach Resektion von Tochtergeschwülsten anderer Organe etwas ungünsti-ger. Die operative Therapie kann aber auch hierbei zu einer erheblichen subjektiven Befund-

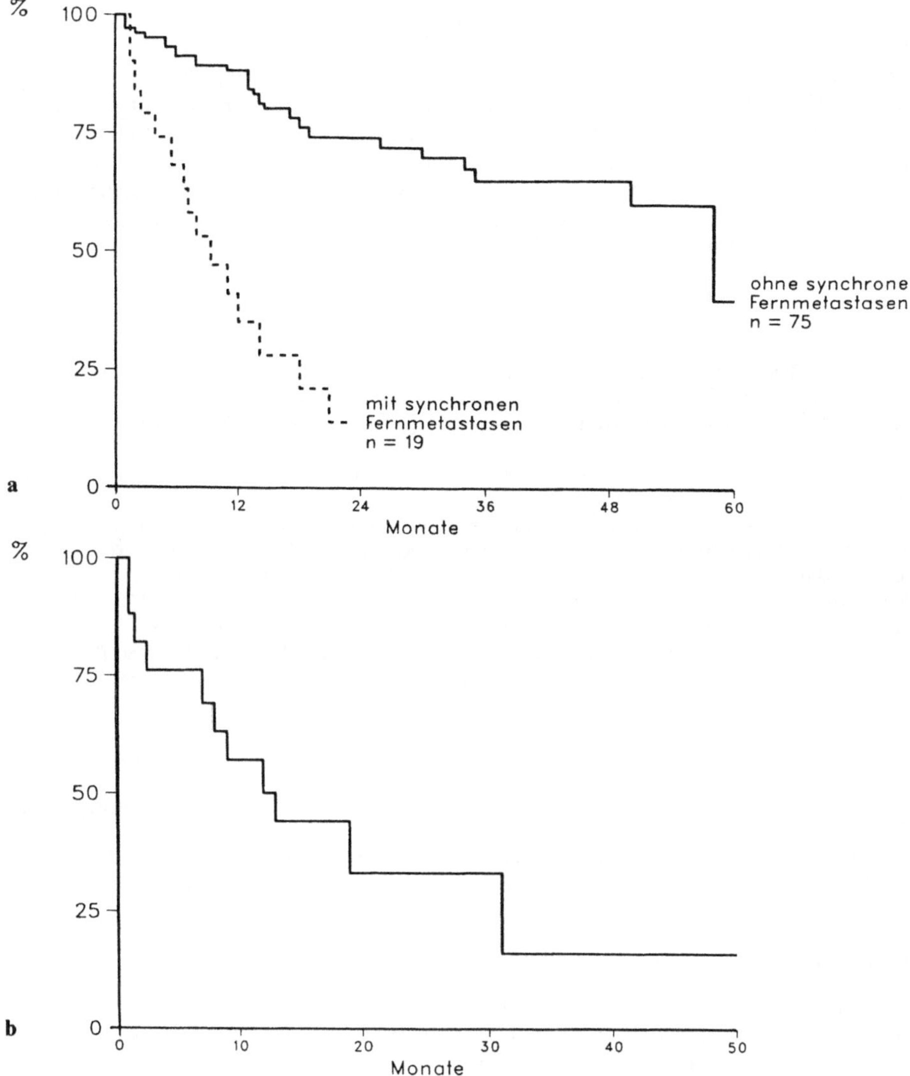

Abb. 3. a Sarkome. Überlebenszeit nach Operation des Primärtumors. **b** Überlebenszeit nach operativer Resektion von Fernmetastasen (n = 17), Chir. Univ. Klinik Heidelberg

Tabelle 3. Überlebenszeit nach operativer Therapie von Lungenmetastasen bei Weichteilsarkomen des Erwachsenen

Autor	Anzahl der Patienten	5-Jahres-Überlebensrate	Mediane Überlebenszeit
Turney 1970	25	46%	K.A.
McCormack 1978	202	35%	36 Mon.
Creagan 1979	112	29%	18 Mon.
Vogt-Moykopf 1983	28	23%	12 Mon.
Putman 1984	67	20%	24 Mon.
Vogt-Moykopf 1986	51	35%	22 Mon.

308

besserung und Palliation beitragen, wie dies durch andere Therapiemaßnahmen (z. B. Cytostase) meist nicht zu erreichen ist [3, 9].

Kaum bei einem anderen Tumor ist das Leistungsspektrum operativer Therapie so groß wie bei malignen Weichgewebsgeschwülsten. Dieses reicht von der funktionserhaltenden Primär- und Rezidivtherapie bis hin zur Metastasenchirurgie. Die operative Behandlung steht hierbei allerdings nicht separiert, sondern entfaltet ihre volle Leistung im Verbund eines multimodalen Behandlungskonzeptes, wobei dem Chirurg hierbei die führende Rolle zufällt. Dieses Primat gilt es auch in Zukunft nicht nur durch technische Perfektionierung sondern auch durch chirurgisch-onkologische Kompetenz zu sichern.

Literatur

1. Arbeit JM, Hilaris BS, Brennan MF (1987) Wound Complications in the Multimodality Treatment of Extremity and Surperficial Truncal Sarcomas. J Clin Oncol 5:480–488
2. Eilber FR, Morton DL, Eckardt J, Grant TT, Weisenburger Th (1984) Limb Salvage for Skeletal and Soft Tissue Sarcomas. Cancer 53:2579–2584
3. Fuchs R, Westerhausen M, Makoski H-B, Frhr von Andrian-Werburg H (1986) Therapie der Weichteilsarkome. Dtsch Med Wochenschr 111:710–713
4. Ghussen F, Nagel K (1984) Die regionale hypertherme Cytostaticaperfusion als Alternative bei der Behandlung von malignen Weichgewebstumoren der Extremitäten. Chirurg 55:505–507
5. Goodnight JE, Bargar WL, Voegell Th, Blaisdell FW (1985) Limb-Sparing for Extremity Sarcomas After Preoperative Intraarterial Doxorubicin and Radiation Therapy. Am J Surg 150:109–113
6. Hermanek P (1977) Klinische Pathologie der Weichteiltumoren. Chirurg 48:685–691
7. Hoekstra HJ, Schraffordt-Koops H, Molenaar WM, Oldhoff J (1987) Results of Isolated Regional Perfusion in the Treatment of Malignant Soft Tissue Tumors of the Extremities. Cancer 60:1703–1707
8. Horn J (1987) Operationstechnik bei retroperitonealen Tumoren. Chirurg 58:441–449
9. Hossfeld DK, Lempidakis S, Seeber S (1983) Chemotherapie maligner Weichgewebstumoren. Chirurg 54:649–651
10. Karakousis CP, Emrich LJ, Rao U, Krishnamsetty RM (1986) Feasibility of Limb Salvage and Survival in Soft Tissue Sarcomas. Cancer 57:484–491
11. Lethi PM, Moseley HSt, Janoff K, Stenvens K, Fletcher WS (1986) Improved Survival for Soft Tissue Sarcoma of the Extremities by Regional Hyperthermic Perfusion, Local Excision and Radiation Therapy. Surg Gyn Obstet 162:149–152
12. Lindberg RD, Martin RG, Romsdahl MM, Barkley HTh (1981) Conservative Surgery and Postoperative Radiotherapy in 300 Adults with Soft-Tissue Sarcomas. Cancer 47:2391–2397
13. Mantravadi RVP, Trippon MJ, Patel MK, Walker MJ, Das Gupta TK (1984) Limb Salvage in Extremity Soft-Tissue Sarcoma: Combined Modality Therapy. Radiology 152:523–526
14. McGrath PC, Neifeld JP, Lawrence W, Kay S, Horsley JS, Parker GA (1987) Gastrointestinal Sarcomas – Analysis of Prognostic Factors. Ann Surg 206:706–710
15. Pairolero PC, Arnold PG (1985) Chest wall tumors – Experiences with 100 consecutive patients. J Thorac Cardiovasc Surg 90:367–372
16. Rich TA (1986) Intraoperative radiotherapy. Radiotherapy Oncol 6:207–221
17. Rosenberg StA (1984) Soft Tissue Sarcoma of the Extremities In: Sugarbaker PH, Nicholson TH (eds) Atlas of Extremity Sarcoma Surgery. Lippincott, Philadelphia, pp 1–17
18. Roth JA, Putnam JB, Wesley MN, Rosenberg StA (1985) Differing Determinants of Prognosis Following Resection of Pulmonary Metastases from Osteogenic and Soft Tissue Sarcoma Patients. Cancer 55:1361–1366
19. Suit HD, Mankin HJ, Wood WC, Proppe KH (1985) Preoperative, Intraoperative, and Postoperative Radiation in the Treatment of Primary Soft Tissue Sarcoma. Cancer 55:2659–2667
20. Schlag P (1988) Aspects of Surgery for Pulmonary Metastases in Soft Tissue Sarcoma in Adults. In: Drings P, Vogt-Moykopf I (eds) Therapy of Lung Metastases. Karger, München, pp 216–221
21. Stehlin JS, Giovanella BC, Gutierrez AE, De Ipolyi PD, Greeff PJ (1984) 15 Years' Experience with Hyperthermic Perfusion for Treatment of Soft Tissue Sarcoma and Malignant Melanoma of the Extremities. Front Radiat Ther Onc 18:177–182
22. Steinau HI, Ehrl H, Biemer E (1988) Gliedmaßenerhaltung bei rezidivierenden Weichgewebssarkomen? Chirurg 59:265–271

52. Leistungen der Tumorchirurgie bei Tumoren der Haut

E. Kraas, O. Abri und E. Löhde

I. Chirurgische Abteilung, Krankenhaus Moabit, Turmstr. 21, 1000 Berlin 21

Outcome of Surgical Treatment of Skin Tumours

Summary. Skin tumours are classified by potential for causing disease and skin layer involvement. Primary diagnosis of skin tumours is established by escision biopsy, i.e. narrow excision of the tumour-adjacent tissue. Depending on the histological results, a secondary excision may be required. In this procedure a malignant tumour is assumed during the primary excision, which is performed according to "relaxed skin tension lines." Besides the fundamental interconnection of diagnostic and therapeutic principles the cosmetic-aesthetic aspects of skin tumour treatment are of utmost importance. Every operation performed for skin tumour follows the rules of plastic surgery.

Keywords: Skin cancer – malignant melanoma – operative results – prognosis

Zusammenfassung. Die Primärdiagnostik zur Dignität von Hauttumoren geschieht durch Exzisionsbiopsie, d. h. knappe Exzision im Gesunden. In Abhängigkeit vom histologischen Ergebnis muß eine Nachexzision erfolgen. Dieses Vorgehen hat zur Folge, daß bereits bei der Primärexzision entsprechend den „relaxed skin tension lines" die Möglichkeit eines malignen Tumors angenommen werden muß. Neben der Verknüpfung von diagnostischen und therapeutischen Prinzipien stehen bei allen Hauttumoren kosmetisch-ästhetische Aspekte im Vordergrund und haben einen hohen Stellenwert. Jede Operation wegen eines Hauttumors folgt den Prinzipien der plastischen Chirurgie.

Schlüsselwörter: Hauttumoren, malignes Melanom, Operationsergebnisse, Prognose

Auf dem Deutschen Chirurgenkongreß über Tumoren der Haut zu sprechen, ist etwas besonderes. Woran liegt das?

Lange Zeit haben Chirurgen dieses Gebiet vernachlässigt und stellen nunmehr fest, daß andere Fachgebiete wie die Dermatologie, die Hals-Nasen-Ohren-Heilkunde oder die Strahlentherapie sich dieser Krankheitsbilder angenommen haben.

Mehrere in der Sache begründete Fakten machen es jedoch notwendig, daß sich Chirurgen mit diesem Gebiet erneut intensiver beschäftigen:

1. Diese Tumoren nehmen an Häufigkeit zu und
2. diese Tumoren haben nur dann eine bessere Prognose, wenn zu ihrer Therapie das onkologische Prinzip der Radikalität Anwendung findet. Hierzu sind Chirurgen deshalb besonders geeignet, weil sie neben der Tumorexstirpation auch die häufig notwendige regionale Lymphadenektomie sicher durchführen.

Die Häufigkeit von Tumoren wird bestimmt durch:

1. Cancerogene Stoffe, mit denen wir tagtäglich Berührung haben und
2. durch erhöhte Ultraviolettexposition. Diese ist einerseits durch längeres Sonnenbaden, zum anderen durch den in den letzten Monaten gerade heiß diskutierten Teilverlust des Ozonschutzschildes in der Atmosphäre bedingt.
3. Ein wichtiger Faktor ist die heute erhöhte Lebenserwartung, denn Hauttumoren sind Tumoren des höheren Lebensalters.

310

Insgesamt hat die Inzidenz der Melanome in den letzten Jahren auffallend zugenommen, gleichzeitig hat die Sterblichkeit jedoch aufgrund der Früherkennung abgenommen.

Die Inzidenzrate aller bösartigen Tumoren der Haut einschließlich Basaliome und Melanome liegt bei 40 pro 100 000 Einwohner, d. h. etwa 24 000 Neuerkrankungen pro Jahr in der Bundesrepublik Deutschland und West-Berlin. Damit liegt die Neuerkrankungszahl deutlich über der der Magencarcinome, aber noch unter der der colorektalen Carcinome.

Tabelle 1.

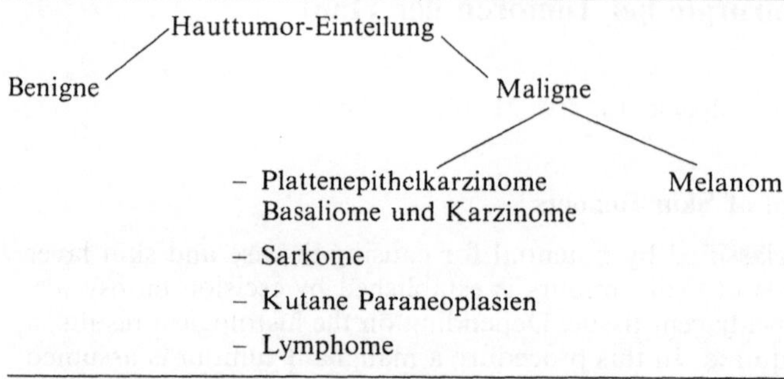

In Abhängigkeit vom Zelltypus bzw. entsprechend der Zuordnung zu den einzelnen Hautschichten unterscheiden wir bei den Hauttumoren (Tabelle 1):

– zwischen benignen und malignen Tumoren
– zwischen Melanomen und nicht-Melanomen
– und hier zwischen Basaliomen und Plattenepithel-Carcinomen
– Sarkomen, kutanen Paraneoplasien und Lymphomen.

Die Basaliome sind die häufigsten malignen Geschwülste der Haut. Ihr Anteil an den bösartigen Hauttumoren beträgt etwa 65%. Basaliome sind von Anfang an lokal destruktiv in ihrem Wachstumsverhalten, sie befallen zu 80% lichtexponierte Hautareale, besonders Kopf und Hals. Männer sind 30% häufiger als Frauen betroffen. Aufgrund verschiedener Wachstumsformen unterscheidet man knotige Basaliome, ulzerierende und vernarbende.

Besonders charakteristisch sind auch bei den oberflächlichen Basaliomen die perlmuttfarbenen Knötchen, die häufig perlschnurartig angeordnet sind.

Neben den Ulzerationen sind auch typisch die Teleangiektasien.

Tabelle 2.

Therapie der Hauttumoren

Exzision
Bestrahlung   Radikalität
Chemotherapie
Kryotherapie   Kosmetik
Immuntherapie

Unter den Therapieformen konkurrieren Excision, Bestrahlung, Chemotherapie, Kryotherapie oder Immuntherapie (Tabelle 2).

Zwei Prinzipien: „Radikalität und Kosmetik" müssen stets Beachtung finden. Hier liegt die enge Verbindung zwischen Tumorchirurgie und plastischer Chirurgie.

Bei den Basaliomen werden mit allen Therapieformen relativ gute Ergebnisse erzielt. Die Fünfjahres-Überlebensquote liegt zwischen 80 und über 90%. Die Erfolgsquoten hängen neben der Therapiewahl von Größe, Differenzierung, aggressivem Wachstum und Bestandsdauer der Tumore ab. Ein multifaktorieller Vergleich zur Wertung einzelner Therapieformen zeigt jedoch die eindeutige Überlegenheit der Excision mit Defektverschluß.

Auch die Rezidivbehandlung ist am sinnvollsten chirurgisch. Nur 20% der bereits als Rezidive operierten Basaliome haben ein Zweitrezidiv. Von diesen allerdings 54% ein Drittrezidiv.

Die Rezidive nach Basaliomen treten im Gegensatz zu den Plattenepithel-Carcinomen weitgehend gleichmäßig verteilt innerhalb der ersten 5 Jahre nach der Behandlung auf. Dieses auch späte Auftreten von Rezidiven verlangt eine Nachsorge im Dreimonatsrhythmus für die restliche Lebenszeit.

Die Rezidivrate nach chirurgischer Basaliomtherapie läßt sich noch verbessern, indem die Excisionsränder systematisch histologisch kontrolliert werden. Robbins konnte durch konsequente histographische Untersuchungen der Operationspräparate die Rezidivrate in seinem Patientengut auf 1,2% senken.

Eine besondere Herausforderung ist die Basaliomtherapie deshalb, weil 80% im Kopf- und Halsbereich anzutreffen sind, so daß hier ebenso strenge kosmetische wie Radikalitätskriterien gelten müssen. Für einen Sicherheitsabstand bei Basaliomen gilt, daß Tumoren unter 2 cm Durchmesser – das sind ¾ aller Basaliome – mit einem Sicherheitsabstand von 2–4 mm zu excidieren sind. Größere Tumoren sollten einen Sicherheitsabstand von mindestens 5–10 mm haben. Wichtig für den Sicherheitsabstand ist auch der Zelltyp der Tumoren. Für knotige Basaliome genügen 2–4 mm, bei sklerodermieförmigen Tumoren sollte der Abstand dagegen mindestens 10 mm betragen.

Ist der durch die Excision entstandene Defekt zu groß, muß in einem Viertel der Fälle anstelle des Primärverschlusses bzw. der Plastik ein freies Transplantat verwendet werden.

Ist das Schnellschnitt-Ergebnis der Schnittränder nicht eindeutig, so sollte das Operationsgebiet mit Epigard vorübergehend gedeckt werden und die endgültige Operation zweizeitig durchgeführt werden.

Häufig wird aus kosmetischen Gründen die Bestrahlung von Basaliomen, insbesondere im Gesicht, vorgezogen. Allerdings kann es auch im bestrahlten Gebiet zu lokalen Rezidiven kommen. Diese sind dann schwieriger anzugehen, weil das gesamte bestrahlte Gebiet exzidiert und mit einem freien Transplantat versorgt werden sollte.

Allerdings ist auch das freie Transplantat kein Garant gegen ein Rezidiv. Wie hier im Bild ist es zu einem lokalen Rezidiv im freien Transplantat gekommen.

Sehr viel einfacher ist der Sicherheitsabstand beim Basaliom am Rumpf einzuhalten. Hier gelingt die sichere Defektdeckung durch die doppelte Verschiebelappenplastik.

Tabelle 3. Klinik: malignes Melanom

low risk	high risk
– superfiziell-spreitend bis Tumordicke 0,75 mm (Level II nach Clark)	– alle Melanomformen ab Tumordicke 1,50 mm
– knotiges Melanom bis Tumordicke 0,75 mm	– nach inkompletter Erstexzision oder PE
– Lentigo maligna Melanom bis Tumordicke 1,50 mm (Level III nach Clark)	– besondere Lokalisation: plantar, palmar, genital, subungual, Kopf und Hals
	– Rezidive in loco, regionale Metastasen

Die zweite große Gruppe von malignen Hauttumoren sind die Melanome.
Nach der Ausbreitungsrichtung und dem Zelltyp sind zu unterscheiden:

1. Das superficiell-spreitende Melanom. Es wächst vorwiegend horizontal. Nach unterschiedlich langer Verlaufszeit kommt es zum vorwiegend vertikalen Wachstum. Besonders typisch sind Regressionszonen innerhalb des Melanoms.
2. Maligne Melanome, die von Anfang an vorwiegend vertikale Ausbreitung haben, werden als noduläre Melanome bezeichnet. Die Farbskala reicht von tiefschwarz bis amelanotisch.

3. Bei rein horizontaler Ausrichtung handelt es sich um ein lentigo-maligna-Melanom.
4. In Abhängigkeit von der Lokalisation an Akren unterteilt man noch eine akrale-lentiginöse Form.

Alle übrigen Formen wie die Schleimhautmelanome oder Retina- und Meningenmelanome sind sehr viel seltener. Eine große Gefahr liegt für Chirurgen darin, daß bei den häufig nur kleinen Hautläsionen der Malignitätsgrad unterschätzt wird und dadurch der optimale Zeitpunkt zur Therapie verpaßt wird.

Besonders schwierig ist die plastische Deckung beim akralen Melanom wie hier an der Ferse.

Geht ein Melanom vom Nagelbett aus, so ist stets die Amputation im Grundgelenk indiziert. Ist das Grundgelenk selbst befallen, so steht die Amputation im tarsometatarsalen bzw. Carpo-Metacarpalgelenk an. Neben der Früherkennung des malignen Melanoms ist für die weitere Therapie wichtig die Unterscheidung in low und high risk Melanome (Tabelle 3).

Alle oberflächlich spreitenden Melanome und solche bis 0,75 bzw. 1,5 mm Dicke bei Lentigo zählen zu der low risk Klasse. Bei ihnen genügt die lokale Tumorexstirpation mit Sicherheitsabstand 3 cm.

Alle Melanome, die über 1,5 mm dick sind und solche, bei denen bereits eine Probeexcision unternommen wurde, ebenso alle Melanome im Bereich von Akren an der Fuß- und Handinnenfläche und solche an Kopf und Hals sind zur Klasse der „High risk" Melanome zu zählen. Gleiches gilt für Melanomrezidive und solche mit regionalen Metastasen.

Tabelle 4. Behandlungsschema beim malignen Melanom

Klinische Diagnose

↓

regionäre Lymphknoten?
(Sonographie, Lymphographie)

↓

Exzision des Primärtumors

„low risk": Keine Lymphknotendissektion	„high risk": Selektive-prophylaktische regionäre Lymphknotendissektion

In Abhängigkeit vom Risikograd verläuft die weitere Therapie. Nach Diagnosestellung und Suche nach regionären Lymphknoten erfolgt stets die Excision des Primärtumors im Gesunden. In Abhängigkeit vom histologischen Ergebnis erfolgt dann die Erweiterung des Sicherheitsabstandes und in Abhängigkeit der Einstufung in low oder high risk die regionäre Lymphknotendissektion (Tabelle 4).

Diese regionale Lymphknotenexstirpation sollte in jedem high risk Fall prophylaktisch geschehen, unabhängig davon, ob sich noch eine regionale hypertherme Zytostatikaperfusion der betroffenen Extremität anschließt oder nicht.

Für die Melanom-Chirurgie gilt in gleichem Maße wie für die übrigen Hauttumoren das Prinzip von Radikalität und Kosmetik.

Meine Damen und Herren, lassen Sie mich zusammenfassen: Wenn Chirurgen auf dem Gebiet der Hauttumoren wieder Terrain zurückgewinnen wollen, dann nur unter folgenden Voraussetzungen:

1. Auch kleine Laesionen dürfen wegen der möglichen Malignität nicht unterschätzt werden.
2. Die Behandlung verlangt eine Cooperation mit der Dermatologie und Strahlentherapie.
3. Die Therapie muß dem onkologischen Prinzip der Radikalität folgen und

4. gleichzeitig kosmetische Gesichtspunkte berücksichtigen, denn die Tumoren sind zwar gut zugänglich, aber die Resultate sind auch besonders offenkundig hinsichtlich Narben, Rezidiven und kosmetischen Ergebnissen.

Für eine günstige Prognose sind neben Lokalisation und Differenzierungsgrad des Tumors vor allem *Frühdiagnose* und geeignete Therapiemaßnahmen entscheidend.

Neuere Untersuchungen zeigen, in welchem Umfang Umweltfaktoren das Auftreten von Hautcarcinomen begünstigen: Eine Abnahme der Ozonschicht um 5% führt zu einem Carcinomanstieg von 40%. Somit wird die Zahl der malignen Hauttumoren in Zukunft mit Sicherheit zunehmen und erfordert unsere Aufmerksamkeit in Diagnostik und Therapie.

53. Leistungen der Tumorchirurgie bei Tumoren des lymphatischen Systems

J. Funovics, B. Dragosics* und Th. Radaskievicz*

1. Univ. Klinik für Chirurgie*, Institut für Pathologie, Alser Straße 4, A-1090 Wien, Österreich

Surgery of Malignant Gastrointestinal Lymphomas

Summary. Malignant lymphomas behave like localised tumors and should be removed by radical operation. Stage, histology, type of surgery and postoperative therapy significantly influence prognosis. Curative resections should be carried out in stage I/1 and I/2, palliative resections in all other stages. Postoperative radiotherapy and/or chemotherapy is currently obligatory in all stages except I/1 and I/2.

Keywords: Malignant gastrointestinal lymphoma – malignant non-Hodgkin's lymphoma

Zusammenfassung. 1. Maligne gastrointestinale Lymphome haben Charakteristika von lokalisierten malignen Tumoren und sollten daher möglichst radikal operiert werden. 2. Stadium, Histologie, Art der chirurgischen Therapie und Nachbehandlung haben einen signifikanten Einfluß auf die Prognose der Erkrankung. 3. Curative Resektionen sind anzustreben unbedingt im Stadium I/1 und I/2, im Stadium II „soweit wie möglich", wenn keine berechenbare Risikosteigerung durch die Operation erfolgt. 4. Palliative Eingriffe im Stadium III und IV sind indiziert, eine additive Chemo- und/oder Radiotherapie ist postoperativ unbedingt einzusetzen. 5. Die additive postoperative Therapie ist nach dem derzeitigen Stand in allen Stadien obligat außer bei I/1 und I/2.

Schlüsselwörter: Maligne gastrointestinale Lymphome – maligne Non-Hodgkin-Lymphome

75% der Tumoren des lymphatischen Systems sind rein nodalen Ursprunges und fallen somit nicht primär in die therapeutische Kompetenz der Chirurgie – mit Ausnahme der bioptischen Diagnosesicherung oder zur Stadienbestimmung.

Unter den primär extranodalen Organmanifestationen findet sich in der westlichen Welt der Magen-Darm-Trakt allein mit 30%, darunter wieder der Magen selbst mit 70% und das Intestinum einschließlich Colon mit etwa 30%, beteiligt.

Histogenetisch handelt es sich um Neoplasien des mucosaassoziierten lymphatischen Gewebes (MALT), welches sich im Darm als das darmassoziierte lymphatische Gewebe (GALT: Gut associated lymphoid tissue) bzw. in der Lunge als BALT (bronchial associated lymphoid tissue) manifestiert. Für die Definition des Begriffes eines primären gastrointestinalen Lymphoms gelten noch immer die von Dawson und Mitarbeitern 1961 aufgestellten Kriterien: Beschränkung des Lymphoms auf den Intestinaltrakt und dessen regionale Lymphknoten, Ausschluß einer Erkrankung des zentralen und peripheren lymphatischen Systems, Ausschluß einer Manifestation in Leber und Milz und ein normales Differentialblutbild bzw. normale Knochenmarkbiopsie.

Die Terminologie des rein intestinalen Lymphomes wurde 1985 von Cooper und Mitarbeitern in 3 Gruppen – wie folgt – festgelegt: a) PSIL (primary small intestinal lymphoma), das sogenannte „Westerntype" des Lymphoms, der in seinen Kriterien vorwiegend fokal, vorwiegend ileocoecal und vorwiegend obstruktiv in Erscheinung tritt. b) IPSID (immuno-

E° I$_1$	Tumor (size < 5 cm?) confinement to the gastrointestinal wall. No lymph node involvement		
E I$_{2(e)*}$	Tumor (size > 5 cm?) penetration through the whole gastrointestinal wall. No lymph node involvement		
E II$_{1(e)}$	Tumor spreading to regional lymph nodes (gastric, mesenteric)		
E II$_{2(e)}$	Tumor spreading to distant lymph nodes (aortic, pancreatic, iliacal)		

Tabelle 1. Proposal for a staging classification[a] of primary gastrointestinal malignant lymphoma

[a] Modification of the Ann Arbor (1971) — and Musshoff's staging classification (1977)
E° = Extranodal site
e* = Contiguous extension to extragastrointestinal structures

		n (%)	Überleben (%) 2a	5a
Magen	Stadium I	46	72	66
	Stadium II	54	44	31
	OP-rad.	86	64	56
	OP-nonrad.	14	11	–
Darm	Stadium I	25	72	43
	Stadium II	75	37	9
	OP-rad.	65	58	37
	OP-nonrad.	35	22	–

Tabelle 2. Primäre gastrointestinale maligne Lymphome[a]. Klinische Daten (n = 275)

Tabelle 3. Postoperative Therapie

Bei:	PS I	PS II$_1$	PS II$_2$	höher
1. niedrig malignen NHL	0, RT	RT	RT	0, ChT
2. höher malignen NHL	0, RT, ChT	RT, ChT RT + ChT	RT, ChT RT + ChT	ChT

	n	%	(%) ÜLZ 2 Jahre Σ	Rez.frei	5 Jahre Σ	Rez.frei
Low grade	99	47	69	64	62	56
High grade	113	53	47	40	35	29

Tabelle 4. Primäres Magenlymphom, Korrelation von Malignitätsgrad und Prognose in 212 Fällen

proliferative small intestinal disease) das sogenannte „mediterrane Lymphom" oder das „Middle east lymphoma", welches im Gegensatz zum ersten multifokal, im Jejunum und durch Malabsorption charakterisiert ist und schließlich c) das „Lymphoma, associated with coeliac disease", die sogenannte „maligne Histiozytose des Intestinums", welches in seiner klinischen Erscheinungsform dem mediterranen Lymphom ähnelt. Die chirurgische Stadieneinteilung der gastrointestinalen Lymphome beruht auf der 1977 von Musshoff angegebenen Modifikation der ANN-ARBOR-Klassifikation (1971), wobei streng zwischen extra-

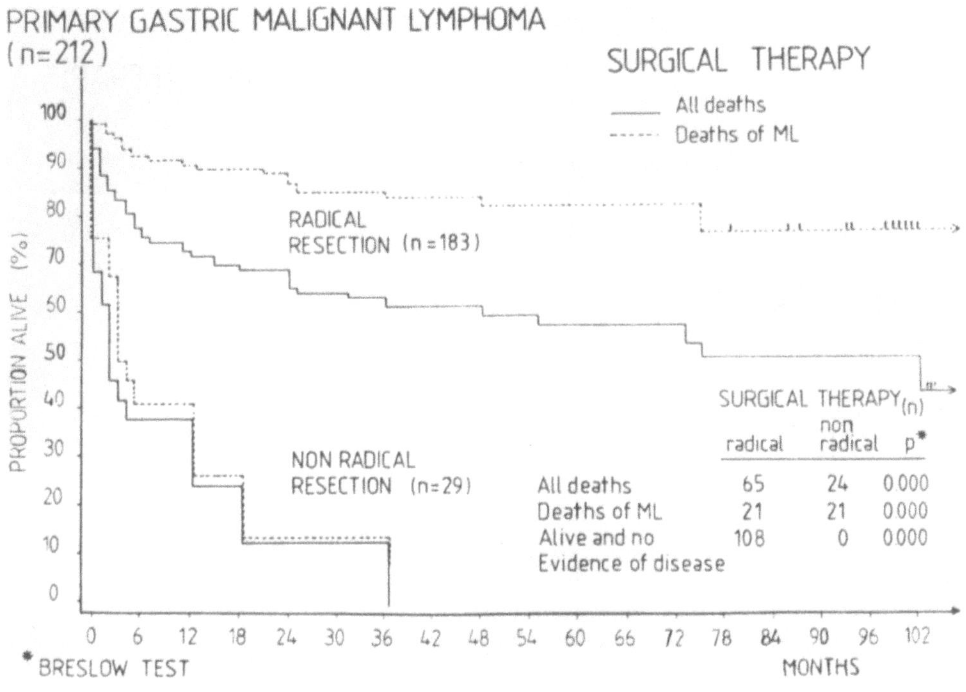

Abb. 1.

nodalem Sitz und in der Subterminologie der extragastrointestinalen Invasion unterschieden wird (Tabelle 1). Für die Identifikation des primären, malignen Gastrointestinal-Lymphoms wird daher ein strenges klinisches präoperatives, intraoperatives und pathologisches Staging empfohlen.

Das Krankengut der Arbeitsgruppe für gastrointestinale Lymphome der Universität Wien umfaßt in den Jahren 1974 bis 1987 insgesamt 331 Lymphome, darunter 275 mit primärem und 56 mit sekundärem Vorkommen. Von den primären Tumoren sind es demnach 6% aller malignen Magentumore, 25% aller maligen Dünndarmtumore, aber nur 0,5% aller primären Dickdarmmalignome.

Die klinischen Daten der primären gastrointestinalen Lymphome, ihre klinische Stadienzugehörigkeit, ihre Lokalisation und die Art der chirurgischen Therapie (siehe Tabelle 2): Insgesamt 86% aller primären Magenlymphome, aber nur 65% aller primären Darmlymphome wurden einer radikalen chirurgischen Therapie zugeführt, demnach 14% der Magen- und 35% der Darmlymphome einer palliativen, tumorreduzierenden Therapie überantwortet. Entsprechend den Vorschlägen der Arbeitsgruppe wurde nur im postoperativen Stadium I und in den höher malignen Stadiengruppen keine zusätzliche Therapie angewandt, alle anderen Stadien wurden entweder einer Radio- oder einer kombinierten Radio- und Chemotherapie zugeführt (siehe Tabelle 3). Da die Frage der postoperativ notwendigen additiven Therapie im Stadium I nach erfolgter curativer Operation noch immer nicht entschieden ist, wird derzeit eine kontrollierte randomisierte Studie geführt, die Ergebnisse liegen allerdings noch nicht vor. Bis zum Vorliegen mehrerer Studienergebnisse kann im Stadium I eine postoperative Herdradiotherapie angeschlossen werden, bei den höher malignen Non-Hodgkin-Lymphomen auch eine Chemotherapie, die Ergebnisse der Gruppe ohne zusätzlicher Therapie ähneln aber weitgehend derjenigen mit additiver Therapie, weshalb derzeit beide Vorgehen gerechtfertigt sind.

Trotz Einsatzes der postoperativen Radio- und Chemotherapie belaufen sich im eigenen Krankengut die 2-Jahresüberlebensraten aller radikal operierten Magenlymphome auf

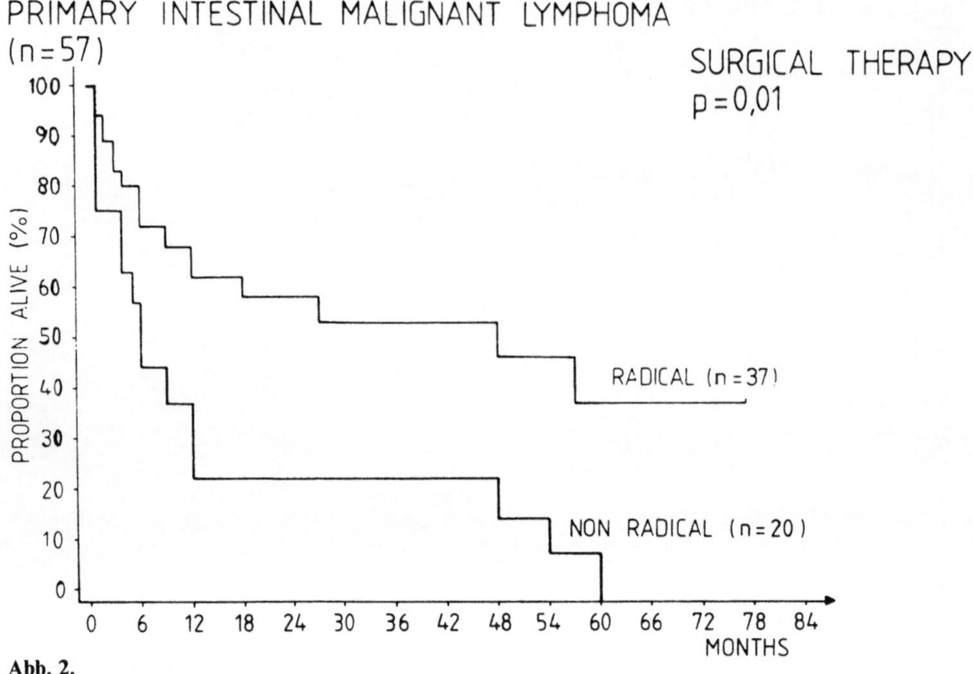

Abb. 2.

64%, die 5-Jahresüberlebensraten auf 56%. Die Ergebnisse der Intestinallymphome erreichen nicht die guten Ergebnisse der Magenlymphome: So sind die 2-Jahresüberlebensraten des Darmlymphomes im eigenen Krankengut 58% und die 5-Jahresüberlebensraten nur 37% trotz Einsatzes der postoperativen Radio- und Chemotherapie.

Die Häufigkeit der Lokalrezidive beim Magenlymphom kann mit 4%, beim Darmlymphom mit 7% angegeben werden. Die Generalisation beim Magenlymphom mit 6%, beim Darmlymphom mit 19%.

Ähnlichen Einfluß übt der histologische Malignitätsgrad auf die Langzeitprognose der primären Erkrankung aus (Tabelle 4): Nach 5 Jahren leben von 62% aller Überlebenden 56% krankheitsfrei (no evidence of disease) beim niedrig malignen Lymphom, während beim hochmalignen Lymphom von 35% Überlebenden nur 29% tatsächlich krankheitsfrei sind.

Der Einfluß der chirurgischen Radikaltherapie auf die Langzeitüberlebensraten (siehe Abb. 1 und 2): Während die 5-Jahresüberlebensrate beim radikal operierten Magenlymphom einschließlich der postoperativen additiven Therapie derzeit bei 56% liegt, beträgt die mediane Überlebensrate aller nicht radikal Operierten oder (radikal Operablen) weniger als 3 Monate (p < 0,001). Bei allen radikal operierten Patienten ist die Haupttodesursache nicht das Lymphom, sonderen intercurrente Erkrankungen, während bei den nicht radikal Operierten zu nahezu 100% die Todesursache das Lymphom selbst darstellt. Etwas weniger gute Ergebnisse zeigt die chirurgische Therapie des intestinalen Lymphoms: Nach radikaler Operation einschließlich additiver postoperativer Therapie kann eine 5-Jahresüberlebensrate mit 37% angegeben werden, während die mittlere Lebenserwartung der nicht radikal operierten Intestinallymphome nur bei etwa 6,5 Monaten liegt.

Nach diesen Daten muß daher vor allem im Stadium I sowie im Stadium II/I und im Stadium II/II unbedingt eine curative chirurgische Therapie angestrebt werden, während im Stadium III und IV nur eine Palliation mit Tumorreduktion dann dem Patienten zugute kommt, wenn der Eingriff keine nennenswerte Risikosteigerung durch die Palliation zur Folge hat.

Literatur

1. Dragosics B, Bauer P, Radaszkiewicz Th (1985) Primary gastrointestinal Non Hodgkin's Lymphomas. A retrospective Clinico-Pathologic Study of 150 Cases. Cancer 55:5
2. Dawson IMP, Cornes JS, Morson BC (1961) Primary malignant lymphoid tumors of the intestinal tract. Brit J Surg 40:80–89
3. Cooper BT, Read AE (1985) Small intestinal Lymphoma. World J Surg 930–937

III. Brennpunkte besonderer Art 2

Chirurgie und Medien auf der Suche nach Konfliktlösungen

Moderator: H. Imdahl (Dortmund)

A) Konflikte und ihre Hintergründe

54. Der reduzierte Blick, die Medien – ein ärztliches Ärgernis

H. Imdahl

Chirurgische Klinik St. Johannes-Hospital, Johannesstr. 9–11, D-4600 Dortmund 1

The Reduced View of the Media – A Medical Nuisance

Summary. The reduced view results from a discrepancy between the gigantic supply of the media and the limited capacity of the consumer to intellectually process a wealth of impressions. These remain as gross clichees, which the media repeatedly use as thematically fixed, emotionally charged currency. These tendencies reach everywhere, determining which groups of facts we see and in what light we see them. Before the advent of the mass media, opinions were based on direct observations made in a human context. The mass media, in contrast, supply an indirect, impersonal and machine based opinion to an overwhelmingly anonymous public. Understanding is only possible by reducing complexity, mainly by rigorous selection. We live without reflection in a world of simplified pictures, ideas and contexts, becoming aware of their faults only when we are personally involved.

Keywords: Disproportionate media overload – ability to understand

Zusammenfassung. Der reduzierte Blick resultiert aus dem Mißverhältnis: Gigantisches Angebot der Medienwelt zu der begrenzten Fähigkeit der Konsumenten, die Fülle der Eindrücke aus eigener Kraft intellektuell umsetzen zu können. Die Verarbeitung bleibt als unbewältigtes Tatsachenbild im Stadium der Schablone stecken, die die Medien durch unzählige Wiederholungen zu thematisch fixierten, emotionsgeladenen Gebrauchsmünzen prägen: Überall hindringende Stimmungsmacher. Sie bestimmen, welche Tatsachengruppen wir sehen und in welchem Licht wir sie sehen sollen. Vor Massenmedien bildeten sich Meinungen aus unmittelbaren Beobachtungen in direktem Verkehr von Mensch zu Mensch. Konträr vermitteln die Massenmedien indirekt, unpersönlich, instrumentell eine überwältigende anonyme Öffentlichkeit. Begreifen können wir sie nur durch Reduktion ihrer Komplexität, in erster Line durch rigorose Selektion. So leben wir – ohne darüber nachzudenken – in einer Welt vereinfachter Bilder, Vorstellungen, Wirkungszusammenhänge und empfinden erst ihre Mängel, wenn sie uns selbst treffen.

Schlüsselwörter: Mißverhältnis Medienangebot–Auffassungsvermögen

Meine Damen und Herren,
als „reduzierten Blick" reflektiere ich jetzt nicht das 19. Jahrhundert mit seiner Einschränkung der Meinungsbildung auf Wort und Schrift. Nein – so paradox es klingt – den reduzierten Blick sehe ich als Produkt der Medien, als Phänomen, ja Ärgernis unserer Tage. Der reduzierte Blick ist auch etwas anderes als der enge Blickwinkel der Spitzwegperspektive. Beide berühren sich aber im sozialpsychologischen Spektrum der öffentlichen Meinung. Eh und je steht „öffentliche Meinung" für wert-, insbesondere moralisch bestimmte Verhaltensweisen. Mit deren Hilfe versichern sich die menschlichen Gesellschaften des Zusammenhaltes und einer ausreichenden Bereitschaft des einzelnen zum Kompromiß, gleichgültig ob sich diese Bereitschaft aus Überzeugung, Isolationsfurcht oder unter Konformitätsdruck entwickelt. Auch Chirurgen leiden gelegentlich unter Isolationsangst; als anti-

quiert zu gelten, wenn ältere Kollegen im Kongreßsaal – also in der Öffentlichkeit schweigen, wenn jüngere redegewandt Behandlungsmethoden propagieren, die der einzelne Chefarzt nicht akzeptiert und sich auch nicht zu eigen machen will. Oder: daß es gestandene Chirurgen unwidersprochen hinnehmen, wenn Verfechter kontrollierter prospektiver Studien den Wert chirurgischer Erfahrung infrage ziehen. Im Bedürfnis nach Zustimmung der Umwelt wird die eigene Meinung gerne verschwiegen. Daran hat sich bis heute wenig geändert. Geändert hat sich aber mit den Massenmedien die Dimension der Öffentlichkeit und das Instrumentarium ihrer Meinungsbildung.

Vor Massenmedien war Öffentlichkeit in allen Aspekten das, was der einzelne als jeweiligen Lebensraum empfand und verstand und dessen Angebote er apperzeptiv verarbeiten konnte. Meinungen bildeten sich aus *unmittelbarer* Umweltbeobachtung auf natürlichem Weg: direkte, zweiseitige, persönliche, mündliche wie schriftliche Kommunikation.

Geradezu konträr verkörpern die Massenmedien eine einseitige indirekte, unnatürliche, unpersönlich Kommunikation. Winzig der Anteil der unmittelbar gemachten Beobachtungen gegenüber denjenigen, die uns die Medien vermitteln – eine gigantische, aber anonyme Öffentlichkeit. Sich ein Bild ihrer Wirklichkeit zu machen, ist aussichtslos, denn – so Walter Lippmann bereits 1922 „die reale Umgebung ist insgesamt zu groß, zu vielfältig, zu komplex und zu fließend, um von uns unmittelbar erfaßt zu werden". Begreifen können wir diese Öffentlichkeit, in der wir real entscheiden und arbeiten müssen, nur in starker Vereinfachung, d.h. in der Reduktion ihrer Komplexität, an erster Stelle durch rigorose Selektion. Jede Nachricht, die den Konsumenten erreicht, ist das Ergebnis einer Serie von Selektionen. Die Umstände zwingen dazu: auf Seiten des Medienangebots ein scharfer Mangel an Programm, Platz und Zeit, auf Seiten des Publikums das begrenzte Potential an Apperzeption und Aufmerksamkeit. Die Verzerrung der Wirklichkeit – übertragen der reduzierte Blick – entsteht also nicht monokausal, sondern entwickelt sich mit Wirkungsüberschneidung von mindestens zwei Seiten:

1. Auf Seiten Angebot filtern Journalisten *berufsbezogen nach Diktat und Regeln ihres Metiers* was zurückgehalten und was in die Öffentlichkeit befördert wird: neben widerspruchsfreiem, möglichst entkompliziertem Sachverhalt zielt die Thematik bevorzugt auf Aktualität, Dramatik, Aktion, d.h. auf Publikumswirksamkeit, die Darstellung mit ihrer Tendenz zu Schlüsselreizen weniger auf intellektuelle als affektive Resonanz. Das sind entscheidende Schritte zu einer Pseudowirklichkeit, die als solche den meisten Rezipienten aber nicht zu Bewußtsein kommt. Dabei wirkt Konsonanz mehrerer Darstellungen bestätigend. Allgemeine Konsonanz gibt es aber nicht und kann es nicht geben, weil Menschen mit verschiedenen Einstellungen den gleichen Vorgang verschieden sehen. Auch Journalisten können nicht wahrnehmen, reduzieren, mitteilen, ohne von ihrer Überzeugung beeinflußt zu sein. Das ist der subjektive Ductus der Selektion, der sich nie ausschließen läßt.

2. Auf Seiten der Konsumenten wächst der reduzierte Blick auch aus der individuell begrenzten Fähigkeit, die Fülle der vermittelten Öffentlichkeit trotz Selektion aus eigener Kraft intellektuell umsetzen zu können.

Die Verarbeitung bleibt dann als unbewältigtes Tatsachenbild im Stadium der Schablone stecken, die die Medien durch unzählige Wiederholungen zur Gebrauchsmünze prägen – ich meine die inhaltlich fixen emotionsgeladenen „Codices", heute z.B. Kürzel als Bausteine einer Zwischenwelt und schnell verfügbare überall hindringende Stimmungsmacher bis ihre affektive Potenz erlischt. Sie bestimmen *vorab* als Stereotyp, Symbol, Schlagwort, Aufmacher, Bild oder Klang welche Tatsachgruppen wir sehen und in welchem Licht wir sie sehen sollen. Das ist der stereotyp gesteuerte, aufgezwungene, keinesfalls immer arztfreundliche Blick, denken wir an Ärgernisse wie „Götter in weiß", „wer arm ist muß früher sterben", „das inhumane oder das klassenlose Krankenhaus", die als bewußt zigfach wiederholte Schlagzeilen unsere Reputation untergraben sollten. Hier spüren wir als Stand die Macht der Medien, die den einzelnen noch härter trifft, wenn es gezielt um sein eigenes Ich oder persönliche Anliegen geht, denen die Wächter der Selektion hier Öffentlichkeit verweigern, da zum Pranger erheben. *Wer die Bilder arrangiert, der hat die Macht.* Unser Ärgernis ist ihre direkte Unangreifbarkeit, die Unmöglichkeit sofortigen Widerspruchs in der Öffentlichkeit. Denn niemand kann bisher mit einem Fernsehapparat reden und jeder kennt die groteske

Schwäche der verspäteten Gegendarstellung. Vergessen wir darüber aber nicht, meine Damen und Herren, wir sprechen von den gleichen Medien, die wir – sofern Wort, Ton und Bild nicht unter die eigene Haut gehen – nicht ohne Neugier, nicht ohne Beifall täglich konsumieren, tolerieren und auch begrüßen. Wir leben in einer Mediengesellschaft, das können und wollen wir im Prinzip auch nicht ändern. Traditionell verkörpern wir einen Beruf mit besonderer Scheu vor der Öffentlichkeit; das müssen wir ändern! Fortschritte der Medizin, administrative Gebote und die Vernunft zwingen dazu. Die immer größer werdende Zahl der in interdisziplinärer Kooperation an Diagnose und Therapie Beteiligten führt von der individuellen zur Teamarbeit und die Ausweitung ärztlicher Meldepflicht an XY halb- und ganzstaatliche Bürokratien zieht das Arztgeheimnis in eine Öffentlichkeit. Völlige Umkehr ist kaum denkbar, eine sinnvolle Begrenzung allenfalls möglich je endgültiger wir ablassen, Wirkungen in der Öffentlichkeit als berufsfremdes Tabu zu verdrängen und je nachhaltiger wir bereit sind, Prozesse der Meinungsbildung mitzugestalten, wenn es um unsere Chirurgie geht. Das verlangt unsere ständige Kontaktpflege mit Vertretern aller Medien, nicht nur auf Präsidialebene, nicht nur in Metropolen, nein, jeder Chirurg an seinem Platz, in seiner Stadt mit Journalisten ansässiger Organe in persönlicher Kommunikation. Je bewährter solche Kontakte, desto häufiger werden wir konsultiert, um so größer sind unsere Chancen, Journalisten ante festum beraten zu können. Ärztliche Öffentlichkeitsarbeit war früher standesrechtlich verpönt, ärztliche Öffentlichkeitsarbeit ist heute ein Weg der Vernunft.

55. Die informierte Gesellschaft – Illusion oder Wirklichkeit?

E. Noelle-Neumann

Institut für Publizistik der Universität Mainz und Institut für Demoskopie Allensbach, D-7753 Allensbach/Bodensee

The Informed Society – Illusion or Reality?

Summary. Information about reality conveyed by electronic images leads to naiveté – "I saw it with my own eyes" – and thus to the special credibility of television. There is a lack of awareness of "a reduced perspective" (H. Imdahl), of the fact that the television camera selects images for inclusion. Selection is very much influenced by the journalists' attitudes. Since the views of the experts often diverge greatly from those of journalists on important contemporary questions and the media predominantly reflect the views of the journalists, this gives rise to the problem of a "well-informed society," which in many respects is an illusion.

Keywords: Television – selection effect of mass media

Zusammenfassung. Die elektronisch bebilderte Information über die Wirklichkeit verführt zu Naivität: „Ich habe es mit eigenen Augen gesehen", und damit zu besonders großer Glaubwürdigkeit des Fernsehens. „Der reduzierte Blick" (H. Imdahl) wird nicht bewußt, die Tatsache, daß die Fernsehkamera selektiert, was in das Blickfeld kommt. Die Selektion wird stark bestimmt durch die Einstellung von Journalisten. Da heute in wichtigen Fragen die Ansichten der Experten und der Journalisten oft weit auseinandergehen, die Medien aber vorwiegend die Ansichten der Journalisten spiegeln, entsteht das Problem der „informierten Gesellschaft", die sich in vielfacher Weise als Illusion erweist.

Schlüsselwörter: Fernsehen – Wirkung der Massenmedien durch Selektion

Wo stehen wir in unserem Verständnis von der Wirkung der Medien auf unser Leben?

Ich vermute, wir befinden uns etwa in dem Stadium, in dem die Geographie war, als sich die Menschen die Erde als eine Scheibe vorstellten. Es ist sehr schwer, starke Illusionen zu zerstören.

Wie schwer das ist, zeigte sich daran, daß selbst ein so kluger Wissenschaftler wie der berühmte kanadische Kommunikationsforscher Marshall McLuhan sich so irrte. Nach der Verwandlung des modernen Mediensystems durch das Fernsehen sagte er, nun werde die Welt wieder zum Dorf, nun könnten sich wieder alle auf dem Dorfplatz versammeln und alles mit anhören und mit ansehen.

McLuhan begrüßte das Fernsehen als eine Ausweitung der menschlichen Glieder und Sinne: so wie das Auto eine Fortsetzung der menschlichen Beine sei oder das Telefon eine Verstärkung des menschlichen Ohrs, so sei das Fernsehen nun eine bis dahin unvorstellbare Verstärkung des menschlichen Auges. Was wirklich geschah – „Der reduzierte Blick", wie es H. Imdahl umschrieben hat –, kommt bei McLuhan noch nicht vor.

Wenn man im Fernsehen eine wippende Schuhspitze sieht, dann ist einem nicht bewußt, daß es nicht eine eigene Entscheidung ist, die Augen darauf zu lenken, sondern daß die Kamera, der Kameramann die Selektion getroffen hat und unsere Augen dahinführt, und daß man sich fragen muß, warum das geschieht.

Wie befreien wir uns von dieser Illusion? Wir beobachten heute in der ganzen Welt das gleiche Phänomen: Bei Meinungsumfragen, welches Medium die größte Glaubwürdigkeit besitzt, rangiert das Fernsehen weit vor der Zeitung – vom Radio gar nicht zu reden. Die Erklärung finden wir in dem bekannten Ausspruch: „Ich habe es mit eigenen Augen gesehen." Diese Urüberzeugung von Wissen und Glaubwürdigkeit wird heute vom eigenen Augenerlebnis auf die Augen, die Optik der Fernsehkamera übertragen. Der dazwischengeschobene Filter, die Medienselektion – was geht durch das Nadelöhr der Selektion und erscheint auf dem Fernsehschirm? – wird nicht bewußt.

Ein Industrieller, der die letzten Weihnachtsferien mit seinen Kindern in Pontresina zugebracht hatte, sagte mir, zum ersten Mal hätten seine Kinder die Verzerrung der Realität durch Massenmedien erlebt. Als sie nach den Ferien in die Schule kamen, seien sie von allen bedauert worden: „Ihr Armen! Ihr habt ja gar keinen Schnee gehabt!" – „Wieso denn?" hätten seine Kinder zurückgefragt, „wir hatten doch schönen Schnee!" – „Wir haben ja im Fernsehen gesehen, daß es keinen Schnee gab", erwiderten ihnen die Mitschüler und waren nicht zu überzeugen.

Und dieser Industrielle selbst? Wie hundertfach wird er schon empfunden haben: „Ich habe es ja mit eigenen Augen gesehen" und eine Medienrealität für die Realität gehalten haben?

Wahrscheinlich ist nicht einmal den Journalisten selbst der reduzierte Blick bewußt. Journalisten reflektieren nicht gern über ihren Beruf, ihre Tätigkeit. Als junge Volontärin lernte ich in der Tageszeitung, in der ich zur Journalistin ausgebildet wurde: „In der Zeitung schreibt man nicht über die Zeitung." Selbst die klügsten Journalisten, die ich kenne, erklären es für überflüssig, wenn heute in der Ausbildung für Journalisten Ergebnisse der Kommunikationsforschung über journalistisches Berufsverständnis, journalistische Berufsmotive, journalistisches Berufsverhalten behandelt werden.

Mit entwaffnender Einfachheit erklären Journalisten: „Wir berichten, was ist." Über den mächtigen Zwang zur Selektion, und welche Einflüsse die Selektion bestimmen, wird nicht gesprochen.

„Götter in Weiß" wurden die Chirurgen von Journalisten genannt. Daß sie, die Journalisten, im wahren Sinn Götter sind, bleibt unausgesprochen. Im wahren Sinn: Ob etwas Realität gewinnt, existiert, geschehen ist, gesagt wurde oder nicht: das wird durch journalistische Selektion entschieden: Wird darüber berichtet oder nicht? Und falls ja: wie groß oder wie klein und wie oft? Und mit welcher Perspektive und welcher Bewertung?

Eine berühmte amerikanische Karikatur zeigt einen Vater, zeitunglesend, und den kleinen Sohn, der ihn beim Lesen stört und mit einer Frage unterbricht: „Vater", fragt er, „wenn ein Baum im Wald umfällt, und die Medien sind nicht dabei, um es zu berichten, ist der Baum dann wirklich umgefallen?"

Merkwürdigerweise hat sich die Wissenschaft, die sich mit den Medien beschäftigt, die Kommunikationsforschung, nach zögerndem Anfang seit Beginn der fünfziger Jahre unter dem Stichwort „gatekeeper"-Forschung, also „Torhüter-Forschung" – die Journalisten als Torhüter – erst seit Ende der sechziger Jahre, und verstärkt im letzten Jahrzehnt dem Thema: Was wählen Journalisten für die Veröffentlichung aus? zugewandt. Die Antwort der Journalisten: „Was wichtig ist" ist so bestechend einfach.

Aber wenn etwa eine empirische Studie im Institut für Publizistik der Universität Mainz [1] zeigt, daß von allen Nachrichten, die über die abonnierten Nachrichten-Dienste bei den überregionalen Qualitätszeitungen im Laufe von 14 Tagen über den Fernschreiber eingehen, drei von hundert tatsächlich in der Zeitung veröffentlicht werden – die Zeitungen können nicht mehr veröffentlichen, der Platz reicht nicht –, dann sind Auskünfte: „Wir berichten, was ist" oder das berühmte Motto der NEW YORK TIMES „All the news that's fit to print" nicht mehr überzeugend.

---

[1] Burkhard Gadaczek: Wie stark redigieren die überregionalen westdeutschen Tageszeitungen das angebotene Agenturmaterial? Qualitätszeitungen und Nachrichtenagenturen im Vergleich. Mainz: Magisterarbeit 1984 (unveröffentlicht)

Inzwischen kommen aus vielen Richtungen Ergebnisse der Kommunikationsforschung, die zeigen, daß man sich der Frage der „journalistischen Selektion" mit dem gleichen Ernst zuwenden muß, mit dem man auch sonst wichtige Probleme in der Forschung bearbeitet.

1981 wurde von der Deutschen Forschungsgemeinschaft zuerst eine Senatskommission für Medienwirkungsforschung gebildet und dann ein Forschungsschwerpunkt Medienwirkungsforschung eingerichtet. In diesem Rahmen wurden beispielsweise von Professor Hans Mathias Kepplinger, dem Direktor des Instituts für Publizistik der Mainzer Universität, breitangelegte Forschungsprojekte durchgeführt, die zeigten, was Journalisten für wichtig halten und zur Veröffentlichung auswählen, wird maßgeblich beeinflußt von ihren politischen Einstellungen. Dabei sind die politischen Einstellungen verbunden mit moralischen, die Einstellungen rechtfertigenden Argumenten.

Was die politischen Einstellungen der Journalisten stützt, erscheint ihnen mit voller subjektiver Überzeugung wichtig. Damit wird die Ansicht von der Wirklichkeit, wie sie die Medien vermitteln – nicht ausschließlich, aber zu einem großen Teil –, geprägt von den Einstellungen der „gatekeeper", der Torhüter, also eben der Journalisten, die sich ihrerseits stark aneinander orientieren, so daß die Pluralität der Perspektiven, die in den Medien zum Ausdruck kommen, viel geringer ist, als man normalerweise unter Bedingungen der Pressefreiheit erwarten würde.

Warum ist das so? Als ich in der Mitte der siebziger Jahre eine Theorie der öffentlichen Meinung, die Theorie der Schweigespirale veröffentlichte, bezog ich sie auf die Bevölkerung allgemein. Im Kern lautete die Theorie: Der Prozeß der öffentlichen Meinung stützt sich auf die Isolationsfurcht der Menschen. Menschen beobachten unablässig, welche Ansichten und Verhaltensweisen in ihrer Umwelt populär sind, gebilligt werden, und welche verurteilt werden, mit welchen Ansichten man sich isoliert. Wenn der Mensch beobachtet, daß seine Ansichten von der Mehrheit, womöglich einer zunehmenden Mehrheit gebilligt werden, dann spricht er sie bereitwillig und laut hörbar aus. Wenn er umgekehrt den Eindruck hat, daß seine Ansichten an Boden verlieren, wird er vorsichtig, schweigt lieber. Und indem so die einen Ansichten überall stark zu hören sind und die anderen immer weniger vertreten werden, kommt die Schweigespirale in Gang, bis die vom Schweigen verschluckten Ansichten in der öffentlichen Meinung ganz untergehen.

Aber dieser Prozeß läuft nicht nur in der Bevölkerung allgemein ab, er funktioniert auch unter Journalisten. Allerdings mit einer wichtigen Abwandlung: Journalisten beobachten nicht die Öffentlichkeit allgemein, sie orientieren sich an den tonangebenden Journalisten, sie beobachten die tonangebenden Medien, in diesem Kreis ihrer eigenen Bezugsgruppe versuchen sie, Isolation zu vermeiden, und so kommen Schweigespiralen in den Medien zustande. Es entsteht etwas, mit dem man in Verhältnissen bei Pressefreiheit nie gerechnet hatte: blockierte Kommunikation.

Seit den siebziger Jahren bemüht sich die Kommunikationsforschung zunehmend, Maßstäbe zu entwickeln für „das, was ist", also für Realität, und mit der Darstellung der Wirklichkeit in den Medien zu vergleichen. Das geht nur durch aufwendige, Tausende von Arbeitsstunden erfordernde systematische Inhaltsanalysen. Maßstäbe von Realität bildeten zum Beispiel die Kriminalstatistik oder Daten der wirtschaftlichen Entwicklung oder Meßdaten zur Prüfung der Sauberkeit von Luft und Wasser. Eine berühmte Studie[2] zeigte zum Beispiel, daß zu einer Zeit, als objektiv Heizölvorräte besonders reichlich waren, durch Medientenor bei der Bevölkerung der Eindruck von Knappheit, der Eindruck einer Ölkrise entstand, und daß wenige Jahre später eine genau umgekehrte Lage festgestellt wurde.[3]

---

[2] Hans Mathias Kepplinger/Herbert Roth: Kommunikation in der Ölkrise des Winters 1973/74. Ein Paradigma für Wirkungsstudien. In: Publizistik, 23. Jg., Heft 4 (1978), S. 337–356
[3] Hans Mathias Kepplinger: German Media and Oil Supply in 1978 and 1979. In: Nelson Smith/ Leonard L. Theberge (Hrsg): Energy Coverage – Media Panic. An International Perspektive. New York 1983, S. 22–49

In den USA wie in Deutschland konnten, wenn man externe Kennziffern über objektive Entwicklungen und Mediendarstellungen verglich, kaum Zusammenhänge zwischen ihnen und der Berichterstattung in den Medien gefunden werden.[4]

Bei einem anderen in den USA von den Kommunikationswissenschaftlern Rothman und Lichter entwickelten Forschungsansatz zur Erfassung von Realität wurden Fachfragen verschiedener in öffentliche Kontroverse geratener Gebiete – Chemie, Kernenergie, Marktwirtschaft – übersetzt in allgemeinverständliche Sprache und in Repräsentativumfragen ausgewiesenen Experten vorgelegt. Außerdem wurden die gleichen Fragen Wissenschaftsjournalisten, Spitzenjournalisten, Politikern und der allgemeinen Bevölkerung gestellt. Oft zeigte sich, daß die Antworten der Experten in *eine* Richtung wiesen und die Antworten der Journalisten in die entgegengesetzte. Die Ansichten der Politiker und der Bevölkerung hielten sich dicht bei den Journalisten und entsprechend weit weg von den Experten.

Journalisten, mit denen ich solche Ergebnisse besprach – die für die Bundesrepublik bestätigt wurden – fragten mich: „Wer sagt Ihnen, ob die Journalisten mit ihrer von den Experten abweichenden Meinung nicht recht haben?" Blockierte Kommunikation. Journalisten und Bevölkerung argumentieren, die Experten seien sowieso zerstritten und die Ansichten, die sie verträten, seien durch Interessenstandpunkte bestimmt. Am glaubwürdigsten, sagte die Bevölkerung bei einer Repräsentativumfrage, wenn man sich über die Kernenergie wirklich informieren wolle, sei das Fernsehen.[5]

Die informierte Gesellschaft – Illusion oder Wirklichkeit?

Wenn man heute von „Informationsgesellschaft" spricht, und wenn jemand sagt, die Information der Bevölkerung sei viel größer als noch vor wenigen Jahrzehnten – dann sind die meisten geneigt zuzustimmen. Scheinbar ist der Informationshorizont ins Unermeßliche gewachsen: In Minuten gehen Informationen um die ganze Welt. Dabei übrigens nimmt der Anteil von Wissen, das Menschen aus zweiter oder dritter Hand haben, immer mehr zu, also ein immer größerer Teil der Vorstellungen von Wirklichkeit kommt aus den Medien.

Wenn man das Thema Informationsgesellschaft mit den Mitteln der Demoskopie behandelt, bietet sich ein ganz anderes Bild. Dann sieht man, daß sich seit der Ausbreitung des Fernsehens in der Mitte der sechziger Jahre das Interesse für Politik in unserer Bevölkerung verdoppelt hat, von rund 25 Prozent, die bis zur Mitte der sechziger Jahre sagten, sie

---

[4] George E. Simpson: The Negro in the Philadelphia Press. Philadelphia 1936

Nathan Leites/Ithiel de Sola Pool: Interaction: The Response of Communist Propaganda to Frustration. In: Harold D. Lasswell/Nathan Leites u.a.: Language of Politics: Studies in Quantitative Semantics. Cambridge, Mass. 1949, S. 334–381

James F. Davies: Crime News in Colorado Newspapers. In: American Journal of Sociology, Vol. 57, 1952, S. 325–330

Paula B. Johnson u.a.: Black Invisibility, the Press and the Los Angeles Riot. In: American Journal of Sociology, Vol. 76, 1970/71, S. 698–721

G. Ray Funkhouser: The Issues of the Sixties. An Exploratory Study in the Dynamics of Public Opinion. In: Public Opinion Quarterly, Vol. 37, 1973, S. 62–75

G. Ray Funkhouser: Trends in Media Coverage of the Issues of the '60s. In: Journalism Quarterly, Vol. 50, 1973, S. 533–538

Terence E. Jones: The Press as Metropolitan Monitor. In: Public Opinion Quarterly, Vol. 40, 1976, S. 239–244

Harold Gene Zucker: The Variable Nature of News Media Influence. In: Brent D. Ruben (Ed): Communication Yearbook, Vol. II. New Brunswick 1978, S. 225–240

James R. Beniger: Media Content as Social Indicators: The Greenfield Index of Agenda-Setting. In: Communication Research, Vol. 5, 1978, S. 437–453

N. R. White/P. R. White: Immigrants and the Media: Case Studies in Newspaper Reporting. Melbourne 1983

Roy L. Behr/Shanto Iyengar: Television News, Real-World Cues, and Changes in the Public Agenda. In: Public Opinion Quarterly, Vol. 49, 1985, S. 38–57

[5] Elisabeth Noelle-Neumann: Die Kernenergie und die öffentliche Meinung. In: Elisabeth Noelle-Neumann/Heinz Maier-Leibnitz: Zweifel am Verstand. Das Irrationale als die neue Moral. Zürich/Osnabrück: Edition Interfrom/A. Fromm 1987, S. 104–122, insbes. S. 119 ff.

interessierten sich für Politik, auf heute etwa 50 Prozent. Aber das Wissen von politischen Fakten, Kenntnis von politischen Begriffen und Zusammenhängen scheint nach demoskopischen Ergebnissen nicht größer als Anfang der fünfziger Jahre. Verdoppeltes Interesse, kein gesteigertes Wissen – eine sehr gefährliche Lage.

Nicht die Schwierigkeiten, die sich mit der wachsenden Macht der Massenmedien für die Information der Gesellschaft ergeben haben, sind beunruhigend. Beunruhigend ist nur, daß diese Probleme behandelt werden wie heiße Kartoffeln, an denen sich niemand die Finger verbrennen will. Sicher ist den Medien eine einmalige Macht zugewachsen, indem sie entscheiden, was von der Realität mitgeteilt wird und was nicht, und in welchem Licht es gezeigt wird – davor kann man sich fürchten – als einzelner, als Politiker und als Berufsstand.

Aber die menschlichen Gesellschaften haben Schwierigkeiten, die ihnen erwachsen, immer nur gemeistert durch konzentrierte wissenschaftliche Anstrengung um Erkenntnis, durch offene Auseinandersetzung, indem man sich den Schwierigkeiten stellte und Folgerungen daraus zog.

Es gibt Berufe mit einer jahrtausendealten Tradition der Zurückhaltung vor der Öffentlichkeit. Dazu gehört der Arzt, der Chirurg. Für die Angehörigen dieser Berufe ist es besonders schwer, sich auf das gegenwärtige Zeitalter weitester Öffentlichkeit und die Rolle der Medien darin einzustellen.

Es ist ermutigend, daß das Thema bei Ihrem Chirurgen-Kongreß auf das Programm gesetzt worden ist.

56a. Presse

R. Flöhl

Mainzer Landstr. 253, D-6000 Frankfurt/Main 1

Lassen Sie mich gleich auf die Thesen von Frau Noelle-Neumann eingehen. Es hat sich in der Bundesrepublik inzwischen „herumgesprochen", daß die Journalisten ja eigentlich Politiker seien. Die ganze Debatte wird aus meiner Sicht viel zu sehr unter politischen Aspekten geführt. Gewiß, Max Weber sagte einmal, daß der Journalismus eine der vornehmsten politischen Betätigungen sei, und sicherlich steckt auch in jedem Journalisten ein Politiker. Natürlich wollen auch wir – die Wissenschafts- und die Medizinjournalisten – in der Öffentlichkeit etwas erreichen. Unsere eigentliche Aufgabe bei der Tageszeitung ist aber doch die Weitergabe von Information, von Nachrichten, von Neuigkeiten. Wir sind vor allem dazu da, aktuelle Dinge zu transportieren. Uns kommt keine Fortbildungsfunktion wie den Volkshochschulen oder ähnlichen Institutionen zu. Es ist nicht unsere Aufgabe, die Bürger ständig über gesunde Lebensweise und andere Dinge aufzuklären, die vielleicht der Medizin am Herzen liegen.

Vergessen wird ferner, daß die Zeitungen – und das gilt für die Zeitschriften ebenso – auch ökonomische Unternehmen sind, sich also alles sehr stark unter wirtschaftlichen Bedingungen abspielt. Dies bedeutet für die Journalisten, daß sie ständig unter ökonomischem Druck produzieren müssen. Die Nachrichten, und das ist meine These – mit der ich mich im Gegensatz zu Frau Noelle-Neumann befinde – werden daher doch sehr viel stärker nach ökonomischen Gesichtspunkten ausgewählt. Das heißt, daß alle Medien mehr oder weniger nach den Lesern schielen. Die Qualitätszeitungen, die großen überregionalen Zeitungen und die guten Magazine wie Times oder Newsweek orientieren den Inhalt zwar auch stark am Leser, aber dort ist die Diskrepanz zwischen Bild und Abbild nicht so groß, weil die Interessen von Redakteuren und Lesern weitgehend übereinstimmen. Für den Wissenschaftsjournalismus bedeutet das, daß die Auswahl des Stoffes in diesen Blättern mehr oder weniger nach wissenschaftlichen Kriterien geschieht, also nach den Kriterien, die auch Forscher anlegen. Deswegen haben die Wissenschaftsseiten in den großen Zeitungen wie der F.A.Z. und Neuen Züricher oder auch in der New York Times innerhalb der wissenschaftlichen Welt eine große Reputation.

Es gibt allerdings Ausnahmen. Wenn die Wissenschaftler anderer Meinung sind als die Zeitung, dann sind wir natürlich längst nicht mehr so gut, wie wenn wir mit der Wissenschaft voll übereinstimmen. Die Neue Züricher Zeitung hat die Dominanz der Ökonomie meines Erachtens zum vierzigjährigen Jubiläum des Spiegels sehr deutlich herausgestrichen. Sie schrieb, es gebe kein Blatt, das opportunistischer und ökonomischer sei als der Spiegel, aber jeder von uns glaubt eigentlich, daß der Spiegel überwiegend Politik treibe. Der Spiegel macht zwar Politik, aber eine Politik, die sozusagen der Öffentlichkeit entgegenkommt. Es findet – darüber sollten wir uns ebenfalls klar werden – ja nur ein ständiges Recycling der Meinungen statt, und wenn der Spiegel damit kein Geld mehr verdiente, würde er sein Konzept sehr schnell ändern. Man sollte daher anerkennen, daß es in den Print-Medien nicht so sehr um Politik geht, sondern daß hier wirtschaftliche Faktoren dominieren. Herr Krautkrämer, glaube ich, wird ihnen sicherlich nachher noch dazu sagen, daß sich bei Funk und Fernsehen ähnliche Entwicklungen abzeichnen, daß auch hier mehr und mehr darauf geachtet wird, was ankommt und was man verkaufen kann.

Einen anderen Punkt, den ich aufgreifen möchte, ist der Begriff der Götter. Frau Noelle-Neumann, Sie haben die Journalisten auch als Götter bezeichnet, und damit sind wir eigentlich beim eigentlichen Thema. Warum haben es die Journalisten oder warum haben es die Wissenschaftler mit den Medien so schwer? Ich vergleiche das immer mit einem Theaterstück. Es geht doch eigentlich darum: wer inszeniert das Ganze? Wenn die Wissenschaftler in den Tageszeitungen bestimmen könnten, was gespielt wird, dann gäbe es überhaupt keine Probleme. Aber es ist nun einmal anders: Sie bestimmen in den Kliniken, wir bestimmen in den Zeitungen, und deswegen wird das Verhältnis zwischen Journalisten und Ärzten immer kritisch sein; ganz davon abgesehen, daß wir eher – ja, muß ich sagen – progressiv sind, daß wir für das Neue aufgeschlossen sein müssen. Bei Ärzten ist das grundsätzlich anders, für die Patienten wäre es sogar gefährlich, wenn jeder Arzt so progressiv wäre wie ein Journalist. Die Ärzte dürfen also gar nicht überall, was das Neue angeht, an vorderster Front stehen. Es muß sicherlich Pioniere geben, aber insgesamt ist Vorsicht und Abwarten sicherlich richtig.

Lassen Sie mich nochmal zum Theaterspiel zurückkommen. Wer inszeniert, das ist für mich die entscheidende Frage, die Machtfrage. Am Institut von Frau Noelle-Neumann wurde vor einigen Jahren eine Umfrage gemacht. Die Mainzer Wissenschaftler haben sich damals durchweg zum Wissenschafts- und Medizinjournalismus bekannt, aber – und das ist das entscheidende Ergebnis – zu den Bedingungen der Scientific Community. Sie möchten Präzision und Genauigkeit in den Meldungen, und das ist eben etwas, was im Journalismus – die Qualitätszeitungen ausgenommen – sehr selten vorkommt. Und warum das so selten ist, dafür gibt es auch einen einleuchtenden Grund. Zeitungen sind ökonomische Unternehmen, sie müssen ihre Blätter ja verkaufen, sie müssen Geld verdienen, sie werden nicht subventioniert. Die Leser wollen aber vor allem unterhalten werden. Das ist der große Unterschied zwischen den Qualitätszeitungen einerseits und den Regionalzeitungen, Lokalblättern, und Magazinen andererseits. Sie dienen in erster Linie der Unterhaltung und nicht so sehr der reinen, wissenschaftlich verläßlichen Information. Und da rühren nun wiederum die Schwierigkeiten her, die Wissenschaftler, die Mediziner und Chirurgen mit den Regionalzeitungen und Magazinen haben. Die Chefredakteure wählen nicht das aus, was nach wissenschaftlichen Kriterien neu und wichtig ist, sondern sie antizipieren das, was der Leser, der das Blatt kauft, gern haben möchte. Die Auswahl der Nachrichten stimmt daher nicht mit den Binnenkriterien der Wissenschaft überein; dies schafft Konflikte. Die Berichte stammen deshalb in erster Linie aus der Erfahrungswelt der Leser; das ist der Umweltschutz, das ist natürlich die Medizin. Und diese Geschichten können, das sagte einmal Hanna Ahrend, gar nicht wahr sein, es sind keine Tatsachen, sondern Tatsächlichkeiten. Selbst wenn man Homer betrachtet, so sind dessen Geschichten auch nicht im wirklichen Sinne wahr, sondern eben Erzählungen für seine Leser. Diese Diskrepanz zwischen den beiden Ebenen macht letztlich die Arbeit mit der Presse so schwer.

Ich sollte hier eigentlich aus dem Alltag des Zeitungsmachens berichten. Deshalb möchte ich kurz auf unsere Schwierigkeiten eingehen. Es gibt ganz wenige, aber dafür sehr stereotype Einstellungen von Medizinern und Wissenschaftlern gegenüber Journalisten. Um Auskünfte gebeten heißt die erste Ausflucht: ich bin nicht genau informiert, ich kann Ihnen darüber noch nichts sagen, ich brauche erst die Originalpublikation, die der Journalist natürlich meistens schneller hat als der Wissenschaftler. Auf diese Weise wird sehr viel blockiert. Später, vielleicht nach einigen Tagen, wenn dem Arzt die Originalinformation vorliegt heißt es – nun warten Sie mal ab, dazu werden noch weitere Untersuchungen gemacht, wir selbst forschen auch auf diesem Gebiet. In einem Vierteljahr werden wir Ihnen mehr sagen können; das Ganze ist einfach noch nicht so weit, daß man darüber berichten kann. Auf diese Weise enden eigentlich – wenn man nicht hartnäckig ist – 90 Prozent der Recherchen, vorausgesetzt, man kommt überhaupt an den Arzt, an den Wissenschaftler heran. Hier kommen wir nun an einen anderen, ganz wichtigen Punkt. Gerade die Chirurgen sind sehr, sehr schwer erreichbar, selbst wenn Sie ihre Sekretärinnen einige Jahre kennen. Oft heißt es, rufen Sie um zwei Uhr an. Um zwei ist der Chirurg natürlich immer noch im Operationssaal, um vier Uhr hat er Visite, dann Sprechstunde. Das ist alles verständlich, nur müssen Sie erkennen, daß wir eben auch unter zeitlichem Druck arbeiten und nicht Stunde um Stunde warten können. Es gibt sicherlich Chirurgen und Ärzte, die kaum eine freie Minute haben. Sie müssen aber einsehen, daß wir an einem bestimmten Tag über ein bestimmtes Thema berichten müssen, nicht nur weil eine Redaktion dies so will, sondern weil alle anderen Blätter etwas darüber schreiben werden. Und da muß auch das eigene Blatt etwas darüber haben.

Man sollte daraus lernen, daß es nicht so sehr darauf ankommt, das letzte Detail einer aktuellen Entwicklung zu erhalten, wir wollen vielmehr wissen: wie ist das Umfeld, was ist überhaupt neu, was bringt das für die praktische Medizin? Dennoch kommt eben immer wieder ein stereotypes „Warten Sie, warten Sie ab". Das reicht nicht aus. Wir können unseren Lesern oft auch nicht die ganze Wahrheit sagen, aber wir müssen versuchen, ihnen das Umfeld zu erklären, etwa nach dem Unglück von Bohpal, über das man auch heute noch nicht ganz genau Bescheid weiß.

Der Wissenschaftsjournalismus hat schließlich eine Besonderheit; er ist sehr zeitaufwendig. Wenn Sie vielen journalistischen Kollegen ankreiden, daß sie Artikel schreiben, die Ihnen nicht besonders gefallen, dann kann ich ihnen als Journalist eigentlich nur zustimmen. Nur man muß nach der Ursache für die schlechten oder unvollständigen Artikel suchen. Sie erleben es ja immer wieder beim Chirurgenkongreß auf den Pressekonferenzen, daß Kollegen oft gar nicht das Ende der Veranstaltung abwarten dürfen, weil sie für ihren Verleger oder ihren Chefredakteur schon zum nächsten Termin müssen. Hier zeigt sich, daß der Wissenschaftsjournalismus von den Medien immer noch unterschätzt wird. Es gibt weder genügend Redakteure, noch haben die wenigen ausreichend Zeit, sich mit Medizin und Wissenschaft zu beschäftigen.

Der Kollege, der hier in München über den Chirurgenkongreß berichtet, sollte nicht nur Zeit haben die Pressekonferenz zu besuchen, diese sollte auch den Anforderungen genügen, was selten der Fall ist. Es gibt keine Arbeitsmaterialien für die Journalisten. Das ist immer wieder beklagt worden, aber geändert hat sich nichts. Etwa, daß für die einzelnen Sitzungen Unterlagen vorbereitet würden, die den Journalisten die jeweiligen Themen nahebrächten.

Die Journalisten müssen also immer unter Zeitdruck arbeiten und können all das, was sie eigentlich möchten – und welcher Journalist möchte nicht gute Artikel schreiben – nicht, weil die Verleger und auch die Wissenschaftler sie daran hindern. Amerikanische Studien haben ergeben, daß auch Nicht-Wissenschaftler und Nicht-Mediziner sehr wohl sehr gut über wissenschaftliche Themen berichten können, wenn man ihnen nur genügend Zeit läßt.

Deswegen möchte ich Ihnen zum Schluß verdeutlichen, daß die Schwierigkeiten bei der Wissenschaftsberichterstattung nicht so sehr politischer Natur sind, wie Frau Noelle-Neumann hier aufzeigte, sondern daß der Wissenschaftsjournalismus wesentlich stärker mit ökonomischen Widrigkeiten zu kämpfen hat. Die Verleger sind nicht bereit, genügend zu investieren. Ein besonderes Ärgernis für uns alle, für Mediziner und Journalisten gleichermaßen, ist deshalb die Deutsche Presseagentur (dpa). Dort gibt es nur zwei Wissenschaftsjournalisten, ein Kollege macht einen Wissenschaftsdienst der einmal die Woche erscheint, ein weiterer Journalist ist für die aktuelle Wissenschaft bei dpa zuständig. Wenn Sie berücksichtigen, daß 80 bis 90 Prozent der Wissenschaftsnachrichten die in die deutschen Zeitungen gelangen, von dpa oder anderen Agenturen stammen, wo die Lage nicht besser ist, dann wird Sie die mangelnde Qualität nicht mehr verwundern. Ein Kollege, er kann studiert haben was immer er will, der über Quasare, über Gentechnik und über alle medizinischen Disziplinen und vieles andere mehr Bescheid wissen soll, ist einfach überfordert. dpa müßte wenigstens vier Wissenschaftsjournalisten haben, aber die deutschen Verleger – und dpa gehört nun einmal den deutschen Verlegern und den Rundfunkanstalten – sind nicht gewillt, das zu ändern.

In diesem Zusammenhang noch ein Hinweis auf die Bücher, die Sie so ärgern. Hier müssen Sie sehen, daß auch das Buch von Herrn Hackethal keineswegs im Eigenverlag erschienen ist, sondern daß es einen potenten Verleger hatte, der damit Geld machte. Diese Schlußbemerkung soll Sie etwas dafür sensibilisieren, daß die wirklichen Verstärker die Verleger sind, die darüber entscheiden, ob dieses oder jenes Buch gedruckt wird. Was für Hackethal „Auf des Messers Schneide" gilt, trifft gleichermaßen für die „Bitteren Pillen" oder andere Veröffentlichungen zu. Es sind letztlich doch nicht die Journalisten, die hier den größten Einfluß haben, sondern die Verleger. Ich meine, es ist deshalb unfair immer nur die Journalisten zu schelten, während die Kritik an den Verlegern vorbeigeht, die für viele Dinge, die Sie mit Recht stören, verantwortlich sind. Sie sitzen mit ihnen freundschaftlich in Bayreuth oder im Rotary Club zusammen und wissen gar nicht, daß sie eigentlich erst die Journalisten in die Lage versetzen, all das zu tun, was Sie so irritiert.

56 b. Rundfunk

H. Krautkrämer

Wissenschaftsredaktion, Süddeutscher Rundfunk, Schloß-Wolfsbrunnen-Weg 33, D-6900 Heidelberg 1

Es wäre gewiß leichter, zum Thema „Psychiatrie und Medien" zu sprechen, vor allem weil es zwischen diesen beiden Wechselwirkungen gibt. Und Wechselwirkungen mit den Massenmedien, insbesondere mit dem Rundfunk, könnte man auch bei manch anderer medizinischen Fachdisziplin entdecken, nur bei der Chirurgie scheint mir die Beziehung eine recht einseitige zu sein: Sie ist Themenlieferant, Stofflieferant für die Medien. Ich wüßte nicht, wie irgend eine Aktivität der Massenmedien den Chirurgen neue Patienten zutriebe. Hinsichtlich von Psychiatrie, Augen- oder Ohrenheilkunde, ja selbst der Inneren Medizin wäre ich mir da nicht so sicher. Einzige Ausnahme vielleicht: die Berichterstattung über neue Operationsmöglichkeiten und -techniken. Aber auch hier geschähe das nur sehr indirekt; denn die Zugangswege zur Chirurgie sind von anderen Disziplinen besetzt; und die verteilen die Passierscheine. Außer im akuten Notfall der klaffenden und blutenden Wunde begibt sich jedenfalls kein Patient direkten Weges zum Chirurgen, gemeinhin tut er das erst, wenn die Vertreter anderer Disziplinen ihm das als die ultima ratio dargestellt haben.

Gleichwohl wird Themen aus der Chirurgie in den Massenmedien viel Raum gegeben – seltsamerweise ist die Chirurgie von großem Unterhaltungswert – in ihren strahlenden Erfolgen wie in den beschämenden Fehlschlägen. Die Gründe dafür analysieren zu wollen, führte uns wahrscheinlich in ähnlich von theoretischem Wildwuchs bedecktes Gelände wie die Erklärungsversuche, weshalb die Darstellung von Gewaltverbrechen im Genre der „Krimis" konstant ein so großes Publikum hat. (Ich will mit diesem Hinweis beileibe keine Ähnlichkeit der beiden angesprochenen Bereiche assoziieren, sondern lediglich darauf aufmerksam machen, daß schmerzhafte Vorgänge bei anderen, bis hin zu existentiellen Lebenskrisen mit letalem Ausgang, offenbar beim Publikum auf ein Interesse stoßen, das mit Informationsbedürfnis nicht erklärt werden kann.)

Doch es ist hier nicht meine Aufgabe, allgemeine Überlegungen darüber anzustellen, weshalb und wie Chirurgie in die Medien gerät, sondern ich stehe hier als Vertreter eines der besonders schnellen elektronischen Massenmedien. Und dessen Besonderheit ist nicht nur, daß es seine Informationen unter Aussparung des optischen Sinneskanals transportiert, sondern – vielleicht noch wichtiger – daß es in beinahe jeder Lebenslage und neben den meisten Tätigkeiten konsumiert werden kann, sofern der akustische Kanal zugänglich ist.

Diese zuletzt genannte Besonderheit hat, so möchte ich einmal kühn behaupten, auch einige Implikationen für unser engeres Thema: Chirurgie und Medien. Denn anders als die mit Bildern arbeitenden Medien riskieren wir es gar nicht erst, daß die empfindsamen unter den Empfängern unserer Botschaften sich abwenden, wenn es konkret wird mit der Darstellung von Chirurgie. Und wir können wahrscheinlich immer nur bei einer kleinen Minderheit unseres Publikums auf eigene Erfahrung aufbauen, das heißt auf einigermaßen gesichertes Erfahrungswissen darüber, wovon die Rede ist. Und zeigen können wir es ihm eben auch nicht.

Das macht uns die Arbeit schwerer und leichter zugleich. Schwerer, wenn wir Sachverhalte zu erklären, Vorgänge zu schildern haben, leichter wiederum, wenn wir Meinungen verbreiten und wenn wir vorhandene Meinungen verstärken.

Wir teilen wahrscheinlich mit allen anderen Massenmedien, daß wir uns selbst zunehmend unwirksam machen, weil unsere Informationen untergehen in dem selbstfabrizierten

Chaos einer alltäglichen und ubiquitären Geräuschkulisse und der vorbeiziehenden Bildertapete. Wo alles und jedes mit gleichem Wichtigkeitsanspruch nebeneinander steht, merkt sich, wahrscheinlich, dem Prinzip der selektiven Wahrnehmung folgend, immer nur derjenige etwas für längere Zeit, als ihn die Informationseinheit in Anspruch nimmt, der momentan direkt betroffen ist von der Medienbotschaft.

Sie, wie wohl alle Fachleute, deren Tun von Zeit zu Zeit Medienaufmerksamkeit auf sich zieht, überschätzen die Wirkung, die heute noch ausgehen kann von unseren in erster Linie auf Entertainment, weniger auf Information bedachten Massenmedien. Nur weil Sie selbst, wiederum wie alle Fachleute, dem Prinzip der selektiven Wahrnehmung unterliegen, kann bei Ihnen ein anderer Eindruck entstehen und sich verfestigen.

Für den journalistischen Alltag darf daraus freilich nicht die Folgerung gezogen werden, es sei gleichgültig, was und wie etwas gesagt wird. Wer die Möglichkeit hat, sich in der Geräuschkulisse einige Minuten lang Gehör und Aufmerksamkeit zu verschaffen, muß seinerseits darauf achten, daß er aus der Fülle der ihm zufließenden Informationen die wichtigen und die richtigen auswählt, um sie zu vermitteln. Denn bereits mit der Auswahl für die Weiterverbreitung im Massenmedium wird ja der Stellenwert einer bestimmten Information gesteigert.

Um nun zu den medienrelevanten Aspekten der Chirurgie zu kommen: Ein Kriterium bei der Entscheidung, welche Information ins Medium gelangt, sollte die Qualität der Quelle sein. Wenn ich das recht sehe, so sprudelt Chirurgisches aus drei Quellen in unseren breiten Medien-Fluß:

*   Patientenberichte (Betroffene),
**   Berichte der Agierenden, das heißt der Chirurgen oder ihrer unmittelbaren beruflichen Umgebung,
*** Berichte aus der Gerichtsbarkeit, ganz allgemein gesprochen.

Zweifellos sind die beiden zuerst genannten Quellen Primärquellen, jedoch von unterschiedlicher Klarheit, die dritte ist zwar eine Sekundärquelle, doch was sie ausschüttet, hat einige Filter durchlaufen, weshalb bei der Übernahme ihres Inhaltes journalistische Sorgfaltspflichten nicht mehr stark gefordert sind, sofern man sich nicht als Über-Richter aufspielen will.

Zurück also in der Systematik zu den Quellen Nr. 1 und 2. Auf *Patientenberichte* ist mit äußerster Vorsicht zu reagieren, Zurückhaltung ist angezeigt, denn der Medienschaffende müßte selbst recherchieren, etwas, wozu dem schnellsten Medium die Zeit meist fehlt. Deswegen sollte schon die Vorsicht Zurückhaltung nahelegen. Sollte man meinen! Aber aufmerksame Beobachtung unserer Medienwirklichkeit wird Sie eines anderen belehren: Die „neue Unmittelbarkeit", wie sie in den modischen, zwischen Unterhaltung und Information angesiedelten rundfunkjournalistischen Darstellungsformen des mit Informationsornamenten durchwirkten Musikteppichs favorisiert wird, läßt (ebenso wie wir das vom Boulevard- und Illustriertenjournalismus schon länger gewohnt sind) diese Primärquelle eifrig sprudeln. Nicht, wer etwas zu sagen hat, schon wer irgend etwas zu sagen bereit ist, kommt dort zu Wort. Und mit diesem „Medienereignis" ist dann ein Automatismus in Gang gesetzt: Es sind *Betroffene* erzeugt. In unserem gedachten Beispiel und mit der stillschweigend vorausgesetzten Prämisse, es handele sich um den Vorwurf irgend eines chirurgischen Fehlverhaltens, eines vermeidbaren Mißerfolges, wäre also ein Chirurg der Betroffene. Entweder reagiert einer von sich aus, oder er wird konfrontiert mit dem bereits zum Medienereignis gewordenen Inhalt eines Patientenberichtes. Beides, die Aktion wie die Reaktion, kann dann vom Medium noch zum Anlaß genommen werden für eine breitere Erörterung der zugrundeliegenden Problematik, möglicherweise sogar, um das einmal erweckte Interesse nun zum Vehikel zu machen für die Verbreitung (Popularisierung) einiger chirurgischmedizinischer Fakten:

Zur zweiten Primärquelle: wie gesagt, *die Chirurgen* und ihr unmittelbares Umfeld. Naturgemäß wird sie nur angeschaltet, wenn sie Positives hervorbringen kann. Von sich aus lauern gewiß keine Reporter in den Kliniken, um Berichtenswertes in Erfahrung zu bringen.

Sie werden von Insider-Informationen dorthin gelockt, wo Spektakuläres zu erwarten ist. Wer aus Ihren Reihen den Medien vorwirft, sie suchten und brächten immer nur das Sensationelle aus Ihrer Berufswirklichkeit, der meint immer nur einen Kollegen, der Medienaufmerksamkeit auf sich gezogen hat (und ich betone, daß „ziehen" eine aktive Tätigkeit ist). Nicht ein ahnungsloses Mit-sich-geschehen-Lassen bringt die Neuland-Operation wie das erste Retorten-Baby in die Schlagzeilen, und nicht etwa die Angehörigen eines Transplantationspatienten veranstalten Pressekonferenzen, sondern Chirurgen laden dazu in die Klinik ein. Und deren einige haben wie die Stars der Kultur- und Unterhaltungsszene ihre journalistischen Planeten, die sie über ihr Tun und Wollen auf dem laufenden halten, so daß der zeitlich nicht voraussehbaren Erstoperation nach einer neuen Methode rechtzeitig öffentliche Aufmerksamkeit zuteil wird.

Sie merken, ich rede hier vom aktuellen, vom Tagesjournlismus in den Massenmedien. Und dessen Themenauswahl und Agenda-Setting entzieht sich dem Einfluß- und Verantwortungsbereich der „Fachredaktion", in unserem Falle „Wissenschaftsredaktion" genannten Mannschaft, welche Ihr, das heißt der Chirurgen, Berufsfeld so regelmäßig beobachtet wie eine Reihe anderer Tätigkeitsfelder. Über diese, die Wissenschaftsredaktionen und deren Verhältnis zu den Objekten ihrer Aufmerksamkeit zu reden, heißt ja nur einen kleinen Teil der Medienwirklichkeit und der Medien*wirksamkeit* abbilden – und das ist wahrscheinlich der am wenigsten problematische Teil, weil die regelmäßige Beschäftigung mit einem Gegenstand im Laufe der Zeit zu einer Ansammlung von Fachkompetenz führt, die die Konflikte auf eine mehr rationale Ebene befördert. Bei Gelegenheiten wie dieser hier, ist's ohnehin wie in der Kirche; die, auf die die Predigt zielt, kommen gar nicht erst 'rein.

Wer aktuellen Tagesjournalismus machen muß, dem läßt das System, in dem er steht, keine Zeit, Hintergrundinformationen zu sammeln, die ihm bei aktueller Konfrontation mit einem medizinischen oder gar chirurgischen Spezialthema ein wenig Fachkompetenz verleihen könnte.

Ich überzeichne, weil ich überzeugt davon bin, daß das, was wir unter dem Eindruck der Privatisierung und der regionalen Zersplitterung des Rundfunks schon heute in Ansätzen haben, in der Zukunft das Charakteristikum dieses Massenmediums sein wird. Und da gibt es denn, wie in den Regionalzeitungen, kein Fachressort mehr, das sich ein Minimum an Fachkompetenz erwirbt in den Gebieten, denen sie von Zeit zu Zeit ihr publizistisches Interesse zuwendet. Aber nun ist das Stichwort einmal gegeben, journalistische *Fachkompetenz des Ressort-Spezialisten*. Wir müssen trennen zwischen Fallberichterstattung und Kritik, die auf die Rahmenbedingungen zielt. Weil die solchermaßen definierte Fachkompetenz bisweilen für sich in Anspruch nimmt, das, was Chirurgen tun, nicht nur preisend, sondern auch kritisch zu kommentieren, sei mir ein ganz kleiner Exkurs zu deren Rechtfertigung erlaubt: Ich will nicht jenes von Theaterkritikern und Sportreportern strapazierte Selbstrechtfertigungsargument wiederholen, man müsse nicht ein Huhn sein, nicht Eier legen können, um die Qualität von Eiern beurteilen zu können. Das zieht in unserem Falle schon gar nicht. Aber wer sich auf dem laufenden hält über die innerfachliche Diskussion, soweit sie auf Kongressen und in der Fachliteratur nach außen dringt, der kann durchaus aus aktuellem Anlaß, beispielsweise bei einer Kunstherzimplantation, den Fall messen an dem, was bedeutende nationale wie internationale Chirurgengesellschaften als Auswahlkriterien für Herztransplantatempfänger aufgestellt haben, insbesondere wenn der Kunstherz-Implanteur sein Husarenstück mit dem Argument rechtfertigt, er hätte diesem Patienten ja nur die Lebenschance ein paar Tage verlängern wollen in der Hoffnung, inzwischen ein zur Transplantation geeignetes Spenderherz zu bekommen – und wenn die Recherche dann ergibt, daß dieser Patient nach den international anerkannten Auswahlkriterien niemals hätte für eine Herztransplantation in Frage kommen dürfen. In solchem Fall wird man in aller Öffentlichkeit das tun müssen, was ja die Fachkollegen öffentlich niemals tun: nämlich etwas Humanexperiment nennen, was als Heilversuch ausgegeben wurde. Ähnliches gilt auch für die Beurteilung aufwendiger Neulandoperationen unter Beiziehung sozialmedizinischer, ja, sozialpolitischer Argumente, wenn es sich um Verfahren handelt, bei denen evident ist, daß sie niemals bei allen Patienten gleicher Indikation zur Anwendung gelangen können. Man muß das schon aus dem Grunde tun, damit nicht durch unkritische große Berichterstattung über den sensationellen Eingriff die Erwartungen an die Chirurgie zu hoch geschraubt werden – etwas, das die Chirurgen selbst nicht wünschen können, ja, als typische Mediengefahr zu sehen gelernt haben, wie Professor Imdahl in seinen Beiträgen zu unserem Thema eindrucksvoll erläutert.

Ich behaupte: Mehr als der Kunstfehler, für den unsere Rechtsordnung ja eine Reihe von geregelten Reaktions- und Sanktionsweisen bereithält, viel mehr als der Kunstfehler sollte die Massenmedien die Neulandoperation beschäftigen, wo es sich nicht nur um eine Veränderung gängiger Operationstechniken handelt, sondern um wirkliche Neulandgewinnung. Denn hier findet der Übergang von Forschung zu deren praktischer Anwendung statt. Und es herrscht heute Einigkeit darüber, daß zwar die Forschung sich ihre Themen selbst stellt, daß aber über die Anwendung von Forschungsergebnissen die Gesellschaft mitzubestimmen hat, und Information und öffentliche Diskussion ist eine Voraussetzung dafür. Weshalb sollte die Medizin und die Chirurgie eine Ausnahme von dieser, auch in den Lebenswissenschaften heute anerkannten Regel beanspruchen können? Da sie ohnehin in eigener Machtvollkommenheit die ersten Schritte vom Forschungsexperiment zur ärztlichen Nutzanwendung vollzieht, ist es Aufgabe der Medien, die nichtmedizinischen Aspekte des Vorgangs ins öffentliche Bewußtsein zu rücken – im negativen wie im positiven Fall. Ich erinnere nur an Transplantationen und Spenderbereitschaft und das, was Professor Pichlmayr zu diesem Komplex nicht müde wird zu sagen – denn auch die Bereitschaft, selbst nach dem Tod Organspender zu sein, gehört zur gesellschaftlichen Akzeptanz neuer chirurgischer Methoden.

Zurück noch einmal zum Medienalltag, wie ihn die Aktualität der aus allen Lebensbereichen eingehenden Meldungen gestaltet: Es kann eine Nachricht aus Politik, Kunst- oder Sportwelt unversehens Medizin, Chirurgie zum Beispiel, zum Thema machen und die Fachredaktion eines Hauses plötzlich mit Fragen konfrontieren, die sie zu umfangreichen Recherchen nötigen. Nur stichwortartig kann ich erläutern, was damit gemeint ist:

- Wenn ein Bundeskanzler einen Herzschrittmacher implantiert bekommt, wird diese Therapiemethode erläuterungsbedürftig.
- Wenn der Präsident einer regionalen Ärztekammer sich eine Hüftgelenkprothese eben nicht in der nächstgelegenen orthopädischen Universitätsklinik, sondern in einem entlegenen, anderen Bundesland einsetzen läßt, ist schon die Verbreitung dieser Tatsache konfliktträchtig. Und wenn man dann der Versuchung nachgibt, mögliche Gründe dafür zu recherchieren, findet man sich in einem aufgeregten Konfliktfeld wieder.
- Ähnliches ließe sich operationalisieren am Fall eines Wissenschaftsministers und seinem coronaren Bypass – so etwas kann im Medienalltag zum aktuellen Anlaß genommen werden, ohne den Grund zu nennen, danach zu fragen, wie es um die Herzchirurgie an den Universitätsklinken eines Bundeslandes bestellt ist. Und wenn man dabei auf die damit gar nicht zusammenhängende Tatsache aufmerksam wird, daß deren nicht eine einzige Herztransplantation macht, hat man ein eigenes chirurgisches Thema. So können sich die Dinge verselbständigen.
- Und der Narkosezwischenfall bei der Akutoperation eines Sportlers kann, denkbarer Medikamentennebenwirkungen wegen, die Dopingpraxis und die Beteiligung von Ärzten daran plötzlich ins Fadenkreuz der Medienaufmerksamkeit rücken.

Ich will damit nur andeuten, daß es nicht selten Dinge sind, die sich außerhalb des Medizinbetriebes ereignen, welche medizinische Themen auf die journalistische Tagesordnung setzen.

Und daß es im Alltagsgeschehen Zufälligkeiten gibt, die alle vertrauensbildenden Bemühungen konterkarrieren können.

Zu guter Letzt ein Rat: Wenn Sie sich mit diesem schnellen Medium einlassen, müssen Sie damit rechnen, schon mit einem Telefongespräch „life" auf dem Sender zu sein und es dabei mit einem Gesprächspartner zu tun zu haben, der genauso neugierig und so wenig vorinformiert ist wie sein Publikum. Sie müssen sich diesem Diktat der Aktualität keineswegs beugen, nur müssen Sie wissen, daß jemand anderer aus Ihrer Zunft sich bereitwillig in dieses Medium begeben wird, und ist der erst einmal in der Rolle des Medienlieblings, ist er auf einmal für alle Spezialfragen kompetent. Vergessen Sie nicht, für den Journalisten, der ihn befragt, hat jeder Mediziner hohe Fachkompetenz auch für chirurgische Fragen, und jeder Chirurg erst recht für sämtliche chirurgische Spezialfragen, sofern er sich nicht selber dem Anspruch verweigert. Haben Sie also Nachsicht mit den Journalisten in Massenmedien, die glauben dürfen, sie hätten ihre journalistische Sorgfaltspflicht erfüllt, wenn sie den autorisierten Fachmann zu Wort kommen lassen. Und formal gilt das auch noch für den zum Außenseiter gewordenen, so lange er unangefochten als Fachmann praktiziert: Wer Professor Hackethal ans Mikrofon läßt, macht sein Werkzeug im wahrsten Sinne des Wortes zum Medium, er hat dann eigentlich nur noch dafür zu sorgen, daß aus der Fachwelt noch eine Gegenmeinung zu Wort kommt, schon hat er selbst nichts falsch gemacht.

Ich überzeichne wieder, und zwar bewußt und in provokanter Absicht. Ich wollte damit nur die allgemeine Tatsache in Erinnerung rufen, daß wir Journalisten nichts erfinden im Bereich von Medizin oder speziell Chirurgie, sondern immer nur vorhandenen Meinungen und Ansichten ein größeres Publikum verschaffen.

Lassen Sie mich schließen mit einer nur halbwegs ernst gemeinten aphoristichen Bemerkung: Chirurgie wie Massenmedien erträgt man manchmal nur mit betäubten Sinnen. Und nur wenn beide gut gemacht sind, hinterlassen sie keine unerwünschten Nachwirkungen. Und beide haben gegen die Tendenz anzukämpfen, daß ihre jeweiligen Fehlleistungen verallgemeinert werden.

56c. Die informierte Gesellschaft: Fernsehen und Chirurgie

H. Mohl

Zweites Deutsches Fernsehen, Gesundheitsmagazin PRAXIS, Postfach 4040, D-6500 Mainz 1

The Informed Society: TV and Surgery

Summary. To understand the conflicts between media and surgery better, the working conditions of TV were examined. It was evident that the conflicts between surgery and media are mostly based on conflicts between surgeons and patients. When these conflicts are reduced, the conflicts with the media will also be reduced. The consequences for surgeons are (1) inform as openly and actively as possible, (2) react as openly and actively as possible, and (3) reduce conflicts by an exemplary medicine.

Keywords: Television – health education – conflicts

Zusammenfassung. Um die Konflikte zwischen Medien und Chirurgie besser zu verstehen, werden die Arbeitsbedingungen des Fernsehens geschildert. Deutlich gemacht wird, daß die Konflikte zwischen Chirurgie und Medien meistens auf Konflikte zwischen Patienten und Chirurgen zurückgehen. Werden diese Konflikte reduziert, reduzieren sich auch Konflikte mit den Medien. Konsequenz für Chirurgen:
1. Informieren so offen und aktiv wie möglich, 2. Reagieren – so offen und aktiv wie möglich, 3. Konflikte reduzieren durch eine vorbildliche Medizin.

Schlüsselwörter: Fernsehen – Gesundheitserziehung – Konflikte

Das Thema, das mir für dieses Kurzreferat gestellt wurde, heißt noch nicht: „Auf der Suche nach Konfliktlösungen", sondern zunächst sollte von uns Journalisten zu dieser Stunde die Frage beantwortet werden – zum besseren Verständnis der Konflikthintergründe: *Was* bringen wir, *warum* und *wie,* unter *welchen* Bedingungen mit *welchen* Schwierigkeiten und Wirkungen?

Die Antwort auf die *warum*-Frage ist zunächst sehr einfach:

Wir bringen Medizin-Themen,

weil wir meinen, daß das unsere Zuschauer interessiert.
weil wir annehmen, daß das unsere Zuschauer wissen möchten oder sollten,
weil wir finden, das müßte die Öffentlichkeit erfahren.

Das journalistische Ziel ist dabei – kurz und knapp:
- Wir wollen unsere Zuschauer nach bestem Wissen und Gewissen nach dem neuesten Stand wissenschaftlicher Erkenntnis so informieren, daß sie wissen, was ihre Gesundheit erhält, fördert, gefährdet, wiederherstellt und sichert.
- Wir wollen dem Zuschauer Orientierungshilfen für den Medizinbetrieb geben, wollen ihn über die neuesten Möglichkeiten medizinischer Hilfen so gut wie möglich in Kenntnis setzen, wollen die komplizierter gewordene Medizin auch für den Laien durchschaubarer machen, wollen dazu beitragen, daß der Fortschritt den Einzelnen so schnell wie möglich erreicht.

Zunächst geht es also keineswegs – oder nicht immer – um Konflikte, sondern um Informationen über Fortschritte der Medizin, um Beispiele, die staunen lassen, die Mut machen, die Hoffnung geben, die Informationen zu Krankheiten bieten, unter denen Menschen leiden.

Ganz klar: Medizinthemen interessieren am meisten, wenn man selbst von einer Krankheit betroffen wird, wenn man auf Heilung oder Besserung hofft – auf die Wunderwirkung einer Wunderpille, auf einen heilenden Eingriff möglichst ohne Schmerzen, ohne Leidenszeiten, ohne behindernde Folgen.

Tagtägliche Redaktions-Post macht immer wieder deutlich: hier gibt es große Informationsdefizite. Offensichtlich werden viele Patienten nicht genügend, nicht umfassend, nicht in der richtigen Form, die der Patient auch versteht, über Ursachen, Folgen, Behandlungs-Chancen seiner Leiden aufgeklärt. Ja, als unsere *Praxis*-Reihe „Spezialkliniken in Deutschland" gesendet wurde, wußten auch manche Ärzte nichts von Spezialkliniken für Krankheiten, unter denen sie selbst litten. Wie viel hier zu verbessern ist, verrät auch der Ratschlag einer Landesärztekammer auf die Frage nach bestimmten Spezialkliniken: „Rufen Sie das Gesundheitsmagazin an; die wissen es am besten." Das ist zwar sehr ehrenvoll, aber nicht ehrenwert dem Patienten gegenüber. Eigentlich müßte jede Ärztekammer solche Antworten besser als jeder Journalist geben können.

Informationsdefizite aber gibt es in vielen Bereichen der Medizin, vor allem wenn von Fortschritten die Rede ist. Hier ist der Journalist näher an der Forschungsfront der Medizin als der Arzt in Praxis und Klinik. Weil der Journalist Informationen aus erster Hand, aus den führenden Institutionen, Forschungszentren, Laboratorien bieten kann. Und da es natürlich immer das Bestreben eines Journalisten ist, neue Nachrichten zu bieten, neue Informationen, bisher Unbekanntes bekannt zu machen, gelten viele seiner Berichte diesen Neuheiten. Die erste Herztransplantation und selbst die tausendste Herztransplantation ist nun einmal interessanter als die hundertmillionste Blinddarmoperation, obwohl sie für den Einzelnen zunächst von viel größerer Bedeutung sein dürfte. Aber über neue Chancen der Replantationen, über die Möglichkeiten der Mikrochirurgie, über sogenannte Retortenbabys zu berichten, ist interessanter für Journalist und – in diesem Fall – Zuschauer, als das zu reportieren, was man in jedem Gesundheitslexikon nachlesen kann. Und wenn wir unsere Zuschauer etwa über neueste bildgebende Verfahren in's Bild setzen, dann bieten wir auch dem Mediziner ein Programm, das manchen Arzt neugierig macht, das ihn zum Einschalten bringt.

Das fordert: wir müssen Neues, Interessantes, Wissenswertes bieten. Wozu auch die Berichterstattung über Probleme, über Versäumnisse, über Konflikte gehört. Ich bin zwar nicht der Meinung jenes deutschen Chirurgen, der mir einmal schrieb, daß „Aufspüren und verbellen" von Mißständen und Problemen die wichtigste Aufgabe des Journalisten sei. Aber ich bin der Auffassung, daß es zu dem öffentlichen Auftrag der Medien zumindest in demokratischen Gesellschaften gehört, Probleme öffentlich bekannt zu machen, gerade im Interesse derjenigen, die sonst keine Chance hätten, gehört zu werden. Hier fühlen wir uns als öffentlicher Anwalt des kleinen Mannes, des Patienten. Auch des Bürgers, dessen Sorgen und Ängste gegenüber neuen Entwicklungen zur Diskussion zu stellen und vor Augen zu führen sind. Letztlich führte das beispielsweise im ZDF zu dem Fernsehspiel „Fleisch" von Rainer Erler, als problematische Entwicklungen der Organbeschaffung für Transplantationen in einer Science fiction-Horrorvision gezeigt wurden; so geschah es kürzlich in der ARD in der Sendung „Chimären" über mögliche Irrwege der Gentechnologie.

Zusammengefaßt: Wir berichten über das, von dem wir meinen, es könnte oder müßte unsere Zuschauer interessieren. Wobei wir uns auch – es sei unter Beachtung des eigentlichen Themas dieses Nachmittags noch einmal hervorgehoben – in der Rolle des Patientenanwalts gegenüber einem mächtigen Medizinbetrieb, gegenüber einer übermächtigen Staats- und Verwaltungs-Bürokratie sehen.

Für unsere Themenauswahl werden uns viele Informationen geboten:

- von mehreren Nachrichtenagenturen, deren neueste Meldungen uns pausenlos per Fernschreiber zugetickert werden,
- zahlreiche Pressedienste von Ministerien, Organisationen, Verbänden, Journalisten,

- von eigenen Korrespondenten in der ganzen Welt,
- von Zeitungen, Zeitschriften, Fachzeitschriften.

Das ist gewissermaßen die tagtägliche Informationsgrundlage für unsere Arbeit. Dazu kommen Kongreßbesuche, Fachtagungen und viele Informationen per Post: Briefe mit Vorschlägen, Zuschriften über Erlebnisse, Erfahrungen, Vorschläge, Bitten. Nicht zu unterschätzen ist aber auch die persönliche Betroffenheit, der oft die interessantesten Anregungen zu verdanken sind. Wer in einer Klinik miterlebt, daß er zusammen mit dutzenden anderer Patienten morgens gleichzeitig für 7.30 Uhr bestellt wurde und er dann – selbstverständlich – stundenlang warten muß, der nimmt das nicht halbgottweißergeben hin, sondern erkennt hier einen Organisationsmangel, der die Bedürfnisse kranker, leidender Menschen inhuman ignoriert – und nimmt diese persönliche Erfahrung zum Anlaß, nachzuforschen, zu recherchieren, ob sich das um eine seltene Ausnahme oder um die Regel handelt, macht daraus dann schließlich einen Bericht.

Wer jemanden im Krankenhaus besucht, der tagelang ungeduldig auf Untersuchungen wartet, die dann teilweise die vorher durchgeführten ambulanten Untersuchungen wiederholen,

wer miterlebt, wie einem Herzinfarktpatienten das Essen eines Schwerarbeiters vorgesetzt wird,

wer miterlebt, wie er Ermächtigungsformulare für Operationen unterschreiben soll, bevor er überhaupt einen Krankenhausarzt gesehen hat,

kommt auf diese Weise oft frühzeitig auf die Spur von Problemen, von Themen. Auch manche Skandalberichte fanden so ihren Anfang in persönlichen Erlebnissen, durch einen Brief, durch persönliche Betroffenheit.

Die Frage bleibt: *was* wählen wir zur Berichterstattung aus? *Was* ist am wichtigsten? *Was* ist am interessantesten?

Hier haben wir in der Tat die Qual der Wahl, denn unendlich vielen Themen steht doch nur eine relativ begrenzte Sendezeit gegenüber, ist auch zu beachten, was paßt zum Stil der Sendung, was könnte durch andere Sendungen vorweggenommen werden? Welche zusätzlichen Sondersendezeiten sind vielleicht zu erreichen?

Medizinsendungen erreichen zwar vergleichsweise sehr hohe Einschaltzahlen (unsere letzte Sendung hatte wieder eine Sehbeteiligung von 31% = über 10 Millionen Zuschauer). Wir stehen aber in Konkurrenz zu Sendungen mit starker Lobby, politischen Sendungen beispielsweise, die mit mehr Durchsetzungskraft mehr Sendezeit erhalten. So stehen wir nie vor einem Themenmangel, sondern immer vor einem Sendezeitmangel, der uns zwingt Prioritäten zu setzen, auszuwählen, mehr abzusagen, als zuzusagen. So geschieht es dann, daß über medizinische Weltkongresse in Deutschland nicht eine Minute gesendet wird, weil dafür die Sendezeit fehlt, auch aktuelle, weil die politisch-wirtschaftliche Nachrichtenlage das nicht zuläßt, oder weil Boris oder Steffi alle anderen Sendungen aus dem Programm schlagen.

Zu der WAS-Frage kommt die *wie*-Frage. WIE berichten wir über WAS? Berichten wir darüber als Nachricht, mit einem aktuellen Filmbericht, mit einer Dokumentation, mit einer Reportage, mit einer Diskussion, gehen wir damit in die PRAXIS des Gesundheitsmagazins oder in die Schwarzwaldklinik? Bietet sich für ein spezielles Thema vielleicht am meisten ein Fernsehspiel an?

Die Antwort bietet oft schon das Thema. Wird bekanntgegeben, wer den Nobelpreis erhält, muß darüber möglichst noch am gleichen Abend in den aktuellen Sendungen berichtet werden.

Zieht man im einen Fall eine Live-Reportage mit Filmzuspielungen vor (wie in unserer Sendung zum 20. Jahrestag der ersten Herztransplantation), fällt die Entscheidung ein anderes Mal für eine Dokumentation (wie zur Woche „Europa gegen den Krebs", die vom 1. bis 8. Mai durchgeführt wird, die uns aber schon ein Jahr vorher bekannt war und entsprechenden Vorbereitungs-Spielraum ließ). Manche Programmentscheidungen fallen auch aufgrund internationaler Filmangebote (so kombinierten wir zwei Berichte über Trennungen Siamesischer Zwillinge in Kanada und in England mit eigenem Material). Manchmal halten wir auch die Form eines Tests für besonders attraktiv (weil dadurch eine höchstmögliche Aufmerksamkeit erreicht werden kann – und eine Aktivierung – wie etwa bei unseren großen Fitneß-Tests, die zur Bewegung contra den Bewegungsmangel unserer Zeit Millionen vor dem Bildschirm in Bewegung brachten). Diese Diskussion, was WIE gebracht werden sollte, wird immer wieder neu geführt, wird auch von Programm-Moden, neuen technischen Möglichkeiten, von Kostenfaktoren, Produktionszwängen und personellen Möglichkeiten und nicht zuletzt von Planungszwängen mitbestimmt (immerhin muß unser Programm zwei Monate vorher bereits den Programmzeitschriften mitgeteilt werden) (und was die Produktionspraxis angeht: normalerweise rechnet man für eine Dokumentation mindestens mit 1 Monat Recherchen, 1 Monat Aufnahmen, 1 Monat Schnitt und Endfertigung).

Wenn von Chirurgie und Medizin im Fernsehen gesprochen wird, darf nicht unerwähnt bleiben, daß wir im ZDF nicht nur die größte *Praxis* Deutschlands haben – mit über 10 Millionen, daß die ARD nicht nur die größte *Sprechstunde* durchführt, sondern daß wir auch das erfolgreichste deutsche Krankenhaus unterhalten, die *Schwarzwaldklinik,* die immer wieder von über 20 Millionen besucht wird.

Darüber ist auch in Fachkreisen fleißig diskutiert worden, engagiert, pro und contra. Ich meine: man sollte bei dieser Diskussion nicht vergessen, daß es sich hier um eine Unterhaltungsserie handelt – genau so wie bei der ARD-Serie *Praxis Bülowbogen.*

Die Forderung nach einem humaneren Krankenhaus wird aber gerade durch die *Schwarzwaldklinik* enorm gefördert. Macht es nicht nachdenklich, wenn das höchste Lob, das einem Krankenhaus heute aus menschlicher Sicht gegeben wird, heißt: „Ich habe mich dort so wohl gefühlt wie in der Schwarzwaldklinik". Der mitmenschliche Ton, der hier herrscht, wird von vielen als beispielhaft empfunden – zur Nachahmung überall dort empfohlen, wo kalter, unpersönlicher, nüchterner Stil Patienten frieren läßt.

Sendungen wie die *Schwarzwaldklinik* werden von manchen Medizinern sogar als bestes Transportmittel bestimmter Botschaften angesehen, vor allem für Zuschauer, die sich keine Informationssendungen anschauen. So mag Skeptiker nachdenklich machen, daß mehrere Chirurgen vorgeschlagen hatten, eine Folge der *Schwarzwaldklinik* dem Thema der Organtransplantationen und dem Organspendemangel zu widmen (ein Wunsch, der demnächst in Erfüllung gehen wird). Dazu Zitat aus einem Brief eines Transplantationszentrums: „Ihre Serie ‚Schwarzwaldklinik' schätze ich als ideales Forum, dem Zuschauer neben allgemeiner Unterhaltung medizinische Probleme und Konfliktsituationen anschaulich und doch korrekt darzubieten."

Alles zusammen, Medieninformationen unterschiedlichster Art, Fernsehsendungen vom „ARD-Ratgeber Gesundheit" bis zur „Praxis Bülowbogen", vom „Gesundheitsmagazin Praxis" bis zur „Schwarzwaldklinik" haben nicht nur hohe Einschaltzahlen erreicht, sondern sie haben auch viele Informationsverbesserungen und Verhaltensänderungen bewirkt und entscheidend mit dazu beigetragen, daß zu keiner Zeit der Bürger, der Patient so gut über medizinische Fragen informiert und aufgeklärt war wie in unserer Zeit. Darin liegt eine große Chance, die auch den Medizinern die Aufgabe erleichtern müßte, ihre Patienten optimal aufzuklären, sie optimal über Untersuchungen und Behandlungen zu informieren, sie zu aktivieren und zu entsprechendem gesundheitsbewußtem Verhalten zu motivieren, weil sie besser als früher vorinformiert sind. Wir machen Patienten fragefähiger, auch mitentscheidungsfähiger. Ich finde: Sie sollten darin eine Chance für bessere Compliance sehen. Soweit es um Aufklärung über die Chirurgie von heute geht, sitzen wir eigentlich im gleichen Boot. Und ich kann bei dieser Gelegenheit dankbar feststellen, daß dem Fernsehen bei der Wahrnehmung dieser Aufgaben die Türen meist offen stehen, daß wir meistens alle erforderlichen Informationshilfen leicht erhalten. Problematisch wird es erst dann, wenn es um Konflikte geht, um Berichte über Kunstfehler, um Vorwürfe, um Klagen, um Anklagen.

Konflikte zwischen Chirurgie und Medien gehen jedoch im wesentlichen auf Konflikte zwischen Patienten und Chirurgen zurück. Hinter den Konflikten mit den Medien stehen eigentlich immer Konflikte zwischen Arzt und Patient, zwischen Gesundheitspolitik und Bürger. Liefern Sie hier keinen Konfliktstoff, wird es auch weniger Konflikte mit den Medien geben.

Analysieren wir die Konflikte der Vergangenheit, standen im Vordergrund:

1. Kunstfehler und in diesem Zusammenhang die sogenannte Krähentheorie, nach der im Kunstfehlerfall nicht das Interesse des geschädigten Patienten an erster Stelle steht, sondern die Rücksicht auf Kollegen (so jedenfalls das verbreitete Mißtrauen unter Patienten)

Hinzu kommen 2. Aufklärungsversäumnisse (über Gefahren, Nebenwirkungen, Alternativen)

Schließlich 3. die Schweigetheorie, die die öffentliche Diskussion kritischer Themen scheut und nach der Devise vorgeht: „Totschweigen" (mit dieser Antwort wurden angebotene Streitgespräche mit Kritikern abgelehnt, wurden Begutachtungen verweigert). Absagegrund: „Das sollte man lieber totschweigen.")

Totschweigen aber kann nicht das Rezept der Medien sein, sondern nur offene, möglichst sachbezogene und dennoch engagierte Information und Diskussion.

Das fordert aus meiner Sicht

1. Informieren so offen und aktiv wie möglich,
2. Reagieren – wiederum so offen und aktiv wie möglich, und
3. Konflikte reduzieren durch eine vorbildliche Medizin.

Als ich 1976 bereits einmal die Ehre hatte, an dieser Stelle über „Patientensorgen, Patientenwünsche" zu sprechen, schloß ich mit dem Satz, den der nächste Präsident des Chirurgentages dann zum Leitmotto seines Präsidentenvortrages nahm: Wünschenswert ist, „daß wir zu einem neuen Vertrauensverhältnis finden, zu einem Vertrauensverhältnis, das sich nicht mehr wie früher auf magische Geheimnisse stützt, sondern das sich gründet auf ein durch Informationen gefestigtes Vertrauen in eine Ärzteschaft, die bestmöglich ausgebildet und fortgebildet in strenger Selbstkontrolle dem Patienten eine optimale Medizin bietet."

Mit diesem Satz möchte ich auch heute schließen, ergänzt um die auf meinen heutigen Vortrag bezogene Feststellung: das Fernsehen versucht, in seinen Beiträgen zu dieser optimalen Medizin beizutragen.

57 Konflikte aus der Sicht von Chirurgen

H. Imdahl

Chirurgische Klinik St. Johannes-Hospital, Johannesstraße 9–11, D-4600 Dortmund 1

A Surgeon's View of the Conflicts

Summary. Media-related subjects of conflict include (1) the media's limited but major focus on information, sensation and entertainment; (2) information first published before research done; (3) journalistic eagerness to hide nothing and say everything; (4) permanent onesided praise of surgery creating high utopian expectations; (5) false, at least, exaggerated promises of more than medicine can justify; (6) extreme critics making personal accusations already upon suspicion of surgical errors; (7) stepmotherly treatment of surgical routine, its accomplishments and pressures.

Keywords: Conflict potential in surgery – the media

Zusammenfassung. Medieninduzierte Konfliktthemen aus chirurgischer Sicht: 1. Das begrenzte Schwerpunktverständnis der Medien: Information, Sensation, Unterhaltung. 2. Die falsche Folge: Erst der Artikel, dann die Recherche 3. Der journalistische Eifer: Nichts zu verschweigen, alles zu sagen! 4. Einseitige Operationslobe in Permanenz: Ein Schrittmacher utopischer Erwartungen. 5. Falsche, zumindest übertriebene Versprechen: mehr als die Medizin rechtfertigt. 6. Das Extrem der Kritik: Namentliche Bezichtigung schon bei Verdacht chirurgischen Fehlverhaltens. 7. Die stiefmütterliche Behandlung des chirurgischen Alltags – Leistung und Belastung.

Schlüsselwörter: Konfliktpotential Chirurgie – Medien

Was stört uns Chirurgen an den Medien? Meine Antwort stützt sich ohne repräsentativen Anspruch beispielhaft auf knapp 1400 medizinische Presseberichte – fachdisziplinär unausgelesenen Inhalts – die die Agentur ARGUS Stuttgart 1986 – Mai bis Oktober – und 1987 – Juni bis September – d. h. in 10 Monaten binnen 2 Jahren aus überregionalen, regionalen wie lokalen Zeitungen, Magazinen, Publikumszeitschriften und Boulevardblättern für uns gesammelt hat; Knoblauchhymnen und rezeptfreie Therapie sind ausgenommen. 456 Artikel – ein knappes Drittel – betreffen chirurgische Thematik: Numerisch in weitem Abstand vor außerchirurgischen Berichten, die das zeitbeherrschende AIDS-Problem mit nur 100 Artikeln anführt (Tabelle 1). Chirurgie ist also nach wie vor medienpublizistisch ein medizinischer Spitzenreiter. Als übergeordneten Einstieg in die Presseanalyse benutzen wir vor allem die *journalistische Resonanz auf chirurgisches Handeln.* Es gibt – Abb. 1 – arztfreundliche, ja lobende Darstellungen; arztneutrale Berichte, arztkritische, wenn nicht -feindliche Artikel und schließlich in kleiner Zahl Mitteilungen abstrakter Inhalte, die zwar die Tätigkeit, aber nicht den Chirurgen in Person berühren (Abb. 1).

Abb. 2a gliedert alle Artikel nach Publikationsorganen. Das Muster variiert (Abb. 2b) mit der journalistischen Resonanz, doch bleibt der Anteil der regionalen Presse allenthalben dominant. Unterschiede erhellen (Abb. 3) aus der Verhältniszahl der Artikel zum zugehörigen Titel, d. h.: arztfreundliche Presse – 3 Artikel auf 1 Titel, arztneutrale Presse 1,3 auf 1 Titel und arztkritische Presse sogar 4 Artikel auf einen Titel. Diese Unterschiede entstehen ganz überwiegend durch Publikumszeitschriften, Magazine und Boulevardblätter. Sie brin-

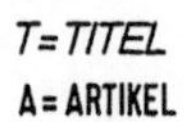

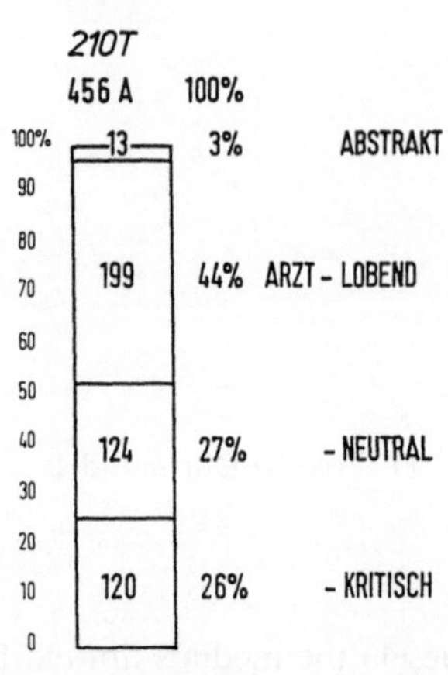

Abb. 1. Gliederung der 456 Pressemitteilungen chirurgischen Inhalts. Maßstab: „Journalistische Resonanz auf chirurgisches Handeln"

Tabelle 1. Gliederung der 933 Pressemeldungen nichtchirurgischen Inhalts

Thema	Artikel
1. Aids	100
2. Klin. Cardiologie	90
3. Krebs – außer Chirurgie	74
4. Alternative Medizin	73
5. Pharma	69
6. Physik. Diagn. u. Therapie	66
7. Innere Med. allg.	55
8. Paramedizin	42
9. Industrie u. Technik	41
10. Instrumentelle Diagnostik	26
11. Bildgeb. Verfahren, Bestrahlung	22
12. Gynäkologie u. Geburtshilfe	38
13. Augen	31
14. Diabetes	31
15. Haut	21
16. Zahn	15
17. HNO	12
18. Kinder	11
19. Neurologie	9
	826
20. Vorwurf ärztl. Fehlverhalten	107
Summe	933 Artikel

gen 3 × soviel arztkritische als -neutrale oder -freundliche Beiträge. Offenbar macht Kritik eine besonders flotte Feder. Bevor wir hierauf eingehen, noch einmal zurück zu Abb. 1 „Journalistische Resonanz/Chirurgie": Auf den ersten Blick liest sich die Verteilung sehr erfreulich, nur ¼ der Beiträge sind arztkritisch, ¼ neutral und fast die Hälfte (44%) arztfreundlich, ja lobend gefaßt.

Solche *Presselobe* haben aber auch ihren Preis: die Einschränkung der Thematik; die Selektion des Inhalts; und der Informationsverlust durch Popularisierung. In unserem Kollektiv verteilen sich 67 Artikel auf nur 6 Themenkreise. Sie betreffen – Tabelle 2 – aktuell innovative Taten der Chirurgie, die sich zu einem möglichst widerspruchsfreien und entkomplizierten Sachverhalt vereinfachen oder als Sensation verstehen lassen. Ganz im Vorder-

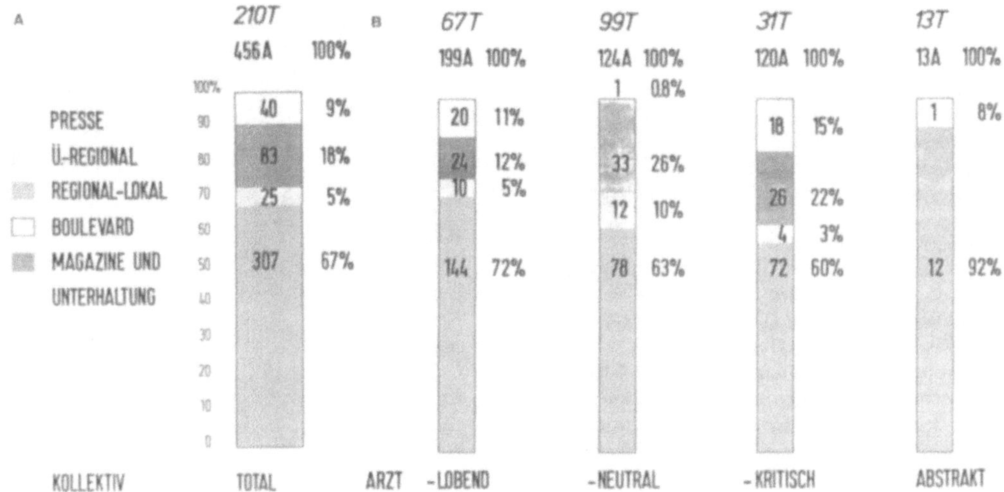

Abb. 2. a Verteilung der 456 Artikel chirurgischen Inhalts auf Publikationsorgane. **b** Verteilung der nach „journalistischer Resonanz" gegliederten Artikel chirurgischen Inhalts auf Publikationsorgane; die größte Quote der Boulevardblätter auf arztkritischer, der überregionalen Zeitungen auf arztneutraler Seite

ARZT	-FREUNDL.	-NEUTRAL	-KRITISCH
TITEL	*67*	*99*	*31*
ARTIKEL	199	124	120
SUMME	3 : *1*	13 : *1*	4 : *1*
BOULEVARD	1 : *3*	1 : *99*	1 : *117*
MAG. UND UNTERHALTG.	1 : *3*	1 : *3*	1 : *112*
Ü-REGIONAL ZTG.	1 : *67*	1 : *83*	1 : *8*
REGIONAL-LOKAL ZTG.	*21* : *1*	1 : *135*	*23* : *1*

Abb. 3. Relation Artikel : Titel (cursiv) gegliedert nach „journalistischer Resonanz": arztfreundlich, -neutral, -kritisch (vertikale Reihe) und nach Publikationsorganen (quere Bänder). In der vierten Zeile „Summe" das zusammengefaßte Ergebnis

Thematik arztfreundlich		Artikel	%
1. Varia	n =	2	1
2. Techn. Innoviation chir. Diagnostik und Therapie	n =	8	4
3. Krebs – Diagnose und Therapie	n =	9	5
4. Neue Op-Verfahren Chirurgie	n =	18	9
5. Transplantation Niere, Leber, Pankreas	n =	70	35 ⎱ 81%
6. Herztransplantation	n =	92	46 ⎰
	n =	199	100

Tabelle 2. Arztfreundliche Presse: Gliederung der Berichte nach Themenkreisen und Zahl

grund in beiden Berichtsjahren die Organtransplantation mit 162, d. h. 81% der Artikel. Journalistisch muß die Darstellung publikumswirksam, d. h. verständlich und emotionell ansprechend sein. Diesem Bestreben kommt Chirurgie als betont personengebundene Medizin besonders entgegen. Der Erfolg einer Maßnahme ist hier der Erfolg des Arztes. Für das bessere Verständnis – die Akzeptanz einer Operation spielt die Personalisierung der Ursache, d. h. die Kenntnis des Verursachers eine entscheidende Rolle. Sichtbares, z. B. Photos des Operateurs inmitten seines Teams mit frohen Gesichtern – natürlich, wer würde nicht

Erste Herztransplantation in Frankfurt
Erste Herztransplantation in Düsseldorf
Erste Herztransplantation in Fulda
Zwei Herzeingriffe auf einmal in München
Herztransplantation nach 7 Infarkten
Menschliches Herz ersetzt Kunstherz
„Geniales Schulterstück" Rückenmuskel rettet Herzkranken
Baby spendet Herz
Pankreastransplantation in München
Erste Pankreastransplantation in Homburg/Saar
Erste Pankreastransplantation in Hannover
Erste Lebertransplantation in Heidelberg
Penistransplantation in Thailand
Nieren anencephaler Föten verpflanzt – Münster
Abgerissener Arm wieder angenäht – Ulm
Rechter Fuß an linkes Bein genäht – München

Tabelle 3. Beispiele chirurgischer Erfolgsmeldungen in den Berichtsmonaten

Thematik arztneutral	Artikel	%
1. Varia	n = 2	1,5
2. Techn. Innovation nicht operative Therapie	n = 12	10
3. Transplantation Niere, Leber, Pankreas	n = 14	11
4. Krebs – Diagnose und Therapie	n = 16	13
5. Herztransplantation	n = 22	18
6. Techn. Innovation chir. Diagnostik und Therapie	n = 23	18,5
7. Neue Op-Verfahren Chirurgie	n = 35	28
	n = 124	100

Tabelle 4. Arztneutrale Presse: Gliederung der Berichte nach Themenkreisen und Zahl

gerne mit einem Erfolg in der Zeitung stehen – tragen zur Glaubwürdigkeit bei, auch wenn die Publikation inhaltlich – wie so häufig – kaum über die Schlagzeile hinausgeht. Solche, sich schnell wiederholende, fast gänzlich auf das Formale vereinfachte Meldungen chirurgischer Taten – Beispiele in Tabelle 3 – bleiben auf Dauer nicht ohne Eindruck. Für Kritik besteht kaum Anlaß, denn alles, was nicht widerspruchsfrei in den selektierten Zusammenhang paßt, wird in der Regel nicht mitgeteilt – und *auch von den Rezipienten nicht hinterfragt!!* Die Medien kalkulieren schon richtig, wenn sie auf mangelndes Interesse setzen, denn wir alle leben – ohne darüber nachzudenken – in einer Welt vereinfachter Bilder, Vorstellungen und Wirkungszusammenhänge und empfinden erst ihre Mängel, wenn sie uns selbst treffen. So ist es verständlich, daß die Mehrheit staunender Laien positiv urteilt, allerdings auch nicht auszuschließen, daß solch einseitige Belobigungen zu utopischen Überschätzungen von Operabilität, Erfolgserwartung und Risikosicherheit verführen. Sofern dieser Positivismus keine nützliche Wirkung zeigt – ein Beispiel wäre der fördernde Einfluß auf die Bereitschaft zur Organspende – der ist bisher nicht bewiesen – bleibt diese Euphorie ein zweifelhaftes Potential, das die Medien wirkungsvoller an der Wurzel relativieren, als wir bei praeoperativen Aufklärung zerreden können. Also: einseitige Operationslobe haben ihren ambivalenten Akzent, Mitmeldung von Mißerfolgen ist realistischer, noch erstrebenswerter systematische Schulung zu Prophylaxe und Prävention. Das ist ein Appell an den guten Willen des Printjournalismus, sich nicht nur als alle Art Unterhaltung oder in investigativer Funktion zu verstehen, nein gesellschaftspolitisch auch – mehr als bisher – als Organ für Gesundheitserziehung zu sehen. Solche Aufgaben verlangen medizinische Fachkenntnisse und journalistisches Können, zu solchen Aufgaben sind aber nicht nur die Wissenschaftsredaktionen großer Blätter berufen. Einerseits gibt es in unserem Land hiervon zu wenig, andererseits erreichen infragekommende Zeitungen nur einen beschränkten Leserkreis.

Der Durchschnittsbürger erfährt Nachrichten zur Medizin oder Gesundheit nach wie vor aus lokalen wie regionalen Blättern, aus Magazinen und Unterhaltungszeitschriften. Dabei sollten wir Ärzte immer im Auge behalten, daß uns die Medien von den schwierigen und von uns selbst kaum zu lösenden Aufgaben entlasten, medizinisches Wissen und Gesundheitsverhalten auch einem wenig verständigen Publikum zu vermitteln. Sicher, unser medizinisches Wissen ist größer als das eines Durchschnittsjournalisten, doch macht uns dieses Plus für einen beträchtlichen Teil der Bevölkerung um keinen Deut besser verständlich. In erster Linie kommt es – so die Verleger – weniger auf Fachkenntnis als die journalistische Fähigkeit an, die mit sicherem Instinkt den Weg zum Leserinteresse und Lesemotiven des Publikums findet, die Selektion – das Weglassen – versteht, ohne den Stoff zu verzerren und die Nachricht in das Vehikel der Unterhaltung packt, um den Kern der Information auch an den letzten Mann wie Frau zu bringen. Das heißt im Fachjargon „Popularisieren" und ist die Kunst, Interesse für Medizin in einer Bevölkerung zu wecken, mit der wir in der Regel nur in der Situation einer Krankheit reden, der Journalist aber Tag für Tag korrespondiert. Ich glaube, die Zukunft gehört den Fachjournalisten, die die Medizin populär darzustellen vermögen. Das ist Begabung und heute politische Notwendigkeit, aber kein Beweis für Wissenschaftlichkeit.

Mehr davon reflektieren *arztneutrale* Berichte, wenn sie in überregionalen Blättern stehen. In unserem chirurgischen Kollektiv sind das 10% aller Artikel. Hier finden Zielgruppenleser wissenschaftliche Darstellungen zu den 7 Themenkreisen (Tabelle 4) insbesondere zu gen-, labor-, operationstechnischen wie immun- und apparatemedizinischen Innovationen. Aber auch ganz allgemein, d. h. über Chirurgie hinaus, stehen in arztneutralen Berichten Sachthemen im Vordergrund. Die Diktion ist durchweg nüchtern. Auf diesen Linien allerseits Verständnis und Leserinteresse zu wecken, macht die arztneutrale Presse zum schwierigsten Part des Medizinjournalismus. Hier ist der Arzt nicht mehr der personalisierte Stimulus, hierzu werden erstaunlicherweise Kranke, ihr Leidensdruck und Schicksal kaum gemacht, wenn ich vom Sensationslärm um das Berliner Kunstherz absehe. Hier müssen andere Aktiva als Human-Touch die Leser fesseln:

1. *Das Thema wirbt durch sich selbst:* Titel wie „Impotenz läßt sich beheben", „schöner neuer Busen nach Brustoperation", „bessere Hilfe für herzkranke Babys" sensibilisieren schon thematisch so viele Menschen, daß die Darstellung kaum journalistischer Stilmittel bedarf.

2. Lesemotivation medizinischer Artikel durch *Bedeutung und direkten Nutzen für den einzelnen*, der aber nicht selten für dieses Bewußtsein erst journalistisch geweckt werden muß. Z. B. Thema CT: Was interessiert das Gros der Leser? – Apparateaufbau und Wirkungsweise wohl kaum; weit eher, daß das CT-Bild Einzelheiten offenbart, die radiologisch nicht erkennbar sind und daß dieser Detailgewinn die Früherkennung von Krebs verbessern kann. Das ist der Punkt!

3. Auf Leseneugier zielen *Tendenz und Tenor der Überschrift:* z. B. „Sprengstoff gegen Blasenstein", „neues Leben aus der Spritze". Das sind Aufmacher, die wir – solange nur Sensation oder Extrem in Druck und Diktion – als spezifisches Redaktionssiegel verstehen, bei Irreführung aber nicht akzeptieren, wenn da steht „neue Technik gegen Krebs – *Heilung* durch after loading". Das ist entweder ein sprachlicher Lapsus: *„Heilung statt Hilfe",* oder das alte Lied: *Journalisten versprechen mehr als Medizin rechtfertigt.*

4. In Chirurgie fußt jeder 4. arztneutrale Artikel auf Kongress, Symposion, Konferenz oder Interview; teilweise von dpa übernommen, in der Mehrzahl aber die nicht kommentierte Niederschrift des Gehörten, Auswahl und Qualität entsprechend Interesse und Verständnis des Scribenten. Nicht ohne Grund fragt man sich: *Warum eigentlich der fast obligate Verzicht auf Fahnenkorrektur, auf das fachverständige Gegenlesen?* Da erscheinen

mir manche Ein- und Zweispalter im Vorteil, die nicht auf einer speziellen Wissenschaftsseite, sondern im Regionalblatt gastredaktionell kontrolliert in den Rubriken „Wirtschaft", „Politik", „Lokales", „Gemischtes" oder sogar „Sport" stehen, um im Blickfang dieser Ressorts beachtet zu werden.

Nun zur *arztkritischen* Presse! Die 120 Artikel malen ein schwarzes Bild. Ausnahmslos geht es bei den 31 Vorgängen – berechtigt oder nicht – um den Vorwurf chirurgischen Fehlverhaltens – in 17 Fällen aus *akutem,* in 14 aus jahrealtem, aber *aktualisierten* Anlaß, weil in unsere Berichtsmonate eine Entscheidung fällt, oder inzwischen durch Gutachter, Rechtsanwalt, Schutzverband Gesichtspunkte genannt sind, die erneutes Leserinteresse versprechen. Die *Aktualisierung* ist eine Domäne illustrierter Wochenzeitschriften, die in Wort und Bild Schicksal und Leiden eines Betroffenen – nicht zimperlich in der Diktion und immer im Indikativ – mit chirurgischem Fehlverhalten identifizieren, auch wenn diese Behauptung in nichts haltbar, aber ein Mittel der Unterhaltung ist, die mit der Personalisierung des Patienten und der Verteufelung des Arztes affektive Resonanz gewinnt. Das juristische Echo: Bis jetzt nach längstens 6 Jahren nur in 7 von 14 Fällen eine Entscheidung im Sinne chirurgischen Fehlverhaltens.

Bei den Vorwürfen aus *akutem* Anlaß fand ich in 9 von den 17 Fällen den Tatbestand eines ärztlichen Fehlers in der Tagespresse glaubhaft dargestellt, allerdings weniger durch Recherche als durch Eindeutigkeit des Vorgangs in sich. In den Artikeln zu den übrigen 8 Vorgängen liest man nicht oder nur ganz unvollkommen erhärtete Verdächtigungen und namentliche Anschuldigungen ohne Beweis. Das juristische Echo: Von 17 Vorgängen im ganzen in den ersten 2 Jahren post festum nur 5 Bestätigungen ärztlichen Fehlverhaltens.

Bei allem Verständnis für die Faszination des Neuen sind das journalistische Credo: *die Information ist da, die Nachricht muß raus, Recherche kommt später* – und der Trieb: *keine Tabus, möglichst Vollständigkeit* – uns Chirurgen fremd. Dies um so mehr, als sich die journalistischen Zwänge zur Eile in keinem der hier untersuchten arztkritischen Berichte aus Sorge um den Betroffenen, z. B. aus medizinischem Notstand – also aus einer beide: Journalisten wie Chirurgen berührenden Situation ableiten läßt. Solche Perspektiven fand ich nicht, vielmehr vermute ich als näherliegende Erklärung der journalistischen Hektik den Konkurrenzdruck, den Agenturmeldungen mit ihrem Multiplikatoreffekt auslösen können. Hier muß ich fragen: Wie steht es mit Qualität und Wahrheitsgehalt der Agenturmeldung, insbesondere der unter Zeitdruck? Wer liefert sie an, wer recherchiert, wer redigiert, wer kontrolliert den abgesetzten Text auf Glaubwürdigkeit? Ist hier die weiterverbreitende Redaktion in der Pflicht oder macht sie die Berufung auf dpa, Reuter, AP usw. für den Inhalt der Meldung auch moralisch verantwortungsfrei? Und schließlich: Wieviel Platz läßt der Impetus zu Sensation und a-tempo-Publikation der journalistischen Redlichkeit? Machen wir uns nichts vor: die Fragen der Priorität *„Recherche vor oder nach Publikation – gesicherte Information oder vorschnelle Sensation",* scheiden die Geister und bleiben ein die Beziehung Chirurgie und Medien belastendes Thema, auch wenn dieses Problem nur die Redaktionen in Funk, Fernsehen und Presse mit Tagesnachrichten betrifft.

Ein anderes Reizthema ist nicht die Kritik, sondern der *diffamierende Akzent* der Kritik. Ohne Zweifel gibt es chirurgisches Fehlverhalten zum Schaden unserer Kranken, das dürfen und wollen wir keinesfalls bagatellisieren. Geht man im Einzelfall den Hintergründen und Ursachen nach, stößt der Sachverständige oft genug auf Nachlässigkeit, Unvollständigkeit, Oberflächlichkeit in Untersuchung und Protokoll – das sind Schrittmacher zur Fahrlässigkeit, die letztlich – nicht immer zu Unrecht – zum Vorwurf führen. Im Prinzip sind es aber die gleichen Schwächen, die gleichen Informationsmängel, unter denen ein Journalist vorschnell seine nicht immer berechtigte Kritik formuliert. Ohne Widerspruch: Kritik gehört zum Wesen des Journalismus, damit müssen Chirurgen wie jeder andere Bürger leben. Dennoch fühlt sich jeder von uns durch die Kritik in der Presse betroffen. Man braucht keine unbewältigten Eitelkeiten zu bemühen, unsere Reaktion zu verstehen: Entscheidend ist neben Ton und Diktion vor allem die Mißachtung persönlicher Anonymität durch die Presse, indem Zeitungen schon den *Verdacht* chirurgischen Fehlverhaltens unter personell erkennbarer Bezichtigung vor das Tribunal der Öffentlichkeit bringen. Dieses Procedere trifft offenbar Ärzte mehr als andere Stände. Es gibt Richter, die Fehlurteile fällen: ihre

Namen liest man nicht. Es gibt in den Zeitungen Falschmeldungen: die Verantwortlichen erfährt man nicht. Es gibt in Technik, Industrie und Wirtschaft Schäden durch unbewußt fahrlässiges und bewußt berufliches Fehlverhalten, deren Verursacher – solange nur im Verdacht, gelegentlich auch länger – zumindest für ihre Familiennamen den Schutz der Initiale genießen. Ausgedruckter Name oder Initiale – Verdacht oder erwiesene Schuld – ich denke, das macht für den Betroffenen einen Unterschied und ist für uns ein Konfliktpotential. Damit zurück zur eingangs gestellten Frage: Was stört uns Chirurgen an den Medien? Antwort:

1. Das begrenzte Schwerpunktverständnis der Medien:
   Information, Sensation, Unterhaltung.
2. Die falsche Folge: erst der Artikel, dann die Recherche! Ein kommerzieller Imperativ? Marketingzwang?
3. Der journalistische Eifer: nichts zu verschweigen, alles zu sagen! Minimierte Tabus – maximierte Vollständigkeit.
4. Einseitige Operationslobe in Permanenz: Ein Schrittmacher utopischer Erwartungen.
5. Falsche, zumindest übertriebene Versprechen: mehr als die Medizin rechtfertigt.
6. Das Extrem der Kritik: Personell erkennbare Bezichtigung schon bei Verdacht chirurgischen Fehlverhaltens.
7. Die stiefmütterliche Behandlung des chirurgischen Alltags: kaum eine Spalte für Routine – Leistung und – Belastung.

58 a. Konflikte aus der Sicht des Journalisten

K. Lempke

Stern-Redaktion Medizin, Postf. 30 20 40, D-2000 Hamburg 36

Meine Damen, meine Herren,
es ist für mich zwar eine Ehre, hierher eingeladen zu sein, aber sie wird mich nicht dazu verführen, Ihnen ein wohlgesetztes Referat zu halten. Ich werde auch nicht in Versuchung geraten, Ihnen von meinem Beruf und von meiner Arbeit beim STERN ein Bild zu zeichnen, das letztlich nicht der Wirklichkeit entspricht. Wenn ich mitunter Kollegen über unser Gewerbe sprechen höre, kommt es mir vor, als kämen sie vor lauter Verantwortung kaum noch dazu, ihre Zeitung zu machen.

Mit einer wöchentlichen Auflage von etwa 1,4 Millionen Exemplaren ist der STERN noch immer eine der größten illustrierten Zeitschriften der Welt. Wir sind zu viert im Medizin-Ressort.

Und sie werden jetzt fragen: Nach welchen Kriterien machen die das? Die Antwort fällt mir leicht: Wir sind ganz einfach neugierig. Ich bin so selbstbewußt, davon auszugehen, was uns Journalisten interessiert, was uns ärgert, aufregt, fasziniert, beruhigt oder beunruhigt, das wird auch den beschäftigen, der drei Mark und fünfzig ausgibt, um den STERN zu kaufen.

Wir sind nämlich die gleichen potentiellen Patienten wie unsere Leser, die besorgt oder angsterfüllt in ihrem Wartezimmer sitzen – mit einem kleinen Unterschied: Unsere eigene Schwellenangst ist inzwischen geringer geworden; der Umgang mit ihrer Zunft fällt uns leichter.

Damit sind wir bei einem Problem, das die Beziehung zwischen Medizin und Presse schon immer belastet hat und sie weiterhin belasten wird. Machen wir uns doch nichts vor: Im Grunde wollen viele von Ihnen gar nicht, daß über das, was Sie tun, in der Öffentlichkeit berichtet und dann darüber gesprochen wird. Für sie ist das mit Unbequemlichkeiten verbunden, und wer geht denen nicht gern aus dem Weg.

Es gibt für Ärzte nur zwei legitime Gründe, sich an die Öffentlichkeit zu wenden, nämlich dann, wenn Sie Geld brauchen für Forschung und Investitionen und wenn Sie Ihren Berufsstand durch Ideologie bedroht sehen, wenn es Ihnen darum geht, Veränderungen abzuwehren. Dann sind Journalisten willkommen, als Transmissionsriemen, um Ihr sogenanntes Anliegen nach draußen zu befördern.

Sehen wir davon ab, so komme ich nach 26 Jahren Erfahrung in meinem Beruf zu dem nüchternen Schluß: In den Augen der Ärzte ist der Journalist nach wie vor ein Reizobjekt. Das schließt jegliche Form von Anbiederung aus. Beide Seiten wissen, woran sie mit der Gegenseite sind und können sich ihrer Arbeit zuwenden.

Auf Festveranstaltungen und in schönen Aufsätzen werden die Gegensätze barmherzig zugedeckt. Ich zitiere einen solchen Satz aus einem Buch des Medizinjournalisten Georg Schreiber: „Journalisten und Ärzte haben im Kern ihres Auftrages, im Dienst am Menschen und an der Gemeinschaft, viel Gemeinsames." – na, klingt das nicht fabelhaft?

Lassen sie mich ein bißchen was zu diesem zitierten Kern meines Auftrages sagen. Er besteht darin, zu berichten, was ist, was gesehen, gehört, erlebt, wahrgenommen wird. Daß dem Beruf des Reporters inzwischen ein Hauch Unseriosität und Windigkeit anhaftet, damit können wir leben. Die Bild-Zeitung macht uns da zu schaffen – gar keine Frage. Aber das ändert doch nichts an der Begriffsbestimmung. Ich bin – auch wenn ich mich mehr am Schreibtisch als vor Ort aufhalte – ein Reporter und beschreibe das, was geschehen ist: Zum Beispiel, daß die Menschen Gesundheit als Wert an sich empfinden und Krankheit als Katastrophe. Die Angst vor Leiden und Siechtum ist groß. Die Folge: Die Menschen sind lüstern auf jedes bedruckte Blatt, das ihnen Aufklärung verspricht, Hoffnungen weckt, Informationen anbietet. So wurde der „informierte Patient" geboren, der vielen Ärzten ein Greuel ist, weil er zwar Kritik übt, aber als Laie viele Dinge nicht versteht und so eine Kette von Mißverständnissen produziert, die Sie ausräumen müssen.

Das ist sicher ein Dilemma, es klein zu halten, ist unser tägliches Problem.

Wenn wir Informationen liefern – an wen gehen sie? Wer ist „die Öffentlichkeit"?

Mit ein und derselben Mitteilung werde ich einen Teil überfordern, einen anderen langweilen und einen weiteren überhaupt nicht erreichen, weil meine Sprache vielleicht nicht auf seine Bedürfnisse zugeschnitten ist.

Ich will das hier nicht weiter vertiefen. Ich erwähne es, um Ihnen ein Bild von meiner täglichen Arbeit zu geben. Übrigens ist ein Magazin keine moralische Anstalt, kein Gesundheitserzieher, sondern schlicht und einfach Unterhaltungs-Industrie.

Als ich zu diesem Kongreß geladen wurde, habe ich mich gefragt, was wollen die Chirurgen so plötzlich von uns Journalisten? Oder mehr auf den Punkt gebracht: Was stört sie denn so an uns? Wo wir uns doch mit den Jahren arrangiert haben. Das hat eine ganze Zeit gedauert. Denn nach dem Motto „Große Chirurgen – große Schnitte, kleine Chirurgen – kleine Schnitte" herrschten die Ordinarien wie Kurfürsten und prägten durch ihre Persönlichkeit ihre Assistenten, die sich später oft genauso gaben wie sie: mit den gleichen Gebärden, mit der gleichen Gestik beim Reden und mit der gleichen Selbstsicherheit – auch Recht zu haben und das auch durchzusetzen.

Chirurgen sind nun mal die Macher unter den Medizinern mit den schnellsten Erfolgserlebnissen. Wenn sie gut geschnitten und genäht haben, und wenn der Herrgott auch noch hinter ihnen gestanden hat, dann bringen sie einen Patienten oft schnell wieder auf die Beine. Aber darüber zu berichten oder gar so einen Schreiberling mit in den OP zu nehmen, das war haut gout, das gehörte sich nicht. „Wissen Sie, wenn ich etwas mitzuteilen habe, dafür gibt es den ›Chirurgen‹", hieß es. Und daß überhaupt Laien in diesem edlen Handwerk herumschnüffeln und auch noch darüber berichten wollten, paßte Ihnen überhaupt nicht.

Ich erinnere mich noch gut an meinen ersten Besuch als Journalist im Operationssaal. Es war kein Chirurg, sondern ein Gynäkologe, der einem Kollegen und mir etwas von seiner Kunst zeigen wollte, und er hatte wirklich alles in seiner Frauenklinik aufgeboten, um daraus eine Show zu veranstalten. Was dieser beeindruckende, korpulente Mann nun im Unterbauch gemacht hat, weiß ich nicht mehr. Aber er streckte uns plötzlich seine Hände entgegen und erklärte: „Das sind sie, die begnadeten Hände des Operateurs! Haben Sie vielleicht eine Frage?" Meinem Kollegen – er stand auf einer Leiter – fiel etwas ein. Und er fragte: „Darf man hier rauchen?" Die Show war geplatzt.

Mein zweites OP-Erlebnis war noch spannender. Etwa zehn Stunden lang hatte ich Denton Arthur Cooley zugesehen. Er ging von Tisch zu Tisch, stöpselte das Kabelende seiner Stirnlampe in den Lichtkasten ein und nähte Bypässe ans Herz, setzte künstliche Klappen ein, oder baute aus einem Flicken eine Art Dachrinne, um damit bei der Transposition der großen Gefäße das Blut umzuleiten. Ein Knoten glich dem anderen.

Während Colley nicht die geringste Ermüdung anzumerken war, konnte ich kaum noch stehen. Da frage mich ein Assistent auf Deutsch (der Erlanger Professor von der Emde): „Wer macht Ihr denn die Anastomose in Hamburg?" Ich mußte passen und gestehen, daß ich kein Herzchirurg sei. Cooley hielt einen Augenblick mit dem Nähen inne und meinte: „Sie wären hier der erste Doktor gewesen, der seinen eigenen Fotografen mitgebracht hat." Er ließ einen Tritt holen, damit ich noch besser sehen konnte.

Am nächsten Abend lud er uns ein zu einer Herz-Gala. Sie wurde ihm zu Ehren im feudalsten Warenhaus von Houston einen Tag vor der Eröffnung veranstaltet. Wer Rang und Namen hatte, war gekommen, schaute sich – das Champagner-Glas in der Hand – die teuren Auslagen an und hörte Oldtime-Jazz, den Cooley und seine „Heart-Beats" spielten.

Dabei zupfte er einen flotten Darm am Baß, seine Assistenten Hallmann und Bloodwell spielten Trompete und Posaune.

Nach dem vorzüglichen aus Frankreich eingeflogenen Dinner in einem Zeltbau kam Denton Cooley zur Stunde des Wohlbehagens zur Sache. Er bat die illustre Gesellschaft, die schon pro Person 150 Dollar Eintritt gelöhnt hatte, zur Kasse. Er wollte einen Klinik-Trakt, auch Cooley-Tower genannt, aufstocken, von 13 auf 14 Stockwerke. Das konnte er nur mit großzügigen Spenden erreichen. Der Herzchirurg ging mit einem „Zylinder" von Tisch zu Tisch. Ein Texaner nahm seine Zigarre aus dem Mund und fragte: „Wieviel hast du denn in deinem Hut?" Er antwortete: „350 000 Dollar." Der Mann im Rüschenhemd zog sein Scheckbuch: „O.K., ich verdopple."

Inzwischen ist der Chirurg durch gewagte Finanzoperationen selbst in die Bredouille geraten. Durch Ölflaute und Dollarverfall haben sich seine Investitionen im Immobiliengeschäft nicht ausgezahlt. Tausende von Wohn- und Geschäftshäusern in Houston stehen leer. Frage ist, ob seine Gläubiger ein Herz für den Herzchirurgen haben.

Was Cooley und seine Teams leisten, wie sie beinahe am Fließband Herzen reparieren oder verpflanzen, das hatten die texanischen Öl- oder Industriemagnaten, die für seine Klinik spendeten, wohl kaum aus „Jama" oder „Circulation" erfahren, sondern aus den Zeitungen des Landes, die immer wieder über die Highlights des Cooley-Teams oder auch mal über einen allzu schnellen Griff zum Skalpell berichtet hatten.

Wer uns Geld stiftet – egal, wofür – soll auch wissen, was wir damit machen. Dieser Satz ist für amerikanische Ärzte und Klinikmanager Selbstverständlichkeit. Sie richteten Pressebüros ein, nicht um Journalisten abzuwiegeln, sondern um ihnen die Arbeit zu erleichtern. Davon profitieren langsam auch wir in Deutschland. Denn so mancher Klinikchef hatte Assistenten für ein oder zwei Jahre in die USA geschickt. Sie kamen zurück mit neuen Spezialkenntnissen, aber auch mit dem Wissen, was sich durch Information und ein bißchen advertising erreichen läßt. Die von Chirurgen lange praktizierte vornehme Zurückhaltung wich. Sie wurden lässiger, gesprächsbereiter und sehen uns manchmal als Partner.

„Wissen Sie, von dem, was wir Chirurgen für mitteilenswert halten, haben Journalisten oft eigene Vorstellungen", sagte mir einer ihrer Kollegen. Das ist auch gut so. Wir sind ja nicht Ihre Handlanger. Wir berichten über alles, was uns wichtig erscheint, im Guten wie im Schlechten. Was Ihnen wichtig erscheint, das bringen Sie in Ihr Fachblatt, und wir versuchen dann mit Ihrer Hilfe die Probleme bei Organverpflanzungen oder Gelenkersatz durch die Brille des potentiellen Patienten zu sehen und für ihn zu beschreiben, ohne dabei vom „Patientengut" zu reden.

Jeder meiner Leser ist ein potentieller Patient. Was ihm Angst macht, seine Hoffnungen zerstört, ihn in Zweifel und Ungewißheit stürzt, wo Zuversicht helfen und heilen könnte, davor möchte ich ihn bewahren.

Ob man auf die Veröffentlichung bestimmter Themen verzichtet, die bei Kranken unerfüllbare Hoffnungen wecken, ist eine Gewissensfrage.

Jeder unserer Leser ist mündig; wenn man beginnt, Nachrichten zu selektieren und daraufhin zu untersuchen, ob man sie seinem Publikum zutrauen oder zumuten darf, dann ist man schnell auch dabei, Nachrichten zu manipulieren. Allein wichtig erscheint mir, wie dem Leser eine Nachricht präsentiert wird und mit welcher Sachkenntnis.

Nun haben Journalisten meist nicht Medizin studiert. Es gibt sogar einige, die wollen sich auch kein Fachwissen aneignen, weil sie sich sagen: Medizinische Viertel- oder Halbbildung verführt leicht zu Besserwisserei und falschen Schlüssen. Worauf stützen wir uns also, wenn wir über medizinische Themen berichten? Die Antwort ist einfach: Auf Fachleute. Wir kennen eine beachtliche Zahl von Ärzten, die uns wohlgesonnen sind und uns beraten. Ich habe die Erfahrung gemacht, daß gerade die Könner unter den Medizinern die Bescheidensten sind und ohne Wichtigtuerei und Selbstbeweihräucherung mit einfachen Worten schnell auf den Kern der Sache kommen. Und wir müssen dann versuchen, das Thema Papillotomie mit ihren Vor- und Nachteilen auch dem Leser schmackhaft zu machen, der keine Gallensteine hat und eigentlich darüber gar nichts wissen will. Dabei helfen gute Fotos, Zeichnungen oder ein überraschender Einstieg in die Geschichte. Ich erinnere mich, daß uns Ärzte damals sagten: „Sachlich ist an diesem Bericht alles okay, aber mußten Sie denn diesen Titel wählen?" Der Titel hieß „Gallensteins Lager".

Langsam sind einige Patienten kritischer geworden. Sie schildern ihren Ärger mit dem Medizinbetrieb, und es kommt vor, daß wir diese Geschichten im STERN veröffentlichen. Da heißt es dann, das sei doch typisch für das Blatt, es wolle das so wichtige Vertrauensverhältnis zwischen Arzt und Patient zerstören. Darüber kann man nur lächeln. Was hätten wir davon?

Doch ich finde, der Patient profitiert davon, wenn man ihm diesen Medizinbetrieb ein wenig durchleuchtet und wenn man ihm plausibel macht, was Ärzte unter dem so viel zitierten Vertrauensverhältnis verstehen. Wie sah das denn früher aus? Da lag der Patient in seinem Klinikbett und sagte sich: Der Mann im weißen Kittel wird es schon machen.

Wir Journalisten stellen uns vor, wir würden an seiner Stelle im Sprechzimmer sitzen oder im frischbezogenen Krankenhausbett liegen. Und nun geht die Tür auf. Der Doktor tritt ans Bett und fragt: „Na, wie geht es uns denn heute?" Der scheue und unaufgeklärte Patient wird sicherlich erwidern: „Danke, Herr Doktor, es wird schon."

Der STERN-Leser, so hoffen wir, wird kontern: „Was heißt hier, uns? Mir geht's beschissen!"

Ich weiß und ich habe auch Verständnis dafür, daß Ihnen der untertänige Patient der bequemste ist. Sie verstehen mich hoffentlich richtig. Der Patient soll Ihnen kein Konkurrent werden. Das kann er nicht, und das will er nicht. Aber er soll – schließlich geht es einzig und allein um seinen Körper – seine Gesundheit – soviel Information bekommen, daß er über sich Bescheid weiß und so überhaupt mitentscheiden kann, ob der Doktor ihm nun einen Teil seines Magens wegschneiden soll oder ob das gleiche Ergebnis nicht ohne die Verstümmelung auch erzielt wird, wenn eben nur die Magennerven durchtrennt werden, die zur übermäßigen Säurebildung anregen.

Selbstverständlich ist es nach wie vor die Aufgabe des Arztes, jeden Patienten über die Behandlungsweise zu unterrichten, damit er sie versteht und sich entsprechend verhält.

Wenn der STERN jeden Tag Anrufe und Briefe von Patienten bekommt, die nicht verstanden haben, was ihr Arzt gemeint hat oder vor einem Eingriff wissen wollen, wo sie schnell noch den Rat eines anderen Arztes einholen können, dann ist dies doch ein Beleg für Defizite in der ärztlichen Sprechstunde.

Vergleiche hinken, ich weiß es. Und ich möchte Ihnen trotzdem einen bringen: Wer ein Haus bauen will und einen Architekten sucht, nimmt auch nicht den ersten besten, sondern erkundigt sich, wer die besten Villen baut oder Bauernhäuser oder ein Reihenhaus.

Wer so etwas tut, gilt im allgemeinen als kritischer Verbraucher und niemand käme auf die Idee, ihm vorzuhalten, er habe kein Vertrauen zur Kunst des Bauingenieurs.

Zurück zum STERN. Wenn wir an konkreten Beispielen Mißstände im Medizinbetrieb anprangern, dann sind wir keineswegs beleidigt, wenn die Angegriffenen – also die Ärzte – sich wehren. Interessant ist nur, daß eigentlich zur Sache selbst von ihnen meist nicht Erhellendes kommt. Bestes Beispiel war Hackethal, der in seinem ersten Buch „Auf Messers Schneide" sagte, daß es wie in jedem anderen Beruf auch unter Chirurgen Pfuscher und Dilettanten gibt. Nur während jeder Flugzeugführer, jeder Schrankenwärter kontrolliert und, wenn er versagt, zum Teufel gejagt wird, verstößt es gegen den Ehrenkodex der Ärzte, daß sie Pfuschern und Versagern in ihren eigenen Reihen das Handwerk legen. Hinter ihnen steht eben nur der Herrgott.

Zur Frage, müssen ärztliche Fehler vertuscht werden, äußerten sich die Standesverbände überhaupt nicht, sondern der unbequeme Kritiker wurde als notorischer Nörgler, als Querulant und Psychopath abgestempelt, mit dem man sich nicht an einen Tisch setzen könne. Heute, im Nachhinein, haben Sie recht behalten. Hackethal ist sich nicht treu geblieben. Er, der immer gepredigt hat, Schuster, bleib bei deinen Leisten, wagt sich an alles und ist weit davon entfernt, jeden Patienten wie seinen besten Freund zu behandeln. Und man fragt sich, was muß eigentlich alles passieren, um einem solchen Mann die Approbation zu entziehen. Und man fragt sich auch: Was sind das für Journalisten, die diesem Mann immer noch ihr Forum bieten, damit er weiter Verwirrung unter Gesunden und Kranken stiften kann.

Und dennoch hatte Hackethal damals etwas erreicht. Hier, auf dem Münchner Chirurgiekongreß, wurde plötzlich Qualitätskontrolle gefordert, es seien Standards, also Kriterien für eine optimale Behandlung notwendig. Es gab einen Epidemiologen, der nach Einsicht in 6481 Krankengeschichten zu dem Schluß kam, daß jede zweite Blinddarmoperation nicht notwendig war. Das zeigte sich an Wochenenden und in den Urlaubsmonaten Juli und August und Weihnachten. Da sank die Zahl der Appendektomien rapide.

Der Hannoveraner Professor Pflanz forderte, es müsse wie in den USA Kontrollen geben: Jeder herausoperierte Blinddarm landet dort beim Pathologen. Zu forschen Chirurgen droht der Verlust ihrer Zulassung.

Manchmal erleben wir, daß in einem Gespräch unter vier Augen Ärzte sehr mutig sind, nur schwarz auf weiß gedruckt wird dem Zitierten oft mulmig; er macht dann Rückzieher, besonders, wenn das Thema brisant ist und der Doktor mit Widerspruch aus Kollegenkreisen rechnen muß.

Aber es gibt auch genügend andere, die zu ihren Worten stehen. Ohne sie wäre Medizin-Berichterstattung undenkbar.

Ich kann mir vorstellen, daß so mancher Mediziner, der den STERN nicht schätzt, glaubt, wir säßen da in unseren Redaktionszimmern und schauten auf die Alster. Und wenn uns dann überhaupt nichts einfällt, rufen ein paar Linke in unserem Hause: „Macht doch mal wieder was über Ärzte!"

Ganz so einfach machen wir's uns nicht. Zu allen Berichten gab es Anlässe, ob bei den Geschäften von Ärztepräsidenten oder bei den vielzitierten „Beutelschneidern", wo wir auf dem Titel Chirurgen zeigten, die ein Portemonnaie operieren.

Die ersten Informationen zu solchen Berichten fallen uns auf den Schreibtisch. Oft sind es Ärzte, die uns auf etwas aufmerksam machen. Es vergeht kein Tag, an dem wir nicht von Patienten angerufen werden, die ihre Leidensgeschichte anbieten. Wir könnten in jedem STERN den Kunstfehler der Woche drucken.

Das Spannende an Ihrem und unserem Beruf ist der Umgang mit Menschen. Ich finde es ganz natürlich, wenn Ärzte gern persönliche Interessen in die Berichterstattung mit einfließen lassen möchten. – Das ist menschlich. Davon leben wir Journalisten. Daraus muß auch nichts Falsches entstehen, man muß das nur erkennen.

Um den Leser zu fesseln, erzählt man ihm am besten Geschichten. Wenn es um die Behandlung von Knochenbrüchen geht, interessiert ihn vielleicht auch der Mensch, der die Chirurgie um den Marknagel bereichert hat. Wie ist er auf die Idee gekommen, der geniale Tüftler Küntscher. Von der Zunft stiefmütterlich behandelt, hat er ein paar Jahre im Hamburger Hafenkrankenhaus gewirkt, eine imponierende Persönlichkeit voller Einfälle.

Küntscher lebte in einem Häuschen an der Elbe, in der er auch bei Eisgang badete. Wenn die Elbe über die Ufer schwappte, lief meist sein Keller voll. Und genauso genial wie sein Nagel oder seine Innensäge war seine simple Alarmanlage für die Flut – eine hölzerne Wäscheklammer, deren Schenkel eine Feder zusammendrückt. In die beiden Innenflächen hatte Küntscher je eine Reißzwecke gepinnt und an ihnen einen Klingeldraht befestigt. Dazwischen steckte eine Aspirin-Tablette. Wenn nun der Fußboden feucht wurde, löste sich die Tablette auf. Die Reißzwecken berührten sich und schlossen den Stromkreis zu einer Klingel oben im Haus. Küntscher wußte dann, ich muß die Sandsäcke holen.

Chirurgen und Journalisten haben eines gemeinsam: sie müssen sich jeden Tag ihr Zeugnis neu erwerben. Sie als Rastellis mit dem Skalpell und wir am Schreibtisch versuchen, Hemingway zu sein.

Nach wie vor halte ich den informierten Patienten für den besseren. Er weiß mehr, er hat mehr Einsicht, aber er ist auch kritischer, und er wird vielleicht den Mut aufbringen, seinem Doktor zu sagen: „Ich möchte noch die Meinung eines anderen Arztes hören", oder er fragt den Mann im weißen Kittel ganz einfach: „Würden Sie diesen Eingriff bei ihrer Frau auch vornehmen lassen?"

Vertrauen ist gut – Kontrolle ist besser. Lenin wußte schon, warum. Das gilt sicher auch für den Medizinbetrieb. Es wird dort zwar vom Maßhalten geredet; aber noch schneiden sich alle Beteiligten ein großes Stück aus diesem Kuchen heraus, den die Versicherten bezahlen müssen.

Ich glaube, daß es uns auch in Zukunft an Stoff für brisante Medizin-Geschichten nicht fehlen wird. Mehr Sympathien bei Ärzten werden wir dadurch nicht gewinnen. Damit müssen wir uns abfinden, wie der weise Cicero, der gern einen Spruch des Dichters Attius zitierte: „Oderint dum metuant". Sollen sie uns ruhig hassen, solange sie uns fürchten.

B) Konfliktlösungen – Chancen und Grenzen

58 b. Paneldiskussion mit dem Auditorium

H. Imdahl[1] und K. H. Schriefers[2]

[1] Chirurgische Klinik, St. Johannes Hospital, Johannesstr. 9–11, D-4600 Dortmund 1
[2] Chirurgische Klinik, Städt. Krankenhaus Kemperhof, Koblenzerstr. 115–155, D-5400 Koblenz

I. Chirurgie und Öffentlichkeit: Schweigen oder Reden?

Die Vorträge haben gezeigt, daß zwischen Chirurgie und Medien Konflikte bestehen. Der Vorsitzende Farthmann eröffnet die Diskusison mit der Frage nach den Kriterien der Selektion: „Wie und wonach entscheiden Journalisten, was in den Medien behandelt wird und was nicht?" Diese zentrale Frage bleibt aber ohne journalistische Antwort; möglicherweise, weil Schriefers und sofort nach ihm Ungeheuer wie Müller-Osten dem Statement von Lempke, Hackethal sei der Anlaß für die Einführung der Qualitätssicherung gewesen, heftig widersprechen und betonen, daß die Qualitätssicherung durch Vereinbarung Krankenhausgesellschaft/Landesärztekammern unter deren Aufsicht weiter praktiziert wird. Hierzu Flöhl: „Sie sagen, das geht weiter; die Öffentlichkeit haben Sie darüber aber nicht informiert. Also, es bereitet große Schwierigkeiten, den Sachstand zu ermitteln, eigens Leute anzusetzen, die recherchieren. Da muß man eben fragen: Ja, warum kann überhaupt das hier noch einmal ein Thema sein, die Qualitätssicherung? Sind die Chirurgen nicht in der Lage, dies in die Öffentlichkeit zu bringen? Ja, wenn Sie schon etwas Gutes tun – sagen wir auch einmal im übergeordneten Sinn, nicht nur am Patienten – warum ist es so schwierig, das voranzutreiben? Ich meine, man muß dazu wissen, daß dieses Programm innerhalb der Chirurgie nicht umstritten war; als Journalist muß ich hier sagen, daß uns das immer noch zu langsam geht und daß das Programm noch lange nicht breit genug ist. Wie ernst meinen Sie es denn wirklich mit der Öffentlichkeit?" Farthmann: „Herr Flöhl hat gesagt: Wir werden darüber nicht ausreichend informiert! Fühlen Sich die Vertreter der Medien denn überhaupt ausreichend informiert durch die Chirurgie?" Dazu Mohl: „Ich glaube, daß auf alle Fälle mehr Information von Seiten der Chirurgie gefordert werden muß und daß es hier eine Theorie in der Chirurgie gibt, der ich ganz energisch widersprechen möchte aus der Sicht der Öffentlichkeit und das ist die *sogenannte Schweigetheorie.* Wir haben sie mehrfach erlebt, das Beispiel Hackethal paßt hervorragend. Als sein erstes Buch herauskam „Auf des Messer's Schneide" haben wir ein Streitgespräch zwischen Herrn Hackethal und einem Vertreter der Deutschen Gesellschaft für Chirurgie angeboten. Die Deutsche Gesellschaft für Chirurgie hat es sich zwei Monate überlegt, bis es nicht mehr länger ging und dann gesagt „Nein, wir wollen das lieber totschweigen." In einem anderen Fall hatten wir die Chirurgen um die Beurteilung einer Therapie gebeten, die als so spektakuläre Wunderheilung hingestellt wurde. Am Ende einer wochenlangen Verhandlung stand dann die Auskunft „Das sollte man lieber totschweigen." Und genau das findet man bei manchen Konflikten, daß Chirurgen nicht bereit sind, offen Stellung zu beziehen. *Nach meiner Ansicht der falsche Weg!* Ich glaube, es ist eine Illusion, daß man in unserer Gesellschaft etwas totschweigen kann. Von daher ist auch der Chirurg in der besseren Situation, wenn er offen auf Vorwürfe oder Probleme eingeht." Noelle-Neumann: „Nach meinen Beobachtungen über sehr viele Jahre hinweg zum Thema „Die öffentliche Meinung und wie man mit ihr umgeht" habe ich inzwischen gelernt, daß es eine einzige Methode gibt, mit der öffentlichen Meinung, d. h. also auch mit den Medien umzugehen: *Das ist, daß man offensiv ist und daß man spricht!* Wir wissen aus der Kommunikationsforschung, daß man der Schweigespirale bewußt entgegenhandeln und auch der Unterdrückung unerwünschter Argumente bewußt entgegenwirken muß, insbesondere im Gespräch mit der jungen Generation und gerade dann, wenn die Sichtweisen verschieden sind. Man muß diese Strategie so oft wie irgendmöglich üben und das ist das Schwierige bei Ihrem Beruf, der ja gar nicht auf die Öffentlichkeit bezogen ist. Dann sich umzuorientieren auf die Situation der großen Medienmacht heute, das ist eine ganz besondere Schwierigkeit. Ich meine, man muß es so oft wie eben möglich üben: Keine Gelegenheit auslassen, in der man um eine Information gebeten wird, wo man die Chance hat, ein Interview zu geben oder ein Statement, keine Gelegenheit auslassen auch bei schlechten Erfahrungen. *Beständigkeit* ist ein ungeheuer achtbares Element. Nur mit Öffentlichkeit kann man wirken und was sollte dafür sprechen, daß man dieses *kostbare Element „Öffentlichkeit"* den Journalisten allein überläßt?" Farthmann: „Sie verlangen von uns also ein relativ radikales Umdenken. Sie meinen, Konflikte zu bewältigen bedeutet, sich ihnen öffentlich zu stellen. Das sind für uns alle sehr ernst zu nehmende Worte." Stolte ergänzt aus der Praxis: „Man muß aber wissen, daß Journalist eben nicht gleich Journalist ist. Bei Boulevardblättern ist Vorsicht mit Interviews geboten. Hier sehe ich konkrete Gefahren! *Keine Fragebeantwortung telefonisch,* sondern nur persönlich vor einem Dritten. Denn, wenn Sie hier keinen Zeugen dabei haben, können Ihre Worte am nächsten Tag umgedreht in diesen Printblättern wieder nachzulesen sein." Imdahl erinnert an die Bedingungen der beruflichen Haftpflicht, wenn die Presse vom Versicherungsnehmer Auskünfte über sein infrage stehendes ärztliches Fehlverhalten sucht. Das schränkt die Forderung nach mehr Offenheit und Öffentlichkeit unsererseits im Grundsatz nicht ein! Dazu Pichlmayr: „Chirurgische Pressearbeit ist absolut notwendig. Ich glaube, das erkennen wir immer mehr. Aber meine Befürchtung: Kommen unsere Argumente in gewissen Phasen, z. B. Meinungen oder Kritik überhaupt an oder machen wir die Sache dann nicht noch schlimmer? Ein weiterer Konflikt kommt natürlich durch unser aktives Heraustreten in die Öffentlichkeit auf uns zu: Die Reklame für uns selbst. Das ist, wenn ich ein Wort über die Transplantation sagen darf, natürlich da das große Problem, insbesondere, wenn die Medien in der chirurgischen Knochenarbeit, die wir täglich alle machen, kein Thema sehen. Dann ist es sehr schlecht, wenn ein Chirurg 3mal in der Woche in der Zeitung steht und über die anderen eben nie etwas kommt.

II. Chirurgie und Medien: Anregungen zum effektiveren Korrespondieren und Verständnis

Flöhl: „So, Herr Pichlmayr, das zeigt es doch sehr gut! Ich kann mich nicht erinnern, daß die Deutsche Gesellschaft für Chirurgie jemals etwas für die Transplantationsmedizin gemacht hat. Das ist ja das Dilemma, daß die Gesellschaft sich dieser Frage nicht annimmt, sondern es Einzelpersönlichkeiten überläßt, die das gewissermaßen machen müssen und zwar mit anderen Hilfstruppen, z. B. mit dem Kuratorium für Heimdialyse, anderen Vereinen. Ich meine – *und das ist eine wichtige Sache* – die Chirurgen müssen sich über die Pressearbeiten zu diesen aktuellen Themen hinaus eben in dieser Gesellschaft als Berufsgruppe, die leistungsfähig ist, die bestimmt auch ethische Vorstellungen hat, in der Öffentlichkeit bekannt machen und das betrifft nicht nur die Wissenschaftsseiten und die Medizinfachblätter, sondern das ganze Publikum. Dazu muß man sich ein Konzept überlegen und da muß man natürlich auch etwas aufwenden. Es geht gar nicht nur um die kritischen Fragen, die kommen von allein auf den Tisch, sondern um das Grundgesetz der Medien, daß sie eben Anlässe haben müssen, um Gutes zu berichten: wenn Sie diese Anlässe nicht selbst schaffen, wird Sie Ihnen niemand anderes besorgen. Sie können die Journalisten dann nicht dafür verantwortlich machen, daß nicht genügend Gutes oder Ihre Probleme nicht in den Medien artikuliert werden. Das ist Ihre eigenste Aufgabe und das gilt für alle Fachgesellschaften in der Bundesrepublik. Ich kann mich nicht erinnern, jemals von außerhalb des Chirurgenkongresses von der Deutschen Gesellschaft für Chirurgie als Medizinjournalist zu irgendetwas außer diesem Kongreß hier in München eingeladen worden zu sein. Ihre Gesellschaft macht ja eigentlich nichts, was die Öffentlichkeit überhaupt zur Kenntnis nehmen kann, außer diesem Kongreß. Die american hart association z. B. macht jedes Jahr ein

Presseseminar, ja auch die Pathologen sind da weiter, sie haben immerhin in früheren Zeiten regelmäßig einmal im Jahr ein Gespräch gemacht, das war immer sehr effektiv. Die Chirurgen leben sicher mit einem Vorurteil, wenn sie sagen „was bringt das, wen interessiert das?" Alles was neu und interessant ist, interessiert alle Journalisten! So einseitig sind sie nun auch wieder nicht." Farthmann: „Da rühren Sie etwas an, wahrscheinlich eine latent vorhandene Bereitschaft, die aber noch ein bißchen durch tradierte Wertvorstellungen zugedeckt ist. Vielleicht sind wir da wirklich in einer Phase des Umdenkens und wenn ich richtig verstehe, wäre es richtig, auch organisiert sozusagen an die Öffentlichkeit zu treten." Dazu Stolte: „Wir Pathologen haben dies in USA gelernt und übertragen. Presseseminare, was heißt das? Der Vorstand Ihrer Gesellschaft, der Pressereferent lädt Journalisten ein, nur Journalisten – überregional und auch regional. Sie haben dabei nicht so sehr im Auge, daß ein Thema jetzt sofort in die Zeitungen geht, sondern Sie machen *langfristige Öffentlichkeitsarbeit!* Oder Sie machen ein Fortbildungsseminar für Medizinjournalisten. Sie bekommen jedenfalls über solche Seminare einen hervorragenden Kontakt, der sich als bessere Zusammenarbeit auszahlt." Schriefers: „Mir leuchtet im Grunde genommen jetzt bereits ein, daß dies sicher etwas ist, was bei uns defizitär behandelt wird in der Deutschen Gesellschaft für Chirurgie und daß wir daraus sehr schnell Konsequenzen ziehen sollten und da ich nun als einziges Praesidiumsmitglied der Gesellschaft hier an diesem Tisch sitze, würde ich also schon hier zusagen, daß ich innerhalb des Praesidiums sehr dafür werben möchte, *daß wir solche Kontakte bessern werden und bessern müssen."* Krautkrämer bezweifelt, daß man außerhalb der Wissenschaftsredaktionen – also die Journalisten der Regional- und Lokalpresse, die an vielen Ecken ihrer Blätter Medizinnachrichten von dpa verbreiten, für ein Symposion erreicht. Gerade auf diese käme es an, denn – so Farthmann – „das Bild der Chirurgie in der Öffentlichkeit, an dem wir Anstoß nehmen, wird eben nicht von den Herren Flöhl oder Krautkrämer bestimmt, sondern von den vielen kleinen Meldungen, die Argus aus Regional- und Lokalzeitungen zusammengetragen hat. Wie kommen wir an diese Journalisten heran, wie läßt sich die Kommunikation verbessern? Anlaß zu dieser Frage sind die aktuellen Pressemeldungen zum gestrigen und heutigen Kongreßtag, die eindeutige Ausführungen des Praesidenten z. B. zum Stellenwert der Sonographie in der Diagnostik der Appendicitis geradezu auf den Kopf stellen. Dies illustriert die Notwendigkeit, daß Chirurgen sich kundiger machen im Umgang mit Medien, als Vermittler unseres Bildes in der Öffentlichkeit." Deshalb wiederholt Imdahl das im „reduzierten Blick" Empfohlene: „Kontaktpflege nicht nur auf Praesidialebene oder in Metropolen, nein – wie von Schriefers in Koblenz mit Erfolg praktiziert – jeder Chirurg in seinem Ort mit den ansässigen Journalisten."

III. Chirurgen – Kontrolle durch Medien oder Vertrauen durch ärztliche Öffentlichkeitsarbeit?

Noelle-Neumann: „Ich bin definitiv anderer Auffassung als Herr Lempke in bezug auf das berühmte Zitat „Vertrauen ist gut, Kontrolle ist besser." Ich meine, daß wir hier auf einem gefährlichen Weg sind, wenn wir nicht mehr versuchen, auch über Öffentlichkeitsarbeit Vertrauen als das Entscheidende in zahlreichen schwierigen Fragen zu gewinnen, als das, was man als Ziel vor Augen haben muß, anstatt die Kontrolle als richtigen Weg zu sehen. Es ist ja so, daß auf vielen Gebieten – und das wird in Bezug auf Chirurgie ähnlich sein – falsche Auffassungen und Annahmen der Bevölkerung weit verbreitet und fest etabliert sind. Mein Mann ist Kernphysiker. Es ist für ihn immer wieder unfaßbar, wie falsch die Bevölkerung informiert ist. Beispiel: Bestand eigentlich bei dem Transport des Nuklearmülls von Hanau nach Belgien für die Bevölkerung eine Gefahr? Nun, der Fachmann sagt Ihnen „Es bestand überhaupt keine Gefahr für die Bevölkerung aus den und den Gründen." Aber die Bevölkerung glaubt in über 60%, es bestand eine Gefahr. In solcher Lage kann man nur wünschen, daß Vertrauen zum Expertum zurückgewonnen wird. Kommen wir auf unser heutiges Thema. M. E. ist der Schritt von Herrn Imdahl, nämlich die Ausschnitte quantitativ zu analysieren ein wichtiger Schritt in die richtige Richtung, auf diesem Weg wissen Sie über die Öffentlichkeitssituation mehr als wenn Sie nur nach Ihrem Gefühl und Ihren persönlichen Erfahrungen gehen. Das nächste müßte nun sein, daß Sie auch wüßten, ob ihre Sicht und die Sicht der Journalisten ganz auseinanderfällt. Sie können jetzt schon damit rechnen, daß in einer solchen Situation die Politiker und die Bevölkerung mit ihren Überzeugungen – das gilt auch für Amerika – auf Seiten der Journalisten stehen. Wenn Sie das sehen, ist an sich die Strategie der Öffentlichkeitsarbeit vorgezeichnet. Auf jedem Gebiet, wo der Konsens der Experten und die Auffassung der Journalisten deutlich auseinanderfällt, da muß große Anstrengung aufgebracht werden, um das zu schließen. Die Kluft zwischen den Auflagen der Fachleute und den Journalisten muß geschlossen werden. Der Schritt ist ja kurz zwischen einem Mißverständnis das in der Öffentlichkeit weit verbreitet ist und einem daraus wachsenden Meinungsklima und dann einer darauf folgenden gesetzlichen Maßnahme. Solche Kettenreaktionen bilden sich innerhalb kürzester Zeit. Darum: Man muß sich an diese Öffentlichkeit mit der Entschlossenheit etwas zu tun wenden und die Ansatzpunkte finden. Ein Ansatzpunkt ist ohne Zweifel festzustellen, wo ist unser Expertentum – zu dem man vertrauen haben soll – und das, was die Bevölkerung, Journalisten und Politiker denken weit voneinander entfernt. An diesen Punkten kann man ansetzen und systematisch arbeiten.

IV. Der „aufgeklärte Patient": Kann Medieninformation das Arztgespräch ersetzen?

Farthmann: „Ich gehe davon aus, daß das Bild der Chirurgie in der Öffentlichkeit und das Bild, das Chirurgen von der Chirurgie haben, verschieden sind. Das ist so. Frau Noelle-Neumann, Sie sagten, daß das Leninzitat zu diesem Kontex nicht paßt. Sie sind also der Meinung, daß den Medien eine Kontrollfunktion nicht zukommt, daß sie nicht an die Stelle des Herrgotts getreten sind, der früher allein hinter den Chirurgen stand, so hat es Herr Lempke formuliert – jetzt sind's die Journalisten, die drüber gucken, freundlich drüber schauen. Meine Frage: Was wollen die Medien eigentlich im weitesten Sinn? Ich habe heute alles gehört von „wir wollen berichten was ist", „uns treibt die Neugier", „wir haben gemeinsam das Interesse am Menschen", „im Grunde genommen sind wir Entertainment". Dann steigert sich das langsam „der bequemste Patient ist der untertänige Patient", „der untertänige ist der nicht informierte Patient", „wir wollen aber den informierten Patienten erzeugen, wie den kritischen Verbraucher, wie den Kunden des Architekten" – *die Parallele ist mir sehr schwer gefallen zu perzipieren.* Sind die Medien die Öffentlichkeit oder stehen die Medien z. B. zwischen Chirurgie und Öffentlichkeit in einer Dreiecksbeziehung? Und dann müssen wir noch darüber reden: Wollen wir eigentlich den informierten Patienten und wenn ja, soll er durch die Medien informiert werden?" Lempke: „Um auf die Kontrolle zu kommen, da haben Sie sicher etwas mißverstanden. Wir wollen nicht Sie kontrollieren, sondern den Patienten informieren über die Möglichkeiten, die es heute gibt, was man heute machen kann." Farthmann: „Da ist etwas sehr wichtiges angeklungen. Denn der Mensch, der Nochnichtpatient, der den Stern liest, ist natürlich ein ganz anderer Mensch als der, von dem Sie eben gesagt haben, wir könnten ihn im Krankenbett nicht richtig aufklären. Ich kann feststellen, daß von zwei Formen der Aufklärung die Rede ist. Das eine ist das direkte Gespräch mit dem Kranken, das zweite ist eine allgemein gefaßte Aufklärung über medizinische Sachverhalte für potentielle Patienten, die in den Medien erfolgen kann. Ich glaube, daß man das begrifflich differenzieren muß. Ich kann mir nicht vorstellen, daß einer der Medienvertreter hier sagen würde, daß die höchst verantwortungsvolle Aufklärung eines individuellen Patienten zu einer konkret vorgesehenen Heilmaßnahme in den Medien vorausgenommen werden könnte. So habe ich das jedenfalls nicht verstanden." Hierzu Mohl: „Nein, das kann man natürlich so nicht sagen, aber die Erfahrung und auch wissenschaftliche Untersuchungen sprechen für ein großes Aufklärungsdefizit; z. B. eine Umfrage unter Krankenhauspatienten: „Woran wurden Sie operiert?". Es zeigte sich, daß dieses Wissen darüber extrem schlecht war. Wenn man die Analysen der Schiedsstellen für ärztliche Behandlungsfehler durchgeht, ist sehr häufig auch da wieder eine mangelnde Aufklärung festzustellen. Ich finde, wenn wir hier einen Mangel sehen, dann haben wir den auch in die Medien zu tragen. Ich sehe unseren Beitrag als Hilfe, den Patienten auch fragefähiger zu machen. Ich habe manchmal erlebt, daß der Arzt besten Wissens und Gewissens sagt „Ich habe den Patienten aufgeklärt", aber, weil er nicht hinterfragt hat, hat der Patient mich auch verstanden? geht er von einer falschen Einstufung aus. Und hier den Patienten zu ermutigen „frag nach, wenn Du etwas nicht verstanden hast" trägt zu einer Optimierung der Aufklärung bei. Das ist, glaube ich, bitter nötig." Farthmann: „Ich glaube, daß die Medien, sofern sie richtig informieren, zu einem verbesserten Basiswissen des Patienten beitragen können. Dennoch bleibt die ärztliche Individualaufklärung z. B. eines kranken Medienkonsumenten eine schwierige Aufgabe. Wir wissen, daß etwa 30% dessen verstanden wird, was wir in dieser Situation, in der der Patient ja eine Bedrohung empfindet, erklären. Ich halte es nicht für vorstellbar, daß ein Patient aus dem Stern z. B. über die Resektion oder Vagotomie des Magens soviel erfährt, daß er für uns Ärzte ein Gesprächspartner in dem Sinne geworden ist, daß ich sagen kann „das wissen Sie ja nun schon alles, wie hätten Sie's denn gerne?" Das wird vermutlich nicht gehen." Lempke: „Ja, aber Sie werden vielleicht auch sagen: So schlecht ist es ja gar nicht, bei dem habe ich schon ½ oder ¼ Stunde gespart, weil er ein paar Dinge eigentlich doch schon parat hat, die ich ihm hätte erst einmal klar machen müssen. Nur soweit will ich ja gehen." Farthmann: „Ja, Herr Lempke, das ist so! Sie können manche Dinge besser vorweg mit ihren schönen Zeichnungen und einfachen Worten, als wir das manchmal können, vermitteln, aber dennoch hebt das die individuelle ärztliche Aufklärung nicht auf."

V. Organtransplantation und Medien: Notwendigkeit oder Nachteile, Nutzen oder Gefahren?

Pichlmayr: Meine Bitte zielt auf gemeinsam überlegte, längerfristige Programme. Schon die gesamte Organspendeproblematik ist hierfür ein Beispiel. Im übrigen gibt es kein medizinisches Gebiet, was ohne Medien sowenig möglich wäre, wie die Organtransplantation. Sie ist faszinierend, sensationell, kann aber auch – und da komme ich zu einem neuen Gesichtspunkt – die Qualität der Ärzte und der Journalisten auf die Probe stellen. Sie eignet sich nämlich ganz hervorragend zu Schauermärchen und schrecklichen Vermittlungen von Angstzuständen. Wenn Sie, Frau Noelle-Neumann sagten, Journalisten reflektierten nicht so sehr über sich selbst, habe ich ein viel besseres Bild und möchte direkt die Bildzeitung zitieren. Ich meine, die Journalisten, mit denen man wirklich ein persönliches Gespräch führen kann, reflektieren sehr wohl über die Problematik der Berichterstattung über dieses sensible und heikle Gebiet. Aber natürlich, wir wissen auch, man kann furchtbar hereinfallen und dies ist nun wirklich etwas, wo wir uns absolut machtlos, wirklich machtlos fühlen. Ich will dies noch einmal am Beispiel der BBC-Sendung aus England darstellen, wo 4 Menschen, die für angeblich hirntod erklärt worden waren, lebend nach einem Jahr gezeigt worden sind. 2½ – 3 Jahre war die Transplantationschirurgie in England kaputt. Die Untersuchung hat ergeben, daß dies alles nicht richtig recherchiert war, *das sind Todsünden des Journalismus und kostet viele Leben.* Und wenn im deutschen Fernsehen eine Frau sagen kann, daß sie Zweifel hat, daß ihr Kind tot war, bei dem Organe entnommen worden sind und mein Statement dazu an völlig anderer Stelle steht, so ist das etwas, was nicht nur Jahre meiner Arbeit und die von vielen Journalisten kaputt gemacht, sondern ausgesprochen Leben gekostet hat. Meine Frage ist, da sieht man eine solche Attacke auf sich zukommen, was kann man gegen solche ausgesprochene – man darf wohl sagen Mißbräuche der Medienmacht machen? Man kann eigentlich gar nichts machen. Solche Vorkommnisse begründen dann auch wieder einmal eine gewisse Scheu vor weiterer Pressearbeit. Aber ich möchte noch einmal sagen, wie sehr dankbar man für allen guten Journalismus sein kann." Mohl: „Sie sind keinesfalls machtlos, sondern nur solange, wie Sie nicht mit den Mitteln der Öffentlichkeitsarbeit auch aktiv werden. Das fängt mit dem ersten Brief an. Ein Brief kritischer Art, ein Argument 2–3mal vorgebracht, darüber geht man nicht so einfach hinweg, sondern man setzt sich damit auseinander. Sie haben das Mittel der Gegendarstellung. Es wird abgedruckt, wenn sie das Mittel richtig einsetzen, keine Formfehler begehen und unmittelbar reagieren. Sie müssen eben wissen, wie man mit diesen Mitteln umgeht. Schließlich gibt es noch den Einspruch an den Presserat. Sie haben die Möglichkeit einer

Pressemeldung, einer Pressedarstellung. Die Deutsche Gesellschaft für Chirurgie kann beispielsweise jederzeit eine Pressemeldung als Klarstellung herausgeben. Diese fällt ja auch nicht unter den Tisch, aber, da scheint mir eben der Grundmangel zu sein. Sie haben ja gar keine richtige Pressestelle über das Jahr hinweg. Da liegt der Mangel! Da, und solange Sie das letztlich nicht angehen, solange sind Sie machtloser als Sie sein können." Flöhl: „Dazu gehört aber auch eine vernünftige Politik der Gesellschaft. Ich bin mir nicht sicher, ob die Chirurgen insgesamt die Organtransplantation wirklich wollen und sie in ihren Kreisen alles tun, daß auch jedes Organ, das verwendbar ist, entnommen wird. Es gibt eben ganz bestimmte Kliniken, wo nie Organe entnommen werden. D.h. es ist also gar nicht die Politik der Gesellschaft, aktiv für die Organtransplantation einzustehen, sondern es sind, ich darf das jetzt einmal im positiven Sinn sagen, Außenseiter, die sehr viel tun müssen und die dann mit diesen Fragen der Gegendarstellung und mit anderen Dingen einfach überfordert sind. Da sind sie sicherlich machtlos, weil man dazu eben einen Apparat braucht, der voll rund um die Uhr im Grunde verfügbar ist und sich um diese Dinge kümmert. Ich kann nur sagen, wenn Sie das nicht durchsetzen, dann ist es Ihnen nicht so wichtig wie Sie zwar den Eindruck erwecken, aber letztlich lassen Sie das schleifen. Ja, Sie müssen sich das durchaus einmal sagen lassen, daß man, wenn man etwas durchsetzen will, daß man dann auch Mittel und Wege findet. Hier fehlt es am Ziel aller Chirurgen etwas durchzusetzen. Da ist die Wissenschaft auch oft sehr sehr bequem. Sie glauben, wir müssen die Wissenschaft und die Medizin retten. Nein, das müssen Sie als Fach, als Gruppe, als Gesellschaft machen und dann hat das auch Erfolg. Aber, wenn kein Politiker entsprechende Briefe von Wissenschaftlern liest, dann sagt er, so wichtig ist das doch nicht. Wenn Sie im Grunde gar keine Politik machen im eigenen Sinne, wie Herr Mohl Ihnen schon vor 10 Jahren deutlich gemacht hat, dürfen Sie sich nicht wundern, daß andere Haltungen dominieren. Das haben ja auch Frau Noelle-Neumann und andere Meinungsforscher ganz deutlich gezeigt. Die Gegner der Wissenschaft tummeln sich sehr viel stärker in der Öffentlichkeit und sagen: Wer um seine Sache kämpft, der setzt sich letztlich damit durch und wo eben ein Terrain kampflos preisgegeben wird, darf man sich eigentlich nicht wundern, wenn die Situation so ist wie sie ist." Farthmann: „Sie dürfen natürlich nicht locker lassen, wenn Sie sagen, seit 10 Jahren versuchen wir das. Was die Transplantation angeht – ein Fingerzeig: Anläßlich dieses Kongresses ist eine Arbeitsgemeinschaft für Organtransplantation gegründet worden, auch mit dem Ziel, die Mitglieder unserer Gesellschaft mit dem aktuellen Stand der Leistung, der notwendigen Organisation und Problemen der Transplantationschirurgie näher bekanntzumachen.

VI. Läßt sich eine blockierte Kommunikation durchbrechen?

Farthmann: „Noch eine Frage an Frau Noelle-Neumann. Zum Schluß Ihres Vortrages erwähnten Sie: Wir haben da schon ein paar Handhaben, wir sehen Möglichkeiten wie dieses Auseinanderklaffen zwischen der öffentlichen Meinung und der Selbsteinschätzung oder dem, was wir für notwendig halten, reduziert werden könnte." Noelle-Neumann: „Das sind zwei verschiedene Ebenen. Wichtig ist, daß man versteht, wo die Überzeugung in der Bevölkerung, der Journalisten, der Politiker und die der Experten auseinanderklafft. Man muß eine persönliche Konsequenz ziehen: Ist es eigentlich so, daß wir von diesem Eindruck *„Ich habe es mit eigenen Augen gesehen"* nicht wegkommen können? Ist es so, daß wir anthropologisch so darauf trainiert sind zu sagen „Was ich mit eigenen Augen sehe, daß weiß ich"? Warum ist die Glaubwürdigkeit des Fernsehens viel größer als die der Tageszeitung? Eine Folgerung wäre, daß der Chirurg privat bis hin in den beruflichen Bereich versuchen müßte, sich den „gelenkten Blick", den „reduzierten Blick" bewußt zu machen. Ich meine, es ist eine Frage der aktuellen Bemühungen, sich zu überlegen, wohin wird mein Blick geführt und warum wird er dahin geführt? Also eigentlich ein sich Vertrautmachen mit dem Wesen dieses Mediums, das jetzt zu unserer Realität gehört! Zum Diskussionspunkt; Mehr Öffentlichkeit muß man sich von vornherein sagen: Gut, die Öffentlichkeit ist ungemein mächtig geworden, aber, warum sich nicht darauf einrichten, daß ich meine Auffassung 10 × sage, einmal kommt sie an. Es ist so, daß man sich einfach nicht rasch zurückziehen darf aus der Öffentlichkeit mit dem „aha, ich bin ganz falsch zitiert worden", sondern es ist zum größten Teil eine Frage der Übung, es ist zum größten Teil eine Frage, wie ernst nimmt man denn diese Auseinandersetzung mit der Öffentlichkeit? Ich meine, daß die Entschlossenheit, die Dinge oft genug zu sagen, nach allem, was ich bisher gesehen habe, selbst die *blockierte Kommunikation* durchbricht. Das wären einige Konsequenzen aus dem, was heute hier verhandelt worden ist." Farthmann: „Frau Noelle-Neumann, Sie haben den Bogen geschlossen; vom Übel der blockierten Kommunikation bis hin zu den Praemissen der Besserung. Ich spreche kein Schlußwort, *weil dies heute der Beginn eines weiteren Dialogs sein sollte!* Wir behalten unterschiedliche Perspektiven und leben in einem Spannungsverhältnis – das ist im Prinzip nicht schlecht. Wenn wir häufiger miteinander reden, werden wir uns sicher einander besser verstehen lernen. Ich schließe mit dem Zitat von H. W. Schreiber: „Arzt und Journalist leben nicht in zwei Welten, sondern in einer Welt; in einer Wirklichkeit und einer Gesellschaft." Dem können wir zustimmen!"

I. Hauptthema 2

Bewertung moderner Techniken für die chirurgische Diagnostik

59. Grundlagen der Technologiebewertung in der chirurgischen Diagnostik

W. Lorenz und M. Rothmund

Institut für Theoretische Chirurgie und Klinik für Allgemeinchirurgie, Zentrum Operative Medizin I, Philipps-Universität Marburg, Baldingerstraße, D-3550 Marburg

Principles of Technology Assessment in Surgical Diagnostics

Summary. Principles of technology assessment in surgical diagnostics comprise definitions, criteria for measurement and methods of measurement. Technology assessment is part of a general health policy and has to be represented by experts of specific disciplines, in this case by surgeons. Contradictory criteria for technology assessment in various fields warn the surgeons of the necessity of developing specific objectives. The concept of surgical diagnostics includes aids for decision making, strategies and surgical techniques. It is therefore an integral part of surgical care.

Keywords: Technology assessment – effectiveness – efficiency – surgical diagnostics

Zusammenfassung. Grundlagen der Technologiebewertung (technology assessment) umfassen Definitionen, Maße und Methoden. Technologiebewertung ist Teil der Gesundheitspolitik und muß *fach*gerecht vertreten werden. Widersprüchliche Nützlichkeitsmaße mahnen die Chirurgie, spezifische Belange zu entwickeln. Das Konzept chirurgischer Diagnostik besteht in der Hilfe für eine zuverlässige Indikationsstellung, Strategie und Operationstaktik und ist damit integraler Bestandteil chirurgischer Krankenversorgung.

Schlüsselwörter: Technologiebewertung – Effektivität – Effizienz – chirurgische Diagnostik

Einleitung: ein provokativer Prozeß und ein klinisches Beispiel

Albert Einstein wird die Voraussicht zugesprochen, daß unsere Zeit in explosivem Ausmaß *Möglichkeiten* für die Lösung von Problemen liefert, aber in immer geringerem Maße die Lösung dieser Probleme selbst. Bewertung und gesicherte Anwendung von medizinischer Technologie ist ein Beispiel für diese Behauptung (Tabelle 1).

Auf nahezu jedem Kongreß erfolgt eine vielversprechende Mitteilung über ein neues Produkt: ein Gerät, ein Test, eine Ampulle, eine Strategie. Meinungsbildner garantieren die professionelle Anwendung. Fernsehen, Patienten und auch die Kollegen fordern Kauf und Einsatz für alle – und erst dann beginnt die kritische Medizin. Mühselig und viel zu langsam mahlen ihre Mühlen, schneller ist die professionelle Denunziation. Schließlich schafft die Diskreditierung Platz für das nächste Produkt.

Beispielhaft hierfür ist die Notfallendoskopie in der Chirurgie (Tabelle 2). *Fünfzehn* Jahre hat es gedauert, bis nach der Einführung in die Klinik eine entscheidende Verbesserung des Endergebnisses für den Patienten durch die neue Technologie nachgewiesen werden konnte: fünfzehn Jahre konsequente Forschungsarbeit mit hoher Frustrationstoleranz und ständig wechselnden Gesichtern – und sehr wahrscheinlich ist die Debatte damit noch nicht zu Ende. 1973 die Einführung in eine Klinik. Fünf Jahre später der ausführliche Bericht über die Leistungskriterien, drei Jahre später der ausführliche Bericht über die Leistungskriterien,

– Vielversprechende Mitteilung	(kleine Fallzahl)	**Tabelle 1.** Lebenszyklus neuer Technologien
– Professionelle Anwendung	(spezielle Zentren)	
– Allgemeine Akzeptanz	(Forderung für alle)	
– Standardmethode	(Beginn von kontrollierten Studien)	
– Professionelle Denunziation	(Untersucher vs. Methodenverfechter)	
– Diskreditierung	(Ersatz durch Folge-Innovation)	

Nach B. Jennett, High Technology Medicine [1]

1973	Einführung in eine Klinik	**Tabelle 2.** Technologiebewertung der Notfallendoskopie (oberer GI-Trakt) in der chirurgischen Diagnostik
1978	Neue Ansätze zur Frage: Hat die Notfallendoskopie für den Chirurgen Bedeutung? Med Klin 73: 773 (2)	
1981	Prognostische Bedeutung der Blutungsaktivität. World J Surg 5: 413 (3)	
1984	Notfallendoskopie und chir. Taktik bei der Ulkusblutung: Ergebnisse einer prospektiven klinischen Studie. Langenbecks Arch klin Chir (Forum) 155 (4)	
1988	Entscheidungsfindung und klinische Problemlösung bei oberer Gastrointestinalblutung. Theor Surg 2: 185 (5)	

Tabelle 3. Chirurgische Technologie

– Chirurgische und konservative Verfahren
– Geräte
– Arzneistoffe
– Unterstützungssysteme
– Organisationssysteme

Anlehnung an: U.S. Medical Technology Assessment [20]

drei Jahre später der Ansatz einer prognostischen Bedeutung von Blutungstyp und -aktivität in der Läsion, die mit dem bloßen Auge gesehen werden konnte. 1984 der Bericht über die prospektive Studie und 1988, nach EDV-unterstützter Dokumentation und statistisch anspruchsvoller Leistungsmessung, die detaillierte Problemlösung: Ja! Es überleben *dreimal* soviel Patienten die Blutung, wenn aufgrund der spezifischen, diagnostischen Information das therapeutische Vorgehen bestimmt und geändert wird.

Probleme mit der Terminologie: Technologie, Konzept der chirurgischen Diagnostik und Technologiebewertung als Messen von Effektivität

Was macht die Bewertung und gesicherte Anwendung von medizinischer Technologie in der Medizin im allgemeinen und in der chirurgischen Diagnostik im speziellen so schwierig? Zu unserer Überraschung mit dem Thema stellten wir fest: Zuerst die *Terminologie*. Die Chirurgische Arbeitsgemeinschaft für klinische Studien (CAS) und die Theoretische Chirurgie haben sich von Anbeginn mit diesem Problem immer besonders herumschlagen müssen. Verschiedene theoretische Disziplinen, wie Statistik, Informatik, Epidemiologie und klinische Chemie haben stets ihre Definitionen vorgegeben – selbstbewußt und zueinander widersprüchlich. Dies gilt nicht nur für kontrollierte klinische Studien [6] und die klinische Dokumentation, sondern auch für ureigene Felder der Chirurgie, wie die klinische Entscheidungsfindung, Operationsindikation, Qualitätssicherung und das Operationsrisiko [7]. Hier legen wir jetzt das von Francis Moore leider gepflegte Unterlegenheitsgefühl [8] ab und definieren – nach sorgfältiger Abwägung, aber keinesfalls in nahtloser Übereinstimmung mit den verschiedenen Disziplinen – in der Chirurgie den *eigenen* Standpunkt.

Zuerst die *Technologie* (Tabelle 3). *Technologie* in Chirurgie und chirurgischer Diagnostik ist mehr als Endoskopie, Ultraschall, computerisierter axialer Tomograph – ist eben auch die Probelaparotomie, die Revision der Gallenwege oder die diffizile klinisch-funktionelle Diagnostik von Kapsel-Bandläsionen des Kniegelenks. Technologie in der chirurgischen Diagnostik sind aber auch die markierten monoklonalen Antikörper in der Tumor- und Metastasensuche und vor allem die Kontrastmittel bei den verschiedenen bildgebenden Systemen. Der Einschluß von Unterstützungs- und Überwachungssystemen in die Definition ist nicht strittig, aber Organisationssysteme werden hier überraschen. Wir brauchen aber sicherlich nur auf die *Notaufnahme* hinzuweisen, um die Notwendigkeit der Bewertung und Leistungsmessung bei dieser diagnostischen Technologie erkennen zu lassen.

Schwieriger als die Beschreibung und Definition von chirurgischer Technologie ist aber die von Technologie*bewertung*. Gerade die Tatsache, daß in der heutigen Medizin das Englische dominiert, muß bei dem ungeheuren Wort-, Nuancen- und Kulturkreisreichtum dieser Sprachengruppe davor warnen, nicht genauestens zu hinterfragen, was bei den Bewertungsmaßen der Technologie eigentlich gemeint ist.

1. Konzept (Philosophie) der chirurgischen Diagnostik

Das erste Problem – nämlich die globale Frage nach dem Konzept (Sinn und Nutzen) der chirurgischen Diagnostik – ist gar nicht so leicht zu beantworten. In der Vorbereitung dieses Kongresses haben wir eine ausführliche Diskussion mit dem Pionier der Technologiebewertung in der Strahlendiagnostik geführt: Lee Lusted in San Diego. Mit dem Eingeständnis beachtlicher Unsicherheit verwies er uns an den Epidemiologen Cochrane in Cardiff, der auch hierüber nachgedacht hat. In Anlehnung an ihn kommen wir zu folgendem Konzept chirurgischer Diagnostik [9]:

- Das korrekte Modell der Therapie liegt in der Änderung (Verbesserung) des natürlichen Verlaufs der Krankheit. Diese Hypothese läßt sich für jeden Einzelfall testen und ist damit die Grundlage der randomisierten kontrollierten klinischen Studie.
- Über das korrekte Modell, das diagnostischen Verfahren zugrunde liegt, ist bisher wenig nachgedacht worden, vor allem über die Gewichtung der Diagnose einer unheilbaren Krankheit.
- Für die Diagnostik in der Chirurgie, die mehr durch Behandeln heilbarer Krankheiten geprägt ist, können wir deshalb definieren: Das Konzept der chirurgischen Diagnose besteht darin, daß mit ihrer Erstellung therapeutische Konsequenzen verbunden sind, die den natürlichen Verlauf der Krankheit in physischer, psychischer und/oder sozialer Hinsicht verbessern.
- Diese Definition hat viele Konsequenzen, z. B. beim asymptomatischen Ulkus in der Endoskopie oder beim symptomlosen Gallenstein in der perkutanen Sonographie.
- In einem Leitartikel in Amer. Journal of Surgery hat Hoerr diese Konsequenzen exzellent auf die Spitze getrieben [10]: Es ist schwierig, den asymptomatischen Patienten sich besser fühlen zu lassen.
- Eine weitere, einfache Konsequenz, die sicherlich einleuchtet, ist in dem folgenden Zitat von Cochrane [9] enthalten: Bevor Du einen Test anordnest, *entscheide,* was Du tun wirst, wenn er (a) positiv oder (b) negativ ausfällt. Wenn beide Antworten dieselben sind, dann mache den Test nicht.

– Ausbeute abnormer gegenüber normalen Befunden
– Spezielle Gewichtung positiver und negativer Befunde bei heilbaren und unheilbaren Erkrankungen
– Spezielle Gewichtung eines *negativen* Befundes als *positiver* Hinweis auf eine Krankheit
– Einfluß auf Änderung der weiteren diagnostischen und therapeutischen Strategie
– Einfluß auf die Prognose des Patienten
– Einfluß auf Kosten und Nutzen für Angehörige, Arbeitgeber und Versicherer

Tabelle 4. „Efficacy" als ein Indikator für Effektivität radiologischer Diagnoseteste (Loop und Lusted [11])

Tabelle 5. Definition von Effektivität und Effizienz in der Bewertung med. Technologien in den verschiedenen Fachgebieten

Effektivität	Effizienz	Autoren
– Effekte, die den natürlichen Verlauf verbessern (Spezieller Index, RCT)	– Effekte in klinischer Routine (Allzweckindex)	Cochrane [9]
– Effekte in klinischer Routine	–	Loop, Lusted [11]
– Wirksamkeit	– Leistungsfähigkeit	Collins Dictionary [12]
– Wirksamkeit in Routine, nicht Idealbedingungen	– Maximierung der Leistung bei gleichen Kosten	Culyer, Horisberger [13]
– Zuwachs an Kosten bei Zuwachs an Gewinn	– Kosten unter Annahme gleicher Effekte	Williams, Drucker [14]
– Einfluß des Testbefundes auf nachfolgende diagn./ therapeutische Strategie	–	Eiseman, Stahlgren [15]
– Endergebnisse nach techn. Anwendung (ohne Geldwert) bei system. Analyse der Kosten	– Kosten unter Annahme gleicher Effekte	Weinstein, Fineberg [16] Solonik, McPeek [17]

RCT = Randomisierte kontrollierte Studien

2. Technologiebewertung in der chirurgischen Diagnostik: Effektivität und Effizienz

Im Titel der Monographie von Cochrane [9] stehen zwei weitere Begriffe, ohne die wir Sinn und Nutzen der Technologie in der chirurgischen Diagnostik nicht quantitativ beurteilen können. *Effektivität und Effizienz.* Dies ist das zweite Problem in der Technologiebewertung der chirurgischen Diagnostik. Mit diesen zentralen Begriffen der Technologiebewertung begann aber für uns auch ein wochenlanges Elend, und wir können nur hoffen, das Labyrinth von Gedanken und Aussagen und von dahinterstehenden Paradigmen der einzelnen Fachgebiete genügend veranschaulichen zu können.

In der Basisarbeit von Loop und Lusted [11] für das American College of Radiology wurde der Begriff „efficacy" = Wirksamkeit im amerikanischen Englisch als ein Indikator für die Effektivität der Röntgendiagnostik gewählt und umfangreich definiert (Tabelle 4). Er umfaßt die Rate abnormer zu normalen Befunden, aber auch eine Gewichtung dieser Befunde in Abhängigkeit von der Krankheit und den Einfluß von Befunden auf Ärzte, Patienten und deren gesamtes soziales Umfeld.

Auf unsere Frage, wie Prof. Lusted sich heute, 10 Jahre später in einer Zeit fast jährlich neuer bildgebender Verfahren und deren Kombinationen, die Unterschiede zwischen den Technologiebewertungsmaßen Effektivität, efficacy = Wirksamkeit und Effizienz vorstelle, erhielten wir von ihm wiederum den Hinweis auf die Monographie von Cochrane [9] über die Bewertung des englischen Gesundheitssystems. Diese detaillierte Darstellung stand aber – zu unserer Verblüffung – in komplettem Widerspruch zu Loop und Lusted [11]. Efficacy = Wirksamkeit war dort nicht ein Indikator für Effektivität, sondern für Effizienz – und im übrigen lehnte er Wort und Begriff überhaupt als unenglisch ab, was an B. Shaws Ausspruch erinnert: Briten und Amerikaner haben viel miteinander gemeinsam – mit Ausnahme der Sprache.

Unsere Bemühungen um Klärung der Terminologie für Effektivität und Effizienz von Technologien in der chirurgischen Diagnostik führte uns zu verschiedenen Stellen: – Chirurgen, Anästhesisten, Radiologen – Epidemiologen, Statistikern und med. Entscheidungsfindern – Gesundheitsforschern und Wirtschaftswissenschaftlern – und einem weitverbreiteten englischen Lexikon. Es endete mit sieben, fundamental verschiedenen Definitionen (Tabelle 5). Effektivität waren meßbare Effekte, die den natürlichen Verlauf der Krankheit verbessern, aber nur in kontrollierten Studien [9] oder das Gegenteil, bei den zweiten Autoren [11]. Effektivität war Minimierung der Zuwachskosten gegenüber der Standarddiagnostik bei feststellbarem zusätzlichen Gewinn [14], Einfluß auf die nachfolgenden Strategien [15] und Summe der Resultate für die Patienten ohne Geldwert bei systematischer Analyse der Kosten [16, 17]. Bei allen Definitionen der Effizienz in den 80er Jahren überwogen Kostengesichtspunkte.

Heute, im Jahr des Gesundheits-Reformgesetzes, erscheint uns Klarheit dringend geboten, damit wenigstens Ärzte wissen, worüber sie reden. Deshalb möchten wir vorschlagen, den kosten- und emotionsbeladenen Begriff der „Effizienz" zurückzustellen und die „Effektivität" moderner Technologie in der chirurgischen Diagnostik an dem vorhergegebenen Konzept der chirurgischen Diagnostik (s. oben) anzubinden. Dies erweitert die Definition der amerikanischen Chirurgen [16] und präzisiert die der Radiologen [11] durch das Modell des natürlichen Verlaufs der Krankheit:

- Effektivität ist das wichtigste Maß für die Technologiebewertung in der chirurgischen Diagnostik.
- Effektivität wird damit gemessen, daß sie entweder unter *Idealbedingungen* (großer Könner, Studie) oder unter *Routinebedingungen* Resultate erzielt, die nachfolgende therapeutische Strategien verändern und über diesen Weg die Prognose des Patienten verbessern.
- Effektivität ist mit Maß und Zahl zu ermitteln, mit statistischen Methoden zu sichern und auf ihre klinische Relevanz hin zu interpretieren.

Zusätzliche Anliegen der Technologiebewertung in der Chirurgischen Diagnostik: praktikable Wege zur Entscheidungsfindung

Der Nachweis der Effektivität von Technologien in der Diagnostik ist schwierig und langwierig, wie es am Beispiel der Notfallendoskopie über 15 Jahre gezeigt wurde (Tabelle 2). Die neuen „high technology" Verfahren und Systeme sind aber da, sind existent und entwickeln ihr soziales Eigenleben. Zusätzliche, bescheidenere Anliegen der Technologiebewertung sollen deshalb helfen, um rasche, praktikable Wege zur Entscheidungsfindung aufzuzeigen. Sie sind in Tabelle 6 zusammengefaßt. Wie man dabei z. B. bei der Sonographie und anderen bildgebenden Verfahren vorgehen kann, ist in unserer Analyse der möglichen Bedeutung der Notfallendoskopie für die chirurgische Strategie aufgezeigt (Tabelle 7). Ein derartiges *heuristisches* Vorgehen ist sicher leichter und schneller zu realisieren, als die Messung der Effektivität: 10 Jahre Zeit liegen zwischen dem heuristischen Verfahren [2] (Vorteile für die Entscheidung *finden*, „heurein" im Griechischen = finden) und dem *formalen* Verfahren [5] (Vorteile für die Entscheidung in strengen Studienplänen *beweisen*).

Methoden der Technologiebewertung in der chirurgischen Diagnostik

Zum Schluß fehlen uns noch die Methoden, mit denen wir Effektivität, aber auch die bescheideneren Anliegen der Technologiebewertung in Studien, klinischer Routine und in

– Kennzeichen der technischen Durchführung – Sicherheit für Patient und Untersucher – Leistungsmaße (Sensitivität, Spezifität, Richtigkeit, etc.) in Screeningverfahren und eingebunden in komplexere Strategien – Kostenvergleich bei verschiedenen Endpunkten (Einzelprognose, Summe verschiedener, gewichteter Prognosen) – Ethische, juristische und soziale Konsequenzen und Verflechtungen	**Tabelle 6.** Ausgewählte Anliegen der Technologiebewertung in der chirurgischen Diagnostik: Zusätzlich zur Effektivität

Anlehnung an: U.S. Medical Technology Assessment [29]

Tabelle 7. Tatsächliche oder mögliche Bedeutung der Notfallendoskopie für das chirurgische Vorgehen. Nichts = nur Anamnese, Klinik, Labor, MDP = Anamnese etc. *und* Endoskopie. 0 = nicht vorhanden, ? = nicht zu entscheiden, + = selten (bis 50%), + + = oft (50 − 80%) + + + = sehr oft (80 − 100%). Aus Rohde et al. [2]

	Testkriterium der Diagnostik	Diagnostische Alternativen		
		I Nichts	II MDP	III Endo- skopie
Für die Diagnose	Direkt	0	0	+ + +
	Quantitativ	+ +	+ +	+ + +
	Empfindlich	+	+ +	+ + +
	Richtig	+	+ +	+ + +
	Durchführbar	+ + +	+ +	+ + +
	Schnell	+ + +	+	+ +
	Histologie möglich	0	0	+ + +
Für die Operations- indikation	Schnell	?	?	?
	Optimiert hinsichtlich: ja − nein, sofort − später, so − so, und den − den	+	+ +	+ +
Für die Operation	Zielstrebig	+	+ +	+ + +
	Sicher für den Operateur	+	+ +	+ + +
	Eingeschränkt in Größe und Dauer	+	+ +	+ + +
Für den Operations- erfolg	Vorhanden	?	?	?

gedanklichem Ansatz untersuchen können: Wie in den kontrollierten klinischen Studien und in der allgemeinen Lebensweisheit liegt die Seele der Unternehmung im *Vergleich* [18].

Aus der großen Zahl der akzeptierten Methoden (Tab. 8) sind einige besonders hervorzuheben.

– Metaanalysen gehören hierzu, d. h. die *quantitative* Synthese von Studien. Eigene, schmerzliche Erfahrungen hierbei an 45 000 Sonderdrucken haben uns gezeigt [19], daß andere Methoden als randomisierte Studien in der Praxis nicht unbedingt leichter und rascher durchzuführen sind.
– *Computersimulation* im *Vorfeld* neuer Technologien gewinnt bei der raschen Einführung neuer Technologien eine immer größere Bedeutung.
– *Gruppenbewertungsmethoden*, wie Konsensuskonferenzen von Experten verschiedenster Disziplinen, werden immer wichtiger.

– Laboruntersuchungen
– Kontrollierte klinische Studien
– Epidemiologische Methoden
– Fallberichte
– Serienberichte
– Überwachungsdateien und Datenbasen
– Überwachung der Praxis durch Stichproben
– Generelle Überwachung
– Quantitative Synthesen vor Studien (Metaanalysen)
– Kosten-Effektivitätsanalysen
– Kosten-Nutzenanalysen
– Computersimulation im Vorfeld neuer Technologien
– Gruppenbewertungsmethoden (Konsensuskonferenz)
– Literatursynthesen (Übersichten)

Tabelle 8. Methoden der Technologiebewertung in der chirurgischen Diagnostik

Anlehnung an: U.S. Medical Technology Assessment [20]

Prof. Mosteller an der Harvard Universität, einem Meinungsführer unter den Statistikern und Nachfahre eines Bayern zu Beginn dieses Jahrhunderts (was uns die Akzeptanz seiner Aussagen sicher erleichtert), verdanken wir die wichtige Erkenntnis, daß in der Technologiebewertung heute man sich nicht mehr auf die randomisierten kontrollierten Studien beschränken darf [20]. Zu rasch ist die Entwicklung, und *eine* Entscheidungshilfe ist besser als *keine*.

Widmung und Danksagung: Dieser Artikel ist Herrn Prof. Dr. Dr. h.c. G. Schwick, Direktor der Behringwerke/Marburg zu seinem 60. Geburtstag gewidmet. Der Deutschen Forschungsgemeinschaft danken wir im Rahmen des Projektes „Ulkusblutung" für die Unterstützung dieser Arbeit (Lo 199/15-1). Den Mitgliedern der Arbeitsgruppe für Ulkusblutung und chirurgische Diagnostik (Endoskopie und Ultraschall) danken wir für konstruktive Kritik und Hilfe bei dieser Arbeit: Priv.-Doz. Dr. P. Wagner, J. Klotter, R. Lindlar und J. Sattler.

Literatur

1. Jennett B (1986) High technology medicine – benefits and burdens. Oxford University Press, Oxford New York Tokyo, pp 1–137
2. Rohde H, Troidl H, Lorenz W, Fischer M, Vestweber K-H (1978) Neue Ansätze zur Frage: Hat die Notfallendoskopie für den Chirurgen Bedeutung? Med. Klinik 73:773–980
3. Rohde H, Thon K, Ohmann C, Fischer M, Willems L (1981) Prognostic significance of bleeding activity and bleeding type of lesions during early endoscopy in upper gastrointestinal bleeders. World J Surg 5:413–413
4. Stöltzing H, Thon K, Ohman C, Lorenz W, Röher H-D (1984) Notfallendoskopie und chirurgische Taktik bei der Ulkusblutung: Ergebnisse einer prospektiven klinischen Studie. Langenbecks Arch Chir Suppl Chir Forum, 155–158
5. Thon K, Stöltzing H, Ohman C, Lorenz W, Röher H-D (1988) Decision-making and clinical problem solving in upper gastrointestinal bleeding. Theor Surg 2:185–198
6. Lindenschmidt T-O, Beger HG, Lorenz W (1981) Kontrollierte klinische Studien: Ja oder Nein? Aufgaben und Grenzen kontrollierter klinischer Studien (KS) aus der Sicht des Chirurgen. Chirurg 52:281–288
7. Ohmann C, Lorenz W, Stöltzing H, Thon K (1987) Grundlagen der Risikoforschung in der Chirurgie: Definition, Berechnung und klinische Anwendung auf das Problem der oberen Gastrointestinalblutung. Chirurg 58:344–351
8. Moore FD (1973) What is surgical research? Europ Surg Res 5:245
9. Cochrane AL (1972) Effectiveness and efficiency. Random reflections on health services. Nuffield Provincial Hospitals Trusts, pp 1–92
10. Hoerr StO (1962) „Hoerr's Law". Amer J Surg 103:411–411

11. Loop JW, Lusted LB (1978) American College of Radiology diagnostic efficacy studies. Am J Roentgenol 131:173–179
12. Hanks P, Hile Long Th, Urdany L (1979) Collins dictionary of the English language. Collins, London Glasgow, pp 1–1690
13. Culyer AJ, Horisberger B (1984) Glossar. In: Technologie im Gesundheitswesen, Springer, Berlin Heidelberg New York Tokyo, pp 419–425
14. Williams JJ, Drucker WR (1986) Health services research: focus on surgery. In: Troidl H, Spitzer WO, McPeek B, Mulder OS, McKneally MF (eds) Principles and practice of research. Strategies for surgical investigators, Springer, Berlin Heidelberg New York Tokyo, pp 207–221
15. Eiseman B, Stahlgren L (1987) Measurement of cost-effectiveness. In: Cost-effective surgical management. WB Saunders, Philadelphia London, pp 1–5
16. Weinstein MC, Fineberg HV (1980) Clinical decisions and limited resources. In: Clinical decision analysis, WB Saunders, Philadelphia London pp 228–265
17. Soloniak L, McPeek B (1988) Do the pluses outweigh the minuses? A quality checklist for cost-analysis studies in anaesthesia and surgery. Theor Surg 2:209–214
18. Lorenz W, Rothmund M (1988) Chirurgische Entscheidungsfindung und Methoden der klinischen Forschung. In: Allgöwer, Harder, Rüedi, Siewert (eds) Allgemeine und spezielle Chirurgie, Springer Berlin Heidelberg New York Tokyo (im Druck)
19. Neugebauer E, Lorenz W, Maroske D, Barthlen W (1987) Mediatoren beim septischen Schock: Strategien zu ihrer Sicherung und zur Einschätzung ihrer kausalen Bedeutung. Chirurg 58:470–481
20. Mosteller F (1985) Assessing medical technologies. National Academy Press, Washington, pp 1–573

60. Bewertung des Ultraschalls

M. Rothmund und W. Lorenz

Klinik und Poliklinik für Allgemeinchirurgie und Abt. für Theoretische Chirurgie, Univ. Klinikum, Baldingerstraße, 3350 Marburg

Ultrasound Assessment

Summary. An assessment of diagnostic methods must consider three steps:
(1) Diagnostic workup: ultrasound has contributed to rational strategies in many fields of medicine.
(2) Therapeutic principles: there is evidence that ultrasound has had a significant influence
(3) Outcome of a disease; ultrasound has not been proven to have an unequivocal influence.

Keywords: Ultrasound – assessment

Zusammenfassung: Bei der Bewertung diagnostischer Methoden müssen 3 Stufen berücksichtigt werden:
1. Änderung des diagnostischen Vorgehens: Hier hat die Sonographie belegbar zu einem rationellen Vorgehen in vielen Bereichen beigetragen.
2. Änderung des geplanten Therapiekonzepts: Hier ist durch Ultraschall bei einigen Krankheitsbildern eine Beeinflussung erkennbar.
3. Ein eindeutiger Einfluß auf die dritte Bewertungsstufe, eine positive Auswirkung auf den Ausgang der Erkrankung, ist für die Sonographie wie auch für andere bildgebende Verfahren bisher nicht belegbar.

Schlüsselwörter: Sonographie – Bewertung

Die Bewertung der Sonographie aus chirurgischer Sicht fällt auf den ersten Blick leicht. Die Sonographie hat in den letzten Jahren das diagnostische Repertoire bei chirurgischen Krankheiten unübersehbar erweitert. Sie wurde zum primär eingesetzten bildgebenden Verfahren in vielen Situationen, z. B. bei Verdacht auf Cholelithiasis, beim stumpfen Bauchtrauma oder bei Verdacht auf Aortenaneurysma. Sie spielt eine wesentliche Rolle in der Diagnostik der zerebralen Durchblutungsstörungen (Duplex-Scan), von Schilddrüsentumoren sowie Leber- und Pankreaserkrankungen.

Begibt man sich jedoch auf die Suche nach Zahlen und Daten, die einen Vorteil der Sonographie gegenüber anderen Diagnostikverfahren belegen, wird man nur schwer fündig. Eine Recherche über das Literatursuchsystem MEDLINE beim Deutschen Institut für Medizinische Dokumentation und Information (DIMDI) mit den Suchwörtern „ultrasonics", „diagnostic use", „gastrointestinal diseases", „liver diseases", „pancreas diseases", „assessment" und „prognosis" förderte nur 4 Arbeiten zutage, deren Titel und Abstrakt auf Aussagen zum gefragten Thema schließen lassen. Man hat den Eindruck, die Technik hat uns überrollt, der Beweis ihres Nutzens muß nachgeholt werden. In der Tat finden sich eine Reihe von Fakten, die erklären, warum nur wenige Analysen zur Sonographiebewertung vorgelegt wurden.

1. Die Sonographie hat nach Einführung adäquater Geräte Mitte der 70er Jahre zu einer so „offensichtlichen" Verbesserung der Diagnostik geführt, daß qualitative, in Zahlen ausdrückbare Bewertungen häufig für überflüssig gehalten wurden.

2. Fast gleichzeitig standen auch andere, zur Abklärung chirurgischer Erkrankungen relevante Verfahren zur Verfügung, die Computertomographie, die Coloskopie, die ERCP und die percutane transhepatische Cholangiographie. Dieses über uns ausgeschüttete Füllhorn an diagnostisch-technischen Verfahren beeindruckte und führte auch offensichtlich zu Verbesserungen in der Diagnostik in vielerlei Hinsicht. Eine wissenschaftliche Bewertung durch Vergleich einzelner Verfahren mit dem zuvor vorhandenen „Goldenen Standard" im Hinblick auf die Enddiagnose oder Vergleiche von konkurrierenden Verfahren untereinander fanden jedoch nur selten statt.

3. Die Sonographie unterliegt wie kein anderes Verfahren einer großen Untersuchervarianz. Nach Fineberg [6] sind bildgebende Diagnostikverfahren kombinierte Beobachter-Testsysteme, wobei das Endresultat vielen Variablen unterliegt, die sich im Hinblick auf den Ultraschall vor allem auf die Person des Untersuchers, aber auch auf die immer wieder verbesserten Geräte bezieht.

4. Die Sonographie wird fast nie allein eingesetzt. Sie ist fast immer Teil einer Sequenz verschiedener Untersuchungen mit anderen bildgebenden Verfahren, so daß ein direkter Vergleich mit anderen einzelnen Tests oder Testsequenzen klinische Studien mit vielen Armen und damit eine sehr große Zahl an Patienten erfordern würde.

Als eines der wenigen Beispiele der Sonographie-Bewertung sei eine Untersuchung der Deutschen Klinik für Diagnostik vorgestellt [7]. Hier wurde der Einfluß der Sonographie bei der Abklärung der in Tabelle 1 genannten Leitsymptome bewertet. Nachdem der persönliche Arzt Anamnese und klinische Untersuchung abgeschlossen hatte, legte er ein Diagnostikprogramm ohne Ultraschall und ein anderes fest, bei dem die Sonographie Eingangsuntersuchung war. Beide Gruppen, die zusammen 2070 Patienten enthielten, wurden prospektiv verglichen. Es zeigte sich eine Überlegenheit der sonographiegeführten Diagnostik bezüglich Kosten, Strahlenbelastung, Arzt- und Patientenzeit für die Abklärung aller Leitsymptome.

Aus der Literatur und der eigenen Erfahrung lassen sich zu einigen chirurgischen Erkrankungen Daten zusammentragen, die eine Bewertung des Nutzens der Sonographie erlauben. Bei der Bewertung ist eine Orientierung an 3 Stufen der Nützlichkeit, die vom American College of Radiology angegeben wurden, sinnvoll [11].

In Tabelle 2 sind bestimmte chirurgische Erkrankungen den Stufen der Nützlichkeit oder Wirksamkeit der Sonographie zugeordnet. Die Zuordnung geschah aufgrund von Angaben in den im Literaturverzeichnis angegebenen Publikationen und eigener Untersuchungen. Sie stellen lediglich eine Auswahl dar.

Änderung des diagnostischen Vorgehens

Die Sonographie hat den diagnostischen Ablauf bei einer ganzen Reihe von klinischen Krankheitsbildern beeinflußt. Seit Anfang der 70er Jahre wurden Studien publiziert, die die Methode bei Verdacht auf Cholelithiasis mit der oralen oder auch der intravenösen Cholegraphie vergleichen. Sie zeigten eine Überlegenheit der Sonographie im Vergleich zur oralen Cholegraphie und etwa gleichwertige Ergebnisse wie die intravenöse Darstellung von Gallenblase und Gallenwegen bei fehlendem Risiko für Patienten, wie Strahlenbelastung oder Kontrastmittelreaktionen [2, 3, 4, 13, 22].

In der Schilddrüsendiagnostik ist ein deutlicher Rückgang der Szintigraphie bei Abklärung von Schilddrüsenknoten zu verzeichnen. Bei jüngeren Patienten mit diffusen Strumen wird in manchen Zentren nur noch bei jedem dritten Patienten nach der Sonographie ein Szintigramm veranlaßt. Infolge der Änderung des diagnostischen Konzepts kam es auch zu einer Kostensenkung um ca. 50% [15, 16].

Die Sonographie wurde zur Eingangsuntersuchung bei Verdacht auf Pankreaserkrankungen, Lebertumoren, Verschlußikterus, Carotisstenose, Aortenaneurysma usw. Ausge-

Indikation	Kosten (DM)	Strahlen- belastung (mrem)	Arztzeit (min)	Patienten- zeit (min)
BSG-Erhöhung	−13	−118	0	−14
Diarrhoe	−84	− 65	−10	−57
Fieber	−14	− 64	− 6	−23
Gewichtsverlust	−47	−113	− 2	−29
Hämaturie	−23	− 77	5	− 4
Ikterus	−85	−258	−21	−85
Schmerzen	−35	− 63	0	−39
Tumor	−38	− 44	−15	−24

Tabelle 1. Ersparnis an Kostenaufwand, Strahlenbelastung sowie Arzt- und Patientenzeit bei der Abklärung verschiedener Leitsymptome bei Verwendung der Sonographie als apparative Erstuntersuchung gegenüber einem Untersuchungsprogramm ohne Sonographie (nach [7])

1. Änderung des diagnostischen Vorgehens
   - Cholelithiasis
   - Struma
   - Verschlußikterus
   - Lebertumoren
   - Pankreaserkrankungen
   - Carotisstenosen
   - Aortenaneurysma

2. Änderung des geplanten Therapiekonzepts
   - Metastasennachweis in der Leber
   - stumpfes Bauchtrauma
   - Appendicitis
   - akute Cholecystitis ohne Steine

3. Positive Wirkung auf Ausgang der Krankheit
   Aortenaneurysma?
   Endokrine Pankreastumoren?
   Pankreaskarzinom T 1?

Tabelle 2. Ultraschallbewertung entsprechend den Stufen der Nützlichkeit (nach [11]) bei verschiedenen beispielhaft herausgesuchten Erkrankungen

hend von den sonographisch erhobenen Befunden wird dann das weitere diagnostische Vorgehen festgelegt [1, 19].

Wie oben ausgeführt, sind Vergleichsstudien mit anderen, vor allem mehreren Diagnoseverfahren problematisch und erfordern hohen Patientenzahlen oder lange Laufzeiten. Als methodischer Ausweg aus diesem Problem erweist sich die Entscheidungsanalyse, bei der diagnostische Strategien anhand eines Entscheidungsbaumes entwickelt werden. Negative, d. h. normale oder positive, d. h. pathologische Testergebnisse werden quantitativ nach Daten in der Literatur angegeben. Beispielhaft sei die Methodenbewertung bei Verdacht auf Verschlußikterus durch Richter et al. [18] angeführt. Sie vergleicht verschiedene diagnostische Strategien, die die Sonographie, die percutane transhepatische Cholangiographie, die ERCP und die Leberbiopsie sowie den klinischen Verlauf beinhalten, mit Hilfe der Entscheidungsanalyse. Werte für Sensitivität, Spezifität und Treffsicherheit der verschiedenen Tests wurden der Literatur entnommen (Abb. 1).

Es zeigte sich eine Überlegenheit der Strategie, die den Ultraschall als Eingangsuntersuchung benutzte gegenüber der Gruppe, bei der zuerst eine ERCP durchgeführt wurde. Hier wurden weniger invasive Untersuchungen notwendig, es wurden weniger Komplikationen angetroffen und das Vorgehen war billiger. Diese theoretische Untersuchung wird durch die prospektive klinische Studie von Matzen et al. [12] bestätigt, die die Überlegenheit der Sonographie bei Verdacht auf Verschlußikterus belegen konnten.

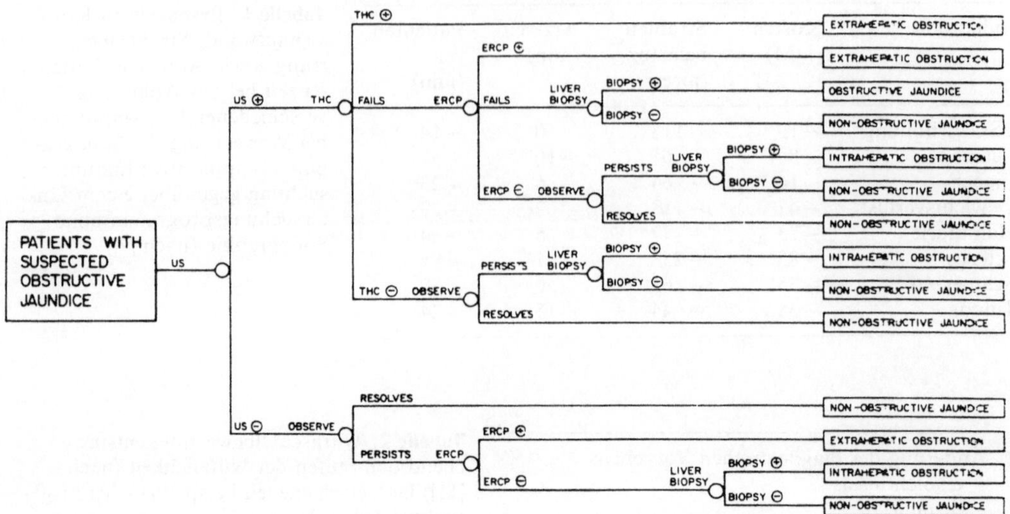

Abb. 1. Beispiel eines Entscheidungsbaumes zur Entwicklung diagnostischer Strategien durch Entscheidungsanalyse [nach (18)], US = Ultraschall, THC = Transhepatische Cholangiographie, ERCP = Endoskopische Retrograde Cholangiographie und Pankreaticographie

Änderungen des geplanten Therapiekonzepts

Änderungen des geplanten Therapiekonzepts durch Ultraschalluntersuchungen sind bei einer Reihe von Erkrankungen erkennbar (Tabelle 2). Am häufigsten wird sich die Ultraschalluntersuchung in einer Änderung des Therapiekonzepts beim Metastasennachweis gastrointestinaler Tumoren im Bereich der Leber niederschlagen. Werden bei einem Magen- oder Pankreaskarzinom Lebermetastasen nachgewiesen, wird man auf palliative operative Maßnahmen zurückgreifen oder die Operation vollständig unterlassen und andere interventionelle Therapiekonzepte anwenden (z. B. Endotubus beim Cardiokarzinom oder endoskopische Einlage eines Pigtail-Katheters in die Gallenwege bei Obstruktion durch Pankreaskarzinom. Werden bei colorektalen Karzinomen Lebermetastasen nachgewiesen, wird man fast immer den Primärtumor entfernen. Die Radikalität am Primärtumor bzw. den Lymphabflußgebieten kann jedoch eingeschränkt sein. Zusätzlich wird man je nach Zahl und Lage der Metastasen in der Leber und nach individueller Einstellung des Chirurgen operative Maßnahmen zur Metastasenresektion während des Ersteingriffs oder in zweiter Sitzung planen, gegebenenfalls auch auf das Konzept der regionalen Chemotherapie zurückgreifen. Diese Umstände sind jedem Chirurgen bekannt, Daten zur Quantifizierung des angesprochenen Sachverhaltes sind bislang nicht erarbeitet worden.

Beim stumpfen Bauchtrauma im Rahmen eines Polytraumas kann, im Gegensatz zur Lavage, die beim Nachweis von intraabdominellem Blut sofort zur Laparotomie zwingt, nach sonographischer Diagnostik beim Nachweis einer nur geringen Menge an freier Flüssigkeit die diagnostische und therapeutische Strategie geändert werden. Man ist z. B. berechtigt, zuerst eine CT-Untersuchung des Schädels durchzuführen oder bei Persistenz der geringen Menge evtl. zuerst eine andere führende Verletzung zu versorgen [14].

Bei der Bewertung der Rolle der Sonographie im Rahmen der Diagnostik bei Verdacht auf akute Appendicitis sind in den letzten 2 Jahren in 3 verschiedenen Studien und in einer eigenen prospektiven Untersuchung Daten vorgelegt worden, die eine Quantifizierung des Einflusses der Sonographie zulassen [8, 9, 17, 21]. In der eigenen Untersuchung, auf die hier eingegangen werden soll, wurden 404 Patienten erfaßt, die wegen Verdachts auf akute Appendicitis in die Klinik für Allgemeinchirurgie der Universität Marburg eingewiesen

Klinische Kategorie				
I	II	III		
109	101	194	Initiale klinische Beurteilung (n = 404)	
72	27	11	Davon akute Appendizitiden (n = 110)	
62	25	10	US richtig positiv (n = 97)	
35	71	183	US richtig negativ (n = 289)	
10	2	1	US falsch negativ (n = 13)	
3	2	0	US falsch positiv (n = 5)	
37			klinisch falsch positiv	
		11	klinisch falsch negativ	

Chirurgische Universitätsklinik Marburg 1988

Tabelle 3. Ergebnis der Ultraschalldiagnostik und der klinischen Diagnostik bei Verdacht auf akute Appendicitis. Klinische Kategorie 1 = dringender Verdacht auf Appendicitis, sofortige Operation; Kategorie 2 = Befund zweifelhaft, stationäre Beobachtung angezeigt; Kategorie 3 = keine Appendicitis, Entlassung vorgesehen (nach [21])

wurden. Die Patienten wurden nach Anamnese, klinischer Untersuchung und Laboruntersuchung in 3 Kategorien aufgeteilt (Kategorie 1 = dringender Verdacht auf akute Appendicitis, sofortige Operationsindikation, Kategorie 2 = akute Appendicitis möglich, stationäre Beobachtung, Kategorie 3 = akute Appendicitis unwahrscheinlich, in den meisten Fällen Entlassung). Durch Operation, histologische Untersuchung oder durch den weiteren Verlauf fand sich bei 110 Patienten eine akute Appendicitis. Aus Tabelle 3 geht hervor, daß von 109 der klinischen Kategorie 1 zugeteilten Patienten 72 eine akute Appendicitis hatten, bei 27 von 101 der klinischen Kategorie 2 zugeteilten Patienten traf die Diagnose zu, entsprechend bei 11 von 194 Patienten, die der klinischen Kategorie 3 zugeteilt waren. Durch die Ultraschalluntersuchung wurden zwar 13 falsch negative Diagnosen gestellt, und zwar 10 bei Patienten in der Kategorie 1, 2 in der Kategorie 2 und 1 in der Kategorie 3. Es wurde jedoch bei 25 der 27 Patienten, die klinisch der Kategorie 2 zugeteilt waren, die Diagnose akute appendicitis gestellt und die Patienten der Operation zugeführt, ebenso 10 Patienten der 11, die in Kategorie 3 eingeteilt waren.

Das heißt, bei insgesamt 35 Patienten wurde die Diagnose einer akuten Appendicitis durch die Sonographie bei der Aufnahme gestellt und die Patienten, die sonst weiter beobachtet worden wären, ohne Verzögerung operiert. Dagegen stehen 13 falsch negative Ergebnisse. Nachdem 10 der 13 Patienten der klinischen Kategorie I zugeteilt waren, wurden sie auch bei negativem Ergebnis der Sonographie laparotomiert, die drei übrigen mit geringer zeitlicher Verzögerung, ohne daß eine Perforation auftrat. Die negative Laparotomierate in unserem Krankengut sank durch den Einsatz der Sonographie von 21,9% auf 11,4%.

Greift man die besonders kritische Gruppe der Frauen zwischen 20 und 40 Jahren heraus, bei der eine Reihe von gynäkologischen Erkrankungen differentialdiagnostisch erwogen werden müssen, lag die negative Laparotomierate bei 18,5% gegenüber 29% ohne Sonographie. Aus Tabelle 4 gehen die Daten aus den publizierten Studien zur Sonographie bei der akuten Appendicitis hervor.

Ein weiterer quantitativ nicht so gut faßbarer Einfluß der Sonographie auf die Änderung des geplanten Therapiekonzepts ist bei abdomineller Sepsis zu sehen. Im eigenen Krankengut nahm die Zahl der Patienten mit steinloser akuter Cholezystitis, die wegen eines Polytraumas, einer extraabdominellen Operation oder auch einer Operation im Abdomen, jedoch nicht an den Gallewegen, diagnostiziert wurden, seit Einführung der Sonographie stetig zu. Die Erkrankung wurde in den letzten 5 Jahren 5mal häufiger diagnostiziert als in einem Vergleichszeitraum von 1969–1973. Viele der intensivtherapeutisch behandelten Patienten, die beatmet und relaxiert einer klinischen Diagnostik nicht gut zugänglich waren, wurden durch Sonographie diagnostiziert und einer sofortigen Cholezystektomie zugeführt. Die Änderung des Therapiekonzepts ergibt sich aus der gezielten Operation im Vergleich zum Abwarten oder einer Probelaparotomie mit Verzögerung. Ein Einfluß auf den Ausgang der Erkrankung kann bei den meist multimorbiden Patienten nicht gesehen werden [20].

Tabelle 4. Ergebnisse der Ultraschalldiagnostik bei Verdacht auf akute Appendicitis aus der Literatur und der eigenen Klinik

Autoren	Pa-tienten n	Appendi-zitis Prävalenz %	Perfora-tions-rate %	Negati-ve Lap. Rate %	Sono-graphie	Treff-sicher-heit %	Sensi-tivität %	Spezi-fität %	PV_{pos} %	PV_{neg} %
Kastrup et al. (1986)	46*	63	15,2	–	5 MHz curved array	87	83	94	96	76
Jeffrey et al. (1987)	90	33,3	–	–	5 MHz linear array	91**	83	95	89	92
Puylaert et al. (1987)	111	46,8	16,3	8,5	5/7,5 MHz linear array	–	75	100	–	–
Eigene Ergeb-nisse	404	27,2	20	11,4	5 MHz curved array	95,5	88,2	98,3	95,1	95,7

Seltene, jedoch für das geplante Therapiekonzept entscheidende Informationen werden durch die intraoperative Sonographie gefunden, wenn z. B. bei präoperativ sonographisch unauffälliger Leber durch die intraoperative Sonographie Lebermetastasen oder zusätzliche Befunde entdeckt werden oder wenn bei negativer Exploration des Pankreas bei der Suche nach endokrinen Pankreastumoren durch die intraoperative Sonographie ein solcher Tumor gefunden wird. Dies war im eigenen Krankengut bei 19 Patienten mit Insulinomen einmal der Fall [10].

Positive Auswirkung auf den Ausgang der Erkrankung

Für dieses Bewertungskriterium liegen bislang keine Daten vor, die einen Einfluß der Sonographie belegen. Es ist zu vermuten, daß die Sonographie schon bei Erkrankungen, die in Tab. 2 unter den ersten beiden Bewertungskriterien genannt sind, einen günstigen Einfluß auf den Ausgang der Erkrankung hat (z. B. Frühdiagnose des Aortenaneurysmas [23]). Diese Vermutung läßt sich jedoch nicht durch Zahlen untermauern. Daß die Zunahme der elektiven Operationen beim Aortenaneurysma zu einer Reduzierung der Operationsletalität geführt hat, ist wahrscheinlich. Gesichert wäre der Vorteil der Sonographie und ihre günstige Auswirkung auf den Ausgang der Erkrankung, wenn gleichzeitig mit der Zunahme der Elektivoperationen auch die Zahl der Notoperationen wegen perforierter Aneurysmen abgenommen hätte. Dies ist nicht der Fall (Abb. 2). Wir stehen hier vor einem ähnlichen Dilemma wie bei der Notfallendoskopie bei der oberen gastrointestinalen Blutung; ein günstiger Effekt dieser sinnvollen diagnostischen Maßnahme, die auch zu einer Änderung und wahrscheinlich Optimierung des therapeutischen Konzepts führt, ist nicht beweisbar.

Die Resektion eines nicht durch präoperative bildgebende Verfahren erfaßbaren und auch der chirurgischen Exploration nicht zugänglichen, aber durch intraoperative Sonographie gefundenen Insulinoms wird sich sicher günstig auf den Ausgang der Erkrankung auswirken. Solche kasuistischen Erfolge betreffen wahrscheinlich auch die seltenen Pankreaskarzinome des Stadiums T 1 a.

Die Sonographie ist die Untersuchung, die am häufigsten therapierelevante Zufallsbefunde entdeckt. Wahrscheinlich ließe sich der Einfluß der Sonographie auf den Ausgang der Erkrankung bei malignen Tumoren belegen, die anläßlich einer sog. Check-up-

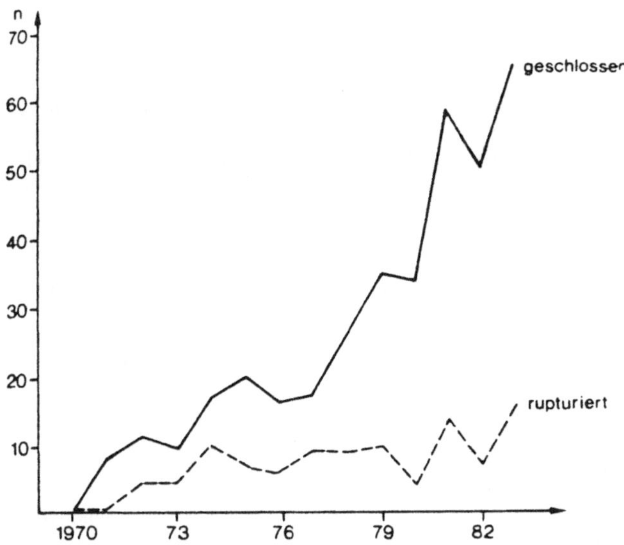

Abb. 2. Häufigkeit der Eingriffe wegen geschlossener und rupturierter Aortenaneurysmen an der gefäßchirurgischen Klinik der Universität Ulm von 1970 bis 1983 [nach (23)]

Untersuchung entdeckt werden, wenn der posttherapeutische Verlauf mit der identischen symptomatischen Erkrankung verglichen wird. In der Deutschen Klinik für Diagnostik wurden bei etwa 2000 Check-up-Untersuchungen durch Sonographie 25 maligne Tumoren gefunden. Bei 24 von ihnen ergab sich eine therapeutische Konsequenz [7].

Literatur

1. Alderson PO, Adams DF, McNeil BJ, Sanders R, Siegelmann SS, Finberg HJ, Hessel SJ, Abrams HL (1983) Computed tomography, ultrasound, and scintigraphy of the liver in patients with colon or breast carcinoma: A prospective comparison. Radiology 149:225–230
2. Berk RN, Ferrucci JR, Fordtran JS, Cooperberg PL, Weissmann HS (1981) The radiological diagnosis of gallbladder disease. An imaging symposium. Radiology 141:49–56
3. Braun B, Schwerk W (1976) Ultraschalldiagnostik der Cholelithiasis. Dtsch med Wochenschr 103:1101–1107
4. Cooperberg PL, Burhenne HJ (1980) Real-time ultrasonography. Diagnostic technique of choice in calculous gallbladder disease. N Engl J Med 302:1277–1279
5. de Lacey G, Gajjar B, Twomey B, Levi J, Cox AG (1984) Should cholecystography or ultrasound be the primary investigation for gallbladder disease? Lancet I:205–207
6. Fineberg HV (1979) Assessing the contribution of imaging tests: computed tomography and ultrasound of the pancreas. In: Hrsg.: Alperovitch A, deDombal FT, Gremy F (ed) Evaluation of efficacy of medical action. North Holland, Amsterdam New York Oxford, pp 149–164
7. Frank K, Linhart P, Schmidt H (1984) Rationalisierung der Diagnostik abdomineller Erkrankungen durch die Sonographie. Forschungsbericht der Deutschen Klinik für Diagnostik
8. Jeffrey RB, Laing FC, Lewis FR (1987) Acute appendicitis: high-resolution realtime US findings. Radiology 163:11
9. Kastrup S, Torp-Pedersen S, Roikjaer O (1986) Ultrasonic visualisation of the inflamed apendix. Br J Radiol 59:985
10. Klotter H-J, Rothmund M, Rückert K, Sattler J (1988) Insulinome – Wertigkeit der praeoperativen Diagnostik, der intraoperativen Exploration und der intraoperativen Sonographie. Langenbeck's Arch Chir: (im Druck)
11. Loop JW, Lusted LB (1978) American college of radiology diagnostic efficacy studies AJR 131:173–179
12. Matzen P, Malchow-Möller A, Brun B, Grönvall S, Haubek A, Henriksen JH, Laursen K, Lejerstofte J, Stage P, Winkler K, Juhl E (1983) Ultrasonography, computed tomography, and cholescintigraphy in suspected obstructive jaundice. – A prospective study. Gastroenterology 84:1492–1497

13. Mogensen NB, Madsen M, Stage P, Matzen P, Malchow-Moeller A, Lejerstofte J, Uhrenholdt A (1984) Ultrasonography versus roentgenography in suspected instances of cholecystolithiasis. Surg Gyn Obst 159:353–356
14. Peiper H-J, Schmid A, Steffens H, Tiling Th (1987) Ultraschalldiagnostik beim akuten Abdomen und stumpfen Bauchtrauma. Chirurg 58:189–198
15. Pfannenstiel P, Hirsch H, Stein N, Maier R, Meindl S, Voges K, Willmann L (1983) Vergleich bildgebender Verfahren in der Schilddrüsendiagnostik. Deutsche Klinik für Diagnostik
16. Pfannenstiel P (1988) Persönliche Mitteilung
17. Puylaert JB (1986) Acute appendicitis: US evaluation using graded compression. Radiology 158:355
18. Richter JM, Siverstein MD, Schapiro R (1983) Suspected obstructive jaundice: A decision analysis of diagnostic strategies. Ann Int Med 99:46–51
19. Rothmund M, Klose K (1985) Intraabdominelle Raumforderung. In: Blum AL, Siewert JR, Ottenjann R, Lehr L (Hrsg) Aktuelle gastroenterologische Diagnostik. Springer, Berlin Heidelberg New York Tokyo
20. Schirren J, Dietz W, Müller B, Maorske D (1988) Akute Cholezystitis: Eine streßbedingte Komplikation? Langenbeck's Arch Chir (im Druck)
21. Schwerk WB, Wichtrup B, Maroske D, Rüschoff J (1988) Sonographie bei akuter Appendicitis. Eine prospektive Studie. Dtsch med Wochenschr (im Druck)
22. Stone KS, Scholten DJ, Dean RE (1980) Ultrasound as the initial diagnostic study in patients with suspected gallstones. Am Surg 8:444–448
23. Vollmar J (1985) Das Bauchaortenaneurysma. Wandel in der Diagnostik und chirurgischen Therapie. Chirurg 56:238–242

61. Bewertung der Endoskopie

H. Troidl, W. Spangenberger und J. Kusche

II. Chirurgischer Lehrstuhl der Universität zu Köln Klinikum Köln-Merheim, Ostmerheimer Str. 200, D-5000 Köln 91

Evaluation of Endoscopy

Summary. Endoscopy is a safe technique with a sensitivity and specificity superior to those of conventional diagnostic procedures, which it has consequently replaced. In doing so, it has also altered many diagnostic and therapeutic concepts. Moreover, endoscopy has positively influenced the previously unaffected course of certain diseases, e.g. upper G. I. bleeding. Endoscopy benefits both the patient and the physician. Although no complete cost-benefit analysis is available, preliminary reports have been favourable. These aspects indicate that endoscopy is highly valuable in a clinical setting. It must be pointed out, however, that endoscopy as a whole has not yet been fully analyzed in any single given clinical study.

Keywords: Modern technology – endoscopy – clinical value – criteria

Zusammenfassung. Die Endoskopie ist eine sichere Technologie. Hinsichtlich Sensitivität und Spezifität ist sie herkömmlichen Verfahren überlegen und hat sie teilweise ersetzt. Die Endoskopie veränderte diagnostische und therapeutische Konzepte und es war möglich, so einen positven Einfluß auf den natürlichen Verlauf einer Erkrankung zu nehmen, z. B. akute obere intestinale Blutung. Weiterhin beinhaltet die Endoskopie einen Vorteil, sowohl für den Patienten als auch für den behandelnden Arzt. Diese positiven Kriterien haben unter einer breiten Anwendung der Endoskopie nicht gelitten. Eine umfassende Kosten-Nutzen-Analyse liegt z. Z. nicht vor, aber Teilaspekte zeigen eine sinnvolle Relation auf. Anhand dieser Bewertungskriterien kann die Endoskopie ihre hohe klinische Wertigkeit nachweisen. Einschränkend muß festgestellt werden, daß die Endoskopie in ihrer Gesamtheit nicht in einer einzelnen klinischen Studie überprüft wurde.

Schlüsselwörter: Moderne Technologien, Endoskopie, Bewertungskriterien, klinische Wertigkeit

Die Einführung neuer Technologien in Kliniken ist für gewöhnlich teuer! Damit mußte sich auch eine Chefarztkonferenz unseres Klinikums 1988 auseinandersetzen, die über die Modalitäten der Beschaffung eines Kernspintomographen zu beschließen hatte. Von seiten des Klinikums wurde eine Investition von 2 Mio. DM benötigt. Für die übrigen Abteilungen standen demnach nur noch jeweils 25 000 DM für weitere Investitionen zur Verfügung.

Für die Chirurgie war somit die Einführung von diagnostischen Verfahren wie Endosonographie, Laparoskopie oder Videosonographie zurückzustellen.

In dieser Situation stellte ich (H.T.) die Frage: „Was bringt denn der Kernspintomograph für unsere Patienten?" Meine Überlegungen waren dabei in etwa: Bei wie vielen Patienten trägt die Kernspintomographie, im Verhältnis zu den bereits verfügbaren Verfahren, *wesentlich* zur Diagnose bei?

Könnte ich mit meinen, jetzt zurückzustellenden Methoden mehr Patienten effektiver und kostengünstiger behandeln? Wird hier auf Kosten bewährter Methoden ein Verfahren eingesetzt, dessen wissenschaftliche Bedeutung zwar nicht zur Diskussion steht, dessen Wertigkeit im klinischen Alltag jedoch nicht nachgewiesen ist?

Bei der Vielzahl der Methoden, die heutzutage zur Klärung einer Diagnose angewendet werden können, erscheint deren wahlloser Einsatz nicht gerechtfertigt. Man sollte darauf achten, nur Methoden auszuwählen, die sich sinnvoll ergänzen und für den Patienten schnell, komfortabel und effektiv sind. Jede neue Technologie sollte auch auf ihr Kosten-Nutzen-Verhältnis geprüft werden.

Die Notwendigkeit, Technologien auf Effektivität zu prüfen, bevor sie in den Alltag übernommen werden, wurde anderenorts bereits erkannt. In den USA existiert ein „Office of Technology Assessment", das sich aus Politikern und Medizinern zusammensetzt. Bei den Medizinern sind sowohl Kliniker, Epidemiologen als auch Gesundheitspolitiker vertreten [1].

In der vorliegenden Arbeit wird die Endoskopie als moderne Technik in der chirurgischen Diagnostik bewertet. Dazu werden Kriterien ausgewählt, die grundsätzlich auch auf andere neue Techniken anwendbar sind. Es wird geprüft, inwieweit die Endoskopie diesen Kriterien genügt.

Für die hier zusammengestellten Daten und Bewertungen wurde Material aus 22 Publikationen verwendet. Den Hintergrund bildeten 3500 Abstracts, aus denen die oben genannten Publikationen mit Computerunterstützung ausgewählt wurden. Wichtiger jedoch ist in diesem Zusammenhang unsere eigene, über 10jährige wissenschaftliche und klinische Erfahrung auf dem Gebiet der chirurgischen Endoskopie [2].

Beispiele zur Bewertung von Technologien

M. Schechter [3] beschreibt *fünf Aufgaben,* in denen sich ein diagnostischer Test zu bewähren hat. In der Diagnostik sollte der Test möglichst exakt sein (z. B. Endoskopie beim Ulkus ventrikuli/duodeni). Im Staging sollte er aussagekräftig sein (z. B. im Rahmen der Endosonographie beim Rektumkarzinom). Beim Monitoring muß er reproduzierbare Verfahren einbeziehen (z. B. mehrfache Sonographien bei Verdacht auf eine Milzverletzung). Ein Test kann besonders im Bereich des Screenings effektiv sein (z. B. Hämoccultuntersuchung). Nicht zuletzt kann ein Test dazu geeignet sein, eine weiterführende, möglicherweise invasive Diagnostik einzuleiten bzw. auszuschließen. Ein solcher Test ist also sinnvoll in der diagnostischen Triage einsetzbar (z. B. bei der Gefäß-Dopplersonographische Untersuchung mit Verdacht auf eine traumatische periphere Gefäßverletzung zum Einleiten oder zum Ausschluß einer Angiographie). Diese Aufgaben muß ein Test nicht gleichermaßen erfüllen, sondern sein späteres Einsatzgebiet wird damit charakterisiert. Je mehr dieser Aufgaben erfüllt werden, desto breiter ist das Einsatzgebiet eines Testes.

Die Radiologen Loop und Lusted [4] teilen ein diagnostisches Verfahren bezüglich seiner klinischen Bedeutung in *drei Bewertungsstufen* ein. Ein Test sollte zumindest in der Lage sein, ein diagnostisches Vorgehen zu verändern. Dies ist möglich, wenn ein neues Verfahren einem herkömmlichen an Effektivität überlegen ist und das bisherige, etablierte Verfahren verdrängt. Die Ablösung des Doppelkontraströntgen durch die Endoskopie bei der akuten oberen intestinalen Blutung ist ein Beispiel dafür. Es kann aber auch sein, daß kein ausreichend validiertes Verfahren verfügbar ist, eine neue Technologie aber neu in den Ablauf der Diagnostik eingebunden wird, z. B. die Endosonographie beim Staging des Organbefalls bei Oesophagus- oder Rektumkarzinom.

In der zweiten Stufe sollte eine Technologie bzw. ein Test in der Lage sein, eine Therapie zu beeinflussen. Diese Forderung ist jedoch nur dann zu erfüllen, wenn eine alternative Therapie existiert. Ein Beispiel ist die endoskopische oder operative Therapie bei Patienten mit Choledocholithiasis und erhöhtem Operationsrisiko.

Die dritte, entscheidende Stufe fordert, daß ein neuer diagnostischer Test einen positiven Einfluß auf den natürlichen Verlauf einer Erkrankung nehmen muß.

Ein Aspekt, der bei den bisher aufgeführten Bewertungen eines Testes fehlt, ist die *Sicherheit* einer Technologie [5]. Hierauf muß nicht zuletzt der Chirurg Wert legen, weil er häufig Technologien anwendet, die mehr oder weniger invasiv sind (z. B. perkutane endoskopische Gastrostomie vs naso-enterale Ernährungssonde, diagnostische Arthroskopie vs Arthrographie).

Neben all den bis jetzt aufgeführten Kriterien ist es sicherlich legitim, daß eine neue Technologie auch einen Vorteil für den behandelnden Arzt erbringen sollte.

B. Jennet [6] weist in seinem Buch darauf hin, daß neben den Kriterien Anwendbarkeit und Wirksamkeit das wesentlichste Kriterium einer guten Technologie die Übertragbarkeit auf den klinischen Alltag ist. Mit anderen Worten, eine Technologie ist von geringer Effektivität, wenn sie nur in den Händen spezieller Mediziner bzw. medizinischer Zentren etwas leistet. Hinzu kommt nicht zuletzt die Wirtschaftlichkeit, die mit einer entsprechenden Kosten-Nutzen-Analyse beschrieben wird [7].

Diese Beispiele zeigen, daß es Kriterien gibt, die eingangs gestellte Frage zu beantworten. Derzeit werden diese Fragestellungen von Epidemiologen und Methodologen bearbeitet. Es ist die Pflicht, aber auch das Recht der Chirurgen, zusätzlich eigene Aspekte und Notwendigkeiten miteinzubringen [8].

Prüfung der diagnostischen Endoskopie anhand von Bewertungskriterien aus der Sicht des Chirurgen

Tabelle 1 zeigt unser Konzept der Bewertung einer neuen Technologie aus der Sicht des Chirurgen anhand von 8 Kriterien.

I. Sicherheit

Sicherheit bedeutet für den Chirurgen vor allem eine geringe Komplikationsrate, niedrige Morbidität und nicht zuletzt eine geringe Letalität bei Anwendung einer Technologie (Tabelle 1).

Dieses Bewertungskriterium haben wir anhand von 2 Studien (Tabelle 2) für die diagnostische Endoskopie im oberen Intestinaltrakt, im unteren Intestinaltrakt, zur ERCP und zur Arthroskopie analysiert.

Es ist festzuhalten, daß die Validität der Morbiditäts- und Letalitätsrate durch die prospektive Erhebung [9] und relativ große Fallzahlen gewährleistet wird.

Fazit: Die diagnostische Endoskopie ist unabhängig von ihrem Einsatzgebiet eine sichere Methode mit einer Morbidität von unter 1%.

II. Anwendbarkeit

Anwendbarkeit ist definiert als Sensitivität, Spezifität, und den positiven bzw. negativen Vorhersagewerten bei entsprechender Prävalenz (Tabelle 1). Eine sinnvolle Ergänzung stellt der Zugang über die Likelyhood-Ratio [11] dar.

Beispiele für die Bewertung dieses Kriteriums sind 3 Studien chirurgisch wichtiger Erkrankungen (Tabelle 3), nämlich über die obere intestinale Blutung, die Endoskopie als diagnostisches Verfahren beim Schmerz im oberen Intestinaltrakt bzw. Dysphagie und über die Suche nach Neoplasien.

In diesen randomisierten klinischen Studien wird die Endoskopie im Vergleich zu herkömmlichen Konkurrenzverfahren, wie z. B. dem Doppelkontraströntgen, geprüft.

In diesen 3 Veröffentlichungen erweist sich die Endoskopie unabhängig vom untersuchten Organsystem oder den Untersuchungsbedingungen gegenüber dem Doppelkontraströntgen überlegen. Dennoch ist die Schwankungsbreite der Sensitivität von 73–98% und der Spezifität von 84–100% der Endoskopie auffällig.

Fazit: Die Endoskopie ist bei den Indikationen: obere intestinale Blutung (Notfall), Dysphagie bzw. Oberbauchschmerz (elektiv), Tumorsuche/unteres Intestinum (Screening) den herkömmlichen Verfahren (Doppelkontraströntgen) bezüglich Sensitivität und Spezifität deutlich überlegen.

388

Tabelle 1. Kriterien und deren Inhalte zur Bewertung einer neuen Technologie in Diagnostik und Therapie

Kriterien	Inhalte
1. Sicherheit	a) Komplikationen b) Morbidität c) Letalität
2. Anwendbarkeit	a) Sensitivität/Spezifität b) Vorhersagewerte c) Likelyhood-Ratio
3. Beeinflussung der Diagnostik	a) Ersatz bisheriger Techniken durch die Endoskopie b) Einbau der Endoskopie in Diagnosekonzepte
4. Beeinflussung der Therapie	a) Entscheidungshilfe vor chir. Therapie b) Erweiterung des diagnostischen Verfahrens zur Therapie (z. B. Polypektomie)
5. Vorteil für den Patienten	Positiver Einfluß auf den Krankheitsausgang – günstige Beeinflussung des Krankheitsverlaufes – Verbesserung der Befindlichkeit – Einführung von Techniken mit geringer Belastung
6. Vorteil für den Arzt	a) bessere Operationsplanung b) schnelle und sichere Operation c) Erleichterung der Operation d) mehr zufriedene Patienten
7. Effektivität	a) Übertragbarkeit auf den klinischen Alltag b) Akzeptanz
8. Cost-Benefit	Aufwand und Nutzen für Patient und Gesellschaft

Tabelle 2. Sicherheit: Komplikationsraten diagnostisch-endoskopischer Verfahren

Technik		Pat. (n)	Morbidität	Letalität
Gastrosk.	(9)	7314	0,14%	0,04%
Colonsk.	(9)	3580	0,14%	0 %
ERCP	(9)	1930	0,8 %	0,05%
Arthrosk.	(10)	433	2,1 %	0 %

Tabelle 3. Anwendbarkeit: Sensitivität und Spezifität von Endoskopie und Radiologie bei unterschiedlichen Fragestellungen

Autor	Pat. (n)	Indikation	Technik	Sensitivität %	Spezifität %
McGinn FP [12]	150	– Notfall – obere GI-Blutung	Endosk. Radiol.	98 64	84 48
Dooley CP [13]	98	– elektiv – oberer GI-Trakt	Endosk. Radiol.	92 54	100 91
Jensen J [14]	458	– elektiv – rektosigmoidale Neoplasien	Endosk. Radiol.	73 69	99 85

III. Beeinflussung der Diagnostik

Dieses Kriterium beinhaltet die Forderung, daß ein neues diagnostisches Verfahren ein bisher etabliertes diagnostisches Verfahren bei einer entsprechenden Fragestellung ablöst (Tabelle 1).

In unserer Klinik nimmt die Notfallendoskopie die Schlüsselstellung in der Diagnostik und Therapie der oberen gastrointestinalen Blutung ein [15], wobei sie das herkömmliche Verfahren – das Doppelkontraströntgen – ersetzt hat. Dies wurde möglich, nachdem die Endoskopie ihre Überlegenheit gegenüber dem bislang etablieren Verfahren, dem Röntgen in der Diagnostik der oberen intestinalen Blutung, bewisen hatte [13].

Fazit: Die Endoskopie – als neue Technologie – hat das Doppelkontraströntgen, als herkömmliches Verfahren, in der Diagnostik der oberen gastrointestinalen Blutung abgelöst.

IV. Beeinflussung der Therapie

Ein diagnostisches Verfahren muß in der Lage sein, die Therapie sinnvoll zu verändern (Tabelle 1). Dies ist natürlich nur dann möglich, wenn eine „adäquate" Therapie existiert.

Diese Beeinflussung der Therapie kann grundsätzlich auf zweierlei Weise geschehen. Zum einen kann ein neues diagnostisches Verfahren die Voraussetzung sein, sich für eine Behandlungsform zu entscheiden (z. B. Notfalleingriff vs elektives Vorgehen; konservative vs chirurgische Therapie).

Es kann aber auch der Fall sein, daß die neue Technologie – hier die Endoskopie – zusätzliche therapeutische Möglichkeiten eröffnet (z. B. Dilatation einer Stenose, Intubation, etc. [16]).

Am Beispiel der „akuten oberen gastrointestinalen Blutung" kann an 3 Arbeiten gezeigt werden, daß die diagnostische Endoskopie das Therapiekonzept entscheidend beeinflußt hat. So haben Thon et al. [17] mit Hilfe der diagnostischen Information aus der Notfallendoskopie ihr therapeutisches Vorgehen neu konzipiert. Morris et al. [18] haben mittels Endoskopie ein aggressives und ein konservatives Therapiekonzept aufgestellt. Die Endoskopie wurde von Hunt et al. [19] als entscheidend für seine gewählte Therapieform definiert.

Fazit: Die diagnostische Endoskopie hat therapeutische Konzepte verändert, hier am Beispiel der Notfallendoskopie bei der oberen gastrointestinalen Blutung.

V. Vorteil für den Patienten

Als Vorteil für den Patienten ist vor allem eine günstige Beeinflussung des natürlichen Verlaufs einer Erkrankung zu verstehen, aber auch die Verbesserung der Befindlichkeit und der Ersatz belastender durch weniger belastende Verfahren, sind dazu zu zählen (Tabelle 1).

In den oben zitierten Arbeiten wurde bei der oberen gastro-intestinalen Blutung dargestellt, daß die Endoskopie Therapiekonzepte tatsächlich entscheidend beeinflußt hat. Damit ist jedoch die Frage nach dem Vorteil für den Patienten noch nicht geklärt. Zu beantworten wäre jetzt z. B. die Frage: Wurde durch die neuen Therapiekonzepte die Letalität gesenkt?

Thon et al. [17] reduzierten durch die Aufnahme der Notfallendoskopie in ihr Therapiekonzept die Letalität von 15,6% in einer historischen Kontrollgruppe, auf 5,4%. Bei Morris et al. [18] führte das Therapiekonzept: Endoskopie und frühzeitige Operation, zu einer Senkung der Letalität auf 4,0%, gegenüber 15,0% bei eher zurückhaltendem Vorgehen.

Hunt et al. [19] konnten allein durch den Einsatz der Endoskopie mit anschließendem Therapiekonzept die Letalität von 15,5 auf 7% senken (Tabelle 4).

Ein weiterer beachtenswerter Aspekt des Vorteils für den Patienten ist die verringerte Belastung durch technische Verfahren. Dies läßt sich auch mit Komfort für den Patienten beschreiben.

Diesen Gesichtspunkt wollen wir am Beispiel der Arthroskopie belegen. So zeigte J. Löhnert [20], daß die Arthroskopie gegenüber der Arthrotomie die mittlere stationäre Verweildauer von 12,3 auf 4,9 Tage reduzieren konnte. Es muß jedoch erwähnt werden, daß dieses Ergebnis nicht unter den Bedingungen einer kontrollierten Studie ermittelt wurde.

Tabelle 4. Beeinflussung der Therapie: Die Endoskopie im Konzept vergleichender Studien zur diagnostischen Therapie des blutenden Ulkus

Autor	Design	Pat. (n)	Anteil Op. (%)	Letalität (%)
Thon et al. [17]	prosp. diagn. Endoskopie	166	43	15,6
	prosp. Endoskopie mit Therapiekonzept	122	53	5,4
Hunt et al. [19]	retrospektiv keine Endoskopie	1061	16,3	15,5
	prosp. Endoskopie mit Therapiekonzept	1316	21,5	7
Morris et al. [18]	prosp. Endoskopie randomisiert mit Therapiekonzept			
	– verzögerte Op	71	21	15
	– Früh-Op	71	59	4

Autor	Pat. (n)	Morbidität	Letalität
Asge [21]	211 410	0,0012‰	0,063 ‰
Ottenjann [21]	190 314	0,04 ‰	0,0042‰
Reiertsen [9]	7 314	0,14 %	0,04 %

Tabelle 5. Effektivität: Komplikationsraten der diagnostischen Gastroskopie im klinischen Alltag

Tabelle 6. Cost-Benefit: Arthroskopie versus Arthotomie modifiziert nach D. A. Simpson [22]

	Krankenhausverweildauer Tage	Arbeitsunfähigkeit Wochen	Sportfähigkeit nach 6 Wochen %
Partielle offene Meniskektomie	5,9 (1 – 28)	4,9 (1 – 12)	25
Partielle arthrosk. Meniskektomie	2,4 (1 – 7)	2,1 (0,5 – 6)	86

Fazit: Die Endoskopie erfüllt das wesentlichste Bewertungskriterium, Vorteil für den Patienten. Ein Beispiel dafür ist die entscheidende Senkung der Letalität bei der gastrointestinale Blutung durch ein entsprechendes Therapiekonzept, basierend auf der exakten Information der Notfallendoskopie.

VI. Vorteil für den Arzt

Vor allem Chirurgen fordern – wie wir meinen – mit Recht, daß neue Technologien, wenn irgend möglich, auch für den behandelnden Arzt einen Vorteil erbringen sollten (Tabelle 1). Für den operativ tätigen Arzt ist es sicherlich sinnvoll, wenn es durch eine neue Technologie möglich wird, Operationen zu vereinfachen, mehr Patienten zu behandeln und diese in einem höheren Maße zufriedenzustellen. Wir sind uns bewußt, daß dieses Kriterium relativ schwer quantitativ zu erfassen ist. Aber auch Fakten, die man mit den Methoden des Maßbandes nicht messen kann, sind dennoch existent. Wir halten es für erwähnenswert, daß die Endoskopie in manchen Situationen, z. B. bei der oberen intestinalen Blutung, bei der Blutung im Kolon oder bei der Polypektomie dem Chirurgen durch eine bessere Operationsplanung ein schnelleres und sichereres Operieren ermöglicht. Wir wagen sogar die Behauptung aufzustellen, daß in manchen Situationen durch das Wissen um bestimmte Lokalisationen von Tumoren im Intestinaltrakt oder durch die Lokalisation der Blutungsquellen die Operation als solche leichter für den Chirurgen durchzuführen ist.

Fazit: Wir stellen fest, daß sowohl eine Erleichterung der Operation, als auch mehr zufriedene Patienten einen legitimen Vorteil für den Chirurgen bedeuten.

VII. Effektivität

Die Methodologen verstehen unter dem Begriff der Effektivität die Wirksamkeit eines diagnostischen Verfahrens im klinischen Alltag (Tabelle 1).

Eine neue Technologie hat sicherlich einen hohen Stellenwert in der klinischen Brauchbarkeit, wenn sie mit der gleichen Effektivität von dem Zentrum, in dem sie z. B. entwickelt wurde, auf die übrigen Kliniken übertragen werden kann und auch von zahlreichen Chirurgen übernommen wird.

Um diesem Kriterium mit Daten zu genügen, haben wir Studien ausgewählt, die in unserem Lande und in Amerika per Umfragen ermittelt wurden (Tabelle 5). Das Kriterium Effektivität war nicht Inhalt dieser Erhebungen, eine entsprechende Information läßt sich jedoch mit Einschränkungen daraus gewinnen. Zur Frage der Übertragbarkeit ist festzustellen, daß die diagnostische Endoskopie in den verschiedensten Kliniken und in den verschiedensten Zentren eine ähnliche, vor allem niedrige Morbidität und Letalität von unter 1% besitzt.

Fazit: Mit Einschränkung läßt sich anhand dieser Daten feststellen, daß die Endoskopie auch bei breiter Anwendung mit hoher Effektivität genutzt wird.

VIII. Cost-Benefit

Dieser enorm wichtige Aspekt ist inhaltlich mit Aufwand und Nutzen für Patient und Gesellschaft beschrieben. Es muß hier festgestellt werden, daß eine Cost-Benefit-Überprüfung nicht damit abzuhandeln ist, daß man eventuell den Preis des Instrumentariums, die Lohnkosten von Pflegepersonal und Ärzten den Preisen gegenüberstellt, die z. B. Krankenkassen für eine derartige Maßnahme zahlen. Eine Cost-Benefit Analyse ist wesentlich komplexer. Sie muß ebenso die finanziellen Auswirkungen, z. B. einer falschen Diagnose mit all ihren Folgen berücksichtigen. So kann ein extrem billiges diagnostisches Verfahren mit einer eventuell hohen Rate an Fehldiagnosen um ein Vielfaches teurer werden, als eine vergleichsweise teure Kernspintomographuntersuchung.

Leider ist es uns trotz intensiver Literaturrecherche nicht gelungen, eine nach den heutigen Kenntnissen und Forderungen [7] erstellte Kosten-Nutzen-Analyse dieses Themenkreises, aufzufinden.

Man kann bis zu einem bestimmten Grad vielleicht die Studie von D. A. Simpson [22] anführen, aus der ersichtlich wird, daß die Arthroskopie gegenüber der Arthrotomie bezüglich der Krankenhausverweildauer in Tagen, der Arbeitsfähigkeit in Wochen und der Sportfähigkeit, deutliche Vorteile zeigt (Tabelle 6).

Fazit: Unter dem Aspekt der Krankenhausverweildauer mit entsprechenden Hospitalisationskosten ist die Arthroskopie hinsichtlich Cost-Benefit günstiger als die Arthrotomie. Dieses Beispiel ist jedoch nur eingeschränkt für unser Problem aussagekräftig.

Zusammenfassung

Moderne Techniken müssen heute auf ihren klinischen Wert hin überprüft werden. Es finden sich in der Literatur Methoden, die diese Fragestellung bearbeiten. Nach entsprechender Literaturrecherche haben wir 8 Bewertungskriterien (Sicherheit, Anwendbarkeit, Beeinflussung der Diagnostik, Beeinflussung der Therapie, Vorteil für den Patienten, Vorteil für den Arzt, Effektivität, Cost-Benefit) einer modernen Technologie aufgestellt, die vor allem den chirurgischen Aspekten gerecht werden sollen. In diesem Beitrag haben wir anhand verschiedener Studien gezeigt, daß die diagnostische Endoskopie die von uns erstellten Kriterien erfüllt. Die Aspekte Sicherheit und Vorteil für den Patienten sind für uns Chirurgen von besonderer Bedeutung.

Schlußfolgerung

Es besteht die Möglichkeit, Bewertungskriterien für Technologien in der Medizin zu standardisieren. Anhand dieser Methodik hat die Endoskopie ihre hohe klinische Wertigkeit erwiesen. Diese Aussage hat jedoch die Einschränkung, daß auch die Endoskopie bisher nicht in *einer* Studie hinsichtlich *aller* Bewertungskriterien überprüft wurde. Für die Zukunft ist es deshalb wünschenswert und erforderlich, daß diese Bewertungskriterien prospektiv auf neue Technologien angewendet werden.

Literatur

1. OTA Congress of the United States, Office of Technology Assessment September 1978: Assessing the efficacy and safety of medical technologies
2. Rohde H, Troidl H, Lorenz W, Fischer M, Vestweber KH (1978) Neue Ansätze zur Frage: Hat die Notfallendoskopie für den Chirurgen Bedeutung? Med Klin 73:773–780
3. Schechter MT (1986) Evaluation of the diagnostic Process. In: Troidl H, Spitzer WO, McPeek B, Mulder DS, McKneally MF (eds) Principles and Practice of Research. Strategies for Surgical Investigators. pp 195–206
4. Loop JW, Lusted LD (1978) American college of radiology diagnostic efficacy studies. Am J Röntgenol 131:173–179
5. Troidl H, Büechl S, Kusche J, Gauda P (1987) Advocatus diaboli-Kommentar. Langenbecks Arch Chir 372:113–120
6. Jennett B (1986) Technology Assessment – A question of information
7. Soloniuk L, McPeek B (1988) Do the pluses outweigh the minuses? A quality checklist for cost-analysis studies in anesthesia and surgery. Theor Surg 2:209–214
8. Feinstein AR (1987) Clinimetric perspectives. J Chron Dis 40:635–640
9. Reiertsen O, Skjoto J, Jacobsen CD, Rosseland AR (1987) Complications of fiberoptic gastrointestinal endoscopy – five years' experience in a central hospital. Endoscopy 1–6
10. Sherman OH, Fox JM, Snyder SJ, Del Pizzo W, Friedmann MJ, Ferkel RD, Van Nuys, Lawly MJ (1986) Arthroscopy – „no problem surgery" Analysis of Complications in two thousand six hundred and forty cases. J Bone J Surg 68 (A):256–265
11. Radack KL, Rouan G, Hedges J (1986) The Likelyhood-ratio: An improved measure for reporting and evaluating diagnostic test results. Arch Pathol Lab Med 110:689–693
12. McGinn FP, Guyer PB, Wilken BJ, Steer HW (1975) A prospective comparative trial between early endoscopy and radiology in acute gastrointestinal haemorrhage. Gut 16:707–713
13. Dooley CP, Larson AW, Nigel H, Renner IG, Valenzuela JE, Eliasoph J, Colletti PM, Halls JM, Weiner JM (1984) Double-Contrast barium meal and upper gastrointestinal endoscopy. Ann internal Med 101:538–545
14. Jensen J, Kewenter H, Haglind E, Lycke G, Suensson C, Ahrén C (1986) Diagnostic accuracy of double-contrast Enema and rectosigmoidoscopy in connection with faecal occult blood testing for the detection of rectosigmoid neoplasms. Br J Surg 73:961–964
15. Troidl H, Vestweber KH, Kusche J, Bouillon B (1986) Die Blutung beim peptischen Gastroduodenalulcus: Daten als Entscheidungshilfe für ein chirurgischen Therapiekonzept. Chirurg 57:372–380
16. Troidl H, Vestweber KH, Eypasch E (1987) Endoskopisch-therapeutische Verfahren an Oesophagus und Magen (ohne Blutung), Chirurg 58:369–382
17. Thon K, Röher HD (1985) Das blutende Ulcus pepticum – Therapie? Wann? Welche? Langenbecks Arch Chir 366:99–105
18. Morris DL, Hawker PC, Brearley S, Simms M, Dykes PW, Keighley MRB (1984) Optimal timing of operation for bleeding peptic ulcer: prospective randomized trial. Br med J 288:1277–1280
19. Hunt PS (1984) Surgical management of bleeding chronic peptic ulcer. Ann Surg 199:44–50
20. Löhnert J, Raunest J (1986) Arthroskopische Meniscusresektion und offene Menisektomie – eine vergleichende Studie. Chirurg 57:723–727
21. Ottenjann R (1982) Primäre gastrointestinale Diagnostik – Röntgen oder Endoskopie. Münch Med Wochenschr 124:213–215
22. Simpson DA, Thomas NP, Aichroth PM (1986) Open and closed Meniscectomy – a comparative Analysis. J Bone Joint Surg (BR) 68:301–304

62. Bewertung des CT und anderer Verfahren

M. Thelen

Radiol. Univ. Klinik, Langenbeckstr. 1, D-6500 Mainz

Evaluation of Computed Tomography and Other Modalities

Summary. In computed tomography (CT) an object is scanned with X-rays from different angles. The digitally recorded data of the absorption values or profiles are used in a mathematical algorithm to reconstruct an image, which is then converted into an gray-scale image for reproduction. CT imaging replaces various modalities that give less sufficient information. It is safe, without risk, painless, faster and more cost efficient. CT reduces costs by 30 to 50%; the amount of cost reduction can be verified.

Keywords: Computed tomography – diagnostic efficiency – cost reduction

Zusammenfassung. Die Computertomographie basiert auf der Abtastung einer Objektschicht mit Röntgenstrahlen aus unterschiedlichen Winkeln. Mit einem mathematischen Verfahren zur Bildrekonstruktion werden die digital registrierten Absorptionswerte, die Schwächungsprofile, in Graustufen umgesetzt und in Form eines Bildes wiedergegeben. Die CT-Darstellung ersetzt zahlreiche Untersuchungsmethoden mit unzulänglichem Informationsgehalt. Sie arbeitet sicherer, risikoärmer, schmerzloser, schneller und kostengünstiger. Die Kostensenkung der CT ist nachprüfbar und kann 30–50% betragen.

Schlüsselwörter: Computertomographie, diagnostische Wertigkeit, Kosten-Nutzen

Bevor ich die Bewertung der CT und anderer Verfahren (Kernspintomographie) vornehme, möchte ich Ihnen einen Überblick darüber geben, was die CT in der Chirurgie geleistet hat. 15 Jahre klinischer Umgang mit diesem Verfahren müßten Sie von den Möglichkeiten überzeugt haben – auch vom technischen Fortschritt.

Dieser ist besonders augenfällig beim Vergleich von Tomogrammen aus den Jahren 1974/79/85.

An diesen Bildern, vor allem an dem aus 1974 wird deutlich, daß die CT kein eigentliches Röntgenbild im konventionellen Sinn darstellt, sondern daß diese überlagerungsfreien Querschnittsbilder das Ergebnis einer mathematischen computergestützten Bildrekonstruktion sind. Zahlreiche Detektoren registrieren Schwächungswerte, die durch mathematische Verfahren zur Bildrekonstruktion transformiert werden und in Form eines Bildes abrufbar sind. Die Entwicklungen der Leistungsparameter zwischen 74 und 85 zeigen eindrucksvoll, daß

a) die Aufnahmezeit der Einzelschichten von 5 Min. auf 1 Sec. gesunken ist.
b) das räumliche Auflösungsvermögen von 30 mm auf unter 1 mm Objektgröße verbessert wurde.
c) das Tempo der Bilderstellung erheblich gestiegen ist und
d) die Entwicklung leistungsfähiger Rechner als Grundlage zahlreicher Spezialuntersuchungen stattgefunden hat.

Diese Entwicklungen haben nur ein Ziel: das anatomische Auflösungsvermögen zu verbessern sowie quantitative oder semi-quantitative funktionelle Aussagen zu vermitteln.

Unsere und ihre Bewertung der CT richtet sich zunächst einmal darauf, in welchem Umfang normale und pathologische Anatomie darstellbar ist. In diesem Vortrag möchte ich Ihnen einige prägnante Beispiele liefern, die uns fast täglich beschäftigen.

Lungenmetastasen

Die Nachweisempfindlichkeit von Lungenrundherden bzw. Metastasen in der CT läßt sich am besten im Vergleich zu anderen Verfahren verdeutlichen. Die Nachweisgrenze liegt in der normalen konventionellen Tomographie bei 6 mm Herddurchmesser, bei der CT hingegen mittlerweile bei 2 mm. Rundherde wurden in der konventionellen Tomographie bisher in ca. 60% erkannt, in der CT gelingt dies mit einer Sicherheit von 80%.

In ungefähr 50% weist die CT anzahlmäßig mehr Herde nach als die konventionelle Schichtung. Die Konsequenzen dieser wenigen Feststellungen für, zum Beispiel die Metastasenchirurgie, sind erheblich.

Mediastinale LK-Vergrößerungen

Im Nachweis vergrößerter mediastinaler LK leistet die CT Beachtliches. Allerdings möchte ich auch auf die starke Schwankungsbreite in den Angaben verschiedener Untersuchungsgruppen hinweisen. Sie schränkt die Aussage hinsichtlich metastatischer LK ein, da die Schwellengröße für den metastatischen Befall nicht einheitlich ist und zwischen 5 und 20 mm liegt. Die LK-Größe wiederum ist bei Metastasen bislang das einzige diagnostische Kriterium. Die Leistungsfähigkeit der Computertomographie drückt sich in nachfolgenden Zahlen aus:

- Sensitivität 28–95%
- Spezifität 37–100%.

Diese große Streubreite findet ihre Erklärung in der oben angeführten Schwellengröße metastatisch veränderter Lymphknoten.

Akute und chronische Pankreatitis

Im Abdomen hat die CT ihre Aussagefähigkeit bei der Diagnose und Verlaufskontrolle der akuten und chronischen Pankreatitis besonders nachhaltig unter Beweis gestellt. Klinik, Ergebnisse der Laboruntersuchungen und die Interpretation des CT sind für den einzuschlagenden therapeutischen Weg und zur Bestimmung des Zeitpunktes einer operativen Intervention untrennbar miteinander verknüpft.

Retroperitoneale LK-Vergrößerungen

Durch das hohe räumliche Auflösungsvermögen moderner CT-Geräte sind die Aussagen zur retroperitonealen LK-Metastasierung mit bemerkenswerter Treffsicherheit möglich geworden. Die Leistungsfähigkeit im Bereich der Diagnostik vergrößerter retroperitonealer Lymphknoten mit der Computertomographie schlägt sich in einer Treffsicherheit von 80 bis 85% nieder, wie dies durch verschiedene Arbeitsgruppen ermittelt wurde.

Interventionelle Radiologie

Die hohe Ortsauflösung der CT ist einer der Schlüssel zur interventionellen Radiologie. Sie ermöglicht die Plazierung von Drainagen, Biopsien und Punktionsbesteck mit unübertreffbarer Genauigkeit.

Ein Haupteinsatzgebiet der CT habe ich bisher noch nicht angesprochen:

Die Suche nach Lebermetastasen

Nicht nur hohe Ortsauflösung sondern auch die Möglichkeit dynamischer Aussagen mittels Dichtemessung spielen eine Rolle. Speziell die Dynamik der Kontrastmittelanflutung im Leberparenchym verhelfen zu diagnostischer Genauigkeit.

Entdeckte die Nativ-CT der Leber (ohne Kontrastmittel) Lebermetastasen mit einer Genauigkeit von nur 50%, so konnten die Ergebnisse durch zusätzliche i. v. Kontrastmittelgabe auf 62% verbessert werden und erreicht z. Z. in einer Mainzer Studie mit 84% ihren Beststand (Anfärbung des Leberparenchyms durch indirekte Mesentericoportographie).

Dynamische CT, d. h. die Änderung von Dichtewerten ermöglicht auch ohne KM-Applikation sichere diagnostische Aussagen, vor allem wenn frische Blutungen diagnostiziert werden müssen.

Wie stellen sich diese diagnostischen Verbesserungen, an Einzelbeispielen illustriert, nun in einem größeren Gesamtzusammenhang dar.

Das Spektrum der bildgebenden Diagnostik hat sich seit der Einführung der Computertomographie ganz wesentlich geändert. Die Zahl vieler aufwendiger invasiver Untersuchungen ist rückläufig.

Durch den Einsatz der Computertomographie konnten Angiographie, Lymphographie, Myelographie, Szintigraphie, endoskopische retrograde Gallen- und Pankreasdarstellungen und Mediastinoskopien eingeschränkt – zum Teil vermieden – und der Krankenhausaufenthalt verkürzt werden.

Stender kommt z. B. zu dem Ergebnis, daß mindestens 20% der Kosten im Rahmen einer Krankenhausbehandlung durch den Einsatz der Computertomographie gespart werden können.

Eine Analyse über die Leistungsfähigkeit der Computertomographie (Wittenberg) zeigt den Einfluß auf die chirurgische Therapieplanung, die in 23% verbessert werden konnte. Bei 14% von 623 Patienten erfolgte durch computertomographisch gewonnene Erkenntnisse eine Änderung der Therapieplanung.

Gleichzeitig wurde eine geplante Operation bei 56 Patienten richtig vermieden; bei 8 eine nicht geplante Operation richtig und allerdings bei 4 Patienten die nicht geplante Operation nicht berechtigt durchgeführt.

Diese Änderung eines therapeutischen Konzeptes durch die CT werden durch unsere Untersuchungen zur Lebermetastasierung belegt, da sich bei 35% unserer Patienten aufgrund der CT-Befunde therapieentscheidende Zusatzinformationen ergaben.

Kosten-Nutzen-Analysen und ihre Beeinflussung durch die Computertomographie sind im Bereich der Neuroradiologie am besten untersucht, so daß heute unumstritten ist, daß der Einsatz der Computertomographie in der Schädeldiagnostik nicht mehr als Ergänzungsuntersuchung angesprochen werden kann, sondern alterntiv für viele andere Verfahren (Szintigraphie des Gehirns, Angiographie, Myelographie) steht. Auch in der Thorax und Abdominaldiagnostik ist eine wesentliche Änderung eingetreten. Besonders die konventionelle Tomographie von Mediastinum und Lungen sowie die Aortographie sind deutlich auf dem Rückmarsch, wie eine Umfrage an 13 Universitätsklinika im Jahre 1985 ergeben hat (Gerhardt).

Wir können also uneingeschränkt feststellen, daß der bei Beginn der Anwendung der Computertomographie geäußerte Optimismus berechtigt war. Die hervorragende diagnostische Sicherheit wird zwar vordergründig mit großen Investitions- und Unterhaltungskosten bezahlt, aber ihr Gewinn ist erheblich und bei sorgfältiger Indikationsstellung nicht nur zur CT, sondern auch zu anderen eingebürgerten Verfahren – und hier nicht nur den Verfahren der Radiologie – kostensparend.

In der Bundesrepublik Deutschland betrugen die Gesamtausgaben für Gesundheit 1985 241 Mrd. DM. Im gleichen Jahr belief sich der Gesamtumsatz der deutschen elektromedizinischen Industrie in der Bundesrepublik auf 3,37 Mrd. DM, ein Betrag, der 1,4% der Gesamtausgaben entspricht. Die Ausgaben für radiologische Großgeräte in diesem Jahr einschließlich Herzkatheter-Arbeitsplätzen, Bestrahlungsgeräten und Computertomographen betrug einschließlich Folge- und Personalkosten 2,41 Mrd. DM, d. h. 1% der Summe, die im Gesamtgesundheitswesen ausgegeben wird. Diese Tatsache und eine Reihe von Wirtschaftlichkeitsuntersuchungen auch in den USA beweisen, daß moderne Medizintechnik im allgemeinen und die Computertomographie im besonderen unser Gesundheitswesen nicht teurer machen, sondern kritisch, rechtzeitig und sinnvoll eingesetzt, helfen, die Gesundheitskosten in Grenzen zu halten.

Kernspintomographie

Die Kernspintomographie ist das jüngste Kind in der Entwicklungsreihe bildgebender Verfahren. Die Detailauflösung anatomischer Strukturen ist eindrucksvoll. Im neuroradiologischen Bereich ist Kernspintomographie nicht mehr wegzudenken. Im Bereich der Thoraxorgane, des Abdomens, der Beckenorgane sowie der Extremitäten ist sie von sehr unterschiedlicher Wertigkeit und hinsichtlich ihrer Indikationsstellung noch nicht eindeutig einzustufen.

Zum klinischen Einsatzes darf man wohl formulieren, daß sich die Kernspintomographie bei der letztgenannten Diagnostik noch im Stadium des klinischen Experimentes befindet.

Man wird sich in Zukunft zunutze machen müssen, daß dieses Untersuchungsverfahren ohne Röntgenstrahlen und zum Teil ohne Kontrastmittelapplikation am Körperstamm hervorragende Informationen über die topographische Anatomie der Organe sowie auch ihrer pathologischen Veränderungen ermöglicht. Die Bildgebung in drei Ebenen des Raumes, die sich im Hinblick auf ihre Fragestellung sicher auch noch weiter variieren läßt, kann dabei ein besonderer Vorteil sein. Die Sensitivität beim Nachweis pathologischer Veränderungen dürfte insbesondere bei der Anwendung unterschiedlicher physikalischer Meßmethoden sehr hoch werden.

Als grundsätzliche Möglichkeit bietet sich mit den jetzt zur Verfügung stehenden Systemen, die eine noch rasantere Entwicklung erfahren haben als die Computertomographie, der Ansatz zur in vivo Spektroskopie. Es wird in Zukunft möglich sein können, z. B. den Stoffwechsel von Lebermetastasen unter Chemotherapie zu beobachten, um auf diese Weise Responder von nicht Respondern schon nach kurzen Verlaufsbeobachtungen von ca. 70 bis 100 Stunden zu trennen.

Funktionelle Untersuchungen, besonders des Strömungsverhaltens des Blutes innerhalb der Gefäße sind schon heute Realität. Hier zeichnet sich wahrscheinlich ein äußerst ernstzunehmendes Konkurrenzverfahren zur Angiographie ab.

Hinsichtlich des zukünftigen Indikationsspektrums und Entwicklungspotentials der Kernspintomographie für Körperstamm und Extremitäten sind augenblicklich Prognosen, selbst Spekulationen verfrüht, da sich auf diesem Sektor nach jetzt fünfjähriger Einführung in einigen Schwerpunktkliniken ständig neue Entwicklungen abzeichnen.

63. Technologiebewertung in der Intensivmedizin

W. Dick

Klinik für Anästhesiologie, Johannes Gutenberg-Universität, Langenbeckstr. 1, D-6500 Mainz 1

Technology Assessment in Intensive Care Medicine

Summary. In recent years intensive care medicine has been accused of becoming a purely technological medicine. Those of this opinion, however, fail to realize that automatic ECG and blood pressure monitoring have improved the safety and validity of vital parameters and have relieved qualified personnel from unnecessary tasks. The controversial discussion of invasive monitoring, particularly the use of pulmonary artery catheters, led to new and improved technology. Infusion technology and artificial ventilation are characteristic examples which demonstrate the essential need for technology in intensive care medicine. The same is true for extracorporeal CO_2 elimination, pacemaker technology, haemofiltration, etc. Computer technology will lead to further improvement in safety and patient care, protecting the patient from human and technical errors.

Keywords: Intensive care medicine – technology

Zusammenfassung. Keinem Bereich der modernen Medizin ist die sogenannte Übertechnisierung so zum Vorwurf gemacht worden, wie der Intensivmedizin. Jedoch resultierte aus der Einführung der automatischen EKG-Überwachung und Blutdruckmessung eine Erhöhung der Präzision, eine zuverlässige Aufzeichnung elementarer Vitalwerte und eine Entlastung qualifizierten Personals. Invasive und nicht-invasive Messungen ventrikulärer Füllungsdrucke hingegen sind ein Paradebeispiel dafür, wie technologische Orientierung in der Intensivmedizin mangels eindeutiger Aussagen herkömmlicher Techniken neue Technologien kreieren. Unter *therapeutisch* nutzbarer Technik in der Intensivmedizin stehen Infusionstechnologie und Beatmungstechnologie paradigmatisch für andere. Ähnliche Beispiele sind extrakorporale CO_2-Elimination, Schrittmachertechnologie, Hämofiltration. EDV in der Intensivmedizin wird zu ihrer weiteren Sicherheit beitragen.

Schlüsselwörter: Intensivmedizin, Technologie

Keinem Bereich der modernen Medizin ist die sog. Übertechnisierung so zum Vorwurf gemacht worden, wie der Intensivmedizin. Der Begriff der inhumanen Apparatemedizin wurde und wird geradezu synonym für intensivmedizinische Bemühungen verwendet.

Als Intensivmediziner ist man zunächst betroffen über einen derartigen Vorwurf und versucht, gegen eine solche Unterstellung in die Offensive zu gehen. Der dazu erforderliche analytische Prozeß muß aber dann letztlich Antwort geben können auf folgende Fragen:

1. Bringt die Technologie der intensivmedizinischen Diagnostik Vorteile, die mit anderen Methoden nicht zu erreichen sind?
2. Bringt die Technologie der Therapie der Intensivmedizin Vorteile, die mit anderen Therapieverfahren nicht zu erzielen sind?
3. Ist Technologie in der Intensivmedizin, zumindest in Teilen überflüssig?

398

Zu 1)

Unter den diagnostischen Verfahren der Intensivmedizin ist die Überwachung des Patienten mit Hilfe von EKG und mindestens unblutiger Blutdruckmessung unerläßlich. Man könnte sogar mit Cullen (1) den Umkehrschluß ziehen, wird ein Patient nicht mit einem bestimmten Ausmaß an Technologie überwacht, handelt es sich nicht um einen Intensivpatienten.

EKG und kontinuierliche invasive bzw. diskontinuierliche automatische Blutdruckmessung sind an die Stelle der höchst unzuverlässigen Pulsüberwachung und manuellen Blutdruckmessung durch Schwester bzw. Pfleger getreten. Unzuverlässig waren sie insofern, als sie unregelmäßig durchgeführt wurden, Störungen der Herzfunktion kaum erfaßten, die Blutdruckwerte ungenau oder gar nicht aufgezeichnet wurden etc. Insgesamt also resultierte aus der Einführung der automatischen EKG-Überwachung und der automatischen Blutdruckmessung in die Intensivmedizin eine Erhöhung der Präzision, eine zuverlässige Aufzeichnung elementarer Vitalwerte und zudem eine Entlastung qualifizierten Personals.

So unumstritten diese *einfachen* Methoden der Überwachung des Intensivpatienten sind, so intensiv wird weitergehendes invasives Monitoring diskutiert. Hierfür sei exemplarisch die Installation eines Pulmonalarterienkatheters genannt. Bekanntlich lassen sich darüber – dreilumige Katheter vorausgesetzt – rechtsatriale Drucke, rechsventrikuläre Drucke, Pulmonalarteriendruck und pulmonalkapillärer Verschlußdruck als Indikator der linksventrikulären Druckverhältnisse bestimmen, darüber hinaus das Herzzeitvolumen und eine Reihe abgeleiteter Größen.

Gerade für die Beurteilung der linksventrikulären Funktion – und nur zu diesem Zweck wird letztlich ein pulmonaler Katheter installiert – wären aber neben den Füllungsdrucken insbesondere die entsprechenden Volumina von fast größerer Bedeutung. Zudem ist der Pulmonaliskatheter mit einer relativ hohen Komplikationsrate behaftet, 0–4% Mortalität, 25–50% ernsthafte Komplikationen (2). Kein Wunder also, daß nach anfänglichem Enthusiasmus die Lager der Befürworter und Gegner des Pulmonalarterienkatheters nahezu gleich groß sind. Die einen argumentieren, daß ohne Pulmonaliskatheter zumindest bei linskventrikulären Funktionsstörungen und bei ARDS eine Verlaufskontrolle und damit eine Therapiekontrolle nicht möglich sei; die anderen weisen darauf hin, daß mangels Beurteilungsmöglichkeit der entsprechenden ventrikulären Volumina überhaupt keine Aussage erlaubt sei, ganz abgesehen von zahlreichen Störmöglichkeiten schon der gemessenen Drucke im Verlaufe der Beatmung, durch positiv endexspiratorischen Druck etc.

Kein Wunder aber auch, daß zur partiellen Beseitigung dieser diagnostischen Mängel neue Technologien Eingang in die Intensivmedizin finden, wie etwa die transösophageale Echokardiographie; diese Methode gleicht wenigstens zum Teil die Mängel der pulmonalarteriellen Druckmessung aus, indem sie über Flächenveränderungen der Vorhöfe und Ventrikel Rückschlüsse auf Volumenbewegungen bzw. Restvolumina zuläßt.

Invasive und nicht-invasive Messungen der ventrikulären Füllungsdrucke und der entsprechenden Volumina sind ein Paradebeispiel dafür, wie technologische Orientierung in der Intensivmedizin mangels eindeutiger Aussagen herkömmlicher Techniken neue Technologien kreieren muß.

Zu 2)

Unter therapeutisch nutzbarer Technik in der Intensivmedizin stehen zwei Geräteprinzipien paradigmatisch für andere, die Infusionstechnologie und die Beatmungstechnologie. Beide ersetzen zumindest partiell oder temporär lebenswichtige Funktionen wie Wasserelektrolytsubstitution und Ernährung auf der einen Seite bzw. Atemfunktion auf der anderen Seite.

Wurden früher per Schwerkraft die erforderlichen Wasser- und Elektrolytmengen, Nähr- und Baustoffe infundiert bzw. Medikamente appliziert, so haben dies heute weitgehend automatisch arbeitende Pumpen übernommen. Gerade an dieser Stelle hat paradoxerweise die Ministerialbürokratie mit der Bewertung der Technologie in der Intensivmedizin begonnen, indem sie einige wenige Zwischenfälle mit einer derartigen Infusionspumpe zum Anlaß nahm, ganze Gerätegenerationen mit zum Teil sachfremden technischen Aspekten zu belegen und darüber hinaus die Bundesrepublik in ein technologisches Entwicklungsland zurückzustufen – Gerätesicherheitsgesetz –.

Zu Zeiten der alleinigen Schwerkraftinfusion wurden die über den Tag verordneten Wasser- und Elektrolytmengen sowie Nähr- und Baustoffe dem Automatismus der Schwerkraft und seinen Engstellen überlassen, letztlich dem Durchmesser der Infusionsschläuche und dem guten Willen und der Aufmerksamkeit des Pflegepersonals. Dies führte häufig genug dazu, daß am Ende eines Applikationszeitraums zuviel Lösung in der Flasche war, diese also rasch – obwohl keineswegs inert – nachinfundiert wurde, das gleiche galt für Medikamente.

Ganz ohne Zweifel haben automatische Infusionsgeräte hier und dort zu Komplikationen geführt. Ihre ganz überwiegenden Vorteile und Nutzen bestehen jedoch in einer kontinuierlichen – über eine bestimmte Zeit verteilten – Infusions- und Medikationsmenge und damit in einem erheblichen Zugewinn an Sicherheit bei der Applikation hochwirksamer Medikamente und anderer Stoffe in der Intensivmedizin.

Das andere Beispiel einer Technologiebewertung in der intensivmedizinischen Therapie ist das Beatmungsgerät. Diese Maschine hat ihre Reputation gleich zu Anfang ihrer Existenz zu Zeiten der großen Polioepidemien in Skandinavien und später auch in der Bundesrepublik demonstriert. Die Übernahme der Vitalfunktion Atmung zunächst durch Studenten und nach diesen durch Automaten – weil diese zuverlässig und weniger ermüdbar waren – ist das Paradebeispiel der technologischen Entwicklung der Intensivmedizin. Gerade durch diese Geräte wurden die Prinzipien der partiellen oder totalen – aber temporären Übernahme lebenswichtiger Funktionen durch Apparate kreiert, ureigenster Sinn und Zweck medizinischer Bemühungen. Ähnliche Beispiele sind über die maschinelle Beatmung hinaus die extrakorporale CO_2-Elimination, Schrittmachertechnologie, Hämofiltration, Hämodialyse, extrakorporale Zirkulation etc.. Der Einzelwert all dieser Maßnahmen mag von Fall zu Fall und insbesondere mit ständig steigendem Aufwand umstritten sein, an einer ausschließlich positiven Bewertung dieser Maßnahmen als Methoden der partiellen und vorübergehenden Übernahme von lebenswichtigen Funktionen des Patienten, die dieser nicht mehr aufrechterhalten kann, gibt es keinen Zweifel.

Wenn aber das Beatmungsgerät die lebenswichtige Funktion Atmung des Patienten total oder partiell und insbesondere temporär übernehmen soll, so müssen damit auch Möglichkeiten verbunden sein, die Effektivität dieser Organfunktionsübernahme zu kontrollieren. Damit sind alle respiratorisch-diagnostischen und verlaufsdiagnostischen Zusatztechnologien zur Respiratortherapie unabdingbar erforderlich, sofern sie wirklich Auskunft über die Effizienz der Methode geben wie z. B. die Messung der Atemfrequenz, des Beatmungsvolumens, des Beatmungsminutenvolumens, ggf. der Compliance und Resistance, der inspiratorischen O_2-Konzentration, der endexspiratorischen CO_2-Konzentration bzw. der entsprechenden Partialdrucke, aber auch der Resultanten im arteriellen und venösen Blut also pO_2, O_2-Sättigung und pCO_2.

Wenn man heute die Respiratoren als immer unübersichtlicher und komplizierter kritisiert, so sollte bedacht werden, daß jeder Respirator automatisch seine eigene Funktionsfähigkeit überwachen und kontrollieren können muß. Wenn Unübersichtlichkeit und Fehlbedienungsanfälligkeit Kritikpunkte sind, so lassen sich diese in der Regel durch entsprechende Diskussionen mit der einschlägigen Industrie beheben, sollten aber nicht dem Prinzip der Technologie in der Intensivmedizin zur Last gelegt werden.

Wenn Kritik an der Technologie in der respiratorischen Seite der Intensivmedizin angebracht ist, so darin, daß uns bis heute verläßliche diagnostische Möglichkeiten fehlen, die eine beginnende Fehlfunktion der Lunge so frühzeitig anzeigen, daß nicht schon massive respiratorische Veränderungen sich in Veränderung der Blutgasanalyse oder gar morphologischen Veränderungen des Lungenbildes bemerkbar machen. Gerade hier setzt der Intensivmediziner seine Hoffnungen auf *mehr* Technologie in der Intensivmedizin wie sie aufwendiger, aber auch präziser, kaum anders als durch Computertomographie und Kernresonanzspektrographie dargestellt werden.

Zu 3)
Ganz zweifellos ist die extrakorporale CO_2-Elimination ein „Beatmungsverfahren" das nur als ultima ratio bei völligem Versagen der Lunge zum Einsatz kommen kann. Ihr derzeitiger

400

therapeutischer Wert ist außerordentlich umstritten, da die Gegner dieser Methode behaupten, diejenigen Patienten, die mit dieser Methode überlebt hätten, hätten dies auch mit konventioneller Beatmung ggf. unter Zuhilfenahme modifizierender Verfahren getan. Ob in dieser Methodik ein definitiver Stellenwert beinhaltet ist, bleibt abzuwarten, diese Technologie jedoch aus dem Möglichkeitenrepertoire der Intensivmedizin zu streichen, ist derzeit nicht gerechtfertigt.

Die gleiche Aussage trifft letztlich auf die Verfahren der hyperbaren Oxygenierung zu. Hatten sie in den 60er Jahren einen enormen Boom erfahren, so reduzierten sich die Indikationen sehr schnell auf wenige – und zudem nicht unumstrittene – Bereiche.

Es nimmt kaum Wunder, daß angesichts der Vielfalt technologischer Vorgänge in der Intensivmedizin – und hier sind nur einige wenige exemplarisch genannt worden – zur Aufrechterhaltung der Übersichtlichkeit und zur Vermeidung menschlicher Fehler die elektronische Datenverarbeitung ihren Einzug halten mußte. Dies betrifft einmal bestimmte bildgebende Verfahren, zum anderen aber insbesondere den Computer als Steuerelement zur Kontrolle von Medikamentendosierungen, als Rückkopplungsschleife zwischen Beatmungsgerät und Effektivität der Beatmung, zur Steuerung etwa sedierender Medikamente in Rückkopplung mit dem EEG oder mit evozierten Potentialen.

Der Kritiker der Apparatemedizin könnte wieder einwenden, daß die Humanität in der Intensivmedizin unter diesen Aspekten weiter in den Hintergrund gedrängt würde.

Gleich wie bei der Diskussion um die Übernahme der Infusionstherapie durch Automaten, der Analgesie durch Selbstbedienungspumpen, kann hier wiederum positiv ins Feld geführt werden, daß Sicherheit und Effizienz einer derart komplexen Therapie nicht mehr von menschlichen Unzulänglichkeiten des Pflege- und ärztlichen Personals abhängig gemacht werden darf. Menschliches Versagen – und das zeigen zahlreiche technologische Untersuchungen in der Medizin und außerhalb der Medizin – sind für einen ungleich höheren Anteil von Zwischenfällen und Komplikationen verantwortlich als ein gelegentliches – und zudem in der Regel noch durch Menschenhand ausgelöstes – Versagen der Technik selbst. EDV in der Intensivmedizin wird also keinesfalls zu einer weiteren Reduktion der Humanität beitragen, sondern nur zu ihrer Sicherheit und damit zum Schutze des ihr anvertrauten lebensbedrohlich erkrankten Patienten.

Literatur

1. Keene A, Cullen DJ (1983) Therapeutic Intervention Scoring System: Update 1983. Crit Care Med 11/1
2. Robin ED (1987) Overuse and abuse of Swan-Ganz catheters. Int J Clin Monitoring Computing 4:5–9

64. Computerunterstützte Diagnose

C. Ohmann

Funktionsbereich Theoretische Chirurgie, Klinik für Allgemeine und Unfallchirurgie (Leiter: Prof. Dr. H.-D. Röher), Zentrum für Operative Medizin I, Universität Düsseldorf, Moorenstr. 5, D-4000 Düsseldorf

Computer-Aided Diagnosis

Summary. Numerous models of computer-aided diagnosis have been developed. However, only a few are used in the clinical routine. The methodology of computer-aided diagnosis is described briefly in this paper and a survey of clinical applications is given. Standards for evaluating these models are proposed and illustrated by examples. The inadequate assessment of most diagnostic systems is one of the main reasons for their limited clinical use. New methodological and technical developments will lead to more clinical applications, if the systems are evaluated adequately.

Keywords: Computer-aided diagnosis – expert systems – probability – evaluation

Zusammenfassung. Zahlreiche Modelle computerunterstützter Diagnose (cuD) wurden entwickelt, aber nur wenige haben sich in der klinischen Routine durchsetzen können. In dieser Arbeit wird kurz die Methodik der (cuD) dargestellt und ein Überblick über klinische Anwendungen gegeben. Standards zur Evaluierung dieser Modelle werden aufgezeigt und anhand von Beispielen erläutert. Die mangelnde Evaluierung der meisten vorhandenen Diagnosesysteme wird als Hauptursache für den bisher eingeschränkten Einsatz der (cuD) in der Klinik angesehen. Durch neue methodische und technische Entwicklungen sind zukünftig mehr Anwendungen in der Klinik zu erwarten.

Schlüsselwörter: Computerunterstützte Diagnose – Expertensystem – Wahrscheinlichkeit – Evaluierung

Im Vergleich zu anderen Diagnoseverfahren, wie z. B. Sonographie, Endoskopie oder Monitoring, spielt die *computerunterstützte Diagnose* bisher nur eine untergeordnete Rolle. Zwar werden die Methoden der computerunterstützten Diagnose seit über 25 Jahren propagiert [11] und bei unterschiedlichen klinischen Fragestellungen erprobt [24], jedoch gibt es nur wenige funktionierende Anwendungen in der klinischen Routine.

Mittlerweile ist ein *kritischer Zeitpunkt* erreicht worden. Zahlreiche Kritikpunkte der computerunterstützten Diagnose sind hinfällig geworden. Die Grundeinstellung zu Computern ist, bedingt durch den Generationswechsel, positiver geworden. Durch die allgemein akzeptierte computerunterstützte Befunddokumentation gibt es immer mehr adäquate Daten- und Wissensbanken, um die computerunterstützte Diagnose durchführen zu können. Technische Entwicklungen haben zu leistungsfähigeren, benutzerfreundlicheren und preiswerteren Computersystemen geführt. Neue methodische Entwicklungen auf dem Gebiet der Informatik und der Biomathematik ermöglichen die Herstellung von Computerprogrammen mit größerem Bedienungskomfort und besserer Akzeptanz. Darüber hinaus ist die *Evaluierung* von computerunterstützten Diagnosemodellen als das Kernproblem erkannt worden und es sind hierfür methodische Standards entwickelt worden [18]. Damit sind günstige Voraussetzungen geschaffen worden, um in geeigneten Einsatzbereichen die computerunterstützte Diagnose als diagnostisches *Hilfsmittel* anbieten zu können.

In dieser Arbeit wird ein Überblick über klinische Anwendungen computerunterstützter Diagnose gegeben. Im Anschluß daran werden Standards zur Evaluierung von computerunterstützten Diagnosemodellen aufgezeigt und anhand von Beispielen aus der Literatur erläutert.

1. Anwendungsbereiche

Die Methoden der computerunterstützten Diagnose sind bisher in weit über 1000 klinischen Studien angewandt worden [24]. Drei Bereiche können dabei unterschieden werden: *Differentialdiagnose, Hilfe für die weiterführende Diagnostik* und *automatische Interpretation von klinischen Daten.*

a) Differentialdiagnose

Die Unterstützung der Differentialdiagnose stellt das Hauptanwendungsgebiet der computerunterstützten Diagnose dar. Dies umfaßt sowohl Untersuchungen bei allgemeinen Krankheitsbildern (z. B. akutes Abdomen) als auch Studien bei Spezialproblemen (z. B. Pankreaserkrankungen).

Schwerpunkte der Anwendung computerunterstützter Diagnose sind akute Bauchschmerzen, Dyspepsie, Ikterus sowie Schilddrüsen-, Darm-, Herz- und Lungenerkrankungen [16, 24, 25]. Neuere Anwendungen betreffen die Differentialdiagnose beim akuten Abdomen aufgrund von Anamnese und klinischem Befund [1], die frühe Indentifizierung von Patienten mit Myokardinfarkt bei Brustschmerzen [15], die Diagnose und Operationsindikation beim Ikterus [5, 10], die Diagnose gallensteininduzierter Pakreatitis mit klinischen Variablen und Laboruntersuchungen [4], die Identifizierung von Patienten mit Dyspepsie, die einer Aufnahme in eine gastroenterologische Klinik bedürfen [19], die Differentialdiagnose bei Schilddrüsenerkrankungen mit klinischen Variablen und Laboruntersuchungen [9] und die Diagnose der Blutungsquelle bei oberer Gastrointestinalblutung mit Anamnese und klinischem Befund [14, 20]. Zu den ehrgeizigsten Projekten zählt das Expertensystem INTERNIST/CADUCEUS, mit dessen Hilfe computerunterstützte Diagnosevorschläge für nahezu den gesamten Bereich der inneren Medizin erstellt werden können [12]. Weitere Projekte beschäftigen sich unter anderem mit der Diagnose dermatologischer Erkrankungen [23], Entscheidungsunterstützungen im labormedizinischen Bereich [21] und der Diagnose von rheumatischen Erkrankungen [2].

b) Hilfe für die weiterführende Diagnostik

Die Beurteilung und Auswahl diagnostischer Tests stellt das zweite Anwendungsgebiet der computerunterstützten Diagnose dar. Im Gegensatz zum Problem der Differentialdiagnose, bei der die Computerdiagnose als Entscheidungshilfe für die Therapie angeboten wird, geht es bei diesem Ansatz darum, das diagnostische Vorgehen zu steuern und zu optimieren. Klassische Anwendungen betreffen die geeignete Auswahl von Schilddrüsenfunktionstests [7], die Optimierung diagnostischer Strategien bei Herzerkrankungen [8] und die Indikation zum Röntgen bei verletzten Extremitäten [6].

c) Automatische Interpretation

Ein weiterer wichtiger Anwendungsbereich der computerunterstützten Diagnose ist die automatische Interpretation von bereits im Computer vorhandenen klinischen Daten. Bei diesen Anwendungen entfällt die mühsame und zeitaufwendige Dateneingabe, so daß die Voraussetzungen für eine Akzeptanz durch den Kliniker wesentlich besser sind. Beträchtliche Erfahrungen existieren für die automatische Interpretation von EKG-Befunden und haben bereits zu einer Entwicklung von kommerziellen Systemen geführt [17]. Weitere typische klinische Anwendungen sind die Überwachung auf Abstoßung nach einer Nierentransplantation [22], die automatische Interpretation von Lungenfunktionstests mit Hilfe eines Expertensystems [3] und die Überwachung auf Rezidivblutung bei Patienten mit einer oberen Gastrointestinalblutung [20].

2. Evaluierung

Trotz zahlreicher Anwendungen hat sich die computerunterstützte Diagnose bisher kaum in der klinischen Routine durchsetzen können. Von den vielen möglichen Ursachen, die diskutiert werden, stellt die ungenügende *Evaluierung* der Systeme sicherlich eines der Hauptprobleme dar. Bei der überwiegenden Mehrzahl der Anwendungen beschränkt sich die Evaluierung auf die Feststellung der Richtigkeit der Diagnosevorschläge gemessen an der endgültigen Diagnose. Dies ist jedoch nur ein Aspekt der Evaluierung von computerunterstützten Diagnosesystemen. Andere und wichtige Aspekte sind die Zuverlässigkeit der computerunterstützten Diagnosen [14], die Qualität der durch den Computer erstellten Diagnoseempfehlungen und der Nutzen von Diagnosesystemen für die Krankenversorgung. In Anlehnung an die Phasen der klinischen Prüfung von Arzneimitteln wurden für klinische Entscheidungshilfen und computerunterstützte Diagnosesysteme Phasen der Evaluierung formuliert [18]. Diese Phasen sind in Tabelle 1 zusammengefaßt und sollen im einzelnen erläutert werden.

a) Phase I-Evaluierung

Der überwiegende Anteil von Anwendungen der computerunterstützten Diagnose ist nur bis zur Phase I evaluiert worden. Bei dieser Phase der Evaluierung wird die Leistungsfähigkeit der computerunterstützten Diagnosemodelle anhand von statistischen Größen untersucht. Das bekannteste Kriterium ist die prozentuale Richtigkeit der Diagnosevorschläge des Computers gemessen an der klinischen Enddiagnose (Tabelle 1).

Bei der Ermittlung der diagnostischen Richtigkeit und anderen Leistungskriterien muß unterschieden werden, ob eine separate prospektive Evaluierung durchgeführt wurde oder nicht. Studien ohne separate prospektive Evaluierung des Modells bedürfen zumindest geeigneter methodischer Vorkehrungen [26]. Wird eine Datenbasis zugleich als Trainingsgruppe zur Entwicklung eines Modells und als Testgruppe zur Leistungsmessung verwandt (Reklassifikation), so resultieren überoptimistische Ergebnisse. Empfehlenswert ist eine Trennung des Datensatzes in eine Trainings- und in eine Testgruppe, um diesen Fehler zu vermeiden. Trotz dieser Vorkehrung ist fraglich, welche Ergebnisse die computerunterstützte Diagnose bei einer erneuten Evaluierung in der eigenen Klinik oder bei einer Testung in neuen klinischen Umgebungen zeigen wird. Erst durch solche Studien kann festgestellt werden, ob das Studiendesign, die klinischen Methoden, die Definitionen und die Datenerfassungsmethoden reproduzierbar sind und ob in der ursprünglichen Datenbasis Fehler bei der Patientenselektion und bei der Datensammlung vermieden werden konnten.

Stellvertretend für die zahlreichen Phase I-Evaluierungen von computerunterstützten Diagnosemodellen soll die computerunterstützte Diagnose bei der oberen Gastrointestinal-

Tabelle 1. Evaluierung von computerunterstützten Diagnosesystemen (CuD) (modifiziert nach [18])

Einsatzbereich	Evaluierung			
	Phase	Vergleich CuD mit	Studientyp	Kriterium
Statistische Studien	I	Enddiagnose	Studien mit separater Testgruppe	diagnostische Richtigkeit, etc.
Ausbildung	II	Diagnosevorschlägen des Arztes	Individualvergleich	Qualität der Empfehlungen
Klinische Routine	III	diagnostischem Standardverfahren	propektive kontrollierte klinische Studie	Nutzen für Krankenversorgung

blutung diskutiert werden [14]. Hierbei wird versucht, aufgrund von Anamnese und klinischem Befund die Blutungsquelle frühzeitig (ohne Endoskopie) vorherzusagen. Grundlage des Modells ist eine prospektive Datensammlung mit definierter Terminologie und standardisiertem Fragebogen. Die vorliegende Datenbank wurde in eine Trainingsgruppe mit 362 Patienten (1978–81) zum Aufbau des Systems und in eine Testgruppe mit 95 Patienten (1982–83) zur Ermittlung der diagnostischen Richtigkeit aufgeteilt. Es ergab sich sowohl bei dem computerunterstützten Modell als auch bei dem Kliniker eine niedrige Richtigkeit von ca. 60% gemessen an der Enddiagnose. Aufgrund der enttäuschenden Ergebnisse wurde darauf verzichtet das vorliegende Modell weiter zu evaluieren und für einen Einsatz in der klinischen Routine fortzuentwickeln. Dennoch hat diese Studie dazu beigetragen, die diagnostische Strategie bei oberer Gastrointestinalblutung zu beeinflussen. Sie war ein Argument für die Einführung der sofortigen Notfallendoskopie bei allen Patienten.

Computerunterstützte Diagnosemodelle, die nur auf der untersten Stufe evaluiert wurden (Phase I) und damit weder für die Weiterbildung des Klinikers noch für einen Einsatz in der klinischen Routine in Frage kommen, können also durchaus einen Einfluß auf diagnostische Strategien haben.

b) Phase II-Evaluierung

Bei Systemen, die in der Weiterbildung oder Ausbildung Anwendung finden sollen, ist zumindest eine Phase II-Evaluierung notwendig (Tabelle 1). Nur ein Bruchteil aller computerunterstützten Diagnosemodelle hat diese Phase der Evaluierung erreicht [18]. Phase II-Evaluierung untersucht die Qualität der Diagnoseempfehlungen des computerunterstützten Systems. Im Vordergrund steht nicht die statistische, sondern die medizinische Beurteilung der Diagnosevorschläge. Unabhängig von der gewählten Methodik bedarf es der klinischen Bewertung von falschen oder unsicheren computerunterstützten Diagnosen. So ist z. B. die Verdachtsdiagnose einer benignen Erkrankung bei tatsächlich vorliegender maligner Erkrankung oder die Zuordnung zu einer diagnostischen Kategorie mit konservativer Therapie bei einer chirurgisch zu behandelnden Erkrankung in ihrer Wertigkeit anders einzustufen als die Diagnose einer akuten Pankreatitis bei vorliegender chronischer Pankreatitis. Nur wenn die Diagnosevorschläge des Computers das Niveau eines klinischen Experten erreichen, ist ein Einsatz in der Aus- oder Weiterbildung zu verantworten.

Ein geeignetes methodisches Vorgehen bei der Phase II-Evaluierung ist der Individualvergleich, bei dem am selben Patienten unabhängig voneinander (blind) die Diagnosevorschläge des Arztes und des Computers ermittelt werden. Diese Diagnoseempfehlungen werden dann von einer unabhängigen Gruppe von Klinikern ohne Kenntnis der Quelle des Diagnosevorschlages (Computer oder Kliniker) verglichen.

Dieses Vorgehen wurde bei der Evaluierung des Expertensystems MYCIN, ein Expertensystem zur Diagnoseunterstützung und Therapiewahl bei bakteriellen Infektionen, angewandt [27]. Bei 10 Fällen von Meningitis wurden von 8 Ärzten, einem Student und dem Expertensystem Diagnose- und Therapievorschläge erstellt. Diese Vorschläge wurden dann von 8 weiteren klinischen Spezialisten bewertet. Dabei zeigten zwar die Computervorschläge die größte Übereinstimmung mit den externen Experten, jedoch war dieses Maximum enttäuschend niedrig (65%). Dies ist sicherlich einer der Gründe dafür, warum MYCIN bisher nicht in der klinischen Routine eingesetzt wurde. Eine weitere Phase II-Evaluierung wurde bei dem Expertensystemen INTERNIST durchgeführt [12].

Insgesamt stellen Phase II-Evaluierungen immer noch eine seltene Ausnahme dar. Dort wo sie versucht wurden, waren die Ergebnisse meist unbefriedigend.

c) Phase III-Evaluierungen

Bei Systemen, die in der klinischen Routine angewendet werden sollen, ist eine Evaluierung auf höchster Stufe (Phase III) notwendig (Tabelle 1). Dies beinhaltet den Nachweis des *Nutzens* der computerunterstützten Diagnose für die Krankenversorgung unter den Gesichtspunkten: *Änderung des diagnostischen Vorgehens, Änderung der Therapie* und *positive Auswirkung auf den Ausgang der Krankheit* [13].

Das optimale Studiendesign für eine Phase III-Evaluierung ist die randomisierte kontrollierte klinische Studie, bei der Auswirkungen auf die Diagnosestellung, die Therapiewahl und den Ausgang der Krankheit mit und ohne Verwendung computerunterstützter Diagnosemodelle untersucht werden [18]. Dieser Studientyp ist im Zusammenhang mit diagnostischen Entscheidungshilfen schwierig zu realisieren. Durchgeführte Phase III-Evaluierungsstudien teilen entweder den Patienten oder den Arzt randomisiert der Testgruppe (computerunterstützte Diagnose) oder der Kontrollgruppe (standardmäßiges Vorgehen) zu. Darüber hinaus gibt es Studien, die in einem historischen Vergleich die Ergebnisse vor und nach Einführung der computerunterstützten Diagnose vergleichen. Bisher sind nur einige wenige methodisch fundierte Phase III-Evaluierungen bei computerunterstützten Entscheidungshilfen durchgeführt worden.

Zu den wenigen Systemen, bei der diese Evaluierung durchgeführt wurde, gehört die computerunterstützte Diagnose beim Akuten Abdomen [1]. Basierend auf einer prospektiven Datensammlung mit definierter Terminologie und standardisiertem Fragebogen wird bei diesem System mit Hilfe von Daten aus Anamnese und klinischem Befund eine computerunterstützte Diagnose durchgeführt. Das System ist in Form eines Computerprogrammes für Personalcomputer realisiert und wird bereits an einzelnen Kliniken in der Routine angewandt. Darüber hinaus steht das System in zahlreichen weiteren Zentren in der klinischen Erprobung. Der Nutzen des Systems konnte in einer multizentrischen Phase III-Evaluierungsstudie an 8 Kliniken in England eindeutig nachgewiesen werden (Tabelle 2). So ergab der Vergleich zwischen einer Ausgangsphase ohne computerunterstützte Diagnose (4075 Patienten) mit einer Testphase unter Einbeziehung der computerunterstützten Diagnose (12 662 Patienten) Verbesserungen bei der initialen diagnostischen Richtigkeit um 20% und bei der diagnostischen Richtigkeit nach Untersuchung um 15%. Die Perforationsrate und die negative Laparotomierate konnten um mehr als die Hälfte gesenkt werden. Weiterhin wurde die Zahl schwerwiegender diagnostischer Fehler deutlich und die Letalität um ein Viertel gesenkt (siehe Tabelle 2).

Weitere Phase III-Evaluierungen wurden bei einem computerunterstützten Diagnosesystem für Brustschmerzen [15] und bei einem computerunterstützten Modell zur Diagnose des Ikterus [10] durchgeführt.

Nur ein verschwindend geringer Prozentsatz aller computerunterstützten Diagnosemodelle ist umfassend auf der Stufe III evaluiert worden. Daher kann zum heutigen Zeitpunkt ein Einsatz der meisten Systeme in der klinischen Routine nicht empfohlen werden.

Schlußfolgerungen

Anwendungen von computerunterstützten Diagnosemodellen in der klinischen Routine sind immer noch selten. Eine der Hauptursachen ist die mangelnde Evaluierung existieren-

Tabelle 2. Computerunterstützte Diagnose beim akuten Abdomen, Ergebnisse einer multizentrischen kontrollierten klinischen Studie [1]

Kriterium	Computerunterstützte Diagnose	
	nein (n = 4075)	ja (n = 12 662)
Initiale diagnostische Richtigkeit (%)	45,6	65,3
Diagnostische Richtigkeit nach Untersuchung (%)	57,9	74,2
Perforationsrate (%)	23,7	11,5
Negative Laparotomierate (%)	25,2	10,4
Schwerwiegende diagnostische Fehler (%)	6,3	2,7
Letalität (%)	1,2	0,9

der Systeme. Mehr als 95% aller Anwendungen wurden nur bis zur Phase I, und dies meist noch ungenügend, evaluiert. Damit ist zum heutigen Zeitpunkt für die Mehrzahl der existierenden Anwendungen weder ein Einsatz in der Aus- oder Weiterbildung noch in der klinischen Routine zu empfehlen. Zu den wenigen Ausnahmen gehört die computerunterstützte Diagnose beim akuten Abdomen und bei Brustschmerzen. Nur wenn computerunterstützte Entscheidungshilfen ähnlich wie neue Medikamente oder operative Therapien systematisch alle Phasen der Evaluierung durchlaufen, sind zukünftig mehr Anwendungen in der klinischen Routine zu erwarten.

Danksagung. Der Deutschen Forschungsgemeinschaft wird für ihre Unterstützung (OH 39/2-1) gedankt.

Literatur

1. Adams IO, Chan M, Clifford PC, Cooke WM, Dallos V, de Dombal FT, Edwards MH, Hancock DM, Hewetts DJ, Mc Intyre N, Somerville PG, Spiegelhalter DJ, Wellwood J, Wilson DH (1986) Computer aided diagnosis of acute abdominal pain: a multicentre study. Brit Med J 293:800–804
2. Adlassing KP, Kolarz G, Scheithauer W (1985) Present state of the medical expert system CADIAG-2. Meth Inf Med 24:13–20
3. Aikins JS, Kunz JC, Shortliffe EH (1983) PUFF: an expert system for interpretation of pulmonary function data. Comput Biomed Res 16:199–208
4. Beamey SL, Osborne H, Gilmour WH, O'Neill J, Carter DC, Imrie CW (1983) The early identification of patients with gallstone associated pancreatitis using clinical and biochemical factors only. Ann Surg 5:574–578
5. Boom R, Gonzalez C, Fridman L, Ayala JF, Realpe JL, Morales P, Quintero R (1986) Looking for „Indicants" in the differential diagnosis of jaundice. Med Dec Mak 6:36–41
6. Brand DA, Frazier WH, Kohlhepp WC, Shea KM, Hoefer AM, Ecker MD, Kornguth PJ, Pais MJ, Light TR (1982): A protocol for selecting patients with injured extremities who need x-rays. N Engl J Med 306:333–339
7. Britton KE, Quinn V, Brown BL, Ekins RP (1975) A strategy for thyroid function tests. Brit Med J 3:350–352
8. Doubilet P, McNeil BJ, Weinstein MC (1983) Optimal strategies for the diagnosis and treatment of coronary artery disease. Med Dec Mak 3:23–28
9. Fattu JM, Patrick EA (1982) Thyroid disorders: automatic diagnosis in CONSULT I. Comput Biol Med 12:285–293
10. Knill-Jones RP, Sterm RB, Girmes DH, Maxwell JP, Thompson RPH, Williams R (1973) Use of sequential Bayesian model in diagnosis of jaundice by computer. Brit Med J 1:530–533
11. Ledley RS, Lusted LB (1959) Reasoning foundations of medical diagnosis. Science 130:9–21
12. Miller RA, Pople HE, Myers JD (1982) INTERNIST-I, an experimental computer-based diagnostic consultant for general internal medicine. N Engl J Med 307:468–476
13. Ohmann C, Lorenz W (1986) Allgemeine Grundlagen klinischer Studien über diagnostische Verfahren. In: Hermanek P (Hrsg): Bildgebende Verfahren in der Onkologie, 98–108. Springer Verlag, Berlin, S 98–108
14. Ohmann C, Thon K, Stöltzing H, Qin Yang, Lorenz W (1986): Upper gastrointestinal tract bleeding: assessing the diagnostic contributions of the history and clinical findings. Med Decis Making 6:208–215
15. Pozen MW, d'Agostino RB, Selker HP, Sytkowski PA, Hood WB (1984) A predictive instrument to improve coronary-care-unit admission practices in acute ischemic heart disease. A prospective multicenter clinical trial. N Engl J Med 310:1273–1278
16. Rogers W, Ryack B, Moeller G (1979) Computer-aided medical diagnosis: literature review. Int J Bio-Med Comput 10:267–289
17. Sheffield LT (1987) Computer-aided electrocardiography. J Am Coll Cardiol 10:448–455
18. Spiegelhalter DJ (1983) Evaluation of clinical decision-aids, with an application to a system for dyspepsia. Stat Med 2:207–216
19. Spiegelhalter DJ, Knill-Jones RP (1984) Statistical and knowledge-based approaches to clinical decision-support systems, with an application in gastroenterology. J R Statist Soc A 147:35–77
20. Thon K, Stöltzing H, Ohmann C, Lorenz W, Röher HD (1988) Decision-making and clinical problem solving in upper gastrointestinal bleeding. Theor Surg 2:185–198

21. Trendelenburg C, Zeller H, Krautter W (1986): Eigenschaften und Einsatz eines Prolog-Systems zur Entscheidungsunterstützung im labormedizinischen Bereich. In: Ehlers CT, Beland H (Hrsg): Perspektiven der Informationsverarbeitung in der Medizin. Springer, Heidelberg, S 412–415

22. Trimble IMG, West M, Smith AFM, Knapps MS, Pownall R (1983) Computer diagnosis of allograft rejection. Br Med J 286:1695–1699

23. Vanker AD, van Stoecker W (1984) An expert diagnostic program for dermatology. Comput Biomed Res 17:241–247

24. Wagner G, Tautu P, Wolber U (1978) Problems of medical diagnosis – a bibliography. Meth Inform Med 17:55–74

25. Wardle A, Wardle L (1978) Computer aided diagnosis – a review of research. Meth Inform Med 17:15–28

26. Wasson JH, Sox HC, Raymond KN, Goldman L (1985) Clinical prediction rules. Applications and methodological standards. N Engl J Med 313:793–799

27. Yu VL, Fagan LM, Wraith SM, Clancey WJ, Scott AC, Hanigan JF, Blum RL, Buchanan BG, Cohen SN (1979) Antimicrobial selection by a computer: A blinded evaluation by infections disease experts. J Amer Med Assoc 242:1279–1282

65. Diagnostische Strategien am Ösophagus

K. Thon und H.-D. Röher

Chirurgische Universitätsklinik Düsseldorf, Abteilung für Allgemeine und Unfallchirurgie (Leiter: Prof. Dr. H.-D. Röher), Moorenstr. 5, D-4000 Düsseldorf

Diagnostic Strategy in Oesophageal Disorders

Summary. The oesophagus has a limited repertoire of symptoms but most of them are highly specific. Thus oesophageal disorders may often be diagnosed quite accurately on the sole basis of the patients clinical history. Nevertheless this preliminary diagnosis has to be verified or rejected by scientific methods. Particularly patients with the symptom "dysphagia" require a careful clinical workup to confirm or exclude malignancy. An exact knowledge of the reliability of all diagnostic methods leads to a rational diagnostic strategy, including preoperative investigations if surgery is required.

Keywords: Oesophageal diseases – diagnostic procedures – diagnostic strategy

Zusammenfassung. Eine sorgfältige Anamneseerhebung erlaubt bei Erkrankungen der Speiseröhre in den meisten Fällen eine vorläufige Diagnose, die durch wissenschaftliche Methoden gesichert oder verworfen werden muß. Deshalb haben sich Auswahl und Sequenz diagnostischer Verfahren nach dem meist hochspezifischen Beschwerdebild zu richten. Vor allem das Symptom „Dysphagie" erfordert eine subtile Abklärung bis zum sicheren Nachweis oder Ausschluß eines Malignoms. Die Kenntnis über Aussagefähigkeit und Zuverlässigkeit verfügbarer Diagnosemethoden ist Voraussetzung für eine rational begründete diagnostische Strategie.

Schlüsselwörter: Erkrankungen der Speiseröhre – Diagnostische Verfahren – Diagnostische Strategie

Dysphagie, nicht kardialbedingter Brust- oder epigastrischer Schmerz, Regurgitation, d. h. Hochwürgen von Mageninhalt oder -säure bis in den Mund und Sodbrennen sind pathognomonische Symptome von Erkrankungen der Speiseröhre, denen sich eine Vielfalt organischer und funktioneller Störungen zuordnen läßt. Zwar verursachen diese Störungen ganz unterschiedliche, überwiegend aber doch hochspezifische Beschwerdebilder, so daß bei sorgfältiger Anamneseerhebung in etwa 80% eine vorläufige Diagnose gestellt werden kann, die dann mit naturwissenschaftlichen Methoden gesichert oder verworfen werden muß [4]. Auf den ersten Blick scheint damit die Diagnostik ösophagealer Erkrankungen ein eher marginales klinisches Problem zu sein. Umso überraschender ist deshalb die Feststellung aus dem John Hopkins Swallowing-Center in Baltimore, daß zur Abklärung des Symptoms „Dysphagie" durchschnittlich 3,5 Spezialisten aufgesucht werden, bevor die endgültige Diagnose gestellt wird [3]. Diese Aussage bezieht sich allerdings auf alle Formen der Dysphagie und schließt zentrale Störungen ebenso wie systemische Ursachen, z. B. Kollagenosen, mit ein. Dennoch scheint es offene Fragen in bezug auf die diagnostische Strategie des ösophagealen Erkrankungskomplexes zu geben. Im folgenden soll daher versucht werden, anhand der drei häufigsten Erkrankungen der Speiseröhre eine möglichst rational begründete Strategie unter Berücksichtigung chirurgisch relevanter Fragestellungen zu entwickeln.

Ösophaguskarzinom – Leitsymptom „Dysphagie"

Störungen in der Komplexität des Schluckaktes lassen dem Patienten diesen ansonsten kaum beachteten Prozeß bewußt werden. Die Schwierigkeit, flüssige oder feste Nahrung hinunterzuschlucken, wird dabei als Dysphagie definiert. Sie ist Folge einer positionsunabhängigen, zwischen Mundhöhle und Magen gelegenen Passagebehinderung [11]. Davon abzugrenzen ist die Odynophagie, unter der man ein schmerzhaftes Schlucken ohne Verzögerung der Nahrungspassage versteht. Entsprechend der Lokalisation unterscheidet man eine oropharyngeale von einer ösophagealen Dysphagie. Häufigste Ursache der ösophagealen Form ist das Ösophaguskarzinom. Aus diesem Grund muß jede länger als 14 Tage bestehende Dysphagie bis zum sicheren Ausschluß oder Nachweis eines Karzinoms diagnostisch abgeklärt werden. Im Gegensatz zu einer Vielzahl anderer gastroenterologischer Beschwerden ist beim Symptom ‚Dysphagie' deshalb eine probatorische Therapie nicht erlaubt, auch wenn sich eine Reihe gutartiger Erkrankungen dahinter verbergen kann [7].

Induktiver Diagnoseprozeß

Neben der Dysphagie lassen auch die anderen ösophagealen Symptome einzeln oder gewichtet in Kombination betrachtet Rückschlüsse auf die zugrundeliegende Ursache zu. Symptomüberschneidungen sind häufig und meist abhängig vom Ausmaß der Erkrankung. So ist die Regurgitation von Säure bis in den Mund ein sicheres Indiz für das Vorliegen einer Refluxkrankheit, umgekehrt aber die Dysphagie nur bei komplizierter Refluxösophagitis als Ausdruck einer peptischen Stenose oder eines Barrett-Ulkus vorhanden. Bei bestehender Dysphagie erlauben nächtliches Beschmutzen des Kopfkissens oder eine chronische Bronchitis infolge stiller Aspiration eine differentialdiagnostische Abgrenzung der Achalasie vom Karzinom. Bei aller Individualität und Einmaligkeit eines jeden Kranken benötigt man für die vorläufige oder hypothetische Diagnose neben der Kenntnis über die Häufigkeit und Zuordnung der Leitsymptome zu den verschiedenen Erkrankungen der Speiseröhre auch Kenntnisse über deren diagnostische Trennschärfe (Tabelle 1). Stellvertretend für alle anderen Erkrankungen sei der intuitive Diagnoseprozeß am Beispiel des Ösophaguskarzinoms verdeutlicht (Tabelle 2).

In diesem Beispiel handelt es sich um einen 50jährigen Patienten mit erheblichem Alkohol- und Nikotinabusus, der neben einer Dysphagie für feste Speisen über rasche Gewichtsabnahme und körperlichen Leistungsverfall berichtet. Da breiig-flüssige Ernährung problemlos möglich ist und Schmerzen sowie Regurgitation verneint werden, scheiden mit hoher Wahrscheinlichkeit Motilitätsstörungen und Divertikel als Ursache für die Dysphagie aus. Bei fehlendem Sodbrennen ist auch eine peptische Stenose im Rahmen einer chronischen Refluxkrankheit eher unwahrscheinlich. Nachdem ein Nikotin- und Alkoholabusus typische Risikofaktoren für ein Malignom darstellen, wird die Vermutungsdiagnose „Ösophaguskarzinom" lauten, zumal der Speiseröhrenkrebs ohnehin die häufigste Ursache für eine Dysphagie darstellt.

Deduktiver Diagnoseprozeß

An diesen hypothetischen oder induktiven Teil unserer Diagnostik schließt sich der deduktive Diagnoseprozeß an, der durch Einsatz apparativer diagnostischer Maßnahmen die endgültige Diagnose sichert. Für den sinnvollen Einsatz apparativer Untersuchungsmethoden ist eine möglichst zuverlässige klinische Vermutungsdiagnose Vorbedingung. Daneben ist aber auch die Kenntnis von Aussage- und Leistungsfähigkeit der verfügbaren diagnostischen Methoden für eine rational begründete Diagnosestrategie unabdingbar. So erwarten wir – um beim Beispiel des Ösophaguskarzinoms zu bleiben – von der Röntgendiagnostik neben topographischen Aussagen hinsichtlich Lokalisation und Ausdehnung auch Auskünfte über die Umgebungsinfiltration, um Informationen auf Operabilität und Verfahrenswahl zu erhalten. Mediastinalverbreiterung oder eine Aufspreizung des Retrotrachealrau-

Tabelle 1. Häufigkeit und Zuordnung der Leitsymptome zu den verschiedenen Erkrankungen der Speiseröhre. + + + bedeutet, daß das Symptom bei über 80%, + + bei über 50%, + bei über 20% und (+) bei unter 20% der Patienten vorhanden ist

Erkrankung	Dysphagie	Brustschmerz	Sodbrennen	Regurgitation
Karzinom	+ + +	+	(+)	+
Achalasie	+ + +	+	+	+ + +
Divertikel	+ + +	+	−	+ +
Ösophagospasmus	+ + +	+ + +	−	+
Peptische Stenose	+ + +	+ +	+ +	+
Reflux-Ösophagitis	(+)	+ +	+ + +	+ + + (Säure)

Tabelle 2. Hypothetischer oder induktiver Teil der Diagnosestellung am Beispiel des Ösophaguskarzinom

Anamnese	Mustererkennung	Ausschlußdiagnose
Dysphagie für feste Speisen ohne Odynophagie	organische Ursache wahrscheinlich (Lumeneinengung)	Achalasie (Dysphagie auch bei breiig-flüssiger Ernährung) Ösophagospasmus (keine Schmerzen)
Gewichtsabnahme, Leistungsverfall	häufig bei fortgeschrittenen Tumoren	selten bei benignen Erkrankungen
Nikotin- und Alkoholabusus	typische Risikofaktoren beim Ösophagus-Ca	Refluxösophagitis (kein Sodbrennen)
Alter: 50 Jahre, männlich	Karzinom häufigste Ursache der Dysphagie	Divertikel (keine Regurgitation)

mes sind hierbei ebenso indirekte Hinweise für eine Tumorinfiltration über die Ösophaguswand hinaus wie eine stärkere Achsenabweichung oder Fistelbildung. Es sei an dieser Stelle an die radiologischen Kriterien von Akiyama et al. [1] erinnert, bei deren Vorhandensein der Tumor mit hoher Wahrscheinlichkeit nicht mehr operabel ist. Demgegenüber bietet die Endoskopie die Möglichkeit der bioptischen oder zytologischen Gewebeentnahme für die histologische Diagnosesicherung und Tumordifferenzierung. Die Mindestzahl von 10 Biopsien sollte dabei möglichst nicht unterschritten werden, um Wiederholungsendoskopien zu vermeiden. Bei stenosierenden Prozessen können zusätzlich zur Tumorrandbiopsie Gewebsproben nach dosierter Bougierung auch aus dem Tumorzentrum entnommen werden.

Während für die Diagnosestellung die Endoskopie mit Biopsie ausschlaggebend ist, erlauben CT und Endosonographie Aussagen über das Tumorausbreitungsstadium. Die Endosonographie, die wie das CT einen Querschnitt durch die Wand und Nachbarstrukturen wiedergibt, besitzt eine hohe Auflösung mit dem Vorteil fehlender Störfaktoren, wie knöcherne Strukturen oder Luft. Dabei erlauben Verdickung oder Desintegration der Wand, Invasion oder Verdrängung eine Differenzierung zwischen malignen und gutartigen Prozessen, wobei regionale Lymphknotenmetastasen ab einer Größe von über 3 mm erkannt werden können. In ähnlicher Weise läßt das CT nach fakultativer Kontrastierung von Herz und großen Gefäßen sowie obligater Kontrastierung der Speiseröhre eine gute Abgrenzbarkeit zu den benachbarten Strukturen zu. Insbesondere für die Diagnostik der abdominellen Tumorausbreitung mit Einschluß von Leber- und Lymphknotenbeurteilung eignet sich die Computertomographie, ohne aber hier eindeutige Entscheidungshilfen für die Operationsindikation liefern zu können.

Tabelle 3. Präoperative Stufendiagnostik beim Ösophagus- und Kardiakarzinom

Diagnose (Stufe 1)	Staging (Stufe 2)	Lokale Operabilität		Zusatzdiagnostik (Stufe 3)	Begründung
			↗	Lungenfunktion, Kardiologische U.	Kardio-pulmonale Risikoeinschätzung
		ja	→	Ernährungsstatus	Hyperalimentation
			↘	Angiographie, KE	Koloninterposition
		↗			
Ösophagus-karzinom →	CT, Szinti-graphie, Sonographie	→ unklar	↗	Laryngoskopie	Rekurrenzparese
			→	Bronchoskopie	Tumorinfiltration
			↘	Laparoskopie	Lebermetastasen
		↘ nein	→	Keine weitere Diagnostik	Konsequenz nur bei Tumorkomplikation

Präoperative Stufendiagnostik beim Ösophaguskarzinom

Für chirurgische Entscheidungen mit Blick auf Resektabilität und Verfahrenswahl ist ein sorgfältiges präoperatives Staging unabdingbar. Endosonographie und CT haben für die Bestimmung des Tumorausbreitungsstadiums nur eine diagnostische Richtigkeit um 70%. So müssen bei unklarer Situation durch Laryngoskopie, Bronchoskopie und gegebenenfalls Laparoskopie weitere Informationen über die lokale Operabilität und damit die Operationsentscheidung eingeholt werden (Tabelle 3).

Bei gesicherter lokaler Operabilität richten sich die weiteren Untersuchungen nach den allgemeinen Operabilitätskriterien, wobei die Einschätzung des kardiopulmonalen Risikos und des Ernährungsstatus mit konsekutiver Hyperalimentation im Vordergrund stehen. Muß aus Gründen einer vorausgegangenen Magenresektion das Kolon als Ersatzorgan für die Speiseröhre verwendet werden, sind Kolon-Kontrasteinlauf und gegebenenfalls Mesenterikographie unerläßlich. Bei eindeutig lokaler Inoperabilität oder Fernmetastasierung wird eine Zusatzdiagnostik allenfalls bei Auftreten von Tumorkomplikationen nötig sein.

Achalasie

In der Differentialdiagnose zum Ösophaguskarzinom steht die Achalasie an erster Stelle. Bei beiden Erkrankungen ist das Leitsymptom die Schluckbehinderung. Auch hier ermöglicht eine eingehende Anamneseerhebung häufig bereits die Differenzierung in organische oder funktionelle Ursachen. Während aber bei organischen Stenosen die Dysphagie über längere Zeit langsam zunimmt und zunächst nur für feste Speisen besteht, kann bei einer funktionellen Enge von Beginn an eine Behinderung für feste und flüssige Nahrung vorhanden sein. Eine Verstärkung der Dysphagie unter Anspannungs- und Belastungssituationen spricht mehr für eine Motilitätsstörung als für eine organisch fixierte Stenose [2]. Regurgitation von kaum angedauten Nahrungsbestandteilen bis in den Mund ohne begleitende Nausea sowie vor allem nächtliche Hustenanfälle infolge ösophagotrachealer Aspirationen bis hin zur chronischen Bronchitis erlauben ebenso wie nahrungsunabhängige, nicht kardialbedingte Thoraxschmerzen eine differentialdiagnostische Abgrezung gegenüber organischen Stenosen.

Neben einer eingehend erhobenen Anamnese gründet sich die Diagnosefindung bei der Achalasie auf die Röntgenuntersuchung, die Endoskopie und die Endomanometrie. Die *Röntgenuntersuchung* dient dabei der qualitativen Feststellung der Motilitätsstörung sowie der Erkennung des Ausmaßes der Aufweitung und Retention im Speiseröhrenkörper. Während die Aufweitung der Speiseröhre, das Fehlen propulsiver Peristaltik, ein fadendünner Kontrastmittelübertritt zum Magen und die Erschlaffung des unteren Ösophagussphinkters auf Glukagon als obligate Röntgenbefunde bei der Achalasie anzusehen sind, können eine Mediastinalverbreiterung, ein inhomogener Kontrastmittelbeschlag wegen Nahrungsresten und ein s-förmiger Speiseröhrenverlauf neben Pseudodivertikelbildungen nur fakultativ vorhanden sein. Dennoch ergeben ein distales Ösophagus- oder Kardiakarzinom und eine Sklerodermie häufig ein der Achalasie identisches Röntgen- und Funktionsbild [12]. Hilfreich für die Differenzierung zwischen organisch fixierter und funktioneller Stenose sind hier pharmakologische Tests, die den unteren Ösophagussphinkter beeinflussen und damit zur röntgenologisch oder szintigraphisch meßbaren Beschleunigung der Ösophagusentleerung führen [5, 8]. Insbesondere die Abgrenzung zwischen primärer Achalasie und einer sekundären, tumorbedingten Pseudo-Achalasie ist aber röntgenologisch oft kaum möglich. Aus diesen Gründen muß ein Malignom als Ursache immer endoskopisch-histologisch ausgeschlossen werden [9]. Bei der Achalasie gelten als klassische *endoskopische Befunde* eine aufgeweitete Speiseröhre mit schwachen oder fehlenden segmentären Kontraktionen, Nahrungs- oder Flüssigkeitsresten und fleckig geröteter Schleimhaut im distalen Ösophagus als Ausdruck der Speiseretention (Tabelle 4). Der obligat punktförmig verschlossene gastroösophageale Übergang ist – im Gegensatz zur Tumorstenose – bei der Achalasie immer mühelos mit dem Endoskop passierbar, so daß eine Betrachtung der Kardiaregion auch von der Magenseite her, also in Inversion, möglich ist.

Die verschiedenen Formen von Motilitätsstörungen der Speiseröhre lassen sich am zuverlässigsten mit der *Ösophagusmanometrie* erfassen. Anhand von Druckgradienten und intraluminalen Druckänderungen erhält man Aufschluß über den Kontraktionszustand der Speiseröhre. Dabei läßt sich mit Hilfe der Durchzugsmanometrie das gastroösophageale Verschlußsegment bestimmen. Demgegenüber erlaubt die Mehrpunktmanometrie eine Analyse des Bewegungsablaufes im tubulären Ösophagus und damit eine Klassifizierung in eine hyper-, hypo- oder amotile Form der Funktionsstörung. Als entscheidendes differentialdiagnostisches Kriterium gilt das Verhalten des unteren Ösophagussphinkters (UÖS). Während bei der Achalasie definitionsgemäß neben der propulsiven Kontraktionsfähigkeit auch die schluckreflektorische Erschlaffung des UÖS fehlt, ist diese beim Ösophagospasmus immer vollständig vorhanden. Provokationsteste mit Parasympathikomimetika oder Pentagastrin helfen auch hier in der nicht immer einfachen Abgrenzung gegenüber der Sklerodermie [12].

Refluxkrankheit

Im Gegensatz zur Achalasie liegt bei der Refluxkrankheit eine Insuffizienz des UÖS vor. In Abhängigkeit vom Ausmaß der gastroösophagealen Verschlußinsuffizienz treten die Symptome der Refluxkrankheit mehr oder minder stark auf. Verständlicherweise gilt als sicheres pathognomonisches Zeichen das gehäufte Auftreten von Regurgitationen als Ausdruck der inkompetenten Antirefluxbarriere. Meist führen jedoch Sodbrennen und epigastrischer Schmerz den Patienten zum Arzt. Demgegenüber tritt die Dysphagie deutlich in den Hintergrund, da eine Lumeneinengung der Speiseröhre infolge einer chronischen Refluxösophagitis allenfalls in 10–15% aller Refluxpatienten auftritt [11]. Schmerzempfindungen beim Schlucken vor allem saurer Getränke müssen als charakteristisch für eine Refluxkrankheit angesehen werden, ein Symptom, das auch beim sogenannten Bernstein-Test (Säureprovokationstest) diagnostisch genutzt wird. Somit ist wie bei allen Erkrankungen der Speiseröhre auch bei der Refluxkrankheit die Anamnese der entscheidende diagnostische Pfeiler.

Diagnostische Methoden: Für die Objektivierung der „typischen" Refluxsymptome stehen eine Reihe von apparativen Untersuchungsmethoden zur Verfügung, die sich auf einen direkten oder indirekten Refluxnachweis stützen. Die Diagnostik dient dabei der Zusammenhangsfindung von Refluxsymptomen mit der Refluxkrankheit. Für den *direkten* Nachweis von Ausmaß und Dauer des Refluxes eignet sich in erster Linie die ambulante Langzeit-pH-Metrie über 24 Stunden mit Hilfe tragbarer Aufzeichnungsgeräte. Als weitaus zuverläs-

Tabelle 4. Endoskopische Befunde bei Achalasie

- Aufgeweiterte Speiseröhre
- Schwache segmentäre Kontraktion
- Nahrungs- und Flüssigkeitsreste
- Fleckig gerötete Schleimhaut
- Punktförmig verschlossener, aber leicht passierbarer UÖS

Tabelle 5. Zuverlässigkeit diagnostischer Tests zum direkten und indirekten Nachweis von pathologischem gastroösophagealen Reflux, modifiziert nach [6]

Nachweismethode	Sensibilität (%)	Spezifität (%)
Röntgen	40	85
Szintigraphie	61	95
24^h-pH-Metrie	88	98
Bernstein-Test	50	82
Doppelkontrast	60	93
Endoskopie	68	96
mit Biopsie	77	91

Untersuchungsart	Begründung
„Komplette" ÖGD	Sekundärer Reflux bei Magenentleerungsstörung (Ulkus)
Magensaftanalyse	Vagotomie bei hoher Säure? Obligat bei Ulkuskrankheit
Oberbauchsonographie	Zusatzbefunde (z. B. Gallensteine) Aufklärungsmöglichkeit über Eingriffserweiterung
Manometrie	Bei V.a. Sklerodermie, LE, Lokalisation der Kardia
pH-Metrie bei geblockter Kardia	Nachweis von Säureresektion beim echten Barrett-Syndrom. Cave: Fundoplikatio

sigste Methode für den *indirekten* Nachweis gilt die Endoskopie, mit deren Hilfe sich das Ausmaß der Schleimhautschädigung exakt feststellen und klassifizieren läßt (Tabelle 5).

Bei meist typischer Anamnese bereitet die Diagnose einer Refluxkrankheit mit Hilfe der Endoskopie keine Probleme. Schwieriger dagegen und uneinheitlich bewertet ist die Bedeutung und Befundinterpretation der verschiedenen Untersuchungsmethoden für die Abgrenzung zwischen konservativer und operativer Behandlungsbedürftigkeit. Eigene Untersuchungen an 59 prospektiv analysierten Refluxkranken haben gezeigt, daß das Ausmaß der objektivierbaren Refluxveränderungen (Langzeit-pH-Metrie, Endoskopie) weder untereinander noch mit dem Leidensdruck der Patienten korrelieren [10]. Die bis vor wenigen Jahren unabhängig von Ausmaß und Dauer der Beschwerden geltende Bedingung einer mindestens drittgradigen, auch unter konservativer Behandlung persistierenden Refluxösophagitis für die Indikationsstellung zur refluxverhütenden Operation ist zunehmend einer mehr anamnestischen Betrachtung des individuellen Leidensdruckes gewichen. Andererseits aber müssen für die Operationsindikation bei entsprechender Beschwerdesymptomatik und mehrmonatiger erfolgloser medikamentöser Therapie immer auch ein pathologischer Reflux oder dessen Folgen auf die Speiseröhrenschleimhaut objektivierbar sein. In diesem Sinne ist der röntgenologische Nachweis einer axialen Hiatusgleithernie für sich allein ohne irgendwelche Bedeutung für die Entscheidung zur Antirefluxoperation. Die Manometrie wird nur in Einzelfällen zur Lokalisation des UÖS für die Diagnosesicherung eines echten Barrett-Ösophagus mit säureproduzierendem Epithel in der tubulären Speiseröhre und damit auch für die Therapieentscheidung und Verfahrenswahl herangezogen werden müssen. Auch für die Differenzierung gegenüber einer sekundären Refluxkrankheit, z. B. bei Sklerodermie oder als Folge hormoneller Veränderungen, kann die Ösophagusmanometrie eine hilfreiche diagnostische Ergänzung sein [13].

Präoperative Zusatzuntersuchungen: Entscheidet man sich bei gesicherter Refluxkrankheit aufgrund des Beschwerdeausmaßes und der Anamnesedauer zur Operation, sollten ergänzende Untersuchungen eine mögliche Eingriffserweiterung präoperativ erfassen (Tabelle 6). Der sichere Ausschluß eines sekundären Refluxes und ggf. eines echten Barrett-Ösophagus mit entsprechend andersgerichteter Behandlungskonsequenz muß im Vorfeld differentialtherapeutischer Überlegungen den Diagnoseprozeß abrunden. Nur auf dem Boden einer kausalen Diagnostik ist eine kausale Therapie möglich.

Schlußfolgerungen

Aus der Vielfalt diagnostischer Methoden für die Erkennung und Differenzierung ösophagealer Erkrankungen gilt es aufgrund einer subtilen Anamneseerhebung diejenigen herauszufiltern, deren hohe diagnostische Trennschärfe eine zuverlässige Befundinterpretation erlaubt. Die diagnostische Methodenwahl und Sequenz hat sich dabei nach dem meist hochspezifischen Beschwerdebild zu richten. Nur so kann eine diagnostische Polypragmasie ohne nutzbringenden Gewinn für den Patienten vermieden werden. Die exakte Kenntnis über die Leistungsfähigkeit verfügbarer Untersuchungsmethoden ist Voraussetzung für ihren gezielten und damit sinnvollen Einsatz. Eine korrekte Therapieentscheidung ist aber nur möglich, wenn auch Schaden und Nutzen aller verfügbaren Behandlungsmöglichkeiten bekannt sind. Dies schließt nicht zuletzt auch die Kenntnis von Eingriffsbelastung und Belastbarkeit des Patienten mit ein. Auch diesem Gesichtspunkt hat sich die diagnostische Strategie unterzuordnen.

Widmung: Herrn Prof. Dr. med. G. Strohmeyer zum 60. Geburtstag gewidmet.

Literatur

1. Akiyama H, Kogure T, Itai Y (1972) The esophageal axis and its relationship to the resectability of carcinoma of the esophagus. Ann Surg 176:30–36
2. Berges W, Wienbeck M (1980) Diagnostik von Ösophagusstenosen. Deutsch Med Wochenschr 29:1009–1011
3. Denner MW (1986) Editorial. Dysphagia 1:1–2
4. Gross R (1984) Was ist die gesicherte Grundlage für therapeutische Entscheidungen? Langenbecks Arch Chir 364:371–380
5. Lee CA, Reynolds JC, Ouyang A, Baker L, Cohen S (1987) Esophageal Chest Pain. Value of High-Dose-Provocative Testing with Edrophonium Chloride in Patients with Normal Esophageal Manometries. Dig Dis Sci 32:682–688
6. Richter JE, Castell DO (1982) Gastroesophageal reflux. Ann Intern Med 97:93–103
7. Rösch W (1983): Dysphagie. Dt Ärztebl 11:38–40
8. Rozen P, Gelfond M, Salzman S, Baron J, Gilat T (1982) Radionuclide confirmation of the therapeutic value of isosorbide dinitrate in relieving the dysphagia in achalasia. J Clin Gastroenterol 4:17–22
9. Sandler RS, Bozymski EM, Orlando RC (1982) Failure of clinical criteria to distinguish between primary achalasia and achalasia secondary to Tumor. Dig Dis Sci 27:209–213
10. Thon K, Dietz W, Stöltzing H, Röher H-D (1986) Longterm results of conservative and surgical treatment of reflux esophagitis. Abstract International Esophageal Week. Demeter, Gräfelfing
11. Tytgat GNJ, van den Brandt-Grädel V, Tio TL (1985) Dysphagie und Sodbrennen. In: Blum AL, Siewert JR, Ottenjann R, Lehr L (Hrsg) Aktuelle gastroenterologische Diagnostik. Springer, Berlin Heidelberg New York Tokyo, S 3–33
12. Wienbeck M (1977) Funktionsstörungen der Speiseröhre. Internist 18:417–422
13. Wienbeck M, Berges W (1987) Pathophysiologie, Klinik und rationelle Diagnostik der gastroösophagealen Refluxkrankheit und der axialen Hiatushernie Langenbecks Arch Chir 372:527–533

66. Diagnostische Strategien an der Lunge

P. Drings

Thoraxklinik Heidelberg-Rohrbach der LVA Baden, Amalienstraße 5, D-6900 Heidelberg 1

Diagnostic Procedures in the Lung

Summary. Basic diagnostic procedures in pulmonary disease include chest-ray (pa/lat.), screening fluoroscopy, tomography and bronchoscopy. Due to its high specificity and sensitivity computerized tomography is the most effective non-invasive examination for identifying metastatic lymph nodes in the mediastinum. Further diagnostic steps include a perfusion/ventilation scan, pulmonary angiography (with centrally located tumors), upper caval venography (in upper venous congestion), thoracoscopy (with pleural effusion to exclude pleural carcinomatosis), and cardiopulmonary function tests.

Keywords: Lung tumors – diagnostic procedures – staging

Zusammenfassung. Zum Basisprogramm der Lungendiagnostik gehören Röntgenaufnahmen der Thoraxorgane in 2 Ebenen incl. Durchleuchtung und Tomographie sowie die Bronchoskopie. Die Computertomographie ist wegen Ihrer hohen Spezifität und Sensitivität zum Nachweis metastatisch befallener mediastinaler Lymphknoten die effektivste nicht-invasive Untersuchungsmethode dieser Region. Zu den weiterführenden diagnostischen Verfahren im Thorax zählen die Perfusionsszintigraphie der Lunge, die Pulmonalisangiographie (bei zentralen Tumoren), die obere Cavographie (bei oberer Einflußstauung), die Thorakoskopie (bei Ergüssen zum Ausschluß einer Pleuritis carcinomatosa) u. Untersuchungen zur Bestimmung d. kardiorespiratorischen Reserven.

Schlüsselwörter: Lungentumoren, diagnostische Verfahren, Staging

Für die Darstellung der organbezogenen diagnostischen Strategien an der Lunge werden ihre Tumoren gewählt, da die thoraxchirurgischen Eingriffe am häufigsten zur Behandlung maligner Tumoren durchgeführt werden. Das Risiko dieser Eingriffe ist außerdem höher als das anderer Lungenoperationen.

Die anatomische Ausdehnung und der histologische Typ des Tumors sowie der Leistungsindex des Patienten sind sowohl im Hinblick auf die Prognose als auch die therapeutische Entscheidung die wichtigsten Variablen. Diagnostik und Staging der Lungentumoren erfordern ein umfangreiches Untersuchungsprogramm, das die individuelle subjektive und objektive Belastbarkeit des Patienten berücksichtigen muß. Mit diesem Untersuchungsprogramm wird nicht nur die Sicherung der Diagnose und eine Beurteilung der Tumorausdehnung ermöglicht, sondern auch die Belastbarkeit des Patienten für das zu wählende Therapieverfahren geprüft. Der Umfang des diagnostischen Programms orientiert sich an seinen therapeutischen Konsequenzen und muß deshalb bei potentiell operablen Patienten besonders ausgedehnt sein. Aus der Sicht des Klinikers hat sich eine Unterteilung der diagnostischen Verfahren in eine standardisierte Basisdiagnostik (Tabelle 1) und eine weiterführende Diagnostik (Tabelle 2) bewährt.

Tabelle 1. Basisdiagnostik

- Anamnese
- Klinische Untersuchung und physikalischer Befund
- Laboruntersuchungen
- Röntgenaufnahme der Thoraxorgane in 2 Ebenen (Durchleuchtung und Tomographie nach Befunderhebung)
- Bronchoskopie (Bronchuslavage, Katheterbiopsie)

Tabelle 2. Weiterführende Diagnostik

- Perfusionsszintigraphie der Lunge
- Computertomographie
- Mediastinoskopie
- Thorakoskopie
- Diagnostische Thorakotomie
- Diagnostik zum Ausschluß von Fernmetastasen

Tabelle 3. Vergleich der konventionellen Röntgendiagnostik mit der Computertomographie im präoperativen Staging des Primärtumors (König et al. 1985)

Parameter	Konventionelle Rö.-Diagnostik	CT
Tumornachweis	+	(+)
Tumorlokalisation	+ + +	+
Tumorgröße	+	+ +
Bronchusbefall	+ + +	(+)
Retentionspneumonie Atelektase, Erguß	+ +	+ + +
TU-Abstand zur Carina	+ +	+ + +
Befall von Thoraxwand oder Zwerchfell	+	+ + +
Befall von Herz oder mediastinalen Gefäßen	(+)	+ + +

Diagnostik zur Beurteilung eines Primärtumors

Zu den wichtigsten Untersuchungsmethoden, nicht nur in der Diagnostik der Lungentumoren, sondern auch in der Beurteilung ihrer Ausdehnung wird die *konventionelle Röntgenuntersuchung* des Thorax in 2 Ebenen, eventuell ergänzt durch Schichtaufnahmen, gerechnet. Die Röntgenbefunde können außerordentlich variabel sein, denn das Bronchialkarzinom ist in der Lage, jede andere Lungenerkrankung zu imitieren (Grunze 1982). Selbst ein normaler Thoraxröntgenbefund schließt einen Lungentumor nicht aus. Eine paradoxe Zwerchfellbeweglichkeit, erkennbar bei der ergänzenden Thoraxdurchleuchtung, weist auf die Beteiligung des Nervus phrenicus durch den Tumor hin (T 3 oder N 2).

Eine weitere wichtige, vor jedem operativen Eingriff sogar unerläßliche diagnostische Maßnahme ist die *Bronchoskopie.* Sie liefert nicht nur bei 60–70% aller Patienten die Diagnose eines Bronchialkarzinoms, sondern gibt zusätzlich Hinweise auf die Lokalisation des Tumors, seinen Abstand von der Carina und einen möglichen Befall der Carina selbst (T 4). Auch wenn bei peripheren Lungenerkrankungen ein Befall des Bronchialsystems nicht direkt zu erwarten ist, benötigt der Thoraxchirurg vor einem operativen Eingriff die Information über den Zustand des Bronchialsystems.

Als unerläßlich erwies sich in den letzten Jahren für das primäre Staging der Lungentumoren und die Entscheidung der Operabilität die *Computertomographie* des Thorax (van Kaick et al., 1987) (Tabelle 3). Kleinere Tumoren des T 1-Stadiums, die im mittleren oder äußeren Lungendrittel liegen, können hierdurch in ihrer Ausdehnung exakt beurteilt wer-

	Computer-tomo-graphie	Gallium-szinti-graphie	Mediastino-skopie
Sensitivität	+ + +	+ +	+ +
Spezifität	+ +	+ +	+ + +
Morbidität	−	−	+
Beurteilung der Feinstruktur	−	+	+ + +

Tabelle 4. Vergleichende Wertung der drei Verfahren zur Beurteilung mediastinaler Lymphknoten

den. Bei zentralen Tumoren ergeben sich jedoch Schwierigkeiten in der Differenzierung von umgebenden Hilusstrukturen. Die Computertomographie erlaubt eine bessere Beurteilung „blinder Regionen", wie des Sinus costodiaphragmaticus, des Retrokardialraumes und der Pleura. Begleitende Atelektasen oder pneumonische Infiltrationen erschweren eine exakte Beurteilung des T-Stadiums. Für die Operationsplanung ist die Kenntnis einer möglichen Infiltration der Thoraxwand (T 3) wichtig. Hierauf weisen eine mögliche Pleuraverdichtung, eine Kontaktfläche von über 3 cm, ein stumpfer Winkel zwischen Tumor und Pleura, Rippendestruktionen und das Verstreichen der Fettlinie hin (Glazer et al. 1985; van Kaick et al. 1987). Eine Pleuraverdickung darf jedoch nicht als sicherer Befall gewertet werden. Eine Infiltration oder Einengung großer zentraler Gefäße, des Herzens, der Trachea oder des Oesophagus, ist mittels Computertomographie, besonders bei ergänzender Kontrastmittelapplikation, erkennbar. Die digitale Subtraktionsangiographie und die Lungenperfusionsszintigraphie liefern zusätzliche Daten zum quantitativen Ausmaß und zur Lokalisation einer möglichen Minderperfusion bestimmter Lungenanteile. Es ist hilfreich, die Daten der funktionellen und morphologischen diagnostischen Verfahren gemeinsam auszuwerten.

Wenn die körperliche Untersuchung des Patienten oder die konventionelle Röntgendiagnostik Hinweise auf einen Pleuraerguß liefern, wird man mittels Pleurapunktion, bei unklarem Befund durch Pleurastanzbiopsie oder Thorakoskopie die Genese dieses Ergusses rasch feststellen können. Ein Pleuraerguß bedeutet nicht unbedingt eine Infiltration der Pleura durch Tumorzellen, sondern kann auch durch den Befall zentraler hilärer Strukturen und daraus resultierendem Lymphstau oder bei pneumonischen Infiltrationen und Atelektasen entstehen. Die Ergußflüssigkeit ist in diesen Fällen selbstverständlich tumorzellfrei.

Beurteilung regionärer Lymphknotenstationen

Die Heilungschance eines Patienten mit einem Lungentumor verschlechtert sich bei Befall der regionären Lymphknoten drastisch (Bähren et al. 1982; Hansen 1983; Mountain und Hermes 1979). Die Kenntnis eines Befalls der hilären und mediastinalen Lymphknoten ist für eine prognostische Aussage und die Entscheidung zur Therapie eines Bronchialkarzinoms von erheblicher Bedeutung. Sie ist besonders wichtig, wenn eine potentiell kurative chirurgische Behandlung geplant ist. Dies gilt in ganz besonderem Maße für die mediastinalen Lymphknoten. Zu ihrer Beurteilung stehen drei Methoden, die *Computertomographie,* die *Mediastinoskopie* und die *Galliumszintigraphie,* zur Verfügung. Über die Wertigkeit dieser drei Verfahren liegen unterschiedliche Aussagen vor (Tabelle 4). Dies liegt an der variablen Methodologie und den wechselnden Kriterien für die Selektion der Patienten. In der Regel wurden auch nicht alle drei Methoden miteinander verglichen.

Mit der *Computertomographie* können Lymphknoten je nach Region ab einer Größe von 0,5 cm nachgewiesen werden, wenn sie von ausreichend Fettgewebe umgeben sind. Es lassen sich für die Beurteilung der mediastinalen Lymphknotenstationen Kriterien festlegen, mit denen bei Patienten mit operiertem Bronchialkarzinom 42% der N 1-Tumoren und 79% der

Parameter	Konventionelle Rö.-Diagnostik	CT
Bronchopulmonale Lymphknotenmetastasen	+ + +	+
Tracheobronchiale Lymphknotenmetastasen	+ +	+ +
Paratracheale Lymphknotenmetastasen	+	+ + +
Befall des ventrocranialen oder dorsocaudalen Mediastinums	+	+ + +
Sonstige Metastasen im Thoraxbereich	+	+ + +

Tabelle 5. Vergleich der konventionellen Röntgendiagnostik mit der Computertomographie im präoperativen Staging der regionären Lymphknoten (Müller et al. 1985)

N 2-Tumoren richtig erkannt werden können (van Kaick et al. 1987). Die mediastinalen Lymphknoten sind mit der Computertomographie wesentlich besser als mit der klassischen Röntgendiagnostik, einschließlich der Hilusfilterschichten, klassifizierbar (König et al., 1983; König et al., 1985; van Kaick et al., 1987; Müller et al., 1981) (Tabelle 5).

König und Mitarb. (1984) kamen bei der Beurteilung der präoperativen Röntgendiagnostik mediastinaler Lymphknoten zu folgenden Schlußfolgerungen:

1. Der Nachweis vergrößerter mediastinaler Lymphknoten von über 1,4 cm spricht nach den genannten Kriterien mit hoher Wahrscheinlichkeit für ein N 2-Stadium. Normalgroße mediastinale Lymphknoten schließen ein N 2-Stadium aber nur zu etwa 76% aus.
2. Bei fraglichem Befund (retrokaval-prätracheale Lymphknoten zwischen 1,1 und 1,4 cm und/oder mediastinale Lymphknoten um 1 cm) sollte eine Mediastinoskopie durchgeführt werden, wenn aus ihrem Ergebnis therapeutische Konsequenzen gezogen würden.

Die hohe Spezifität und hohe Sensitivität vom Nachweis bzw. Ausschluß metastatisch befallener Lymphknoten macht die Computertomographie zur effektivsten nicht-invasiven Untersuchungsmethode dieser Region.

Die *Galliumszintigraphie* des Thorax wurde in der präoperativen Diagnostik der Tumoren seit Mitte der letzten Dekade eingesetzt. Bei kritischer Beurteilung besteht der Eindruck (McKenna et al. 1985), daß diese Methode weder sensitiv genug ist, um mikroskopische Metastasen zu entdecken, noch spezifisch genug, um reaktive Lymphknotenveränderungen bei entzündlichen Lungenerkrankungen auszuschließen.

Die *Mediastinoskopie* stellt zusammen mit der Bronchoskopie und vor der chirurgischen Lungenbiopsie die wichtigste bioptische Untersuchungsmethode in der Diagnostik unbekannter Lungenerkrankungen und besonders für die prognostische Beurteilung des Bronchialkarzinoms dar. Ihre Stellung als präoperative Untersuchungsmethode wurde in den letzten Jahren von Thoraxchirurgen (Maassen et al. 1975; Friedman et al. 1984; Goldstraw et al. 1983) ausführlich diskutiert.

Wir empfehlen unter der Annahme, daß ein nicht sehr ausgedehnter mediastinaler Lymphknotenbefall eines Bronchialkarzinoms nicht unbedingt Inoperabilität bedeuten muß, folgendes individuelles Vorgehen:

1. Wenn es sich um jüngere Patienten in gutem Allgemeinzustand handelt, wird unter der Voraussetzung, daß kein massiver mediastinaler Befall vorliegt, ohne Mediastinoskopie sofort thorakotomiert, um dem Patienten die Chance der Resektion nicht vorzuenthalten. Die radikale operative Entfernung aller Lymphknoten zur Bestimmung des pN-Stadiums ist in solchen Fällen unbedingt erforderlich. Selbstverständlich müssen bei diesem Vorgehen Fernmetastasen präoperativ ausgeschlossen sein.

2. Bei älteren Patienten mit erhöhtem Operationsrisiko ermöglicht ein positives Ergebnis der Mediastinoskopie unabhängig vom Zelltyp des Tumors, auf die Thorakotomie zu verzichten.
3. Bei kleinzelligen Karzinomen entscheidet das Ergebnis der Mediastinoskopie über die Möglichkeit zur Operation. Ein mediastinaler Befall stellt eine Kontraindikation zur kurativen Resektionsbehandlung dar.

Bei einer vergleichenden Wertung der drei genannten Untersuchungsmethoden ist zunächst hervorzuheben, daß die Computertomographie und das Galliumszintigramm den Patienten nicht oder nur unwesentlich belästigen und nicht gefährden. Die Mediastinoskopie stellt hingegen einen operativen Eingriff mit einem allerdings sehr niedrigen Risiko dar. Bezüglich der Sensitivität unterscheiden sich Computertomographie und Mediastinoskopie gering. Die Sensitivität der Computertomographie ist in der Vorhersage einer Mediastinalbeteiligung etwas höher zu werten als die Mediastinoskopie. Goldstraw et al. (1983) gaben 77% versus 46% an. Die Sensitivität unterscheidet sich jedoch, wie Brion et al. (1985) klar bewiesen, bei den verschiedenen histologischen Formen. Sie ist höher beim Plattenepithelkarzinom und beim Adenokarzinom als beim großzelligen und kleinzelligen Karzinom. Für die Mediastinoskopie ergaben sich kontroverse Resultate mit höherer Sensitivität für die genannten Tumoren. Bezüglich der Spezifität ist die Mediastinoskopie der Computertomographie eindeutig überlegen.

Der Nachweis vergrößerter Lymphknoten beweist nicht unbedingt ihren metastatischen Befall. Nur durch prospektive klinische Studien mit sorgfältigem Erheben des Lymphknotenstatus sowohl bei einer Mediastinoskopie als auch bei einer folgenden Thorakotomie wird man klären können, ob Patienten mit vergrößerten mediastinalen Lymphknoten noch Kandidaten für eine Tumorresektion sein können oder nicht (Spiro et al. 1984). Gegenwärtig ist dieses Problem noch ungelöst. Brion et al. (1985) sowie Friedman et al. (1984) und Goldstraw et al. (1983) fordern den bioptisch gesicherten Ausschluß einer mediastinalen Lymphknotenmetastasierung, bevor sie eine Thorakotomie mit Tumorresektion vornehmen würden. Wir würden bei gutem Allgemeinzustand des Patienten und potentiell kurativer Operabilität direkt die Thorakotomie anstreben.

Zusammenfassend sei noch einmal betont, daß die vergleichende Wertung der drei diagnostischen Verfahren ganz entscheidend von der therapeutischen Konzeption abhängig ist. Bei der Bereitschaft zur weitergehenden Indikationsstellung des Thoraxchirurgen und zur Tumorresektion mit Dissektion der mediastinalen Lymphknoten relativiert sich der Wert der einzelnen diagnostischen Methoden. Die Problematik verschärft sich jedoch, wenn im Vorhandensein mediastinaler Lymphknoten eine potentiell kurative Inoperabilität gesehen wird.

Es ist zu erwarten, daß die neue Version der TNM-Klassifikation der Lungentumoren (Hermanek et al. 1987; Mountain, 1986) die mit den Stadien N2 und N3 eine bessere Differenzierung vornimmt, dem Thoraxchirurgen die Entscheidung erleichtern wird.

Untersuchung zum Ausschluß von Fernmetastasen

Nur etwa ein Drittel der Patienten mit einem Bronchialkarzinom kann zum Zeitpunkt der Tumordiagnose noch einer potentiell kurativen chirurgischen Therapie zugeführt werden. Die Ursache für diese unbefriedigenden Situation liegt hauptsächlich in der Tendenz zur Fernmetastasierung des Tumors. Aus diesem Grunde muß die *Suche nach möglichen Fernmetastasen* (Tabelle 6) in das primäre diagnostische Programm einbezogen werden.

Untersuchungen zur Beurteilung des funktionellen Operationsrisikos

Die genannten Untersuchungen, die der Diagnose und Ausdehnung einer Lungenerkrankung dienen, geben zum Teil bereits Hinweise auf die funktionelle Operabilität. Sie müssen jedoch durch ein besonderes Programm zur präoperativen Risikoerfassung ergänzt werden.

Tabelle 6. Häufigkeit von Fernmetastasen beim primären Staging

	Zahl der untersuchten Pat. = n	M0		M1	
		n	%	n	%
Kleinzelliges Karzinom	365	180	49	185	51
Plattenepithel-Karzinom	620	474	77	146	23
Adenokarzinom	436	267	61	169	39
Großzelliges Karzinom	142	87	61	55	39
Mischtumoren	77	58	75	19	25
Nicht exakt klassifizierbare Karzinome	118	68	58	50	42
Gesamt	1758			624	35

Tabelle 7. Risikowerte der präoperativen Lungenfunktion

Vitalkapazität	VC	unter 3,0 l
Absolute Sekundenkapazität	FEV_1	unter 2,0 l/s
Relative Sekundenkapazität	$FEV_1\%VC$	unter 50%
Atemgrenzwert	MVV	unter 60 l/min.
Residualvolumen/Totalkapazität	$RV\%TLC$	über 50%
Resistance nach Broncholyse	RtBrl.	über 5,0 mbar/l/s
Arterieller Belastungs-O_2-Druck	PaO_2 Bel.	unter 7,3 kPa (55 mm Hg)
Arterieller Belastungs-CO_2-Druck	$PaCO_2$ Bel.	über 6,0 kPa (45 mm Hg)
Pulmonalarterienmitteldruck unter Belastung	PAP Bel.	über 4,7 kPa (35 mm Hg)

Lungenfunktionsuntersuchungen spielen eine dominierende Rolle, denn bei der überwiegenden Mehrzahl der Patienten bewirkt der operative Eingriff durch die Entfernung noch funktionierenden Lungengewebes eine Verschlechterung der Organfunktion. Aus diesem Grunde muß für eine Lungenchirurgie ein leistungsfähiges Lungenfunktionslaboratorium, das auch differenzierte Untersuchungen ermöglicht, vorhanden sein.

Die Risikowerte der *präoperativen Lungenfunktion* für die *Spirometrie,* die *Bodyplethysmographie* und die *Blutgasanalyse* sowie die *Pulmonalarteriendruckmessung* sind in der Tabelle 7 aufgelistet (Kristersson 1974; Matthys u. Rühle 1986).

Zur Beurteilung der funktionellen Operabilität und Planung einer präoperativen Therapie hat sich das in Tabelle 8 dargestellte Funktions-Fluß-Diagramm (Brindley et al. 1982; Fabel 1983; Loddenkemper 1983; Olsen et al. 1975) bewährt. Es differenziert den Risikobereich in verschiedene Risikograde bis zur Inoperabilität.

Screening- oder Basis-Untersuchungen

1. Die *Blutgasanalyse* erlaubt neben der Beurteilung des Säure-Basen-Haushaltes eine Aussage über das Vorliegen einer Hypoxie bzw. Hyperkapnie in Ruhe bzw. unter Belastung. Sie ist wesentlich als präoperative Aussageuntersuchung zum Vergleich für die intra- und postoperativen Blutgasveränderungen.
2. Die *Spirometrie* mit Bestimmung der Vitalkapazität, der absoluten bzw. relativen Sekundenkapazität und des Atemgrenzwertes dient zur Beurteilung der ventilatorischen Reserven.

Mittels der Vitalkapazität in Beziehung zum Normwert und der relativen Sekundenkapazität in Beziehung zur gemessenen Vitalkapazität wird eine normale Ventilation von einer Restriktion oder Obstruktion unterschieden. Inoperabilität besteht, wenn die Blutgasana-

Tabelle 8. Präoperatives Lungenfunktions-Fluß-Schema

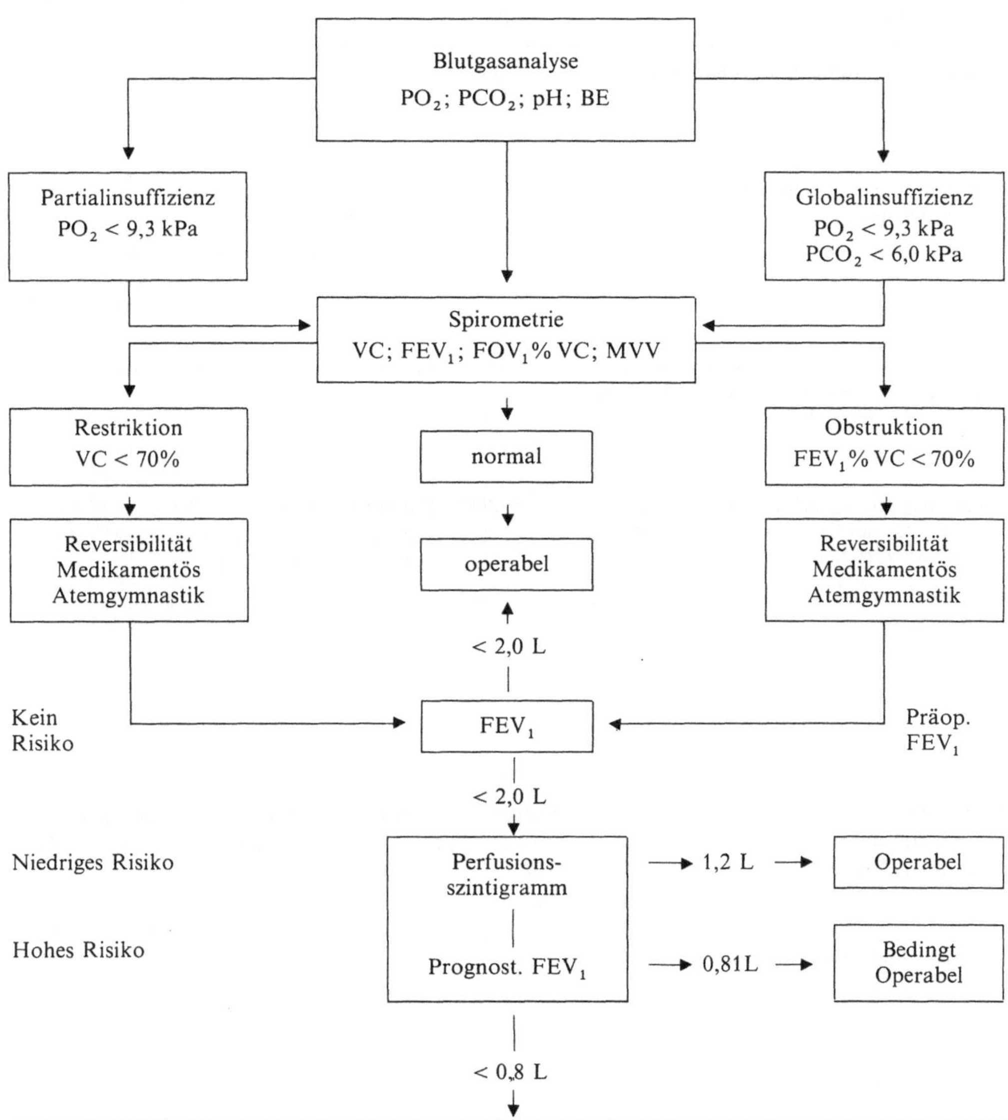

lyse unter Belastung eine arterielle Hypoxie unter 9,3 kPa (Partialinsuffizienz) oder in Kombination mit einer Hyperkapnie von über 6,0 kPa (Globalinsuffizienz) ergibt.

Teilfunktions- oder Zusatzuntersuchungen

Die globale Lungenfunktionsuntersuchung reicht bei Risikopatienten für eine lungenfunktionsanalytische Operationsbeurteilung nicht aus, da die ermittelten globalen Lungenfunktionsstörungen von beiden Lungenflügeln verursacht werden können. Da das totale Ventilationsvermögen mit der Menge des gesamten perfundierten Lungenparenchyms zusammen-

Tabelle 9. Beurteilung der Leistungsfähigkeit eines Patienten

Skala der ECOG	Skala nach Karnofsky et al.	
0 Patient entfaltet eine normale Aktivität	100%	Patient ist beschwerdefrei, keine Krankheitszeichen
	90%	Patient ist fähig zur normalen Aktivität, nur geringe Krankheitszeichen
1 Patient lebt zu Hause mit tolerablen Tumorsymptomen	80%	Mit Anstrengung normale Aktivität, mäßige Krankheitszeichen
	70%	Selbstversorgung ist möglich, Patient ist jedoch unfähig zur Entfaltung einer normalen Aktivität oder aktiven Tätigkeit
2 Patient leidet unter behindernden Tumormanifestationen, ist aber weniger als die Hälfte des Tages bettlägerig	60%	Patient benötigt gelegentlich fremde Hilfe
	50%	Patient benötigt erhebliche Hilfeleistungen und häufig medizinische Hilfe
3 Patient ist stark behindert und mehr als die Hälfte des Tages bettlägerig, jedoch fähig aufzustehen	40%	Patient ist behindert und pflegebedürftig
	30%	Patient ist stark behindert, Krankenhausaufnahme ist indiziert
4 Patient ist schwer krank und vollständig bettlägerig	20%	Patient ist schwer krank, ist zur aktiven unterstützenden Therapie notwendig
	10%	Patient ist moribund. Rasches Fortschreiten der lebensbedrohlichen Erkrankung

hängt, verursacht eine Lungenresektion immer eine Ventilationsminderung, die mit Einschränkung der Menge des entfernten funktionsfähigen Lungenparenchyms entspricht. Zur Beurteilung dieses Anteils wird eine *Perfusionsszintigraphie* durchgeführt.

Durch Multiplikation der präoperativen absoluten Sekundenkapazität FEV 1 mit dem Perfusionsanteil der Restlunge in % der Totalperfusion kann das *postoperative Ventilationsvermögen* nach der Formel von Kristersson

$$\mathrm{FEV_1\ (postop.)} = \frac{\mathrm{FEV_1\ (präop.) \times Perf.\ d.\ Rest\text{-}Lg\ \%\ tot.\ Perf.}}{100}\ \mathrm{L.}$$

vorausberechnet werden (Kristersson 1974).

Dieses semiquantitativ präparativ ermittelte postoperative Ventilationsvermögen, ausgedrückt durch die prognostische FEV 1 ist der wesentliche Funktionsparameter für die Operationsbeurteilung der Risikopatienten: Bei einer präoperativen FEV 1 von über 2,0 l für eine Pneumonektomie/Bilobektomie bzw. über 1,7 l für eine Lobektomie besteht ohne funktionelles Risiko Operabilität.

Liegt die präoperative FEV 1 unter den o. g. Richtwerten für die verschiedenen Lungenresektionsarten, so wird mit der Formel nach Kristersson die prognostische FEV 1 berechnet.

Liegt die prognostische FEV 1 über 1,2 l, kann bei geringem Risiko Operabilität angenommen werden.

Liegt für eine vorgesehene Pneumonektomie die prognostische FEV 1 unter 1,0 l bzw. für eine Lobektomie unter 0,8 l, so besteht Inoperabilität. Bei FEV 1-Werten zwischen 0,8 und 1,2 l kann als weitere lungenfunktionsanalytische Zusatzuntersuchung der Pulmonalarteriendruck unter Belastung PAP/Bel. und/oder bodyplethysmographisch der Atemwegswiderstand nach Broncholyse Rt Brl. gemessen werden.

Bei diesen hohen Risikofaktoren besteht eine bedingte Operabilität, wenn der Pulmonalarteriendruck unter 6 kPa bleibt bzw. Rt Brl. unter 6,0 mval/l/sec. beträgt.

Bei den Grenzwerten darf aber nicht übersehen werden, daß die Inzidenz einer postoperativen Komplikation oder Letalität multifaktoriell ist. Jede Vorhersage, die nur auf einer kardiopulmonalen Funktion allein basiert, muß notwendigerweise unvollständig sein (Grabor und Ehehalt 1971; Wassner und Timm 1977).

Wesentlich für die postoperative Funktion ist auch, ob der Chirurg funktionstüchtiges oder nicht am Gasaustausch beteiligtes oder sogar die Lungenfunktion verschlechterndes (Shunt) Gewebe entfernt (Lockwood 1973).

Neben dem Funktionszustand aller lebenswichtigen Organe spielen zusätzlich aber auch der klinische Allgemeinzustand, die psychischen Reserven und die Operationsbereitschaft des Patienten eine wesentliche Rolle. Im Einzelfall kann trotz grenzwertiger Lungenfunktionsparameter eine Lungenoperation toleriert werden, wenn eine adäquate perioperative Behandlung gewährleistet ist. Ein brauchbares Maß für die Leistungsfähigkeit eines Menschen ist der Performance-Index nach Karnofsky, in der vereinfachten Fassung der ECOG (Tabelle 9). So ist beispielsweise eine Pneumonektomie bei einem Index von 50% nicht mehr möglich.

Bei jedem Risikopatienten besteht sowohl die Möglichkeit, eine durchführbare Operation wegen unzureichender Ausschöpfung der präoperativen Risikodiagnostik zu unterlassen und andererseits durch die Lungenresektion bei Fehleinschätzung der bestehenden Risikofaktoren einen „respiratorischen Krüppel" aus ihm zu machen.

Immer wieder bestätigt sich die Erfahrung: Je sorgfältiger die präoperative Risikoabgrenzung, d.h. die Ermittlung der Risikofaktoren und deren vorbeugende Behandlung sowie die allgemeine Vorbereitung des Patienten sind, um so mehr vermindern sich die postoperativen Komplikationen.

Literatur

1. Bähren W, Sigmund G, Lenz M (1982) Wertigkeit der Computertomographie im Vergleich zur Mediastinoskopie und Probethorakotomie bei intrathorakalen Raumforderungen mit mediastinaler Beteiligung. Fortschr Röntgenstr 137:269–274
2. Brindley Valter GJr, Walsh RE, Schnarr WT, Allen GW, Mendenhall MK, Ahlgren EW (1982) Pulmonary resection in patients with impaired pulmonary function. In: The Surgical Clinics of North America, Vol. 62/Nr. 2, WB Saunders, Philadelphia London Toronto Mexico City Rio de Janeiro Sydney Tokyo, pp 207–210
3. Brion JP, Depauw L, Kuhn G, de Fracquen Ph, Friberg J, Rocmans P, Struyven J (1985) Role of computed tomography and mediastinoscopy in preoperative staging of lung carcinoma. J Comp Assist Tomogr 9:480–484
4. Fabel H (1973) Funktionsstörungen des Lungenkreislaufes und des Gasaustausches und ihre Bedeutung für die Lungenresektion. Thoraxchirurgie 21:258
5. Friedman PJ, Feigin DS, Liston SE, Alazraki NP, Haghighi P, Young JA, Peters RM (1984) Sensitivity of chest radiography, computed tomography and gallium scanning to metastasis of lung carcinoma. Cancer 54:1300–1306
6. Glazer HS, Duncan-Meyer J, Aronberg DJ, Moran JF, Levitt RG, Sagel SS (1985) Pleural and chest wall invasion in bronchogenic carcinoma: CT-evaluation. Radiology 157:191–194
7. Goldstraw P, Kurzer H, Edwards D (1983) Preoperative staging of lung cancer: Accuracy of computed tomography versus mediastinoscopy. Thorax 38:10–15
8. Grabow L, Ehehalt V (1971) Die Zuverlässigkeit der präoperativen Funktionsprüfung für endothorakale Eingriffe. Pneumonologie 147:167
9. Grunze H (1982) Tumoren der Thoraxorgane. In: Bartelheimer H, Maurer HJ (Hrsg) Diagnostik der Geschwulstkrankheiten. Thieme, Stuttgart New York
10. Hansen HH (1983) Diagnosis in metastatic sites. In: Straus J (ed) Lung Cancer. Clinical Diagnosis and treatment. 2nd Ed., Grune & Stratton, New York, pp 185–200
11. Hermanek P, Scheibe O, Spiessl B, Wagner G (1987) TNM-Klassifikation maligner Tumoren. 4. vollständig überarbeitete Aufl., Springer, Berlin Heidelberg New York London Paris Tokyo, pp 72–78

426

12. van Kaick G, König R (1987) Computertomographie bei Lungentumoren. In: Frommhold W, Gerhardt P (Hrsg) Tumoren der Lunge. Klinisch-radiologisches Seminar 17. Thieme, Stuttgart New York, S 39–47
13. König R, van Kaick G, Clorius JH, Vogt-Moykopf I, Strauss LG (1987) Computed tomographic staging of bronchogenic carcinoma. J Europ Radiol 5:91–93
14. König R, van Kaick G, Lüllig H, Vogt-Moykopf I (1983) Computertomographische Beurteilung mediastinaler Lymphknoten beim Bronchialkarzinom. Fortschr Röntgenstr 138:682–688
15. König R, van Kaick G, Vogt-Moykopf I (1984) Was leistet die Computertomographie für die Beurteilung bronchopulmonaler und mediastinaler Lymphknoten beim Bronchialkarzinom? Prax Klin Pneumol 38:438–441
16. Kristersson S (1974) Preoperative evaluation of differential lung function (133XE-radio spirometry) in bronchial carcinoma. Scand J Respirat Dis (Suppl) 85
17. Lockwood P (1973) Lung function test results and the risk of postthoracotomy complications. Respiration 30:529
18. Maassen W, Greschuchna D (1975) Die endoskopische und bioptische Untersuchung des Mediastinums. Atemwegs- Lungenkrankheiten 3:161–166
19. Matthys H, Rühle KH (1986) Lungenfunktionsdiagnostik zur Erfassung des Risikopatienten in der Anaesthesiologie. In: Klin. Anästh. u. Intensivtherapie 12, 8. Springer, Berlin Heidelberg New York
20. McKenna RJ, Haynie TP, Libshitz HI, Mountain CF, McMurtrey MJ (1985) Critical evaluation of the gallium-67 scan for surgical patients with lung cancer. Chest 87:428–431
21. Mountain CF (1986) A new international staging system for lung cancer. Chest 89:225–233
22. Mountain CF, Hermes KE (1979) Management implications of surgical staging studies. In: Muggia F, Rozencweig M (eds) Lung Cancer: Progress in Therapeutic Research. Raven Press, New York, pp 233–242
23. Müller HA, van Kaick G, Schaaf J, Lülig H, Vogt-Moykopf I, Delphendahl A (1981) Präoperatives Staging des Bronchialkarzinoms: Wertigkeit der Computertomographie im Vergleich zur konventionellen Radiologie. Fortschr Röntgenstr 134:601–607
24. Olsen GN, Black AJ, Swenson EW, Castle JR, Wynne JW (1975) Pulmonary function evaluation of the lung resection candidate. Amer Rev Resp Dis 111:379
25. Spiro SG, Goldstraw T (1965) The staging of lung cancer. Thorax 39:401–407
26. Wassner UJ, Timm J (1977) Über die kardiopulmonale Insuffizienz nach Lungenresektion und ihre Vermeidung. Zbl Chir 102:598

67. Diagnostische Strategien am Magen

V. Schumpelick, G. Arlt, J. Faß und S. Truong

Klinik für Chirurgie der Med. Fakultät der RWTH Aachen, Pauwelsstraße, D-5100 Aachen

Diagnostic Strategies in Gastric Disease

Summary. Gastric surgery is still a major part of routine surgical practice. Diagnostic strategies should be oriented to the surgical consequences and their value for our understanding of pathophysiological connections. Endoscopy, perhaps with biphasic radiography, is mandatory for diagnosis of tumor malignity and localisation. Analysis of secretion is indicated in cases of ulcer recurrence. Postoperative syndromes can be detected and classified by scintigraphic methods. The new procedure of endoscopic ultrasonography seems to offer special benefits for diagnostic problems such as gastric lymphoma and other intramural tumors.

Key words: Gastric surgery — new methods — diagnostic strategies

Zusammenfassung. Operationen am Magen sind nach wie vor zentraler Bestandteil des chirurgischen Alltags. Die diagnostischen Strategien sollen orientiert sein an ihrer chirurgisch-taktischen Konsequenz und ihrem Wert für das Verständnis pathophysiologischer Zusammenhänge. Bezüglich der Art und Lokalisationsdiagnostik gebührt das Primat der Endoskopie ergänzt durch die MDP. Analysen des Sekretionsstatus haben ihren Stellenwert beim Ulcusrezidiv, szintigraphische Verfahren sind vornehmlich bei postoperativen Syndromen indiziert. Als neues Verfahren ist die Endosonographie bei diagnostischen Problemfällen, wie z. B. Magenlymphomen und anderen intramuralen Prozessen, erfolgversprechend.

Schlüsselwörter: Magenchirurgie — neue Verfahren — diagnostische Strategien

Die Operationen am Magen sind trotz abnehmender Inzidenz von Ulcusleiden und Magenkarzinomen in den hochzivilisierten Ländern nach wie vor zentraler Bestandteil der Alltagschirurgie. Diagnostische Strategien am Magen müssen sich daher sowohl an den direkten Konsequenzen für die operative Taktik orientieren, wie auch die Entwicklung neuer chirurgischer Prinzipien vorantreiben. Unter diesen Maximen werden im folgenden die derzeit relevanten Methoden kurz charakterisiert, geprüft und im Rahmen diagnostischer Konzepte gewertet.

Morphologische Diagnostik und bildgebende Verfahren

Zu Beginn das geläufigste Verfahren, die Magen-Darm-Passage: Sie bietet die anatomische Übersicht, die Beurteilung der Motilität, die Möglichkeit zur Erkennung intramuraler Prozesse sowie eine gute Darstellung von Stenosen und — unter wasserlöslichen Kontrastmitteln — von Fisteln und Perforationen. Nachteil des Verfahrens ist die fehlende histologische Sicherung und eine verbleibende diagnostische Unschärfe bei kleinen und kleinsten Wandprozessen. Zweifelsohne überlegen ist in dieser Beziehung die Endoskopie. Sie bietet zudem die Möglichkeit der endoskopischen Therapie. In der Konkurrenz der beiden Verfahren wurde z. B. in den USA ein durchschnittlicher Rückgang der radiologischen Magen-Darm-Passagen von 30% in den letzten zehn Jahren beobachtet [10], die Zahlen für die Bundesrepublik dürften sich in der gleichen Größenordnung bewegen. Kritisch bleibt anzumerken, daß die Endoskopie bei der Identifikation intramuraler Prozesse nicht selten versagt, und daß es sich um ein invasives Verfahren handelt.

Eine wertvolle Ergänzung der konventionellen Magendiagnostik ist die Endosonographie. Erstmals erlaubt sie die Darstellung der Magenwand in ihren Schichten und damit die exakte praeoperative T-Stadieneinteilung [4]. Intramurale Prozesse und lokoregionäre Lymphome lassen sich zudem gut erkennen [30]. Naturgemäß haftet auch dieser Methode der Makel der Invasivität an, ein weiterer Nachteil sind die derzeit noch sehr hohen Anschaffungskosten. Zu den indirekten bildgebenden Verfahren zählt die Szintigraphie. Ihr Vorzug liegt in der sondenlosen Technik, d. h. den physiologischen Untersuchungsbedingungen. Magenentleerung und Refluxverhalten lassen sich — auch quantitativ — beurteilen [22, 31]. Ein gewisser Nachteil ist die Strahlenbelastung.

Sekretionsanalysen

Die Magensekretionsanalyse ist eines der ältesten und zugleich in seiner Notwendigkeit umstrittenste Verfahren in der Magendiagnostik. Sie gibt Auskunft über die sekretorische Leistung der Belegzellmasse, bedingt durch große interindividuelle Varianz läßt sich daraus jedoch keine eindeutige Krankheitszuordnung ableiten [3]. Ihr Stellenwert ist derzeit noch in der Therapiekontrolle nach Vagotomie zu sehen [20].

Zunehmende Bedeutung gewinnt die 24-Stunden-pH-Metrie des Magens. Das gastrale pH-Profil wird in seiner circadianen Rhythmik erfaßt. Bei geringen intraindividuellen Schwankungen lassen sich für jeden Patienten typische Kurven erstellen [8]. Die interindividuelle Varianz ist aber erheblich [8]. Aufgrund der engen Beziehung von gastraler Azidität und Ulcusrezidiv im Experiment könnte die pH-Analyse im Resektionsmagen von wesentlichem diagnostischen Wert sein [1].

Laboranalysen

Unter den laborchemischen Untersuchungen sollen nur Serumgastrinanalyse und die Bestimmung der Tumormarker erwähnt werden. Die Gastrinbestimmung gibt Auskunft über die G-Zelldichte und die aktuelle Gastrinproduktion [19]. Zeit- und kostenaufwendige Mehrfachbestimmungen sind obligat. Aufgrund der niedrigen Inzidenz der entsprechenden Krankheitsbilder bleibt die Analyse vielfach der Verdachtsdiagnose sowie der wissenschaftlichen Dokumentation vorbehalten.

Der Tumormarker CEA dient der Verlaufskontrolle beim Malignom [12]. Für das Magencarcinom ist die Sensitivität jedoch gering [27].

Unkompliziertes Ulcus

Was leisten nun die genannten Methoden in der Diagnostik der geläufigen Krankheitsbilder?

Beim unkomplizierten Ulcus zeigen vergleichende Studien, daß die Endoskopie der MDP an Treffsicherheit überlegen ist [16]. Insbesondere bei kleineren Läsionen im Bulbus duodeni liefert die radiologische Darstellung falsch negative Ergebnisse. Nach den Erfahrungen von Brown und Mitarbeitern kann die Treffsicherheit der MDP in diesen Fällen weit unter 50% liegen, während endoskopisch über 70% richtig diagnostiziert werden [5].

Das Primat der Endoskopie gilt noch mehr beim Ulcus ventriculi. Radiologisch lassen sich zwar ca. 90% der Befunde darstellen, es verbleibt jedoch bei etwa einem Viertel eine

Unsicherheit bezüglich der Dignität [9]. Die alleinige Endoskopie liefert bereits in 85 bis 90% die richtige Diagnose, in Kombination mit der Biopsie werden 99% der benignen Ulcera erkannt und richtig eingestuft [15] (Tabelle 1).

Die Prüfung des eigenen Krankengutes der letzten zwei Jahre (n = 55) bestätigte diese Fakten. Die MDP hatte eine Treffsicherheit von 86%, durch die Endoskopie mit Biopsie wurde dieser Prozentsatz auf 97% gesteigert. Weitere diagnostische Maßnahmen wie Sekretionsanalyse, Serumgastrin und pH-Metrie ergaben bis auf einen Fall lediglich Normalbefunde. Allein bei einem Patienten mit einem Ulcus ventriculi Typ Johnson III wurde durch Gastrinbestimmung, Sekretionsanalyse und Sekretintest eine G-Zellhyperplasie festgestellt. Der Wert der Diagnose ist jedoch rein wissenschaftlich, Patienten mit dieser Ulcuslokalisation werden ohnehin kombiniert – d. h. incl. vollständiger Antrektomie – reseziert. Die Untersuchung des Sekretionsstatus hat beim unkomplizierten Ulcusleiden nach unseren Erfahrungen in den meisten Fällen nur dokumentarischen Wert.

Kompliziertes Ulcus

Die Diagnostik der Ulcusblutung ist eine Domäne der Endoskopie. Kein anderes Verfahren erreicht eine derartige Spezifität und Sensitivität. Zudem bietet sie die Möglichkeit simultan zu therapieren. In unserem eigenen Krankengut war die Notfallendoskopie mit gegebenenfalls endoskopischer Unterspritzung immer ein suffizientes Verfahren. Maßnahmen wie Angiographie oder Technetium-Szintigraphie waren in keinem Fall angezeigt [32].

Bei der Ulcusperforation ist die Abdomenübersicht anerkannter Standard. Die Treffsicherheit liegt bei maximal 73% [17]. Durch eine zusätzliche Sonographie konnte dieser Prozentsatz im eigenen Krankengut auf 85% gesteigert werden. Meiser und Meissner berichteten über eine Quote von 91% richtiger Diagnosen bei der Kombination der beiden Verfahren [17].

Stenosierende Ulcera stellen häufig eine Indikation zur Kombination von Endoskopie und MDP dar. Gelingt die Passage mit dem Endoskop nicht, muß die Ausdehnung der Stenose radiologisch bestimmt werden. In der Literatur erfolgt die Klassifizierung stenosierender Ulcera vielfach nach radiologischen Kriterien [23].

Wir bevorzugen eine endoskopisch orientierte Einteilung bei der passierbare Stenosen (> 9 mm) als inkomplett, nicht passierbare als komplett bezeichnet werden. Therapeutische Konsequenz dieser Einteilung ist die Indikation zur Pyloro- bzw. Duodenoplastik.

Rezidivulcus und postoperative Syndrome

Für den Nachweis des Rezidivs gilt wie beim primären Ulcus das Primat der Endoskopie gegenüber der MDP. Insbesondere beim Anastomosenulcus zeigen Literaturübersicht und unsere eigenen Ergebnisse bei den 17 Patienten der letzten zwei Jahre, daß 30 bis 45% der Befunde dem radiologischen Nachweis entgehen [25, 29]. Der Wert der MDP liegt bei Rezidiven im Resektionsmagen in der Darstellung von Größe und Lage des Restmagens und Form der Anastomose. Bei der weiteren Abklärung hat sich in unserem Krankengut die

	richtig	unsicher	falsch
Fraser 1983 (n = 55)			
MDP	70,9%	25,5%	3,6%
Endoskopie	87,0%	5,7%	7,3%
Llanos 1982 (n = 226)			
Endoskopie	89,4%	8,4%	2,2%
Endoskopie mit Biopsie	99,1%	0,0%	0,9%

Tabelle 1. Ulcus ventriculi: Radiologie vs. Endoskopie

	Untersuchungsverfahren
Dumping (Linehan 1986)	Nuklid-MDP Dumping-Score
Refluxgastritis (Hoare 1978)	Technetium-HIDA Gallesalzaspiration
Diarrhoe (Condon 1975)	H_2-Atemtest Passagezeitbestimmung
Stase-Syndrom (Pellegrini 1985)	Nuklid-MDP H_2-Atemtest

Tabelle 2. Diagnose postoperativer Syndrome

	MDP	Endoskopie	Endoskopie mit Biopsie
Dekker 1977	–	93%	100%
Rösch 1978	80%	92%	98%
Barentsz 1986	86%	–	97%
Mennicken 1986	–	–	93%
RWTH Ac 86/87	79%	83%	99%

Tabelle 3. Magencarcinom: Radiologie vs. Endoskopie

Langzeit-pH-Metrie bewährt. In allen Fällen lag der mittlere pH im Restmagen unter pH 2,5. Rezidivfreie Billroth I Patienten hatten demgegenüber pH-Werte zwischen pH 3 und 4, im Billroth II lagen die Vergleichswerte zwischen pH 4 und 5. An einer Studie zum prospektiven Wert der pH-Metrie nach Magenresektion wird zur Zeit gearbeitet.

Konservativ nicht beherrschbare postoperative Syndrome sind im Zeitalter standardisierter Ulcuschirurgie mit SPV und Billroth I Resektion selten geworden. Die diagnostische Problematik liegt bei allen Syndromen in der eindeutigen Abgrenzung und Quantifizierung. Provokationsteste beim Dumping-Syndrom, Technetium-HIDA und Aspirationsanalysen bei der Refluxgastritis, H_2-Atemtest und Passagezeitbestimmung im Falle von Diarrhoen, sowie Nuklid-MDP beim Stase-Syndrom sind die wichtigsten heute angewandten Verfahren (Tabelle 2).

Magencarcinom und Magenlymphom

Beim Magencarcinom zeigen kontrollierte Studien eine Treffsicherheit der MDP von 80 bis 86% [2, 24]. Noch wesentlich ungünstiger sind die Vergleichswerte bei kleinen (< 5 mm) Läsionen. Oohara berichtete, daß radiologisch nur 23% derartiger Befunde richtig diagnostiziert wurden, während mit der Endoskopie mit Biopsie 96% korrekt erkannt und eingestuft wurden [21]. Insbesondere die Identifikation des Magenfrühcarcinoms ist somit allein durch die Endoskopie möglich. Die Aufarbeitung des eigenen Krankengutes von 1986/87 (n = 80) zeigte für die MDP 79%, für die alleinige Endoskopie 83% und für die Endoskopie mit Biopsie 99% richtige Diagnosen (Tabelle 3).

Dennoch muß vor einer einseitigen endoskopischen Ausrichtung in der Carcinomdiagnostik gewarnt werden. Anhand einzelner Fälle von Magencirrhus mit endoskopischen Normalbefunden haben wir erneut feststellen müssen, daß diese Form des Malignoms erst spät zu Schleimhautveränderungen führt. Hier liegt ein wesentlicher Vorzug radiologischer Diagnostik in der Beurteilung der Magenwandkinetik.

Für das praeoperative Staging stehen Sonographie und Computertomographie zur Verfügung. Bei der Identifikation von Leberfiliae waren bei unseren Patienten beide Verfahren gleichwertig, lokale Lymphknoten wurden sonographisch in 25%, computertomographisch jedoch in 83% richtig erfaßt.

Der Bestimmung des Tumormarkers CEA wird in japanischen Studien sowohl prognostisch, wie auch zur Verlaufskontrolle ein wesentlicher Wert zugesprochen. CEA positiv waren demnach ca. 20% der Patienten, wobei jene mit Leberfiliae oder einem nichtresektablen Tumor signifikant häufiger positiv waren (50%) und auch deutlich höhere Serumspiegel aufwiesen [13]. Tumorrezidive waren bei 70% der Patienten von erhöhten CEA Werten begleitet [12]. In unserem Krankengut waren primär nur 5,6% CEA positiv und auch beim Tumorrezidiv lag der Vergleichswert nicht wesentlich höher.

Das maligne Lymphom des Magens stellt ein besonderes diagnostisches Problem dar. Endoskopie, MDP und Computertomographie haben eine beträchtliche Fehlerquote. Sie liegt im Zahlenmaterial der Amsterdamer Klinik wie auch bei unseren Patienten zwischen 40 und 50% [28, 30]. Als aussagefähiges Verfahren hat sich nach Tio und Mitarbeitern die Endosonographie erwiesen. In einer entsprechenden Studie konnten 9 von 10 Fällen richtig diagnostiziert werden [30].

Die Anwendung von Scores zur Abschätzung des Op.-Risikos hat sich aufgrund geringer Spezifität und des erheblichen finanziellen und zeitlichen Aufwandes in der Vergangenheit als wenig empfehlenswert erwiesen [26].

Diagnostische Strategie

Aus der verfahrensspezifischen Charakteristik sowie den diskutierten klinischen Erfahrungen mit den einzelnen Verfahren empfehlen sich unseres Erachtens folgende diagnostische Strategien:

1) Unkompliziertes Ulcus duodeni:

    Zieldiagnostik

obligat	*fakultativ*
Endoskopie	Serumgastrin
(mit Biopsie)	pH-Metrie
	Sekretionsanalyse
evt. MDP	CLO-Test

    Begleitdiagnostik

Sonographie	z. B. Technetium-HIDA

2) Kompliziertes Ulcus:

    Zieldiagnostik

Blutung	→	Endoskopie
Perforation	→	Rö-Abdomenübersicht
		Sonographie

3) Stenosierendes Ulcus:

    Zieldiagnostik

obligat	*fakultativ*
Endoskopie	Sekretionsanalyse
mit Biopsie	pH-Metrie
	Nuklid-MDP
MDP	Serumgastrin
	CLO-Test

    Begleitdiagnostik

Sonographie	Technetium-HIDA

4) Rezidivulcus:

Zieldiagnostik

obligat	*fakultativ*
Endoskopie	Nuklid-MDP
mit Biopsie	Technetium-HIDA
MDP	Sekretionsanalyse
pH-Metrie	Sekretintest
Serumgastrin	

Begleitdiagnostik

Sonographie	Parathormonbest.

5) Magencarcinom:

Zieldiagnostik

obligat	*fakultativ*
Endoskopie	CT
mit Biopsie	Tumormarker
MDP	Endosonographie

Begleitdiagnostik

Sonographie	Coloskopie

6) Magenlymphom:

Zieldiagnostik

obligat	*fakultativ*
Endoskopie	Tumormarker
mit Biopsie	Endosonographie
Immunhistochemie	Knochenmarkpunktion
MDP	Diff.-Blutbild
CT	

Begleitdiagnostik

Sonographie	Immunsequenzszintigraphie
	Coloskopie

„Die Vollständigkeit einer Darlegung ist Illusion" (Theodor Billroth)

Literatur

1. Arlt G, Baumann M, Winkeltau G, Schumpelick V (1986) Different significance of duodenal and pancreatic alkaline secretion in protecting gastro-intestinal anastomoses. Dig Dis Sci 31 (Suppl) abs 1288
2. Barentsz JO, Rosenbusch GR, Strijk SP, Yap SH (1986) Radiologic examination in gastric cancer. Acta Radiol Diag 27:547–552
3. Baron JH (1978) Clinical tests of gastric secretion. History, methodology and interpretation. Macmillan Press, London
4. Bolondi L, Casanova P, Caletti GC, Grigioni W, Zani L, Barbara L (1987) Primary gastric lymphoma versus gastric carcinoma: Endoscopic US evaluation. Radiology 165:821–826
5. Brown P, Salmon PR, Burword RJ, Knox AJ, Clendinnen BG, Read AE (1978) The endoscopic, radiological and surgical findings in chronic duodenal ulceration. Scand J Gastroenterol 13: 557–560

 6. Condon JR, Robinson V, Suleman MI, Fan VS, McKeown MD (1975) The cause and treatment of postvagotomy diarrhoea. Br J Surg 62:309–312
 7. Dekker W, Tytgat GN (1977) Diagnostic accuracy of fiberendoscopy in the detection of upper intestinal malignancy. Gastroenterology 73:710–714
 8. Fimmel CJ, Etienne A, Cilluffo T, et al. (1985) Long-term ambulatory gastric pH monitoring: Validation of a new method and effect of H_2-Antagonists. Gastroenterology 88:1842–1851
 9. Fraser GM, Earnshaw PM (1983) The double-contrast barium meal: A correlation with endoscopy. Clin Radiol 34:121–131
10. Gelfand DW, Ott DJ, Chen YM (1987) Decreasing numbers of gastrointestinal studies: Report of data from 69 radiologic practices. A J R 148:1133–1148
11. Hoare AM, Keighley MRB, Starkey B, Alexander-Williams J (1978) Measurement of bile acids in fasting gastric aspirates: An objective test for reflux after gastric surgery. Gut 19:166–169
12. Kano T, Koga T, Souda K et al. (1987) The usefulness of CEA as an indicator for early detection and a guide to the treatment of recurrent gastric cancer. Jap J Surg 17(4):269–275
13. Koga T, Kano T, Souda K (1987) The clinical usefulness of preoperative CEA determination in gastric cancer. Jap J Surg 17(5):342–347
14. Linehan IP, Weiman J, Hobsley M (1986) The 15-minute dumping provocation test. Br J Surg 73:810–812
15. Llanos O, Guzman S, Duarte I (1982) Accuracy of the first endoscopic procedure in the differential diagnosis of gastric lesions. Ann Surg 195(2):224–227
16. Martin TR, Vennes JA, Silvis SE, Ansel HJ (1980) A comparison of upper gastrointestinal endoscopy and radiography. J Clin Gastroenterol 2:21–26
17. Meiser G, Meissner K (1986) Die klinische Relevanz der Sonographie in der Akutdiagnostik perforierter Gastroduodenalulcera. Langenbecks Arch Chir 368:197–207
18. Mennicken C, Bohrer MH, Jung M, Manegold BC (1986) Neue Aspekte beim Magenfrüh-karzinom. DMW 111:255–258
19. Mulholland MW, Debas HT (1988) Physiology and pathophysiology of gastrin: A review. Surgery 103(2):135–147
20. Muller C, Baumgartner G, Engelke B et al. (1985) Klinische und sekretorische Ergebnisse der proximalen selektiven Vagotomie beim Gastro-Duodenal-Ulkus. In: Schweiberer L, Eitel F (Hrsg) 20 Jahre nicht resezierende Ulkuschirurgie. W Zuckschwerdt, München Bern Wien, S. 255–263
21. Oohara T, Aono G, Ukawa S, Takezoe K, Johjima Y, Kurosaka H, Asakura R, Tohma H (1984) Clinical diagnosis of minute gastric cancer less than 5 mm in diameter. Cancer 53:162–165
22. Pellegrini CA, Patti MG, Lewin M, Way LW (1985) Alkaline reflux gastritis and the effect of biliary diversion on gastric emptying of solid food. Am J Surg 150:166–171
23. Rossi RL, Braasch JW, Cady B, Sedgwick CE (1980) Parietal cell vagotomy for intractable and obstructing duodenal ulcer. Am J Surg 141:482–486
24. Rösch W (1978) Endoskopische Diagnostik und Therapie bei Krebsrisikoerkrankungen und beim Frühcarcinom des Magens. Chirurg 49:473–478
25. Schirmer BD, Meyers WC, Hanks JB, Kortz WJ, Jones RS, Postlethwait RW (1982) Marginal ulcer. Ann Surg 195(5):653–661
26. Schumpelick V, Faß J, Klinge U, Effendy W (1988) Das Risiko in der Magenchirurgie. In: Häring R (Hrsg) Risiko in der Chirurgie – Analyse und Kalkulation. deGruyter Verlag Berlin New York
27. Shimizu N, Wakatsuki T, Murakami A (1987) Carcinoembryonic antigen in gastric cancer patients. Oncology 44:240–244
28. Steinau G, Braun J, Arlt G, Schubert T (1988) Ist ein aggressives chirurgisches Vorgehen bei Patienten mit Non-Hodgkin-Lymphomen des Magnes gerechtfertigt? Acta Chir Austr 20(3) Abs 261
29. Steinberg DM, Masselink BA, Alexander-Williams J (1975) Assessment and treatment of recurrent peptic ulceration. Ann Roy Coll Surg Engl 56:135–140
30. Tio TL, Den Hartog Jager FCA, Tytgat NJ (1986) Endoscopic ultrasonography in detection and staging of gastric Non-Hodgkin Lymphoma. Scand J Gastroenterol 21 (Supp 123):52–58
31. Wickremesinghe PC, Dayrit PQ, Manfredi OL, Fazio RA, Fagel VL (1983) Quantitative evaluation of bile diversion surgery utilizing 99m Tc HIDA scintigraphy. Gastroenterology 84:354–363
32. Winkeltau G, Arlt G, Truong S, Schumpelick V (1986) Indikation und Verfahrenswahl beim blutenden gastroduodenalen Ulkus. Zentbl Chir 111:1441–1449

68. Diagnostische Strategie an Leber und Gallenwegen

Th. Junginger, Th. Böttger, K.-P. Reimund und W. Wahl

Klinik und Poliklinik für Allgemein- und Abdominalchirurgie der Johannes Gutenberg-Universität Mainz, Langenbeckstraße 1, D-6500 Mainz

Diagnostic Procedure in Diseases of the Liver and Biliary Tract

Summary. The diagnosis of gallbladder and liver diseases depends primarily on noninvasive techniques (ultrasound and computer tomogram). Gallstones can be detected by ultrasonography in more than 90% of such patients and this is a sufficient indication for operation. The preoperative diagnosis of stones of the biliary tract by sonography is however, unreliable. Even a preoperative endoscopic retrograde cholangio-pancreaticography cannot justify foregoing an intraoperative cholangiogram. Detection of metastasis is still a problem in the diagnosis of liver tumors. Further developments in computed tomogram and scintigram techniques, however, promise improvements.

Keywords: Biliary tract – liver – diagnosis

Zusammenfassung. Zur Diagnostik von Gallenblasen- und Lebererkrankungen stehen nichtinvasive Methoden (Sonographie und Computertomographie) im Vordergrund. Der Nachweis einer Cholezystolithiasis ist sonographisch in über 90% möglich und als Operationsindikation ausreichend. Die Choledocholithiasis ist präoperativ sonographisch nicht zuverlässig nachweisbar. Auch eine präoperativ durchgeführte ERCP rechtfertigt nicht den Verzicht auf die intraoperative Darstellung der Gallenwege. Bei der Diagnostik von Lebertumoren bleibt der Nachweis von Metastasen problematisch. Eine Verbesserung ist von der Weiterentwicklung der Computertomographie und der Szintigraphie zu erwarten.

Schlüsselwörter: Gallenblase, Leber, Diagnostik

Die diagnostische Strategie bei Erkrankungen der Leber und der Gallenwege wird bestimmt 1. von der Genauigkeit und Treffsicherheit der Untersuchungsmethoden, 2. von der Invasivität der Verfahren, d. h. vom Risiko und der Belästigung für den Patienten und 3. von der zugrundeliegenden Zielsetzung. Die präoperative diagnostische Strategie geht meist über die reine Diagnosestellung hinaus und hat die Grundlagen für die Therapieplanung zu liefern.

Ausgehend vom Krankengut der Klinik und Poliklinik für Allgemein- und Abdominalchirurgie der Johannes Gutenberg-Universität Mainz soll das präoperative diagnostische Konzept der Erkrankungen der Gallenwege und der Leber dargestellt werden.

Gallenblasenerkrankungen

Vom 01. 09. 1985 bis 31. 03. 1988 erfolgten 453 Eingriffe an Gallenblase und Gallenwegen. In 96% handelte es sich dabei um eine Cholezysto- und/oder Choledocholithiasis. Bei den restlichen Patienten handelte es sich um ein Gallenblasen- ($n = 5$) oder Gallengangskarzinom ($n = 2$), Gallenblasenpolypen ($n = 1$), Gallengangsstenosen ($n = 2$) und sonstige Erkrankungen.

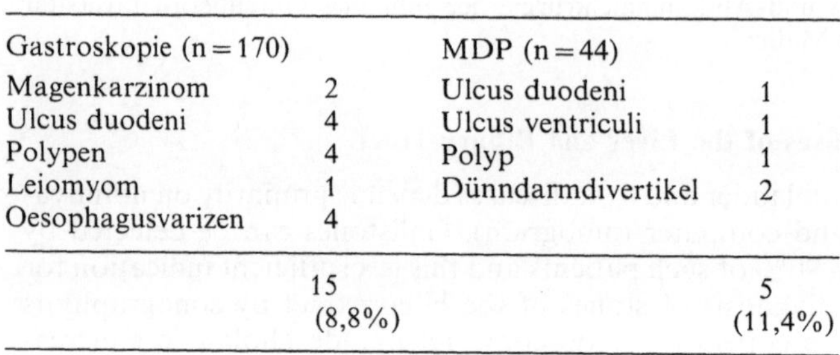

	n	Nachweis (%)		
		richtig	falsch negativ	falsch positiv
Sonographie	340	92	5	3
Leeraufnahme	76	24	76	0
Cholangiographie i.v.	30	57	40	3
ERCP	32	9	91	0

Tabelle 1. Cholecystolithiasis – Diagnostik 9/1985 – 3/1988 (n = 385)

Gastroskopie (n = 170)		MDP (n = 44)	
Magenkarzinom	2	Ulcus duodeni	1
Ulcus duodeni	4	Ulcus ventriculi	1
Polypen	4	Polyp	1
Leiomyom	1	Dünndarmdivertikel	2
Oesophagusvarizen	4		
15 (8,8%)		5 (11,4%)	

Tabelle 2. Cholecystolithiasis – Zusatzbefunde

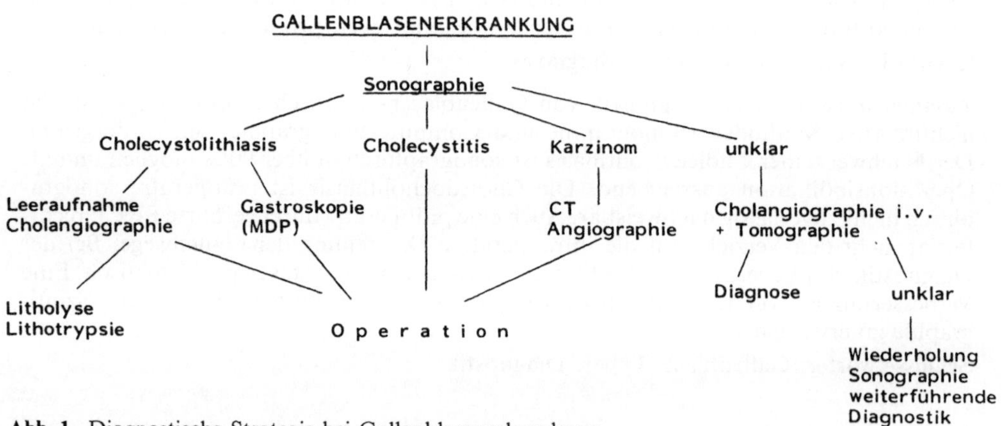

Abb. 1. Diagnostische Strategie bei Gallenblasenerkrankung

Zur Diagnostik der Cholezystolithiasis wurde die Sonographie bevorzugt, die bei 94% der Patienten zur Anwendung kam. Die röntgenologische Darstellung der Gallenwege wurde nur bei 9% der Kranken durchgeführt. Die Treffsicherheit der Sonographie bei Cholezystolithiasis betrug im eigenen Krankengut 92%, bei 5% war der Nachweis falsch negativ und bei 3% falsch positiv (Tabelle 1). Für die Indikationsstellung zur Cholezystektomie beim Steinleiden ist somit in Übereinstimmung mit anderen Untersuchern der sonographische Befund ausreichend. Voraussetzung ist eine exakte Befunddokumentation. Im Zweifelsfalle sind eine Wiederholung der Untersuchung oder röntgenologische Maßnahmen angezeigt. Ein negativer Befund im Sonogramm schließt das Vorhandensein einer Cholezystolithiasis nicht aus und bedarf, abhängig vom klinischen Befund, gleichfalls der weiteren Diagnostik.

Die Diagnose eines Gallenblasenkarzinoms ist präoperativ problematisch. Im eigenen Krankengut mit 154 Patienten der Jahre 1964 bis 1987 war der sonographische Nachweis in 37% falsch negativ, bei 27% der Kranken richtig und in 36% wurde der Verdacht eines Malignoms geäußert. Die höchste Nachweisrate beim Gallenblasenkarzinom erbrachte die

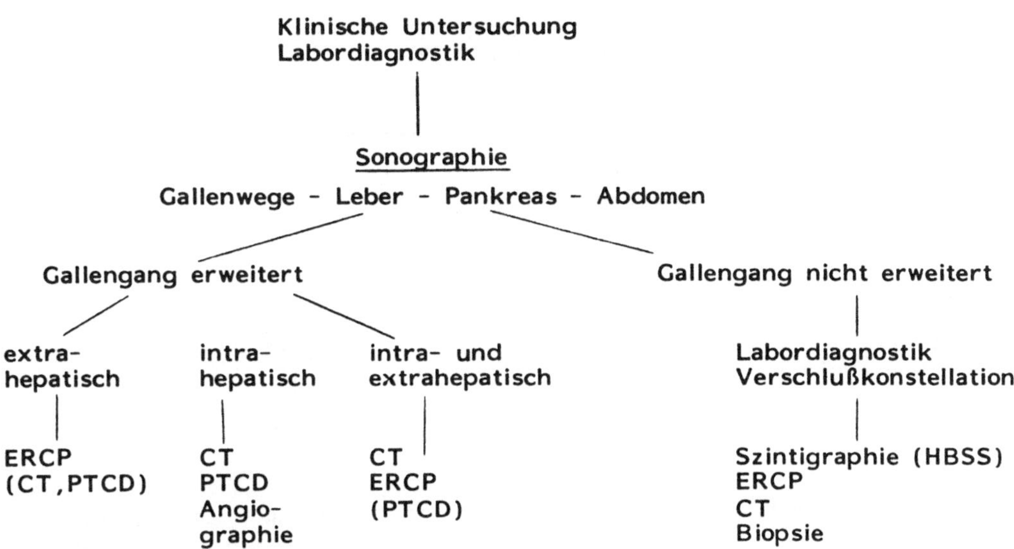

Abb. 2. Diagnostische Strategie bei Ikterus

computertomographische Untersuchung ($n = 23$) mit einer Rate falsch negativer Befunde von nur 10%.

Ausgehend von diesen Daten ergibt sich in der diagnostischen Strategie bei Gallenblasenerkrankungen [8] (Abb. 1) als Untersuchungsmethode der ersten Wahl die Sonographie. Beim Nachweis einer Cholezystolithiasis sollte bei gegebener Operationsindikation eine Abklärung des oberen Gastrointestinaltrakts erfolgen, da in etwa 10% zum Teil gravierende Zusatzbefunde zu erwarten sind (Tabelle 2). Wird bei einer Cholezystolithiasis eine Litholyse oder Lithotripsie erwogen, erfordert dies zur Beurteilung der Erfolgsaussichten eine Abdomenleeraufnahme, eine Cholangiographie und eventuell auch ein Computertomogramm. Ist das Resultat der sonographischen Gallenblasenuntersuchung unklar, sollte zur weiteren Abklärung eine Cholangiographie mit Tomographie und abhängig von der klinischen Symptomatik eine weiterführende Diagnostik erfolgen.

Gallenwege

Der Nachweis von Choledochussteinen ist sonographisch nur mit einer Sensitivität zwischen 18 und 55% möglich. Die intravenöse Cholangiographie erlaubt den Steinnachweis in 44 bis 60%, während endoskopische retrograde Cholangio-Pankreaticographie (ERCP) und perkutane transhepatische Cholangiographie (PTC) die höchste Sensitivität (42 bis 91%) aufweisen [4, 6, 8]. Im eigenen Krankengut war bei 21 Patienten mit präoperativ durchgeführter ERCP der Nachweis der Choledocholithiasis in 62% richtig, in 19% falsch negativ und in weiteren 19% falsch positiv, wobei hier nicht ausgeschlossen werden kann, daß zwischen der Durchführung der ERCP und der Operation ein spontaner Steinabgang erfolgt ist. Aus diesen Erfahrungen ergibt sich, daß eine präoperativ durchgeführte ERCP nicht die intraoperative röntgenologische Überprüfung der Gallenwege ersetzen kann, um der ERCP entgangene Steine zu erfassen und um andererseits nicht indizierte Choledochotomien zu vermeiden.

Wie beim Gallenblasenkarzinom ist auch beim Gallengangskarzinom die präoperative Diagnostik sonographisch nicht zuverlässig möglich. Bei 67 Patienten mit Gallengangkarzinomen der Jahre 1964 bis 1987 ergab die PTC mit einer Rate von 4% falsch negativen Ergebnissen die höchste Trefferrate.

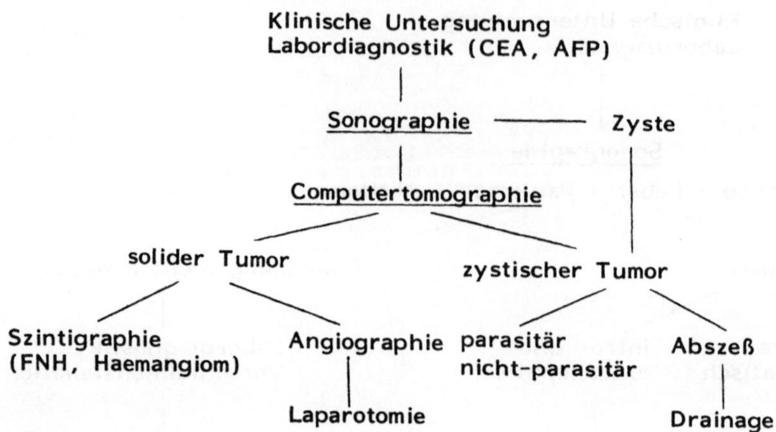

Abb. 3. Diagnostische Strategie bei Lebertumor

Tabelle 3. Lebertumoren – Diagnostik 9/1985 – 3/1988 (n = 87)

	Sensitivität		
	Sonographie	CT	Angio
Malignes Hepatom	13/13	13/13	12/12
Metastasen	32/41 (78%)	35/42 (83%)	23/36 (64%)
Zysten	17/17	15/15	5/6
Benigne Tumoren	2/3	3/3	2/2
Abszeß	1/2	1/1	0/1

Beim Ikterus hat die diagnostische Strategie [8] Erkrankungen der Gallenwege, der Leber und des Pankreas zu berücksichtigen. Nach klinischer Untersuchung und Labordiagnostik steht im Mittelpunkt der apparativen Untersuchungen die Sonographie. Das weitere Vorgehen richtet sich nach dem Befund des Gallengangs und schließt die ERCP, die Computertomographie, die perkutane transhepatische Cholangiographie mit Drainage (PTCD) und zur Operationsplanung die Angiographie ein (Abb. 2). Bei extrahepatischer Gallengangserweiterung ist die ERCP Untersuchungsmethode der Wahl. Ist sie technisch nicht möglich, erfolgt die Abklärung durch CT oder PTCD. Sind nur die intrahepatischen Gallengänge erweitert, wird die Sonographie durch CT und PTCD ergänzt, bei intra- und extrahepatischer Gallengangserweiterung kommen CT und ERCP zur Anwendung. Sind die Gallengänge im Sonogramm nicht erweitert und liegt dem Ikterus blutchemisch eine Verschlußkonstellation zugrunde, liegt meist keine operativ zu beseitigende Krankheitsursache vor. Das diagnostische Spektrum umfaßt in dieser Situation die hepatobiliäre Sequzenzszintigraphie (HBSS), die ERCP, das CT und die Leberbiopsie.

Lebertumoren

Die Diagnostik bei Lebertumoren stützt sich auf Anamnese und klinische Untersuchung, laborchemische Befunde und bildgebende Verfahren. Diese werden mit unterschiedlichen Zielsetzungen eingesetzt. Die *Sonographie* erlaubt einen Überblick über die Leberveränderungen und ist als Screening-Verfahren geeignet. Zur Lokalisation und Differenzierung der

Tumoren kommen die *Computertomographie* und die *Szintigraphie* zur Anwendung, mit der die fokal-noduläre Hyperplasie (FNH) [3], das Hämangiom [10] und in neuerer Zeit mittels Immunszintigraphie auch Metastasen [2] nachweisbar werden. Die *Angiographie* dient im wesentlichen der Darstellung der Gefäßanatomie und hat zur Operationsplanung Bedeutung. Die Sensitivität und Spezifität der einzelnen bildgebenden Verfahren betragen bei Lebertumoren um 80%, wobei durch Kombination der Methoden eine Steigerung erzielbar ist [8].

An der Klinik und Poliklinik für Allgemein- und Abdominalchirurgie wurden zwischen September 1985 und März 1988 87 Patienten wegen eines Lebertumors operiert. Bei der Mehrzahl handelte es sich um Metastasen ($n = 47$), ein Leberkarzinom oder -malignom ($n = 16$) oder Zysten ($n = 17$). Drei Patienten wurden wegen einer FNH, zwei wegen eines Abszesses und einer wegen eines Hämangioms operiert. Die präoperative Diagnostik mittels Sonographie, Computertomographie und Angiographie war beim malignen Hepatom, bei Zysten und benignen Tumoren in hohem Maße möglich (Tabelle 3). Problematisch erwies sich der Nachweis von Metastasen, der mit Sonographie in 78% und mit Computertomographie nur in 83% gelang. Die Rate falsch positiver Befunde wird abhängig von der Größe, Zahl und Lokalisation der Metastasen zwischen 0% [1] und 20% [11] für die Sonographie und für die Computertomographie mit 6% [5] und 19% [9] angegeben.

Die diagnostische Strategie bei Lebertumoren (Abb. 3) umfaßt zunächst die klinische Untersuchung und die Labordiagnostik, insbesondere die Bestimmung von CEA und Alpha-Fötoprotein. Daran schließt sich die Sonographie und die Computertomographie an, wodurch Art und Lokalisation der Leberveränderungen meist geklärt sind. Ergänzend kommen szintigraphische Untersuchungen (siehe oben) und zur Operationsplanung die Angiographie zur Anwendung. Als weitere Methode kann im Einzelfall eine Feinnadelpunktion erforderlich werden, wenn eine definitive Klärung des Leberbefundes für die Therapieplanung notwendig, ein operatives Vorgehen jedoch nicht möglich ist. Bei endokrinen Tumoren kann die selektive Blutentnahme aus den Lebervenen hilfreich sein.

Unabhängig von den dargelegten Richtlinien hat die diagnostische Strategie individuell und zielgerecht zu erfolgen. Sie ist zu messen an der therapeutischen Konsequenz und sollte sich auf unverzichtbare Verfahren beschränken.

Literatur

1. Bondestam S, Lähde S, Annala R, Aantaa K, Perttala Y (1980) Scintigraphy and sonography in the investigation of liver metastases. Diagnostic Imaging 49:339
2. Chatal JF, Saccavini JC, Fumoleau P, Douillard JY, Curtet C, Kremer M, Le Mevel B, Koprowski H (1984) Immunoscintigraphy of colon carcinoma. J Nucl Med 25/3:307
3. Creutzig H, Brölsch C, Gratz K, Neuhaus P, Müller St, Schober O, Lang W, Hundeshagen H, Pichlmayr R (1984) Nuklearmedizinische Differentialdiagnostik intrahepatischer Raumforderungen. Dtsch med Wochenschr 109:861
4. Cronan JJ (1986) US Diagnosis of choledocholithiasis. A reappraisal. Radiology 161:133
5. Danielson KS, Sheedy PF, Stephens DH, Hatery RH, LaRusso NF (1983) Computed tomography and peritoneoscopy for detection of liver metastases. Review of Mayo Clinic experience. J Comput Assist Tomogr 7:230
6. Mitchell S, Clark RA (1984) A comparison of computed tomography and sonography in choledocholithiasis. A JR 142:729
7. Rubin JR, Beal JM (1983) Diagnosis of choledocholithiasis. Surg Gyn Obst 156:16
8. Sakuma S, Ishigaki T, Takenchi T (1987) Diagnostic imaging of the liver, biliary tract and pancreas. Springer, Berlin Heidelberg New York
9. Snow JH, Goldstein HM, Wallace S (1979) Comparison of scintigraphy, sonography and computed tomography in the evaluation of hepativc neoplasms. Am J Radiol 132:915
10. Schreyer T, Kraus W, Schweden F, Fischer S, Börner N, Hahn K (1986) Das kavernöse Hämangiom der Leber: Wertigkeit der Blut-Pool-Szinitigraphie im Vergleich mit CT und Sonographie. Nuklearmedizin. FK Schattauer, Stuttgart New York, S 294
11. Vatter J, Brecht G, Franken Th, Harder Th (1984) Die Wertigkeit der Ultraschalluntersuchung beim Screening von Lebermetastasen und von einer Leberbeteiligung bei malignen Systemerkrankungen. Fortschr Röntgenstr 140:162

69. Diagnostische Strategien am Pankreas

H. G. Beger und M. Büchler

Klinikum der Universität Ulm, Abt. für Allgemeine Chirurgie, Steinhövelstr. 9, D-7900 Ulm

Diagnostic Strategy in Diseases of the Pancreas

Summary. Once a diagnosis of acute pancreatitis is established, it is necessary to discriminate between the edematous-interstitial and the necrotizing course of the disease, to detect early infection and to determine the extent of necrosis by angiography and CT. After diagnosis of chronic pancreatitis it is imperative to ascertain the severity by endoscopic retrograde cholangio-pancreatography (ERCP), the impairment of function by the secretin-pancreozymin test as well spread to neighbouring organs. Beginning with the clinical picture, pancreatic carcinoma can be detected with great reliability by ERCP, contrast CT, tumor markers and fine-needle aspiration.

Keywords: Diagnosis – acute pancreatitis – chronic pancreatitis – pancreatic carcinoma

Zusammenfassung. Die diagnostische Strategie bei akuter Pankreatitis zielt nach Diagnosesicherung auf Unterscheidung zwischen ödematös-interstitieller und nekrotisierender Verlaufsform, die frühzeitige Erfassung einer Infektion und die Objektivierung des Nekroseausmaßes durch Angio-CT. Bei chronischer Pankreatitis ist nach Diagnosestellung die Erfassung des Schweregrades (mit ERCP) und der Funktionseinschränkung (Sekretin-Pancreozymin-Test) sowie die Ausdehnung auf Pankreasnachbarorgane unerläßlich. Das Pankreaskarzinom kann ausgehend vom klinischen Bild mit großer Verläßlichkeit durch ERCP, Kontrast-CT, Tumormarker und Feinnadelaspiration erfaßt werden.

Schlüsselwörter: Diagnose, Akute Pankreatitis, Chronische Pankreatitis, Pankreaskarzinom

Die Bauchspeicheldrüse besteht aus zwei morphologisch und funktionell getrennten Anteilen, die vielfältige und lebensnotwendige exokrine und endokrine Funktionen gewährleisten. Die Bauchspeicheldrüse hat als retroperitoneales Organ engste Beziehungen zu den intraperitonealen Oberbauchorganen und den viszeralen Gefäßen.

Hauptziel der Diagnostik ist die Erstellung der Krankheitsdiagnose; dies beinhaltet Objektivierung des klinischen Krankheitsstadiums, Erkennung der Ausdehnung des Prozesses im Pankreas, Objektivierung des Grades der exokrinen und endokrinen Funktionsstörung sowie Erfassung der durch die Pankreaserkrankung bedingten Einbeziehung von Pankreas-Nachbarorganen. Erst mit Einführung der Sonographie ist die Bauchspeicheldrüse durch eine *nichtinvasive* diagnostische Methode zugängig geworden. Bei Patienten mit einer Indikation zur operativen Therapie der Pankreaserkrankung wird darüberhinaus die diagnostische Strategie durch Gesichtspunkte der OP-Planung, wie z. B. durch die Angiographie bei Tumoroperationen, erweitert.

1. Akute Pankreatitis

Die Diagnostik der akuten Pankreatitis basiert auf der Erhöhung von Pankreasenzymen im Serum. Die derzeit am häufigsten angewandte Untersuchungsmethode ist die Bestimmung der Gesamtamylase. In den vergangenen Jahren wurden jedoch andere Pankreasenzyme für die klinische Routinediagnostik der akuten Pankreatitis entwickelt; es sind dies die Bestimmung der Pankreaslipase und Pankreas-Elastase 1. Die Enzymbestimmungsmethoden im Serum beinhalten eine breite Streuung hinsichtlich ihrer Aussagekraft und diagnostischen Sensitivität. Wie aus Tabelle 1 hervorgeht, haben die Bestimmungen der Gesamtamylase und der Pankreas-Isoamylase nur einen begrenzten Wert, da sie eine klinisch brauchbare Sensitivität von über 70% nur innerhalb von 48 bis 72 Stunden nach Beginn der akuten Pankreatitis aufweisen [1].

Tabelle 1. Serumdiagnostik der akuten Pankreatitis

	Sensitivität > 70%
Gesamtamylase	1. + 2. Tag[a]
Pankreas-Isoamylase	1. – 3. Tag
Pankreas-Phospholipase A_2	1. – 4. Tag
Trypsin	1. – 4. Tag
Pankreas-Lipase	1. – 6. Tag
Pankreas-Elastase 1	1. – 10. Tag

[a] Tage seit Beginn der akuten Beschwerden (Schmerzen).
85 Pat., Multivarianzanalyse (Allgemeinchirurgie Univ. Ulm)

Eine hohe Sensitivität über einen längeren Zeitraum bis zu 10 Tagen nach Beginn der akuten Erkrankung wird durch die Bestimmung von spezifischen Pankreasenzymen im Serum, wie der Pankreaslipase und der Pankreaselastase 1, erreicht. Die Diagnostik der akuten Pankreatitis basiert daher heute neben den klinischen Parametern (Anamnese und abdomineller Befund, Schmerzen) auf der Bestimmung der spezifischen Serumenzyme Pankreaslipase und/oder Pankreaselastase [1].

Der klinische Schweregrad der akuten Pankreatitis kann zu Beginn der Krankheit durch den Pankreatitis-Score nach Ranson quantifiziert werden. Neben Alter, Leukozyten, Blutzucker, LDH und SGOT am Aufnahmetag werden Hämatokrit, BUN, Ca^{++} im Serum, der arterielle Sauerstoffdruck, der Base-Excess und die Flüssigkeitssequestration 48 Stunden nach Behandlung mit je einem Punkt bewertet, wenn eine festgelegte pathologische Grenze überschritten ist. Es hat sich gezeigt, daß eine direkte Beziehung zwischen der Punktezahl und der Letalität besteht; dies gilt insbesondere für die große Gruppe der Patienten mit ödematös-interstitieller Pankreatitis. Bei Patienten mit nekrotisierender Pankreatitis haben die Ranson-Kriterien eine eingeschränkte Wertigkeit, da sie ja nur allgemeine Krankheitsparameter innerhalb der ersten 48 Stunden einbeziehen und so ein nekrotisierender Verlauf nicht immer erfaßt werden kann [1].

Das wichtigste diagnostische Problem bei akuter Pankreatitis ist nach Stellung der Diagnose „akute Pankreatitis" die Differenzierung der ödematös-interstitiellen von einer nekrotisierenden Verlaufsform [2]. Seit neuestem ist durch Bestimmung von „Nekrosemarkern" das Erkennen der nekrotisierenden Verlaufsform der Pankreatitis wesentlich erleichtert: Durch Bestimmung des C-reaktiven Proteins, der LDH, des α_1-Antitrypsins und α_2-Makroglobulins kann mit einer Treffsicherheit von mehr als 90% der nekrotisierende Verlauf erkannt werden [1, 4].

Tabelle 2. Instrumentelle Diagnostik bei akuter Pankreatitis, Diskriminierung: oedem.-interstitielle/nekrotisierende Pankreatitis

	Oedematös-interstitielle Pankreatitis	Nekrotisierende Pankreatitis
US	+ + +[a]	+
Nativ-CT	+	−
Angio-CT	−	+ + +
ERCP	+ +[b]	−

+ + + Sensitivität > 85%; + + > 60%;
+ ~ 50%; − keine Indikation
[a] biliäre Ursache
[b] incarcerierter Papillenstein

Instrumentelle bzw. bildgebende Verfahren haben ihre spezifische Indikation im Rahmen der weiterführenden diagnostischen Strategie [4]. Die Ultraschalluntersuchung sollte routinemäßig eingesetzt werden zur Klärung der Ätiologie der akuten Pankreatitis, d. h. zum Nachweis bzw. Ausschluß von Gallensteinen (Tabelle 2). Die Computertomographie der Bauchspeicheldrüse dient dem Nachweis von Pankreasnekrosen und extrapankreatischen Nekrosestraßen. Bei akuter Pankreatitis muß jedoch die spezifische Technik der Kontrastmittelverstärkten Computertomographie angewandt werden, da nur mit Hilfe dieser Angio-CT eine Sensitivität von über 85% zum Nekrosenachweis zu sichern ist. Die ERCP findet ihre Indikation bei anhaltender Cholostase zum Nachweis und zur Therapie des incarcerierten Papillensteins mittels einer in gleicher Sitzung durchgeführten Papillotomie. Wir sehen keine Indikation zur ERCP bei nekrotisierender Pankreatitis, da die Kontrastmittel-verstärkte Computertomographie weitaus höhere Informationsqualität gewährleistet [1, 4].

Aus kürzlich abgeschlossenen Untersuchungen der Ulmer Klinik wissen wir, daß 40% aller Patienten mit nekrotisierender Pankreatitis eine bakterielle Kontamination ihrer Pankreasnekrosen erleiden [1]. Da infizierte Pankreasnekrosen eine klare Operationsindikation darstellen, ist die Diagnostik der bakteriellen Kontamination der Pankreasnekrosen ein strategisch wichtiger Diagnoseschritt. Zum Nachweis der infizierten Pankreasnekrose hat sich die ultraschallgesteuerte Aspiration von Nekrosematerial bzw. peripankreatischem Aszites bewährt. Nach den Untersuchungen von Gerzof und Banks ist dies eine sensitive und nebenwirkungsfreie, diagnostische Maßnahme [3]. Die Methode der Gramfärbung des Aspirates ermöglicht einen raschen Bakteriennachweis. Als Alternative zur ultraschallgesteuerten Punktion kommen an der Ulmer Klinik die im Rahmen einer prospektiven Untersuchung ermittelten Sepsis-Parameter: T-rectal > 38,5 °C, BE > − 4 mmol/l, HKT < 35% und P_aO_2 < 60 Torr zur Anwendung. Eine hohe Aussagewertigkeit in bezug auf eine bakterielle Kontamination hat die Bestimmung des Endotoxins in Aszites und Blut.

Die diagnostische Strategie bei akuter Pankreatitis enthält daher vier wesentliche Schritte (Abb. 1). Die Diagnostik basiert auf Anamnese, Klinik und Bestimmung der spezifischen Serumenzyme. Nach Sicherung der Diagnose erlaubt die Bestimmung der Nekrosefaktoren CRP und LDH die Differenzierung der ödematös-interstitiellen Pankreatitis (etwa 80% aller akuten Pankreatitiden) von der nekrotisierenden Verlaufsform. Nach Ausschluß einer nekrotisierenden Pankreatitis erfolgt die tägliche Kontrolle der Serumnekrose-Faktoren bis zur Schmerzfreiheit bzw. eindeutigen klinischen Besserung. Ultraschall-Untersuchungen werden zur Klärung der Ätiologie der akuten Pankreatitis bei Verdacht auf biliäre Pankreatitis eingesetzt. Ergeben die Serumnekrose-Faktoren Hinweis für eine nekrotisierende Pankreatitis, so erfolgt die weitere Behandlung der Patienten auf der Intensivstation. Der nächste Schritt in der diagnostischen Strategie ist das Angio-CT, wenn Patienten

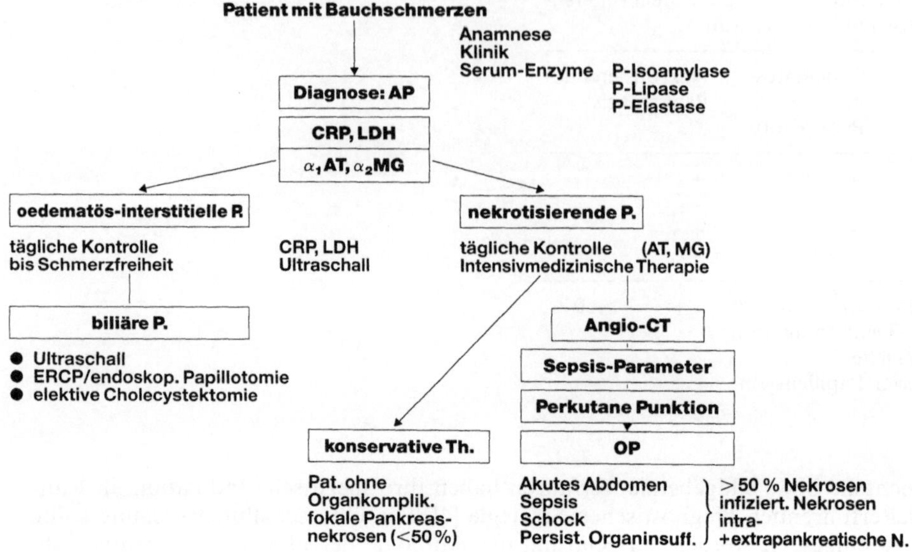

Abb. 1. Diagnostische Strategie bei akuter Pankreatitis

nicht auf intensivmedizinische Therapiemaßnahmen, die mindestens drei Tage ausgeführt werden sollten, eindeutig ansprechen. Ergeben die Sepsisparameter Verdacht auf eine septische Verlaufsform, so wird eine ultraschallgesteuerte Punktion der Pankreasnekrose mit bakterieller Testung des Aspirates ausgeführt. Patienten mit nekrotisierender Pankreatitis ohne Organkomplikationen werden ausschließlich konservativ behandelt. Eine Indikation zur Operation ergibt sich, wenn ein akutes Abdomen, eine Sepsis, Schock oder persistierende Organkomplikationen bestehen [1].

2. Chronische Pankreatitis

Die chronische Pankreatitis ist charakterisiert durch morphologische Veränderungen an Pankreasgang und Parenchym sowie Funktionseinbußen der Bauchspeicheldrüse endo- und/oder exokriner Natur. Die Bestimmung der Pankreasenzyme im Serum ist nicht geeignet zur Diagnostik der chronischen Pankreatitis; die Diagnose stützt sich vielmehr, entsprechend der Definition der Erkrankung, auf Funktionsuntersuchungen und bildgebende Verfahren.

Umfangreiche Untersuchungen an großen Kollektiven mit chronischer Pankreatitis haben belegt, daß den sog. „Goldenen Standard" in der Diagnostik der chronischen Pankreatitis die ERCP und der Sekretin-Pancreozymin-Test darstellen. Der Pancreozymin-Test erfordert das Legen einer Duodenalsonde und die intravenöse Applikation von Sekretin und Pancreozymin. Die Untersuchung ist zeit- und arbeitsaufwendig sowie kostenintensiv [4]. Im Vergleich zu den indirekten Funktionstesten erlaubt der Sekretin-Pancreozymin-Test jedoch eine hohe Genauigkeit. Die indirekten Funktionstests sind wie die Chymotrypsin-Bestimmung im Stuhl und die Stuhlfett-Bestimmung aufwendig und unangenehm. Die Anwendung des Pabatests im Urin oder im Serum sowie des Pancreolauryl-Tests zielt auf die Objektivierung einer Pankreasenzymleistung; es sind sondenlose, jedoch erheblich störanfällige Untersuchungsmethoden, da eine normale Magenentleerung, eine normale Resorptionskapazität und nicht gestörte Nierenfunktion Voraussetzung sind [4]. Der Nachteil dieser sog. sondenlosen Funktionstests ist vor allem, daß Frühformen der chronischen Pankreatitis nicht erfaßt werden (Tabelle 3).

	Sensitivität < 80%	> 80%
Funktionstests	Pankreolauryltest Paba-Test Chymotrypsin i. Stuhl	Sekretin-Takus-Test
Bildgebende Verfahren	Ultraschall Computertomographie	ERCP

Tabelle 3. Sensitivität diagnostischer Methoden bei chronischer Pankreatitis

Die diagnostische Strategie bei chronischer Pankreatitis schließt daher drei wesentliche Schritte ein (Abb. 2). Das klinische Bild bei Patienten mit fortgeschrittener chronischer Pankreatitis: Schmerzen, Diarrhoe, Diabetes erlaubt unter Zuhilfenahme der Sonographie und des PLT-Testes die rasche Festlegung der Diagnose „chronische Pankreatitis". Bei klinischem Verdacht auf komplizierten Verlauf und zur Sicherung der Diagnose muß eine ERCP bzw. alternativ der aufwendige Sekretin-Pancreozymin-Sonden-Test ausgeführt werden. Bei nachgewiesenen Komplikationen der Erkrankung sind weitere diagnostische Schritte zur Beurteilung der Ausdehnung des Krankheitsprozesses erforderlich. Mit Hilfe von Kontrast-CT, hypotoner Duodenographie und oraler Glukose-Belastung kann der Schweregrad der chronischen Pankreatitis genau festgelegt werden. Unabdingbar ist der orale Glukose-Belastungs-Test vor der Entscheidung für oder gegen ein resezierendes Verfahren am Pankreas. Die Bestimmung des Serum-Tumormarkers CA 19-9 und eine sonographisch gesteuerte Feinnadelpunktion der Bauchspeicheldrüse können zur differentialdiagnostischen Abgrenzung vom Pankreaskarzinom erfolgen.

Chronische Pankreatitis – Entscheidungsbaum

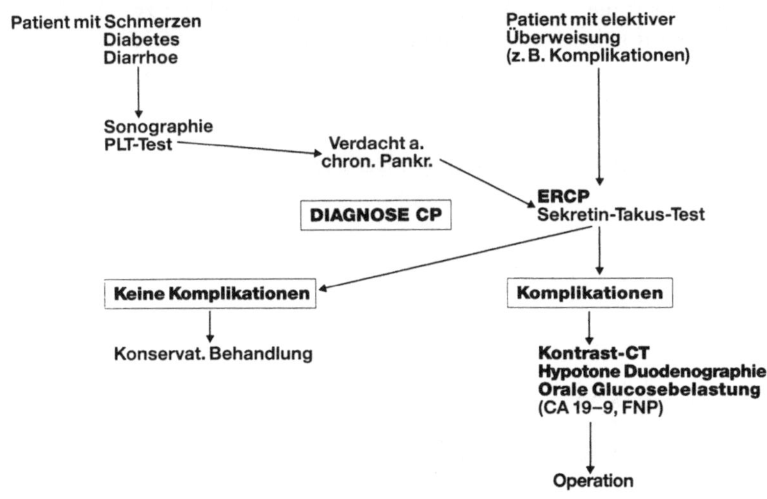

Abb. 2. Diagnostische Strategie bei chronischer Pankreatitis

3. Das Pankreaskarzinom

Die diagnostische Strategie beim Pankreaskarzinom stützt sich nach heutigen Erkenntnissen ganz wesentlich auf die bildgebenden Verfahren [2]. Wiederum ist die ERCP die Methode der Wahl mit einer diagnostischen Sensitivität von mehr als 80%. Die Bestimmung des

	Sensitivität < 80%	> 80%
Serum-Diagnostik		CA 19-9
Bildgebende Verfahren	Ultraschall Computertomographie Angiographie PTC	ERCP
Zytologie	Feinnadelpunktion	

Tabelle 4. Sensitivität diagnostischer Methoden beim Pankreaskarzinom

Tumormarkers CA 19-9 ist bei Verdacht auf Pankreaskarzinom obligat, da dieser Tumormarker eine hohe Treffersicherheit aufweist [5] (Tabelle 4). Nur bei Patienten mit Verschlußikterus ist die Sensitivität des Tumormarkers CA 19-9 eingeschränkt. Die ultraschallgesteuerte Feinnadelpunktion ist bis heute noch nicht zur Routinemethode entwickelt, obwohl sie in der Hand des Geübten eine große Genauigkeit der Diagnose aufweist und die Bestimmung der histologischen Tumorform erlaubt [2].

Die diagnostische Strategie bei Verdacht auf Pankreaskarzinom zielt auf zwei wesentliche Entscheidungsblöcke. Patienten mit klinischen Verdachtsmomenten auf ein Pankreaskarzinom (persistierende Oberbauchschmerzen, Ausstrahlen in den Rücken, permanenter Gewichtsverlust, Ikterus) werden zur Sicherung der Diagnose sonographiert und die Tumormarker im Serum gemessen (Abb. 3). Bei begründetem Verdacht auf ein Pankreaskarzinom erfolgt zur Sicherstellung der Diagnose eine ERCP, und zur Einschätzung der Ausdehnung der Erkrankung, insbesondere zum Nachweis von Metastasierungsstadien, eine Computertomographie mit kleinen Schnittebenen. Die ultraschallgesteuerte Feinnadelpunktion des Tumors erlaubt in geübten Händen eine hohe Sicherheit in der Erstellung der Tumorartdiagnose [2]. Beim Nachweis eines Pankreaskarzinoms ohne Fernmetastasen ist es im Rahmen einer Operationsplanung notwendig, Magen und Duodenum röntgenologisch darzustellen. Angiographie und percutane, transhepatische Cholangiographie bzw. Drainage sollten nur bei strenger Indikation im Rahmen einer präoperativen Strategie angewandt werden [2].

Pankreaskarzinom – Entscheidungsbaum

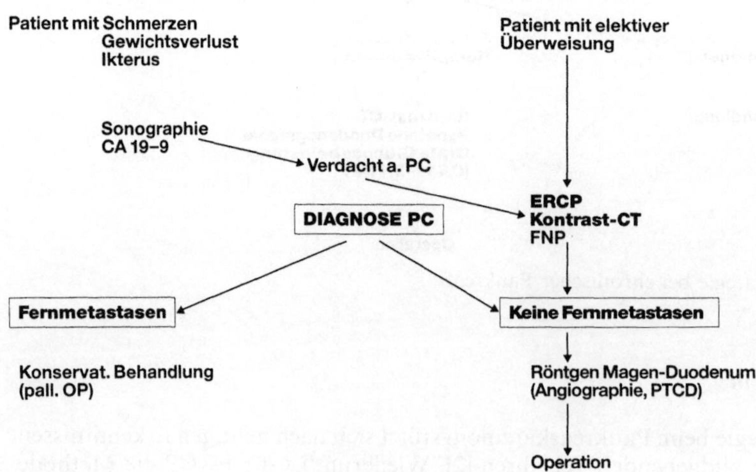

Abb. 3. Diagnostische Strategie beim Pankreaskarzinom

Eine wesentliche, sehr häufige Frage in der klinischen Praxis ist die Differentialdiagnose zwischen chronischer Pankreatitis und Pankreaskarzinom. Ist diese Unterscheidung im Zeitalter einer modernen, bildgebenden Diagnostik ein reelles Problem geblieben? Die Antwort lautet heute *nein,* da die Aussschöpfung sensitiver, bildgebender Methoden wie der ERCP und der Kontrastmittelverstärkten Computertomographie in Verbindung mit der Bestimmung der Tumormarker [5] und der cytologischen Untersuchung bei mehr als 95% aller in Frage kommenden Patienten zu einer schlüssigen Diagnose führt. Mit zunehmender Erfahrung und Routine im Umgang mit den vorgenannten Methoden verbleibt nur ein ganz unwesentlicher Teil von Patienten, der auf eine zeitaufwendige, intraoperative Schnellschnitt-Diagnostik mit ihren Unsicherheiten speziell beim Pankreaskarzinom angewiesen ist.

Literatur

1. Beger HG, Büchler M (Hrsg) (1987) Acute pancreatitis – Research and clinical management. Springer, Berlin Heidelberg New York London Paris Tokyo
2. Beger HG, Bittner R (Hrsg) (1986) Das Pankreaskarzinom. Springer, Berlin Heidelberg New York London Paris Tokyo
3. Gerzof SG, Banks PA, Robbins AH et al. (1987) Early diagnosis of pancreatic infection by computed tomography-guided aspiration. Gastroenterology 93:1315–1320
4. Malfertheiner P (ed) (1986) Diagnostic procedures in pancreatic disease. Springer, Berlin Heidelberg New York London Paris Tokyo
5. Safi F (1986) CA 19-9 und pancreatic adenocarcinoma. Cancer 54/4:779–783

70. Diagnostische Strategien an Dünn- und Dickdarm

G. Feifel

Chirurgische Universitätsklinik, Abteilung für Allgemeine Chirurgie und Abdominalchirurgie, D-6650 Homburg/Saar

Diagnostic Strategies in the Small Intestine and Large Bowel

Summary. The selection and sequence of different diagnostic procedures, such as abdominal X-ray, contrast roentgenography, ultrasonography, endoscopy and angiography, depend on the presenting symptoms and the presumptive diagnosis. In addition, the acuteness of the disease and the requirements for planning the operation determine the diagnostic time course. Novel image processing devices, such as endosonography and computerized tomography, may improve diagnosis, especially in rectal diseases. Successful outcome of diagnostic examinations can be achieved only by differentiated use of radiologic and endoscopic methods.

Keywords: Radiodiagnostics – endoscopy – ultrasonography

Zusammenfassung. Wahl und Reihenfolge der verschiedenen diagnostischen Hilfsmittel – Abdomenübersicht, Kontrastmittelpassage, Sonographie, Endoskopie und Angiographie – richtet sich nach den Leitsymptomen bzw. nach der Verdachtsdiagnose. Sie wird außerdem beeinflußt von der Akuität der Erkrankung und von den Erfordernissen der Operationsplanung. Im Mastdarmbereich sind neuere bildgebende Verfahren wie Endosonographie und Computertomographie von Vorteil. Nur bei gezieltem Einsatz kann eine hohe diagnostische Ausbeute der radiologischen und endoskopischen Methoden erwartet werden.

Schlüsselwörter: Radiodiagnostik – Endoskopie – Sonographie

Anamnese, Leitsymptome und klinische Untersuchung sind die wichtigsten Wegweiser für das diagnostische Vorgehen auch bei Dünn- und Dickdarmerkrankungen. Die Wahl bzw. die Reihenfolge der diagnostischen Hilfsmittel richtet sich nach den aus den anamnestischen Daten ableitbaren Wahrscheinlichkeiten eines Krankheitsherdes [1]. Darüber hinaus beeinflussen zahlreiche andere Faktoren die diagnostische Strategie, vor allem ihre Reihenfolge:

- Anlaß der Untersuchung (Notfall, elektiv, Vorsorge, Nachsorge)
- Voruntersuchungen (Anzahl, Relevanz)
- Erfahrung des Untersuchers
- Ausrüstung der Klinik
- Belastbarkeit und Einwilligung des Patienten
- Kosten.

Das spezielle apparativ–technische Instrumentarium zur Abklärung von Darmerkrankungen umfaßt vor allem die radiologische Nativ- und Kontrastmitteldiagnostik einschl. Angiographie und die endoskopischen und sonographischen Methoden am Dickdarm. Mit ihrer Hilfe lassen sich bei gezieltem Einsatz die häufigsten Erkrankungen mit großer Sicherheit erfassen. Andererseits ist bei ungezieltem Einsatz (sog. Routinediagnostik) die diagnostische Zuverlässigkeit relativ gering.

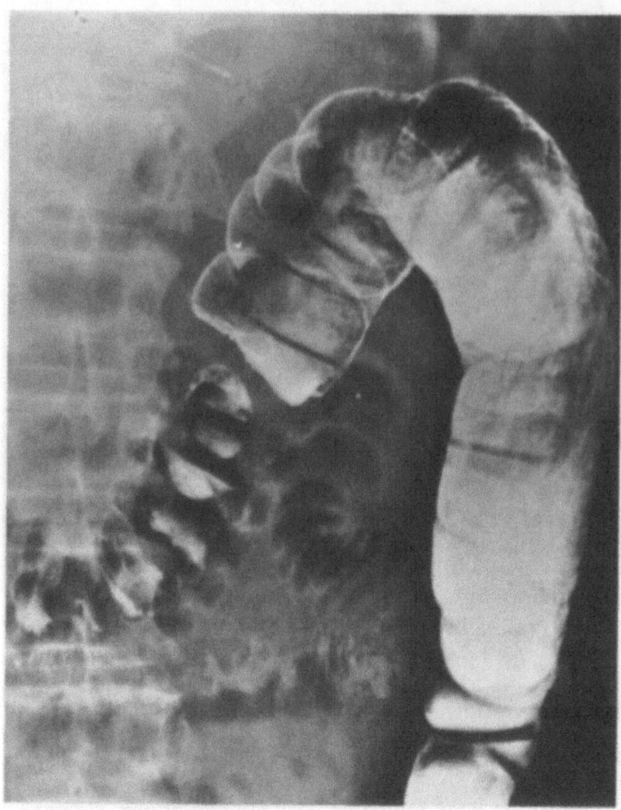

Abb. 1. Rasche Abklärung einer hochgradigen Tumorstenose im linken Colon transversum durch Kontrasteinlauf mit Gastrografin (Abteilung Radiodiagnostik der Radiologischen Universitätsklinik Homburg/Saar)

Zur Abklärung der meisten intestinalen Notfälle ist die *Abdomenübersichtsaufnahme* unerläßlich. In Verbindung mit dem klinischen Befund führt die standardisierte Nativ-Aufnahme je nach Fragestellung in 50 bis über 90% zu spezifischen radiologischen Befunden [1, 4, 7, 10]. Die Abdomenübersicht im Liegen und im Stehen ist vor allem bei Verdacht auf Darmverschluß unverzichtbar. Eine zuverlässige Differenzierung zwischen Obstruktion und Strangulation ist allerdings nur klinisch und leider häufig erst zu einem sehr späten Zeitpunkt der Entwicklung möglich [14]. Die Abdomenübersicht ist ein unverzichtbares Hilfsmittel zur Diagnostik und Therapiekontrolle bei toxischem Megacolon und bei der Pseudoobstruktion des Colon [1, 4].

Die *Kontrastmittelpassage* am Dünndarm zeigt zuverlässig Lageanomalien und Stenosen. Der Kolon-Kontrasteinlauf ist vor allem im Notfall eine zuverlässige und rasche Hilfe für den Operateur. Auch bei Perforationsverdacht läßt sich mit wasserlöslichem Kontrastmittel innerhalb kürzester Zeit eine wesentliche Orientierungshilfe für das operative Vorgehen gewinnen [1, 13, 15, 16] (Abb. 1).

Der diagnostische Wert der *Sonographie* am Intestinaltrakt war lange Zeit gering. Inzwischen gewinnt die *Endosonographie* am Rektum durch ihre hohe Sensitivität Bedeutung in der präoperativen Klassifizierung von Tumoren [2, 5, 6]. Im flüssigkeitsgefüllten Dickdarm lassen sich spezifische Veränderungen der Kolonwand bei entzündlichen Darmerkrankungen feststellen, welche in Zukunft zur Differentialdiagnose und zur Verlaufsbeobachtung geeignet erscheinen. Das *Computertomogramm* hat sich vor allem bei der Abszeßerkennung paracolisch bzw. mesenterial bewährt [11, 17].

Nach wie vor umstritten ist dagegen die Reihenfolge der radiologischen bzw. endoskopischen Methoden in der *Tumordiagnostik* und bei der *peranalen Blutung*. Aufschlußreich ist eine prospektive Studie von Durdey zur methodischen Frage der initialen Colonuntersu-

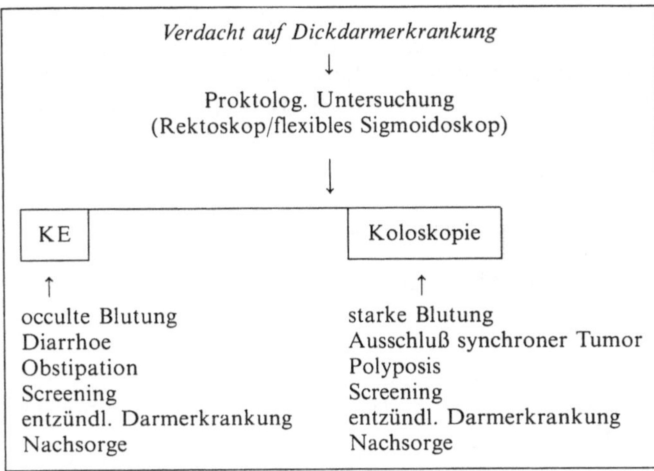

Abb. 2. Methodenwahl bei Abklärung einer Dickdarmerkrankung

Tabelle 1. Bewertung bildgebender Verfahren (Dünndarm/Dickdarm) mod. n. [1]

Verdachtsdiagnose	Nativ	Kontrast	Sono	CT	Angio
Perforation	+ + + +	+ +	+	∅	∅
Stenose/Ileus	+ + + +	+ + +	∅	∅	∅
Colitis/Crohn	+	+ + +	+ +	∅	∅
Tox. Megacolon	+ + + +	∅	∅	∅	∅
Abszeß	+	∅	+ +	+ + +	∅
Blutung/Ischaemie	+	∅	∅	∅	+ + +

∅	Keine	+ +	gute Aussage
+	begrenzte Aussage	+ + +	sehr gute Aussage

chung: 76 Patienten, bei denen eine Colonabklärung notwendig war, wurden zunächst einer Rektoskopie unterzogen. Nur Patienten mit Normalbefunden wurden in die Studie aufgenommen. Patienten mit Tumoren im Sigmabereich wurden ausgeschlossen. Ein radiologisches Team und ein chirurgisches Team führte die Kontrastuntersuchung, bzw. die Coloskopie durch. Inkomplette Untersuchungen wurden in 11% bei Kontrasteinlauf und in 25% bei Coloskopie registriert. Als Ergebnis zeigte sich, daß die diagnostische Treffsicherheit des Kontrasteinlaufes 64% betrug im Gegensatz zu 91% der Coloskopie [3]. Mehr als die Hälfte der vorhandenen Polypen und entzündlichen Darmerkrankungen wurden in dieser Studie beim Colon-Kontrasteinlauf übersehen. Andererseits konnten 25% der Patienten nicht vollständig bis zum Coecum coloskopiert werden. Faßt man die vorliegenden Mitteilungen zur diagnostischen Strategie am Dickdarm zusammen, so besteht Einigkeit daß die proktologische Untersuchung am Anfang stehen muß. Bei der Tumorsuche ist davon auszugehen, daß mit dem flexiblen Sigmoidoskop etwa 3 Mal mehr Befunde erhoben werden als mit dem starren Rektoskop [3, 8, 9, 18] (Abb. 2).

Zur Abklärung einer okkulten Blutung wird der Doppelkontrasttechnik der Vorzug gegeben. Bei leichter peranaler Blutung ist in 70–80% die Ursache im ano-rektalen Bereich zu erwarten [12]. Inspektion, Palpation und Rektoskopie erreichen daher bereits 85% der Blutungsursachen. Die aufwendigeren Maßnahmen tragen nur noch sehr wenig zur Diagnose bei. Ganz anders bei starkem peranalem Blutabgang: Die Untersuchung beginnt ebenfalls proktologisch, aber nun muß sehr rasch das ganze diagnostische Instrumentarium eingesetzt werden, das heißt der Ausschluß einer oberen Blutungsquelle mit Gastroskopie, der Versuch der Höhenlokalisation mit Coloskopie, Angiographie bzw. Radionuklidtest.

Eine Bewertung der bildgebenden Verfahren läßt erkennen, daß die konventionellen radiologischen Methoden in der Darmdiagnostik nicht überflüssig geworden sind. Die Abdomenübersichtsaufnahme und die Kontrastmitteldarstellung von Dünn- und Dickdarm erlauben in der überwiegenden Zahl der Notfälle eine zuverlässige Diagnose (Tabelle 1).

Literatur

1. Beyer D, Mödder U (1986) Diagnostik des akuten Abdomens mit bildgebenden Verfahren. Springer, Berlin Heidelberg New York Tokyo
2. Dixon AK, Fry IK (1981) Pre-operative computed tomography of carcinoma of the rectum. Brit J Radiol 54:655–659
3. Durdey P, Weston PMT, Williams NS (1987) Colonoscopy or barium enema as initial investigation of colonic disease. Lancet I:549–551
4. Feifel G, Hildebrandt U, Koch B (1987) Pseudoobstruktion des Darmes. Chirurg 58:585–589
5. Feifel G, Hildebrandt U, Dhom G (1987) Assessment of depth of invasion in rectal cancer by endosonography. Endoscopy 19:64–67
6. Gianola FJ, Dwyer A, Jones AE, Sugarbaker PH (1984) Prospective studies of laboratory and radiologic tests in the management of colon and rectal cancer patients: I. Dis Col Rect, pp 811–818
7. Lee PWR (1976) The plain X-ray in the acute abdomen: a surgeon's evaluation. Brit J Surg 63:763–766
8. Lindsay DC, Freeman JG, Corbden I, Record CO (1988) Should colonoscopy be the first investigation for colonic disease? Brit Med J 296:167–178
9. Longom WE, Ballantyne GH, Modlin IM (1988) Colonoscopic detection of early colorectal cancers. Ann Surg 207:174–178
10. Lowman RM, Davis L (1956) An evaluation of cecal size in impending perforation of the cecum. Surg. Gynecol Obstet:711–718
11. Morris J, Stellato TA, Haaga JR, Lieberman J (1986) The utility of computed tomography in colonic diverticulitis. Ann Surg 204:128–132
12. Nicholls J, Glass R (1985) Coloproctology. Diagnosis and outpatient management. Springer, Berlin Heidelberg New York Tokyo
13. Ott DJ, Gelfand DW (1983) Gastrointestinal contrast agents. Indications, uses, and risks. Jama 249:2380–2384
14. Sarr MG, Bulkley GB, Zuidema GD (1983) Preoperative recognition of intestinal strangulation. Amer J Surg 145:176–182
15. Stewart J, Finan PF, Courtney DF, Brennan TG (1984) Does a water soluble contrast enema assist in the management of acute large bowel obstruction: a prospective study of 117 cases. Brit J Surg 71:799–801
16. Vellacott KD, Virjee J (1986) Audit on the use of the barium enema. Gut 27:182–185
17. Wählby L, Knutsen OH (1982) Leukocyte counts, ESR and fever in the diagnosis of diverticulitis. Acta Chir Scand 148:623–624
18. Wilking N, Petrelli NJ, Herrera-Ornelas L, Walsh D, Mittelman A (1986) A comparison of the 25-cm rigid proctosigmoidoscope with the 65-cm flexible endoscope in the screening of patients for colorectal carcinoma. Cancer 57:669–671

II. Teilgebietsthema 4

Plastische Chirurgie

Primärrekonstruktion nach Tumorentfernung

71. Die plastische Sofortrekonstruktion nach Tumorentfernung in der Kopf-Hals-Region

W. Mühlbauer

Abteilung für Plastische Chirurgie, Krankenhaus München-Bogenhausen, Englschalkinger Str. 77, D-8000 München 81

Primary Reconstruction after Resection of Tumours of the Head and Neck Region

Summary. Primary reconstruction after tumour resection in the head and neck region is indicated to cover vital structures such as the eye, the nasal and oral cavities, nerves, blood vessels and skeleton for optimum reconstruction of functions and appearance. Local, regional and free flaps are applied. The special topographic requirements are illustrated with clinical cases.

Keywords: Head – neck – tumour – reconstruction

Zusammenfassung. Die Sofortrekonstruktion nach Tumorentfernung in der Kopf-Hals-Region wird angestrebt zur Deckung vitaler Strukturen wie Auge und Nasenhöhle, Nerven, Gefäße, Knochen, aber auch zur optimalen Wiederherstellung wichtiger Funktionen und eines akzeptablen Aussehens. Hierzu verwenden wir Nah- und Fernlappenplastiken sowie die freie Gewebeübertragung mit mikrovaskulärem Anschluß. Die Besonderheiten der topografischen Regionen werden an Fallbeispielen demonstriert.

Schlüsselwörter: Kopf – Hals – Tumor – Rekonstruktion

Tumorarten

In der äußeren Kopf-Hals-Region begegnen wir einer Vielzahl von verschiedenartigen Tumoren.

Wir kennen sogenannte gutartige Tumore, die aufgrund ihrer Ausdehnung wichtige Gesichts- und Schädelstrukturen in ihrer Funktion beeinträchtigen wie Hämangiome, Neurofibrome, fibröse Dysplasie u. a.

Präkanzerosen wie die Melanose Dubreuilh,
Semimaligne Tumoren wie das Basaliom und Keratoakanthom aus der Epitheliomreihe und solche, die sich aus dem Bindegewebe entwickeln, sowie
primär maligne invasiv wachsende und metastasierende Tumoren wie das Plattenepithelkarzinom, das maligne Melanom und die Sarkome.

Prinzipien der operativen Behandlung

Die vollständige operative Entfernung der Neoplasie ist die Methode der Wahl. Selbst beim kleinen Basaliom lasse ich die Abtragungsränder und die Tiefe noch intraoperativ durch Schnellschnitthistologie auf Tumorfreiheit kontrollieren. Wir sprechen von histologisch kontrollierter Tumorresektion.

Die Indikation zur en bloc Resektion des Tumors mit seinem regionären Lymphabfluß muß streng und individuell gestellt weden. Bei den Oberflächentumoren ist die radikale

Neck dissection nur bei tastbarem Lymphknotenbefall angezeigt. In der Kopf-Hals-Region sind der Radikalität der Resektion naturgemäß anatomische Grenzen gesetzt.

Eine ergänzende Radio- und Chemotherapie bleibt dem Einzelfall vorbehalten.

Plastische Sofortrekonstruktion

Die Sofortrekonstruktion des Resektionsdefektes wird angestrebt zur Deckung vitaler Strukturen wie freiligende Skelettanteile, zum Schutz des Auges, der Nasen-Mundhöhle, der Gesichtsnerven, größerer Gefäße u. ä., aber auch zur bestmöglichen Wiederherstellung der wichtigen Funktionen wie die Lidschlußfähigkeit oder den Lippenschluß. Wir wollen aber so rasch als möglich auch den verstümmelnden und entstellenden Gewebeverlust ersetzen, um ein möglichst normales Aussehen wiederherzustellen. Die Tumorbehandlung soll nicht nur das Leben retten, sondern auch ein Optimum an postoperativer Lebensqualität anstreben.

Nur in Ausnahmefällen, meist nach multiplen Rezidiven und ausgeprägter Invasivität eines Tumors wird man auf die Sofortrekonstruktion verzichten und zugunsten einer besseren Überwachung den entstellenden Defekt vorübergehend mit einer Epithese abdecken.

Zur Defektdeckung bzw. Rekonstruktion verlorengegangener Strukturen stehen uns prizipiell freie Hauttransplantate, Nah- und Fernlappenplastiken, Knochen- und Knorpeltransplantate, Fettgewebe sowie die freie Gewebeübertragung mit mikrovaskulärem Anschluß zur Verfügung.

Besonderheiten der Rekonstruktion der verschiedenen topographischer Regionen

Die Kopf-Hals-Region weist eine Reihe unterschiedlicher anatomischer, funktioneller und ästhetischer Untereinheiten auf, die an die Rekonstruktion besondere Ansprüche stellen. Ich will diese Besonderheiten an einigen Beispielen für die wichtigsten Unterregionen darstellen.

Kopfhaut

Ein sog. **Turbantumor** sieht aus, als wären die Gehirnwindungen durch die Schädeldecke gewachsen. Es handelt sich aber um eine Neoplasie der Kopfhaut. Der Resektionsdefekt konnte mit *Spalthaut* verschlossen werden. Die Pat. trägt ein Haarteil darüber. Es ist ein Fall noch vor der Expanderära.

Schädelkalotte und Orbita

Eine massive **fibröse Dysplasie** des Stirnbeins und insbesondere der linken Orbita führen bei einem 16jährigen Mädchen zur Verdrängung des Bulbus nach unten und nach vorne mit drohender Erblindung durch Einengung des Sehnervs im Canalis opticus.

Im Rahmen unserer craniofacialen Arbeitsgruppe resezierten wir über einen unauffälligen Coronarschnitt das gesamte befallene Stirnbein, die Nasenwurzel und die obere Orbita und legten den Sehnerv bis zum Chiasma frei. Die knöchernen Orbitawände sind mehrere Zentimeter dick.

Wegen der unsicheren Prognose Rekonstruktion zunächst mit einem entsprechend geformten *Palacosimplantat*. Das Mädchen 6 Monate später beschwerdefrei.

Das dritte Rezidiv eines **malignen Histiozytoms** der linken Orbita-Schläfenregion wurde histologisch kontrolliert radikal reseziert mit Exenteratio bulbi.

Die freiliegenden Skelettanteile wurden teils mit einem *Wangenrotationslappen* teils mit einem *Skalplappen* primär gedeckt.

Vier Wochen später wurde der Skalplappen unter Zurücklassung der *Galea* wieder zurückverlagert und die Galea mit einem *Vollhauttransplantat* versehen. Eine dunkle Brille bzw. eine Augenepithese machen diese Frau wieder für viele Jahre gesellschaftsfähig.

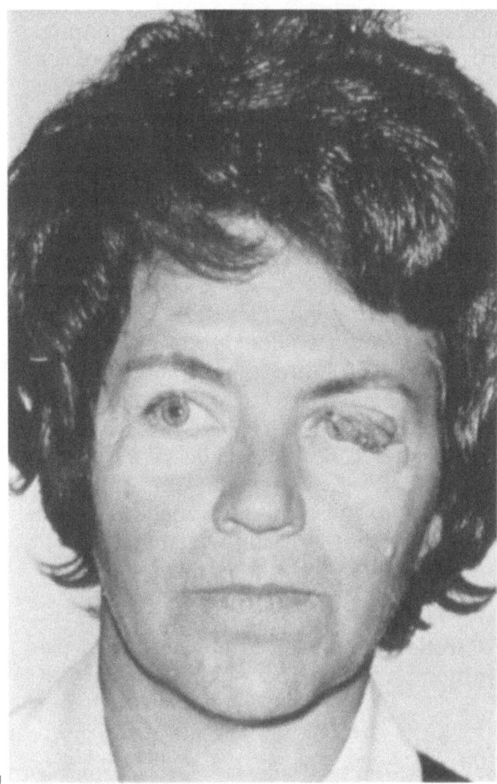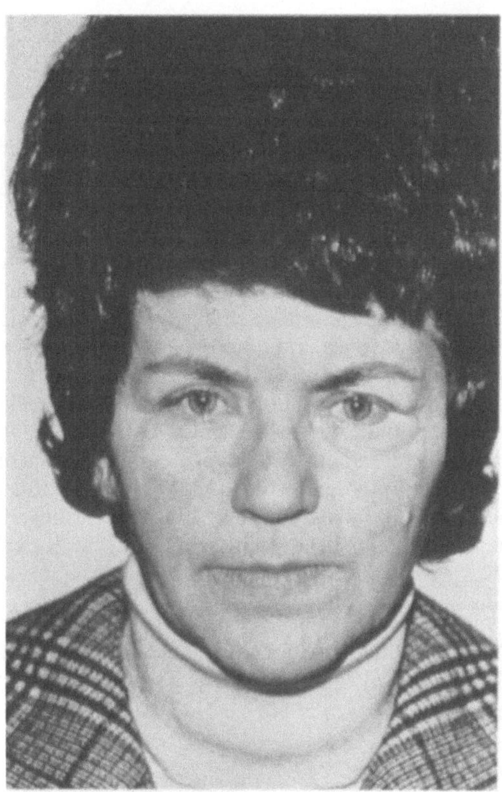

Abb. 1. Tumor des li. Oberlides (Maibohm-Drüsen), der die Pupille bedeckt, so daß eine funktionelle Amblyopie droht

Abb. 2. Nach Tumorresektion und Sofortrekonstruktion des Oberlides unter Einschluß eines kontralateralen Vollhauttransplantates. Ein ähnlicher Tumor war bereits aus dem Unterlid entfernt mit Rekonstruktion durch einen Schwenklappen aus der Wange

Augenlider

Ein sog. **Maibohmdrüsentumor** des Oberlides bedeckt fast vollständig die Pupille, so daß eine funktionelle Ambliopie droht.

Der Tumor wird reseziert und der Defekt mit *Vollhaut vom kontralateralen Oberlid* gedeckt.

Das Unterlid war aus ähnlichem Anlaß bereits mit einem Schwenklappen aus der Wangenregion rekonstruiert worden.

Ein **Basaliom** der Unterlidkante wird histologisch kontrolliert reseziert. Die Sofortrekonstruktion läßt sich in diesem Falle durch einen *Vorschiebelappen* in voller Liddicke nach Kantholyse funktionell und ästhetisch befriedigend erreichen. (4 J. p.o.)

Es gibt natürlich noch zahlreiche andere Rekonstruktionsverfahren an den Lidern, auf die ich wegen der Kürze der Zeit nicht eingehen kann.

Nase

Diese **grotesken Formen von Nasenkarzinomen** sind natürlich selten. Die meist älteren Patienten sind recht indolent. So kam der alte Herr erst zu uns, nachdem er nicht mehr richtig in den Maßkrug blicken konnte.

Ein **Rezidiv Bowen-Karzinom** des Nasenstegs und des rechten Flügels nach Bestrahlung. Histologisch kontrollierte Resektion und Sofortrekonstruktion mit einem *nasolabialen Schwenklappen.* Unauffällige Entnahmenarbe und gute Anpassung an die Umgebung. Er ist nun bereits über 3 ½ Jahre rezidivfrei.

Ein kraterförmiges **baso-spinozelluläres Karzinom** der linken Nasenhälfte – ein Rezidiv nach Bestrahlung – wird histologisch kontrolliert reseziert, wobei es gelingt, die auskleidende Schleimhaut zu erhalten.

Sofortrekonstruktion mit einem *medianen Stirnlappen.* Durch *Rotation der Stirnhaut* gelingt ein direkter Verschluß des Hebedefektes. Der Lappen paßt sich gut in Farbe und Konsistenz an. Die Frau 10 Jahre später rezidivfrei.

Hier ein tragisches Schicksal. Das Bild zeigt ein Mädchen bei der Erstkommunion mit einer Doggennase und einem **medianen Nasendermoid,** das kurz nach der Geburt als Hämangiom fehldiagnostiziert und mit Radium gespickt wurde. Ca. 30 Jahre später bricht die Nase auf und will nicht mehr heilen. Dahinter steckt ein **strahleninduziertes Karzinom,** das nach und nach in die Tiefe vordringt. Multiple Resektionen und hier ein *Versuch der Nasenrekonstruktion* mit einem *Halslappen.* Schon ein halbes Jahr später kommt es wieder zum Rezidiv. Diesmal radikale Resektion und Exenteratio orbitae rechts. Selbst ein Teil der vorderen Schädelgrube wird mit reseziert. Die freiliegende Dura wird mit Spalthaut abgedeckt. Zur besseren Beobachtung eine *Epithese,* doch der Tumor schreitet langsam weiter fort.

Parotis

Auch ein recht großes **pleomorphes Adenom der Parotis** kann unter *Schonung* des *Nervus facialis* in mikrochirurgischer Technik reseziert werden im Sinne einer subtotalen Parotidektomie.

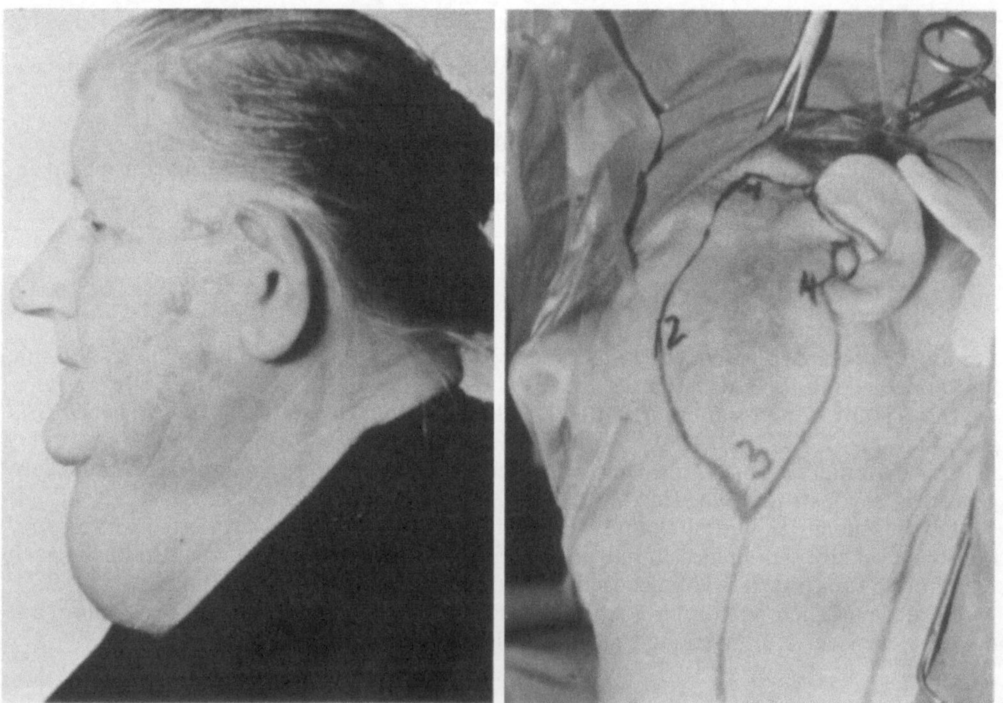

3 **4**

Abb. 3. Rezidiv Plattenepithelkarzinom der Wange präaurikulär nach Bestrahlung. Nebenbefund Struma

Abb. 4. Anzeichnung der Schnittführung für die Resektion mit Markierung der Ränder des Exzissates für die intraoperative Schnellschnitthistologie

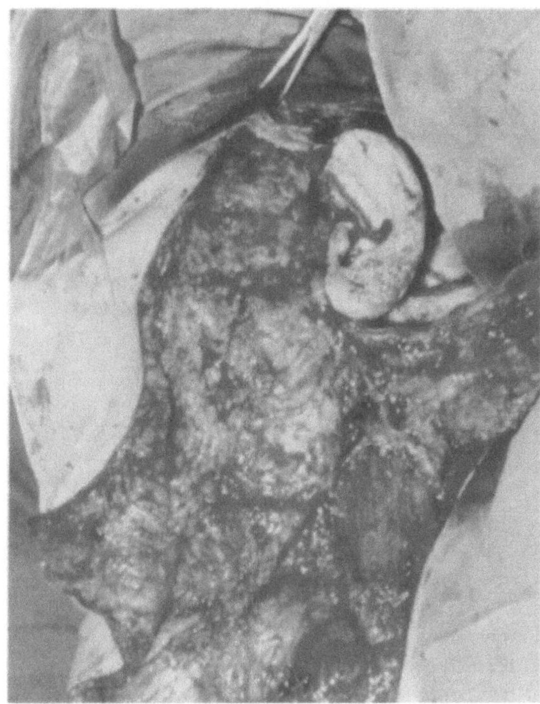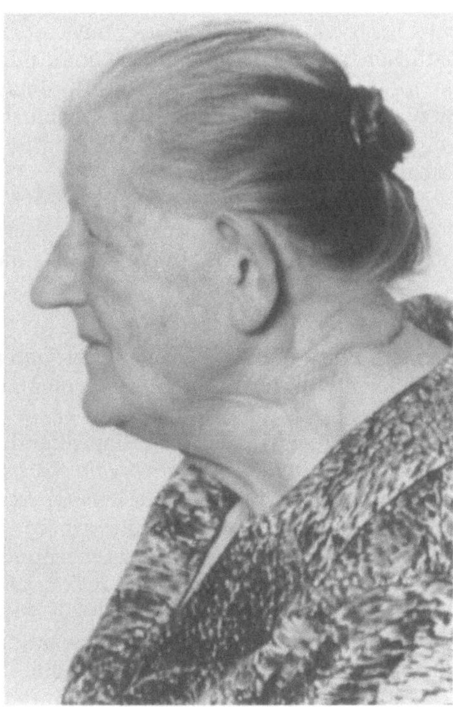

Abb. 5. Intraoperativer Situs nach histologisch kontrollierter Tumorresektion einschließlich Lymphknotenbiopsie und simultaner Strumektomie zur Gewinnung eines queren Halshautlappens für die Defektdeckung an der Wange

Abb. 6. 2 Jahre postoperativ rezidivfrei mit gut eingeheiltem Schwenklappen aus der überschüssigen Haut des Halses

Ein **Parotismischtumorrezidiv** stellt sich intraoperativ als **maligne** heraus. Bei der radikalen Resektion müssen auch alle Facialisäste geopfert werden. Die Sofortrekonstruktion mit *freien Nerventransplantaten* aus dem Suralis – hier mit Fibrinkleber an die Stümpfe adaptiert – führt 1 ½ Jahre später zu einer erfreulich guten Reinnervation trotz der postoperativen Nachbestrahlung der Region.

Diese alte Dame hat nicht nur einen ausgeprägten **Kropf**, sie weist auch **präaurikulär ein Plattenepithelkarzinom** auf – ein Rezidiv nach Bestrahlung.

Nach histologisch kontrollierter Resektion eines großen Hautareals wird die Deckung dieses Defektes erleichtert durch eine gleichzeitige *Strumektomie,* die anschließend soviel überschüssige *Halshaut* zurückläßt, daß diese als *Schwenklappen* in die Wange eingeschlagen werden kann.

Melanom

Ein **oberflächlich spreitendes Melanom (SSM) der Ohrmuschel** rechtfertigt noch nicht die Amputation. Die sparsame Resektion mit einem 3 mm Rand ermöglicht hier die Sofortrekonstruktion durch einen *Vorschiebelappen* aus der Läppchenregion.

Ein pfenniggroßes noduläres **malignes Melanom Clark Level IV** wurde en bloc reseziert mit einer neck dissection. Rekonstruktion mit einem *Schwenklappen aus dem Nacken* und anschließender Nachbestrahlung. Trotzdem treten schon ½ Jahr später regionale Metastasen auf.

Wange

Ein fünfmarkstückgroßes **Narbenkarzinom** der linken Wange 20 Jahre nach Verbrennung wird reseziert. Der Hebedefekt mit einem großzügigen *Wangenrotationslappen* entlang der natürlichen Gesichtsfaltenlinien unauffälig verschlossen.

Eine riesige **lokalisierte Neurofibromatose** der re. Gesichts-Halsseite kann in mehreren Sitzungen nur *subtotal entfernt* werden. Dabei stellt sich heraus, daß sich das Fibrom am Ohr bereits **maligne** umgewandelt hatte. Zusätzliche *Wangenzügelung* zur Kontrolle der Facialislähmung.

Eine zunehmend schmerzhafte blauviolette Schwellung beider Wangen wurde als **Hibernom** diagnostiziert. Bei der *Resektion unter Erhaltung der Facialisfunktionen* stellte sich schließlich ein **Liposarkom** heraus, das nachbestrahlt werden mußte.

Lippen

Kleinere Plattenepithelkarzinome der Unterlippe lassen sich nach der Resektion unter Erhaltung der Sphinkterfunktion des Orbicularis durch *2 treppenartige Vorschiebelappen* rekonstruieren.

Ein **fortgeschrittenes Unterlippenkarzinom** mit tastbarem **submandibulären Knoten** erforderte eine zusätzliche *suprahyoidale Neck dissection*. Rekonstruktion der Unterlippe und der rechten Kommissur mit *Vorschiebelappen aus beiden Wangen*.

Ein **Oberlippenkarzinom,** das als Rezidiv eines bestrahlten Basalioms wiederkehrte, erforderte die Totalresektion der Oberlippe.

Sofortrekonstruktion durch *2 Estlander-Lappen,* dreischichtig aus der Unterlippe. Nach *Kommissurotomie* ein funktionell wie ästhetisch befriedigendes Ergebnis.

Multiple Plattenepithelkarzinome besonders an der **Oberlippe** und **beiden Wangen** 30 oder 40 Jahre nach Röntgenbestrahlung eines Lupus vulgaris.

Da Lappenplastiken aus der unmittelbaren Umgebung nicht möglich waren, habe ich einen doppelt gestielten *Visierlappen* aus der Stirnregion dazu benützt, nicht nur die *Oberlippe innen und außen* zu rekonstruieren, sondern die Haut auch für die betroffenen *Wangen* verwendet, einschließlich der Korrektur des *Narbenektropiums* rechts.

Unterkiefer

Ein **Rezidiv-Plattenepithelkarzinom der Unterlippe** erforderte die Totalresektion einschließlich eines Teils der Symphyse des Unterkiefers. Zunächst hat Herr Kollege Biemer die Rekonstruktion mit einem freien Leistenlappen versucht. Mangels Eigentonus und Stabilität wurde er dann zum größten Teil nach innen geschlagen und mit einem ähnlichen Visierlappen nach außen zu verstärkt.

Nach Verlust des rechten Unterkieferastes durch ein **Osteosarkom** wird ein *freies Rippentransplantat* eingesetzt mit dem knorpeligen Anteil als Gelenkkopf. Die äußere Kortikalis wird abgefräst zur besseren Vaskularisierung unter einem *muskulokutanen Sternocleidolappen*. Freie Rippen und Lappen heilten gut ein, wie das auch auf dem Szintigramm zu erkennen ist. Das Kiefergelenk hat eine ausreichende Beweglichkeit erhalten.

Infauste Prognose

Fibrosarkome der Kopf-Hals-Region sind, wenn man sie jahrelang örtlich kontrollieren kann, mangels Radikalität letztlich von infauster Prognose. Ein Fibrosarkom des Nackens wurde vermeintlich großzügig reseziert und der Defekt mit einem kontralateralen Trapeziuslappen gedeckt.

Nach vielen Jahren plötzlich explosionsartiges Wachstum, das durch nichts zu beeinflussen war. Der arme Mann erlebte sein schlimmes Schicksal bei vollem Bewußtsein bis zum Ende.

72. H. U. Steinau (München): Rekonstruktion der Mundhöhle, des Pharynx und der oberen Speiseröhre

Manuskript nicht eingegangen

73. Die Sofortrekonstruktion der Brust nach Mastektomie

H. Bohmert

Abt. Plastische Chirurgie, Chir. Klinik der LMU München Klinikum Großhadern, Marchioninistraße 15, D-8000 München 70

Immediate Breast Reconstruction after Mastectomy

Summary. Immediate reconstruction of the breast has become an integral part of treatment of breast cancer during the last years. Several studies have reported that breast cancer patients who undergo immediate reconstruction have the same survival rates as unreconstructed patients and that reconstruction does not adversely affect the natural course of breast cancer. Since 1983 immediate reconstruction has been performed in 87 patients at our institution. It has been demonstrated that the psychological trauma has been dramatically reduced and that many patients will accept mastectomy almost with a sense of relief, when immediate reconstruction can be offered.

Keywords: Breast cancer – immediate breast reconstruction

Zusammenfassung. Die Sofortrekonstruktion der Brust nach modifiziert radikaler Mastektomie wurde in den letzten Jahren zu einem fest integrierten Bestandteil im Therapiekonzept des Mammakarzinoms. Die früheren Bedenken hinsichtlich einer möglichen Beeinflussung des Krankheitsverlaufes oder einer Maskierung von Lokalrezidiven konnten durch kontrollierte Studien während der letzten 10 Jahre in der Universität Durham und der Mayo Clinic beseitigt werden. Dieses Verfahren kann somit heute allen Patientinnen angeboten werden, die für die brusterhaltende Therapie nicht in Betracht kommen. Seit 1983 wurde in unserer Klinik bei 87 Patientinnen die Sofortrekonstruktion durchgeführt. Es hat sich gezeigt, daß das psychische Trauma drastisch gemindert wird.

Schlüsselwörter: Mastektomie – Mammakarzinom – Brustrekonstruktion

Die Sofortrekonstruktion nach modifiziert radikaler Mastektomie hat in den letzten Jahren zunehmendes Interesse gefunden. Nachdem die ästhetischen Ergebnisse der Brustrekonstruktion deutlich verbessert und keine Nachteile bezüglich des Krankheitsverlaufes nachgewiesen werden konnten, hat sich auch die Einstellung zum Zeitpunkt der Rekonstruktion erheblich gewandelt. Heute werden in zunehmendem Maße psychische und ästhetische Gesichtspunkte bei der Behandlung des Mammakarzinoms beachtet, wenn dadurch onkologische Erfordernisse nicht beeinträchtigt werden. Aus diesem Grunde hat sich auch der Trend zur brusterhaltenden Therapie in letzter Zeit beachtlich verstärkt. Die eingeschränkte operative Behandlung im Sinne der Tumorektomie mit Axilladissektion in Verbindung mit einer adäquaten Strahlentherapie hat sich zurecht einen festen Platz in der Behandlung des kleinen Mammakarzinoms erobert; denn in wissenschaftlich kontrollierten Studien findet sich bei kleinen Tumoren ohne Lymphknotenbefall kein Unterschied der Überlebensraten bei den einzelnen Therapieverfahren. In neueren prospektiven Studien wird der Wert der brusterhaltenden Therapie auch bei größeren Tumoren mit Lymphknotenbefall untersucht. Es ist derzeit noch nicht abzusehen, in welchem Maße dieses Behandlungsverfahren die modifiziert radikale Mastektomie ablösen wird. Obwohl sich jedoch der Trend zur Tumorektomie und Strahlentherapie in jüngster Zeit verstärkt hat, ist heute und wahrscheinlich auch noch in naher Zukunft die modifiziert radikale Mastektomie bei den meisten Patientinnen mit Mammakarzinom die Therapie der Wahl. Solange die modifiziert radikale Mastektomie die Standardtherapie ist, hat auch die Rekonstruktion der Brust im Therapiekonzept des Mammakarzinoms eine außerordentlich große Bedeutung. Von führenden Onkologen wird immer wieder mit Nachdruck darauf hingewiesen, daß die Rekonstruktion so frühzeitig als möglich erfolgen sollte, um schwerwiegende psychische und soziale Folgen zu vermeiden und die betroffenen Frauen so schnell wie möglich wieder in Familie und Beruf zu integrieren. Da das psychische Trauma vor allem durch die Sofortrekonstruktion drastisch gemindert werden kann, sollte sie nach Möglichkeit von Anfang an in den Operationsplan integriert werden. Durch dieses Vorgehen kann der betroffenen Patientin der tiefe Schock einer drastischen Zerstörung ihres Körperbildes infolge des Totalverlustes der Brust erspart werden. Sie sieht sich mit dem Problem der Verunstaltung nicht alleingelassen, sondern schöpft von Anfang an Hoffnung auf Wiederherstellung ihres äußeren Erscheinungsbildes. Im Vertrauen auf vollständige Rehabilitation, die auch die Wiederherstellung des körperlichen Erscheinungsbildes einschließen muß, erlebt sie den Heilverlauf in einer aufgeschlosseneren und positiven Grundstimmung, die eine wesentliche Hilfe bei der Bewältigung der Krankheit und der psychischen Probleme bedeuten kann. Diese Gesichtspunkte spielen bei der Indikationsstellung zur Sofortrekonstruktion eine wesentliche Rolle.

Während die Sofortrekonstruktion früher nur Patientinnen mit kleinen Tumoren ohne klinisch erkennbaren Lymphknotenbefall angeboten wurde, ist die Indikation in den letzten Jahren auch auf diejenigen mit Lymphknotenbefall erweitert worden. Dies ist vor allem darauf zurückzuführen, daß durch prospektive, kontrollierte Studien an der Universität Durham der Nachweis geführt wurde, daß bei Patientinnen mit Sofortrekonstruktion kein Unterschied hinsichtlich der Überlebenszeiten und Lokalrezidivraten im Vergleich zur Kontrollgruppe bei vergleichbaren Ausgangskriterien aufgetreten waren.

Dagegen bleibt das brusterhaltende Vorgehen an unserer Klinik zunächst den Patientinnen mit Tumoren bis 2 cm Größe ohne klinischen Lymphknotenbefall vorbehalten, wobei entsprechend den Richtlinien des Tumorzentrums München noch weitere Einschränkungen berücksichtigt werden müssen. Diese zusätzlichen Ausschlußkriterien sind wie folgt: Infiltrierendes ductales Mammakarzinom mit ausgedehnten intraductalen Anteilen, invasives lobuläres Karzinom bei hohem Tumorzelldissoziationsgrad, multifokales Wachstum, Lymphangiosis carcinomatosa, Tumoreinbruch in die Blutgefäße, und inkomplette Tumorausschneidung auch nach Nachresektion. Auch die Größe des Brustvolumens kann eine Einschränkung für die Indikationsstellung zum brusterhaltenden Verfahren darstellen. Bei sehr großer Mamma ist die vollständige Durchstrahlung des Drüsengewebes nicht gesichert, bei zu kleiner Mamma ist mit einem ästhetisch unbefriedigenden Ergebnis durch Deformierung der Brust zu rechnen. Somit sind der brusterhaltenden Therapie sowohl onkologische wie auch ästhetische Grenzen gesetzt. In jedem Fall ist es unbedingt erforderlich, die verschiedenen Behandlungskonzepte und ihre Vor- und Nachteile mit der Patientin sehr ausführlich zu besprechen. Voraussetzung für die Sofortrekonbstruktion ist in jedem Fall der intensive Wunsch der Patientin und eine realistische Einschätzung der Behandlung und des zu erwartenden Ergebnisses. Die Patientin muß darüber informiert werden, daß die Kontur der Brust zunächst nur im Ansatz und nicht in der Größe der Gegenseite hergestellt werden kann, wenn eine Expander-Prothese verwendet wird. Zwar werden an einzelnen Zentren der Plastischen Chirurgie auch Hautmuskellappen verwendet, um direkt im Anschluß an die Mastektomie die vollständige Rekonstruktion der Brust zu erzielen. Da diese Operationen sehr aufwendig sind wird bei uns die Sofortrekonstruktion mit Expander-Prothesen oder bei kleiner Burst sofort mit definitiven Implantaten durchgeführt. Das Hauptproblem der simultanen Rekonstruktion war früher der Wundverschluß, da bei sofortigem Einsetzen des großen definitiven Implantates eine erhebliche Spannung an den Wundrändern verursacht wurde. Dieses Problem tritt heute nicht mehr auf, da das Brustvolumen durch die Expander-Prothese regulierbar ist und erst nach Abheilen der Narbe das gewünschte Brustvolumen zur Anpassung an die Gegenseite hergestellt wird. Das Auffüllen der Expander-Prothese erfolgt schrittweise in durchschnittlich 5 Wochen durch die fraktionierte Injektion von jeweils

50–100 ml Kochsalzlösung. Nach Erreichen des gewünschten Brustvolumens verbleibt die Expander-Prothese noch etwa 2 weitere Monate zur Konsolidierung des überdehnten Hautmantels in Position. Erst dann erfolgt der Austausch gegen ein definitives Silicon-Implantat in der erforderlichen Größe. Zu diesem Zeitpunkt wird die kontralaterale Brust angeglichen, falls dies erforderlich ist. Die Rekonstruktion der Brustwarze erfolgt in der Regel zu einem späteren Zeitpunkt, da die Kontur der Brust sich im Verlauf von 6 Wochen noch verändern kann. Dieser letzte Schritt der Brustrekonstruktion wird meist in Lokalanästhesie durchgeführt. Das operative Vorgehen der Sofortrekonstruktion mit dem Expander wird nachfolgend detailliert beschrieben.

Operationstechnik

Die modifiziert radikale Mastektomie muß in jedem Fall nach den üblichen onkologischen Richtlinien durchgeführt werden, d. h. es dürfen keine Konzessionen an die Rekonstruktion bezüglich der Hautresektionen oder der Radikalität der Drüsengewebsentfernung gemacht werden.

Bei dem von uns praktizierten Verfahren nach Patey in der Modifikation von Auchincloss wird die Mamma – wenn nach Lage des Tumors möglich – querovalär mit lateral schräg ansteigender Tendenz – umschnitten unter Mitnahme des über dem Tumorbett gelegenen Hautabschnittes, die Brustdrüse samt der Cooper-Fascie von der Subkutis und vom M. pectoralis major abgelöst. Dabei erfolgt eine umfangreiche Mobilisierung der Hautlappen, deren Subkutangewebe keine Anteile des Brustdrüsenkörpers mehr anhaften dürfen. In Zusammenhang mit der Brustdrüse werden die Lymphknotengruppen I und II der Axilla und Interpektoralregion entfernt. Als kraniale Begrenzung dienen die Vena axillaris, als laterale der M. latissimus dorsi und als mediale die Thoraxwand und der M. pectoralis minor. Die Nn. thoracicus longus, thoracodorsalis, thoracicus lateralis und intercostobrachialis werden erhalten. Nach durchgeführter Mastektomie werden Handschuhe und Instrumentarium gewechselt. Die Sofortrekonstruktion wird nicht durchgeführt, wenn der Tumor mit der Pectoralisfaszie fixiert oder eine Infiltration in die Haut erfolgt war. Nach Abschluß der Mastektomie wird die submuskuläre Implantathöhle für die Expander-Prothese gebildet. Dabei wird eine vollständige Abdeckung der Prothese durch die Muskulatur angestrebt, d. h. daß die Prothese nicht nur unter die M. pectoralis major und serratus anterior verlagert wird, sonden auch unter den M. obliquus externus und das vordere Blatt der Rectusscheide. Der bevorzugte Zugang in die Implantathöhle ist in der Regel der Unterrand des M. pectoralis major, seltener der M. serratus anterior. Etwa 2 cm kranial vom unteren Pectoralisrand wird der Pectoralismuskel im Faserverlauf in einer Länge von ca. 8 cm gespalten und die Brustwandmuskulatur durch stumpfe Präparation mit dem Finger und scharfe Durchtrennung mit dem elektrischen Messer in der erforderlichen Ausdehnung abgehoben. Die Ausdehnung nach kranial soll bis zur 3. Rippe, medial zur Parasternalregion, lateral bis zur Mitte zwischen vorderer und mittlerer Axillarlinie und kaudal 3–4 cm unterhalb der ehemaligen Submammarfalte reichen. Die Dissektion beginnt stumpf mit dem Finger medialseitig mit Ablösen des Pectoralismuskels parasternal von der 3. bis zur 7. Rippe und wird erforderlichenfalls durch scharfe Durchtrennung mit dem elektrischen Messer ergänzt. Die Präparation wird dann von medial nach kaudal fortgesetzt und unter das untere Blatt der Rectusscheide ausgedehnt. Dann wird der benachbarte M. obliquus externus von der Brustwand mit dem elektrischen Messer getrennt und war 3–4 cm unterhalb der ehemaligen Submammarfalte. Anschließend werden die Muskelfasern des Serratus anterior mit dem Finger von der Brustwand abgehoben und teils' mit dem elektrischen Messer bis zur Grenze zwischen vorderer und mittlerer Axillarlinie durchtrennt. Für das Ventil der Expander-Prothese wird weit unterhalb der Submammarfalte oder hinter der Axillarlinie eine kleine zusätzliche Höhle geschaffen. Nach sorgfältiger Blutstillung werden Drainagen in die Axillaregion und Implantathöhle gelegt. Zur Vermeidung von Verletzungen des Implantates durch Nadelstiche werden die Muskelränder der Implantathöhle durch vorgelegte Fäden versorgt. Die Expander-Prothese wird entsprechend der erforderlichen

Größe der Brust ausgesucht und in die Implantathöhle eingebracht. Die vorgelegten Fäden werden geknüpft und der Wundverschluß der Hautlappenränder durch Subdermalnähte und Intracutannaht durchgeführt. Da die Expander-Prothese am Anfang mit 150–200 ml Kochsalzlösung gefüllt werden kann, besteht schon unmittelbar nach der Operation ein mehr oder wenig ausgeprägter Brusthügel.

Die postoperativ Expander-Auffüllphase

Etwa 2 Wochen nach der Mastektomie mit Sofortrekonstruktion durch Expander-Prothese ist eine adäquate Wundheilung erreicht, so daß mit einer allmählichen Dehnung des Gewebes durch Auffüllen des Expanders begonnen werden kann. In ein- bis zweiwöchentlichem Intervall werden 50–100 ml Kochsalzlösung durch das subcutan eingesetzte Ventil injiziert, das durch einen Schlauch mit dem Expander-Implantat in Verbindung ist. Die jeweilige Einfüllmenge richtet sich nach der Flexibilität der Hautweichteildecke. Eine abnorme Spannung die zu Schmerzen führt soll vermieden werden. Der Prozeß des Auffüllens bis zum gewünschten Volumen erfordert durchschnittlich 5–6 Wochen, wobei ein größeres Brustvolumen angestrebt wird als der Gegenseite entspricht und zwar von durchschnittlich 150–250 ml. Die Prothese wird dann mit dem gewünschten Überdehnungsvolumen 2–3 Monate in Position belassen bevor der Austausch des temporären Expanders gegen eine definitive Silicon-Gel-Prothese durchgeführt wird.

Austausch des Expanders und Herstellung der Brustkontur

In einer zweiten Operationssitzung wird der Austausch des Expanders gegen ein definitives Silicon-Gel-Implantat durchgeführt. Der Hautmantel muß dabei so geformt werden, daß eine leichte, natürlich erscheinende Ptose entsteht, die der kontralateralen Seite entsprechen muß. Durch die Überdehnung mit dem Expander ist im allgemeinen eine Erweiterung des Hautmantels von solchem Ausmaß erreicht, daß eine Ptose gebildet werden kann. Zu diesem Zweck wird die Kapsel der Implantathöhle in ihrem kaudalen Anteil am tiefsten Punkt der Umschlagfalte durchtrennt und der distale Wundrand der Kapsel hochgezogen und in Höhe der unteren Brustfalte mit Periostnähten fixiert. In vielen Fällen ist der durch Expansion gewonnene Hautanteil jedoch nicht so groß, daß eine deutliche Ptose hergestellt werden kann. In diesen Fällen läßt sich durch die abdominale Verschiebeplastik die gewünschte Ptosis herstellen, wobei die Bauchhaut bis in Höhe des Nabels unterminiert, anschließend hochgezogen und in Höhe der unteren Brustfalte an die Thoraxwand fixiert wird.

Antibiotikaprophylaxe

Bei der Brustrekonstruktion mit Silicon-Implantaten werden große Wundhöhlen im Weichgewebe geschaffen, in die voluminöse Fremdkörper eingesetzt werden. Dadurch ergibt sich ein erhöhtes Risiko für Wundinfektionen. Schon das Vorhandensein einzelner Bakterien im Implantatlager kann zu einer Superinfektion mit katastrophalen Folgen führen. Dies bedeutet in der rekonstruktiven Brustchirurgie nicht nur den Verlust des Implantates und eine erneute Operation zur Wiederherstellung der Brust, sondern häufig den Untergang von wertvollem und unersätzlichem Gewebe mit zusätzlich narbigen Veränderungen, so daß nur durch aufwendige Operationsverfahren noch ein akzeptables Ergebnis der Rekonstruktion erreicht werden kann.

Um das Risiko einer Wundinfektion auf ein Minimum zu senken, führen wir seit 1983 eine perioperative Antibiotikatherapie durch. Dabei wird Claforan, Augmentan oder Baypen in Verbindung mit Stapenor verwendet, nachdem wir in einer Studie den Nachweis erbringen konnten, daß durch Verwendung dieser Antibiotika bei je 150 Patientinnen mit Einsetzen von Silicon-Implantaten die Infektionsrate von früher 4% auf unter 1% gesenkt werden konnte. Zusätzlich zur systemischen Therapie erfolgt eine Lokalantibiotikatherapie mit Nebacitin (Bazitrazin + Neomycin) zur Spülung der Wundhöhle. Die routinemäßige Anwendung von Antibiotika bei Verwendung von Implantaten in ausgedehnten Wundhöhlen ist unseres Erachtens unerläßlich.

Komplikationen

Die meisten Komplikationen bei diesem Verfahren waren auf mangelhafte technische Durchführung der Operation in der Anfangszeit und auf technische Defekte der Implantate sowie der Ventile aus der Anfangszeit zurückzuführen. Bei 11 Patientinnen war eine mangelhafte Plazierung der Expander-Prothesen festzustellen, da die Implantate infolge unzureichender Mobilisierung der Muskulatur nach kaudal kranialwärts abgedrängt wurden. Diese Dislokation konnte bei Einsetzen der definitiven Implantate beseitigt werden. Bei 5 Patientinnen war es in der Anfangsphase dieses Operationsverfahrens zum Abwandern der Ventile in die Axilla oder unmittelbare Nachbarschaft der Implantate gekommen. Deshalb werden die Ventile heute immer mit einer Naht fixiert. Bei 5 Patientinnen kam es zum Auftreten einer Nahtdehiszenz, die in drei Fällen nach Verminderung des Flüssigkeitsvolumens und dadurch Entlastung der Naht zur Abheilung gebracht werden konnte, in zwei Fällen jedoch mußte in Lokalanästhesie ein Anfrischen der Wundränder erfolgen und eine erneute Naht angelegt werden. In keinem Fall war dadurch die Prothese gefährdet, da diese durch die Muskulatur gut geschützt war. In einem Fall mußte wegen eines Hämatoms eine Nachoperation durchgeführt werden wobei das Implantat sofort wieder eingesetzt werden konnte. Bei einer Patientin war es in der postoperativen Phase zur Wundinfektion gekommen, weshalb das Implantat temporär entfernt werden mußte. Grundsätzlich wird jetzt zur Vermeidung einer Infektion eine perioperative Antibiotikaprophylaxe und eine Spülung der Wundhöhle mit Nebacitin durchgeführt. Bei 12 Patientinnen kam es im Laufe der Zeit zu einer Kapselfibrose, die jedoch nur in 2 Fällen eine Nachoperation erforderte. In allen Fällen wurden Dow Corning Silastic II oder Surgitek-Prothesen verwendet, die sich gleichermaßen gut bewährt haben. Das schwerwiegenste Problem, das aber nicht Folge der Operation sondern der Erkrankung ist, ist das Auftreten von Lokalrezidiven. Bei unserem Krankengut von 87 Patientinnen kam es bei 4 zu Lokalrezidiven, in keinem Fall bestand jedoch eine unmittelbare Nachbarschaft zum Implantat. Die Behandlung bestand in der operativen Ausschneidung mit Nachbestrahlung, wobei die Implantate immer belassen werden konnten. In der Zeit von 1983 bis 1987 wurden an unserer Klinik bei insgesamt 87 Patientinnen die Sofortrekonstruktion nach modifiziert radikaler Mastektomie durchgeführt. Alle Patientinnen haben sich zur Wahl dieser Therapieform sehr positiv geäußert und mitgeteilt, daß sie die sofortige Rekonstruktion als große psychische Hilfe zur Bewältigung der Erkrankung empfunden haben.

Zusammenfassung

Die Sofortrekonstruktion der Brust nach modifiziert radikaler Mastektomie ist ein sicheres Operationsverfahren mit niedriger Komplikationsrate. Dieses Verfahren hat keinen Einfluß auf den Verlauf der Erkrankung oder auf das Auftreten von Lokalrezidiven. Die entscheidenden Vorteile dieses Verfahrens bestehen in der Vermeidung des schweren psychischen Traumas und der oft lang anhaltenden Depressionen, die sonst durch die Brustamputation verursacht werden. Die durch die Amputation hervorgerufene drastische Zerstörung des Körperbildes wird durch die Sofortrekonstruktion in beträchtlichem Maße gemildert. Die Patientin fühlt sich in ihrer Angst vor Krebs und Verstümmelung nicht aufgegeben, sondern schöpft sofort wieder Hoffnung auf Heilung und erlebt die Wiederherstellung des Körperbildes von Anfang an in einer positiven Grundstimmung mit Aussicht auf vollständige Rehabilitation.

Die Nachteile der Sofortrekonstruktion sind vergleichsweise gering und bestehen in der Verlängerung der Operationszeit um etwa 30–40 Minuten, einem stärkeren postoperativen

Wundschmerz und einer gering höheren Komplikationsrate bei der Wundheilung. Dieses Verfahren ist als Alternative zur brusterhaltenden Therapie von außerordentlicher Bedeutung um die Lebensqualität der Patientin von Anfang an zu verbessern.

Literatur

1. Bohmert H (1985) Reconstruktion der weiblichen Brust nach Mastektomie. In: Beller FK (Hrsg) Atlas der Mammachirurgie. Schattauer, Stuttgart New York
2. Bohmert H, Strömbeck JO (1986) Postmastectomy reconstruction. In: Surgery of the Breast. Ed. JO Strömbeck, FE Rosato. Thieme, Stuttgart New York
3. Bostwick J III (1983) Aesthetic and Reconstructive Breast Surgery. Mosby, St. Louis, pp 305–311; 610
4. Dowden RV, Blanchard JM, Greenstreet RL (1983) Breast reconstruction – selection, timing, and local recurrence. Ann Plast Surg 10:265
5. Frazier TG, Noone RB (1985) An onjective analysis of immediate simultaneous reconstruction in the treatment of primary carcinoma of the breast. Cancer 55:1202
6. Frazier TG, Noone RB (1983) Immediate reconstruction in the treatment of primary carcinoma of the breast. Surg Gynecol Obstet 157:414
7. Georgiade G, Georgiade N, McCarty KS Jr, Seigler HF (1982) Rationale for immediate reconstruction of the breast following modified radical mastectomy. Ann Plast Surg 8:20
8. Georgiade GS, Georgiade NG, McCarty KS Jr, Ferguson BJ, Seigler HF (1981) Modified radical mastectomy with immediate reconstruction for carcinoma of the breast. Ann Surg 193:565
9. Georgiade GS, Riefkohl R, Cox E, McCary KS, Seigler HF, Georgiade NG, Snowhite JC (1985) Long-term clinical outcome of immediate reconstruction after mastectomy. Plast Reconstr Surg 76:415
10. van Heerden JA, Jackson IT, Martin JK, Fisher J (1987) Surgical Technique and Pitfalls of Breast Reconstruction Immediately After Mastectomy for Carcinoma: Initial Experience. Mayo Clin Proc 62:185
11. Horton CE, Rosato FA, McCraw JB, Dowden RV (1979) Immediate reconstruction following mastectomy for cancer. Clin Plast Surg 6:37
12. Noone RB, Frazier TG, Hayward CZ, Skiles MS (1982) Patient acceptance of immediate reconstruction following mastectomy. Plast Reconstr Surg 69:63
13. Noone RB, Murphy JB, Spear SL, Litte JW III (1985) A 6-year experience with immediate reconstruction after mastectomy for cancer. Plast Reconstr Surg 76:185
14. Sauer H (1987) Empfehlungen zur Diagnostik, Therapie und Nachsorge des Mammakarzinoms. Manual des Tumorzentrums München
15. Schain WS, Wellisch DK, Pasnau RO, Landsverk J (1985) The sooner the better: a study of psychological factors in women undergoing immediate versus delayed breast reconstruction. Am J Psychiatry 142:40
16. Stevens LA, McGrath MH, Druss RG, Kister SJ, Gump FE, Forde KA (1984) The psychological impact of immediate breast reconstruction for woman with early breast cancer. Plast Reconstr Surg 73:619
17. Ward J, Cohen IK, Knaysi GA, Brown PW (1987) Immediate Breast Reconstruction with Tissue Expansion. Plast Reconstr Surg 80:559
18. Webster DJT, Mansel RE, Hughes LE (1984) Immediate reconstruction of the breast after mastectomy: is it safe? Cancer 53:1416
19. Wilkinson LH, Peloso OA, Dail WG Jr (1982) Modified radical mastectomy with immediate breast reconstruction: anatomic considerations. Arch Surg 117:579

74. Primäre Rekonstruktion bei extremitätenerhaltender Resektion der unteren Extremität

E. Biemer und H.-U. Steinau

Abtlg. f. Plastische und Wiederherstellungschirurgie der TU München, Klinikum rechts der Isar, Ismaninger Str. 22, D-8000 München 80

Primary Reconstruction after Limb-sparing Resection of the Lower Extremity

Summary. Limb sparing procedures have become possible in many cases of tumor resections of the lower extremity by using the new free-tissue transplantation technique. In some cases the stump can be elongated. Forty-four patients were treated for soft tissue sarcoma of the lower extremity. In only one case conventional amputation was necessary. In all other cases the limb was saved by primary reconstruction. In four cases a distalisation of the stump was achieved.

Keywords: Soft tissue sarcoma – lower leg – primary reconstruction – compartment resection

Zusammenfassung. Durch den Einsatz moderner plastisch-chirurgischer Maßnahmen, nicht zuletzt durch die Gewebetransplantation ist es möglich in vielen Fällen die untere Gliedmaße zu erhalten bzw. eine günstigere Stumpflänge zu bewahren. Es wird über 44 Patienten berichtet, bei denen ein Weichgewebssarkom an der unteren Extremität behandelt wurde. Hierbei mußte nur in einem Fall die bisher übliche Amputation erfolgen, ansonsten konnten immer eine gliedmaßenerhaltende Behandlung mit primärer Rekonstruktion bzw. in 4 Fällen eine Distalisation erreicht werden.

Schlüsselwörter: Weichteilsarkome – Bein – Primärrekonstruktion – Kompartment-Resektion

Ausgedehnte Resektionen bei Weichgewebstumoren mit Erhalt der unteren Extremität sind letztlich nur gerechtfertigt, wenn eine entsprechende funktionell nutzbare Rekonstruktion möglich ist. Hier haben sich grundsätzlich neue Aspekte durch die freie Gewebetransplantation ergeben.

Während früher meist primär oder nach Auftreten des ersten Rezidivs durch Amputationen der proximalen Etage behandelt wurde, bildet heute die gliedmaßenerhaltende Resektion in Kombination mit Radio-/Chemotherapie gleiche Überlebenschancen bei besserer Lebensqualität.

Die Resektion erfolgt alleine nach onkologischen Gesichtspunkten und sollte wenn anatomisch möglich, kompartmentweise unter Schnellschnittkontrolle erfolgen. Bei der Resektion, bzw. Rekonstruktion können folgende chirurgische Differentialtherapien angewendet werden:

1. Haut- und Unterhautfettgewebe
Konventionelle Lappenplastiken, Hauttransplantationen
Musculo-fasciocutane Lappen
Neurovasculäre Insellappen
Gestielte Fernlappenplastiken
Mikrochirurgische Gewebetransplantation

2. Neuromuskuläres System
  Epineurektomie
  Nervenrekonstruktion, Transplantation
  Neurovaskuläre Insellappen
  Sehnentransfer, Muskeltransposition
  Mikrovaskuläre Muskelverpflanzung
  Orthesen
  Arthrodesen
  Distalisation, Amputation
3. Skelettsystem
  Knochenresektion und konventioneller Ersatz
  Mikrovaskulärer Knochentransfer
  Resektionsarthroplastik
  Arthrodese, Verbundosteosynthese
  Endoprothese
  Stumpferhaltung, Distalisation
  Segmentautotransplantation
4. Gafäßsystem
  Ausschälung (Adventitia)
  Resektion und Interpositionsplastik
  Extraanatomischer Bypass

Das bei uns geübte Vorgehen soll an 2 Fallbeispielen verdeutlicht werden.

1. Fall

Es handelt sich um eine 36jährige Patientin, bei der sich eine knotige Verdickung im Bereich der Fußsohle gebildet hatte. Ein Schnellschnitt ergab ein Synovialzellsarkom. Bei der Operation ergab sich, daß die Faszie des Hohlfußes nicht durchbrochen war, so daß wir den Gesamtfuß erhalten konnten. Die Rekonstruktion des Haut-Weichteilmantels erfolgte mit einem neurovaskulären Unterarmlappen, der Anschluß an die Arteria und Vena tibialis posterior und zusätzliche Verbindung zwischen Nervus suralis und einem sensiblen Unterarmnerv, der mit in das Transplantat eingeschlossen worden war. Die Patientin ist 2 Jahre rezidivfrei.

2. Klinischer Fall

Dieser Patient kam ebenfall primär zu uns mit einem Tumorwachstum in Höhe des Sprunggelenkes. Eine bei uns durchgeführte Probeexcision ergab ein Synovialzellsarkom am ligamentum cruciatum des Sprungelenkes.

Als Therapie wurde eine radikale Kompartmentresektion durchgeführt einschließlich der vorderen Gelenkkapsel des Sprunggelenkes. Ferner wurden die Sehnen der Fußheber mitentfernt.

Zum Ersatz der Fußheber wurde ein Transfer der Sehne des Muskulus peronaeus longus durchgeführt. Der Patient ist 7 Jahre postoperativ voll funktionsfähig und rezidivfrei.

Ergebnisse

In der Zeit von 1978 bis 1988 wurden bei uns an 69 Patienten 71 Sarkome operiert. Hierbei handelt es sich 44mal um Befunde an der unteren Extremität. In 29 Fällen handelte es sich dabei um Rezidiverkrankungen, in 4 Fällen bereits um das 4.–7. Rezidiv. Hierbei wurden folgende plastisch-chirurgische Rekonstruktionsmethoden bei den Weichgewebstumoren der unteren Extremität durchgeführt:

Mikrovaskulärer Gewebetransfer	N = 15
Epineurektomie	N = 14
Gestielte Muskel- und neurovaskuläre Insellappen	N = 7
Sehnentransfer	N = 9
Konventionelle Lappenplastik, Spalthauttransplantate	N = 32
Amputationen,	N = 5
hiervon Stumpfdistalisation durch plastisch-chirurgische Maßnahmen	N = 4

Die 4 Stumpfdistalisationen wurden durch zusätzliche freie Lappenplastiken möglich, es handelte sich hier 2 mal um Erhalt von Fußstümpfen und in 2 Fällen um einen Kniegelenksexartikulationsstumpf.

Ohne diese plastisch-chirurgische Maßnahme wäre jeweils eine Amputation eine Etage höher notwendig geworden. Eine adjuvante Therapie erfolgte: in 12 Fällen eine prä- und postoperative Radiatio, in 4 Fällen eine hypertherme regionale Perfusionsbehandlung und in 13 Fällen eine systemische Zytostatikatherapie. Bei einer mittleren Beobachtungszeit von 36 Monaten verzeichneten wir bei den 44 Fällen 1 Lokalrezidiv und 4 Patienten verstarben als Folge von Fernmetastasen.

Diskussion

Durch moderne plastisch-chirurgische Maßnahmen ist es möglich geworden, auch größere Weichgewebsdefekte zu ersetzen. Somit hat die gliedmaßenerhaltende Behandlung von Weichgewebstumoren an der unteren Extremität an Bedeutung gewonnen. Als angestrebtes Ziel gilt es, zunächst den Tumor mit mehreren Zentimetern Sicherheitsabstand zu entfernen. Dies ist, falls topografisch irgend wie möglich, am besten durch eine Kompartmentresektion zu erreichen.

Bei der Wiederherstellung genügt es nicht, alleine den Defekt der Weichteile zu versorgen, sondern es muß auch immer eine funktionelle Wiederherstellung, wie etwa durch Muskeltransfer-Sehnentransfer, etc. durchgeführt werden.

Ist eine Gliedmaßenerhaltung nicht möglich, muß die Aussicht auf Distalisation geprüft werden. Dies ist häufig auch nur durch Lappenplastiken möglich. Die Gegebenheiten prothetischer Optimalversorgung sind hierbei natürlich zu beachten.

Einen wichtigen Platz haben die Zusatztherapien wie Zytostatika, Perfusion und Strahlentherapie. Dieses gemeinsame Therapiekonzept kann aber nur durch Kooperation aller Beteiligten optimal eingesetzt werden. Wichtig ist vor allem auch eine regelmäßig onkologische Nachsorge zur frühzeitigen Erkennung von erneutem Tumorwachstum. Ziel des therapeutischen Vorgehens ist es einmal, den Tumor radikal zu behandeln und andererseits aber die Lebensqualität des Patienten zu optimieren. In vielen Fällen kann dabei die bisher geübte Amputation bei Sarkomen in der oberen Etage vermieden werden.

Zusammenfassung

Durch den Einsatz moderner plastisch-chirurgischer Maßnahmen, nicht zuletzt durch die Gewebetransplantation, ist es möglich, in vielen Fällen die untere Gliedmaße zu erhalten, bzw. eine günstigere Stumpflänge zu bewahren. Es wird über 44 Patienten berichtet, bei denen ein Weichgewebssarkom an der unteren Extremität behandelt wurde. Hierbei mußte nur in einem Fall die bisher übliche Amputation erfolgen, ansonsten konnte immer eine gliedmaßenerhaltende Behandlung mit primärer Rekonstruktion bzw. in 4 Fällen durch Distalisation erreicht werden.

Literatur

1. Arlen M, Marcove RC (1987) Surgical management of soft tissue sarcomas. Saunders, Philadelphia London

2. Collin Ch, Hajdu SI, Godbold J, Shiu MH, Hilaris BI, Brennan MF (1986) Localized, operable soft tissue sarcoma of the lower extremity. Arch Surg 121:1425
3. Eilber FR, Morton DL, Eckardt J, Grant T, Weisenburger Th (1984) Limb salvage for skeletal and soft tissue sarcomas. Cancer 53:2579
4. Karakousis CP, Emrich LJ, Rao U, Krishnamsetty RM (1986) Feasibility of limb salvage and survival in soft tissue sarcomas. Cancer 57:484
5. Mankin HJ, Lange TA, Spanien SS (1982) The Hazards of Biopsy in Patients with Malignant Primary Bone and Soft Tissue Tumors. JBJS 64:1121–1127
6. Steinau HU, Biemer E (1985) Plastisch-chirurgische Rekonstruktionsmöglichkeiten bei gliedmaßenerhaltender Resektion maligner Weichgewebstumoren der Extremitäten. Chirurg 56:741
7. Suit HD, Mankin HJ, Wood WC, Schiller AL, Tepper JE, Gebhardt MC, Willet C, McNulty P (1987) Conservative surgery and radiation treatment for soft tissue sarcomas of the extremities, torso, and head and neck region. In: Enneking WF (ed) Limb salvage in musculoskeletal oncology. Churchill Livingstone, New York

75. Primäre Rekonstruktion bei extremitätenerhaltender Resektion an der oberen Extremität

U. Lanz

Abteilung für Handchirurgie, Chirurgische Universitäts-Klinik Würzburg, Josef-Schneider-Str. 2, D-8700 Würzburg

Primary Reconstruction in Limb-Preserving Resection of the Upper Extremity

Summary. The treatment of malignant tumors of the upper extremity cannot be standardized. Histological grading is of great importance and requires cooperation with a pathologist. During tumor resection basic function should be preserved whenever possible but without restricting radical surgery. In extensive or compartmental resections, tissue that is essential for function must be replaced. For skin coverage any classic or modern method of plastic surgery can be applied. Musculature can be replaced by primary tendon transfer. In extensive resections free muscle transfer with micro-vascular and micro-neural connection can restore function. In contrast to tendon transfer, this latter method takes 6 to 12 months. In the upper extremity, even large segments of bone can be replaced by free vascularized fibula transfers, thus providing rapid bone healing comparable to fracture healing. Reconstruction is limited when adequate nerve regeneration cannot be expected or microvascular anastomosis cannot be accomplished due to vascular disease. Segmental resection of the extremity, i.e. replantation of the hand to the upper arm after resection of the tumor-bearing segment would probably not be accepted for social aspects. High-grade tumors of the hands have a poor prognosis: Although radical resection can prevent local recurrencies as a rule, metastases almost always lead to death despite intensive adjuvant chemo- and radiotherapy.

Key words: Malignant tumors – upper extremity – reconstruction – free microvascular tissue transplantation

Zusammenfassung. Der Versuch, das therapeutische Vorgehen bei malignen Tumoren der oberen Extremität zu schematisieren, ist schwierig. Ein wichtiger Parameter ist das „Grading", das eine enge Zusammenarbeit mit dem Pathologen erforderlich macht. Bei der Tumorresektion sollte man funktionserhaltend vorgehen, wann immer dies aus der Sicht der Radikalität möglich ist. Im übrigen muß das durch eine ausgedehnte oder ein Kompartment umfassende Resektion verlorengegangene Gewebe ersetzt werden. Dies ist leicht, wenn sich der Tumor auf die Haut beschränkt. Bei Verlust von Muskulatur oder Nervenstämmen kann primär die Funktion durch Sehnentransplantationen wiederhergestellt werden. Auch freie Muskeltransplantationen mit mikro-neuralem und mikro-vaskulärem Anschluß sind möglich, wobei man allerdings berücksichtigen muß, daß im Gegensatz zum Sehnentransfer die Funktion nach einer freien Muskelverpflanzung frühestens nach einem halben Jahr zurückkehrt. Bei der Überbrückung größerer Knochendefekte haben sich freie vaskularisierte Knochentransplantate bewährt, z.B. die Fibula, deren Einheilung so rasch wie die Heilung eines Knochenbruchs vonstatten geht. Die Grenzen der funktionserhaltenden Resektion liegen dort, wo eine adäquate Nervenregeneration nicht mehr erwartet werden darf oder wo hochgradige Gefäßveränderungen eine freie Gewebetransplantation mit Gefäßanschluß unmöglich machen.

Auch ist es fraglich, ob in unserer Gesellschaft die ausgedehnte Segmentresektion akzeptiert werden würde, bei der z. B. die Hand direkt an den Oberarm transplantiert würde, nach Resektion eines tumorösen Zwischensegmentes. Nach wie vor sind die „High grade" Tumoren problematisch. Zwar kann man durch eine radikale Resektion lokale Rezidive zumeist vermeiden; trotz adjuvanter Chemo- und Radiotherapie ist die Gefahr der Metastasierung bei diesen Tumoren jedoch sehr hoch und führt fast immer zum Tode.

Schlüsselwörter: Tumorresektion – obere Extremität – Rekonstruktion – freie Gewebstransplantation

76. Plastisch-chirurgische Rekonstruktion nach Bestrahlung

K. Exner, G. Lemperle und J. Nievergelt

Klinik für Plastische- und Wiederherstellungschirurgie, St. Markus-Krankenhaus, Wilhelm-Epstein
Straße 2, D-6000 Frankfurt am Main 50

Plastic Surgery for Radiation Damage

Summary. Radiation damage after combined tumor therapy may involve skin, subcutaneous tissue, nerves, bones and viscera. Ulceration and subsequent infection can result in life-threatening conditions. Early reconstructive procedures restore function, prevent further damage and alleviate pain. Plastic surgery has developed special fasciocutaneous and musculocutaneous flaps for each region.

Keywords: Myocutaneous flaps – plastic reconstruction – radiation ulceration – skin flaps

Zusammenfassung. Komplikationen der Strahlentherapie maligner Tumoren sind trotz verbesserter Strahlentechnik häufig. Die Gewebsschädigung betrifft Haut, subcutanes Gewebe, Nerven, Knochen und eventuell innere Organe. Besonders bei Ulcerationen und Infektionen können lebensbedrohliche Zustände auftreten. Die frühzeitige plastisch-chirurgische Rekonstruktion kann die Funktion wiederherstellen, lebenswichtige Organe retten und Schmerzen beseitigen. Die modernen Operationsverfahren ermöglichen die Defektdeckung für alle Körperregionen.

Schlüsselwörter: Hautlappenplastik, Muskellappenplastik, Strahlenfolgen, Ulcera

Strahlenfolgen mit erheblichen Gewebsverlusten und zum Teil lebensbedrohliche Ulcerationen lassen sich auch durch die verbesserte Technik und computergesteuerte Planung bei der Behandlung maligner Tumore nicht vermeiden. Während die akute Radiodermatitis in der Frühphase der Bestrahlung meist folgenlos abklingt, führen chronische Veränderungen besonders an der Intima der kapillären Blutgefäße zu einem Spätschaden, der oft erst nach 10 bis 15 Jahren in Erscheinung tritt. Hautulcerationen und nachfolgende Infekte führen dann zu großen Gewebsverlust, starken Schmerzen und gelegentlich zu lebensbedrohlichen Expositionen wichtiger Organe.

Die plastische Chirurgie hat für alle Körperregionen adäquate Rekonstruktionsmöglichkeiten entwickelt, die von einfachen Hautlappenplastiken über kombinierte Hautmuskellappen bis zum freien mikrochirurgischen Gewebstransfer reichen. Jede manifeste Strahlenfolge mit Tendenz zur Ulceration, Funktionsstörung, ästhetische Entstellung oder Schmerzhaftigkeit sollte reseziert und adäquat rekonstruiert werden. Je nach Körperregion sind dabei ästhetische, funktionelle und vitale Aspekte zu berücksichtigen.

Kopf-Hals-Region

Im Gesicht und am behaarten Kopf steht der Hautersatz im Vordergrund. Lokale Hautlappen entsprechen den ästhetischen Anforderungen an Textur, Colorit und Elastizität. Durch Vordehnung der Lappenplastiken mit einem Gewebeexpander lassen sich größere Areale decken und auch die Entnahmedefekte unauffällig und meist primär verschließen. Allschichtendefekte der Wange entstehen häufig nach kombinierter Therapie oraler Karzinome.

Die Rekonstruktion mit freiem mikrochirurgischen Dünndarmtransfer gilt heute als die Methode der Wahl. Der Hautersatz erfolgt mit deltopectoralen fasciocutanen Lappen, gestielten oder freien Muskel-Hautlappen aus dem Latissimus dorsi oder dem Pectoralis major.

Nach radikaler neck dissection führt die Radiatio oft zur Exposition der A. carotis. Die Defektdeckung mit einem gut vascularisierten Lappen ist in diesem Fall lebensrettend (Abb. 1 und 2).

Thoraxwand

Radiogene Ulcera der Thoraxwand einschließlich Axilla und supraclaviculärer Region sind häufig Folgen der kombinierten chirurgischen und strahlentherapeutischen Behandlung des Mammakarzinoms. Die Gewebsschädigung tritt in der Regel 10 bis 12 Jahre nach Bestrahlung auf und führt rasch zum Thoraxwandinfekt mit Osteoradionekrosen. Die adäquate Therapie besteht in einer vollständigen Exzision des Ulcus einschließlich Rippen und Rippenknorpeln. Als Defektdeckung bietet sich in erster Linie der großflächige Musculus latissimus dorsi an, der meistens als kombinierter Muskel-Hautlappen angewandt wird. Große Volumendefekte lassen sich mit ein- oder doppelseitigen Rektuslappen ersetzen, wobei große Dermisfettlappen des Unterbauches auf perforierenden Gefäßen transponiert werden (Abb. 3 und 4). Für kleinere Defekte steht der fasciocutane Schwenklappen aus dem oberen Epigastrium mit medialer Basis zur Verfügung.

Die Radiatio der supraclaviculären Lymphbahnen führt oft zur Schädigung des Plexus brachialis. Eine frühzeitige Neurolyse und Defektdeckung mit vascularisiertem Gewebe beseitigt die unerträglichen Schmerzen und verbessert die Lymphdrainage der oberen Extremitäten.

Becken und Leiste

In dieser Region dominieren die Folgen nach Bestrahlung gynäkologischer und urologischer Tumore sowie der inguinalen Lymphabflußgebiete bei Malignomen der unteren Extremität. Die Radiodermatitis der Leiste läßt sich durch lokale Schwenklappen beheben. Zirkula-

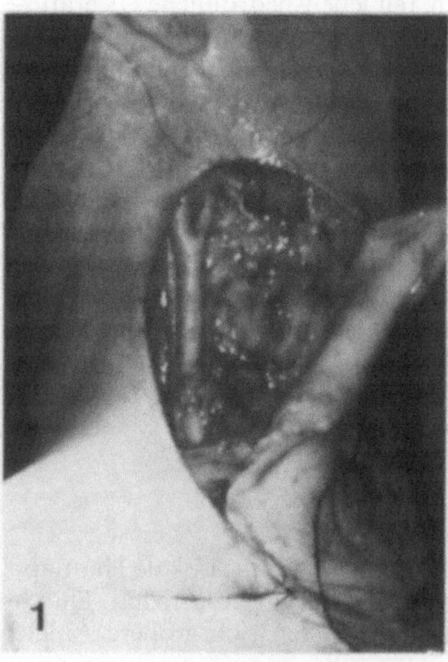

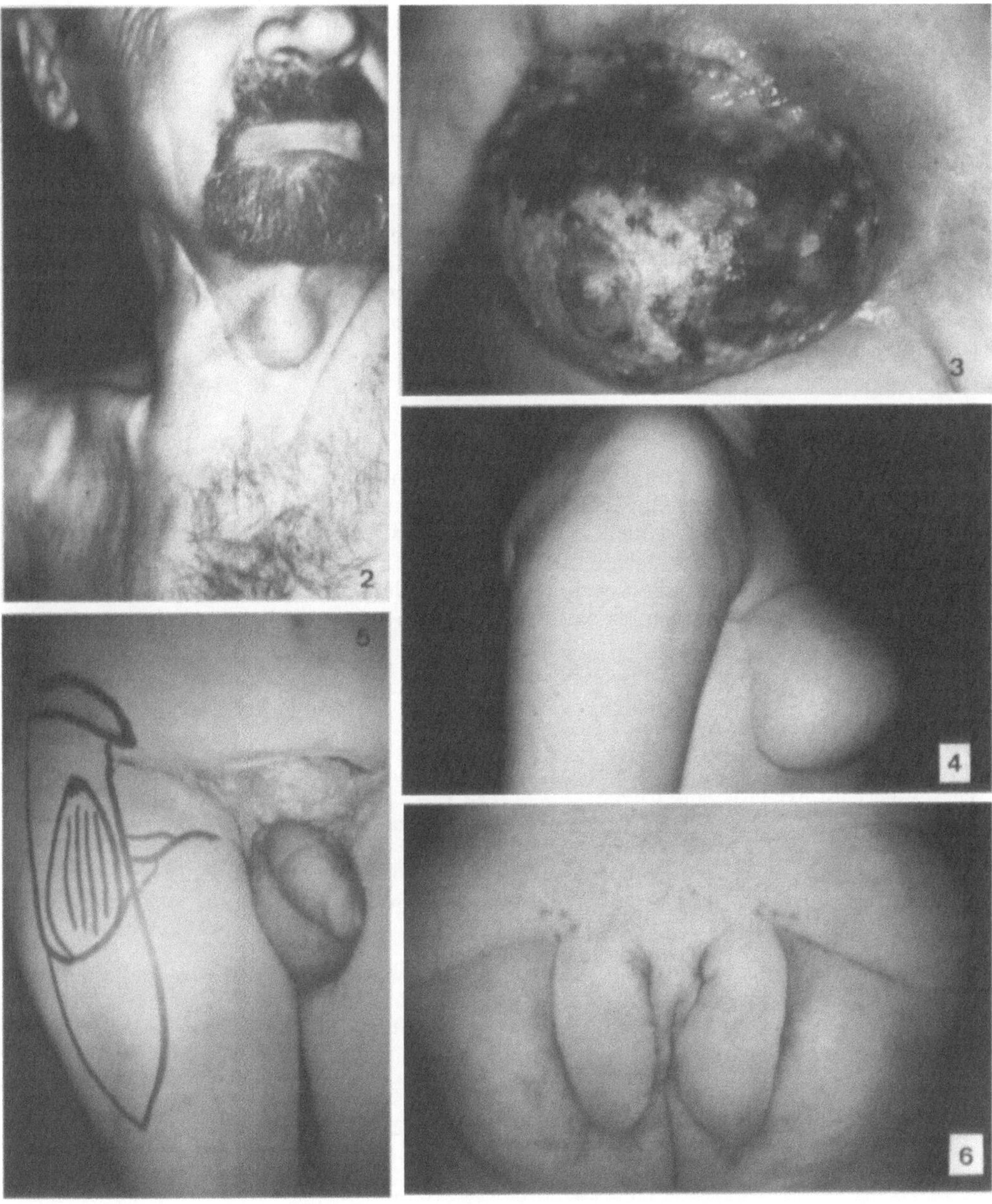

tionsstörungen und Lymphstauungen des Beines erfordern eine exakte Freilegung der inguinalen Gefäße, die sonst zunehmend obliterieren. Ausgedehnte Defekte lassen sich durch muskulocutane Lappenplastiken mit definierter Blutversorgung (M. rectus abdominis inferior, M. gracilis, M. rectus femoris) adäquat versorgen. Der M. tensor fasciae latae versorgt über perforante Gefäße ein größeres Hautareal des Oberschenkels und bietet sich zur inguinalen und suprapubischen Rekonstruktion an, wobei der Hebedefekt durch Primärnaht geschlossen wird (Abb. 5).

Besonders gefährdet ist das parasacrale Radioderm wegen der hohen Druckbelastung, die immer zur Ulceration führt. Bedrohliche Gewebsdefekte mit Osteolysen des Kreuzbeines lassen sich durch frühzeitige Lappenplastiken vermeiden. Oberflächliche Schädigungen werden exzidiert und mit Hautschwenklappen definitiv versorgt (Abb. 6). Ist bereits eine

Osteitis oder Osteolyse eingetreten, müssen Haut-Muskellappen auf den inferioren oder superioren Glutealgefäßen herangezogen werden.

Extremitäten

Die modernen Techniken extremitätenerhaltender Tumorresektionen sind nur durch den Einsatz aller plastisch-chirurgischen Maßnahmen möglich geworden. Fuß- und Unterschenkel sind die Domäne mikrochirurgischer Gewebetransfers. Durch chirurgisch-anatomische Studien sind eine Vielzahl von Muskellappen, Fascienlappen und Hautlappen mit definierter Gefäßversorgung in jüngster Zeit entwickelt worden. Die Einbeziehung der plastisch-rekonstruktiven Verfahren in die Therapieplanung hat eine wesentlich radikalere Tumorresektion und adäquate Strahlentherapie ermöglicht.

Zusammenfassung

Gewebsschäden nach Bestrahlung maligner Tumore sind unvorhersehbar und auch durch verbesserte strahlentherapeutische Techniken nicht vermeidbar. Frühzeitige Resektion manifester Gewebsschäden erspart dem Patienten die Qual einer fortschreitender Ulceration und Infektion. Kombinierte Muskelhautlappenplastiken mit definierter Gefäßversorgung und mikrochirurgischer Techniken ermöglichen radikalere Tumorresektionen und auch in fortgeschrittenen Fällen schonende paliative Eingriffe mit erheblicher Verbesserung der Lebensqualität.

Literatur

1. Arnold PG, Pairolero PC (1979) Use of pectoralis major muscle flap to repair defects of anterior chest wall. Plast Reconstr Surg 63:205
2. Arnold PG, Pairolero PC (1984) Chest wall reconstruction: Experiences with 100 consecutive patients. Ann Surg 199:725
3. Bohmert H (1975) Eine neue Methode zur Rekonstruktion der weiblichen Brust nach radikaler Mastektomie. In: Plastische Chirurgie des Kopf- und Halsbereiches und der weiblichen Brust. Thieme, Stuttgart, S 205–211
4. Bohmert H (1982) Brustkrebs und Brustrekonstruktion. Thieme, Stuttgart
5. Dupont C, Menrad Y (1972) Tranposition of the greater omentum for reconstruction of the chest wall. Plast Reconstr Surg 49:263
6. Lemperle G, Koslowski L: Hrsg (1984) Die Chirurgie der Strahlenfolgen. Urban & Schwarzenberg, München
7. Mathes SJ, Nahai F (1982) Clinical applications for muscle and musculocutaneous flaps. Mosby, St. Louis
8. Olivari N (1976) The latissimus flap. Br J Plast Surg 29:126

II. Teilgebietsthema 1

Thoraxchirurgie

Therapie des Spontanpneumothorax

77. Ursachen des Spontanpneumothorax aus pathologisch-anatomischer Sicht

J.-U. Lawerenz und K.-M. Müller

Institut für Pathologie, Berufsgenossenschaftliche Krankenanstalten (Direktor: Professor Dr. K.-M. Müller) Gilsingstr. 14, D-4630 Bochum

Pathological-Anatomical Aspects of Spontaneous Pneumothorax

Summary. The symptomatic spontaneous pneumothorax is an illness of the middle-aged and elderly. In former times the main cause was a rupture of a tuberculous cavity. Nowadays it is usually due to a rupture of an emphysematous bulla. The so-called idiopathic spontaneous pneumothorax is predominantly found in young adults. The main cause is a pleura defect within the vicinity of the apical scars due to emphysematous changes. Nevertheless sometimes it can be the first clinical manifestation of interstitial lung fibrosis. In young persons who suffer from multiple spontaneous pneumothoraces the cause may be pulmonary histiocytosis X.

Key words: Spontaneous pneumothorax – apical scars – pulmonary histiocytosis X

Zusammenfassung. Der symptomatische Spontanpneumothorax ist eine Erkrankung des mittleren und höheren Lebensalters. Er entstand früher meist durch die Ruptur einer tuberkulösen Kaverne. Heute handelt es sich am häufigsten um die Komplikation einer chronischen Emphysembronchitis. Der sogenannte idiopathische Spontanpneumothorax ist vor allem eine Erkrankung des jüngeren Erwachsenenalters. Häufigste Ursache ist ein Pleuradefekt im emphysematös umgebauten Randbereich von Pleurakuppenschwielen. Es kann sich jedoch auch um die Erstmanifestation eines interstitiell fibrosierenden Lungenprozesses handeln. Bei jüngeren Patienten mit rezidivierten Spontanpneumothoraces handelt es sich oft um eine pulmonale Histiozytosis X.

Schlüsselwörter: Spontanpneumothorax – Pleurakuppenschwielen – pulmonale Histiozytosis X

Eine 29jährige Patientin klagt über stechende Schmerzen im Herzbereich, zunehmende Atemnot und Angstgefühl. Der Hausarzt behandelt unter der Diagnose einer vegetativen Dystonie mit Sedativa und Einreiben einer Herzsalbe. Innerhalb von 8 Tagen verschwindet die Symptomatik vollständig. Zu diesem Zeitpunkt wird im EKG die Verdachtsdiagnose eines Pneumothorax gestellt. In der Röntgenaufnahme findet sich die Totalatelektase einer Lunge [19]. Diese Krankengeschichte dokumentiert die häufig uncharakteristische klinische Symptomatik des Spontanpneumpothorax. Dramatische Verläufe sind eher die Ausnahme. Andererseits berichtet Mattila über eine Mortalität von 1% [3, 14].

Der *äußere Pneumothorax* ist in der Regel traumatisch bedingt, meist mit stärkerer hämorrhagischer Komponente entsprechend einem *Hämatopneumothorax*. Auch ein innerer Pneumothorax kann traumatisch bedingt sein, am häufigsten durch Anspießung der Pleura durch eine Rippenfraktur. Im übrigen ist der innere Pneumothorax meist durch einen Pleuradefekt verursacht, in Ausnahmefällen können Traumen zu einer Verletzung des Tracheobronchialsystems mit Entwicklung eines inneren Pneumothorax führen, oder es kann sich ein Pneumothorax durch Perforation eines Tumors des Oesophagus entwickeln.

PNEUMOTHORAX

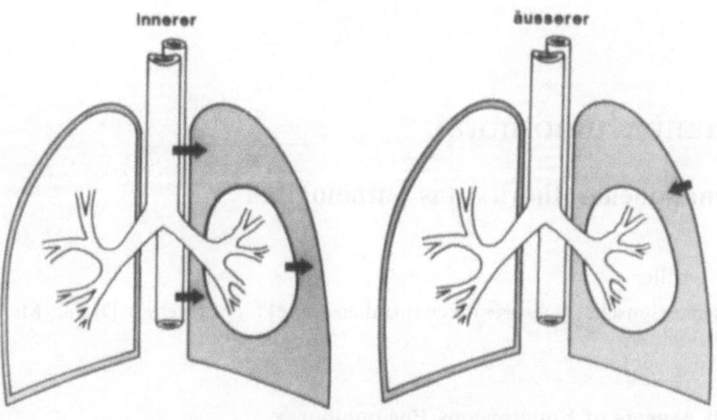

PNEUMOTHORAX

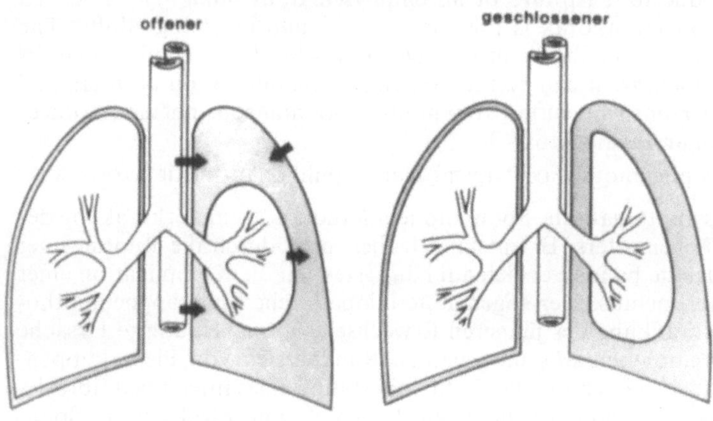

Abb. 1. Schematische Einteilung des Pneumothorax (vgl. Text)

Daneben läßt sich ein *offener* von einem *geschlossenen Pneumothorax* unterscheiden. Der früher in der Behandlung der Tuberkulose häufig angewandte *therapeutische Pneumothorax* entspricht einem geschlossenen Pneumothorax. Die eingebrachte Luft wird mit der Zeit resorbiert, etwa 100 ml in einer Woche.

Der *iatrogene Pneumothorax* entsteht in der Regel als Komplikation intensivmedizinischer Bemühungen. Häufigste Ursache dürfte der fehlgeschlagene Versuch einer Punktion der Vena subclavia sein. Die Überdruckbeatmung einer unreifen Neugeborenenlunge kann über ein interstitielles Lungenemphysem zu einem iatrogenen Pneumothorax führen.

Als *Spontanpneumothorax* im weitesten Sinne wird jede Form des Pneumothorax bezeichnet, die ohne äußere Ursachen eingetreten ist [4, 15, 18, 22].

Kjaergaard hat den Spontanpneumothorax unterteilt in den symptomatischen Pneumothorax und den idiopathischen oder essentiellen Spontanpneumothorax [9]. Beim *symptomatischen Pneumothorax* ist klinisch eine Grunderkrankung bekannt. Es handelt sich in der Regel um ältere Patienten. Früher war die häufigste Ursache des symptomatischen Pneumothorax die Perforation einer tuberkulösen Kaverne, die zur Entwicklung eines Pyopneumothorax führte. Heute handelt es sich beim symptomatischen Spontanpneumothorax meist

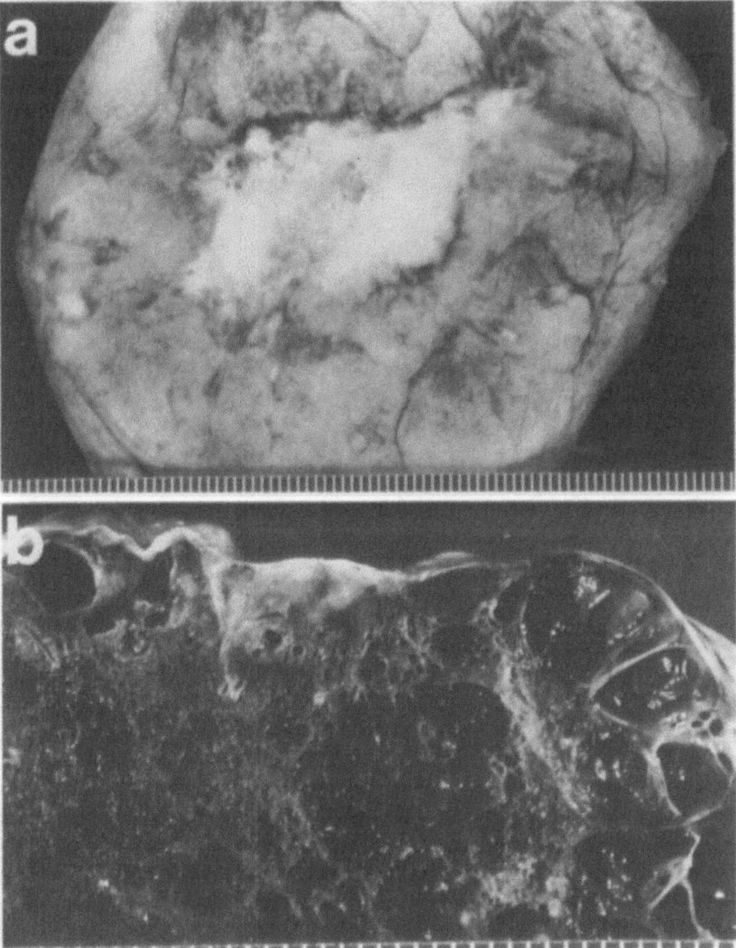

Abb. 2. Flächenhafte Pleurakuppenschwiele in der Aufsicht **(a)**. Großblasiges mantelförmiges Emphysem im Randbereich einer Pleurakuppenschwiele **(b)**

um die Ruptur einer Emphysemblase auf dem Boden einer chronischen Emphysembronchitis. Die hier auftretenden subpleural gelegenen großen Emphysemblasen entstehen durch einen Ventilmechanismus mit Abknickung des zuführenden Bronchus, bzw. Bronchiolus in der Exspiration.

Der *idiopathische Spontanpneumothorax* im engeren Sinne ist eine Erkrankung des jüngeren Erwachsenenalters. Nach Yasuda beträgt die Inzidenz in der nordamerikanischen Bevölkerung 7,4/100 000 [25]. Es liegt eine deutliche Dominanz des männlichen Geschlechtes (6:1) vor. Der Begriff des idiopathischen Spontanpneumothorax ist unglücklich gewählt, da sich regelmäßig pathologisch-anatomische Korrelate der Erkrankung belegen lassen. Die gesunde Pleura reißt nicht und hält unphysiologisch hohen Drücken bis 200 mm Hg statt. Häufigste Lokalisation des zum Pneumothorax führenden Pleuradefektes liegt im Bereich von Pleurakuppenschwielen des ersten Lungensegmentes.

Wir haben im laufenden Obduktionsgut *Pleurakuppenschwielen* in 32,7% mit Dominanz des männlichen Geschlechts nachweisen können (Hrazdilek und Müller [8]). Diese erreichen eine Größe bis 8 cm. Es werden unterschiedliche Ursachen der Entstehung von Pleurakuppenschwielen angenommen [2, 6, 11, 20]. Nach neueren Untersuchungen [24] sollen Pleura-

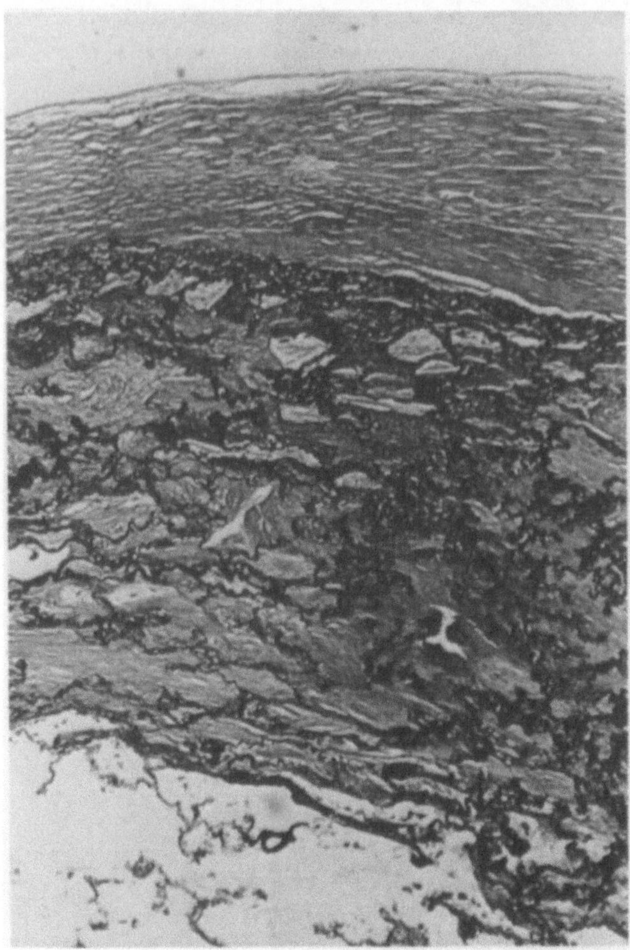

Abb. 3. Pleurakuppenschwiele mit äußerer Zone schwieligen kollagenen Bindegewebes und chronischer Atelektasezone (16 ×, EvG)

kuppenschwielen vor allem durch eine vermehrte atemmechanische Belastung des kuppennahen Lungenparenchyms in der Inspiration bedingt sein. Hierfür sprechen gelegentlich nachweisbare betont mantelförmige subpleurale Lungenemphyseme. Nach klassischer pathologisch-anatomischer Vorstellung sollen Pleurakuppenschwielen im wesentlichen auf abgelaufene Tuberkulosen im Lungenspitzenbereich zurückzuführen sein. Hierfür können auch die häufig nachweisbaren Verkalkungen im Spitzenbereich herangezogen werden, die wir in 22,4% belegen konnten. Als weitere mögliche Ursache von Pleurakuppenschwielen hat Stephenson auf ungewöhnliche anatomische Deformitäten der 1. und 2. Rippe hingewiesen (Syndrom der scharfen Rippe), die er in 57% seiner Fälle finden konnte [23]. Diese Ergebnisse sind jedoch von anderen Beobachtern nicht bestätigt worden [21].

Pathologisch-anatomisch finden wir im Bereich der Pleurakuppenschwielen eine äußere Zone bestehend aus einem narbig hyalinisierten Bindegewebe. Daran schließt sich nach innen eine Zone einer chronischen Atelektase an, in der sich zumindest in der Faserfärbung noch Reste des präexistenten Lungengerüstes belegen lassen [8]. Durch diese beiden Zonen ist die normalerweise 0,1 bis 0,2 mm breite Pleura auf 5 bis 20 mm verbreitert. Im Randbereich findet sich ein unregelmäßiges Emphysemblasenareal. Die Emphysemblasen entstehen zum einen durch einen Ventilmechanismus mit Abknickung des zuführenden Bronchus in der Expirationsphase. Zum anderen findet sich auch eine Desintegration des Lungengewe-

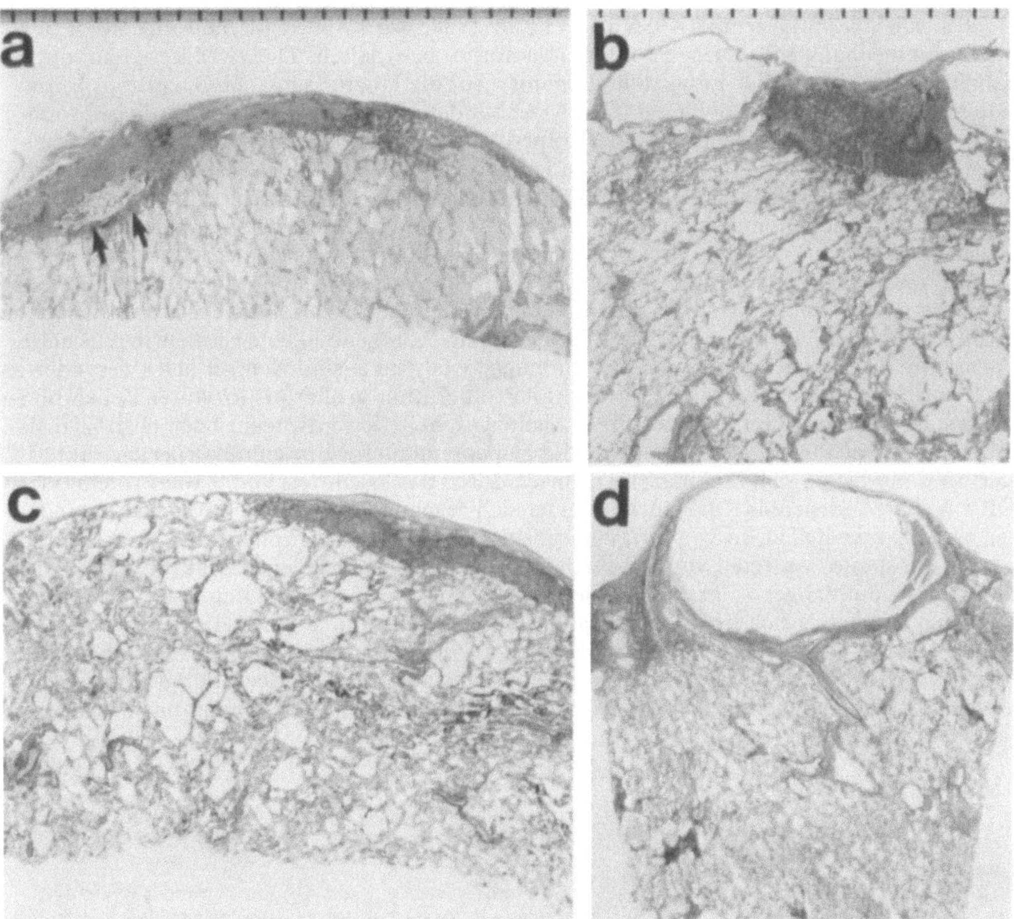

Abb. 4. Pleurakuppenschwiele mit Verkalkung, metaplastischer (postspezifischer) Verknöcherung (↖) sowie Verwachsungssträngen (**a**). Kollaterales Emphysem (**b–d**), z. T. mit größeren Emphysemblasen (Ventilmechanismus) als mögliche Pneumothoraxursache (**b, d**)

bes im Randbereich von Pleurakuppenschwielen mit Entwicklung eines interstitiellen Lungenemphysems. Gelegentlich läßt sich eine Mesothelauskleidung der Hohlräume nachweisen, die dann den von Höfer und Masshoff beschriebenen Pneumatisationskammern entsprechen [7, 13]. Die Mesothelien zeigen z. T. eine erhebliche Formvariabilität bis zum Bild eines Frühmesothelioms. Dabei auftretende intrazytoplasmatische Vakuolisierungen hat Masshoff als Fremdkörperreaktion auf die eingedrungene Luft gedeutet. Derartige Vakuolisierungen finden sich jedoch auch bei uncharakteristischer Reizung der Pleura. Im weiteren Verlauf rezidivierter Spontanpneumothoraces – aber auch als Folge rezidivierter Entzündungen – kann es zu strangförmigen Verwachsungen im Pleurakuppenbereich kommen. Durch diesen „Selbstheilungsmechanismus" wird ein Kollaps des Lungengerüstes bei einem erneuten Spontanpneumothorax vermieden.

Der idiopathische Spontanpneumothorax im Zusammenhang mit einer Menstruation wird als *catamenaler Pneumothorax* bezeichnet. Eine pleurale Endometriose als mögliche Ursache konnte Nakamura nur bei 6 von 664 Frauen belegen, hamartomatöse Angiomatosen waren in seinem Untersuchungsgut nicht vertreten [17]. Nach Yasuda entspricht die Häufigkeit des catamenalen Pneumothorax lediglich der Inzidenz der Menstruation in der weiblichen Bevölkerung.

480

Wir haben vom Dezember 1986 bis Februar 1988 insgesamt 31 offene Lungenbiopsien im Zusammenhang mit einem Spontanpneumothorax erhalten. Dieses Material stammte ganz überwiegend aus der Lungenklinik Hemer, für die Überlassung der Operationspräparate sind wir Herrn Professor Dr. Achatzy verbunden. Es findet sich eine deutliche Dominanz des männlichen Geschlechtes (11 Frauen, 20 Männer). Der Median der Altersverteilung liegt bei 28 Jahren (14 bis 76 Jahre), lediglich in 6 Fällen findet sich ein Pleuradefekt außerhalb der 1. Lungensegmentes, in 6 Fällen handelt es sich um ein Rezidiv. In 2 Fällen ist eine interstitielle Lungenfibrose Ursache des Spontanpneumothorax gewesen, in 10 Fällen fanden sich Hinweise auf das Vorliegen einer pulmonalen Histiozytosis X.

Die *pulmonale Histiozytosis X* entspricht in der Altersverteilung dem idiopathischen Spontanpneumothorax: betroffen sind jüngere Erwachsene [1, 5, 12]. Als Folge eines wabenförmigen Umbaus des Lungengerüstes findet sich im Röntgenbild eine vermehrte retikuläre Zeichnung. Die Spitzenregion und der Phrenicocostalwinkel sind weniger stark verändert. Mikroskopisch findet sich eine herdförmige Proliferation großer histiozytärer Zellen und meist stärkere Eosinophilie. Diese großen histiozytären Zellen entsprechen den Histiozytosis X Zellen, die elektronenmikroskopisch durch pentalaminäre Einschlußkörper charakterisiert sind. Sie lassen sich immunhistochemisch durch den Nachweis von S-100-Protein oder OKT 6 charakterisieren [10]. Daneben findet sich regelmäßig auch eine Proliferation anderer histiozytärer Zellen, so von Lysozym-positiven Alveolarmakrophagen. Bemerkenswert ist das konstante Auftreten von mit zeroidartigem Pigment beladenen Makrophagen, was als Hinweis auf exogene Faktoren in der Entstehung dieser Erkrankung gedeutet werden kann. So handelt es sich bei praktisch allen Patienten mit pulmonaler Histiozytosis X um starke Inhalationsraucher oder es findet sich in der Anamnese eine beruflich bedingte exogene Lungenschädigung (Friseusen, Chemie- und Photolaboranten). Somit sind zumindest in Einzelfällen auch exogene Faktoren in der Pathogenese des Spontanpneumothorax von Bedeutung [16].

Literatur

1. Basset F, Corrin B, Spencer H, Lacronique J, Roth C, Soler P, Battesti J-P, Georges R, Chretien J (1978) Pulmonary histiocytosis-X. Am Rev Resp Dis 118:811–820
2. Davson J (1939) The early stages of apical scar development. J Pathol 49:483–490
3. Fischer H, Masel H (1978) Spontanpneumothorax und Spannungspenumothorax als plötzliche Todesursache. Z Rechtsmed 81:223–226
4. Fuchs HS (1969) Der idiopathische Spontanpneumothorax. Fortschr Med 87:248–254
5. Hammar SP (1988) Pulmonary histiocytosis-X. In: Dail DH, Hammar SP (eds) Pulmonary Pathology. Springer, Berlin pp 392–412
6. Henningsen W (1962) Das emphysematöse Pleurakuppensyndrom. Beiträge zur Klinik der Tuberkulose 125:296–312
7. Höfer W (1969) Zum Problem des sog. idiopathischen Spontanpneumothorax. Virchows Archiv Abt A Path Anat 347:95–104
8. Hrazdilek B, Müller K-M (1988) Lungenspitzennarben. Pathologische Anatomie. Atemwegs- und Lungenkrankheiten (im Druck)
9. Kjaergaard H (1932) Spontaneous pneumothorax in the apparently healthy. Acta Med Scand Suppl 43
10. Lawerenz J-U, Müller K-M (1987) Pulmonale Histiocytosis-X. Immunhistochemische Charakterisierung des zellulären Infiltrates. Atemwegs- und Lungenkrankheiten 1987:258–259
11. MacMillan HA (1949) Apical pneumonic scars. Arch Path 39:377–381
12. Marcy TW, Reynolds H (1985) Pulmonary histiocytosis-X. Lung 163:129–150
13. Masshoff W, Höfer W (1973) Zur Pathologie des sogenannten idiopathischen Spontanpneumothorax. Dtsch med Wochenschr 98:801–805
14. Mattila S, Kostiainen S (1977) Spontaneous pneumothorax. Scand J thoracic cardiovasc Surg 11:259
15. Müller K-M (1983) Pneumothorax. In: Dörr W, Seifert G (eds) Pathologie der Lunge. Springer Berlin, S 1312–1320

16. Nakamura H, Izuchi R, Hagiwara T, Izumi S, Konishiike J, Omura I, Sakai S, Shigematsu Y, Akutagawa M, Takeno Y (1983) Physical constitution and smoking habits of patients with idiopathic spontaneous pneumothorax. Jap J Med 22:2–8
17. Nakamura H, Konishiike J, Sugamura A, Takeno Y (1986) Epidemiology of spontaneous pneumothorax in women. Chest 89:378–382
18. Pfannkuch F (1986) Morphologische Ursachen des Spontanpneumothorax. In: Dorow P, Ibe K (Hrsg) Der Pneumonologische Notfall (5. Charlottenburger Pneumolog. Gespräch), S 1–9
19. Reichmann J, Flex G (1966) Ätiologie, Klinik und Therapie des „idiopathischen" Spontanpneumothorax. Z ärztl Fortbild 60:11–19
20. Renner RR, Markarian B, Pernice NJ, Heitzman ER (1974) Apical cap. Diagnost radiology 110:569–573
21. Ros-Die E, Vara-Thorbeck (1983) Der idiopathische Spontanpneumothorax – ein aktuelles Problem. Zbl Chirurgie 108:345–352
22. Seith U, Wolfart W (1970) Der Spontanpneumothorax. Hippokrates 41:337–353
23. Stephenson SF (1976) Spontaneous Pneumothorax: the sharp rib syndrome. Thorax 31:369–372
24. West JB (1972) Factors affecting localisation of disease in the lung. Thorax 27:510
25. Yasuda TJ, Ferrara JJ, Becker DR (1986) Primary spontaneous pneumothorax: a community hospital study. Current surgery 1986:118

78. Die radiologische Diagnostik des Spontanpneumothorax

J. S. Tuengerthal

Röntgenabteilung, Thoraxklinik der LVA Baden, Heidelberg-Rohrbach, Amalienstr. 5, D-6900 Heidelberg

Radiological Imaging of Spontaneous Pneumothorax

Summary. Although several new imaging modalities have been developed, plain chestfilm examination remains the diagnostic procedure of choice for diagnosis and followup of spontaneous pneumothorax. Perfect chest radiographs and additional conventional tomography or fluoroscopy show complicating tension signs and in several cases can clarify the etiology. Other imaging modalities, such as digital radiography, CT, and MR modalities, are of limited value, but may be helpful to stage complicated findings. Radionuclide studies and Ultrasound may be helpful in special cases.

Keywords: Radiology of spontaneous pneumothorax

Zusammenfassung. Die Thoraxübersichtsaufnahmen in 2 Ebenen, evtl. mit ergänzender Durchleuchtung und linearer Tomographie sind sensitive Verfahren, um Ausmaß und Lokalisation, sowie Ätiologie des Spontanpneumothorax zu dokumentieren. Andere bildgebende Verfahren, Digitales Röntgen, CT, MR sind nur gelegentlich indiziert, meist zum „staging" cystischer Lungenerkrankungen oder zur Dokumentation komplizierender Befunde. Die Ventilationszintigraphie differenziert Cyste von lokalisiertem Pneumothorax. Ultraschall zeigt nur Pleuraerguß oder Thoraxwandprozesse.

Schlüsselwörter: Bildgebende Verfahren – Spontanpneumothorax

Klinische Zeichen des Spontanpneumothorax, die akut einsetzende Luftnot und der persistierende Thoraxschmerz sind unspezifisch und treten bei vielen Lungenerkrankungen auf [1]. Mit den physikalischen Untersuchungsverfahren, der Perkussion und Auskultation wird die Verdachtsdiagnose gestellt. Bildgebende Verfahren sichern die Diagnose [2, 3, 4]. Die zur Diagnostik des Spontanpneus einsetzbaren radiologischen Verfahren sind in Tabelle 1 aufgelistet. Bis heute gilt für die Diagnose des Spontanpneumothorax:

Die konventionelle Thoraxübersichtsaufnahme mit Film-Folientechnik, gegebenenfalls ergänzt durch zusätzliche Aufnahmen in Exspiration und Thoraxdurchleuchtung:

sichert die Diagnose
zeigt Ausmaß und Lokalisation des Lungenkollapses
dokumentiert komplizierende Befunde
und dient der Kontrolle therapeutischen Maßnahmen.

Häufig erklärt die Röntgensymptomatologie die Ätiologie des spontanen Pneumothorax [4, 5, 6, 7, 8].

Thoraxaufnahmen sind, entsprechend den Vorschlägen der DRG in Hartstrahltechnik anzufertigen [9]. Die diagnostische Aussagekraft hängt von der Wahl geeigneter Film-Folienkombinationen ab. Zu steile und zu empfindliche Film-Folienkombinationen sind zu vermeiden [10]. „High-latitude" Filme mit einen „Speed" von 200 bis maximal 300 ASA mit vorgezogener Fuß der Schwärzungskurve haben sich als besonders geeignet erwiesen. Um

Konventionelle Radiologie	**Tabelle. 1.** Radiologische Verfahren zur Diagnostik des Spontanpneumothorax

Konventionelle Radiologie
  Übersichtsaufnahmen
    posterior-anterior
    lateral
    Bettaufnahme ap
    Aufnahme Rückenl. seitl.
    DL mit Zielaufnahmen
    in In- und Exspiration
    Schichtuntersuchungen

Computertomographie

Nuklearmedizin
  Ventilationsszintigraphie
  Perfusionsszintigraphie

Magnetische Resonanztomographie

Ultraschall

Tabelle 2. Technik der Thoraxröntgenuntersuchung beim Spontanpneumothorax

Im Stehen:	
Aufnahmen in 2 Ebenen	pa. + seitl.
FF-Abstand	180 cm
Im Liegen:	
Aufnahmen in 2 Ebenen	ap. + seitl.
	in Rückenlage
FF-Abstand	120 cm
Hartstrahltechnik	120 – 140 kV
Streustrahlenraster	(hochselektiv)
Belichtungszeit (pa.-Aufn.)	20 ms
Film-Folien-Speed	200 – 300
Filmmaterial	„high-latitude-film"
Filmdichte (Schwärzung)	max. S = 1,8
In- + Exspirationsaufnahme	

diskrete Pneumothoraces zu erkennen, ist darauf zu achten, daß die Filmschwärzung S = 1,8 nicht übersteigt [10, 11]. Die röntgenologische Analyse des Thorax hat stets in 2 Ebenen zu erfolgen, da ein Pneumothoraxspalt oder andere wichtige Befunde häufig nur auf der Seitaufnahme zu erkennen sind. Erst nach der Beurteilung der pa. und lat. Aufnahmen sind die in Tabelle 1 aufgelisteten, ergänzenden diagnostische bildgebende Verfahren indiziert.

Vorteile konventioneller Röntgendiagnostik

Konventionelle Röntgenverfahren sind rasch und verhältnismäßig preiswert anzufertigen, stets verfügbar und ermöglichen auf grund der hohen räumlicher Auflösung und übersichtlichen Darstellung rasch und sicher die Diagnose. Die Analyse der Thoraxaufnahmen erlaubt die Unterscheidung zu anderen pulmonalen Erkrankungen, die mit klinischen Verfahren häufig genug nur schwer unterscheidbar sind [6, 7, 8, 10, 12].

Radiomorphologie des Spontanpneumothorax

Die Diagnose des ausgeprägten kompletten oder auch mantelförmigen Pneumothorax ist in der Regel einfach, denn die Luft zwischen den Pleurablättern ist auf der korrekt belichteten

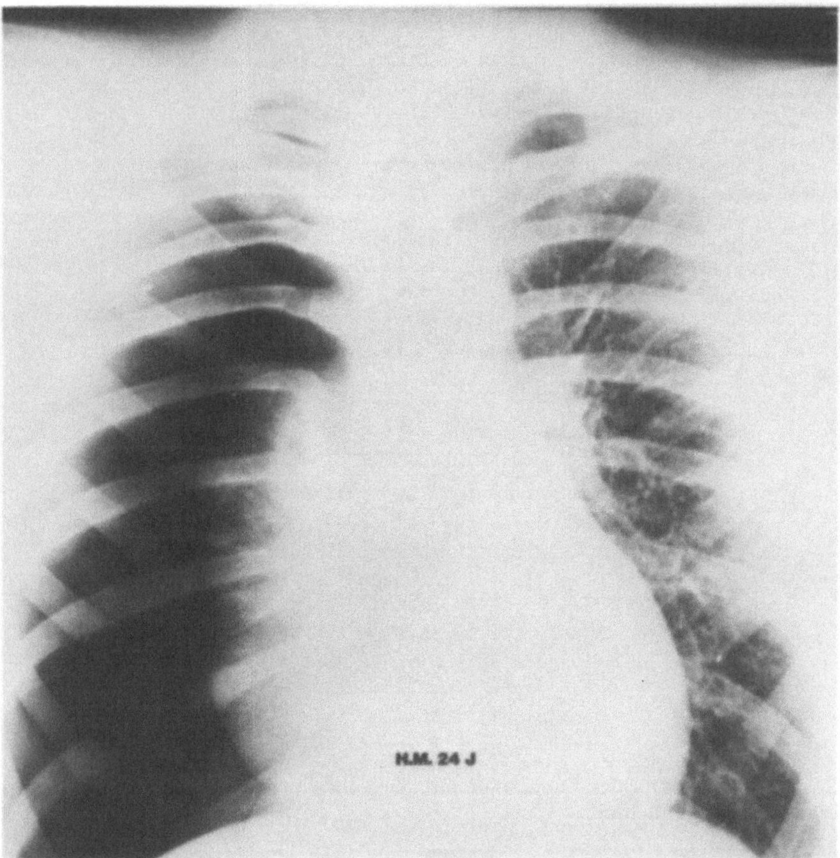

Abb. 1. Unkomplizierter Spontanpneumothorax mit deutlichem Kollaps der rechten Lunge (24 J. männl.)

Aufnahme gut abgrenzbar. Beim unkomplizierten, Pneumothorax erscheint das kollabierte Lungengewebe verdichtet. Eine total luftleere Lunge wird zur Kinderfaust großen Weichteilverschattung am Hilus. (Abb. 1 und 5) Beim „Mantel"-Pneumothorax kann die kollabierte Lunge gelegentlich transparenter als die gesunde kontralaterale Seite sein, da die reflektorische Minderperfusion der verkleinerten Lunge die Strahlenabsorption vermindert [10, 11, 12, 13] (Abb. 2).

Radiomorphologie der Ursachen des Spontanpneumothorax

Die Thoraxübersichtsaufnahme ergibt bereits häufig Hinweise für die Ätiologie des Pneus. Sind grobcystische Lungengerüstveränderungen zu erkennen ist anzunehmen, daß der Spontanpneumothorax durch die Ruptur einer dieser Blasen eingetreten ist (Abb. 3a) [12, 13]. Bei asthenischen Personen und Jugendlichen treten erstmalig oder rezidivierend Spontanpneumothoraces nach Ruptur einer kleinen, meist apical gelegenen, marginalen, intrapleuralen Blase [14, 15] auf. Nur in ca 50% der Fälle sind die 1,5–2 cm großen, im angelsächsischen Sprachraum „bleb" genannten Luftblasen bei kollabierter Lunge erkennbar [16]. Aufnahmen in Exspiration, die Thoraxdurchleuchtung mit Hustenstoß, aber auch Oberfeldschichtaufnahmen dokumentieren transparente, feinwandige Strukturen auf der Lungenoberfläche (Abb. 4a). Die Lokalisation des den Pneu verursachenden Lecks gelingt jedoch mit konventionellen diagnostischen Verfahren selten [17, 18, 19]. Bei negativer konventioneller Röntgendiagnostik wird häufig die CT Untersuchung angeschlossen, um die

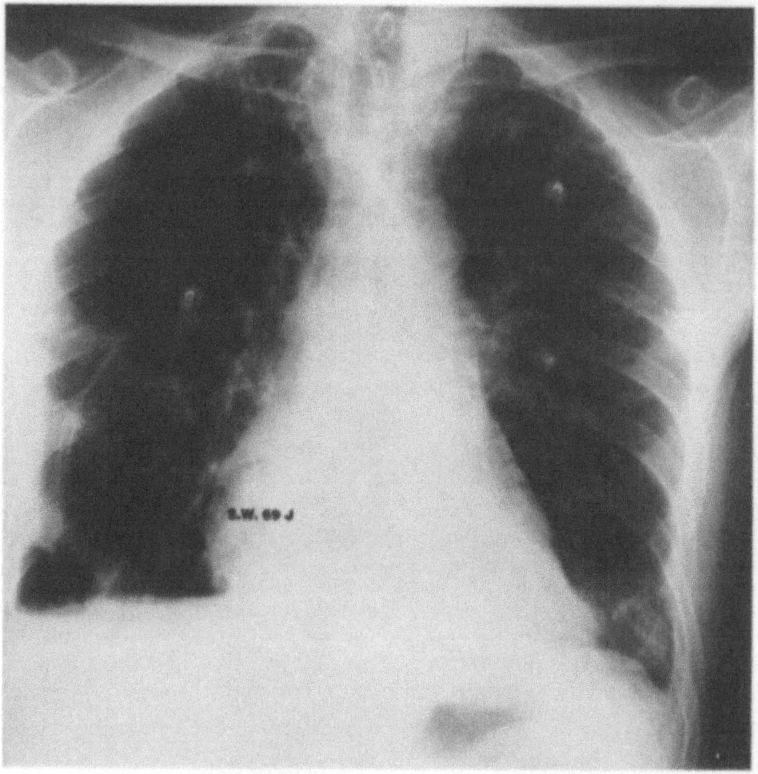

Abb. 2. Spontanpneumothorax der rechten Lunge mit multiplen Adhäsionen. Erhöhte Transparenz der teilweise kollabierten Lunge (69 J. männl.)

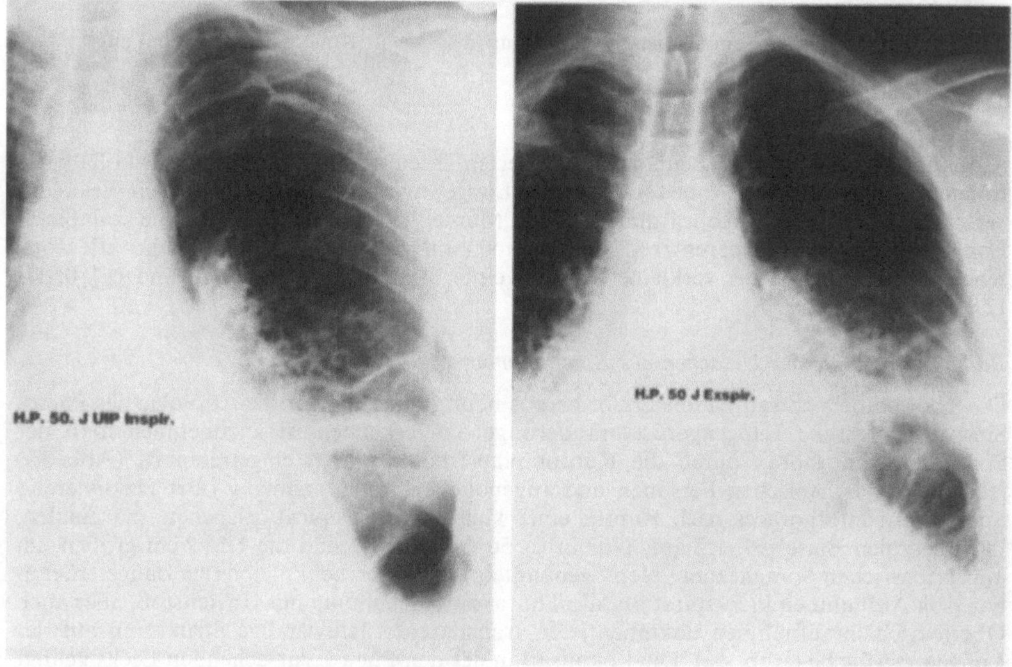

a

b

Abb. 3 a, b. Diagnostik eines Spontanpneumothorax durch In- und Exspirationsaufnahmen eines Patienten mit Lungenfibrose. Grobzystische Lungenveränderung links apical (50 J. männl.)

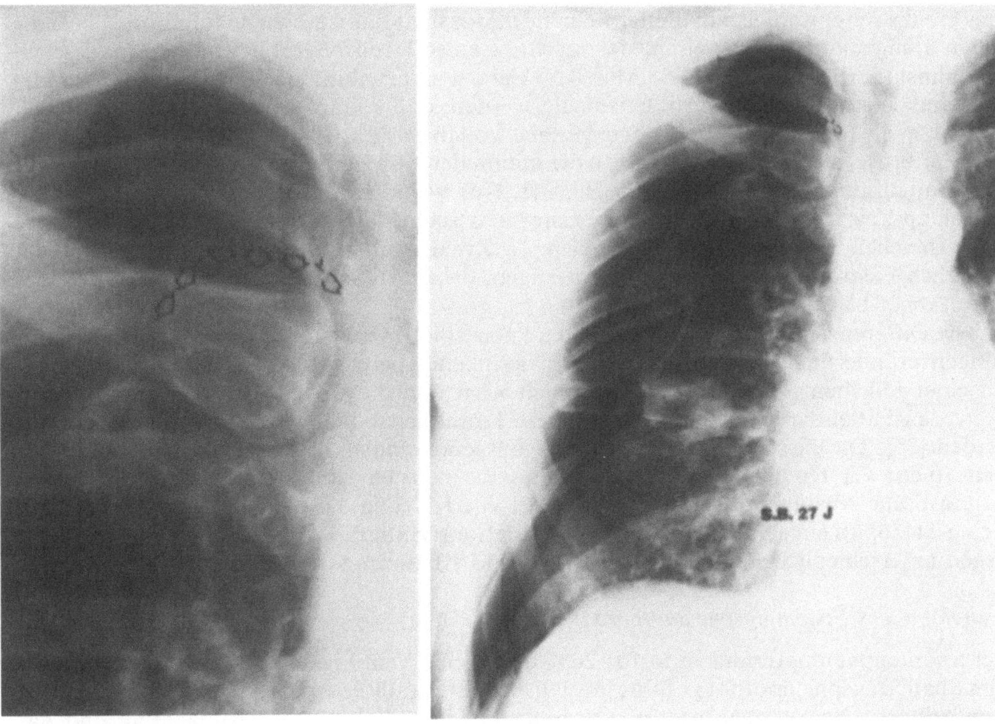

Abb. 4a, b. Rezidivierender Spontanpneumothorax, hervorgerufen durch feinwandige intrapleurale marginale Blase („bleb") in der Lungenkuppel (Detail, Pfeile) Intrapulmonale Fehllage der Saugdrainage (27 J. weibl.)

Lufterfüllter Spaltraum zwischen Lunge und Thoraxwand
pa. im Stehen: meist apical, seltener subpulmonal ap. Bettaufnahme: häufig nur paracardial oder subpulmonal
ohne Verlagerung des Cardiomediastinalschattens der ventralen und dorsalen mediastinalen Umschlagfalten
Zwerchfellstand: normal, spitzer Randwinkel lat. + dorsal

Tabelle 3. Radiologie des unkomplizierten Spontanpneumothorax

Ursache des Spontanpneumothorax zu diagnostizieren. Es ist aber umstritten, ob der Chirurg auf diese kostenintensive und begrenzt verfügbare Diagnostik nicht verzichten sollte [20]. Die Thorakoskopie vor der Anlage einer Saugdrainage ist eine aussagekräftige Methode zur Erkennung dieser Veränderungen und wird in unserem Hause routinemäßig als zweites diagnostisches Verfahren durchgeführt und der Computertomographie vorgezogen. Der thorakoskopische Befund wird als die wichtigere Entscheidungshilfe zur Therapie angesehen [21].

Der Nachweis eines „Minimal-Pneumothorax" macht gelegentlich Schwierigkeiten. Doch es sollte pragmatisch bedacht werden: Ein schmaler Luftspalt zwischen den Pleurablättern ist bei sonst unauffälligem Lungenbild von geringer Relevanz, denn die intrapleurale Luft wird meist folgenlos resorbiert [22, 23]. Verstärkt sich „Pneumothorax" ist er zuverlässig auf der Übersichtsaufnahme zu diagnostizieren. Es ist deshalb sinnvoll, bei verdächtiger klinischer Symptomatik, trotz unauffälligem Röntgenbefund nach 12–24 Stunden eine Kontrollaufnahme anzufertigen [24, 25]. Bei ausgeprägten Lungenfibrosen muß allerdings die Diagnose des Spontanpneumothorax so rasch wie möglich gestellt werden. Ein diskreter wenige mm breiter Pneumothoraxspalt kann auf einen funktionell bedeutsamen Lungenkollaps hinweisen, der rasch zu einer lebensbedrohlichen respiratorischen Globalinsuffizienz führt [26, 27] (Abb. 3b). Bei der Beurteilung der funktionellen Auswirkungen eines Pneumothorax sollte bedacht werden, daß bei ausgeprägten Lungenfibrosen nur das noch funktionsfähige Lungengewebe kollabiert [28, 29]. Bei diesen Patienten mit Lungenfibrose ist ein Pneumothorax, trotz minimaler Röntgensymptomatologie, sofort mit einer Saugdrainage zu entlasten [25, 30, 31]. Nur wenn der Radiologe die direkten oder indirekten Zeichen des Pneumothorax kennt und sucht, läßt sich diese wichtige Diagnose mit ausreichender Sicherheit rasch stellen. In Zweifelsfällen darf nicht gezögert werden, zusätzlich Exspirationsaufnahmen anzufertigen, da auf diesen der Pneuspalt meist breiter wird (Abb. 3b) [32, 33, 34].

Die Differenzierung eines abgekapselten Pneumothorax von expansiven, grobcystischen Lungenveränderungen kann erhebliche Schwierigkeiten bereiten. Da nur der Pneumothorax mit einer üblichen Saug-Drainage behandelt wird und die versehentliche Drainage einer Cyste den Patienten gefährdet, müssen diese Krankheitsbilder gegeneinander abgegrenzt werden [35]. Da dies mit konventioneller Röntgendiagnostik meist nicht gelingt, werden heute meist CT-Untersuchungen angefertigt. Es hat sich jedoch herausgestellt, daß die diagnostische Aussagekraft von CT oder MR zur Klärung dieser speziellen Fragestellung gering ist [36]. In einigen Fällen kann die Ventilationsszintigraphie Bulla and Pneumothorax wegen unterschiedlicher Nuklidanreicherung und Abatmung differenzieren [37, 38].

Radiologie des Spannungspneumothorax

Der Spontanpneumothorax ist in 10–20% durch eine Ventilmechanismus kompliziert, der zum Spannungspneumothorax führt [38, 39]. Wichtige radiologische Zeichen sind in Tabelle 4 aufgelistet. Die Verlagerung des Kardiomediastinalschattens, die Abflachung und das Tiefertreten des Zwerchfells auf der betroffenen Seite, sind Zeichen des massiv erhöhten intrathorakalen, extrapulmonalen Drucks und auch bei minderer Aufnahmequalität zu erkennen. Zur Dokumentation der diskreteren Initialzeichen, der Verziehungen der mediastinalen Umschlagsfalten, der Änderungen der Lungengefäßkaliber, sind optimale Belichtung der Thoraxaufnahmen und die Verwendung von „high-latitude" Film-Folienkombinationen erforderlich. Die Verminderung der Lungendurchblutung durch den erhöhten intrathorakalen Druck verursacht eine Hyperämie der Gegenseite. Die Verstärkung der Lungengefäßzeichnung der nicht betroffenen Seite ist ein Maß für die durch den Spannungspneumothorax gestörte pulmonalen Hämodynamik. Derartige Perfusionsumverteilung wird als ein wichtiges indirektes radiologisches Symptom angesehen und ist am besten an der Aufweitung der apicalen Oberlappenvenen zu erkennen [25, 26, 27, 30, 31] (Abb. 5).

Der chronische Spannungspneumothorax kann klinisch symptomlos sein und wird dann als Überraschungsbefund diagnostiziert. In manchen Fällen, entfaltet sich die Lunge, trotz jahrelanger Dauer des Totalkollapses bereits nach kurzzeitiger Drainagebehandlung [11, 32]. Chronische Spannungspneumothoraces fanden wir gelegentlich bei indolenten, ver-

---

Tabelle 4. Radiologie des Spannungspneumothorax

Verziehung der Mediastinalstrukturen zur Gegenseite (Trachea, vord. und hint. mediastinal. Umschlagfalten, Herz und große Gefäße, Ösophagus)

Auf der Seite des Pneumothorax:
Zwerchfelltiefstand, Abflachung des Randwinkels
Exkavation der Zwischenrippenräume

Verstärkte Gefäßzeichnung der gesunden Lunge
Verminderte Lungentransparenz beider Seiten

Durchleuchtung: Mediastinalpendeln

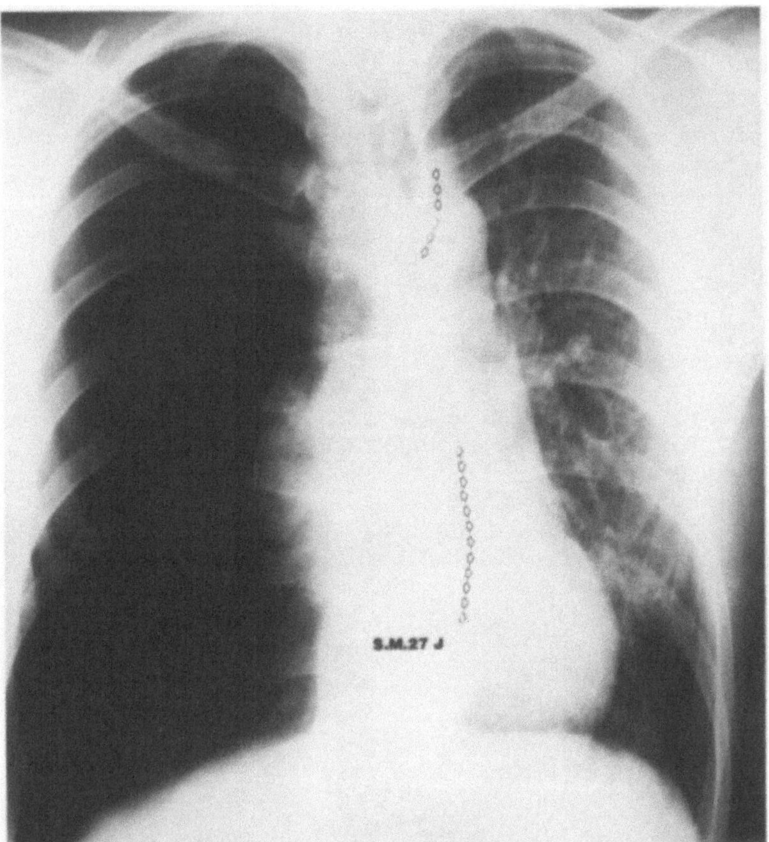

Abb. 5. Radiologische Zeichen des Spannungspneumothorax re.: Verlagerung des Mediastinums nach links, Tiefstand des Zwerchfells re. Verlagerung der vorderen und hinteren mediastinalen Umschlagfalten (Pfeile), Hyperämie der linken Seite mit Aufweitung der Oberfeldvenen (27 J. weibl.)

wahrlosten Patienten, oft auch bei Alkoholikern. Häufigste Ursachen sind kavernöse Lungentuberkulose, Aspirationspneumonie oder bagatellisierte Traumen [10, 11, 25] (Abb. 6).

Spontanpneumothoraces treten gelegentlich bei abszedierenden Lungenerkrankungen auf. Als akute, lebensbedrohliche Komplikationen ereignen sie sich bei septischer Staphylokokken- und Streptokokkenpneumonie, kavernöser Lungentuberkulose, Lungen- oder Pleuraechinokokkose, schrumpfender Pneumokoniose oder immunologischer Lungenerkrankung. Zwei Prozent der Spontanpneumothoraces werden bei benignen oder malignen Tumoren beobachtet [10, 11, 12, 25, 32]. Zur Klärung der zugrundeliegenden Erkrankungen kann es erforderlich sein, alle in Tabelle 1 aufgeführten bildgebenden diagnostischen Verfahren einzusetzen.

Bettaufnahmen

Ausgeprägte Befunde, wie in Abb. 7 dargestellt, sind auch auf den ap-Aufnahmen minderer Qualität leicht zu erkennen und bieten keine diagnostischen Probleme. Bei Bettlägerigen kann auf der üblicherweise angefertigten anterior-posterioren Aufnahme auch ein Pneumothorax leicht übersehen werden, da die radiologischen Zeichen sehr diskret sind und von vielen Untersuchern nicht beachtet werden. Beim liegenden Patienten ist nach freier Luft im Thoraxraum auch paracardial, paramediastinal und subpulmonal zu suchen, denn auch bei ausgeprägtem Pneumothorax fehlt häufig der als typisch angesehene Luftmantel apical oder

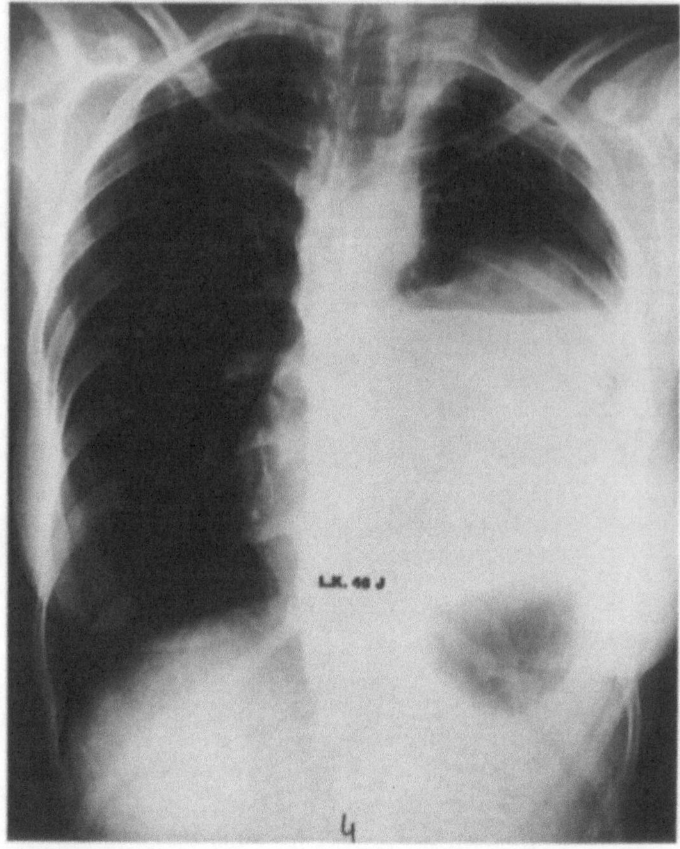

Abb. 6. Chronischer Spannungspneumothorax nach abszedierender Lobärpneumonie bei Alkoholi-kerin (46 J. weibl.)

an der lateralen Thoraxwand. Nur auf korrekt belichteten Filmen und optimierter Röntgen-technik sind diese Befunde zu erkennen. Leider ist aber gerade die technische Qualität der Bettaufnahmen häufig unzureichend, da die Nenn-Leistungen fahrbarer Geräte nicht den Erfordernissen entsprechen. Fehlbelichtete Aufnahmen sind nicht zu vermeiden, da die Aufnahmeparameter frei gewählt werden müssen. Bei Verdacht auf einen Pneumothorax sollte daher auch beim liegenden Patienten eine seitliche Aufnahme mit horizontalem Strah-lengang angefertigt werden. Die freie ventrale intrapleurale Luft ist häufig nur auf einer solchen Aufnahme nachweisbar. Es ist jedoch zu bedenken, daß die Anfertigung aussage-kräftiger seitlicher Aufnahmen aufwendig ist und nur mit Hartstrahltechnik gelingt. Bei Geräten minderer Leistung empfiehlt sich die Verwendung von „high latitude"-Film-Folienkombinationen höherer Empfindlichkeit. („speed" 400 ASA). Unbewegliche, hochse-lektive Streustrahlenraster sind bei Erwachsenen für die anterior-posteriore und für die seitlichen Bettaufnahmen obligatorisch.

Therapiekontrolle des Spontanpneumothorax

Zur Therapiekontrolle der Drainagebehandlung sind Thoraxaufnahmen auch heute unent-behrlich [37, 38]. Viele Chirurgen fordern Aufnahmen jeweils vor und nach Abklemmen oder nach dem Ziehen der Drainage. Es ist jedoch fraglich, ob bei den häufig jungen Patienten mit Spontanpneumothorax die Kontrollaufnahmen in 2 Ebenen notwendig sind

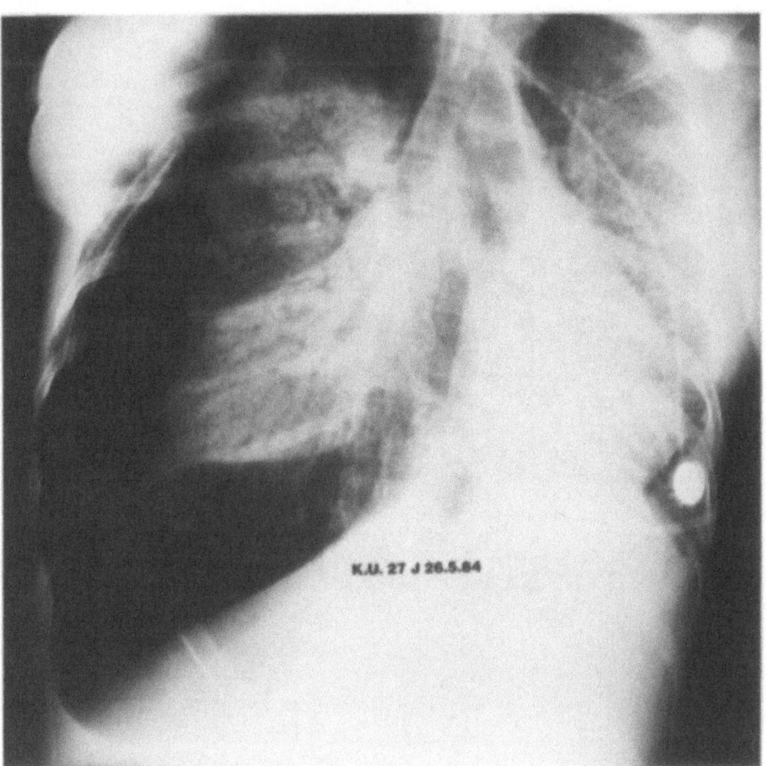

Abb. 7. Bettaufnahme, Spannungspneumothorax bei Pneumocystis carinii Pneumonie (39 J. weibl.)

[39, 40, 41, 42]. CT-Untersuchungen, die sehr übersichtlich die Ausdehnung der Lungen und die Lage darstellen, sind wegen der relativ hohen Strahlenbelastung nur bei speziellen Fragen indiziert. Magnetresonanztomographie (MR) dürfte aus Kostengründen nur ausnahmsweise indiziert sein. Fehllagen von Drainagen sind mit der konventioneller Röntgendiagnostik einfach zu erkennen (Abb. 4b).

Ultraschalluntersuchungen sind in der Diagnostik des Pneumothorax ungeeignet. B-mode-Ultraschall ist aber in der Hand des Geübten ein einfaches, sehr hilfreiches, bildgebendes Verfahren zur Differenzierung im Röntgenbild nicht unterscheidbarer pleuraler und intrapulmonaler Verschattungen, wie sie im Gefolge eines Spontanpneumothorax gelegentlich auftreten. Die Analyse der unterschiedlichen Echomuster erlaubt häufig eine Differenzierung von serösem Erguß, Hämatom, Empyem oder Tumor.

79. Thorakoskopische Diagnostik und Therapie des Spontanpneumothorax

V. Schulz

Abteilung Medizin-Pneumologie, Thoraxklinik der LVA Baden, Amalienstr. 5, D-6900 Heidelberg 1

Thoracoscopy in the Diagnosis and Treatment of Spontaneous Pneumothorax

Summary. Thoracoscopy must be regarded as an obligatory procedure in the diagnosis and therapy of symptomatic spontaneous pneumothorax. In up to 81% of cases data obtained by thoracoscopy considerably influence therapy. Indication for surgery has to be weighed against endoscopic therapy (coagulation, laser and pleurodesis). Thoracoscopy should be performed at the first recurrence of an idiopathic spontaneous pneumothorax, unless the lung does not expand during suction drainage or recollapses after expansion.

Key words: Pneumothorax – thoracoscopy – pleurodesis

Zusammenfassung. Die Thorakoskopie muß in der Diagnostik und Therapie des symptomatischen Spontanpneumothorax als obligate Maßnahme angesehen werden. In bis zu 81% der Fälle werden thorakoskopisch Befunde erhoben, die das therapeutische Vorgehen beeinflussen. Die Indikation zu einer Operation ist gegenüber endoskopischtherapeutischen Maßnahmen (Koagulation, Laser, Pleurodese) abzugrenzen. Bei einem idiopathischen Spontanpneumothorax sollte ab dem 1. Recidiv thorakoskopiert werden, es sei denn, die Lunge ist unter Sog nicht zu entfalten oder kollabiert wieder nach Ausdehnung.

Schlüsselwörter: Pneumothorax – Thorakoskopie – Pleurodese

Über den Einsatz der Thorakoskopie in Diagnostik und Therapie eines Spontanpneumothorax bestehen auch heute noch – trotz jahrelanger Diskussionen – unterschiedliche Auffassungen. Sattler, ein Protagonist thorakoskopischer Diagnostik, hat seit den 40er Jahren immer wieder darauf hingewiesen, daß in vielen Fällen eines Spontanpneumothorax die Thorakoskopie dringlich indiziert ist [13]. In gleicher Weise sind auch die Ausführungen von Brandt und Mitarbeiter zu werten, die sie zu diesem Kapitel in ihrem Thorakoskopie-Atlas machen [5]. Andererseits wurden gegensätzliche Standpunkte vertreten. Erinnert sei an die lebhafte Podiumsdiskussion anläßlich des 1. Nauheimer Kongresses im Jahre 1972 [10].

Nach meiner Meinung nähert man sich einem allgemein zu akzeptierenden Konzept, wenn man den idiopathischen und symptomatischen Spontanpneumothorax getrennt behandelt und prüft, welchen Nutzen jeweils die Thorakoskopie mit Blick auf therapeutisches Vorgehen und Prognose beinhaltet.

Nach einer kumulativen Statistik (Tabelle 1), in die von Babischev [2], Sukhanovski [15] und Swieringa [16] mitgeteilte Zahlen eingingen, findet man beim idiopathischen Spontanpneumothorax des Jugendlichen in knapp über der Hälfte der Fälle thorakoskopisch einen pathologischen Befund. Fast ausschließlich sind bis erbsgroße, selten größere Blasen auszumachen, die oft das Niveau der Pleura visceralis nicht überragen und sich erst beim Hustenstoß oder Valsalva-Manöver zu erkennen geben. Berücksichtigt man weiter, daß diese meist lappenrandständigen, kleinen Blasenbildungen überwiegend lokalisiert auftreten und der Nachweis einer Fistelöffnung, Rupturstelle in der Regel nicht gelingt (Tabelle 1),

Tabelle 1. Pathologisch-anatomisches Substrat eines idiopathischen Spontanpneumothorax bei thorakoskopischer Inspektion. Kumulierte Statistik nach Babischev [2], Sukhanowski [15] und Swieringa [16]

Pathologischer Befund 57%	
marginales, kleinbullöses „Emphysem"	84%
Spitzen(narben?)blasen	15%
größere Bullae	3%
Blasen mit Adhäsionen	4%
strangförmige Verwachsungen	5%
blutiger Erguß	1%
Kein pathologischer Befund erkennbar	43%
Nachweis einer Fistelöffnung	16%
pathologischer Befund	
lokalisiert	71%
„ausgedehnt"	29%

Tabelle 2. Recidivhäufigkeit eines idiopathischen Spontanpneumothorax. Die Prozentzahlen, die die Recidivzahl 2 − > 3 bezeichnen, beziehen sich auf die Gesamtzahl untersuchter Patienten

Autor	Recidiv-Zahl				
	0	1	2	3	> 3
Sattler [12] n = 157	66%	34%	10%	19%	6%
Babischev [2] n = 125	71%	29%	12%	9%	4%

Tabelle 3. Ergebnisse einer Fibrin- und Talkumpleurodese. Bei den mit Talkumpuderung durchgeführten Pleurodesen handelt es sich durchgehend um lokale Pleurodesen, die Angaben zu den Fibrinpleurodesen setzen sich aus lokalen und allgemeinen Pleurodesen zusammen

Ergebnisse	Pleurodese
Fibrinpleurodese	
Pridun et al.: (1987) [11]	n = 46; 4% Recidive innerhalb von 3 Jahren
Bauer et al.: (1987) [3]	n = 10; Pat. Recidiv innerhalb von 18 Monaten
Kaiser et al.: (1987) [8]	n = 29; Pat. „Versager"
Talkum-Pleurodese	
Schott et al.: (1972) [14]	n = 106; Recidiv 4,7% Hospital.dauer 7 Tage
Swieringa et al.: (1974) [16]	n = 104; Recidiv 7,7% innerhalb von 5 Jahren

kann beim juvenilen idiopathischen Spontanpneumothorax nicht unbedingt gefolgert werden, daß die Thorakoskopie die Therapie bestimmt.

Allerdings kann eine derart strikte Absage thorakoskopischen Vorgehens nicht erfolgen, wenn man das Kriterium Prognose einbezieht. Überblickt man die Recidivhäufigkeit eines allein mit Drainage versorgten idiopathischen Spontanpneumothorax − es sind die Zahlen von Sattler [12] und Babischev [2] (Tabelle 3) wiedergegeben − ist in einem Drittel der Fälle mit einem einmaligen Recidiv zu rechnen, mehrmalige Recidive sind in einer Rate von 4−19% zu beobachten, das Ausbleiben eines Recidivs − in den Studien bis zu 7 Jahren − wird in bis zu 71% der Patienten gefunden. Unter dem Eindruck dieser Zahlen ist man eher geneigt, einer sofortigen Thorakoskopie, unter Umständen verbunden mit therapeutischen Maßnahmen, das Wort zu reden, dies auch deswegen, da sich nach unseren Erfahrungen in bis zu 6% der Patienten der idiopathische Spontanpneumothorax als symptomatisch herausstellt und daher eine bisher unerkannte Lungenerkrankung − Histiocytosis X, Lymphangioleiomyomatose − aufgedeckt wird. Allerdings ist diesem Vorgehen entgegenzuhalten, daß über die Hälfte dieser Patienten „umsonst" thorakoskopiert werden: das Ausbleiben eines Recidivs läßt mit großer Wahrscheinlichkeit keinen thorakoskopischen Befund erwarten, der eine differente therapeutische Maßnahme nach sich zieht! Ich glaube daher, daß man nicht die Forderung aufstellen kann, jeden − idiopathischen − Spontanpneumothorax von vornherein zu thorakoskopieren. Jedoch sollte in jedem Fall die Thorakoskopie dann erfolgen, wenn das erste Rezidiv auftritt, die Lunge unter Sog sich nicht entfaltet oder nach

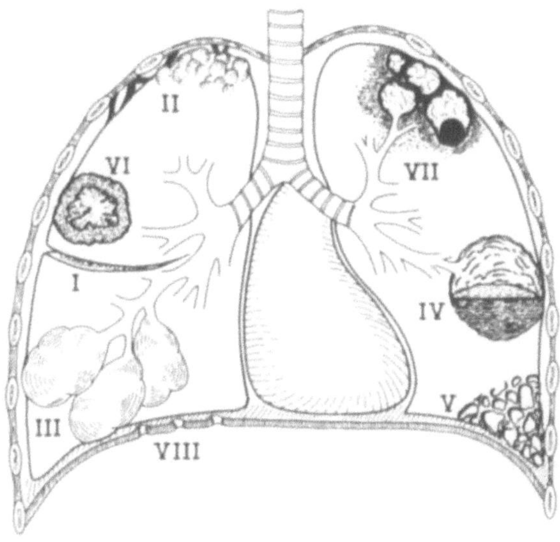

Abb. 1. Pathologisch-anatomisches Substrat eines symptomatischen Spontanpneumothorax: I = marginale perlschnurartig aufgereihte Bläschen, II = Spitzennarbenblasen; III = großbullöse Veränderung, Blähcysten, IV = Lungenabszeß (vor Perforation); V = honey comb lung; VI = peripheres zerfallendes Bronchialcarcinom (vor Perforation); VII = tuberkulöse Kavernen, „ältere" Kaverne mit Mycetombildung; VIII = Zwerchfell- und Pleura-„Lücken" als pathogenetischer Faktor eines katamenalen Pneumothorax

Ausdehnung wieder kollabiert. Die Thorakoskopie bietet dann die Möglichkeit, eine dezidierte Aussage zum therapeutischen Vorgehen – konservativ (alleinige Drainagebehandlung, Pleurodese, Laserabtragung von Blasen, Strängen u. a.) oder operativ – zu machen und hilft in dieser Weise Mehrfachrecidive zu vermeiden. Betont werden muß, daß dieses Konzept auch die nicht immer gegebene Verfügbarkeit der Methode und – damit einhergehend – nicht ausreichende Erfahrung des Untersuchers berücksichtigt. Da die Thorakoskopie bei anschließender Drainageeinlage nicht als zusätzliche invasive Maßnahme verstanden werden kann und die Komplikationsrate niedrig ist, ist durchaus „an Zentren" eine primäre Thorakoskopie des idiopathischen Spontanpneumothorax zu vertreten.

Diesem, vielfache Faktoren berücksichtigenden und abwägenden Vorgehen in der Thorakoskopie des idiopathischen Spontanpneumothorax steht andererseits die uneingeschränkte Forderung gegenüber, bei jedem symptomatischen Spontanpneumothorax die Thorakoskopie primär einzusetzen. Nach unseren Ergebnissen [6] und den Angaben von Maaßen [9], Unholtz [18] und Viereck [19] sind je nach thorakoskopischem Aspekt in bis zu 81% der Fälle außer einer Drainagebehandlung differente therapeutische Maßnahmen auszuführen.

Das Spektrum anzutreffender pathologisch-anatomischer Substrate ist überaus breit (Abb. 1). Rupturierte tuberkulöse Kavernen, die noch in den 30er Jahren nach Alexander [1] in 80% Ursache eines symptomatischen Pneumothorax waren, werden heute nur noch vereinzelt gesehen. Sie sind, wie auch pleural einbrechende Abszesse und Tumoren, Indikation zu einer Resektionsbehandlung. Großbullöse Veränderungen und Blähcysten, die nach unseren Zahlen in 15% einen Spontanpneumothorax bedingen, machen ebenso ein operatives Vorgehen erforderlich, zumal wenn breite Einrisse bestehen. Bei subpleuralen Spitzenblasen, die nur zum Teil auf einer tuberkulösen Ätiologie beruhen, und den perlschnurartig lappenrandständig aufgereihten Blasen und Cysten muß nach Ausdehnung und auch thorakoskopischer Zugänglichkeit entschieden werden, ob ein operatives oder eher endoskopisch-therapeutisches Vorgehen gewählt wird [4, 7]. Unter thorakoskopischer Sicht sind durch Kauterisierung und Lasereinsatz kleine Blasen „abzutragen", Fisteln zu schließen und Adhäsionen wie auch Stränge zu durchschneiden. Spontanpneumothoraces, die durch lokalisierte Ruptur einer honey comb lung entstehen, sind operativ anzugehen, wenn nicht eine fortgeschrittene cardiopulmonale Funktionseinbuße eine alleinige konservative Therapie nahelegt.

Neben diesen thorakoskopisch vorzunehmenden therapeutischen Maßnahmen ist die allgemeine, vor allen Dingen aber die lokale Pleurodese wiederum in den Blickpunkt gerückt, nachdem die sog. Fibrinpleurodese angeboten wird.

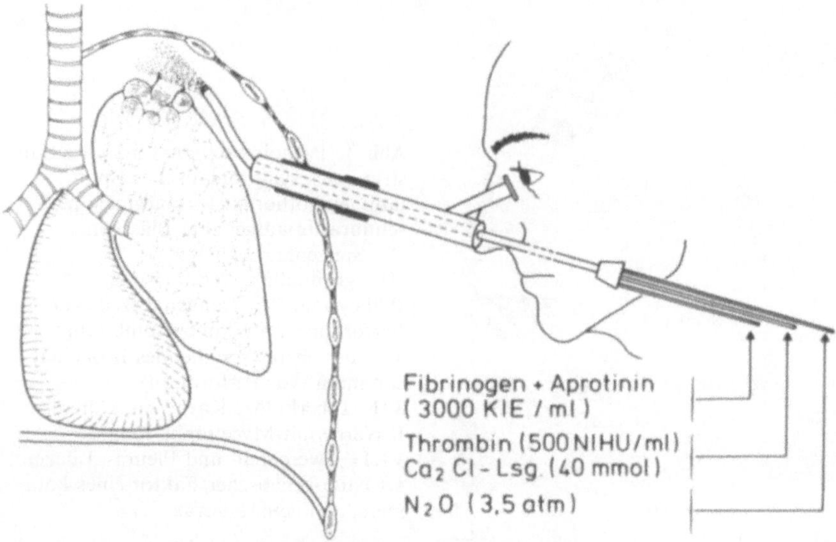

Abb. 2. Fibrinpleurodese (modifiziert nach Pridun et al. [11])

Zur Pleurodese werden einmal Substanzen verwandt, die zu einer aseptischen Pleuritis führen, so daß dann bei Anliegen beider Pleurablätter der Pleuraspalt bindegewebig durchbaut und so ein recidivierender Spontanpneumothorax verhindert wird. Gormenolöl, jodhaltige und silbernitrathaltige Tinkturen, vor allen Dingen saure Tetracycline, aber auch Laugen, Quinacrine, ein altes Malariamedikament, hochprozentige Zucker und die Silikate Talkum und Kaolin werden, diesem pathogenetischen Prinzip folgend, eingesetzt. Die in den letzten Jahren angebotene Kombination Fibrinogen und Thrombin wiederholt dagegen einen physiologischen Vorgang, die Fibrinbildung, die dann auch, zwischen den Pleurablättern liegend, bindegewebig organisiert wird. Allgemein soll die Narbenbildung nicht „überschießend" sein, wie es z. B. bei Talkum häufig eintritt.

Ziel des lokalen Vorgehens ist es, durch gezieltes Auftragen dieser Substanzen einen Fistelverschluß herbeizuführen, oder nach Abtragen von Blasen diesen Lungenbereich durch eine fibröse Platte, die durch die Pleurodese erzielt wird, zu festigen. Die allgemeine, den gesamten Pleuraraum erfassende Pleurodese ist an sich nicht auf eine Thorakoskopie angewiesen, kann allerdings ebenso einer Thorakoskopie angeschlossen werden [3, 8, 11, 14, 17].

Die in flüssiger Form vorliegenden Substanzen eignen sich für eine umschriebene Pleurodesebehandlung nicht, da das intendierte nur lokale Auftragen meist nicht gelingt. Aus diesem Grund sind mit sauren Tetracyclinen thorakoskopisch vorgenommene lokale Pleurodesen in der Regel „versteckte allgemeine Pleurodesen", zumal wenn man die instillierten Volumina überliest. Quinacrine kann nach Erfahrung von allen flüssigen Substanzen wegen seiner relativ hohen Viskosität noch am ehesten zur lokalen Pleurodese eingesetzt werden, hat aber die Eigenschaft, auch in kleinen Dosen mehrtägige Fieberschübe auszulösen, die dann immer an eine Komplikation – Empyembildung – denken lassen. Die Silikate Kaolin und vor allen Dingen Talkum werden in England und auch USA noch breit verwandt. Als Puder ist eine sichere lokale Applikation möglich, allerdings wird immer wieder auf die überschießende Schwartenbildung und auch Cancerogenität, besonders des Talkums, hingewiesen.

Die Methode der Fibrinklebung ist aufwendig. In Praxis (Abb. 2) werden über einen dreilumigen Katheter die Komponenten Klebeproteine – hauptsächlich Fibrinogen, Faktor VIII und Albumin, gelöst in Aprotinin (3000 KIE/ml) – und Thrombin – Calciumchloridlösung – gleichzeitig instilliert und mittels O_2- oder NO_2-Insufflation als dünner Film auf die gewünschte Pleurafläche versprüht. Von Bedeutung ist der richtige Zeitpunkt der Lungenausdehnung. Bei vorzeitiger Saugdrainage wird der noch flüssige Kleber abgesaugt, bei verspätetem Sog wird unter Umständen die Ausdehnung der Lunge durch den sich verfestigenden Fibrinüberzug behindert. Nach aller Erfahrung sollte 2–5 Minuten nach Instillation mit dem Sog begonnen werden.

Die mit der Fibrinpleurodese erzielten Ergebnisse, gewertet am Kriterium Recidiventwicklung, sind zufriedenstellend (Tabelle 3). Allerdings wurden durchaus mit historischen Substanzen vergleichbare Zahlen angegeben (Tabelle 3), wie auch bei der noch relativ jungen Methode Langzeitergebnisse abgewartet werden müssen.

Fassen wir abschließend die Ausführungen zusammen, so sind zwei Merksätze zu bilden:

1. Eine Thorakoskopie ist bei einem idiopathischen Spontanpneumothorax im Verlauf des 1. Recidivs obligat einzusetzen. Primär muß sie eingesetzt werden, wenn sich die Lunge nicht entfaltet oder nach Ausdehnung wiederum kollabiert. An „Zentren" sollte die Thorakoskopie primär erfolgen.
2. Eine Thorakoskopie muß bei einem symptomatischen Spontanpneumothorax in jedem Fall erfolgen. Diese Forderung ist allgemein zu stellen und kann nicht durch äußere Faktoren (Verfügbarkeit der Methode u. a.) relativiert werden. Sie ist als Standard anzusehen.

Literatur

1. Alexander J (1937) The collapse therapy of pulmonary tuberculosis. Chapter VII: Closed intrapleural pneumolysis. Builliare Tindall & Cox, London, pp 314–325
2. Babische SI, Chudkovsky J, Katkovsky GB (1968) The use of thoracoscopy in spontaneous nonspecific pneumothorax. Vestn Khir 101:50
3. Bauer Ch, Schlimmer P (1987) Die Fibrinpleurodese beim recidivierenden Spontanpneumothorax mit dem Sprühkatheter. Z Herz- Thorax- Gefäßchir 1 (Suppl 1):33–35
4. Bloomberg AE (1978) Thoracoscopy in perspective. Surg Gyn Obstr 137:433–443
5. Brandt HJ, Loddenkemper R, Mai J (1983) Atlas der diagnostischen Thorakoskopie. Indikationen – Technik. Thieme, Stuttgart New York
6. Branscheid D (1988) Behandlungsergebnisse des Spontanpneumothorax. Langenbecks Arch Chir Suppl II:505–509
7. Heine R (1958) Die Behandlung des Spontanpneumothorax. Beitr Klin Tuberk 119:181–205
8. Kaiser D (1987) Indikationen zur Anwendung von Fibrinklebern in der Lungenchirurgie. Z Herz-, Thorax- Gefäßchir 1 (Suppl 1):36–41
9. Maaßen W (1975) Über die Entwicklung der endoskopischen und bioptischen Methoden in der Thoraxdiagnostik. Prax Pneumol 29:716–722
10. Podiumsdiskussion (1972) Thoraxchirurgie 20:308–310
11. Pridun N, Heindl W (1987) Die endoskopische Fibrinpleurodese beim komplizierten Pneumothorax. Z Herz- Thorax- Gefäßchir 1 (Suppl 1):42–45
12. Sattler A (1937) Zur Behandlung des Spontanpneumothorax mit besonderer Berücksichtigung der Thorakoskopie. Beitr Klin Tuberk 89:395–408
13. Sattler A (1970) Warum ist die Thorakoskopie zur Durchführung einer kausalen Therapie schwerer Fälle von Spontanpneumothorax indiziert? Kongr Ber Wiss Tag Norddtsch Ges Tbk Lungenkrht 11:253–258
14. Schott H, Viereck HJ (1972) Klinik und rationelle Therapie des Spontanpneumothorax. Dtsch med Wochenschr 97:491–496
15. Sukhanovski IVP, Konstantinova GD (1969) Thoracoscopy in spontaneous pneumothorax. Vstn Khir 103:21–35
16. Swieringa J, Wagenaar JPM, Bergstein PGM (1974) The value of thoracoscopy in the diagnosis and treatment of disease affecting the pleura and lung. Pneumologie 151:11–19
17. Thetter O, Rolle A, Schmölder A, Steckmeier B (1987) Additive Fibrinklebung in der operativen Versorgung des recidivierenden Pneumothorax. Z Herz- Thorax- Gefäßchir 1 (Supplement 1):50–52
18. Unholtz K (1972) Richtlinien der chirurgischen Therapie des Spontanpneumothorax. Thoraxchirurgie 20:303–307
19. Viereck HJ (1972) Diskussion zum Vortrag Unholtz K: Thoraxchirurgie 20:303–307 (1972). Thoraxchirurgie 20:307

80. Konservative Therapie des Spontanpneumothorax

H. Matthys

Abteilung Pneumologie, Medizinische Universitätsklinik Freiburg, FRG

Nonsurgical Treatment of Spontaneous Pneumothorax

Summary. Primary and secondary (in patients with underlying lung disease) spontaneous pneumothorax have an ipsilateral recurrence rate of about $20-50\%$. The conservative treatment in these patients consists of inserting a small tube connected with a one-way valve (Pleurocan, B. Braun Melsungen). A negative pressure of 2 kPa is applied only in cases of respiratory insufficiency. If the lung does not expand further, diagnostic (thoracoscopy) and therapeutic (thoracotomy) measures might be necessary. In more than 80% of the patients the mean pleural drainage lasts 6 days. It can also be performed on outpatients. The recurrence rate is less than 10%. After the first relapse pleurodesis is attempted with the same equipment using tetracycline; after the second relapse surgical treatment is recommended.

Key words: Primary and secondary spontaneous pneumothorax – pleura drain with a one-way valve – pleurodesis

Zusammenfassung. Primäre und sekundäre (mit ursächlicher Lungenerkrankung) Spontanpneumothoraces haben eine ipsilaterale Rezidivrate von ca. $20-50\%$. Die konservative Therapie besteht aus dem Legen eines kleinen Pleuradrain mit aufgesetztem Einwegventil (Pleurocan® nach Matthys, Fa. B. Braun Melsungen). Nur bei Patienten mit respiratorischer Insuffizienz wird ein Sog von 2 kPa angewendet. Wenn die Lunge sich nicht ausdehnt, sind weitere diagnostische (Thorakoskopie) und therapeutische (Thorakotomie) Maßnahmen notwendig. Bei mehr als 80% der Fälle liegt die Pleuradrainage im Mittel 6 Tage. Sie kann auch bei ambulanten Patienten angewendet werden. Die Rezidivrate ist kleiner als 10%. Beim ersten Rezidiv wird das gleiche Pleurabesteck verwendet und zusätzlich mit Tetracyclin eine Pleurodese versucht, beim zweiten wird eine chirurgische Therapie empfohlen.

Schlüsselwörter: Primärer und Sekundärer Spontanpneumothorax – Thoraxdrainage mit Einwegventil – Pleurodese

81. Therapie des Spontanpneumothorax – Chirurgische Therapie

D. Krumhaar, J. Mollinedo und A. Gau

Lungenklinik Havelhöhe, Kladower Damm 221, D-1000 Berlin 22

Surgical Treatment of Spontaneous Pneumothorax

Summary. Spontaneous pneumothorax was treated by primary thoracotomy in 225 patients (1974–1988) in the Thoracic Unit Havelhöhe (Berlin-West). The patients' average age was 25 years (11–60 y.) and the male/female ratio was 169/56. Subpleural cystic lesions were regularly found: segment 1 was affected in 178 cases, other segments in 47 cases. Peripheral resections were performed in 218 and segmental resections in seven patients. Operative results were excellent with no postoperative deaths and no recurrence of pneumothorax. Primary thoracotomy is recommended as treatment of spontaneous pneumothorax.

Key words: Spontaneous pneumothorax – primary thoracotomy

Zusammenfassung. Von 1974–1988 wurden in der Lungenklinik Berlin-Havelhöhe 225 primäre Thorakotomien wegen eines Spontanpneumothorax durchgeführt. Alter 25 J. (11–60 J.). Männlich/weiblich: 169/56 Patienten. Subpleurale zystische Lungenveränderungen wurden regelmäßig festgestellt, u.z. 178mal in Seg. 1 und 47mal in anderen Segmenten. Es erfolgten 218 periphere und 7 Segment-Resektionen. Die postoperativen Ergebnisse waren ausgezeichnet; kein Patient verstarb und Pneumothorax-Rezidive wurden nicht beobachtet. Die Autoren empfehlen die primäre Thorakotomie zur Behandlung des Spontanpneus.

Schlüsselwörter: Spontanpneumothorax – primäre Thorakotomie

Ähnlich wie die Appendizitis für den Allgemeinchirurgen ist der Spontanpneumothorax für den Thoraxchirurgen auch in therapeutischer Hinsicht keineswegs eine sogenannte „leichte Erkrankung".

Man kann Maaßen [9] nur zustimmen, wenn er bezüglich des Spontanpneumothorax wörtlich ausführt: „So groß die Unterschiede in den ätiologischen Auffassungen sind, so groß sind sie über die Therapie der Wahl."

Bei unsachgemäßer Behandlung des Spontanpneumothorax kann es zu schwerwiegenden Komplikationen kommen: So hatten Vogt-Moykopf und ich bereits auf dem Nordwestdeutschen Chirurgenkongreß 1973 in Hamburg [8] die Tatsache betont, daß von 323 Patienten mit einem Spontanpneumothorax, die wir aus einem Zehnjahreszeitraum in der Thoraxchirurgischen Spezialklinik Heidelberg-Rohrbach analysierten, 127 – also über ein Drittel – Komplikationen nach meist mehrwöchiger auswärtiger stationärer Behandlung aufwiesen. Häufigste Problematik dieser 127 Patienten mit Kompliktionen war der persistierende Pneu und das Frührezidiv. Bei 7 Patienten hatte sich nach mehrwöchiger auswärtiger Drainage ein Empyem entwickelt, das eine Dekortikation erforderlich machte.

Die damalige exakte Ursachenermittlung der Komplikationen erbrachte am häufigsten folgende vorausgegangene Behandlungsfehler:

1. Zu dünnlumige und zu weiche Saugkatheter wurden verwendet, so daß es zu Abknickung, Verstopfung und Drainage-Kollaps kam.

2. Die eingelegten Drains waren zu kurz und z. T. mangelhaft fixiert, so daß sie sich in die Weichteile retrahierten mit resultierendem Hautemphysem.
3. Das Thoraxdrain war extrathorakal in die Thoraxweichteile eingelegt worden.
4. Es wurde keine kontinuierliche Dauersaugung beibehalten, d. h. die Drainage wurde häufig unterbrochen, so daß der Pneumothorax persistierte.
5. Das Drain wurde zu frühzeitig, z. T. bereits nach 1–2 Tagen entfernt, so daß es zu einem „Früh-Rezidiv" kam.

Nicht zuletzt unter dem Eindruck dieser hohen Frühkomplikationsrate aber auch in Kenntnis der Tatsache, daß die für die Ursache des Spontanpneumothorax meist vorhandenen zystisch-bullösen Lungenveränderungen zu beseitigen sind, um Pneumothorax-Rezidive zu vermeiden, hat sich in der Lungenklinik Berlin-Havelhöhe das Konzept des primär-operativen Vorgehens im Laufe der Jahre durchgesetzt [4–8].

Diese primäre laterale Klein-Thorakotomie von 10–12 cm Länge beim Spontanpneumothorax wird grundsätzlich nur jugendlichen Patienten, die keine Operationsrisiken aufweisen, angeboten, und es erfolgt jeweils eine eingehende vorherige Aufklärung über die anderen semikonservativen Therapiemethoden einschließlich Saugdrainage, so daß die Operations-Ablehnungsrate von vornherein relativ hoch ist. Wir selbst haben mit diesem scheinbar radikalen Therapiekonzept hervorragende Resultate erzielt und beobachteten kein einziges Pneumothorax-Spätrezidiv.

Eine Analyse unseres Krankenguts und der Operationsergebnisse möchte ich Ihnen an Hand einiger Tabellen präsentieren. Zuvor die bekannte Auflistung der etablierten und allgemein akzeptierten „klassischen" Operationsindikationen: Rezidivpneumothorax, erfolglose einwöchige Dauersaugdrainage, röntgenologischer oder thorakoskopischer Nachweis eines großbullösen Emphysems sowie der sogenannte „komplizierte" Spontanpneumothorax wie Spannungs- Hämato- Sero- und Pyo-Pneumothorax.

In den letzten 15 Jahren (I/74–II/88) wurden in der Lungenklinik Berlin-Havelhöhe 225 Operationen wegen eines Spontanpneumothorax durchgeführt. Zwei Drittel der Patienten waren männlich, ein Drittel weiblich. Das Durchschnittsalter lag bei 25 Jahren.

Häufigste intraoperative Befunde waren bullöse Veränderungen in der Lungenspitze bei 178 Patienten. In 36 Fällen, d. h. in 16% waren zusätzlich bullöse Veränderungen in anderen Segmenten nachweisbar. Nur bei 6 Patienten konnten keine zystisch-bullösen Bezirke in Segment 1, dafür aber in anderen Segmenten festgestellt werden. 5 Patienten wiesen keine lokalisierten „Zysten" sondern ein substantielles Emphysem auf.

Es fanden sich erbs- bis bohnengroße „Zysten" bzw. zystisch-narbige Veränderungen bei 129 Patienten, kirsch- bis pflaumengroße „Zysten" bei 56 Patienten, und große Bullae bis zu Faustgroße waren in weiteren 25 Fällen intraoperativ nachweisbar.

Somit waren bei knapp zwei Drittel der von uns operierten Patienten lokalisierte subpleurale zystisch-bullöse Lungenveränderungen nachweisbar. In über ein Drittel fanden sich große Zysten bzw. Bullae. Nur 5 Operierte wiesen ein substantielles Emphysem auf ohne lokalisierte „Zysten", das entspricht 2%.

Häufigste Operation war die periphere Resektion mit oder ohne zusätzliche Zysten-Umstechung und -Koagulation in 218 Fällen, gefolgt von der Segmentresektion bei 7 Patienten. Lappen-Resektionen waren nie erforderlich.

Die Operationsergebnisse waren ausgezeichnet. Nur in einem Fall ereignete sich ein kleiner Rezidivpneu unmittelbar nach Drainageentfernung, der sich spontan resorbierte. Wie bereits erwähnt, beobachteten wir kein einziges Pneumothorax-Spätrezidiv.

Das von uns vorgelegte Konzept der primären Thorakotomie wurde in den USA bereits von McQuigg 1955 [10], Conolly 1957 [2], Baronofsky 1957 [1] und Driscoll 1961 [3] propagiert.

Übereinstimmend mit diesen Autoren sowie mit Maaßen [9] und Ungeheuer [12] sind wir der Meinung, daß jeder Patient mit einem Spontanpneumothorax in gewissem Sinne ein chirurgischer Patient ist.

Die Feststellung von Maaßen [9]: „Nach chirurgischer Therapie gibt es praktisch keine Rezidive" können wir aufgrund der eigenen Ergebnisse nur bestätigen.

Eine Literaturzusammenstellung durch Swierenga [11] ergibt unter Einbeziehung der eigenen 225 Operationen nur 3 Pneumothorax-Rezidive nach insgesamt 894 Spontanpneumothorax-Operationen, das entspricht einer Frequenz von 0,3%.

Zusammenfassend kann festgestellt werden, daß die Therapie des Spontanpneumothorax grundsätzlich 3 Ziele verfolgen sollte:

1. Die Beseitigung der Ursache des Spontanpneumothorax, d.h. die Entfernung der subpleuralen Emphysemblasen.
2. Eine möglichst rasche Wiederausdehnung der Lunge ist anzustreben unter Vermeidung von funktionell schwerwiegenden Parenchym- und Pleuraschäden.
3. Rezidiv-Pneumothoraces sollten vermieden werden.

Wir sind der Meinung, daß nur durch das operative Vorgehen alle drei Ziele zu erreichen sind.

Literatur

1. Baronofsky ID, Warden HG, Kaufmann JL (1957) Bilateral therapy for unilateral spontaneous pneumothorax. J Thorac Surg 34:310
2. Conolly CJ (1957) Results of surgical treatment of spontaneous pneumothorax. Minnesota Med 40:861
3. Driscoll PJ, Aroustan EM (1961) Surgical treatment of spontaneous pneumothorax. J Thor Surg 42:174
4. Krumhaar D (1987) Therapie der verschiedenen Formen des Pneumothorax. Pneumol Koll 3:21–27 De Gruyter Berlin, New York
5. Krumhaar D (1987) Kommentar zur primären Thorakotomie beim Spontanpneumothorax. Z Herz-Thorax-Gefäßchir 1:163
6. Krumhaar D, Mollinedo J, Gau A (1987) Primäre Thorakotomie beim Spontanpneumothorax. Z Her-Thorax-Gefäßchir. 1:53–55
7. Krumhaar D, Ramme U, Holtz U (1980) Cysten und Bronchiektasen der Lunge. Chirurg 51:566–575
8. Krumhaar D, Vogt-Moykopf I, Scheida F (1974) Vermeidbare Fehler und Gefahren bei der Behandlung des Spontanpneumothorax. Zbl Chir 99:989–990
9. Maaßen W (1974) Spontanpneumothorax – Chirurgische Therapie. Therapiewoche 3:214–218
10. McQuigg RE (1955) Surgery of spontaneous pneumothorax. Am Surg 21:478
11. Swierenga J, Wagenaar JPM, Bergstein PGM (1974) The value of thoracoscopy in diagnosis and treatment of diseases affecting the pleura and lung. Pneumologie 151:11–18
12. Ungeheuer E, Hartel W (1965) Der Spontanpneumothorax. Chir praxis 9:83–90

82. Ergebnisse chirurgischer Therapie beim Spontanpneumothorax

D. Branscheid, S. Trainer, H. Bülzebruck und I. Vogt-Moykopf

Thoraxklinik Heidelberg-Rohrbach, Amalienstraße 5, D-6900 Heidelberg 1

Results of Surgical Therapy of Spontaneous Pneumothorax

Summary. Twenty-one percent of 758 patients (1. 1. 82–31. 8. 87) underwent operations for spontaneous pneumothoraces (SPP); 79% were successfully treated with thorax suction drainage. The clinical symptoms and signs did not correlate with BGA values or extent of SPP on x-ray. Thoracoscopy had a diagnostic sensitivity of 70%. Wedge resections (120), partly combined with pleurectomies (63) and pleurodesis (78), were the most frequent operations (death rate 1.6%, recurrence 0.6%). Due to the high rate of recurrence after a first relapse (75%; up to 8 relapses) we recommend surgery at the 1st relapse of SPP, and especially after a relapse. This policy reduces stays in hospital by 37%.

Key words: Spontaneous pneumothorax relapse – indication for surgery – cost reductions

Zusammenfassung. Von 758 Patienten (1. 1. 82–31. 8. 87) mit Spontanpneumothoraces (SPP) wurden 21% operiert; 79% konnten mit einer Thoraxsaugdrainage erfolgreich therapiert werden. Die klinische Symptomatik korrelierte weder mit der BGA noch mit dem röntgenologischen Ausmaß des SPP. Die Thorakoskopie erreichte in der Diagnostik eine Sensitivität von 70%. Keilresektionen (120), zum Teil kombiniert mit Pleurektomien (63), Pleurodesen (78), waren häufigste OP-Verfahren (OP-Letalität 1,6%, OP-Rezidivrate 0,6%). Wegen der hohen Rezidivrate nach dem 1. SPP-Rezidiv (75%, bis zu 8 Rez.) empfehlen wir, besonders nach vorangegangenen kontralateralen (Rezidiv-)SPP, die Operation des 1. Rezidivs des SPP: 37% weniger Krankenhausaufenthaltsdauer.

Schlüsselwörter: (Rezidiv-) Spontanpneumothorax, Operationsindikation, Kostenersparnis

Einleitung

Der Spontanpneumothorax ist definiert als entstandener Defekt der Pleura visceralis ohne äußere Gewalteinwirkung, der zum Luftdurchtritt aus dem Lungengewebe in den Pleuraspalt führt. Diese Erkrankung ist in der Jahresstatistik der Allgemeinen Ortskrankenkasse von 1980 (46% der Bundesbürger sind AOK-Mitglieder) 1044 mal als stationäre Behandlung vertreten, mit einer Krankenhausaufenthaltsdauer von 17 624 Tagen, bei einer Arbeitsunfähigkeit der Pflichtmitglieder von 24 146 Tagen.

Material und Methode

Anhand des Krankengutes der Thoraxklinik Heidelberg-Rohrbach haben wir 758 Patienten über den Zeitraum von 1. 1. 82 bis 31. 8. 87 retrospektiv analysiert. 162 (21%) Patienten wurden operiert. Wegen Datenverlustes gelangten 128 dieser Patienten zur Auswertung, auf die wir auch in der Nachuntersuchung und Hausarztbefragung rückgreifen konnten. Für die Kostenanalyse beziehen wir uns auf den Jahresbericht der AOK von 1980.

Ergebnisse

596 (79%) der analysierten Patienten mit Spontanpneumothorax wurden nicht thorakotomiert. Von diesen Patienten wurden 96 Prozent mit Thoraxsaugdrainagen (≤ 24 Ch.) suffizient versorgt und über unseren Untersuchungszeitraum gesehen erfolgreich therapiert. Nach konservativem Zuwarten oder nach Punktion zeigte sich bei 27 Patienten eine vorübergehende Besserung mit jedoch 85-prozentiger Rezidivquote.

In der Altersverteilung sind 57 Prozent aller operierten Patienten unter 40 Jahre alt. Der Altersgipfel liegt mit 32 Prozent Häufigkeit zwischen dem 20. und 30. Lebensjahr, bei einem Verhältnis von 2,4 Männern zu 1 Frau.

85 Prozent der Patienten waren von asthenischem Körperbau und untergewichtig, verglichen mit ihrem zu erwartenden Normalgewicht; sie unterschritten es um 20–30 Prozent.

Die pulmonalen Vorerkrankungen in der Vorgeschichte zeigten keine signifikante Häufung. Schmerz (54%) verbunden mit Dyspnoe (47%) waren die häufigsten Symptome, 20 Patienten zeigten zusätzliche Kreislaufreaktionen.

Das Ausmaß der klinischen Symptomatik, insbesondere der Dyspnoe mit Schmerz stand nicht in Relation zum röntgenologischen Ausmaß des Spontanpneumothorax. Fehlen subjektiver Beschwerden wurde beim Mantelpneumothorax, beim inkompletten und beim kompletten Pneumothorax – also dem Totalkollaps eines Lungenflügels – beobachtet. Es ist bemerkenswert, daß beinahe die Hälfte der Patienten mit röntgenologisch nachgewiesenem Mantelpneumothorax in der Blutgansanalyse eine Partialinsuffizienz aufwiesen; umso mehr, da der Gipfel der Altersverteilung der Mantelpneus mit Partialinsuffizienz zwischen 20 und 40 Jahren lag (Abb. 1). Konservatives Zuwarten erscheint uns demgemäß auch beim Mantelpneumothorax nicht angezeigt.

Neben dem klassischen Diagnoseverfahren Röntgen-Thorax in zwei Ebenen ist die Thorakoskopie in Lokalanästhesie oder Doppellumen-Intubationsnarkose ein weiteres richtungsweisendes Diagnoseverfahren. Um die Wertigkeit der Thorakoskopie bei Spontanpneumothorax zu definieren, haben wir den thorakoskopischen Befund mit dem intraoperativen Befund verglichen. Bei 92 auswertbaren Thorakoskopien wurden 75 mal pathologische Befunde diagnostiziert, in 13 Prozent waren diese falsch positiv. 16 von 17 Thorakoskopien ohne pathologischen Befund erwiesen sich intraoperativ als falsch negativ. Die Thorakoskopie zeigt eine Sensitivität von 80 Prozent. Bei 12 Prozent der Patienten konnte mittels Thorakoskopie die sofortige Operationsindikation gestellt werden (Tabelle 1).

Abbildung 2 zeigt die Rezidivhäufigkeit, wobei einzelne Patienten bis hin zu 8 Spontanpneumothorax-Rezidive aufwiesen. 71 Prozent der Patienten der Altersgruppe zwischen 20 und 40 Jahren zeigten die häufigsten Mehrfachrezidive. 22 operierte Patienten ohne Lungengerüsterkrankung hatten in der Vorgeschichte einen oder mehrere kontralaterale Spontanpneumothoraces, 10 Patienten hiervon mindestens ein kontralaterales Pneumothorax-Rezidiv. 8 Patienten wiederum hiervon zeigten auf der ipsilateralen Seite, also der im Untersuchungszeitraum operierten, 33 Spontanpneumothorax-Erkrankungen. Die 22 Patienten mit auch kontralateralem Spontanpneumothorax schlußendlich wiesen insgesamt 107 Pneumothoraces auf (Tabelle 2). Wir meinen, daß Patienten mit kontralatera-

THSK	n (%)	n falsch (%)	n richtig (%)
positiv	75 (81,5)	12 (13)	63 (68,5)
negativ	17 (18,5)	16 (17,4)	1 (1,1)
Σ	92	28 (30,4)	64 (69,6)

Tabelle 1. Wertigkeit der Thorakoskopie in der Diagnostik des Spontanpneumothorax bei intraoperativer Befundkontrolle

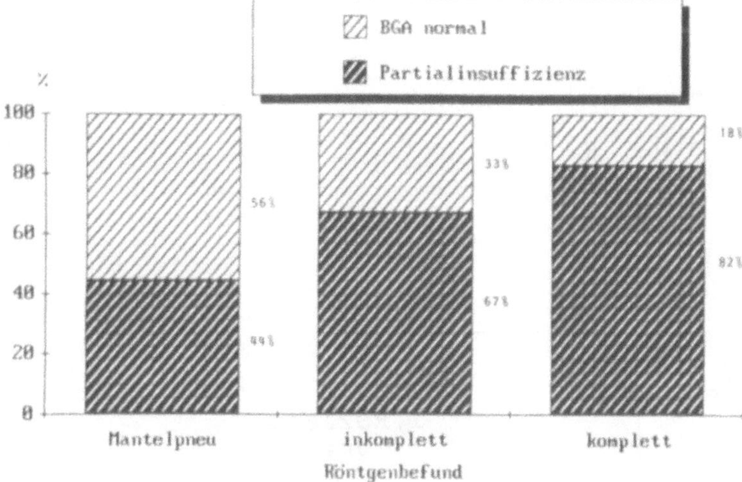

Abb. 1. Verteilung der Partialinsuffizienz definiert durch die Blutgasanalyse bezogen auf die röntgenologische Ausdehnung des Spontanpneumothorax

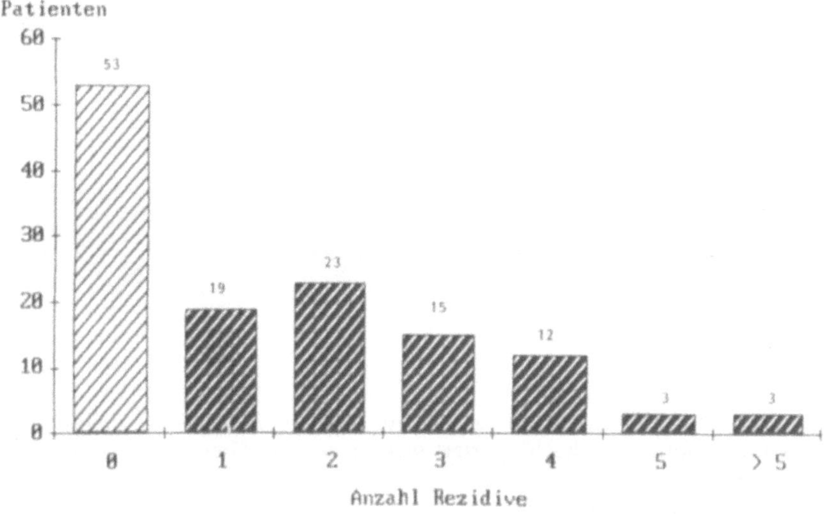

Abb. 2. Anzahl der persistierenden Spontanpneumothoraces und Verteilung der Rezidivhäufigkeit

	n (%)	n Pneu (%)	
kontralaterale Pneus	22 (17,2)	22	} 42 (11,6)
kontralaterale Rezidive	10 (7,8)	20	
ipsilaterale Pneus	22 (17,2)	22	} 65 (17,9)
ipsilaterale Rezidive	16 (12,5)	43	
Σ	22 (17,2)	107	(1,6)

Tabelle 2. Häufigkeit metachroner Spontanpneumothoraces bei Patienten mit kontralateralen (Rezidiv-) Spontanpneumothoraces; n = 22 (17,2%)

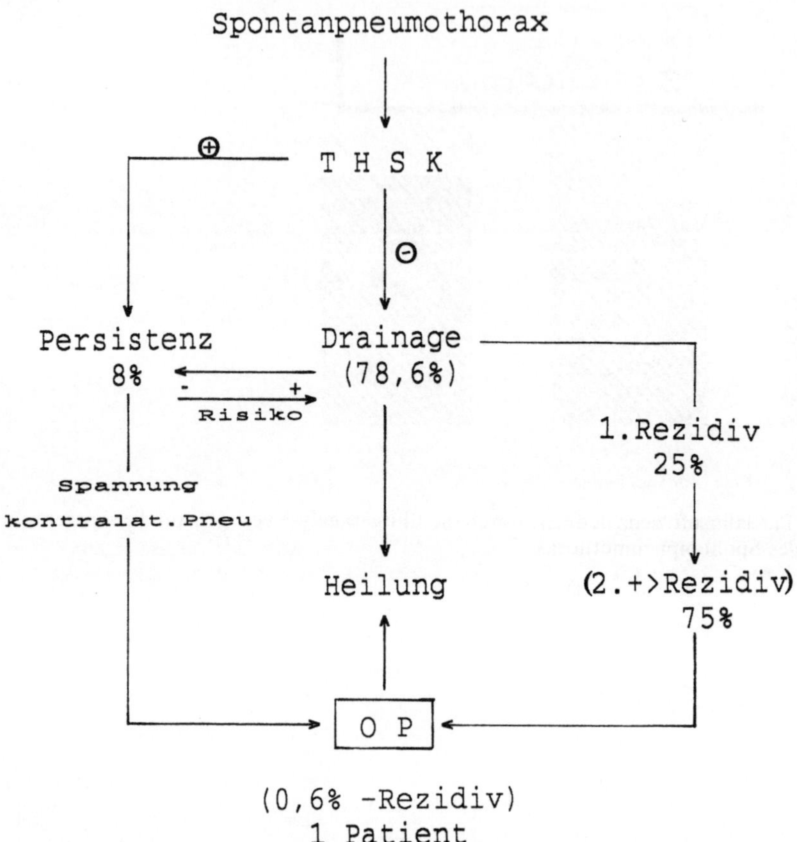

Abb. 3. Therapiekonzept beim Spontanpneumothorax und seinem Rezidiv

lem Pneumothorax oder kontralateralem Rezidiv-Pneumothorax in der Vorgeschichte bei ipsilateralem Spontanpneumothorax gleich operiert werden sollten. Hier sollte ein Rezidiv nicht abgewartet werden.

Bei 128 nachuntersuchten Patienten führten wir 120 Keilresektionen durch, teils in Kombination mit Pleurektomien (63), Zystenabtragungen (30) und Dekortikationen (14). Anatomische Resektionsverfahren wie Lobektomien (2) und Segmentresektionen (1) sollten die Ausnahme bleiben. Bei 61 Prozent der Patienten führten wir eine mechanische oder elektrokaustische Pleurodese durch. Nur bei einem Patienten konnten wir intraoperativ kein pathologisch anatomisches Korrelat finden. Wie Tabelle 3 zeigt, lagen die meisten Befunde im apikalen Lungenbereich.

Die Komplikationsanalyse der operierten Patienten zeigte eine 30-Tage-Letalität von 1,6 Prozent (2 Pat.). Beide Patienten verstarben an cardio-respiratorischem Versagen: Ein 82jähriger Mann mit persistierendem Spontanpneumothorax, der bereits präoperativ eine konservativ nicht beherrschbare respiratorische Insuffizienz aufwies, überlebte die postoperative Phase nicht. Einen weiteren Patienten mit terminaler Lungenfibrose verloren wir postoperativ; die Operationsindikation wurde auch bei diesem Patienten wegen persistierendem Spontanpneumothorax gestellt. Wegen Nachblutungen wurden bei zwei Patienten Rethorakotomien notwendig. Hiervon litt ein Patient an einer Hämophilie A. 2 Patienten entwickelten Empyeme, 2 weitere Wundinfekte mit sekundärer Wundheilung.

Tabelle 3. Häufigkeit intraoperativer Befunde beim Spontanpneumothorax

Befund	n	%
Apikale Cysten	76	59,4
Fisteln	30	23,4
Apikale marginale	22	17,2
Multiple Cysten	13	9,4
Singuläre Cysten	10	7,8
Subpleurale Spitzennarben	13	10,2
Verwachsungen	63	49,2
Sonstige	6	4,7

Tabelle 4. Behandlungsdauer und annähernde Kosten für Patienten mit (Rezidiv-)Spontanpneumothorax

n Patienten	53	19	23	15	12	6	128
n Rezidive	0	1	2	3	4	>4	193
$\bar{x}$ Tag Kh	22	44	66	88	110	154	7 084
Kosten/Tag (280,−)	326 480,−	234 080,−	425 040,−	369 600,−	369 600,−	258 700,−	1 983 520,−
DM/Pat.	6 160	12 320	18 480	24 640	30 800	43 120	

Schlußfolgerungen

Aufgrund unserer Erfahrungen und dieser Studie favorisieren wir folgendes Vorgehen (Abb. 3): Beim primären Spontanpneumothorax führen wir routinemäßig eine Thorakoskopie durch. Danach plazieren wir eine Thoraxsaugdrainage von mindestens 24 Ch. Dies führt bei 78,6 Prozent der Patienten zur Heilung, über unseren Untersuchungszeitraum gesehen. Wird während der Thorakoskopie eine Fistel beobachtet, persistiert der Spontanpneumothorax (8%), zeigt sich im Verlauf ein Spannungspneumothorax oder ist anamnestisch ein kontralateraler Spontanpneumothorax bekannt, so sollte eine Thorakotomie durchgeführt und die Ursache beseitigt werden. 25 Prozent der Patienten mit erstmaligem Spontanpneumothorax bekamen ein Rezidiv; 75 Prozent der Patienten mit erstem Rezidiv erlitten mindestens ein weiteres: Wir ziehen hieraus die Schlußfolgerung, bereits das erste Rezidiv eines Spontanpneumothorax bei fehlenden Risikofaktoren zu operieren, insbesondere bei einer 75-Prozent-Wahrscheinlichkeit, weitere Spontanpneumothoraces mit allen Komplikationsmöglichkeiten zu erleiden, gegenüber einer Rezidivquote nach Operation von 0,6 Prozent. Würden wir das Prinzip der Operation des ersten Rezidivs auf unser operiertes Krankengut mit allen Fehlern retrolektiv anwenden, so kämen wir allein bei der Krankenhausaufenthaltsdauer auf eine Kostenersparnis von 796 880 DM. Dies entspricht 37 Prozent der Gesamtkosten. Hier könnte durch gezielte Indikationsstellung zur Operation beim ersten Rezidiv des Spontanpneumothorax nicht nur der Patient vor Rezidiven mit all ihren Komplikationsmöglichkeiten, vor langer Arbeitsunfähigkeit und langem Krankenstand bewahrt werden, sondern auch der Gesellschaft insgesamt Kosten in Millionenhöhe erspart werden (Tabelle 4).

II. Teilgebietsthema 1

Kinderchirurgie

Tumorchirurgie im Kindesalter

83. Leistungen der Tumorchirurgie beim Neuroblastom im Kindesalter

H. Mildenberger

Kinderchirurgische Klinik, Med. Hochschule, Konstanty-Gutschow-Str. 9, D-3000 Hannover 61

Surgery in Neuroblastoma of Children

Summary. Survival rates in patients with neuroblastoma did not significantly improve during the last two decades. This is particularly true for stage IV tumors. This stage seems to be a tumor fundamentally different from the more localized stages in its biological behavior, and it is not known, whether stage IV tumors originate from a localized stage by metastatic spread. Intensive investigations regarding new therapeutic approaches on an immunological basis or by stimulation of tumor maturation have been unsuccessful by now. Surgery in neuroblastoma has to be adapted to the particular stage to be treated. Certainly, surgery has to be incorporated into a therapeutic strategy which includes the whole spectrum of modern anticancer therapy. Such a therapeutic strategy will be provided by multicenter cooperative studies, such as the neuroblastoma study designed by the German Association of Paediatric Oncology (GPO). A treatment of neuroblastoma without incorporation in a multicenter cooperative study should not be accepted as modern standard.

Key words: Neuroblastoma – Stage IV tumors

Zusammenfassung. Trotz intensiver klinischer und theoretischer Forschung ist es bisher nicht gelungen, die Heilungsraten des Neuroblastoms entscheidend zu verbessern. Dies gilt insbesondere für das Tumorstadium IV. Neuere Erkenntnisse deuten darauf hin, daß das Neuroblastom des Stadiums IV ein fundamental anderer Tumor mit anderen biologischen Eigenschaften ist, als das Neuroblastom der lokalisierten Stadien. Versuche, neue Therapieansätze auf immunologischem Gebiet oder durch eine Stimulation der Tumorreifung zu finden, sind bisher fehlgeschlagen. Durch eine Intensivierung der Chemotherapie sind beim Stadium II und III zweifellos Fortschritte erzielt worden. Die chirurgische Behandlung des Neuroblastoms muß sich dem Tumorstadium anpassen: hierauf wird im Detail eingegangen. Sie kann nur integraler Teil eines multimodalen Behandlungskonzeptes sein, wie z. B. die Gesellschaft für Pädiatrische Onkologie (GPO) im Rahmen einer nationalen multizentrischen Neuroblastomstudie ausgearbeitet hat. Eine wie auch immer geartete Therapie des Neuroblastoms ohne Einbindung in eine solche kooperative Studie entspricht heute nicht mehr modernem Standard.

Schlüsselwörter: Neuroblastom – Tumorstadium IV

Die Entwicklung der Onkologie im Kindesalter während der letzten zwei Jahrzehnte hat uns aufregende Neuerungen beschert, unsere Kenntnisse bereichert, die Heilungsraten ansteigen lassen. Nicht in diese optimistische Sicht paßt das Neuroblastom. Eine Riesenarbeit in theoretisch und klinisch ausgerichteter Forschung hat die Heilungsraten gerade dieses Tumors gegenüber denen der Sechzigerjahre kaum verbessert.

Die in Abb. 1 gezeigten Überlebenskurven stellen die Ergebnisse der von der Gesellschaft für Pädiatrische Onkologie (GPO) organisierten kooperativen Neuroblastomstudien

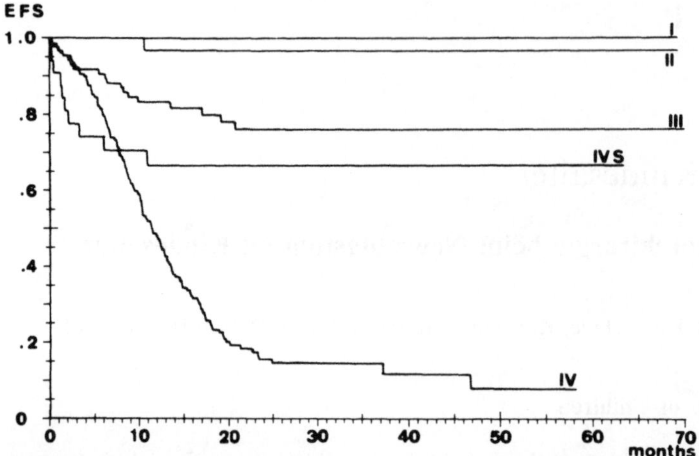

Abb. 1. Ergebnisse der Neuroblastomstudien der GPO (mit freundlicher Genehmigung des Karger-Verlages und der Autoren [1])

dar [1]. Dabei ist es wichtig zu wissen, daß nahezu die Hälfte aller Neuroblastompatienten dem Stadium IV zuzuordnen sind.

Seine biologischen Eigenschaften machen das Neuroblastom zu einem ganz besonders interessanten Tumor. Schon seit langem bekannt ist die Tatsache der spontanen Regression des „Neuroblastoma in situ"; oder eine ähnliche Tendenz bei manchen Neuroblastomen des Stadiums IV. Es wurde die interessante Hypothese aufgestellt, daß beide Formen des Tumors vielleicht als die Manifestation einer nach der Knudson'schen „two-hit-theory" präzygoten Mutation aufzufassen sind, die beim Ausbleiben eines postzygoten „second hit" spontan regredieren [6].

Wie bei manchen anderen embryonalen Tumoren wurden auch beim Neuroblastom chromosomale Anomalien gefunden [2, 3]. Dabei ist von großer Bedeutung die Tatsache, daß strukturelle Chromosomenanomalien nahezu ausnahmslos beim Tumorstadium IV, nicht aber bei den lokalisierten Formen zu finden sind. So wird die klinische Erfahrung besser verständlich, daß das Neuroblastom des Stadiums IV ein fundamental anderer Tumor mit anderen biologischen Eigenschaften ist, als das Neuroblastom der niedrigeren Stadien. Ob aus den lokalisierten Stadien durch hämatogene Metastasierung das Stadium IV überhaupt entsteht, wie es die konventionelle Sicht darstellt, ist letztlich unbekannt; bekannt ist aber, daß sich trotz enorm verbesserter diagnostischer Methoden der Anteil der Stadium IV-Neuroblastome in Jahrzehnten nicht verringert hat.

Seit langem hat man beim Neuroblastom Hinweise für eine immunologische Auseinandersetzung zwischen Tumor und Wirt gefunden. Trotz einer immensen Forschungsarbeit sind aber therapeutische Ansätze auf immunolgischem Gebiet bisher nicht gefunden worden. Die Produktion von Katecholaminen durch Neuroblastomzellen und deren Metaboliten sind seit langem bekannte, wichtige Tumormarker. Als weitere empfindliche und offenbar für die Prognose sehr relevante Tumormarker sind in den letzten Jahren neu hinzugetreten das Ferritin [5], und die neuronspezifische Enolase NSE. Hohe NSE-Spiegel zeigen, besonders wenn sie bei Säuglingen gefunden werden, in der Regel eine schlechte Prognose an [7]. Viel Beachtung ist auch dem histologischen Reifegrad des Tumors geschenkt worden. Manche Berichte geben den Anschein einer besseren Prognose, je reifer sich der Tumor histologisch darstellt. Versuche jedoch, die Reifung eines Neuroblastoms zu stimulieren, etwa durch Papaverin, durch einen „nerve-growth-factor" oder durch Hyperthermie, im Experiment vielversprechend, haben bisher in der klinischen Anwendung versagt.

Einige Kenntnis der fundamentalen biologischen Eigenschaften des Neuroblastoms erscheint wichtig und notwendig, um den Stellenwert der Chirurgie bei der Behandlung dieses kindlichen Malignoms, worüber es im folgenden geht, richtig einzuordnen. Dieser Stellenwert kann nur als kooperative Partnerschaft in einem multimodalen Behandlungskonzept definiert werden. Wir Chirurgen tun gut daran, die Kooperation mit den Onkologen intensiv zu pflegen, auch da, wo vielleicht Meinungsverschiedenheiten oder gar Animosiäten auftauchen. Eine Neuroblastomtherapie ohne Einbindung in eine multizentrische, kooperative Studie ist für mich heute undenkbar.

Beim *Stadium I,* also bei einem lokalisierten Tumor, steht die chirurgische Entfernung ganz im Vordergrund. Eine adjuvante Chemotherapie wird nicht durchgeführt; die totale Tumorexcision bedeutet die Heilung. Hierüber besteht Konsens.

Auch beim *Stadium II* ist der chirurgische Part bei der Therapie von erstrangiger Bedeutung. Wichtig ist eine großzügige Tumorexposition, denn so gelingt es in aller Regel, eine Entfernung des Tumors und eventuell befallener Lymphknoten zu erreichen, ohne benachbarte Organe wie Pankreas, Milz oder Colon zu gefährden. Dagegen kann es sich durchaus einmal als unmöglich erweisen, ein paraspinales oder adrenales Neuroblastom von der Niere oder den Nierengefäßen zu lösen, sodaß gelegentlich die ipsilaterale Nephrektomie nötig und auch statthaft ist. Konflikte jedoch mit den großen Gefäßen: Aorta, truncus coeliacus, a. mesenterialis superior definieren einen Mittellinientumor, also bereits ein Stadium III und hier ist dem Chirurgen bei der Primäroperation große Zurückhaltung anzuraten. Viele der extra-abdominalen Neuroblastome entfallen auf das Stadium II, sodaß auch bei den mediastinalen und den cervikalen Tumoren die chirurgische Intervention ganz im Vordergrund und am Beginn der Therapie steht. Oft sind die thorakalen Neuroblastome in eines oder gar in mehrere Intervertebralforamina eingewachsen. Die Erfahrung lehrt, daß diese sich eher selten im Wirbelkanal ausbreiten, vorausgesetzt, es besteht keine neurologische Symptomatik. Ein neurochirurgischer Eingriff kann also in diesen Fällen unterbleiben. Ganz anders sind aber die sogenannten Stundenglastumore mit neurologischer Symptomatik (in der Regel einer mehr oder minder kompletten Paraplegie zu beurteilen: hier muß gelegentlich die rasche Laminektomie und Entfernung des extraduralen Tumors für Entlastung des Rückenmarkes sorgen, ehe der intrathorakale Tumoranteil in einer zweiten Operation angegangen wird. Leider ist die Prognose der Tumorparaplegie nicht immer eine gute. Das Protokoll der Neuroblastomstudie der GPO sieht für Stadium II-Patienten eine postoperative Chemotherapie mit Adriamycin und Cyclophosphamid vor. Andere Studien verfahren hier anders, teils mit einer aggressiveren Chemotherapie, teils mit dem Einsatz einer Bestrahlungsbehandlung. Die Kurativrate des Stadium II ist hoch. Sie beträgt bei den GPO-Studien 97%.

Deutlich niedriger, aber auffallend unterschiedlich werden in der Literatur die Heilungsraten für das *Stadium III* angegeben. Unsere pädiatrischen Partner haben für dieses Stadium zunehmend aggressive Behandlungsmodalitäten eingesetzt, und dies ganz offenbar nicht ohne Erfolg. Wir Chirurgen kennen dieses Stadium eher von der unerfreulichen Seite: wegen seiner Lokalisation in der Umgebung der großen Bauchgefäße ist es zumeist nicht resektabel, und der Chirurg ist auch gut beraten, wenn er die Resektion nicht erzwingt. Jedoch ist in diesen Fällen eine „second look" Operation stets dann zu erwägen, wenn die Chemotherapie zur signifikanten Tumorreduktion geführt hat.

Schwierig zu definieren ist der chirurgische Part beim *Stadium IV.* Nur selten einmal wird der Primärtumor so gelegen sein, daß seine totale Exstirpation möglich ist. Manche dieser Kinder sprechen zunächst sehr gut auf eine Chemotherapie und Bestrahlung an, und wir Chirurgen lassen uns dann dazu überreden, den noch vorhandenen Resttumor in oft langen und mühsamen Operationen zu entfernen. Die Erfolge solcher Eingriffe sind aber zweifelhaft, und ich verhehle nicht meine große Skepsis gegenüber dieser Form der Tumorchirurgie. Andererseits wurde doch dadurch in einem seltenen Fall einem Kind das Langzeitüberleben ermöglicht. Eine Bedeutung kommt der Laparotomie im Stadium IV zu als Methode zur Überprüfung und eventuell Revision des bisherigen Behandlungskonzeptes. Es mag eine auch nicht radikal mögliche Tumorentfernung ein notwendiger Teil neuer Therapiestrategien, die zum Beispiel eine fraktionierte Ganzkörperbestrahlung mit anschließender Knochenmarkstransplantation einschließen, darstellen.

Kontrovers ist auch die Rolle des Chirurgen beim *Stadium IVs.* Die auf Abb. 1 gezeigten Heilungsraten weisen seine Prognose als nicht so gut aus, wie bisher vielfach angenommen

514

wurde. Trotzdem ist eine eher zurückhaltende Therapie angezeigt, die ohne Gefährdung des Patienten behutsam die spontane Regressionstendenz dieser besonderen Tumorform unterstützt. Eine solche Therapie kann im günstig gelegenen Fall sehr wohl die operative Entfernung des Primärtumors sein. Der Chirurg sollte sich aber davor hüten, beim Stadium IVs riskante Operationen durchzuführen, weil auch die anderen Therapiemodalitäten sehr wirksam zu sein pflegen. Ein über das Alter von 12 Monaten hinaus nachweisbarer Primärtumor sollte aber operativ entfernt werden, weil gelegentlich der Übergang vom Stadium IVs in ein echtes Stadium IV mit dann düsterer Prognose beschrieben worden ist.

Schlußfolgernd läßt sich sagen, daß jede Form der Therapie tiefgreifend in den biologischen Ablauf der Tumorerkrankung eingreift. Was man aber als Neuroblastom zusammenfaßt, ist eine Vielzahl biologisch sehr differenter Tumorformen, und für die Prognose ist die Therapie nur einer unter vielen Faktoren. Anomalien im DNS-Gehalt der Tumorzellen und chromosomale Aberrationen vermitteln vielleicht ein gewisses Verständnis dafür, weshalb die generalisierte Form des Stadiums IV einen biologisch fundamental anderen Tumor darstellt, als die lokalisierten Neuroblastome. Verbesserungen der Therapieerfolge sind wohl nur durch grundsätzlich neue Erkenntnisse, vielleicht über die Gesetze der Reifung embryonaler Tumorzellverbände, oder über immunologische Regulationsmechanismen zwischen Tumor und Wirt zu erwarten [4]. Ob moderne Therapiekonzepte unter Einschluß der autologen, gereinigten Knochenmarkstransplatation eine Verbesserung der Heilungsraten insbesondere beim Stadium IV bringen werden, bleibt abzuwarten.

Literatur

1. Berthold F, Brandeis WE, Lampert F (1986) Neuroblastoma: diagnostic advances and therapeutic results in 370 patients. Monogr. Paediat. vol. 18, Karger, Basel pp 206–233
2. Brodeur GM, Green AA, Hayes FA, Williams KJ, Williams DL, Tsiatis AA (1981) Cytogenetic features of human neuroblastomas and cell lines. Cancer Res 41:4678–4686
3. Franke F, Förster W, Rudolph B, Lampert F (1985) Metastatic neuroblastoma in an infant: translocation (1; 11), deletion (2) and double minute chromosomes. Eur J Pediat 143:305–308
4. Grosfeld JL (1986) Neuroblastoma in infancy and childhood. In: Hays DM (ed) Pediatric Surgical Oncology. Grune and Stratton, pp 63–85
5. Hann HWL, Levy HM, Evans AE (1980) Serum ferritin as a guide to therapy in neuroblastoma. Cancer Res 40:1411–1413
6. Knudson AG, Meadows AT (1980) Regression of neuroblastoma IV-s: a genetic hypothesis. New Engl J Med 302:1254–1256
7. Thomas PRM, Lee JY, Fineberg BB, Razak AA (1984) An analysis of neuroblastoma at a single institution. Cancer 53:2079–2082

84. Leistungen der Tumorchirurgie beim kindlichen Nephroblastom

F.-J. Helmig, M. Helmig und K. Devens

Chirurgische Abteilung der Städtischen Kinderklinik, Hemauerstr. 1 D-8400 Regensburg
und Kinderchirurgische Klinik der Universität München (Dr. von Haunersches Kinderspital)

Progress in Surgery of Nephroblastoma in Children

Summary. The cure rate of Wilm's tumor in childhood could be increased to more than
80% by systemic adjuvant chemotherapy in combination with operation and radiation.
The importance of histological grading is discussed. Especially preoperative chemotherapy has made progress possible in reducing risks of operative techniques and has
improved the prognosis for survival.

Key words: Wilms' tumor — adjuvant chemotherapy — preoperative treatment

Zusammenfassung. In der Behandlung des kindlichen Wilms-Tumors konnte durch die
systematische adjuvante Chemotherapie die Heilungsrate über alle Stadien auf über
80% verbessert werden. Ausführlich wird die Bedeutung des Gradings nach dem histologischen Befund dargestellt. Besonders die präoperative Chemotherapie hat einen deutlichen Fortschritt in der Operationssicherheit und damit in der Prognose ermöglicht.

Schlüsselwörter: Wilms-Tumor — adjuvante Chemotherapie — präoperative Behandlung

Der Wilms-Tumor ist neben dem Neuroblastom der häufigste abdominelle Tumor des
Kindesalters; sein Anteil an allen kindlichen Krebserkrankungen beträgt etwa 7%. In
Deutschland erwartet man jährlich 80 − 100 Neuerkrankungen.

Im Dr. von Haunerschen Kinderspital wurden von 1949 − 1969 42 Kinder mit Wilms-
Tumoren behandelt, von 1969 − 1987 51 Patienten. Bis 1969 wurden die Patienten operiert,
die meisten bestrahlt, aber es wurde keine systematische adjuvante Chemotherapie durchgeführt. Ein zweiter Abschnitt reicht von 1969 − 1980, weil die Patienten in dieser Zeit unabhängig von Staging und histologischem Grading nach einem modifizierten Pinkel-Lampert-
Schema behandelt wurden. Das wesentliche an diesem Schema war der altersabhängige
Einsatz der postoperativen Bestrahlung und die adjuvante Chemotherapie in allen Stadien,
mit den gleichen Substanzen, ohne weitere Differenzierungen vorzunehmen.

Klinische Stadieneinteilung des Wilms-Tumors:

Stadium I: Tumor auf die Niere beschränkt und vollständig reseziert. Nierenkapsel in-
               takt, keine Tumorruptur.

Stadium II: Tumorausdehnung über die Niere hinaus, Tumor aber vollständig reseziert.
               Befall der paraaortalen Lymphknoten.

Stadium III: Tumor nicht vollständig resezierbar, aber auf Abdomen begrenzt. Peritoneale
               Aussaat.

Stadium IV: Hämatogene Metastasen: Lunge, Leber, Knochen, Gehirn.

Stadium V: Beidseitiger Nierenbefall.

D'Angio 1972 [3]

516

Therapieschema seit 1969 nach Pinkel-Lampert [5]:

Stadium I: a: Pat. unter 2 J.: Nephrektomie, Chemotherapie, keine Bestrahlung.
               b: Pat. über 2 J. Zusätzlich Bestrahlung des Tumorbettes.
Stadium II: Nephrektomie, Chemotherapie, Bestrahlung des Tumorbettes.
Stadium III: Nephrektomie, Chemotherapie, Bestrahlung des ganzen Abdomens bei Ruptur oder peritonealer Aussaat.
Stadium IV: Nephrektomie, Chemotherapie, Bestrahlung des Tumorbettes bei unvollständiger Resektion. Resektion von solitären Lungenmetastasen, Bestrahlung von Lungenmetastasen.
Stadium V: Operatives Vorgehen individuell, Chemotherapie, Bestrahlung.

Bei Diagnosestellung war die *Stadienverteilung* folgendermaßen:

	Stadium I	II	III	IV	V
1949−69	42	17	6	12	5	2
1969−80	31	9	6	8	8	0
1980−87	20	8	6	2	2	2

Über alle Stadien erreichten wir bis 1969 eine Überlebensrate von etwa 30%, durch die adäquate Therapie nach dem Pinkel-Lampert-Schema 70−80%, ähnlich der NWTS der USA und anderer, europäischer Zentren [4].

2-Jahres-Überlebensrate: in %

	1949−69	1969−80
alle Stadien	30	74
Stadium I	54	100
II	0	87
III	10	20
IV	0	66
V	0	1

Der größte Therapiefortschritt wurde beim Stadium II erzielt, in den höheren Stadien wurde ein gleicher Erfolg nicht erreicht. Die gleiche Erfahrung machte auch die NWTS und entwickelte ein neues Regime, das die Therapie nicht nur vom klinischen Staging, sondern auch vom histologischen Grading abhängig machte. Dieses Gradingverfahren wurde 1978 zuerst von Beckwith und Palmer vorgestellt [1], dann 1982 durch die Gesellschaft für Pädiatrische Onkologie nach Schmidt und Harms in die Therapieschemata aufgenommen [6].

Malignitätsgrad	Nephroblastomtyp
niedrig	konnatales mesoblastisches Nephrom
	fetales rhabdomyomatöses Nephroblastom
	zystisches, part. differenziertes Nephroblastom
mittel	Nephroblastom mit Standardrisiko
	(„übliches" Nephroblastom)
hoch	Nephroblastom mit fokaler oder diffuser Anaplasie
	stromareiches, sarkomatöses Nephroblastom
	(klarzelliges Nephroblastom, Rhabdoidtumor)
	rhabdomyosarkomatöses Nephroblastom.

In dem hieran angepaßten Therapieschema war die Dauer der Bestrahlung, die Art und Dauer der Chemotherapie − verschieden auch in den Substanzen, beosonders der Zusatz von Adriblastin bei höherem Malignitätsgrad − ausgerichtet nach Alter, Staging und Grading. Dieses erste Schema wird hier nicht aufgeführt, weil unserer Meinung nach − gemessen an den Ergebnissen − die Dauer der Chemotherapie auf 6 bzw. 12 Monate zu stark reduziert worden war.

Ein statistischer Vergleich scheint uns in diesem letzten Abschnitt bei der geringeren Patientenzahl und kürzeren Zeitdauer nicht zulässig. Über alle Stadien ist eine geringe Verbesserung erzielt worden. Im Stadium I überlebten alle nach der alten Therapie, jetzt verstarben 2. Im Stadium II überlebten wiederum alle, in den Stadien III – V überlebten von 6 Patienten 4. Die verstorbenen Patienten des Stadium I bekamen lokale Rezidive und Fernmetastasen. Wir führen dies auf die nach dem Schema reduzierte Dauer der Chemotherapie zurück und haben sie wieder erweitert.

Das jetzt gültige *Therapieschema* sieht so aus:

Stadium	Therapie
I	Nephrektomie, keine Bestrahlung 12 Monate Chemotherapie mit AMD und VCR
II	a) günstige Histologie: Nephrektomie, Bestrahlung bei Pat. über 2 J. 12 Monate Chemotherapie mit AMD und VCR b) ungünstige Histologie: Nephrektomie, Bestrahlung 15 Monate Chemotherapie mit AMD und VCR und Adriblastin
III	Günstige und ungünstige Histologie: Nephrektomie, Bestrahlung des Tumorbetts und der befallenen Strukturen 15 Monate Chemotherapie mit AMD und VCR und ADR
IV	Nephrektomie, Bestrahlung 15 Monate Chemotherapie mit AMD und VCR und ADR Resektion von Metastasen, wenn kein Ansprechen auf Chem.
V	Individuelles Vorgehen, Operation und Bestrahlung 15 Monate Chemotherapie mit AMD und VCR und ADR

Das verbesserte Ergebnis in den Stadien III – V führen wir auf die in den letzten Jahren durchgeführte präoperative Chemotherapie zurück. Ausgehend von einem Kind mit ausgedehnten beidseitigen Lungenmetastasen bei Diagnosestellung, waren wir zu einer präoperativen Behandlung gezwungen. Die danach durchgeführte Nephrektomie bei sehr großem Ausgangstumor war problemlos. Später verstarb das Kind jedoch an erneuten Lungenmetastasen.

Danach wurden bis heute noch 6 Kinder vorbehandelt, deren riesige Tumoren die Mittellinie überschritten und z. T. die Vena cava infiltriert hatten. Sie erfüllten damit die Kriterien, nach denen auch die GPO eine Vorbehandlung zumindest fakultativ erlaubt. Da sich die Tumoren unter der Vorbehandlung nicht wesentlich verkleinerten, kamen sogar Zweifel an der richtigen Diagnose auf. Im CT und im Sonogramm zeigten sich jedoch deutlich regressive Veränderungen im Tumor. Die Tumornephrektomie gestaltete sich dann jedesmal wesentlich einfacher, die Kapsel war fester und weniger verletzlich, die Konsistenz des Tumors nicht mehr so weich und zerfließlich, wodurch die Abpräparation von den großen Gefäßen sicherer und einfacher gelang. Es kam zu keiner Tumorruptur. Die dadurch mögliche Zuordnung zum günstigen Stadium II wurde durch den klinischen Verlauf seitdem voll gerechtfertigt. Für den Pathologen ist das histologische Grading auch nach Vorbehandlung genausogut möglich.

Eindrucksvoll war der Fall eines Kindes, bei dem es sich um eine beidseitige Nephroblastomatose und Wilms-Tumor handelte. Beide Anteile wurden durch eine Probeexzision bestätigt. Nach einer chemotherapeutischen Vorbehandlungsserie ließen sich die Tumoren beidseits ausschälen. 2 Jahre nach Beendigung der anschließenden Chemotherapie gibt es keinen Anhalt für ein Rezidiv. Beide Nieren scheiden gut aus, all Kelchgruppen sind vorhanden. Das CT läßt die narbigen Veränderungen in beiden Nieren erkennen, wo mehr als die Hälfte der gemeinsamen Masse von Niere und Tumor entfernt wurde.

Wir glauben, daß mit diesem Vorgehen ein wesentlicher Fortschritt in der Operationssicherheit und damit der gesamten Behandlung des Wilms-Tumors der höheren Ausdehnungsgrade erreicht werden kann. Das Risiko, den falschen Patienten einer Wilms-Tumorbehandlung zu unterwerfen, halten wir für gering. Die SIOP-Studie spricht von weniger als 6% [2]. Bei intensiver Diagnostik, bei Verbesserung und auch schon Ausschöpfung der heutigen Möglichkeiten ist dies ein vertretbares Risiko gegenüber dem Nutzen für die Betroffenen.

Literatur

1. Beckwith JP, Palmer NF (1978) Histopathology and Prognosis of Wilms' Tumor. Cancer 41:1937–1948
2. Bürger D, Moormann-V. CGM, Mildenberger H et al. (1985) The Advantages of preoperative Therapy in Wilms-Tumor. Z Chir 40:170–175
3. D'Angio GF (1972) Management of Children with Wilms-Tumor. Cancer 30:1528–1555
4. D'Angio GF, Evans AE, Breslow N, Beckwith B, Bishop H et al. (1976) The Treatment of Wilms-Tumor – Results of NWTS. Cancer 38:633–646 (1981) Cancer 47:2302–2311
5. Lampert F (1972) Krebs im Kindesalter, München S 105–118
6. Schmidt D, Harms D (1982) Histologie und Prognose der Nephroblastome, 66. Verhandl Ges Pathologie

85. Leistungen der Tumorchirurgie beim Knochensarkom im Kindesalter

I. Joppich, O. Sauer und P. Liedgens

Kinderchirurgische Klinik, Mannheim, Theodor-Kutzer-Ufer, D-6800 Mannheim 1

Surgical Therapy of Malignant Bone Tumor in Childhood

Summary. Neither chemotherapy nor surgery alone provided satisfactory treatment of bone sarcomas in children. However, their combination improved the 3-year-survival rate by up to 80% in the last decade. For better life quality, limb-sparing techniques like en-bloc-resection, rotation plasty or endoprosthesis should be preferred instead of amputation, if they are possible within the demands of radical oncological surgery. The significantly higher incidence of pulmonary metastasis of en-bloc-resection compared to that of ablative surgery as shown in the COSS-80-study points out that limb-sparing surgery is still problematic and needs further technical improvement in the future.

Key words: Osteogenic sarcoma – Ewings sarcoma – limb-sparing surgery

Zusammenfassung. Weder alleinige Chemotherapie noch Chirurgie haben sich bei der Behandlung maligner Knochentumoren im Kindesalter als effektiv herausgestellt, während die Kombination von Chirurgie mit adjuvanter Chemotherapie die 3-jährige metastasenfreie Überlebensrate auf bis zu 80% verbessert hat. Unter dem Aspekt der Lebensqualität sollten extremitätenerhaltende Operationen (en-bloc-Resektion, Umkehrplastik, Endoprothetik) der Amputation, wenn es unter dem Aspekt der chirurgischen Radikalität möglich ist, vorgezogen werden. Die signifikant höhere Rate von Lungenmetastasen nach en-bloc-Resektion, möglicherweise operationstechnisch bedingt, im Vergleich zur ablativen Chirurgie als ein Ergebnis der COSS 80 Studie zeigt, daß die extremitätenerhaltende Chirurgie noch problematisch ist und in Zukunft verbessert werden muß.

Schlüsselwörter: Osteosarkom – Ewing Sarkom – extremitätenerhaltende Chirurgie

Die Leistungen der Tumorchirurgie lassen sich nur durch Beantwortung folgender Fragen beurteilen:

Wie hoch ist die Rezidivquote?
Wie hoch ist die Metastasenquote?
Wie hoch ist dadurch insgesamt die Überlebenswahrscheinlichkeit?
– jeweils im Vergleich zu anderen Behandlungsverfahren –
Welchen Einfluß darauf haben Operationstechnik, -taktik und -indikation?

Die Therapie maligner Knochentumoren bestand bis vor wenigen Jahren nur in der Wahl zwischen Amputation, oder wenn das technisch nicht möglich war, in dem Versuch der Chemotherapie und/oder Bestrahlung. Dabei überwogen z. B. beim Ewing-Sarkom sogar die besseren Ergebnisse bei nicht-operativen Verfahren. Die Diskussion und Einstellung war aber zum Teil sehr kontrovers und beruhte auf der jeweiligen Erfolgsbasis sehr kleiner Patientenkollektive einzelner Kliniken, die sich ganz für das eine und damit gleichzeitig gegen das andere Verfahren entschieden hatten. Naturgemäß überwog die Einstellung zur Operation unter dem wesentlichen Gesichtspunkt, den Tumor zu entfernen.

Aufgrund der jeweils publizierten prozentualen rezidiv- und metastasenfreien Überlebensraten wurde das Therapieregime allerdings oftmals sehr kurzfristig in das Gegenteil umgeändert. Für den malignen Knochentumor im Kindesalter ergab sich dabei, daß durch ein alleiniges chirurgisches Vorgehen aber eine Heilung nur bei 5 bis höchstens 20% der Patienten erreichbar war [15]. Es kam schon innerhalb des 1. Jahres nach Diagnosestellung in 50%, in 2 Jahren in 80% zu Lungenmetastasen, denen die Kinder erlagen. Die Diskussion ist auch heute noch nicht beendet. So hat ein Bericht aus der Mayo-Klinik 1985 mit 52% 5-Jahres-Heilung beim Osteosarkom durch alleinige chirurgische Behandlung keinen signifikanten Unterschied im Vergleich zur adjuvanten Chemotherapie ergeben [2, 13] und hat sofort die Diskussion über den Sinn der Chemotherapie wieder aufleben lassen, respektive diese infrage gestellt zugunsten der frühzeitigen alleinigen Operation.

Chirurgisch beschränkte sich die Kontroverse darauf, ob die möglichst radikale Amputation im proximalen Gelenk oder im betroffenen Knochen selbst („cross bone") stattfinden sollte [9]. In jedem Falle heißt eine radikale Tumorentfernung aggressive Resektion im tumorfreien Bereich. Die Folgen sind im allgemeinen bekanntermaßen verstümmelnd, Überlebenszeit und Überlebensqualität sind nicht unbedingt identisch.

Die Entwicklung hochwirksamer Chemotherapeutika zu Beginn der 70er Jahre wie Adriblastin (Cortes), Methotrexate (Jaffe) und Cisplatin bzw. Einführung der Dreierkombination Bleomycin, Cyclophosphamid und Dactinomycin (BCD, Rosen) [15] ließen in den letzten Jahren eine 3-jährige rezidivfreie Überlebenszeit in 60 bis nahezu 80% der Fälle in erreichbare Nähe rücken. Rosen zeigte, daß mit dem präoperativen Einsatz der Chemotherapie nicht nur in 94% eine die Operationsaussichten verbessernde Reduktion der Tumormasse erreichbar war und in 80% die Schmerzen verschwanden, sondern daß der Tumor in einigen Fällen ganz zum Verschwinden gebracht werden konnte, was nun wiederum das andere Extrem, die Eliminierung der chirurgischen Lokalbehandlung aus der therapeutischen Gesamtstrategie bedeutete [10, 12]. Es kam aber auch hier regelmäßig zu Rezidiven nach 3–14 Monaten, so daß die alleinige Chemotherapie ebenso unbefriedigend war wie die alleinige Operation.

Mit dieser höheren Überlebensrate durch adjuvante Chemotherapie richtete sich jedoch die Aufmerksamkeit insofern wieder verstärkt der Chirurgie zu, da nun neben der Lebensverlängerung auch eine Verbesserung der Lebensqualität durch Verzicht auf Amputation und dafür gliedmaßenerhaltende rekonstruktive Operationstechniken erreichbar schien. Einmal entspricht die traditionelle Amputation zur radikalen Tumorentfernung nicht mehr dem heutigen technischen Knowhow etwa der Gliedmaßenreplantationschirurgie einschließlich mikrochirurgischer und endoprothetischer Techniken und der Transplantations- und Tumorimmunologie, zum anderen wurden derartige Überlegungen begünstigt durch den Umstand, daß der extraossale Tumoranteil beim Osteosarkom die umgebenden Weichteile meist nicht infiltriert, sondern abgegrenzt durch eine Pseudomembran nur verdrängt, so daß unter Mitnahme einer allseitig ummantelnden dünnen Muskelschicht eine ausreichend radikale Tumorentfernung möglich ist [8]. Allerdings: Wirkung und Nebenwirkung der adjuvanten Chemotherapie stören die Heilung komplizierter und ausgedehnter operativer Rekonstruktionen und können die Indikationsstellung limitieren.

Bezüglich der Forderung nach chirurgisch-radikaler Tumorentfernung müssen wir die „konkurrierenden" chirurgischen Verfahren Amputation, en-bloc-Resektion mit gliederhaltender Technik oder mit funktionsverbessernder Umkehrplastik miteinander vergleichen unter der Maßgabe der Häufigkeit von Lokalrezidiven, Fern- meist Lungenmetastasen und der Länge der rezidivfreien Überlebenszeit.

Antworten auf diese Fragen können einzelne Kliniken heute nicht mehr geben, denn wir registrieren in Deutschland nur ca. 150 neue Osteosarkomfälle und 50 Ewing-Sarkome pro Jahr, das sind etwa 4% aller Malignome bei Kindern [5]. Bei 20% sind bereits initial Metastasen vorhanden, in 80 bis 90% bestehen bereits okkulte Metastasen, davon 80% in der Lunge. Es bedarf cooperativer Studien wie COSS und CESS der Gesellschaft für Pädiatrische Onkologie oder entsprechender Protokolle in den USA wie z. B. TIOS [6], deren Behandlungsprotokolle entsprechend den Ergebnissen ständig variiert und ergänzt werden. Auswertungen der COSS-80-Studie von 37 Kliniken in Deutschland und Österreich liegen vor, insgesamt wurden 158 Osteosarkompatienten erfaßt, auch unsere Mannheimer Fälle sind hier miteingegangen. Details wurden kürzlich von Winkler, Hamburg, als Studienleiter publiziert [15].

Die Beurteilung bezüglich des Erfolges oder Risikos differenter Maßnahmen geht von der Hypothese aus, daß Effekte der Chemotherapie von Effekten lokalchirurgischer Maßnahmen zu differenzieren sind, derart, daß ein Versagen der Chemotherapie eine höhere Inzidenz von Lungenmetastasen, ein Versagen der operativen Therapie dagegen eine höhere Inzidenz von Lokalrezidiven bedeuten muß [15].

Das Problem der „cross-bone amputation" war oder ist, daß nach Enneking [3] in 20% der Fälle „skip lesions", lokal versprengte Tumorzellen, proximal im Knochenmark zu finden sind, die folgerichtig die proximale Gelenksexartikulation erfordern. Spätere Untersuchungen zeigten skip lesions jedoch wesentlich seltener als angenommen, so daß heute allgemein die Amputation mit 5 cm Abstand von der äußersten radiologisch und angiografisch nachweisbaren Tumorgrenze als ausreichend gilt. Allerdings gibt es intraoperativ bisher keine exakte Diagnosemöglichkeit; Prindull [11] fordert, daß der chirurgische Rand intraoperativ nachweislich histologisch frei sein muß von neoplastischem Gewebe. Nach Campanacci [1] besteht dabei eine Lokal-Rezidivquote von 5%. 5% lokale Rezidive bei Amputation sind eine ausreichende Begründung für eine gliederhaltende Resektionstechnik, wenn dabei die Prinzipien radikaler Tumorchirurgie eingehalten werden.

Das ist nur bei bestimmten Tumorlokalisationen möglich, der Tumor muß ohne wesentliche Übergriffe auf Weichteile sein, vor allem muß das neurovaskuläre Bündel frei sein, wobei Gefäßresektionen und -anastomosen ohne weiteres möglich sind und kein Hindernis darstellen. Nach Goorin [4] werden an einigen Zentren bereits 25 bis 75% der Patienten lokalchirurgisch so behandelt, ohne daß die gliederhaltende en-bloc-Resektionstechnik schon ihren noch experimentellen Charakter verloren hätte, solange keine ausreichenden Langzeitergebnisse vorliegen. Dazu gehören auch die Spätkomplikationen der Prothetik, chemotherapiebedingte Wundheilungsprobleme und Infektionen, die zu sekundären Amputationen führen, können oder funktionslose Extremitäten etwa durch Nervenschäden [12].

Die en-bloc-Resektion kommt somit zunächst am Arm infrage, da
die obere Extremität nicht belastet wird,
die Länge und Achse des Armes nicht so wesentlich sind wie beim Bein,
die prothetische Versorgung nach Amputation immer unbefriedigend ist,
demzufolge die Handerhaltung ein entscheidender Faktor der Lebensqualität darstellt.

Nach Kaelin [7] war auch bei den schlechtesten seiner Patienten die verbliebene Handfunktion besser als die beste Prothese, wobei auch der psychologische Vorteil der Gliederhaltung sich insgesamt positiv auf die Heilung auswirken sollte.

Die en-bloc-Resektion ist nicht möglich, wenn
die proximale Tumorausdehnung keine radikale Tumorentfernung zuläßt,
eine neurovaskuläre Beteiligung besteht,
der Tumor weit nach distal reicht, monströs ist und die Hand direkt oder sekundär beteiligt.

Während sich an der oberen Extremität eine resektionsbedingte Verstümmelung durch Interponat aus Platte oder Nagel oder Autotransplantat oder wie auch immer durch den optisch erhaltenen Arm und die funktionell erhaltene Hand in Grenzen hält, ist die prothetische Versorgung an der unteren Extremität schwieriger. Die Prothesen müssen maßgeschneidert sein, die Entwicklung dauert länger als mit der Tumorresektion gewartet werden kann [7]. Der Effekt der Umkehrplastik nach Borggreve, Salzer und Kotz entspricht optisch einer Amputation, der Vorteil besteht darin, daß das Sprunggelenk das Kniegelenk ersetzt, ein funktionell prothetisch großer Vorteil, gleichwohl ästhetisch eine schwere Verstümmelung [16].

Zu den Ergebnissen der COSS 80 Studie: Aus der Studiengruppe von 115 Patienten wurden 103 operiert, davon 50 entweder proximal (27) oder transmedullar (23) amputiert, 53 durch Umkehrplastik (20) oder en-bloc-Resektion (33) extremitätenerhaltend operiert. Bei Anwendung ablativer Verfahren, d. h. bei Amputation und Umkehrplastik betrug die metastasenfreie Überlebenswahrscheinlichkeit über 80% nach 40 Monaten Beobachtungszeit. Im einzelnen ergab sich:

522

1. Der Vergleich von 13 primär Amputierten mit 37 chemotherapeutisch vorbehandelten sekundär Amputierten ergab einen statistisch nicht signifikanten Vorteil zugunsten der Vorbehandlung, die metastasenfreie Überlebenswahrscheinlichkeit betrug 85 zu 77%. Die 9-wöchige Vorbehandlungszeit bedeutet also keinesfalls eine Therapie-Verzögerung.
2. Von 4 Lokalrezidiven traten 2 nach transmedullärer Amputation und 2 nach Umkehrplastik bzw. en-bloc-Resektion auf.
3. Die metastasenfreie Überlebenswahrscheinlichkeit bei ablativen Verfahren, d. h. bei Amputation und Umkehrplastik war mit 82% statistisch signifikant ($p < 0,05$) höher als bei en-bloc-Resektion. Lungenmetastasen traten nach Amputation in 14%, nach en-bloc-Resektion hingegen in 36% auf.

Gleich häufige Lokalrezidive, aber unterschiedlich häufige Lungenmetastasen bei unterschiedlichen Operationsverfahren sind überraschend, das Gegenteil wäre zu erwarten gewesen.

Es gibt dafür bisher nur spekulative Erklärungen, daß entweder durch die aufwendigen Operationsmanipulationen der en-bloc-Resektion mehr Tumorzellen in den Kreislauf und damit in die Lunge gelangen, – das müßte man aber auch bei der Umkehrplastik erwarten, wo es nicht der Fall ist – oder daß postoperativ Tumorzellen lokal zu ungünstige Wachstumsbedingungen haben, um ein Rezidiv zu erzeugen, nach Verschleppung in die Lunge zu einem späteren Zeitpunkt aber dort wesentlich bessere Bedingungen vorfinden, um zur Metastase zu werden. Solange man also den Ausbreitungsmechanismus nicht kennt, scheint die en-bloc-Resektion ein deutlich höheres Lungenmetastasenrisiko zu haben.

Bezüglich der Ewing-Sarkome zeigt sich, daß durch die meist extensive extraossale Tumorausbreitung und Weichteilbeteiligung sowie die weit häufigeren intramedullären skip lesions die en-bloc-Resektion und die chirurgische Lokaltherapie insgesamt die Überlebenschancen im Vergleich zur lokalen Bestrahlung nicht verbessern; und die Bestrahlung den größeren Funktionsverlust des chirurgischen Eingriffs vermeidet [14].

Die Leistung der Tumorchirurgie beim Knochensarkom läßt sich so zusammenfassen:

1. Weder mit alleiniger Chirurgie noch mit alleiniger Chemotherapie lassen sich befriedigende Ergebnisse erreichen.
2. Mit Chirurgie und präoperativer adjuvanter Chemotherapie bzw. Radiologie sind 3-jährige rezidivfreie Überlebenszeiten in bis zu 80% möglich geworden.
3. In Anbetracht der Lebensqualität sollten en-bloc-Resektionen und Umkehrplastiken der Amputation vorgezogen werden, wenn sie technisch möglich sind.
4. Das damit bisher vorhandene signifikant höhere Risiko von Lungenmetastasen wird sich durch geeignete Operationstechniken künftig reduzieren lassen.

Literatur

1. Campanacci M, Laus M (1980) Local recurrence after amputation for osteosarcoma. J Bone Joint Surg (Br) 62:201–207
2. Edmonson JH, Green SJ, Ivins JC, Gilchrist GS, Creagan ET, Pritchard DJ, Smithson WA, Dahlin DC, Taylor WF (1984) A controlled pilot study of high-dose methotrexate as postsurgical adjuvant treatment for primary osteosarcoma (1984). J Clin Oncol 2:152–156
3. Enneking WF, Kagan A II (1978) Transepiphyseal extension of osteosarcoma: incidence, mechanism and implications. Cancer 41:1526–37
4. Goorin AM, Abelson HT, Frei E III (1985) Osteosarcoma: Fifteen years later. N Engl J Med 313:1636–1643
5. Halperin EC (1986) Pediatric radiation oncology. Invest Radiol 21:429–436
6. Jaffe N, Keifer R, Robertson R, Cangir A, Wang A (1987) Renal toxicity with cumulative doses of cis-diammine-dichloroplatinium-II in pediatric patients with osteosarcoma. Cancer 59:1577–1581
7. Kaelin AJ, Emans JB (1985) En-bloc resection for proximal humerus osteogenic sarcoma. Z Kinderchir 40:217–220

8. Kotz R (1978) Osteosarkom 1978. Die Wende der Prognose durch adäquate Chirurgie und adjuvante Chemotherapie. Wien Klin Wochenschr 90 (Suppl 93):3–25
9. Kotz R (1983) Possibilities and limitations of limbpreserving therapy for bone tumors today. J Cancer Res Clin Oncol 106 (Suppl):68–76
10. Miser AW, Miser JS, Pizzo PA (1985) Review: Therapy of osteogenic sarcoma: local, systemic or both? Eur J Cancer Clin Oncol 21:771–773
11. Prindull G, Willert HG, Notter G (1985) Local therapy of rhabdomyosarcoma, osteosarcoma and Ewing's sarcoma of children and adolescents. Eur J Pediatr 144:120–124
12. Rosen G, Murphy ML, Huvos AG, Gafierrez M, Marcove RC (1976) Chemotherapy, en bloc resection, and prosthetic bone replacement in the treatment of osteogenic sarcoma. Cancer 37:1–11
13. Taylor WF, Ivins JC, Pritchard DJ, Dahlin DC, Gilchrist GS, Edmonson JH (1985) Trends and variability in survival among patients with osteosarcoma: A 7-year update. Mayo Clin Proc 60:91–104
14. Winkelmann W (1981) Die chirurgische Behandlung des Ewing-Sarkoms. Klin Pädiat 193:243–244
15. Winkler K, Beron G, Kotz R, Salzer Kuntschik M, Beck J, Beck W, Brandeis W, Ebell W, Erttmann R, Göbel U, Havers W, Henze G, Hinderfeld L, Höcker P, Jobke A, Jürgens H, Kabisch H, Preusser P, Prindull G, Ramach W, Ritter J, Sehera J, Treuner J, Wüst G (1986) Einfluß des lokalchirurgischen Vorgehens auf die Incidenz von Metastasen nach neoadjuvanter Chemotherapie des Osteosarkoms. Z Orthop 124:22–29
16. Winkler K (1987) COSS 86 Kooperative Osteosarkom-Studie, Therapieprotokoll

86. Leistungen der Tumorchirurgie beim Weichteilsarkom im Kindesalter

P. Schweizer und J. Treuner

Kinderchirurgische Klinik der Universität Tübingen, Calwerstr. 7, D-7400 Tübingen

Surgery of Soft Tissue Sarcomas in Children

Summary. Malignant soft tissue tumors, a group of neoplasms with various biological characteristics, have been of oncologic interest only for the last 20 years. More than half of all soft tissue sarcomas are Rhabdomyosarcomas (RMS). Extensive comparative therapy studies have yielded both improved results and a lot of biological data on RMS and other malignant soft tissue tumors. The results of CWS 81/86 are analysed and a therapy protocol is proposed.

Key words: Soft tissue sarcomas – rhabdomyosarcoma

Zusammenfassung. Die pädiatrische Onkologie beschäftigt sich knapp 20 Jahre mit den Weichteilsarkomen, die eine heterogene Tumorgruppe darstellen und ein unterschiedliches biologisches Verhalten erkennen lassen. Mehr als die Hälfte der malignen Weichteiltumore sind Rhabdomyosarkome. Kooperative Therapiestudien führten sowohl zu verbesserten Behandlungsergebnissen als auch zu neuen Einblicken in das biologische Verhalten der RMS und der anderen Weichteilsarkome. In diesem Referat wird auf der Grundlage der Ergebnisse aus der CWS 81/86 ein Therapiekonzept begründet.

Schlüsselwörter: Weichteilsarkome – Rhabdomyosarkome

Einblicke in das biologische Verhalten maligner Weichteiltumore führten zur These, daß ihre Therapie eine Funktion der Sensibilität auf Chemotherapeutika sowie der primären, chirurgischen, nicht verstümmelnden Resezierbarkeit ist.

Als Konsequenz dieser These spielt sich die therapeutische Strategie und die Rollenverteilung zwischen dem onkologisch tätigen Kinderchirurgen und dem pädiatrischen Onkologen ab im Dreieck der Chemotherapieempfindlichkeit, der Tumorausdehnung und der Tumorlokalisation.

Ist die Chemotherapieempfindlichkeit gering oder gleich null, dann kommt dem Kinderchirurgen unabhängig von der Tumorausdehnung und Lokalisation eine primäre Rolle zu. Er muß dann bei manchen Patienten auch um den Preis einer anatomischen und funktionellen Verstümmelung resezieren. Ist die Chemotherapieempfindlichkeit indessen groß, dann wird dem Kinderchirurgen unter der Voraussetzung eine sekundäre Rolle zugeteilt, daß der Tumor primär nicht funktionserhaltend entfernt werden kann.

Es gilt also, die These zu begründen oder zu widerlegen, daß bei statistisch gesehen großer Chemotherapieempfindlichkeit ein Weichteilsarkom im Stadium III primär nicht reseziert werden darf, wenn anatomische und funktionelle Verstümmelungen nicht sicher vermieden werden können. Die Behandlung der Wahl ist bei solchen Verhältnissen nach der Biopsie die Chemotherapie.

Im Hinblick auf die prinzipielle Chemotherapieempfindlichkeit der Weichteiltumore können nach statistisch gesichertem Wissen drei Gruppen unterschieden werden:
Tumore mit hoher Sensibilität,

Tumore mit geringer Sensibilität und
Tumore ohne Chemotherapiesensibilität.

Zur ersten Gruppe gehören:
Das Rhabdomyosarkom,
das Synovialsarkom,
das Extraossäre Ewing-Sarkom,
das undifferenzierbare Sarkom.

Die zweite Gruppe faßt zusammen:
Die malignen peripheren neuro-ektodermalen Tumore,
das Hämangiosarkom,
das Liposarkom,
das Leiomyosarkom,
das maligne fibröse Histiozytom.

Die dritte Gruppe stellen dar:
Das Fibrosarkom,
das Neurofibrosarkom,
das maligne Schwannom.

Da sich eine Weichteilneoplasie mit klinischen Merkmalen oder serologischen Markern bekanntlich den drei Gruppen nicht zuordnen läßt, wird dem Kinderchirurgen bereits in der diagnostischen Phase eine verantwortungsvolle Aufgabe zugeteilt.

1. Er muß: Eine Tumorbiopsie durchführen, damit histologisch und immunhistochemisch, evtl. elektronenmikroskopisch, zukünftig auch cytogenetisch auf der Suche nach Onkogenen und Chromosomentranslokationen und -deletionen die Diagnose gesichert werden kann.
2. Er muß: Die Resektabilität bestimmen und verantworten.

In Grenzfällen wird er dabei, je nach Mentalität, immer wieder versucht sein, den Schritt zur primären Tumorresektion zu wagen, und er wird in diesem Zusammenhang, angesichts bekannter kasuistischer Verläufe, die zu beweisende These bezweifeln.

Die Frage des Kinderchirurgen wird in solchem Falle daher lauten: Ist es wirklich so, daß mit einer primären Chemotherapie keine Chancen vergeben werden?

Stimmt denn die Vorstellung, daß die Chemotherapie beim Weichteilsarkom im Stadium III auf lange Sicht gleich gute oder sogar bessere Resultate bewirken kann, wie die primäre, auch verstümmelnde Resektion?

Lassen sich bei primärer Chemotherapie anatomische sowie funktionelle Verstümmelungen letztendlich wirklich und in jedem Falle und auf Dauer vermeiden?

Ich formuliere die Fragen anders:

Kann die Chemotherapie einen Tumor im Stadium III, der nur verstümmelnd reseziert werden könnte, in einen resezierbaren Tumor entsprechend dem Stadium I verwandeln, kann ein solcher Tumor konvertieren oder muß die Überlebenschance um den Preis der Verstümmelung chirurgisch erzwungen werden?

Da das Rhabdomyosarkom die häufigste Weichteilneoplasie im Kindesalter ist, soll am Beispiel dieses Tumors der gestellten Frage nachgegangen werden.

Betrachten wir zunächst den Einfluß des initialen Tumorstadiums auf die Prognose des Rhabdomyosarkoms.

Tumore im Stadium I, die also primär resektabel waren, weisen nach 60 Monaten eine EFS von 85% auf, während nichtresektable, daher primär chemotherapeutisch behandelte Tumore des Stadiums III eine EFS von 59% erkennen lassen. Rhabdomyosarkome im Stadium II erreichten eine EFS von 63% und Tumore im Stadium IV nur noch eine 5-Jahresüberlebensrate von 11%.

Die Frage, die sich nun stellt, lautet: Können Tumore im Stadium III durch Optimierung und Konditionierung des Therapieschemas in Stadium I Tumore oder wenigstens resektable Stadium II Tumore verwandelt werden und kann ihre EFS somit den 85% genähert werden?

In den gesammelten Befunden der CWS-81-Studie fällt erstens auf, daß sich Tumore des Stadiums II letztendlich wie Tumore des Stadiums III verhalten, d. h.: mikroskopische Tumorreste nach Resektion die gleiche Prognose besitzen wie primär nur biopsierte Tumore.

Zweitens ergab sich aus der CWS-81-Studie, daß manche Patienten mit einem initialen Stadium III-Tumor, die nach Biopsie primär chemotherapeutisch behandelt wurden, in ein Stadium I-PC geführt wurden, eine EFS-Rate von 84% erreichten und somit in die Größenordnung der initialen Stadium-I-Patienten rückten. Diese Befunde wurden inzwischen durch Second-look-Operationen bei 36 von 87 Patienten bestätigt.

Das Problem war damit jedoch nicht vollständig gelöst, denn das Ergebnis implizierte die Frage nach dem Merkmal, das uns Patienten im Stadium III verrät, deren Tumore konvertieren können.

Deduktiv wurde der Responsegrad nach 7 Wochen Chemotherapie als empfindliches Merkmal erkannt.

Diese Tabelle faßt Responsegruppen nach 7 Wochen Chemotherapie zusammen und ist gleichzeitig ein Muster für die Therapieversager, denn die lokale Rezidivhäufigkeit und die Metastasen nehmen bei schwächerem Responsegrad deutlich zu.

Fassen wir die Ergebnisse bis hierher zusammen, dann läßt sich folgendes sagen: Aus der Gruppe der Patienten mit einem Rhabdomyosarkom im Stadium III löste sich also, wie bereits erläutert, unter präoperativer Chemotherapie eine Gruppe heraus, die bei einem kompletten Tumorrückgang in der 7. Woche eine EFS von 95% erreichte. Diese Tumore konvertierten also aus einem Stadium III ins sogenannte Stadium I-PC (ließen also bei der second-look-Operation keine Tumorreste erkennen) oder wurden resektabel, wie initiale Stadium-I-Tumore.

Die jeweilige Responsegruppe der 7. Woche korreliert mit dem rezidivfreien 4-Jahresüberleben der Patienten signifikant.

Ein Vergleich von Stadium III-Patienten, die bereits in der 7. Woche der Therapie eine komplette Remission erreichten, mit den Patienten, die sie erst in der 16. Woche erreicht haben, zeigt darüber hinaus, daß dem Faktor *Tumorrückbildung pro Zeiteinheit* eine prognostische Bedeutung zukommt. Wenn bereits in der 7. Woche ein kompletter Tumorrückgang festgestellt werden konnte, dann lag die EFS bei 95% gegenüber 70% bei Patienten, die erst in der 16. Woche einen kompletten Tumorrückgang erkennen ließen.

Multivariante Analysen dieses prognostischen Faktors „Response pro Zeit" und anderer Risikofaktoren, wie z. B. Patientenalter, Lokalisation, histologischer Subtyp, Tumorgröße, Lymphknotenbefall konnten zeigen, daß dieser Faktor allen anderen übergeordnet ist.

Die Antwort auf die vorher gestellte Frage lautet also: Die Dominanz des Responsefaktors führt uns auf die Gruppe der Stadium III-Patienten hin, die dank ihrer Chemotherapieempfindlichkeit in ein Stadium I-PC oder in ein resektables Stadium geführt werden können. Der Responsefaktor zeigt uns aber auch jene Patienten, die ungenügend ansprechen und damit wahrscheinlich zu einem früheren Zeitpunkt und um den Preis der Verstümmelung chirurgisch-lokal kontrolliert oder bestrahlt werden müssen.

Diese Erkenntnisse werden in der CWS-86-Studie in der Weise berücksichtigt, daß die deutsche Studiengruppe bei Patienten mit einem partiellen Tumorrückgang die Second-look-Operation mit Resektion in die 7. Woche vorzieht, bei Patienten mit geringem Tumorrückgang mit 33 GY bzw. 54 GY bestrahlt, bei Patienten ohne Tumorrückgang eine frühere Resektion auch um den Preis der Verstümmelung empfiehlt.

Es bleibt am Ende dieser Überlegungen indessen die heikle Frage unbeantwortet, die auch Grossfeld mit der hartnäckigen Betonung des allgemein bekannten „goldenen Therapiestandards" wiederholt sinngemäß stellte: Könnte die Prognose der Patienten, die mit der Chemotherapie aus dem Stadium III in ein resektables Stadium oder gar ins Stadium I-PC überführt werden, besonders aber die Prognose der Stadium III-Patienten, die unter Chemotherapie nur einen inkompletten Tumorrückgang erkennen lassen, jedoch primär verstümmelnd resektabel gewesen wären, verbessert werden, wenn primär doch oder viel früher verstümmelnd operiert würde.

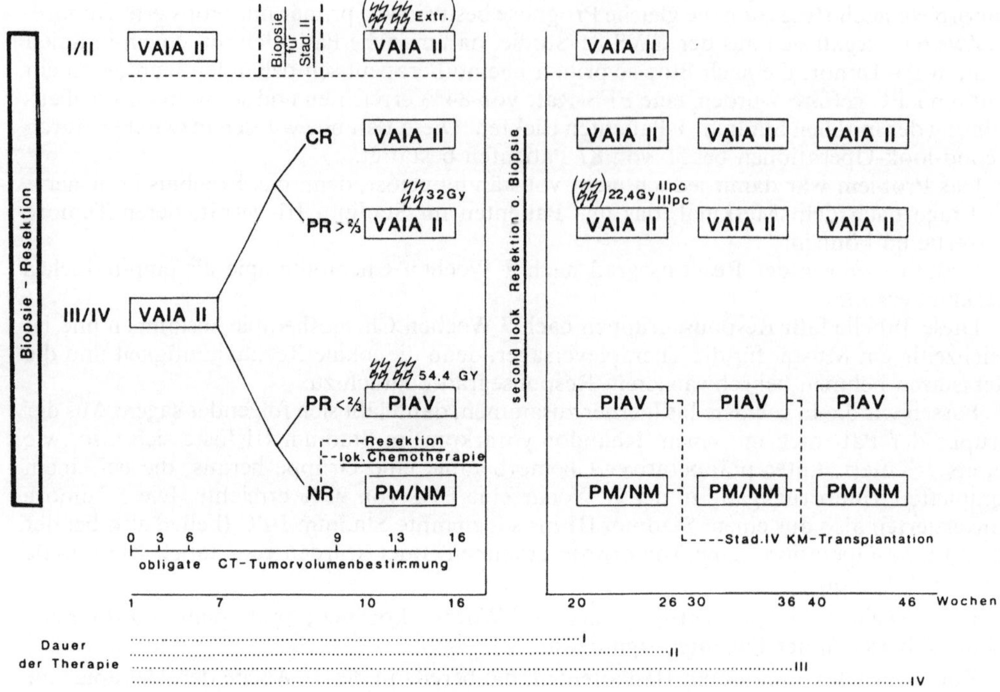

Abb. 1

Da capo al fine:

1. Wäre die Prognose der Patienten, die mit der Chemotherapie aus dem Stadium III ins
   Stadium I PC überführt werden konnten oder resektabel wurden, noch günstiger gewesen,
   wenn vor Beginn der Chemotherapie primär doch um den Preis der funktionellen Verstümmelung reseziert worden wäre?
2. Wäre insbesondere die Prognose derjenigen Patienten im Stadium III, die unter Chemotherapie nur einen inkompletten oder keinen Tumorrückgang erkennen ließen, günstiger
   gewesen, wenn um den Preis der funktionellen Verstümmelung primär reseziert worden
   wäre?

Diese Fragen können mit den Ergebnissen der bisherigen Studien nicht schlüssig beantwortet werden.

Ich habe bisher herausgestellt, daß der Responsefaktor im Hinblick auf die Prognose
über alle anderen prognostisch relevanten Faktoren dominiert.

Trotz dieser Dominanz sollen die Beziehungen anderer Faktoren des biologischen Tu-
morverhaltens kurz dargestellt werden:

1. *Einfluß des Alters auf die Prognose.*
   Die in diesen Kurven zum Ausdruck gebrachten Ergebnisse untermauern ein Phänomen,
   das in der pädiatrischen Onkologie häufig beobachtet wird: Mit zunehmendem Alter wird
   die Prognose schlechter.
2. *Einfluß der Lokalisation.*
   Die Lokalisation des Tumors wirkt sich auf die Prognose entscheidend aus: Urogenitale
   Rhabdomyosarkome haben eine wesentlich bessere Prognose als Rhabdomyosarkome
   der Extremitäten.

Bei den urogenitalen Tumoren lassen die Rhabdomyosarkome der Prostata und Harnblase im Vergleich zu den paratesticulären eine eindeutig bessere Prognose erkennen.

3. *Einfluß des histologischen Subtyps*

Wenn alle Stadien zusammengefaßt werden, dann haben die alveolären Rhabdomyosarkome eine 5-Jahresüberlebensrate von 45%, embryonale jedoch von 63%.

Wenn die Tumore der Extremitäten jedoch aus der Betrachtung herausgenommen werden, dann ist bezüglich des histologischen Subtyps kein signifikanter Unterschied mehr festzustellen.

Wenn Beziehungen zwischen dem Tumorstadium, dem histologischen Subtyp und der Prognose hergestellt werden, dann ist im Stadium I und II ein deutlicher, im Stadium III ein sehr geringer und im Stadium IV wiederum ein deutlicher Unterschied erkennbar.

In einem summarischen Überblick darf gesagt werden, daß alveoläre Tumore gegenüber embryonalen eine schlechtere Prognose haben. Dieses Faktum kann zum Teil erklären, weshalb Rhabdomyosarkome der Extremitäten im allgemeinen eine schlechtere Prognose haben als Rhabdomyosarkome aller anderen Lokalisationen; denn Rhabdomyosarkome der Extremitäten gehören verhältnismäßig häufig zum alveolären Typus.

4. *Der Einfluß des Lymphknotenbefalls auf die Prognose*

Für das Stadium II und III konnten im Hinblick auf den Lymphknotenbefall keine signifikanten Unterschiede in der Prognose ermittelt werden.

Wenn jedoch die Rhabdomyosarkome der Extremitäten isoliert betrachtet werden, dann ergibt sich in dieser Hinsicht ein deutlicher Unterschied.

Auf dem Boden all dieser Daten und Beziehungen der Befunde zur Prognose formulierte die CWS-81-Studie folgendes Therapiekonzept: Abbildung 1.

Dem Kinderchirurgen werden darin vier Rollen zugeteilt:

1. In einer primären Rolle trägt der Kinderchirurg zur Formulierung der Diagnose bei, beurteilt die Resektabilität und reseziert, wenn anatomische und funktionelle Verstümmelungen vermieden werden können.
2. Bei primär nicht-resezierbaren Tumoren, die jedoch auch nach 7 Wochen Chemotherapie keinen kompletten oder ⅔ Tumorrückgang erkennen lassen, muß der Kinderchirurg klären, was um den Preis der Verstümmelung erreicht werden kann.
3. Er muß bei chemotherapeutisch und strahlentherapeutisch behandelten Patienten spätestens in der 16. Woche nachbiopsieren bzw. nachresezieren.
4. Er muß strahlen- oder chemotherapiebedingte Komplikationen beseitigen.

Die Zusammenfassung der im Abriß vorgestellten Befunde beweist meines Erachtens ausreichend, daß die Therapie der Weichteilsarkome heute eine Funktion der Chemotherapiesensibilität der Neoplasie und der primären kompletten Resezierbarkeit des Tumors ist.

Quod erat demonstrandum.

Aktuelle halbe Stunde

Laser in der Chirurgie – aktueller Stand und Perspektiven

87 a. Einleitung

E. Ungeheuer

Steinbacher Hohl 28, D-6000 Frankfurt 90

Schlagzeilen in den Medien, wie „Laserstrahlen ersetzen künftig Skalpell", wecken nicht nur Hoffnungen, sondern verunsichern auch Patienten und Ärzte. Es ist daher sehr zu begrüßen, wenn in einer aktuellen halben Stunde über Stand und Perspektiven der Laseranwendung in der Chirurgie referiert werden kann.

Der Laser hat zwar in fast allen Gebieten der Medizin Eingang gefunden, aber dennoch sind die heutigen diagnostischen und therapeutischen Möglichkeiten im Vergleich zu den herkömmlichen Verfahren relativ bescheiden. Es gibt jedoch medizinische Bereiche, wie z. B. die diagnostische und therapeutische Endoskopie, bestimmte Formen der Tumorchirurgie etc., in denen ein begrenztes Ausmaß der Laseranwendung zu erkennen ist. Bei diesen endoskopischen und chirurgischen Anwendungsgebieten macht man sich die verschiedenen Laseraffekte, wie photochemisch, phytotermisch und photoionisierend zum Schneiden, zum Koagulieren, zum Denaturieren und zum Zertrümmern zu Nutze. Beim Schneiden und Koagulieren ist es vor allem die Umsetzung von Laserlicht in Wärme im Gewebe.

Die Chirurgie war in den 70er Jahren nicht unwesentlich an experimentellen Untersuchungen beteiligt, aus der Vielzahl unterschiedlichster Lasersysteme brauchbare Geräte zu etablieren. Heute sind vor allem CO_2- und Neodym-YAG-Laser in Gebrauch. Die erste Zielvorstellung war, neben einer blutstillenden Wirkung, auch das blutungsärmere Operieren an parenchymatösen Organen. Man stellte sich ein blutungsfreies Schneiden vor.

Die großen Fortschritte mit der Laseranwendung in der Neurochirurgie, Ophthalmologie, Urologie, operativen Endoskopie und bei den inoperablen obstruktiven Tumoren ließen die relativ negativen Erfahrungen bei der Blutstillung in den Hintergrund treten.

Eine genaue Beurteilung über die Bedeutung des klinischen Lasereinsatzes in den verschiedensten Bereichen scheiterte bisher daran, daß jeweils nur über geringe Fallzahlen berichtet wird und meistens auch eine individuelle und subjektive Beurteilung ohne wissenschaftlich stichhaltige Studien vorliegt.

Bemerkenswert sind die Ergebnisse in der Urologie bei der Endokoagulation von Tumoren und Ulzera, bei der Koagulation von Tumoren am äußeren Genitale und vor allem bei der laserinduzierten Stoßwellenlithotripsie. Die Laserkoagulationsbehandlung von Harnleitertumoren ist durch die moderne Entwicklung der Ureterorenoskopie möglich geworden. Diese endoskopischen Fortschritte lassen sich ohne Schwierigkeiten auch auf die operative Endoskopie in der Chirurgie und in der Gastroenterologie übertragen. So auch die neue Technik zur Refertilisierung bei vasektomierten Männern mit einem CO_2-Laser für die mikrochirurgischen Vereinigungen in der Gefäßchirurgie. Rekanalisierungen von Gefäßstenosen, wie z. B. im Koronarsystem sollen in Bälde durch die Laserangioplastie zur Routine werden. Vorläufig ist das Hauptproblem, nämlich die exakte Steuerung des Laserstrahls im Gefäßlumen noch nicht gelöst. Die schon gut etablierte Anwendung in der Augenheilkunde soll noch weiter verbessert und jetzt auch besonders auf die Diagnostik erweitert werden.

Welch große Bedeutung das Bundesforschungsministerium der Laserstrahltherapie zumißt, geht daraus hervor, daß Minister Riesenhuber im März 1988 200 Millionen Mark für ein Forschungsprojekt – Laserstrahltherapie – zur Verfügung stellte. Er führte aus, daß es für die Lasertechnik in der Medizin künftig ein erhebliches Anwendungspotential geben würde. Vor allem soll die Laserbehandlung beim Karzinom und bei der Zertrümmerung von Gallen- und Nierensteinen dadurch weiter ausgebaut und gefördert werden.

Wenn bisher in unserem Fachgebiet die Anwendung nur als begrenzt und noch nicht ausgereift angesehen werden muß, so sollten die Anstrengungen bzgl. weiterer Forschung und klinischer Anwendung forciert werden. In einzelnen operativen Bereichen hat der Einsatz der Laserstrahlen neue Möglichkeiten und Dimensionen in Diagnostik und Therapie aufgezeigt. Eindeutige Vorteile in der Chirurgie gibt es für den CO_2- und Neodym-YAG-Laser bei der Mammachirurgie, bei oberflächlichen Tumoren an der Haut, insbesondere auch in der Analregion und bei der Wiederherstellung der Passage von inoperablen Ösophagus- und Kardiakarzinomen. Gerade bei letzteren wird durch die Verbesserung der Lebensqualität der Laseranwendung eine besondere Bedeutung zukommen.

Bei der Bewertung der bisherigen, aber auch der zukünftigen Ergebnisse, dürfen der technische Aufwand, die notwendigen Sicherheitsbestimmungen und die hohen Kosten nicht unberücksichtigt bleiben. Es wird noch viel Zeit vergehen und noch viel Arbeit zu leisten sein, bis die jetzt da und dort schon vorhandene Lasereuphorie, auch durch den wissenschaftlich-klinischen Erfolg ihre Berechtigung erfährt.

87 b. Laser in der Chirurgie – Aktueller Stand und Perspektiven*

F. W. Schildberg

Chirurgische Universitätsklinik Lübeck, Ratzeburger Allee 160, D-2400 Lübeck

Laser in Surgery – State of the Art and Perspectives

Summary. Laser effects on biological tissue depend on wave-length, power-density (W/cm^2) and duration of pulsed radiation. Thermal effects may be used for cutting, coagulation and vaporisation. Non-linear effects such as photoablation or photo-disruption are suitable for non-thermal tissue ablation and shock waves can be induced to destroy concrements. Laser is mostly used in clinical surgery for endoscopic treatment of gastrointestinal bleeding and tumors. Laser angioplasty, arthroscopic laser treatment and laser lithotripsy are not yet widely applicable in clinical practice.

Key words: Laser surgery – endoscopy – angioplasty – lithotripsy

Zusammenfassung. Die Laserwirkung auf biologisches Material ist abhängig von der Wellenlänge, der Leistungsdichte und der Bestrahlungszeit. Die thermischen Effekte können zum Schneiden, zum Koagulieren und zur Gewebezerstörung benutzt werden. Mit Hilfe nichtlinearer Effekte können Gewebe athermisch abgetragen oder Stoßwellen, z. B. zur Zertrümmerung von Steinen, erzeugt werden. In der klinischen Chirurgie wird der Laser überwiegend zur endoskopischen Blutstillung und Tumortherapie eingesetzt, die Laserangioplastie, arthroskopische Lasertherapie und die Laserlithotripsie befinden sich derzeit erst im Stadium der klinischen Erprobung.

Schlüsselwörter: Laser-Chirurgie – Endoskopie – Angioplastie – Lithotripsie

Seit seiner Einführung 1960 durch Maiman hat sich der Laser in fast allen Bereichen der Naturwissenschaften durchgesetzt, auch in der Medizin und hier besonders in den operativen Disziplinen. Jährlich werden zum Thema Laser und Chirurgie mehr als 100 Arbeiten publiziert – nicht mitgerechnet die zahlreichen Buchveröffentlichungen. Der Wunsch nach einer zusammenfassenden Übersicht zum gegenwärtigen Stand und den zukünftigen Perspektiven aus dem Blickwinkel des Klinikers wird daraus verständlich.

Biophysikalische Grundlagen

Das Wort „Laser" ist ein Akronym und steht für *L*ight *A*mplification by *S*timulated *E*mission of *R*adiation. Der Laserstrahl ist monochromatisch, d. h. er beinhaltet nur eine Wellenlänge – im Gegensatz zu unserem Sonnenlicht, das seinen Charakter als Mischlicht z. B. im Regenbogen offenbart. Darüberhinaus ist er energiereich, gebündelt und kohaerent. Im Spektrum der elektromagnetischen Wellen liegen die heute medizinisch genutzten Laser zwischen 200 und 10 600 nm, d. h. sie überragen den Bereich des sichtbaren Lichtes, der bekanntlich zwischen 400 bis 720 nm liegt, sowohl zur infraroten als auch zur ultravioletten Seite.

---

* Der Beitrag wird auch in der Zeitschrift Arzt und Krankenhaus publiziert

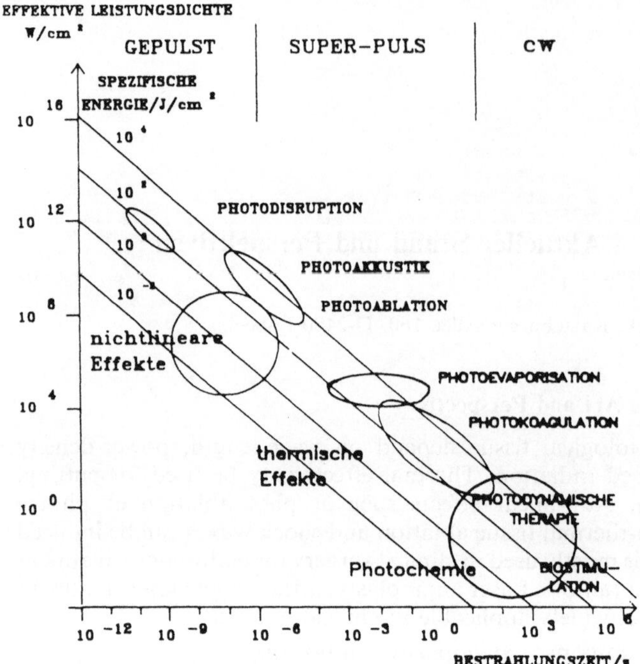

Abb. 1. Laser-Gewebewirkung (n. G. Müller)

Die Wellenlänge des Laserstrahls ist abhängig vom benutzten Lasermedium. In diesem entsteht der Laserstrahl dadurch, daß die Atome eines Mediums durch Zufuhr von Energie angeregt werden, Photonen abzustrahlen. Das Medium bestimmt somit die Wellenlänge des emittierten Strahls und gibt dem jeweiligen Laser seinen Namen. Die Arbeitsweise kann kontinuierlich sein oder in gepulster Form erfolgen. Ein spezielles Problem der medizinischen Laseranwendung stellt die Transmission des Strahls in das Behandlungsgebiet dar. Für die meisten Laser stehen heute flexible Fasern zur Verfügung. Der langwellige CO_2-Laser wird jedoch über Gliederarmoptiken geleitet und für einen Teil der energiereichen kurzwelligen Excimer-Laser ist eine flexible Faser ebenfalls noch nicht verfügbar, was ihre Verwendbarkeit in der klinischen Medizin sehr einschränkt.

Die Wirkung des Laserstrahls in der Medizin beruht auf speziellen Laser-Gewebe-Interaktionen. Trifft der Strahl auf Gewebe, so wird er reflektiert, transmittiert, gestreut oder absorbiert. Der hauptsächliche biophysikalische Effekt des Lasers beruht auf seiner Absorption, wobei Lichtenergie in Wärmeenergie umgesetzt wird.

In Abhängigkeit von der effektiven Leistungsdichte und der Einwirkungszeit führt der Laser zu unterschiedlichen Effekten (Abb. 1):

1. Der photochemische Effekt bei geringer Leistungsdichte. Auf ihn soll im folgenden nicht weiter eingegangen werden.
2. Der photothermische Effekt, der bei über 60 °C zur Eiweißfällung führt und bei hohen Temperaturen das Gewebe verkohlen und verdampfen kann, und
3. die sogenannten nichtlinearen Effekte der Photoablation, d. h. der Gewebeabtragung und der Photodisruption, wozu auch die Stoßwellenerzeugung zählt.

Die thermischen sind heute noch die wichtigsten Lasereffekte in der Chirurgie, da man mit ihnen Koagulationsnekrosen und Gewebezerstörung durch Verdampfung hervorrufen kann. Diese Eigenschaften werden benutzt zur Blutstillung, zur Gewebeabtragung und zum Schneiden.

Die gebräuchlichsten Laser sind derzeit in der Chirurgie der CO_2-Laser und der Nd:YAG-Laser, wohingegen der Argon-Laser an Bedeutung verloren hat.

Der CO_2-Laser emittiert einen langwelligen Strahl von 10 600 nm. Dieser wird ausgezeichnet in wässerigem Milieu, wie es auch das Gewebe darstellt, absorbiert. Dadurch entsteht schon bei geringer Energiezufuhr von ca. 15–25 Watt eine sehr große Hitze, die in einem schmalen Bereich zur Evaporisation des Gewebes führt. Der CO_2-Laser eignet sich deshalb besonders gut zum Schneiden. Eindringtiefe und Streuung sind gering, ebenso die Zone thermischer Schädigung am Schnittrand. Der CO_2-Laser-Strahl wird über Gliederarmoptiken geleitet und eignet sich deshalb wenig zum endoskopischen Einsatz.

Der Nd:YAG-Laser emittiert bei 1064 nm und 1320 nm. Er wird im Gewebe weniger gut absorbiert und hat deswegen eine größere Tiefen- und Breitenwirkung. Die notwendige Energiezufuhr liegt bei etwa 100 Watt und mehr. Er eignet sich zur Koagulation und Evaporisation, weniger gut zum Schneiden. Er wird deshalb hauptsächlich zur Blutstillung und zur Gewebeabtragung bzw. -zerstörung eingesetzt. Der Nd:YAG-Laser hinterläßt eine breitere Nekrosezone, wodurch kleinste Blutgefäße von weniger als 0,5–1 mm Durchmesser und evtl. auch Lymphgefäße verschlossen werden. Die Transmission kann über flexible Fasern erfolgen, so daß er sich gut zum endoskopischen Einsatz eignet.

Laser in der operativen Chirurgie

Aufgrund der thermischen Wirkung des Lasers war erwartet worden, daß er in der Abdominalchirurgie, z. B. bei Operationen an den parenchymatösen Organen, große Vorteile bringen könnte. In der charakteristischerweise mehrschichtigen Nekrosezone, z. B. einer Leberinzision mit dem Laser, werden tatsächlich kleinere Blutgefäße verschlossen und erlauben so ein blutärmeres Operieren. Dies umsomehr, je größer diese Zone thermischer Schädigung ist. Im Tierexperiment konnte allerdings bei einem direkten Methodenvergleich mit der konventionellen Finger-fracture-Methode und dem Cusa-Gerät der Laser nicht die erhofften günstigen Resultate im Hinblick auf den Blutverlust bringen [16]. Letztlich auch dann nicht, wenn der Schneide-Effekt des CO_2-Lasers mit dem Koagulationseffekt des Nd:YAG-Lasers kombiniert wurde [10]. Positiver müssen neuere experimentelle Erfahrungen mit dem Saphir-bestückten Nd-YAG-Kontakt-Laser gewertet werden, mit dem die OP-Zeit wesentlich verkürzt, der Blutverlust trotz geringerer Nekrosezone gesenkt und die Leistung reduziert werden konnte bei fehlender Rauchentwicklung und Adhaesionsbildung [7].

Dennoch konnte sich der Laser in der klinischen Leberchirurgie bisher nicht etablieren. Die aufgezeigten Vorteile sind vermutlich von zu geringer Relevanz und lassen sich auch mit Hilfe von anderen Methoden bei geringerem Aufwand realisieren. Für die eigentlichen Probleme der Leberchirurgie, nämlich die intrahepatische Präparation der mesenchymalen Strukturen, bietet der Laser ohnehin keinen Lösungsansatz.

Diese Aussagen gelten in ähnlicher Weise auch für den klinischen Lasereinsatz in anderen Organen wie Niere und Milz. Lediglich bei Operationen am Pankreas wurden mit dem Kontakt-Laser experimentell und in geringem Umfang auch klinische Erfahrungen gesammelt, die eine Überprüfung rechtfertigen könnten [7].

Am Gastrointestinaltrakt wurde der Laser im wesentlichen von Skopelkin an Patienten benutzt [14]. Seine Erfahrungen zeigen, daß auch hier der Laser als Schneideinstrument eingesetzt werden kann, doch läßt eine kritische Betrachtung seiner Ergebnisse keine nennenswerten Vorteile erkennen.

Im Hinblick auf Operationen an der Mamma, die oft als gute Indikation bei dem Einsatz des CO_2-Lasers genannt werden, besteht keine einheitliche Meinung. Blutärmeres Operieren und eine geringfügig reduzierte postoperative Lymphsekretion gehen mit einer erheblichen Verlängerung der OP-Zeit einher. Zur Axilladissektion wird der Laser von manchen Chirurgen als zu gefährlich abgelehnt. Die m. E. entscheidende Frage, nämlich die nach einer Verminderung der Lokalrezidive oder Fernmetastasen, kann bis heute nicht beantwortet werden.

Die gewebezerstörenden Eigenschaften des Lasers wurden auch zur Therapie maligner Geschwülste eingesetzt. Die Tumor*exzision* aus dem gesunden Gewebe soll dabei gegenüber den konventionellen Verfahren den Vorteil einer frühen Okklusion von Gefäßen und

Lymphbahnen aufweisen, so daß die Möglichkeit der intraoperativen Tumorzellverschleppung und Aussaat verringert wird. Diese Eigenschaft läßt sich beispielhaft an der Blasenschleimhaut der Ratte mit Tuscheinjektion nachvollziehen, wo die Farbstoffausbreitung durch eine zuvor mit dem Nd:YAG-Laser gelegte Nekrosezone aufgehalten wird [18]. Inwieweit dieser Effekt auch klinisch, z. B. bei Hauttumoren oder dem Mammacarcinom, relevant wird, muß derzeit noch offenbleiben. Bemerkenswert ist, daß Hofstetter nach laserbehandelten Blasencarcinomen deutlich weniger Lokalrezidive sah als nach Elektroresektion [5]. Ähnliche Beobachtungen wurden auch bei Hauttumoren beschrieben.

Neben der Tumorexzision kommt auch die direkte Tumor*zerstörung* durch Evaporisation in Frage. Klinische Erfahrungen liegen dazu bisher bei Hauttumoren vor, die Anwendung bei Lebermetastasen oder Tumorabsiedlungen im Abdomen wurde erprobt, ohne große klinische und onkologische Vorteile zu zeigen. Auch die lokale Tumorzerstörung durch interstitielle Überwärmung mit einer diffus abstrahlenden Lasersonde wartet noch auf eine klinische Anwendung und Erfahrungssammlung.

Endoskopische Laseranwendung

Die größte klinische Bedeutung hat der Laser derzeit im Rahmen der endoskopischen Chirurgie des Gastrointestinaltraktes gefunden. Typische Indikationen dazu sind aus dem eigenen Krankengut zu entnehmen (Tabelle 1). Insgesamt wurden innerhalb von 2¼ Jahren 427 Laserbehandlungen mit dem Nd:YAG-Laser bei 215 Patienten durchgeführt.

Die gastrointestinale Blutung stellt seit ihrer ersten Behandlung mit den Nd-YAG-Laser durch Kiefhaber 1974 weltweit wohl noch die häufigste Indikation dar. Ihre primäre Erfolgsrate liegt bei 92 bis 98%. Grundgedanke dieses Therapieansatzes war die Vorstellung, durch zeitlich versetzte Therapie von Blutung und Grunderkrankung das Gesamtrisiko zu senken. Tatsächlich zeigte Kiefhaber, daß die Erfolge dieser Therapie z. B. in Kombination mit der Sklerosierung oder Adrenalin-Unterspritzung im Vergleich mit anderen Behandlungsmodalitäten günstig sind [8].

Für benigne Prozesse, z. B. bei Anastomosenstenosen oder gutartigen Tumoren, bietet der Nd:YAG-Laser ebenfalls sehr gute Therapiemöglichkeiten, insbesondere wenn operative Maßnahmen aus örtlichen oder allgemeinen Gründen risikoreich erscheinen. Auf diese Weise werden sowohl stenosierende Tumore im Oesophagus (Abb. 2) und an der Papilla vateri als auch Anastomosenstrikturen z. B. an einer Oesophagojejunostomie oder nach Colonresektion mit geringem Risiko und meist dauerhaft entfernt.

Bedeutungsvoller ist der Lasereinsatz bei der endoskopischen Therapie stenosierender maligner Tumore. Es handelt sich dabei natürlich um eine palliative Maßnahme, die zwar die Stenosee des Gastrointestinaltraktes beseitigt, aber keine onkologische Bedeutung hat. Die Behandlung von Tumorstenosen des oberen Gastrointestinaltraktes, die zur Wiederaufnahme der Nahrungszufuhr und zur weiterführenden Diagnostik sehr wichtig ist, gelang bei den eigenen 50 Patienten in 96%, von anderen Autoren wurden Erfolgsraten von 80% bis 98% beschrieben. Komplikationen treten bei etwa 5% aller Patienten auf, besonders gefürchtet ist die oesophagotracheale Fistel mit einer Häufigkeit von etwa 5%, insbesondere bei gleichzeitiger oder nachfolgender Strahlen- und Chemotherapie.

Auch über die palliative Laserbehandlung von Gallengangscarcinomen liegen erste Berichte vor [3].

Im Colon und Rektum dient die Lasertherapie der Beseitigung bzw. Verhinderung eines kompletten Darmverschlusses. Sie kann dabei sowohl präoperativ zur Ermöglichung der Darmspülung und zur Diagnostik des proximalen Colons als auch z. B. bei inoperablen Patienten als einzige und dann palliative Therapie eingesetzt werden. Die Erfolgsrate liegt bei über 90%, die Komplikationsrate ist mit 6 bis 10% nicht niedrig, jedoch lassen sich z. B. Perforationen meist ohne operative Behandlung gut beherrschen, da sie vorwiegend distal des Tumorverschlusses im gereinigten Darm auftreten [8].

Auch bei malignen Obstruktionen des Tracheobronchialbaums kann der Nd:YAG-Laser zur Rekanalisation und damit zur Beseitigung von Tumoratelektasen und zur Verbesserung

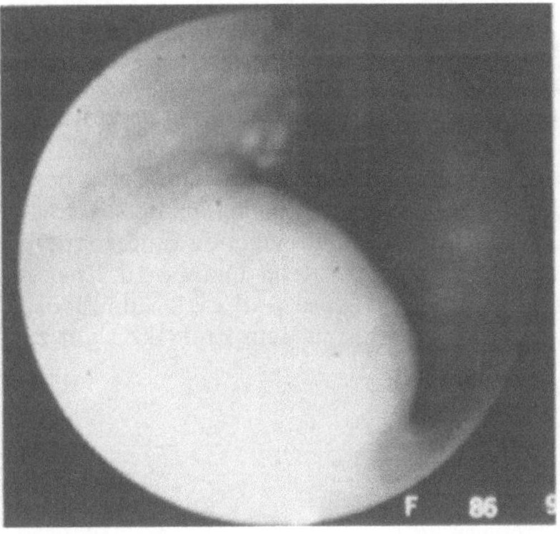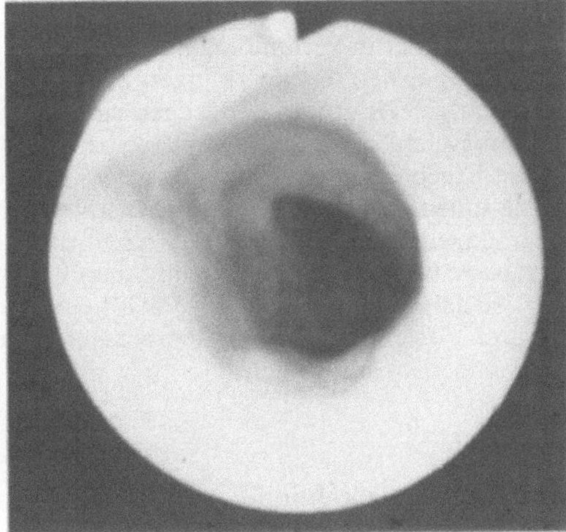

Abb. 2a, b. Endoskopische Lasertherapie eines Leiomyoms des Oesophagus. **a** Stenosierendes Leiomyom des Oesophagus. **b** Rezidivfreiheit 1 Jahr nach Lasertherapie

G.I. Blutung	74
Benigne Stenose	17
Benigner Tumor	19
Maligner Tumor	105
	215

Tabelle 1. Endoskopische Lasertherapie im Gastrointestinaltrakt (Chir.Univ.Klin. Lübeck 1. 10. 85 −31. 12. 87)

der respiratorischen Situation eingesetzt werden. Die Erfolgsraten liegen hier mit 75 bis 90% im Durchschnitt niedriger als im Gastrointestinaltrakt, doch ist dies auf die oft sehr periphere Lage der Tumoren zurückzuführen. Im zentralen Bereich werden Erfolge regelmäßig in über 90% erzielt.

Neben der palliativen Therapie wird in letzter Zeit besonders in Japan für gastrointestinale Frühcarcinome die endoskopische Lasertherapie auch in kurativer Absicht eingesetzt. Ein zusammenfassender Bericht wurde im letzten Jahr von Oguro erstellt [12]. Er berichtete über 867 Behandlungen aus mehreren Zentren und fand nach einem Jahr eine Rezidivfreiheit bei 342 und ein Tumorrezidiv bei 95 Patienten. Bei 108 Patienten lag die Therapie weniger als 1 Jahr zurück und war deshalb nicht beurteilbar. Betrachtet man nur die 1-Jahres-Ergebnisse, so hatten 20,6% der Patienten ein Lokalrezidiv und bei weiteren 4,4% war die Therapie wegen vorhandener Lymphknotenmetastasen unvollständig geblieben. Unter onkologischen Gesichtspunkten bleibt dieses lokale Vorgehen bei einem Carcinom u. E. allerdings fragwürdig.

Die endoskopische Therapie von Frühcarcinomen hat durch die Möglichkeiten der photodynamischen Therapie zusätzlich neue Impulse erhalten. Streng genommen handelt es sich bei diesem Verfahren nur zum Teil um eine Lasertherapie. Es beruht auf der bevorzugten temporären Anreicherung photosensibilisierender Substanzen in Tumoren und ihre Aktivierung durch Strahlen bestimmter Wellenlänge, für die z. B. ein Farbstofflaser benutzt werden kann. Die Substanz mit der größten klinischen Relevanz ist bis heute das Hämatoporphyrinderivat. Das aktivierte Hämatoporphyrinderivat führt über verschiedene Zwischenstufen zur Freisetzung von Sauerstoff- und Hydroxylradikalen, die für die cytotoxische Wirkung verantwortlich sind.

Wegen der geringen Eindringtiefe des Lasers kommt die PDT nur für sehr oberflächliche Carcinome oder in Verbindung mit anderen endoskopischen Verfahren oder wiederholt zur Anwendung. Die Nebenwirkungen z. B. in Form einer allgemeinen Photosensibilisierung besonders der Haut und der Augen sind bemerkenswert und dürfen bei der Therapieentscheidung nicht unberücksichtigt bleiben.

Die Ergebnisse der Behandlung der Frühcarcinome liegen allgemein in den Bereichen, wie sie unlängst von Hayata mitgeteilt wurden [4]. Die noch nicht überzeugenden Remissionsraten sind z. T. bedingt durch ungünstige Lokalisationen, unzureichende Eindringtiefe des Lasers, breiter Tumorausdehnung und unzureichender präoperativer Diagnostik. Insgesamt ist daher das System der PDT heute beschränkt auf Mucosa und evtl. submucöse Tumoren, fehlende Lymphknotenmetastasen und günstige, d. h. mit dem Endoskop gut zu erreichende Lokalisationen.

Laser in der Gefäßchirurgie

Seit 25 Jahren sind größere Anstrengungen unternommen worden, den Laser für die Behandlung von arteriellen Stenosen und Verschlüssen einzusetzen. Das Ziel solcher Maßnahmen kann aus chirurgischer Sicht nur die Behandlung höchstgradiger Stenosen mit einer Lumeneinengung von mehr als 80% oder die von vollständigen Verschlüssen sein. Die Heterogenität der arteriosklerotischen Verschlußprozesse mit ihrem wechselnden Gehalt an thrombotischem Material, Lipidsubstanzen und Kalkablagerungen bietet dabei erhebliche Schwierigkeiten.

Die thermische Evaporisation des Verschlußzylinders gelingt nur teilweise und muß bei den Kalkablagerungen versagen, weil diese einerseits den Laserstrahl reflektieren und andererseits einen Schmelzpunkt von etwa 1500 °C besitzen. Der entscheidende Nachteil dieser Systeme ist jedoch in der erhöhten Perforationsgefahr bei Gefäßkrümmungen, bei Aufzweigungen sowie bei abgewinkeltem Katheter zu sehen. Dies spielt insbesondere beim Einsatz in der Coronarchirurgie eine prohibitive Rolle, wogegen die Auswirkungen bei den peripheren Gefäßen offenbar weniger gefürchtet sind.

Es wurden im experimentellen Bereich immer wieder Versuche unternommen, diese Perforationsgefahr zu reduzieren. Äußerst komplizierte Systeme, bei denen die vor der Faser liegende Struktur durch Ultraschall, durch Spektralanalyse oder angioskopisch erkannt wird, bedürfen noch der weiteren Ausarbeitung und es erscheint fraglich, ob sie in Anbetracht ihrer komplexen Arbeitsweise überhaupt außerhalb eines Forschungslabors routinemäßig eingesetzt werden können. Ein anderer Weg wäre die Konzentration der Laserwirkung nur auf arteriosklerotische Veränderungen, indem man in ihnen absorptionsfördernde Substanzen, wie z. B. Tetracyclin, Hämatoporphyrinderivat oder Carotinoide, selektiv anreichert und bestrahlt. Der Einsatz dieser Techniken in der Klinik scheitert jedoch vorerst noch an den hohen notwendigen Dosen und der unsicheren Wirkung. Schließlich haben Untersuchungen mit dem Excimerlaser, der im ultravioletten Bereich mit Wellenlängen von etwa 200 bis 300 nm emittiert, gezeigt, daß diese athermische Gewebeablation mit hohen Leistungsdichten und kurzen Impulsen (10 nsec.) ebenfalls geeignet sein kann, die Gefahr von Gefäßwandschäden zu reduzieren. Allerdings sind diese Systeme aus technischen und molekularbiologischen Gründen derzeit noch auf den experimentellen Bereich beschränkt [15].

Eine realistische und auch schon klinisch eingesetzte Technik zur Reduzierung thermischer Gefäßwandschäden und damit auch der Perorationsgefahr ist die Angioplastie mit dem Saphir-bestückten Kontaktlaser. Die ersten klinischen Erfahrungen zeigen, daß das System klinisch einsetzbar ist und daß damit Verschlüsse bis zu 23 cm behandelt werden können [9]. Erfolgsraten in der Größenordnung von 80% wurden beschrieben, mit Perforationen ist jedoch noch bei ungefähr 10% aller Patienten zu rechnen. Diese Ergebnisse belegen eine bisher nicht erreichte Effektivität und Sicherheit und rechtfertigen meines Erachtens durchaus eine weitere klinische Überprüfung.

Bei der in den letzten Jahren am häufigsten diskutierten Form der Laseranwendung in der Gefäßchirurgie wird der Laser lediglich dazu benutzt, einen kleinen Metallkopf an der Spitze einer Sonde auf mehrere 100 °C aufzuheizen und damit die arteriosklerotischen Plaquebildungen zu behandeln. Über positive Erfahrungen mit dieser Methode bei 90% seiner Patienten berichtete Cumberland [2]. Negativ an diesem Verfahren und allen anderen thermischen Methoden ist unseres Erachtens die Tatsache zu bewerten, daß die Temperatur in der Katheterspitze nicht exakt bekannt und steuerbar ist. Auch scheint uns die Benutzung eines sehr teuren Lasers lediglich zur Aufheizung einer Katheterspitze unverhältnismäßig. In eigenen Entwicklungen wurde das Prinzip des hot tip-Katheters mit geringem elektronischen Aufwand und regelbarer Temperatur verwirklicht. Ob eine neuerdings von Abela realisierte Technik, nämlich die Kombination von hot tip- und Saphirspitze, Vorteile bringt, muß die Zukunft zeigen [1].

Insgesamt haftet allen Formen der Laserangioplastie neben den noch bestehenden Unsicherheiten in Technik und Anwendung der Nachteil an, daß das rekanalisierte Lumen nur einen Durchmesser von ca. 2 mm hat und daß somit diese Technik für sich allein nur in sehr kleinen Gefäßen erfolgreich sein kann, in größeren aber mit anderen Verfahren, wie z. B. der Ballondilatation, kombiniert werden muß. Aus chirurgischer Sicht muß das weitere Arbeiten an diesen Techniken sinnvoll erscheinen, da sie im Zusammenhang mit operativen Maßnahmen deren Einsatzbereich erweitern und die Ergebnisse verbessern könnten.

Laser in der Gelenkchirurgie

Bei den bisher besprochenen Laseranwendungen wurde besonders auf die thermische Wirkung des Lasers abgehoben. In kürzeren Wellenbereichen und bei kurzen Einwirkzeiten ist der Laser jedoch auch geeignet, durch Sprengung molekularer Bindungen Gewebe abzutragen. Diese Verfahren haben bisher noch keine ausgedehnte klinische Anwendung gefunden, da für die wirksamsten Wellenlängen, nämlich 193 nm, noch keine endoskopie-geeigneten Transmissionssysteme zur Verfügung stehen. Auch ist die Frage von eventuellen Nebenwirkungen kurzwelliger UV-Strahlen, insbesondere das Problem der Mutagenität, bisher nicht ausreichend gelöst.

Im experimentellen Bereich wurden jedoch schon Ansatzpunkte für eine spätere klinische Anwendung erarbeitet. Neben der Laserangioplastie, die schon Erwähnung fand, wurden Untersuchungen zur Entfernung von Knochenzement und zur Meniscektomie durchgeführt und z. T. klinisch erprobt.

Im eigenen Arbeitskreis wurden die Möglichkeiten der endoskopischen Synovektomie und auch der Knorpelabtragung bei einer Wellenlänge von 308 nm geprüft. Eine Abtragung von einem ½ mm ließ sich durch eine Energiedichte von 600 mJ/cm² erreichen. Die zurückbleibende Zone irreversibler Schädigung beträgt dabei lediglich 6 µ, die darauffolgende, 22 µ starke Schicht zeigt zunehmend unveränderte Strukturen der normalen Matrix. Vor dem klinischen Einsatz müssen jedoch noch Entwicklungsarbeiten zur Effektivitätssteigerung geleistet werden [6].

Laserlithotripsie

Ein Effekt, der nicht an die Absorption des Laserstrahls im Gewebe gebunden ist und ohne Temperaturerhöhung verläuft, ist die Erzeugung von Stoßwellen durch starke und kurzdauernde Erhöhung der Leistungsdichte an der Sondenspitze. Dazu benutzen wir den Nd:YAG-Laser und kurze Impulse von 10 bis 12 nsec. Dauer. Die erforderlichen Energien an der Sondenspitze liegen bei 40 bis 60 mJ/Puls. Da es Schwierigkeiten bereitet, für diese hohen Leistungsspitzen geeignete Transmissionssysteme bereitzustellen, wurde in dem von uns benutzten System die Leistungsdichte durch Fokussierung erhöht bzw. der optische Durchbruch mit Hilfe eines optomechanischen Kopplers induziert.

Stoßwellen sind geeignet, Konkremente im Körper – z. B. in der Niere, dem Gallensystem oder dem Pankreas – zu zerstören. Die laserinduzierte Stoßwelle entsteht dort, wo sie

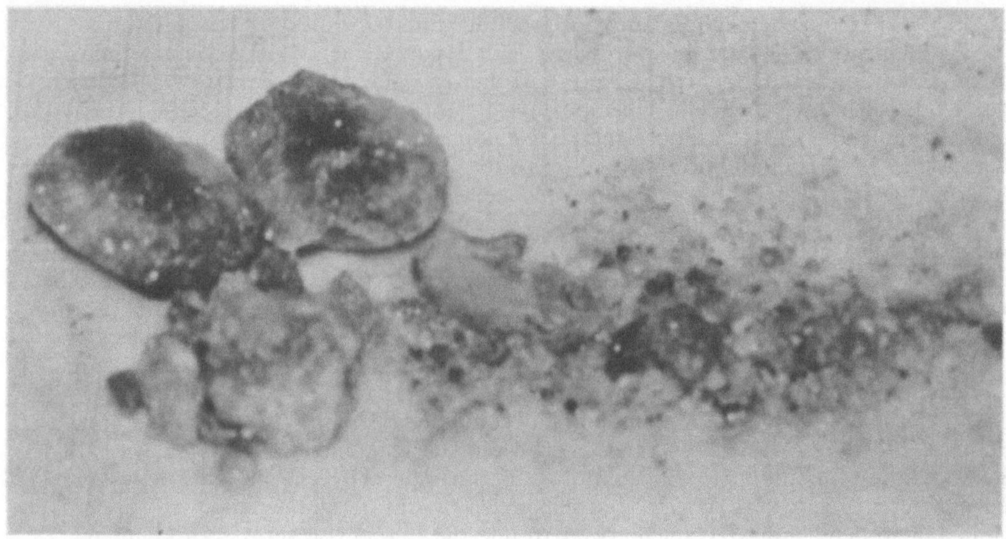

Abb. 3. Fragmentation von Gallensteinen durch Laser-induzierte Stoßwellen (in vitro Versuche)

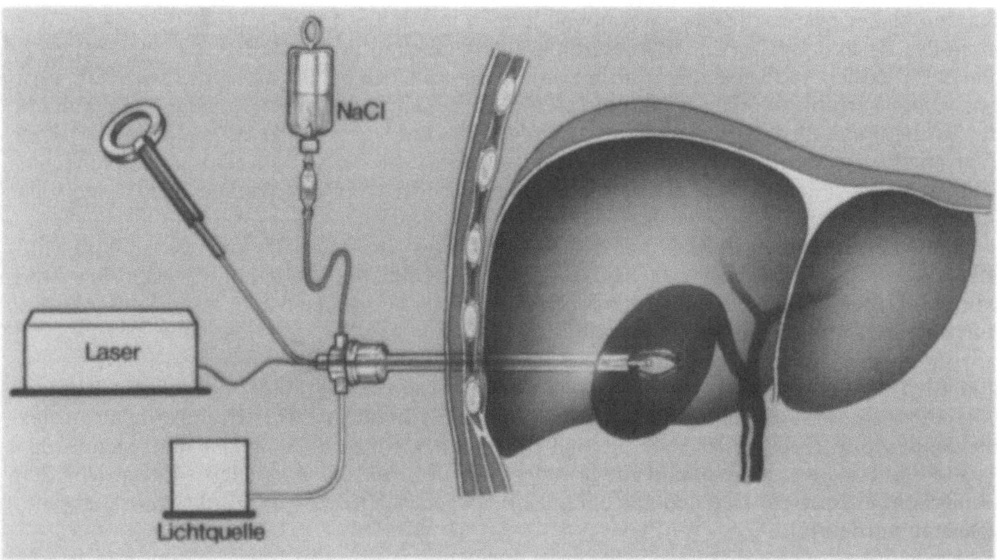

Abb. 4. Versuchsanordnung zur perkutanen transhepatischen Laserlithotripsie von Gallenblasensteinen (Tierexperimente)

gebraucht wird – nämlich unmittelbar vor dem Konkrement. Damit können unerwünschte Schäden im umgebenden Gewebe sehr gering gehalten oder vermieden werden. Mit diesem System lassen sich in vitro-Gallensteine unterschiedlicher Größe in wenigen Minuten zerstören (Abb. 3) [17].

Klinisch wurde dieses System bisher zur Lithotripsie eines präpapillär incarcerierten Pankreassteins eingesetzt. Im Rahmen einer Drainageoperation bei rezidivierender Pankreatitis gelang es weder vom Ductus wirsungianus noch durch Papillotomie, ein ca. 2–3 cm im Durchmesser betragendes Konkrement zu extrahieren, da es mit Ausläufern in die

Seitengänge erster Ordnung hineingewachsen war. Es wurde deshalb intraoperativ mit Hilfe eines über den eröffneten Ductus wirsungianus eingeführten Endoskops durch laserinduzierte Stoßwellen zerstört und in Fragmenten entfernt [13].

Prinzipiell ist es möglich, diese Lithotripsie auch endoskopisch in Verbindung mit einer Papillotomie durchzuführen, wie uns ein Teilerfolg bei einem anderen Patienten zeigte.

In naher Zukunft dürfte sich auch die Laserlithotripsie von Gallenblasensteinen klinisch realisieren lassen. Diese Technik hätte den Vorteil, daß die Konkremente sofort entfernt werden und die medikamentöse Litholyse entfallen könnte. In jetzt abgeschlossenen Experimenten wählten wir dazu die perkutane transhepatische Punktion der Gallenblase mit nachfolgender Einführung des Instrumentariums (Abb. 4). In allen Fällen gelang es, das einige Tage zuvor eingebrachte Konkrement mit dem Körbchen zu fassen, mit dem Laser zu zertrümmern und die Steinfragmente zu entfernen.

Zusammenfassung

Zusammenfassend läßt sich sagen, daß uns mit dem Laser ein zusätzliches Instrumentarium zur Verfügung steht, dessen Entwicklung sich sicherlich noch in den Anfängen befindet. Die bisherigen Erfahrungen waren da, wo man glaubte, in ihm einen Ersatz für das Skalpell gefunden zu haben, eher ernüchternd. Auf anderen Gebieten hat er jedoch Behandlungsmöglichkeiten eröffnet, die vor einem Jahrzehnt noch völlig unbekannt und auch undenkbar waren. Mit Hilfe des Lasers gelingt es, Energie, die thermisch oder mechanisch umgesetzt werden kann, in Bereiche zu bringen, die der Chirurgie bisher nur schwer, mit größerem Aufwand und eventuell unter erhöhtem Risiko zugänglich waren.

Weitere Entwicklungsarbeiten im technischen und medizinischen Bereich sind notwendig. Neue Festkörperlaser wie Holmium, Erbium und Alexandrit sind in der Erprobung, sie versprechen gute Schnittleistungen bei flexiblen Transmittersystemen. Technische Verbesserungen und modulare Bauweise werden nicht nur die Handhabung erleichtern, sondern können auch die Sicherheit erhöhen und zur Multifunktionalität beitragen. Entwicklungsarbeiten an Transmittersystemen könnten auch Wellenlängen, die heute noch nicht nutzbar sind, erschließen.

Aus chirurgischer Sicht wird der Laser zukünftig in der Lage sein, Operationen zu ergänzen und im Hinblick auf ihr Ergebnis sicher und besser durchzuführen. Seine definierte Eindringtiefe und gute Manipulierbarkeit auch im Zusammenhang mit Mikroskopen verdienen meines Erachtens auch heute schon eine größere Beachtung z. B. in der Mikrochirurgie. Er wird mit dazu beitragen, chirurgische Eingriffe kleiner und weniger traumatisierend zu halten, und er wird auf manchen Gebieten schließlich auch Operationen zugunsten anderer interventioneller Techniken in den Hintergrund treten lassen.

Die Beschäftigung mit dem Instrument Laser kann faszinierend und anregend sein. Einsetzen sollte man ihn aber nicht, um mit der Mode zu gehen, sondern nur dann, wenn er wirklich bessere Ergebnisse verspricht, weniger Belästigung bei den Patienten erwarten läßt und neue Behandlungswege erschließt. Dies ist bis heute aus chirurgischer Sicht auf dem Gebiet der endoskopischen Blutstillung und der Tumortherapie unter palliativen Gesichtspunkten bereits Realität. Andere Indikationen bedürfen noch der weiteren Entwicklung, um sich in der Klinik etablieren zu können.

Literatur

1. Abela GS, Seeger JM, Barbieri E (1986) Laser Angioplasty with Angioscopic Guidance in Humans. J Amer coll cardiol 8:184
2. Cumberland DC, Sanborn T, Taylor DJ, Ryan TS (1986) Percutaneous Laser Thermal Angioplasty: Clinical experience in peripheral artery occlusions. J Amer coll cardiol 7:211 A
3. Hagemüller F, Gössner W, Yamakawa T, Frank F, Classen M (1987) Erste Laserbestrahlung eines Gallengangcarcinoms unter endoskopischer Sicht. DMW 112:1503
4. Hayata Y, Kato H, Konaka C, Okitsu H, Suga S, Sayami P (1988) Laser-Endoskopie zur photodynamischen Therapie. Chirurg 59:81

5. Hofstetter A, Schmeller N (1986) Application of the Nd-YAG-Laser in Urology. Laser Med Surg 2:98
6. Hohlbach G, Möller KO, Schramm U, Baretton G (1988) Experimentelle Ergebnisse der Knorpelabrasio mit einem Excimer-Laser. Histologische und Raster-elektronenmikroskopische Untersuchungen. (in Vorbereitung)
7. Joffe SN, Sankar MY, Kingcaid DS, Osboru J, Daikuzono N (1986) Preliminary Report Using the Contact Endoprobes and the Laser-Scalpel with the Nd-YAG-Laser in Gastrointestinal Surgery. In: Waidlich W, Kieferhaber P (eds) Laser Optoelectronics in Medicine. Springer, Berlin Heidelberg New York Tokyo
8. Kieferhaber P (1987) Indications for Endoscopic Nd-YAG-Laser Treatment in the Gastrointestinal Tract. Twelve years' experience. Scand J Gastroenterol 22 (Suppl 139):53
9. Lammer J, Pilger E, Ascher WP (1987) Clinical Results on Nd-YAG-Laser Recanalisation. Mündl Mittlg
10. Meyer HJ, Haverkampf K, Frank F, Ostertag H (1986) Nd-YAG-Lasers in Abdominal Surgery. In: Waidlich W, Kieferhaber P (eds) Laser Optoelectronics in Medicine. Springer, Berlin Heidelberg New York Tokyo
11. Müller G, Berlien P, Scholz G (1986) Der Laser in der Medizin. Laser Med Surg 2:78
12. Oguro Y, Takemoto T (1987) Endoscopic Laser Treatment for Gastrointestinal Cancer in Japan. In: Takemoto T, Kawai K (eds) Recent Topics of Digestiv Endoscopy. Excerpta Medica, Amsterdam Princeton Hongkong Tokyo Sidney
13. Schildberg FW, Lange V, Wenk H, Schüller G (1987) Die intraoperative endoskopische Lithotripsie von Pankreasgangkonkrementen. Chirurg 58:239
14. Skobelkin OK, Breckov EJ, Baskilov VP, Korepanov VJ, Litwin GD, Smoljaninov MV, Malyskev BN, Salyuk VA (1987) Resection of Abdominal Hollow Organs by Laser. Laser Surg Med 7:291
15. Sreni R. Vasan (1986) Ablation of Polymers and Biological Tissue by Ultraviolet Laser. Science 234:559
16. Tranberg KG, Rigotti P, Brackett KA, Bjornsen HS, Fisher GE, Joffe SN (1986) A Comparison Using the Nd-YAG-Laser, an Ultrasonic Surgical Aspirator, or Blunt Dissection. Amer J Surg 151:368
17. Wenk H, Benecke W, Thomas S, Baretton G, Lange V, Möller KO, Schildberg FW (1988) Laserinduzierte Stoßwellenlithotripsie (LISL) – in vitro-Versuche und tierexperimentelle Untersuchungen. Langenbeck's Arch Chir 373:104
18. Zimmermann J, Stern I, Frank F, Keiditsch E, Hofstetter A (1984) Interception of Lymphatic Drainage by Nd-YAG-Laser Irradiation in Rat Urinary Bladder. Laser Surg Med 4:167

III. Brennpunkte besonderer Art 1

Die Wahrheit am Krankenbett bei infauster Prognose

88. Aus der Sicht des Klinikers

F. J. Kessler

Malteser-Krankenhaus Bonn-Hardtberg, Von-Hompesch-Str. 1, D-5300 Bonn 1

Telling the Patient with Poor Prognosis the Truth

Summary. Pious fraud, nothing but the naked truth or merciful borderline areas of hope and despair – Salus aegroti suprema lex! There is no absolute truth in doctor-patient dialogue for no such thing as absolutre truth nor a sick-bed as such exists. Each bed houses its own patient, and each patient carries his specific truth which he shares with all his partners, thus breaking the isolation of his fate. Only in this way is it possible for all concerned to bear or help bear the heavy burden of life's last stretch.

Key words: Truth

Zusammenfassung. Fromme Lüge, volle Wahrheit oder gnädige Grauzone des Zagens und Hoffens. Salus aegroti suprema lex! Die Wahrheit im ärztlichen Gespräch ist nichts Absolutes. Es gibt nicht die Wahrheit, es gibt nicht das Krankenbett. Jedes Bett hat seinen Kranken. Jeder Kranke hat seine Wahrheit, die er mit seinen Partnern teilt und die ihn aus der Isolation seines Schicksals herauszuheben vermag und es für die nächste Umgebung überhaupt erst möglich macht, das schwere Joch der letzten Wegstrecke gemeinsam zu tragen.

Schlüsselwörter: Wahrheit

Die Wahrheit am Krankenbett eines Patienten mit infauster Prognose zählt zu den schwersten Belastungen eines Arztes im klinischen Alltag. Erwarten Sie von mir keinen wissenschaftlichen Traktat zu diesem Thema, allenfalls Überlegungen eines Arztes nach einer mehr als 30jährigen Tätigkeit. Gedanken, die auch heute noch zu einem Resümee führen, das mehr Fragen als Antworten beinhaltet.

Wahrheit am Krankenbett: Diese Überschrift enthält zunächst ein Abstraktum, was die Wahrheit anbetrifft, und etwas sehr Gegenständliches, nämlich ein Krankenbett. Was wir meinen und worüber wir zu sprechen haben, ist aber etwas sehr menschliches und wird hautnahe, gefühlsnahe Wirklichkeit, wenn wir in das Bett einen Kranken hineinlegen. Und bei ihm sitzt nicht die Wahrheit, die ihm in die erwartungsvollen, ängstlichen Augen sieht, sondern ebenfalls ein Mensch oder Menschen, die ihm, dem Kranken gegenüber das zu vollziehen genötigt sind, was wir Wahrheit nennen.

Unsere Überlegungen haben sich also zu beschäftigen mit drei Problemen:
1. mit dem kranken Menschen und seiner hier angesprochenen Situation
2. mit seinem menschlichen Umfeld, d. h. die ihm in seiner Krankheit zugeordneten Partner
3. mit der Wahrhaftigkeit, in der die genannten Partner: der Kranke auf der einen Seite, die Gesunden auf der anderen Seite, einander begegnen.

Beginnen wir mit dem Kranken und stellen uns vor, wir wären es selbst. Keiner möchte krank sein oder werden, erst recht nicht von einer das Leben bedrohenden Krankheit befallen werden. Über manches läßt sich streiten. Eines ist unbestritten, daß unser irdisches Dasein zeitlich begrenzt ist und mit dem sicheren Tod sein Ende nimmt. Dennoch werden beide Phänomene, Krankheit und Tod von uns verdrängt. Abgeschoben in den Aktenordner, wo Policen für Lebensversicherung oder eine über den Tod hinausreichende Willenserklärung in Form eines Testamentes abgelegt sind. Wir benutzen unser Auto, wohlwissend um die erschreckend hohe Zahl von Unfalltoten. Das ist nur möglich, weil wir mit einer gesunden Blindheit vor der Realität unseres eigenen Daseins ausgestattet sind. Über Krankheiten wird zwar gesprochen, geschrieben und ferngesehen. Aber der Tod ist im Abseits, obwohl er für jeden von uns unausweichlich mit jeder Zeitminute näher rückt. Wir alle wissen, daß wir sterben müssen, nur glauben wir es nicht. So drückt es Jean Améry wörtlich oder dem Sinne nach aus. Ich vermag nicht zu sagen, ob diese Verdrängung nur das Ergebnis eines kulturgeschichtlichen Prozesses ist oder ob es zur Entfaltung unserer vitalen Lebenskräfte gehört, nicht an das Ende zu denken. Es ist auch nicht sicher, ob die Römer den Tod im Auge hatten, wenn sie sagten: „Quidquid agis, prudenter agas et respice finem!". In den Oden des Horaz wird es jedoch deutlich: „Omnes eodem cogimur" (Alle müssen wir zu demselben Ort) und „Omnes una manet nox" (Auf alle wartet die eine Nacht).

Zurück zu unserem kranken Menschen. Er sieht sich von einer unheilvollen Krankheit bedroht und es überfällt ihn – vielleicht zum ersten Mal in seinem Leben – die jähe Angst einer bedrohten Existenz. Auch diese Angst ist so menschlich wie das vorher erwähnte Vergessen. Eine Angst, die wie der Tod weder Standes- noch Bildungsunterschiede kennt. Es ist die Urangst vor dem Ungewissen, vor dem empirisch Leeren, die nur ganz selten von einem gläubigen Herzen gemildert oder gemeistert werden kann. Die Passionsgeschichte lehrt uns, daß auch Christus in seiner Menschlichkeit nicht frei davon war.

Wiederum müssen wir uns von den allgemeinen Betrachtungen und Abschweifungen dem in seiner Angst bedrohten Kranken zuwenden. Eine Angst, die zunächst noch der bestätigenden Antwort bedarf. Antwort nämlich auf die Frage: Wie steht es um mich? Wie schwer bin ich krank – ist das, was ich habe, etwa ernsthaft? Von Sterben und Tod ist in den Fragen selten die Rede. Aber die Angst ist ihm, dem Kranken, auf die Stirn geschrieben.

Kommen wir zur zweiten Rolle unserer Betrachtungen. Zum mitmenschlichen Partner am Krankenbett, der mit von der Angst zu einer Reaktion, zu einer verbalen oder auch nonverbalen Äußerung geforder, manchmal zu einer konkreten Antwort auf eine präzise Frage aufgerufen ist.

Wer ist, wer sind diese Partner, die gesunden Gegenüber? Zu allererst der Arzt, aber nicht nur dieser. Bleiben wir aber zunächst bei ihm, denn ihm ist die entscheidende Aufgabe zugewiesen. Ihn verbindet mit dem Erkrankten das von diesem in ihn investierte Vertrauen und der Auftrag, nach den Regeln seiner ärztlichen Kunst über seinen Gesundheitszustand zu befinden, eine Diagnose zu stellen und entsprechende therapeutische Vorschläge zu etablieren. Es gehört wohl zu dem Schwersten im Beruf eines Arztes, im sogenannten ärztlichen Gespräch eine ernsthafte, das Leben des Patienten bedrohende oder gar mit ziemlicher Sicherheit in absehbarer Zeit sein Leben beendende Diagnose zu formulieren. Hier sind wir nun – soweit es den Arzt betrifft – am Kern unseres Themas. Zu welchem Verhalten ist der Arzt als Partner des Patienten aufgefordert? Für die Juristen ist dieses Problem weniger arbiträr. In der Erfüllung eines Vertrages, den der Patient mit der Inanspruchnahme seines Arztes eingeht, hat dieser ein Recht auf die Wahrheit über seinen Zustand. Und zwar auf die volle Wahrheit. Weniger puristisch eingestellte Rechtsgelehrte machen allerdings die Einschränkung einer für den Zustand des Patienten vertretbaren Wahrheit. Alle fast sind sich darüber im klaren, daß der mit dem Postulat der Wahrheit um jeden Preis konfrontierte Arzt überfordert sei.

Schettler schreibt in seinem vorwiegend an Studenten gerichteten Taschenbuch der Inneren Medizin hierzu im Kapitel über das ärztliche Gespräch: „Man soll sich nicht scheuen, dem Kranken die Ursache seiner Beschwerden, also die Diagnose mitzuteilen. Das ist aber bei unheilbaren Kranken nicht immer möglich. Wenn er nach seiner Diagnose fragt, soll man sich bemühen, im Sinne des ärztlichen Auftrages des Helfens und Heilens noch positive Aspekte zu geben. Der Spielraum ist aber oft nur klein. Aber der Arzt wird nicht immer gezwungen, den vollen Bedeutungsgehalt objektiver Tatbestände zu eröffnen. In stiller Übereinkunft zwischen Arzt und unheilbar Kranken bleibt manche Frage unausgesprochen oder gar nicht beantwortet".

Noch vor zwanzig Jahren, als ich Assistent an der Medizinischen Poliklinik in Bonn war, galt es als das ungeschriebene Gesetz, daß der Patient nicht mit seiner ernsthaften Diagnose zu belasten sei. Mit anderen Worten, man machte ihm am Krankenbett etwas vor. Und nicht nur der Arzt, sondern auch das Pflegepersonal und die Angehörigen. Ich bin heute nicht sicher, ob sich der Patient etwas hat vormachen lassen. Ich glaube, er war mit seinem Vorwissen um die Schwere seiner Erkrankung allein. Ein schlechtes Gewissen war auf Seiten der Mitwisser, die sich an die „Verschwörung des Schweigens" gebunden fühlten. In einem Referat anläßlich der Jahrestagung der Deutschen Gesellschaft für Chirurgie sei es gestattet, aus den Memoiren eines prominenten Mitgliedes dieser Gesellschaft zu zitieren. Werner Wachsmuth schreibt 1985 in seinem Buch „Ein Leben mit dem Jahrhundert" in der Erinnerung an den Tod Martin Kirschners folgendes: „Kirschner starb ein Jahr später, erst 63 Jahre alt, an einem Magenkrebs. An ihm bewahrheitete sich der Segen der „pia fraus", der frommen Lüge am Krankenbett. Sein Oberarzt, Rudolf Zenker, hatte ihm die Diagnose verschwiegen und legte ihm auf seinen Wunsch Präparate und histologische Schnitte eines Ulcus-Patienten vor, die ihn völlig beruhigten. Wenige Tage vor seinem Tode erhielt ich noch einen sehr herzlichen Brief, in dem er mit voller Hoffnung gemeinsame Pläne entwarf".

Wenn es auch heute noch kontroverse Auffassungen über das Ausmaß der Aufklärung am Krankenbett eines unheilbar Kranken geben mag und sich die eher zurückhaltende Einstellung vor allem darauf stützt, daß man mit einer vollständigen Offenbarung der Situation jeden Lebenswillen lähme („Tod verkünden heißt Tod geben", Hufeland), so ist es heute mehr und mehr üblich, ernsthaft Kranke über ihren Zustand zu orientieren. Art und Ausmaß wie das zu geschehen hat, werden im wesentlichen von dem bestimmt, was der Kranke ohnehin schon weiß, was er selbst an Aufklärung wünscht und wie er es zu verstehen in der Lage ist. In einer Bonner Tageszeitung war eine Umfrage abgedruckt, in der 73% der Befragten aufgeklärt sein wollten, 18% wollten grundsätzlich aber nicht ganz genau unterrichtet werden, 9% meinten, das Maß der Aufklärung solle dem Arzt überlassen bleiben. Die Befragten waren gesund. Wie sie sich verhielten, wenn sie betroffen wären, bleibt offen. Nun gibt es sicher pragmatische Gründe für eine Aufklärung, wenn eine differente Behandlung wie Operation, Chemotherapie oder Bestrahlung zur Diskussion stehen. Hier muß man das Kind beim Namen nennen, wenn man Einsicht und Kooperation des Patienten erwarten will.

Aber der Arzt ist nicht der einzige Partner, der mit dem Patienten den Wahrheitsbestand teilen und sich danach verhalten muß. Dies trifft in gleicher Weise für das Pflegepersonal zu und es sollte hier auch ein Konsens – trotz aller juristischer Probleme – mit den nächsten Angehörigen bestehen. Es gab Situationen wie diese: Daß der erkrankte Ehemann den Arzt bat, die Diagnose der Ehefrau nicht mitzuteilen, da diese das nicht verkrafte. Und sie, die Ehefrau, bat den Arzt, ihm, dem erkrankten Ehemann, nicht zu sagen, falls er etwas Ernsthaftes habe. So spielten sie, beide wissend, voreinander die arglosen Unwissenden. Für alle Beteiligten ist es – dies ist auch meine ärztliche Erfahrung – im Umgang mit dem Erkrankten leichter, wenn im Gespräch alles gesagt worden ist, was zu sagen richtig und notwendig war. Es hat sich gezeigt, daß weitere Gespräche der Aufklärung oft vom Erkrankten nicht mehr verlangt werden. Statt einer „Verschwörung des Schweigens" herrscht das weitaus tragfähigere „Bündnis des gemeinsamen Wissens", auch wenn es noch Grauzonen geben mag, die unausgesprochen Raum lassen zwischen Zagen und Hoffen. Als Arzt kann man dem Patienten noch gerade in die Augen sehen, wenn die Möglichkeiten des versuchten Heilens erschöpft sind und es nur noch gilt zu helfen.

Und hier kommen wir wieder auf den Arzt zurück:

Salus aegroti suprema lex. Maxime unseres ärztlichen Handelns und aller Entscheidungen eh und je. Auch heute noch unbestritten wie eh und je. Bezogen auf die Situation unseres Themas lautet die Frage: Salus aegroti? Was gereicht ihm zu Heile? Wissen wir das als Ärzte immer so genau? Ich glaube es nicht. Weiß es der Krankenhaus-Seelsorger, wenn er danach gefragt wird? Ich weiß es nicht. Der Referent mag dazu Stellung nehmen, Wahrheit um jeden Preis oder auch eine pia fraus? Wie wir uns auch entscheiden, unabhängig von juristischen

Interpretationen, man wird nicht umhin können, auch die Frage zu stellen: Womit kann der zur Entscheidung berufene Arzt besser leben? Salus medici? Und letztlich noch die Frage, was drängen uns Juristen auf? Wahrheit um jeden Preis als das Recht des Kranken? Fiat iusticia, pereat mundus! Oder hier fiat veritas, pereat aegrotus! In diesem Spannungsfeld berufsethischer Postulate, der Besonderheiten, die sich aus der Persönlichkeit des Arztes und des Patienten ergeben, vollzieht sich ein schwerer Entscheidungsprozeß, der eine Kodifizierung allgemeingültiger Anweisungen und Verhaltensnormen nicht erlaubt. Ein Partner des Kranken blieb bisher unerwähnt und dabei fällt ihm vielleicht die wichtigste Rolle zu. Der Hausarzt. Er, der den Kranken nach einer Entlassung aus dem stationären Bereich zu betreuen hat, muß schließlich den Tribut zahlen für die Entscheidung des Krankenhausarztes und das Wort von der ärztlichen Begleitung einlösen. Die Einbeziehung des Hausarztes in den Entscheidungsprozess ist daher mehr als nur eine Frage der Kollegialität.

Der dritte Punkt unserer Betrachtung, die Wahrheit. Sie ist zwangsläufig bereits bei den beteiligten Personen zur Sprache gekommen. Es ist wichtig, noch einmal festzuhalten, daß sie, die Wahrheit am Krankenbett, nichts Absolutes im ärztlichen Gespräch zu beanspruchen geeignet ist. Wollte man einem unheilbar Kranken seine statistische Überlebenszeit mitteilen, wären therapeutische Bemühungen kaum von Hoffnung getragen. Wir wissen auch, daß der Einzelfall einen viel günstigeren Verlauf nehmen kann, als er einem statistischen Mittelwert mit Standardabweichungen entspricht. Auch wissen wir, daß unsere Diagnosen nicht immer vom weiteren Verlauf als richtig bestätigt werden, daß es diagnostische Irrtümer in allen Bereichen der Medizin gegeben hat und auch noch gibt.

Ich möchte dieses Kapitel und unsere nur skizzenhaften Überlegungen zu Ende bringen mit der in der Johannes-Passion überlieferten Frage des Pilatus: Was ist Wahrheit? Kehren wir zum Ausgangspunkt zurück: Wahrheit am Krankenbett: Es gibt nicht *die* Wahrheit, es gibt nicht *das* Krankenbett. Jedes Bett hat *seinen* Kranken. Jeder Kranke hat *seine* Wahrheit, die er mit *seinen* Partnern teilt und die ihn aus der Isolation *seines* Schicksals herauszuheben vermag und es für die nächste Umgebung überhaupt erst möglich macht, das schwere Joch der letzten Wegstrecke gemeinsam zu tragen.

Lassen Sie mich mit einem Goethe-Wort enden: „Zwar ist es leicht, doch ist das Leichte schwer". Wie hätte er, der Dichter Goethe, wohl den Satz weitergeführt, wenn er hätte beginnen müssen mit „Zwar ist es schwer oder gar furchtbar schwer"? Ich weiß es nicht und ich glaube, keiner von uns Ärzten wüßte im Blick auf die Formulierung unseres Themas eine Antwort.

89. Aus der Sicht des Krankenhaus-Seelsorgers

P. G. Michelbrand

Malteser-Krankenhaus, von-Hompesch-Str. 1, D-5300 Bonn 1

From the Pastoral Point of View

Summary. A few weeks ago the docter informed me of a 35-year-old woman, who was being treated for cancer. The patient, a mother of two children, already has full metastasis. When the doctor did his visits, she asked him very clearly and directly about her condition, but he gave evasive answers. Afterwards he asked me: "What should Ido? Am I allowed to tell her the truth, although there is nothing left to hope for?" I advised him to answer all her questions truly and honestly, and he did. We decided to accompany the patient in her struggles and difficulties. During that time we had very profound dialoques with her about her worries and anxieties. While grappling with the problem of death many people awaken to a deeper sense of life. My task in the hospital Pastoral Care is to be with the people in their questions, thoughts and complaints; to endure and share their weariness and difficulties, not to give superficial and trivial answers.

Zusammenfassung. Vor ein paar Wochen wurde ich vom Oberarzt informiert, daß auf seiner Station eine 35jährige Frau liegt, die voll metastasiert ist, 2 kleine Kinder. Bei der Visite stellt sie dem Oberarzt sehr klare und gezielte Fragen, die er zunächst ausweichend beantwortet. Er fragt mich: Was soll ich tun? Ihr die volle Wahrheit sagen, obwohl ich ihr nichts anbieten kann? Ich rate ihm, all ihre Fragen offen und ehrlich zu beantworten, was er auch tut. Wir sprechen über eine weitere Begleitung, in der sehr schnell mit der Patientin intensive Gespräche über ihre Ängste stattfinden. Viele Menschen erwachen während der Zeit der Auseinandersetzung mit dem Sterben aus einem erstarrten Lebenszustand. Meine Aufgabe als Seelsorger sehe ich darin, bei den Fragen, den Zweifeln, den Klagen, den Anklagen dazusein und diese mit dem Betroffenen auszuhalten, statt vertröstende oder bagatellisierende Antworten zu geben.

Als Seelsorger möchte ich mit Ihnen angesichts unseres Themas „Wahrheit angesichts einer todbringenden Krankheit" über 3 Aspekte nachdenken.

1. Wie engagiere ich mich, wenn ich als Seelsorger vom Arzt zur Begleitung eines Patienten angesprochen werde?
2. Welche speziellen Möglichkeiten habe ich? und
3. Welche Relevanz hat bei meiner Begleitung der Glaube des Patienten?

Ich finde es schwierig, in so kurzer Zeit Ihnen eine befriedigende Antwort zu geben. So möchte ich Ihnen vielmehr Teile aus meiner konkreten Arbeit aufzeigen.

Vor ein paar Wochen wurde ich vom Oberarzt informiert, daß auf seiner Station eine 35jährige Frau liegt, die voll metastasiert ist. Primärtumor: Pankreas-Ca. Diese Frau hat 2 Kinder im Alter von 9 und 11 Jahren, lebt getrennt von ihrem Ehemann, ist neu verliebt, wie sie sagt, in einen sehr viel jüngeren Mann.

Bei der Visite stellt sie dem Oberarzt klare und gezielte Fragen, die er zunächst ausweichend beantwortet. Er fragt mich, was soll ich tun? Ihr die volle Wahrheit sagen? Ich kann ihr nichts anbieten. Chef, Oberarzt und ich beraten uns. Drei verschiedene Meinungen. Doch nach vielem wenn und aber entscheiden wir uns, nachdem wir unsere eigenen Ängste angesprochen haben, für die volle Wahrheit; d. h. auf alle Fragen, die sie stellt, ehrlich zu antworten.

In dieser Situation wird der Seelsorger zum Mitglied des therapeutischen Teams, der die Verantwortung für die Entscheidung mitträgt. Der Oberarzt empfiehlt, daß wir zusammen am nächsten Tag ein Gespräch mit der Patientin führen, nachdem er ihr erklärt hat, welche Funktion ich oftmals für Patienten habe. Ich fühle mich auch nicht wohl. Ich spüre ebenso Ängste in mir. Mein Herz schlägt mir bis zum Hals. Sie sitzt kauernd mit großen ängstlichen Augen auf der Bettkante und noch habe ich nicht Platz genommen, sagt sie: „Ich habe die ganze Nacht kein Auge zugetan. Alle Ängst sind auf einen Schlag in mir hochgekommen. Was wird aus meinen Kindern? Was kann ich noch für mich tun? Darf ich meine Freundschaft weiterführen? Warum gerade ich!" Alle Ängste legen sich wie ein Strick um ihren Hals. Auch ich spüre diesen Strick bei mir und ebenso meine Tränen angesichts der hoffnungslosen Situation. Doch im Kopf weiß ich, wie wichtig es für diese Patientin ist, sich mit jemandem, in diesem Falle mit mir, ihre Angst anschauen zu dürfen.

So höre ich noch eine Patientin sagen: „Je mehr ich mich mit meiner eigenen Angst auseinandersetze, desto mehr normalisiert sie sich. Denn Ängste entmutigen und machen hoffnungslos, wenn ich sie nicht kläre, sie wirken meiner inneren Kraft entgegen und zerstören. Schon bald nach der Aufklärung habe ich mir Lebensziele gesetzt und Mut gemacht. So erlebte ich bald wieder Fröhlichkeit, bald Traurigkeit, Kummer und Glück."

Für mich als Seelsorger ist es wichtig, diese Sinnfindung zu unterstützen, seien es die Kinder, die Familie oder auch der Wille, das Leben noch genießen zu wollen. Denn nach meiner Erfahrung ist jeder Tropfen Sinn in solchen Situationen mehr wert als ein Faß an therapeutischen Gesprächen, wobei ich diese nicht schmälern will. Denn in diesem Willen, für etwas da sein zu wollen, liegt sehr viel Energie. Energie, die frei ist und fließt, bewirkt neues Leben.

Da beides, „Hoffnung und Wahrnehmen der tödlichen Erkrankung", zum Leben gehört, ist es immer wieder wichtig, auch die traurigen Seiten mitauszuhalten. Denn wir alle wissen, daß jeder Tag ein Tag mehr zum Tod ist. Derjenige, der das Ende durch körperlichen Verfall täglich mehr zu spüren bekommt, weiß um seinen Tod und sein Sterben und ihm ist bewußt, daß Sterben zum Leben gehört, ja daß es ein Teil davon ist. Dies sagte mir gerade noch ein junger Mann von 32 Jahren, der ebenso voll metastasiert ist und schon an Luftnot leidet: Ich habe keine Angst vor dem Totsein, doch schon vor dem Sterben und zwar vor den Schmerzen.

Zusammen mit der Ehefrau, der Ärztin sprachen wir über diese Angst vor der letzten Phase: „Mein Wunsch ist, viel zu Hause zu sein. Sie sagt, ich möchte meinen Mann bringen können, wenn es nicht mehr geht, Tag und Nacht. Gibt es Schmerzmittel, wenn ich die Schmerzen nicht mehr aushalten kann."

Nähe, einfühlendes Verstehen, aktives Zuhören, Echtheit, d. h. auch Betroffenheit als Arzt, Seelsorger, Schwester zeigen zu dürfen, sind wesentliche Kriterien für die Begleitung von terminalen Patienten.

Wenn es uns gelingt, eine Beziehung zum Patienten und zum Angehörigen herzustellen, dann weicht viel Angst und die Aufklärung wird dann Selbstverständlichkeit sein. Eine gute Begleitung war für mich immer dann möglich, wenn von Anfang an Patient und Angehöriger klar informiert waren, d. h. auch, daß viele Gespräche gegen die Angst nötig waren. Hingegen zu glauben, daß bei einem Unaufgeklärten keine Gespräche nötig sind, ist ein Trugschluß. Denn das Versteckenspielen voreinander aller Beteiligten, der Angehörigen, der Schwestern, der Therapeuten, der Seelsorger erzeugt viele ungute Gefühle und erfordert viel mehr Kraft als eine offen ausgesprochene und immer wieder neu besprochene Situation. So finde ich es wichtig, daß Sie als Ärzte sich trauen lernen, diese Kranken zu begleiten, sie anzusprechen.

Viele Menschen erwachen während der Zeit ihrer Auseinandersetzung mit dem Sterben aus einem erstarrten Lebenszustand. Sie spüren, daß der Tod ihr Ureigenstes ist, das Privateste, was sie erleben können, etwas, das ihnen keiner geben und nehmen kann. Diese

Menschen erleben den Tod nicht als dunkle Ungewißheit. So sagt ein 21jähriger: „Für mich ist der Tod ein Schlafen und ich bin bereit, einzuschlafen nach allem, was ich erlebt habe. Auch wenn ich meine Freundin vermissen werde." Ein anderer, 40jähriger Mann sagt: „Nach meiner Ansicht ist der Tod das völlige Ende, nach dem nichts mehr kommt. Ich glaube nicht an ein Weiterleben oder so etwas. Ich bin da Realist. Für mich ist das Leben dann eben vorbei." Eine 80jährige sagt: „Für mich ist der Tod wie ein Tor, durch das ich gehe, um dann bei Gott zu sein." Sie sehen, wie unterschiedlich die Vorstellung vom Totsein, von der Ewigkeit ist.

Meine Aufgabe als Seelsorger sehe ich darin, bei den Fragen, den Zweifeln, den Klagen, den Anklagen dazusein und diese mit dem Betroffenen auszuhalten, statt vertröstende oder bagatellisierende Antworten zu geben. Und wenn ich nach meinem Glauben an ein Fortleben gefragt werde, möchte ich offen und ehrlich darauf eingehen und antworten. Meine Aufgabe als Seelsorger sehe ich nicht darin, Menschen zu missionieren, sondern sie erfahren zu lassen, daß uns Gott in allen Höhen und Tiefen unseres Lebens durch Menschen begegnet.

Mir fällt an dieser Stelle ein Bibeltext ein, der in all den Jahren meiner Seelsorge am Krankenbett immer mehr Gewicht bekommen hat. Es ist die Emmausgeschichte, die jetzt gerade in der nachösterlichen Zeit eine besondere Relevanz erhalten hat. Die Jünger haben ihren Meister verloren und sind furchbar traurig, „ihre Augen sind gehalten" heißt es im Text und das ist die Erfahrung, die ich auch mit vielen Kranken mache in ihrer Krankheit. Dadurch, daß sie gehaltene Augen haben, daß sie traurig sind, daß sie das Leben in Fülle nicht mehr haben, erkennen sie oft das Schöne nicht mehr. So ist es bei den Jüngern, die erkennen nicht einmal mehr den Herrn, mit dem sie so lange zusammen waren. Sie erkennen ihn erst, als er mit ihnen das Brot bricht. Und dieses Symbol des Brotes möchte ich gerne nehmen, um zum Ausdruck zu bringen, worum es in dieser Phase geht, um das gemeinsame Teilen und daß es für beide Seiten, für den Schwerkranken wie für den Seelsorger, ein gegenseitiges Geben und Nehmen ist.

Ich möchte meine Gedanken schließen mit einem Auferstehungsbild aus unserem Verabschiedungszimmer und einem Text von Elmar Gruber:

Weg-gehen

Die Sonne, das Jahr, die geliebten Menschen, alles – geht weg, geht seinen Weg.

Ich muß alles weg-geben, auf seinen Weg geben.

Ich muß selber weg-gehen meinen Weg gehen; weg – von meinem kleinen Ich, das nur die Grenze kennt.

Jeder Abschied, jede Trennung, ist Signal zum Aufbruch, Signal des Lebens: von Gott, „der meinen Fuß ins Weite stellt."

Wer weg-(Weg-)geht, der kommt immer an.

90. Psychologische Aspekte

U. Lehr

Institut für Gerontologie der Universität Heidelberg, Akademiestraße 3, D-6900 Heidelberg 1

Telling a Patient the Truth – Psychological Aspects

Summary. Patients as well as their physicians react in different ways to being confronted with imminent death. The physician has to decide which information to give a patient in which situation. A fatal prognosis has to be accompanied by clear and understandable information on chances and limits which are still important for the patient. This should also be the first step toward helpful and supporting guidance in the last period of life.

Key words: Physician-patient-relationship – death and dying

Zusammenfassung. Die Konfrontation mit dem bevorstehenden Lebensende wird sowohl vom Patienten wie auch vom Arzt interindividuell und intraindividuell unterschiedlich erlebt. Der Arzt muß entscheiden, welchem Patienten er zu welchem Zeitpunkt welche Informationen in welcher Form zukommen läßt. Die Mitteilung einer infausten Prognose muß klare, verständliche Informationen über dem Patienten noch verbleibende Möglichkeiten und Grenzen enthalten und sollte der erste Schritt für eine hilfreiche stützende Sterbebegleitung sein.

Schlüsselwörter: Arzt-Patienten-Interaktion – Tod und Sterben

1. Problemaufriß

Eine philosphische Analyse und Diskussion des Begriffes „Wahrheit", so erwünscht sie auch wäre, soll hier ausgespart bleiben. Verstehen wir unter „Wahrheit" die „Übereinstimmung mit den Tatsachen", die „Übereinstimmung mit dem wirklichen Sachverhalt", oder auch nach Brugger (1950) – die Übereinstimmung zwischen „geistiger Erkenntnis und Sein" (adaequatio intellectus et rei) und unter „Wahrhaftigkeit" die „Übereinstimmung einer Aussage mit der inneren Überzeugung", so haben wir uns hier konkret mit der Frage zu beschäftigen, *wie weit der Arzt die Tatsache und den wirklichen Sachverhalt einer terminalen Erkrankung und seine innere Überzeugung vom bevorstehenden Lebensende dem Patienten mitzuteilen hat.*

Die Psychologie als „Wissenschaft vom menschlichen Erleben und Verhalten und deren innerer Begründung" hätte hier zu fragen:

Wie erleben sowohl der Arzt, als auch der Patient die Situation der Konfrontation mit dem bevorstehenden Lebensende; wie verhalten sie sich in dieser – und was sind die Gründe für dieses Erleben und Verhalten?

2. Interindividuelle und intraindividuelle Erlebens- und Verhaltensweisen bei Ärzten und Patienten

Vor jedem Versuch einer Antwort auf die psychologische Fragestellung ist zu betonen, daß es weder den Arzt noch den Patienten gibt, sondern *inter*individuelle Unterschiede sowohl

552

zwischen den vielen Arztpersönlichkeiten als auch zwischen den verschiedenen Patientenpersönlichkeiten. Es gibt aber darüber hinaus auch *intra*individuelle Unterschiede: ein und derselbe Arzt wird sich gestern, heute und morgen unterschiedlich in einer vergleichbaren Situation der Diagnose-Mitteilung verhalten, – je nach Einbettung dieser Aufgabe in seine jeweilige gesamte Lebenssituation. Die gleiche intraindividuell unterschiedliche Aufnahmebereitschaft einer solchen terminalen Diagnose, das Erleben dieser Situation und die Reaktion darauf gilt es aber auch beim Patienten zu berücksichtigen. So kommt es für den Arzt darauf an, wann er welchem Patienten was in welcher Form sagt. –

2.1. Der überwiegende Anteil der Erkrankten (nach Haehn, 1982, fast 70%) wünscht eine *direkte Information durch den Arzt* und nicht etwa auf dem Weg über die Familienangehörigen, – während die befragten Ärzte dieser Patienten diesem Wunsch eine geringere Bedeutung zumaßen und glaubten, die Familienangehörigen wären primär (bei älteren Patienten sogar ausschließlich) zu informieren. – Leider erlaubt diese – wie auch viele andere das Ergebnis stützende – Studien weder die Frage, welche Patienten in welcher Lebenssituation die „wahre Information" wünschten (oder auch nicht wünschten), noch die Frage, welche Arztpersönlichkeiten in welcher konkreten Situation zur „wahren Information" bereit sind oder diese lieber den (welchen?) Angehörigen mitteilten.

Auf jeden Fall aber stößt die Tatsache, daß häufig die Angehörigen zuerst informiert werden ehe man dem Patienten selbst die Wahrheit sagt, beim Patienten auf Ablehnung und belastet das Vertrauensverhältnis zwischen Arzt und Patient; der Patient bekommt das Gefühl vermittelt, schon jetzt nicht mehr ganz für voll genommen zu werden.

2.2. Es gilt weiterhin, die *zeitliche* und *räumliche Plazierung der Information,* die *Informationsmenge* und die *Informationsart* der individuellen Situation des Patienten anzupassen – was eine Kenntnis dieser Lebenssituation voraussetzt. Studien (u. a. Pike 1979, Fischer und Lehrl 1982, Lehrl 1982,) zeigen, daß Patienten sehr häufig den Erklärungen ihres Arztes nicht folgen (wollen oder können) und allenfalls nur bis etwa 60% der Information überhaupt verstehen können. Ist der Gebrauch der Fachsprache nicht manchmal ein Weg, die „reine Wahrheit" zwar zu sagen und sich damit juristisch abzusichern, aber dennoch den Patienten damit nicht zu konfrontieren? Mit einer für den Patienten nicht verständlichen Diagnose schafft oder verstärkt man 1) Minderwertigkeitskomplexe („ich bin so ungebildet, daß ich das nicht verstehe"), 2) verstärkt somit das Erleben der Distanz zwischen Patient und Arzt, 3) vergrößert man die Unsicherheit und Ungewißheit des Patienten, läßt ihn „alleine stehen" und bringt ihn zum Grübeln über seine Situation. Wir wissen von unseren Studien an Krebspatienten (Diehl 1985, Martin 1986, Boeger 1987), daß von vielen (nicht von allen!) die harte Wahrheit trotz allem positiver erlebt wurde als die unausgesprochenen, quälenden Befürchtungen. – Es kommt also darauf an, *den Patienten* ausführlich, *in einer ihm verständlichen Form zu informieren* und dabei dessen Auffassungsfähigkeit *weder zu überschätzen noch zu unterschätzen.* Bei der Informationsvermittlung sollte der Arzt auch über die Bedeutung der „kognitiven Repräsentation", des subjektiven Erlebens (Thomae 1971), Bescheid wissen. Untersuchungen haben nämlich gezeigt, daß nicht die objektiven Gegebenheiten das Verhalten des Menschen bestimmen, sondern daß vielmehr die Art, wie diese subjektiv erlebt werden, für das Verhalten entscheidend ist.

2.3. Die *„wahre Information" allein genügt nicht.* Es gilt vielmehr, dem Patienten gleichzeitig *Möglichkeiten und Grenzen* in der ihm noch verbleibenden Lebenszeit aufzuzeigen und soweit wie möglich *ihn an Entscheidungsprozessen* in bezug auf eine Therapie bzw. eine mögliche Erleichterung seiner Lebenssituation *teilhaben zu lassen.*

Zahlreiche Untersuchungen (Langer, 1983; Thomae und Kranzhoff, 1979) haben nachgewiesen, daß derjenige Patient, der das Gefühl der auch nur geringen Veränderbarkeit der Situation durch eigenes Tun hat, der wenigstens geringe Möglichkeiten einer Einflußnahme auf seine Situation erlebt, der noch ein gewisses Ausmaß an Selbstbestimmung und damit an Kontrolle und Gestaltbarkeit seiner wenn auch sehr eingeschränkten Lebenssituation hat, diese besser meistert.

2.4. In der letzten Lebensphase ist *ärztliches Bemühen nicht mehr an dem Ziel der Heilung orientiert, sondern an dem Ziel der Linderung.* Mit Recht wendet sich Aulbert (1987) gegen eine „Man-kann-nichts-mehr-tun"-Phase und zeigt auf, daß man gerade jetzt noch sehr Wesentliches tun kann und tun muß. Es gilt, dem Patienten die letzten Wochen und Tage seines Lebens so weit wie möglich zu erleichtern. Der terminal Erkrankte will und soll um seine Erkrankung wissen, aber er braucht ärztliche Begleitung und Hilfe bei den sich hinziehenden Verarbeitungsprozessen. Er braucht ärztliche Hilfe bei der Aufnahme der Information und vor allem bei der inneren und äußeren Auseinandersetzung mit dieser, beim Verarbeiten der Konfrontation mit dem nahenden Lebensende. – Aber auch die Angehörigen bedürfen oft ärztlicher Hilfe.

3. Die schwierige Situation des Arztes dem Sterbenden gegenüber

Zunächst sei festgestellt, daß unheilbare Krankheit und Beistand beim Sterben nicht immer Gegenstand ärztlichen Bemühens waren. Von Aries erfahren wir in seiner „Geschichte des Todes im Abendland" (1976), daß die Ärzte der Antike es weitgehend abgelehnt haben, unheilbar kranke Menschen zu behandeln. Auch in den ersten christlichen Hospitälern, wo erstmals Chronisch-Kranke und altersschwache Menschen gepflegt wurden, war die seelsorgerische und pflegerische Betreuung dominant, die ärztliche Behandlung spielte kaum eine Rolle. Krankenhäuser im 19./20. Jahrhundert waren und sind auch noch auf eine „Wiederherstellung der Gesundheit" ausgerichtet, „in ihnen sind Unheilbarkeit und Tod nicht vorgesehen" (Eibach 1977). Und auch heute gilt offenbar: der Arzt wird ausgebildet zum Heilen, zum Gesundmachen – und nicht zum Sterbebegleiter. Schmitz-Scherzer und Becker (1982) zeigen aufgrund empirischer Untersuchungen von Ärzten Probleme des Umgangs mit Sterbenden auf und stellen zusammenfassend fest:

1. Es gibt keine Ausbildung im Medizin-Studium zur Begleitung Sterbender;
2. Viele Ärzte erleben den Umgang mit Sterbenden als belastend und das Sterben als „Mißerfolg" ihres beruflichen Könnens;
3. Obwohl man weiß, daß der Sterbende mehr Zuwendung braucht, mache man um dessen Zimmer vielfach einen großen Bogen und meide eine häufige Begegnung;
4. Ärzte klären den Patienten kaum, die Angehörigen sehr selten über die Unheilbarkeit einer Krankheit auf. Sie teilen zwar heute bei der Aufklärungspflicht die Diagnose mit, machen aber selten deutlich, daß es sich um das Terminalstadium handelt – und verhindern somit durch ihre (angeblich) „hoffnungsvolle Haltung" die Antizipation des Ereignisses beim Kranken und dessen Angehörigen.

Gewiß sind methodische Einwände (wie Größe der Stichprobe, Erhebungsmethode) gegenüber dieser Studie berechtigt, doch auch Glaser (1966) fand in seiner eingehenden sich über zwei Jahre hinziehenden Studie in den USA ähnliche Ergebnisse: „Der sterbende Patient erleidet längst vor seinem biologischen Tod einen ‚sozialen Tod', d.h., er wird vorzeitig von Ärzten und Pflegepersonal abgeschrieben", die notwendige Sterbebegleitung unterbleibe – aus innerer Hilflosigkeit, die man oft mit angeblicher Zeitknappheit verbräme.

Auch für helfende Gespräche mit den Angehörigen Sterbender werde Arzt und Pflegepersonal nicht hinreichend vorbereitet. Untersuchungen weisen darauf hin, daß der Sterbende oft eher bereit ist, den Tod anzunehmen, daß er darüber reden möchte, daß aber die Familie oft nicht zu einem Akzeptieren dieser Situation zu bringen ist (Howard 1974; Merloo 1971).

4. Auseinandersetzungsformen mit Sterben und Tod bei Chronisch-Kranken

Die Reaktion auf die terminale Diagnose bei 20 Leukämie-Patienten (Durchschnittsalter 45 Jahre) und 20 Patienten mit Bronchialkarzinom (Durchschnittsalter 54 Jahre) untersuchte kürzlich Boeger (1987) und stellte während der letzten Phase des Krankheitsprozesses

554

Veränderungsformen in der Bewältigung dieser Lebenssituation fest. Eine ursprüngliche bei der Mehrheit der Patienten anzutreffende „Verleugnung" wie auch eine „Niedergeschlagenheit und Depression" wurde im Laufe der Auseinandersetzung bei manchen Patienten durch ein „Kompetenzverhalten" abgelöst. Dieses war dann gegeben, wenn die Krankheit akzeptiert wurde und gleichzeitig das subjektive Erleben einer (wenn auch nur minimalen) Veränderbarkeit festzustellen war. „Offensichtlich mobilisiert eine selbstkonfrontierende, realistische Einschätzung der Situation auch eine realitätsbezogene, aktive Auseinandersetzung mit der Krankheit, wohingegen bei einer unrealistisch-optimistischen Beurteilung diese Kräfte an Verleugnungsprozesse gebunden sind. Das Eingestehen der bedrückenden Realität muß nicht vermehrt depressive Verstimmungen oder Passivität auslösen." (Boeger 1987, S. 280).
–

Weitere empirische Untersuchungen hat Kruse (1988) bei Chronisch-Kranken im Endstadium durchgeführt. Er konnte dabei nachweisen, daß Erlebens- und Auseinandersetzungsformen auch in hohem Maße biographisch verankert sind. Sie sind einmal von dem Erleben der Vergangenheit, aber auch von der gegenwärtigen Lebenssituation und der Zukunftsorientierung bestimmt, – darüber hinaus aber auch abhängig von dem Verhalten und der Einstellung des sozialen Umfeldes. Die Einstellung des Arztes zu dem sterbenden Patienten und dessen Verhalten ihm gegenüber wies Zusammenhänge mit spezifischen Auseinandersetzungsformen auf. Mit Hilfe von clusteranalytischen Verfahren konnte Kruse verschiedene „Bewältigungsstile" herausarbeiten, von denen im Hinblick auf die „Wahrheit am Krankenbett" folgende besonders zu beachten sind, zumal sie einen Einblick in die Notwendigkeit einer sehr differenzierten und behutsam erfolgenden Aufklärung geben:

– „Häufiger Wechsel zwischen Resignation, Tendenz zum Aufgeben einerseits
  und Hoffnung, Tendenz zu einer aktiven Auseinandersetzung andererseits."
– „Ständiger Wechsel zwischen Leugnung der Schwere der Erkrankung einerseits
  und starkem Konfrontiertsein mit dem Lebensende andererseits"

Hier zeigt sich einmal, daß die Annäherung an die „ganze Wahrheit" ein „Entwicklungsprozeß" ist, der im wiederholten Durchlaufen sehr verschiedenartiger oder gar gegensätzlicher Einstellungen, Haltungen und Stimmungen zum Ausdruck kommt. Zum anderen wird hier auch deutlich, daß die Niedergeschlagenheit des Patienten nicht als etwas Konstantes, Unveränderbares betrachtet werden muß, sondern als ein Aspekt des Auseinandersetzungsprozesses gesehen werden sollte (Kruse 1988; Bicher 1981; Spiegel-Rösing und Petzold 1985). Von hier aus gesehen fragt sich, welches Maß an Wahrheit der Patient in welcher Phase ertragen kann, ohne daß ihm jeglicher Lebensmut genommen wird.
Eine weitere Studie unseres Instituts, die Kruse (1988) in Zusammenarbeit mit Ärzten der Allgemeinmedizin durchgeführt hat, basiert auf einer ausführlichen medizinisch-psychologischen Betreuung von insgesamt 50 älteren Patienten in ihrer letzten Lebensphase. Auch hier wurden verschiedenartige Formen der Auseinandersetzungsprozesse mit der terminalen Diagnose deutlich (ermittelt durch Clusteranalysen).

– „Akzeptanz des Sterbens und des Todes –
  bei gleichzeitiger Suche nach jenen Möglichkeiten, die das Leben noch bietet."
– „Linderung der Todesängste durch die Erfahrung eines neuen Lebenssinnes und durch die
  Überzeugung, auch in dem noch verbleibenden kurzen Leben wichtige Aufgaben wahrnehmen zu können."

Hier mündete eine gute und vorsichtige Aufklärung des Arztes in eine Akzeptenz der Situation bei gleichzeitiger Suche nach Möglichkeiten. Hierbei erwies sich vor allem auch der ärztliche Kontakt mit den Angehörigen hilfreich, die dem Sterbenden das Gefühl gaben, weiterhin „gebraucht zu werden".

– „Bemühen, die Bedrohung der eigenen Existenz nicht in das Zentrum des Erlebens treten
  zu lassen."

Diese Patienten hielten den Abwehrmechanismus bis wenige Tage vor dem Tod aufrecht. Die Aufklärung durch den Arzt erwies sich hier als schwierig, manchmal als undurchführbar, zumal sich diese Patienten von jenen Personen zurückzogen, die sie an die Schwere ihrer Erkrankung erinnerten.

– „Zunehmende Resignation und Verbitterung; das Leben wird nur noch als Last empfunden; die Patienten sind von der Endlichkeit ihres Daseins bestimmt"

Diese Patienten wurden zunehmend verbittert, fühlten sich abgelehnt. Physische Schmerzen bestimmten ihr Erleben. Eine „Aufklärung" mußte hier nicht mehr geleistet werden, da die Patienten über den bevorstehenden Tod orientiert waren, ihn sogar herbeisehnten.

– „Durchschreiten von Phasen tiefer Depression zu einer Hinnahme des Todes".

Lang andauernde tiefe Depressionen gingen kurz vor dem Tod mehr und mehr zurück und bereiteten eine Hinnahme des Todes vor.

5. Die Wahrheit am Krankenbett- die Verpflichtung zur Sterbebegleitung

Diese hier nur kurz skizzierten Formen der Auseinandersetzung mit dem nahenden Lebensende, mit der letzten „Entwicklungsaufgabe" im Sinne Havighursts (1948), die für viele Menschen mit „dem Erfahren der Wahrheit am Krankenbett" beginnt, verlangen von Arzt, Pflegepersonal, Geistlichen und Angehörigen ganz spezifische, individuell unterschiedliche Hilfestellungen.

Untersuchungen von Howard, Glaser, aber auch von Boeger und Kruse zeigen, daß viele der sterbenden Patienten sehr oft über diese ihre Situation reden möchten, daß das Wahrnehmen der „Realität" manchmal als erleichternd erlebt wird, Ungewißheit oder gar ein Täuschen sie jedoch erschwert. Freilich lassen sich hier keine allgemeingültigen Aussagen machen. Häufig erleichtert man dem Sterbenden auch die Situation, indem man mit der Familie Kontakt aufnimmt und die Angehörigen zum Akzeptieren der Situation bringt. Eine Sterbebegleitung und echte „Sterbehilfe" kann auch darin bestehen, daß man noch einmal beim „Aufarbeiten des Lebens" hilft, daß man dem Sterbenden deutlich werden läßt, daß auch sein Leben einen Sinn hatte. Untersuchungen von Durlak (1973), aber auch von Munnichs (1966, 1968) zeigen daß diejenigen Menschen eher zum Abschied bereit sind, die ihr Leben als „sinnvoll" und „erfüllt" erleben. – Zweifellos gehört zur „Sterbehilfe" auch eine Hilfe zur Ordnung, Vorbereitung und Regelung der Angelegenheiten, die mit dem Loslösungsprozeß aus der Familie, aus dem irdischen Leben, zusammenhängen.

Die *Wahrheit am Krankenbett erst ermöglicht ein Abschiednehmen von nahestehenden Menschen, eine Vorbereitung und Antizipation des Todes.* Doch die Wahrheit am Krankenbett allein kann dies nicht garantieren. Die Wahrheit am Krankenbett kann nur der erste Schritt sein zu einer hilfreichen Sterbebegleitung.

> „Verknüpfe die Wahrheit mit der Liebe;
> trage sie klug, gerecht, tapfer und maßvoll vor."

und bedenke

> „Der alte Arzt spricht Latein
> der junge Arzt spricht Englisch
> und der gute Arzt
> spricht die Sprache der Patienten

(Gerhard Kocher)

Literatur

Aries Ph (1976) Studien zur Geschichte des Todes im Abendland. Wien, München
Aulbert E (1987) Man kann noch viel tun. Notabene Medici 17:659–664
Bircher, M. (1981) Psychotherapie im hohen Alter. Z Gerontol 14:48–60
Boeger A (1987) Bewältigungsversuche bei chronischer Krankheit am Beispiel von Krebs- und Dialyse-Patienten. Phil. Diss., Universität Bonn

Brugger W (1950) Philosophisches Wörterbuch. Herder, Freiburg

Diehl M (1984) Die Krebsdiagnose als kritisches Lebensereignis – Formen der Auseinandersetzung mit einer lebensbedrohlichen Erkrankung. Unveröffentlichte Diplomarbeit, Universität Bonn

Durlak JA (1973) Relationships between varians measures of death concern and tear of death. J Cunsult Psychology 41:162

Eibach U (1977) Recht auf Leben, Recht auf Sterben. Wuppertal

Fischer B, Lehrl S (1982) Patienten-Compliance. Boehringer, Mannheim

Glaser BA (1966) the social loss of aged dying patients. Gerontologist 77

Haehn KD (1982) Compliance – Zauberwort oder Selbstverständlichkeit? In: Heuser-Schreiber H (Hrsg) Arzt und Patient im Gespräch. Huber, Basel S 41–50

Havighurst RJ (1948) Developmental tasks and education (3. Aufl. 1972) David Mc Kay, New York

Howard E (1974) The effect of work experience in a nursing home on the attitudes toward death held by nurse aides. Gerontologist 14:54

Kruse A (1988) Die Auseinandersetzung mit Sterben und Tod – Möglichkeiten eines ärztlichen Sterbebeistandes. Z Allgemeinmed 64:59–66

Langer EJ (1983) The psychology of control. Sage, New York

Lehr U, Kruse A (1985) Ärztliche Informationen, Persönlichkeit und Auseinandersetzungsformen mit gesundheitlichen Belastungen. In: Lang E (Hrsg) Informationsmedizin in der Prävention. Enke, Stuttgart, S 58

Lehrl S (1982) Informationsübermittlung und Compliance. In: Fischer B, Lehrl S (Hrsg) Patienten-Compliance. Boehringer, Mannheim, S 77–92

Martin P (1985) Der Herzinfarkt als kritisches Lebensereignis. Phil. Diss. Universität Bonn

Merloo JM Het sterven bij bejarden. Nederl Tijdschr Gerontologie 2:302

Munnichs J (1966) Old age and finitude. Karger, Basel

Munnichs JMA (1968) Die Auseinandersetzung mit der Endlichkeit als entwicklungspsychologisches Problem. Gerontol 1:257

Pike LA (1979) Improving patient compliance. Pressure Points 1:21–26

Schmitz-Scherzer R, Becker KF (1982) Einsam sterben – warum? CR Vincentz, Hannover

Spiegel-Rösing I, Petzold H (Hrsg) (1985) Die Begleitung Sterbender. Junfermann, Paderborn

Thomae H (1971) Die Bedeutung einer kognitiven Persönlichkeitstheorie für die Theorie des Alterns. Gerontol 4:8–18

Thomae H, Kranzhoff E (1979) Erlebte Unveränderlichkeit gesundheitlicher und ökonomischer Belastung. Z Gerontol 12:439–459

91. Juristische Aspekte

H.-L. Schreiber

Niedersächs. Ministerium f. Wissensch. u. Kunst, Prinzenstraße 14, D-3000 Hannover 1

Telling patients the Truth – Legal Aspects

Summary. Adjudicary decisions dating from the past have demanded unqualified enlightenment of the patient about his illness. Physicians could disregard this requirement only if there was a danger that this policy might result in severe, irreversible and permanent damage. This interpretation seems too narrow. The physician must carefully weigh what he can and must demand of the patient, depending on the personal situation. Neither rigorous truth at any cost nor the principle of concealment of the hopelessness for the patient's condition is correct. Telling the patient the truth "costs" the physician personal involvement, explanation and human assistance.

Key words: Informed consent – therapeutic privilege

Zusammenfassung. Die Rechtsprechung hat in länger zurückliegenden Entscheidungen die uneingeschränkte Aufklärung verlangt und ein Absehen davon nur bei der Gefahr irreversibler schwerer Dauerschäden gestattet. Das erscheint zu eng. Dem Arzt ist geboten abzuwägen, was er dem Kranken je nach dessen persönlicher Situation zumuten kann und muß. Weder ein Rigorismus der Wahrheit um jeden Preis noch das prinzipielle Verschweigen der Hoffnungslosigkeit des Zustandes sind richtig. Die Eröffnung der Wahrheit „kostet" den Arzt persönliche Zuwendung, Begleitung und menschliche Fürsorge.

Schlüsselwörter: Aufklärung – Begrenzung aus therapeutischer Rücksicht

Vom juristischen Referat zum Thema der Wahrheit bei infauster Prognose erwarten Sie Information darüber, was insoweit als rechtliche Vorgabe für das Verhalten des Arztes gilt. Kessler hat in seinem vorhergehenden Referat gefragt: Was drängen uns Juristen auf? Wahrheit um jeden Preis als das Recht des Kranken?

I. Nun ist die Frage, was rechtlich verbindlich gilt, nicht einfach und letztlich nur mit einer Prognose zu beantworten, nämlich der Einschätzung, wie die Gerichte im Streitfall künftig auf der Grundlage ihrer bisherigen Rechtsprechung entscheiden werden. Eine ausdrückliche, besondere gesetzliche Regelung der ärztlichen Aufklärungspflicht gibt es bisher nicht. Was als rechtlich geltend angesehen wird, ist von den Gerichten aus Rechtsprinzipien von sehr hoher Allgemeinheit wie der Menschenwürde, der freien Entfaltung der Person und der Selbstbestimmung entwickelt worden. Der Patient soll nicht bloßes Objekt der Behandlung sein, erforderlich ist seine Einwilligung nach Information („informed consent"), daher muß er über die Diagnose, die aufgrund dieser Diagnose mögliche und vorgesehene Therapie sowie über deren Risiken aufgeklärt werden.

In der Regel soll das auch für unheilbare Erkrankungen mit infauster Prognose gelten. Die strikt am Vorrang der Selbstbestimmung orientierte Rechtsprechung des Bundesgerichtshofes vom Ende der fünfziger Jahre hat die möglichen Einschränkungen der Aufklärungspflicht mit den bekannten, bis heute allenthalben weiter zitierten Formeln dahin umschrieben, nur dann, wenn die mit der Diagnose verbundene Eröffnung der Natur des Leidens zu einer ernsten und nicht wieder behebbaren Gesundheitsschädigung des Patienten führe, dürfe die Wahrheit zurückgehalten werden. Dagegen sei ein Herabdrücken der Stimmung oder des Allgemeinbefindens als unvermeidbarer Nachteil hinzunehmen. Sehr deutlich ist diese Position im abweichenden Minderheitsvotum in der Entscheidung des Bundesverfassungsgerichts zur Arzthaftung im Jahre 1979 noch einmal formuliert worden, wenn es dort heißt, die mit der Aufklärung verbundene seelische Belastung sei die Kehrseite der freien Selbstbestimmung. In seiner neueren Judikatur hat der BGH nicht wieder näher zur Frage der Nichtaufklärung aus therapeutischer Rücksicht Stellung genommen, er hat auch die frühere Beschränkung auf irreversible Dauerschäden aus der – so der gegenwärtige Vorsitzende des Arzthaftungssenates des BHG Steffen – „Eiszeit der Aufklärungsrechtsprechung" nicht wiederholt, sie freilich auch bisher nicht ausdrücklich zurückgenommen. In seinen neueren, eher beiläufigen Äußerungen zu diesem Thema ist die Rede von ausnahmsweise entgegenstehenden zwingenden therapeutischen Erwägungen, die eine Beschränkung der Aufklärung rechtfertigen könnten. Dabei wird der Ausnahmecharakter weiter betont, es genüge nicht, einfach allgemein auf die Schwere der Erkrankung abzustellen.

Die Thesen der Rechtsprechung sind anhand von Fällen entwickelt worden, in denen es um operative Eingriffe ging. Die Rechtsprechung beschäftigt sich mit der sog. „Eingriffsaufklärung". Keine Urteile gibt es – soweit ersichtlich – zu solchen Situationen, in denen bei unheilbar Kranken eine weitere Behandlung durch Eingriffe nicht mehr möglich ist. Muß auch hier über die infauste Prognose anhand der Diagnose aufgeklärt werden? In solchen Fällen geht es um die sog. *reine* Selbstbestimmungsaufklärung, wenn Diagnose und Prognose dem Kranken mitgeteilt werden.

Für sie können, geht man mit der Rechtsprechung vom Prinzip der Selbstbestimmung aus, grundsätzlich keine anderen Regeln gelten als für die Eingriffsfälle. Freilich ist für den Arzt die Gefahr, in solchen Situationen wegen der Unvollständigkeit der Aufklärung haftbar gemacht zu werden, sehr viel geringer als bei der Eingriffsaufklärung vor Operationen, bei denen eine Haftung über angeblich unzureichende Aufklärung auch bei nicht verschuldetem Mißerfolg der Operation eintreten kann. Diese Haftung über das Ausweichgleis der ungenügenden Aufklärung hat Schadensersatzforderungen auch in solchen Fällen ermöglicht, in denen ein Behandlungsfehler nicht festgestellt werden, aber die Aufklärung über ein bestimmtes Risiko vom Arzt nicht nachgewiesen werden konnte. Man hat zutreffend insoweit von einer Entfremdung der Aufklärung von ihrem eigentlichen Sinn für Haftungszwecke gesprochen. Die Rechtsprechung drängt diese zur Zeit offenbar vorsichtig wieder zurück.

In den Fällen infauster Prognose ohne weitere Eingriffe droht Haftung kaum, es gibt keine Entscheidungen von Gerichten. Man ist versucht zu sagen, daß der Arzt insoweit eher nach seinem ärztlichen Gewissen handeln könne als sich nach den Leitsätzen der Rechtsprechung richten müsse.

Für den Arzt und seine therapeutische Rücksicht auf den Patienten wird aber auch die Rechtsprechung zur Eingriffsaufklärung dadurch etwas leichter handhabbar, daß sie zunehmend differenzierter zwar nicht für das „Ob", aber für das „Wie" der Aufklärung auf den individuellen Patienten und seine Situation abstellt.

Entscheidend sei, so wird in neueren Entscheidungen betont, das vertrauensvolle persönliche Gespräche zwischen Arzt und Patient, das möglichst frei bleiben solle von bürokratischem Formalismus. Die Rechtsprechung ist dabei – auch über die Möglichkeiten des Beweises für den Inhalt des Aufklärungsgespräches –, dem ärztlichen Ermessen für Art und Umfang der Mitteilungen in der Aufklärung wieder mehr Raum zu geben. Das geschieht u. a. mit Hilfe der Formel, der Patient müsse „im großen und ganzen" über die für ihn wesentlichen Umstände, d. h. also nicht über jedes medizinische Detail und über jedes denkbare Risiko informiert werden. Der Patient muß auch nach der Rechtsprechung nicht schonungslos mit der „nackten Krebsdiagnose" konfrontiert werden, die Wahrheit könne ihm schonend und behutsam mitgeteilt werden, wenn er nur für die Einwilligung den Ernst seiner Erkrankung verstehe. Dem Arzt könnten keine rechtlichen Vorschriften gemacht werden, wie er seinem Patienten ein zutreffendes Bild vom Eingriff vermittle.

Im Raum stehen aber noch die aus dem Ende der fünfziger Jahre stammenden Thesen vom ganz engen Feld für eine Kontraindikation aus therapeutischen Gründen bei drohenden irreversiblen Schäden.

Die Kritik an solchem Rigorismus ist meiner Ansicht nach begründet. Sie wird inzwischen von der überwiegenden Mehrheit nicht nur in der ärztlichen, sondern auch in der juristischen Literatur geteilt.

Für sehr unglücklich halte ich es, wenn die Diskussionen darüber unter dem Stichwort „therapeutisches Privileg" geführt werden. Bei diesem von Deutsch in die Diskussion eingeführten Begriff handelt es sich um die problematische wörtliche Übernahme des im angloamerikanischen Rechtskreis geläufigen, beweisrechtlichen Terminus „privilege" für das Recht eines Zeugen, die Aussage vor Gericht verweigern zu können.

Der deutsche Begriff „therapeutisches Privileg" erweckt den falschen Eindruck, als gehe es hier – worauf von der Kritik in der juristischen Literatur sofort hingewiesen worden ist – um überholte und abzuschaffende aus paternalistischen Erwägungen gespeiste Vorrechte des Arztes im eigenen Interesse.

Es ist meiner Ansicht nach verfehlt, bei einer Einschränkung der Aufklärung nur auf dauerhafte schwere irreversible Schäden abzustellen. Genügen muß vielmehr auch die Gefahr einer schwerwiegenden bzw. erheblichen Störung des Befindens, um die Aufklärung begrenzen zu dürfen, soll nicht das Selbstbestimmungsrecht des Patienten in eine ihm aufgezwungene, unerträgliche Last umschlagen. Es ist falsch, den Patienten mit der Verabsolutierung des Selbstbestimmungsrechtes formelhaft zu heroisieren und in ihm nur den abstrakt Vernünftigen und nicht auch den konkret Leidenden zu sehen. Auch der psychische Zustand ist für die Gesundheit des Patienten, der der Arzt verpflichtet ist, von wesentlicher Bedeutung.

Angesichts der neueren Entwicklung der Rechtsprechung besteht durchaus Grund zur Annahme, daß die konkrete, überlegte ärztliche Entscheidung, die Information auf das therapeutisch unter Rücksicht auf die Situation des Kranken Vertretbare zu begrenzen, wenn die Mitteilung der infausten Prognose zu einer unerträglichen Belastung führen würde, von der Judikatur respektiert werden wird. Der Arzt sollte die Gründe für sein Verhalten jeweils in der Krankenakte festhalten.

II. So besteht Hoffnung, daß auch für die Eingriffsfälle der strikte Gegensatz von salus und voluntas aegroti, den Kessler m. E. zu Recht auf der juristischen Seite beanstandet hat, sowie der Formalismus eines zu abstrakt verstandenen Selbstbestimmungsrechts überwunden werden können. Aber: – so stellt sich dann hinter der Auseinandersetzung mit einer rigorosen und formelhaften Rechtsprechung die von den Mitreferenten bereits mit aller Deutlichkeit aufgeworfene Frage, was denn „salus aegroti" sei, was dem Patienten zum Heile dient, die Eröffnung der Wahrheit vom bald bevorstehenden, vom Arzt nicht mehr aufhaltbaren Ende oder das Verschweigen des Kommenden. Was hilft ihm wirklich oder wenigstens mehr?

Wenn ich es recht sehe, geht hier ein tiefer Dissens durch Ärzte und Patienten sowie die sonst an der Diskussion Beteiligten wie Psychologen, Theologen und Juristen.

Entgegen der früher überwiegenden Ansicht, man solle dem Patienten die Aussichtslosigkeit seines Zustandes verschweigen und ihn mit der infausten Prognose seiner Krankheit möglichst nicht oder so wenig wie möglich belasten, ist heute die Auffassung im Vordringen, man solle dem Patienten die Wahrheit sagen, um ihm das Wahrnehmen der Realität, den Abschied und die Vorbereitung des Sterbens als Vollendung des Lebens und auch eine wirkliche Sterbebegleitung erst zu ermöglichen. Wenn ich es recht verstehe, neigen die Referenten auf diesem Podium mit unterschiedlichen Nuancen vorsichtig solcher Auffassung zu. Viel spricht für sie, ich will es nicht bestreiten. Vor allem gilt, daß ein solches Verhalten den todkranken Patienten aus der sonst ihm vielfach aufgezwungenen Isolierung löst und die von Kessler erwähnte „Verschwörung des Schweigens" auflöst. Es ermöglicht gerade in den schwierigen Situationen meist nur palliativer aber doch erheblich belastender onkologischer Behandlung erst die notwendige Zusammenarbeit mit dem Patienten. Auch über den Einzelfall hinaus ist das wesentlich für die Glaubwürdigkeit ärztlicher Informationen gerade auch in den Fällen, für die keine infauste Prognose zu stellen ist. Denn wer mag Ärzten vertrauen, wenn man weiß, daß diese nicht die Wahrheit sagen?

Die Belastungen, die diese Ebene des „gemeinsamen Wissens" (Kessler) für Kranke und Ärzte auch mit sich bringt, dürfen dabei aber nicht verschiegen werden, meine Mitreferenten haben das auch nicht getan: Die Eröffnung der Wahrheit hat ihre Konsequenzen.

III. Zwei ganz verschiedene Positionen liegen dem unterschiedlichen Verhalten in der Frage der Wahrheit bei infauster Prognose zugrunde, insbesondere Buchborn hat das deutlich herausgearbeitet.

Die eine, heute vordringende geht vom Sterben aus als einer bewußten personalen Vollendung des Lebens, vom Lebensende als Prozeß der Ablösung, vom je eigenen Sterben als Teil des Lebens, als letzter Selbstverwirklichung.

Sie führt in Konsequenz zur Mitteilung der unheilbaren Krankheit, des nahenden Todes und der infausten Prognose. Das freilich nicht im Sinne einer bloßen nüchternen Information zu Zwecken der juristischen Selbstbestimmung, sondern im Sinne solidarischer Fürsorge und helfender Begleitung auf dem letzten Abschnitt des Lebensweges.

Die gegenteilige Position hält den Tod als das für den Menschen zwar stets abstrakt bewußte aber doch individuell nicht faßbare, nicht begreifbare und letztlich nicht akzeptable Ereignis möglichst am Rand des Lebens. Man spricht möglichst nicht von ihm und hofft, wenn es dann soweit ist, auf ein schnelles, glückliches Ende ohne Qualen und Schmerzen, möglichst rasch ohne Vorankündigung aus dem Leben heraus.

Dabei wird der Tod als für den Menschen nicht verstehbares und eigentlich unannehmbares Ereignis verdrängt. Man hat insoweit von der „realitätsgerechten Verleugnung" (Freyberger) gesprochen.

Einer solchen Grundeinstellung entspricht eher das Schweigen des Arztes über das Kommende oder das schonend verhüllende Umschreiben der Schwere der Erkrankung, sofern nicht wegen persönlich oder wirtschaftlich wichtiger Entscheidungen unausweichlich darüber gesprochen werden muß. Deutlich formuliert findet sich diese Position bei Mikorey: Wer einem Todkranken den Tod voraussagt und sozusagen in den Terminkalender setzt, begeht eine unmenschliche Grausamkeit. Er zwingt den Kranken in eine seelisch unmögliche Lebensform hinein. Es gibt nämlich keinen modus vivendi mit dem Tod im Terminkalender. Das normale menschliche Weltbild breche zusammen. Jeder Gedanke oder Willensakt werde in diesem unheimlichen Gefängnis, das sich von Minute zu Minute verenge, im Keime erstickt oder vergiftet. Die Voraussage des Todes spanne den Kranken auf ein Prokrustesbett, das zu tausend qualvollen seelischen Pressungen und Zerrungen Veranlassung gebe.

Ein gänzliches oder teilweises Nichteröffnen der Wahrheit kann Zeichen der Distanz des Arztes vom Patienten und auch vom Sterben sein, von fehlendem Mitgefühl und Engagement. Es kann aber auch Ausdruck der Fürsorge und mitmenschlichen Solidarität sein, die über das Unabänderliche nicht weiter spricht, weil das doch nicht Hilfe und vermeidbare Lasten schafft, wenn es Unvermeidbares in die Helle des Bewußtseins rückt. Die auf Selbsttäuschung gegründete Haltung des Kranken vermag ihm das Ertragen seiner Leiden leichter zu machen. Wer will das im Namen der Wahrheit verurteilen? Ein Rigorismus der Wahrheit, wie er sich etwa in der Abhandlung Kants „über das vermeintliche Recht aus Menschenliebe zu lügen" findet, ist nicht richtig, Wahrheit ist nicht die höchste, alleinige ethische Maxime.

Andererseits ist gegenüber der Position, die mit der Wahrheit zurückhalten will, kritisch zu fragen, ob sie nicht Gefahr läuft, den Kranken, der oft selbst mehr weiß oder ahnt, mit seinen Nöten und seiner Angst in die Isolierung zu drängen, in eine Sprachlosigkeit, die sein Leiden noch schwerer erträglich macht.

Die beiden Grundpositionen sind hier um der Deutlichkeit willen vereinfachend idealtypisch einander gegenübergestellt. In der Wirklichkeit gibt es fließende Übergänge, Grauzonen des Halbbewußten, in denen sich Abwehr und Verdrängung sowie das Wissen um die Aussichtslosigkeit mischen.

IV. Es fällt angesichts des Phänomens des Todes, bei dem wir ja jeweils auch selbst unmittelbar persönlich mit betroffen sind, schwer für eine der beiden Positionen und das daraus folgende Verhalten zu votieren.

Ich weiß keine glatte und allgemein geltende Lösung. Verfehlt erscheint mir ein Absolutismus der Wahrheit, der dem Kranken ohne Rücksicht auf das, was er im Moment ertragen kann und will, die „Wahrheit" oder das was man dafür hält, schonungslos im Namen der Aufrichtigkeit und Selbstbestimmung aufdrängt. Zu berücksichtigen ist dabei, wie häufig die Prognose ärztlich durchaus ungewiß, der Zeitraum der voraussichtlich noch zur Verfügung stehenden Lebenszeit auch nicht annähernd sicher angebbar ist.

Man wird unter dem leitenden Gesichtspunkt der größtmöglichen Hilfe für den einzelnen von der individuellen Situation, der Sicherheit der Diagnose, dem zu erwartenden Krankheitsverlauf, der Person des Patienten, seiner bisherigen Lebensgeschichte, seinen Wertvorstellungen, seiner Belastbarkeit, den bei ihm schon vorhandenen Wissen und seinen Ahnungen abhängig machen, wie man sich verhält. Die heute unter Ärzten verbreitete Formel, man müsse nicht alles sagen, aber man dürfe nicht lügen, nichts Unwahres sagen, hilft meiner Ansicht nach nur begrenzt weiter. Auch die unvollständige Wahrheit bleibt eine fromme Lüge, wenn man dem Kranken das Wesentliche nicht sagt, um ihn zu schonen.

Skeptisch bin ich gegenüber den bisherigen empirischen Untersuchungen, die einen hohen prozentualen Anteil solcher Patienten ergaben, die volle Aufklärung wünschen. Die jeweils einbezogenen Patientenzahlen sind verhältnismäßig gering und keinesfalls repräsentativ. Die neueren, von Frau Lehr erwähnten Untersuchungen geben, wenn ich es recht verstanden habe, auch ein durchaus differenziertes Bild und legen wohl eher den Weg eines behutsamen Umgangs mit der Wahrheit je nach der Situation und Aufnahmefähigkeit des Kranken nahe. Fragt der Patient ausdrücklich nach der uneingeschränkten Eröffnung der vollen Wahrheit, so heißt das durchaus nicht unbedingt, daß er schonungslos wissen will, wie es um ihn steht.

Oft sind derartige Äußerungen nicht wirklich ernst gemeint. Vielmehr mag den Patienten nur die Hoffnung auf einen günstigten Befund leiten, die Bereitschaft auch die alle Hoffnungen auslöschende Wahrheit zu hören, kann lediglich die Erwartung einer guten Nachricht ausdrücken. Für den Arzt entstehen schwierige Fragen der Einschätzung, wie ernst es der Patient wirklich meint, wenn er wissen will, wie es um ihn steht.

Ähnliches gilt für den umgekehrten Fall, wenn ein Patient ausdrücklich auf Information verzichtet. Auch hier ist der Arzt nicht der Prüfung enthoben, ob dieser Verzicht ernst gemeint ist. Insoweit bedarf es wie sonst des Eingehens auf die individuelle Situation des Patienten, seine Ängste und Hoffnungen. Dabei sollte der Arzt sich stets bemühen, dem Kranken, der es will, die Wahrheit über seinen Zustand verfügbar zu halten. Er muß bereit sein, ihm zu sagen, was er weiß, wenn der Patient das verlangt. Freilich verlangt das die Bereitschaft über die bloße Mitteilung einer Diagnose hinaus zum Gespräch, zum Eingehen auf die persönliche Situation, zur Begleitung und zum persönlichen Beistand, wenn der Kranke in Hilflosigkeit und Trauer mit dem fertig werden muß, was er erfahren hat. Das kostet Zeit, es läßt sich nicht in wenigen Minuten erledigen. Wie schwierig das im täglichen Betrieb chirurgischer Kliniken ist, soll hier nur angemerkt werden.

V. Die Frage nach der Wahrheit am Krankenbett geht über ein glatt lösbares Rechtsproblem weit hinaus. Sie hat, wie ich zu zeigen versucht habe, auch eine rechtliche Dimension: Der Kranke ist nicht bloß Objekt der Behandlung, er hat einen Anspruch, ernst genommen und informiert zu werden. Es gibt Gründe, ihn aus therapeutischer Rücksicht nicht immer mit der vollen Wahrheit zu belasten. Die Rechtsprechung hat dafür in länger zurückliegenden Entscheidungen sehr enge, m. E. zu enge Grenzen gezogen, wenn sie die Gefahr bleibender schwerer gesundheitlicher Schäden verlangt hat. Nach überwiegender, im Vordringen befindlicher Ansicht muß eine Einschränkung der Aufklärung auch sonst bei schwerwiegenden physischen und psychischen Belastungen möglich sein.

Was das „Wohl" des Patienten, das oberstes Ziel ärztlichen Handelns ist, an Wahrheit verlangt, ist umstritten und nicht allgemein für alle Fälle zu sagen. Es ist der oft schwierigen, belastenden Entscheidung des Arztes gegenüber dem einzelnen Kranken anheimgegeben.

Das Recht zwingt, wenn man es richtig auslegt, nicht zu einem erbarmungslosen das abstrakte Selbstbestimmungsrecht in den Vordergrund stellenden Verhalten, das sich in der formalen Mitteilung des Inhaltes von Diagnosen erschöpfen würde. Wahrheit bei infauster

Prognose verlangt vom Arzt viel mehr als das Recht gebieten könnte: Einfühlung, Ernstnehmen, Bereitschaft zum Beistand in Situationen, in denen die Medizin nicht mehr viel auszurichten vermag.

Literatur

Buchborn E (1981) Die ärztliche Aufklärung bei infauster Prognose, Internist 22:162 ff
Carstensen G (1982) Aufklärung in der Gefäßchirurgie, Angio 10:119 ff
Deutsch E (1980) Das therapeutische Privileg des Arztes: Nichtaufklärung zugunsten des Patienten, Neue Juristische Wochenschrift 33:1305
Eberbach WH (1986) Die ärztliche Aufklärung unheilbar Kranker, Medizinrecht 4:180 ff
Giesen D (1983) Wandlungen des Arzthaftungsrechts
Herrrmann J (1988) Soll ein Krebspatient über seine Diagnose aufgeklärt werden?, Medizinrecht 6:1 ff
Kern B-R, Laufs A (1983) Die ärztliche Aufklärungspflicht
Schreiber H-L (1981) Die Patientenaufklärung aus juristischer Sicht. Internist 24:185 ff
Tempel D (1980) Inhalt, Grenzen und Durchführung der ärztlichen Aufklärungspflicht unter Zugrundelegung der höchstrichterlichen Rechsprechung. Neue Juristische Wochenschrift 33:609 ff
Wachsmuth W, Schreiber H-L (1981) Das Dilemma der ärztlichen Aufklärung. Neue Juristische Wochenschrift 34:1985 ff
Winau R, Rosemeyer H-P (Hrsg) (1984) Tod und Sterben

IV. Freie Vorträge

Plastische Chirurgie

92. Fortschritte in der Tumorchirurgie durch neue plastisch chirurgische Techniken

A. Berger und P. Kunert

Klinik für Plastische, Hand- und Wiederherstellungschirurgie der
Medizinischen Hochschule Hannover, Podbielskistr. 380, D-3000 Hannover 51

Advances in Tumor Surgery with New Plastic Surgical Techniques

Summary. A modern approach in oncology based on plastic-surgical techniques has advantages for the patient in primary, palliative and reconstructive tumor surgery. Between 1981 and 1986, 160 patients were treated in our clinic under this interdisciplinary program. Microsurgical techniques in particular offer new possibilities for patients as regards radical surgery and better quality of the life even for patients receiving palliative treatment.

Key words: Tumor surgery – plastic surgical techniques – oncology.

Zusammenfassung. Ein modernes Konzept der Tumorbehandlung, das plastisch chirurgische Techniken mit einschließt, bringt für den Patienten Vorteile in der primären, palliativen und rekonstruktiven Phase der Behandlung. Zwischen 1981 und 1986 wurden an unserer Klinik 160 Patienten unter diesem Programm behandelt. Eine interdisziplinäre Zusammenarbeit war in 60% gegeben. Vor allem die Mikrochirurgie eröffnet sowohl für die Radikalität als auch Lebensqualität selbst in palliativen Fällen neue Wege.

Schlüsselwörter: Tumorchirurgie – Plastische Chirurgie – Onkolog. Konzept.

93. Die Deckung großer allschichtiger Wangendefekte nach Tumorresektion mit dem freien, inferioren epigastrischen Bauchwandlappen

R. G. H. Baumeister, K. Mees, A. Frick und H. Bohmert

Chirurg. Klinik und Poliklinik, HNO-Klinik, Universität München, Klinikum Großhadern,
Marchioninistr. 15, D-8000 München 70

The Free Inferior Epigastric Abdominal Wall Flap for Closure of Large Penetrating Defects of the Cheek after Tumor Surgery

Summary. Surgical therapy of tumor recurrencies of the submaxillary region often leads to large-surface defects of the cheek. Simultaneous closure of the defects in mucosa and skin is possible by harvesting a flap from the lower abdomen beneath the navel together with the inferior epigastric artery and transferring it to the neck as a free microvascular flap. The peritoneum substitutes for the mucosa, and the skin of the abdomen replaces the skin of the cheek. Defects up to 10×12 cm were closed in this way. Four weeks after grafting no difference could be seen between the peritoneum and the surrounding intraoral mucosa.

Key words: Microsurgery – free flap – tumor resection – plastic surgery.

Zusammenfassung. Ausgedehnte Resektionen von Tumorrezidiven im Unterkieferbereich führen oft zu großflächigen Defekten der Wange. Zur simultanen Deckung sowohl des Schleimhaut- als auch des Hautdefektes kann die Bauchwand verwendet werden. Der Lappen wird am Unterbauch unterhalb des Nabels mit der A. epigastrica inferior gehoben, frei verpflanzt und mikrovaskulär an Halsgefäße angeschlossen. Der Hebedefekt am Unterbauch kann direkt verschlossen werden. Der peritoneale

Überzug ersetzt die Schleimhaut, die Bauchhaut die Wangenhaut. Defekte bis zu 10 × 12 cm Ausdehnung wurden so versorgt. 4 Wochen nach der Transplantation war der intraorale peritoneale Überzug nicht mehr von der umgebenden originalen Mundschleimhaut abgrenzbar.

Schlüsselwörter: Mikrochirurgie – freie Lappenplastik – Tumorresektion – plastische Chirurgie.

94. J. Hecker, G. Lemperle (Frankfurt): Defektdeckung in der Tumorchirurgie am Schädel

Manuskript nicht eingegangen.

95. Langzeitresultate nach Tumorexstirpation und plastisch-chirurgischer Defektdeckung an Kopf und Hals

G. M. Lösch, J. Hoch und M. Schrader

Klinik für Plastische Chirurgie der Medizinischen Universität zu Lübeck, Ratzeburger Allee 160, D-2400 Lübeck

Long-Term Results after Excision of Tumors and Plastic Surgical Reconstruction of Defects in the Head and Neck

Summary. A total of 582 patients with one or more tumors of the head and neck were treated in our clinic: 303 tumors were histologically benign, 378 malignant, 287 were basal cell carcinomas. After radical tumor ablation controlled by frozen section diagnosis, the majority of the defects were immediately reconstructed with local flaps. In cases of extensive full-thickness tissue loss even distant flaps were used. Nearly 20% needed more than one operation. The long-term follow-up confirmed the value of local flaps as the procedure of choice for results with normal contour and colour. Functional reconstruction was obtained by transposition of innervated local muscle flaps.

Key words: Tumors of the head and neck – plastic surgery reconstruction – long-term results.

Zusammenfassung. Bei 582 in unserer Klinik wegen eines oder mehrerer Tumoren an Kopf und Hals operierten Patienten handelte es sich um insgesamt 303 gutartige, 378 bösartige Tumoren, davon 287 Basaliome. Zur Rekonstruktion nach radikaler, schnellschnittkontrollierter Tumorexstirpation kamen überwiegend defektnahe Lappen, bei größeren und mehrschichtigen Defekten auch defektferne Lappen zur Anwendung. Bei ca. 1/5 war ein mehrzeitiges Operationsverfahren mit späterer Modellierung erforderlich. Die Langzeitkontrollen ergaben, daß die bestmögliche Wiederherstellung von Form und Funktion nur durch die Transplantation anatomisch gleichartigen Gewebes mit ähnlicher Textur und Pigmentierung erreicht werden kann.

Schlüsselwörter: Tumoren an Kopf und Hals – Plastisch-chirurgische Rekonstruktion – Langzeitresultate.

96. Ersatz des Pharynx durch freies Dünndarmtransplantat und Magenhochzug

H. Felcht, H. Migdal und M. Siedek

St. Elisabethkrankenhaus Köln-Hohenlind

Substitution of Pharynx by Free Small Intestine Transplantation and Stomach Transposition

Summary. A short history of pharyngoesophageal reconstruction is followed by a report on 14 cases of free small-intestine transplantations in a single-stage procedure after the resection of large T_4-cancers of the orohypopharynx and the esophagus: three patches, one of them used as a double patch, six tube and tube-patch interpositions and four tube interpositions combined with stomach transposition. The study showed variable defect repair with tube and patch techniques, satisfactory functional results, an acceptable complication rate and no perioperative deaths occurred.

Key words: Small intestine transplantation – stomach transposition – pharyngoesophageal cancer.

Zusammenfassung. Nach historischem Überblick über die Rekonstruktion des zervikalen Speiseweges werden 14 freie Dünndarmtransplantationen an 13 Fällen vorgestellt: 3 Patches, einer gedoppelt, 6 Rohr- und Rohrpatchinterpositionen und 4 Interpositionen mit Magenhochzug wurden als einzeitiger Ersatz nach Resektion von großen T_4-Karzinomen von Oropharynx und Oesophagus benutzt. Variable Defektdeckung bei Rohr- und Patchtechniken, befriedigende funktionelle Ergebnisse bei akzeptabler Komplikationsrate und fehlender perioperativer Letalität werden berichtet.

Schlüsselwörter: Freies Dünndarmtransplantat – Magenhochzug – Pharyngooesophageales Karzinom.

97. Langzeiterfahrungen mit dem großflächigen lipodermalen Bauchlappen für den Defektverschluß der Unterbauch- und Leistenregion

G. Erbs

Abteilung für Plastische Chirurgie und Verbrennungskrankheiten, Berufsgenossenschaftliche Krankenanstalten „Bergmannsheil Bochum", Universitätsklinik Gilsingst. 14, D-4630 Bochum 1

Long-Term Results after Resurfacing Large Defects in the Lower Abdominal and Groin Region with the Extensive Lipodermal Abdominal Flap

Summary. Chronic radiodermatitis is a particular challenge for any plastic surgeon: the reparative processes in the skin are impaired, the ulcerations tend to chronic infection, the dermis and subcutaneous tissues are severely scarred and their blood supply is impoverished. To avoid postoperative complications such as infection, hemorrhage, or poor wound healing the irradiated tissue has to be completely removed. Skin flaps are the first choice for coverage of radiation ulcers. Long-term results of resurfacing the lower abdominal and groin region with a lipodermal skin flap of the middle and upper abdominal region are reported. This flap is extensive and has a wide base and therefore an extremely reliable vascular supply which is important for its therapeutic use in chronic radiation injuries. The described technique was shown to often have additional favourable cosmetic results in obese patients.

Key words: Chronic radiation injury – resurfacing of lower abdominal and groin region – lipodermal abdominal flap.

Zusammenfassung. Die Spätschäden der Haut und des Unterhautfettgewebes nach Strahlentherapie stellen den Chirurgen vor besondere Probleme: Ein dauerhafter Defektverschluß ist nur nach radikaler Entfernung des geschädigten Gewebes durch den Transfer von Lappen, die über eine eigene Blutversorgung verfügen, möglich. Wir berichten über Langzeitergebnisse der Behandlung von Ulzera der Unterbauch- und Leistenregion als Spätfolgen der Strahlentherapie von Genitaltumoren mit dem großflächigen lipodermalen Bauchlappen. Dieser Lappen verfügt über einen breiten Gefäßstiel. Er erlaubt die komplette großflächige Entfernung strahlengeschädigter Areale am Bauch und den spannungsarmen Wundverschluß durch Verschiebung gesunder gut vaskularisierter Oberbauchhaut bis zur Leistenregion. Durch die vorgestellte Operationsmethode wird oft zusätzlich ein kosmetisch günstiger Effekt erzielt.

Schlüsselwörter: Chronische Radionekrose – Defektverschluß der Unterbauch-Leisten-Region – großflächiger lipodermaler Bauchlappen.

98. G. Germann a.G., S. Eren, S. Grandel, G. Spilker (Köln): Maligne Tumoren im Bereich der Hand

Manuskript nicht eingegangen

99. Sekundäre Entartung im Bestrahlungsfeld primärer Malignome. Möglichkeiten und Grenzen plastischer Chirurgie

R. Daigeler und L. von Rauffer

FA Plastische Chirurgie am Städtischen Klinikum Nürnberg, Flurstr. 17, D-8500 Nürnberg 90

Subsequent Malignancies within the Radiation Field of Primary Malignomas: Limits and Prospects of Plastic Surgery

Summary. Four case reports are given on three sarcomas and one epidermal cancer following radiation therapy of primary cancers of the breast and cervix. Technical aspects of tumor resection and closure by latissimus, glutaeus and rectus muscle flaps are outlined. A new modified delay procedure for transverse rectus flaps using silicone as temporary sheaths for muscle and fat ist shown in detail. Scar adhesions of the mobilised flap can be prevented until safe transposition is possible. Despite sparse data in the literature on secondary sarcomas, the poor prognosis of the underlying illness should be taken into account when an extension of the operative procedure is planned.

Key words: Radiation sarcomas – rectus flap – delay procedure – silicone sheaths.

Zusammenfassung. Durch Falldarstellungen werden 3 Sarkome und ein Spindelzellcarcinom im Bestrahlungsfeld primärer Mammacarcinome, bzw. eines Portio-Carcinoms vorgestellt. Technische Aspekte der Tumorresektion und Deckung mit Latissimus, Glutaeus and Rectus-Muskel-Lappen einschließlich spezifischer Nekroserisiken werden berücksichtigt. Dabei wird detailliert auf ein neues Delay-Verfahren für die Rectus-Lappenplastik eingegangen. Durch Einlage von Silikonfolien können narbige Adhäsionen bis zur sicheren Transposition vermieden werden. Trotz weniger Daten in der Literatur muß die schlechte Prognose von Strahlen-Sarkomen bei der Radikalität chirurgischen Vorgehens berücksichtigt werden.

Schlüsselwörter: Strahlensarkome – Rectus-Lappenplastik – Delay-Verfahren – Silikon-Folien.

V. Kurs für Praktische Chirurgie 1

Der komplizierte Bauchdeckenverschluß

100. Der komplizierte Bauchdeckenverschluß: Ursachen der Nahtdehiszenz

M. Dürig

Dept. Chirurgie der Universität, CH-4031 Basel, Allgemeinchirurgische Klinik

The Etiology of Burst Abdomen

Summary. The published incidence of burst abdomen is about 1 %. Its death rate is approximately 12 %, approaching 30 % in cases of evisceration. The abdominal wound may open due to technical errors such as broken or untied knots, ruptured suture material or tissue cut by the suture. Wound dehiscence is likely to occur in infected, jaundiced, diabetic, anemic, protein-depleted, and vitamin C-deficient patients. After operation the abdominal wound may be subjected to the stress of increased intra-abdominal pressure caused by intestinal distension, vomitting or coughing. Generally several factors coexist.

Key words: Burst abdomen – poor tissue healing.

Zusammenfassung. Die Häufigkeit der Bauchdeckendehiszenz nach Laparotomien beträgt 1 % und ist mit einer Letalität von 12 % behaftet, die bei der Eviszeration auf 30 % ansteigen kann. Ursächlich können einerseits technische Mängel wie Faden- und Knotenbruch oder Gewebedurchschneidungen durch das Nahtmaterial verantwortlich sein. Begünstigt wird die Wunddehiszenz durch intraabdominale Drucksteigerungen bei Ileus, Erbrechen und Husten. Andererseits können Infektionen, Ikterus, Anämie, Urämie, Diabetes mellitus, Vitamin C- und Proteinmangel die Wundheilung stören.

Schlüsselwörter: Platzbauch – Wundheilungsstörung.

101. Nahtmaterialien und Nahttechniken beim komplizierten Bauchdeckenverschluß

W. Teichmann

1. Chirurgie A. K. Altona (Chefarzt: Prof. Dr. Teichmann) Paul Ehrlich Str. 1, D-2000 Hamburg 50

Suture Material and Techniques in Complicated Abdominal Wound Closure

Summary. Only absorbable sutures should be used in septic abdominal wounds. Fistula formation would thus be prevented, and cicatricial hernias would become rare complications. Continuous Vicry lock-sutures are recommended for aseptic abdominal disruption. They seize all layers including the fascial and muscles; the Peritoneum must not be exactly adapted. Only in case of a second disruption are additional supporting plate sutures required. Single-knot absorbable sutures are used for all layers in septic wounds with irregular wound edges. We use an Ethizip in agreement with the policy of step-by-step lavage for diffuse peritonitis. Eighty-five percent of abdominal wounds healed without complications.

Key words: Septic wound – absorbable sutures – suture techniques.

Zusammenfassung. Im septischen Bauchdeckenbereich sollte ausschließlich resorbierbares Nahtmaterial benutzt werden. Fadenfisteln und dadurch provozierte Narbenbrüche werden somit nur noch selten gesehen. Der sog. aseptische Platzbauch wird fortlaufend mit einem doppelten Faden, dem Schlingenfaden aus Vicryl, versorgt. Die Naht faßt allschichtig Fascie und Muskulatur, wobei das Peritoneum nicht exakt adaptiert werden muß. Erst bei einer Re-Ruptur werden zusätzlich Plattenunterstützungsnähte eingebracht. Bei septisch verursachten unregelmäßigen Wundrändern und bei Bauchdeckendehiszenzen werden durchgreifende resorbierbare Einzelknopfnähte verwandt. Im Konzept der Etappenlavagetherapie bei diffuser Peritonitis verwenden wir den Ethizip-Verband. In 85 % der Fälle kam es zu einer primären Wundheilung.

Schlüsselwörter: Septische Wunde – Resorbierbares Nahtmaterial – Nahttechnik.

102. Das septische Abdomen. Primäre Behandlungsverfahren

G. Görtz

Chirurgische Klinik, Klinikum Steglitz der Freien Universität Berlin

Septic Abdomen: Primary Treatment Procedures

Summary. Therapy for septic abdominal wounds comprises pre-, intra- and postoperative measures. Preoperative acute measures include infusion and antibiotic and analgesic therapy together with monitoring of all vital organ functions. Operative therapy is directed at irradicating the focus of infection. This includes intraoperative lavage, debridement, bowel decompression and drainage. Postoperative measures are intensive-care monitoring and continuation of the initiated infusion and antibiotic therapy. Continuous peritoneal lavage and all forms of programmed lavage can be applied in individual cases in which operative therapy seems to be of doubtful success.

Key words: Peritonitis – therapeutic procedures.

Zusammenfassung. Die Therapieverfahren beim septischen Abdomen umfassen prä-, intra- und postoperative Maßnahmen. Zu den präoperativen Akutmaßnahmen gehören die Infusions-, Antibiotika- und analgetische Therapie mit Kontrolle sämtlicher vitaler Organfunktionen. Die operativen Maßnahmen schließen die Herdsanierung und adjuvante Operationsmaßnahmen ein. Dazu gehört die intraoperative Lavage, das Debridement, die Darmdekompression und die Drainage. Zu den postoperativen Therapieverfahren zählen die intensivmedizinische Überwachung mit Fortsetzung der eingeleiteten Infusions- und Antibiotikatherapie. Die kontinuierliche Peritoneallavage und alle Formen der programmierten Lavage sind Therapieverfahren, die bei operativ nicht sicher sanierbaren Peritonitiden individuell eingesetzt werden können.

Schlüsselwörter: Peritonitis – Therapieverfahren.

103. Behandlungsverfahren bei akuter Bauchdeckendehiszenz

E. Guthy

Chir. Klinik, Städt. Krankenhaus Weiden i. d. OPf.

Principles of Treatment in Acute Abdominal Dehiscence

Summary. Peritonitis, ileus and often systemic sepsis, a constellation often present in patients with dehiscence of the abdominal wall, necessitates a flexible strategy of treatment. Skin and subcutaneous tissues should be left open with heavy contamination or frank inflammation. If layers of the abdominal wall are not well defined, one row of interrupted all-layer sutures should be used. If undue tension is required open stabilization of the abdominal wall is the preferred procedure. Closure can then be achieved in a secondary procedure; spontaneous contraction will often occur.

Key words: Abdominal wall – dehiscence – treatment.

Zusammenfassung. Peritonitis, Ileus, oft mit Sepsis, sind bei der akuten Bauchdeckendehiszenz häufig vorhanden und verlangen eine flexible Taktik beim Bauchverschluß. Haut und Subcutis sollten bei Verschmutzung oder Infektion dieser Bereiche offengelassen werden. Bei schlecht definierten Bauchwandschichten empfiehlt sich die einreihige Allschichtennaht zum Verschluß. Bei Schwierigkeiten mit derselben und insbesondere um einen erhöhten intraabdominellen Druck zu vermeiden, sollte man auf die offene Stabilisierung der Bauchwand übergehen und den Bauch nach Beherrschung der lebensbedrohlichen Situation in einem sekundären Eingriff verschließen. In vielen Fällen kommt es zu einer spontanen Kontraktion der Bauchwand.

Schlüsselwörter: Bauchwand – Dehiszenz – Therapie.

104. E. Biemer (München): Plastisch-chirurgische Maßnahmen zum sekundären Bauchdeckenverschluß

Manuskript nicht eingegangen.

IV. Freie Vorträge zum Hauptthema 1.3

Chirurgische Onkologie

105. Thorakotomie bei Ösophaguskarzinom: Zusätzliches Risiko oder sinnvolle Alternative zur stumpfen Dissektion

H. Becker, K. Thon, E. Katoh, H. D. Wüst und H. D. Röher

Chirurgische Klinik A der Universität Düsseldorf, Moorenstr. 5

Thoracotomy in Esophageal Carcinoma: Additional Risk or Alternative to the Transhiatal Esophagectomy?

Summary. Between 1980 and 1988, 201 patients underwent operations for esophageal cancer. The operation of choice up to 1985 was transhiatal esophagectomy, and since 1986, thoracotomy with open resection and lymphadenectomy. Patients with thoracotomy ($n = 26$) showed higher postoperative pulmonary problems, with mortality amounting to 7.8%. In patients with transhiatal esophagectomy ($n = 31$), a higher rate of intra-operative cardiac complications were registered with a consecutive mortality of 6.4%. If patients are selected properly, both operative procedures have their place in the treatment of esophageal carcinoma, but thoracotomy with systemic lymphadenectomy is the operation of choice for cure.

Key words: Esophageal carcinoma – operative strategy – complications.

Zusammenfassung. Seit 1980 wurden 201 Ösophagusresektionen beim Karzinom durchgeführt. Bis 1985 war dabei die stumpfe Dissektion das Verfahren der Wahl. Ab 1986 wurde die Thorakotomie mit Lymphadenektomie als onkologisches Verfahren angestrebt. Patienten mit Thorakotomie ($n = 26$) zeigten eine höhere postoperative pulmonale Komplikationsrate mit konsekutiver Letalität von 7,8% (2/2 Pat.). Bei Patienten mit stumpfer Dissektion ($n = 31$) führte die intraoperative kardiale Belastung zu einer konsekutiven Letalität von 6,4% (2/3 Pat.). Bei Erfassung des präoperativen Risikos haben beide Verfahren in der Behandlung des Ösophaguskarzinoms ihren Stellenwert, wobei die Thorakotomie mit Lymphadenektomie das aus onkologischer Sicht anzustrebende Verfahren darstellt.

Schlüsselwörter: Ösophagus-Karzinom – Operationsstrategie – Komplikationen.

106. Bedeutung der Operation beim onkologischen Behandlungskonzept des primär inoperablen Magen- und Kardiakarzinoms

B. Reers[1], P. Preusser[1], H.-J. Meyer[2] und H. Wilke[3]

[1] Klinik u. Poliklinik für Allgemeine Chirurgie der Westfälischen Wilhelms-Universität Münster
[2] Klinik für Abdominal- u. Transplantationschirurgie
[3] Abt. Hämatologie/Onkologie der Med. Hochschule Hannover

Surgery in the Treatment of Unresectable Gastric and Cardiac Cancer

Summary. In a prospective trial 27 patients with an unresectable gastric or cardiac cancer received up to 4 cycles of chemotherapy with etoposide, adriamycin and cisplatin. Clinical investigations revealed a complete remission in 6 patients (22%) and a partial remission in 13 other patients. During 15 relaparotomies 14 stomachs were resected, confirming the complete remissions histologically in five patients. Only a palliative resection was possible in two patients. All 14 patients undergoing a resection were free of cancer symptoms at a followup 2 years later.

Key words: Unresectable gastric cancer – surgical staging – chemotherapy – secondary resection.

572

Zusammenfassung. In einer prospektiven Studie erhielten 27 Patienten mit einem lokal irresektablen Magen- oder Kardiakarzinom 2–4 Zyklen einer Chemotherapie mit Etoposid, Adriamycin und Cisplatin (EAP Schema). Nach klinischen Kriterien wurden 6 (22%) komplette und 13 partielle Remissionen erzielt. Bei 15 Relaparotomien konnte 5mal histologisch die komplette Remission bestätigt werden, von den 19 weiteren Patienten konnten 9 reseziert werden, 2 Pat. allerding nur palliativ: Alle 14 resezierten Pat. sind bei einer maximalen Beobachtungszeit von 2 Jahren bisher tumorfrei.

Schlüsselwörter: irresektable Magenkarzinome – EAP-Schema – Exploration – Sekundärresektion.

107. Der „Secundäreingriff" im onkologischen Konzept der Struma maligna

F. Kober und K. Keminger

Kaiserin Elisabeth Spital, Chirurgische Abteilung, Huglgasse 1–3, A-1150 Wien

Reoperation in Carcinoma of the Thyroid Gland

Summary. A second operation had to be performed in order to begin radioiodine therapy in 36.9% of 157 patients with papillary carcinoma (PC) of the thyroid gland and in 34.9% of 156 patients with follicular carcinoma (FC), who had had operations between 1979–1987. A definitive diagnosis was made postoperatively due to large proportion of small carcinomas (43% < 1 cm) in those with PC, and the difficulty of differentiating between atypical adenoma and encapsulated FC (45.3% of frozen sections were "border line case"). Tumor residuals were found in 22.4% of patients with invasive PC and in 13.2% of patients with FC but never in patients with encapsulated PC.

Key words: Thyroid carcinoma – reoperation – radioiodine therapy

Zusammenfassung. Bei 36,9% der 157 papillären Schilddrüsencarcinome (pap. SD-Ca) und bei 34,9% der 156 follikulären (foll. SD-Ca), operiert zwischen 1979–1987, mußte ein Sekundäreingriff als Voraussetzung zur Radiojodtherapie durchgeführt werden. Ursache für die erst postop. definitive Diagnosestellung war bei pap. SD-Ca der hohe Anteil an kleinen Ca (43% < 1 cm), bei den foll. SD-Ga die schwierige intraoperative Unterscheidung zwischen atypischen Adenomen und abgekapseltem foll. SD-Ca. (In 45,3% Gefrierschnitt = grenzwertig.) Tumorresiduen wurden bei invasiven pap. SD-Ca in 22,4% gefunden, bei foll. SD-Ca in 13,2%, nie bei abgekapselten pap. SD-Ca.

Schlüsselwörter: Schilddrüsencarcinom – Sekundäreingriff.

108. Einfluß verbesserter Diagnostik auf Prognose des C-Zell-Karzinoms der Schilddrüse

A. Frilling, P. E. Goretzki und H. D. Röher

Chirurgische Universitätsklinik A, Moorentstr. 5, D-4000 Düsseldorf

Influence of Optimalised Diagnosis on the Prognosis of Medullary Thyroid Carcinoma

Summary. Medullary thyroid carcinoma (MTC) secretes polypeptides such as calcitonin (CT), CGRP and catacalcin. From 1978 to 1987, 52 patients were operated on for MTC. Nine patients with occult tumors showed preoperatively elevated CT levels. In eight of these patients CT levels were normalised after adequate surgical treatment. Only 3 of 42 patients with clinical signs of the disease had postoperatively normal CT levels. The defection of tumor markers in patients with MTC in the occult tumor stage permits curative surgical treatment.

Key words: MTC – tumor marker – curative surgery.

Zusammenfassung. Eine herausragende Eigenschaft des C-Zell-Karzinoms der Schilddrüse ist die Synthese und Sekretion von Polypeptiden wie Calcitonin (CT), CGRP und Katacalcin. Von 1978–1987 haben 52 Pat. mit einem C-Zell-Karzinom operiert. Bei 9 Pat. lag bei präoperativ erhöhten CT-Werten ein okkulter Tumor vor. 8 von diesen Pat. wiesen nach adäquater chir. Therapie normale CT-Werte auf. Von 42 Pat. mit klinisch manifesten Tumoren hatten nur 3 p.op. normale CT-Werte. Der Nachweis von Tumormarker bereits im okkulten C-Zell-Karzinomstadium ermöglicht eine kurative chirurgische Therapie.

Schlüsselwörter: C-Zell-Karzinom – Tumormarker – kurative Operation.

109. Behandlungsergebnisse bei anaplastischem und medullärem Schilddrüsencarcinom

J. Skrzypek

II. Allgemeinchirurgische Klinik der Schlesischen Medizinischen Akademie in Bytom, Polen

Results of Treatment of Anaplastic and Medullary Cancer of the Thyroid Gland

Summary. Operations were performed on 85 patients with anaplastic cancer und 25 with medullary cancer of the thyroid gland in the Clinic in Bytom from 1970 to 1986. Sixty-seven per cent of the patients with anaplastic cancer died within 1 year; 14% survived for 5 years. Twenty-one patients (84%) with highly differentiated medullary cancer showed slow clinical progress, 15 of these lived for 3–15 years after the first operation (mean 6.3 years). Six patients died within 4–5 years. Four patients with slightly differentiated medullary cancer showed rapid clinical progress, three of these died within 15 months and one lived for 2 years with numerous metastases.

Key words: Anaplastic cancer of the thyroid gland – medullary cancer of the thyroid gland – results of treatment.

Zusammenfassung. In der Klinik von Bytom wurden 1970–1986 85 Kranke wegen eines anaplastischen und 25 wegen eines medullären Carcinoms operiert. Etwa 2/3 der wegen Ca. anaplasticum Operierten verstarb während eines Jahres. Fünfjähriges Überleben beobachtete man in 14% der Fälle. Bei 21 Patienten mit hochdifferenziertem Ca. medullare (84%) war der Verlauf eher langsam, 15 Kranke leben 3–15 Jahre nach der ersten Operation, durchschnittlich 6,3 Jahre. 6 Kranke starben nach 4–5 Jahren. Bei 4 Patienten mit gering differenziertem Ca. medullare (16%) beobachtete man einen besonders raschen Krankheitsverlauf. 3 Kranke verstarben innerhalb von 15 Monaten und 1 lebt 2 Jahre mit zahlreichen Metastasen.

Schlüsselwörter: Anaplastisches Schilddrüsencarcinom – Medulläres Schilddrüsencarcinom – Behandlungsergebnisse.

110. Stadiengerechte operative Therapie des Pankreaskarzinoms in 383 Fällen

D. Lorenz, H. Wolff und H. Lippert

Klinik f. Chirurgie, Ernst-Moritz-Arndt-Univ. Greifswald, Klinik f. Chirurgie (Charité), Humboldt-Univ. zu Berlin

Stage-Dependent Operative Treatment of 383 Patients with Pancreas Carcinoma

Summary. Operations were performed on 383 patients with pancreatic cancer. Pancreas resection was possible in 164 (43%). In cases of p $T_1 N_0 M_0$ and p $T_2 N_0 M_0$, Whipple's procedure was applied. The same operation for palliative treatment was used in cases of p $T_{1-3} N_1 M_0$. In large tumors without lymph node metastases (p $T_3 N_0 M_0$) a total duodenopancreatectomy was carried out. The two-year-survival rate in stage I ($n = 14$) was 86%, in stage II ($n = 77$) 31% and in stage III ($n = 73$) only 10%. These results emphasize the importance of lymph node metastases as a prognostic factor.

Key words: Pancreatic cancer – Whipple's procedure – duodenopancreatectomy.

Zusammenfassung. Es wurden 383 Patienten mit Pankreaskarzinom operiert. In 164 Fällen (43%) war eine Pankreasresektion möglich. In Tumorstadien p $T_1 N_0 M_0$ und p $T_2 N_0 M_0$ führten die Autoren die kephale Duodenopankreatektomie durch. Des weiteren auch als palliative Maßnahme in Fällen von $T_{1-2} N_1 M_0$. Im Stadium II (p $T_3 N_0 M_0$) erfolgte eine totale Duodenopankreatektomie. Die 2-Jahres-

574

überlebensraten im Stadium I ($n = 14$) betrug 86%, im Stadium II ($n = 77$) 31% und im Stadium III ($n = 73$) nur 10%. Diese Resultate unterstreichen die Bedeutung von Lymphknotenmetastasen für die Prognose des Pankreaskarzinoms.

Schlüsselwörter: Pankreaskarzinom – Whipple'sche Operation – Duodenopankreatektomie.

111. 2-Jahres-Überlebenszeit nach Resektion wegen Pankreaskopf-Ca bei erhöhter Resektionsrate

M. Siedek, St. Heckers und H. Felcht

St. Elisabeth-Krankenhaus Köln-Hohenlind

Two-Year-Survival Rate after Resection for Pancreas Cancer

Summary. Resection rate varies in the literature between 3 and 71%. Our rate was 48% in 61 patients (1980–87; 60-day survival in 4.9%). The main reason for this wide range is the unclear definition of resection rate. An "absolute resection rate" is proposed for all diagnosed cases (often laccing histological examination) and "relative resection rate" for operations only. Recently S_3 cases have become the main group with 68%. One-year survial was 58% in $S_{1/2}$ and 37% in $S_{3/4}$; two-year survival was 33% in $S_{1/2}$ and 8% in $S_{3/4}$; patients with palliative operations survived 17% one and 2% two years. Thus more S_3 patients should be resected if death rate can be kept below 5%. Extensive lymphadenectomy should be done for sufficient staging.

Key words: Pancreatic cancer – resection rate – survival rate.

Zusammenfassung. Die Angaben zur Resektionsrate schwanken zwischen 3 und 71%. Die eigene Rate betrug 48% bei 61 Patienten (1980–87, 60 Tage-Letalität 4,9%). Ursache für diese Schwankung ist eine differente Definition der Resektionsrate. Es wird vorgeschlagen, zwischen „absoluter Resektionsrate" (alle diagnostischen Fälle) und einer „relativen Resektionsrate" (nur operierte) zu unterscheiden. Der Anteil von S_3 erreichte in den letzten Jahren 68%. Die Überlebenszeit betrug 58% bei $S_{1/2}$ u. 37% bei $S_{3/4}$ nach 1 Jahre, 33% bei $S_{1/2}$ u. 8% bei $S_{3/4}$ nach 2 Jahren; bei palliativ op. Patienten 17% resp. 2%. Mehr S_3-Patienten sollten daher reseziert werden.

Schlüsselwörter: Pankreas-Ca – Resektionsrate – Überlebensrate.

112. Monoklonale Antikörper als Therapie beim fortgeschrittenen Pankreaskarzinom – erste klinische Erfahrungen

K. H. Muhrer und A. Schäfer

Klinik für Allgemein- und Thoraxchirurgie Zentrum für Chirurgie der Justus-Liebig-Universität Gießen (Leiter: Prof. Dr. med. K. Schwemmle)

Monoclonal Antibodies for Therapy of Advanced Pancreatic Cancer – First Results

Summary. In this study 13 patients with advanced pancreatic cancer were treated with monoclonal antibodies (Mabs). The Mab BW 494/32 binds to differentiated adenocarcinomas and mediates antibody-dependent cellular cytotoxicity. Neither complete nor partial tumor remission was observed. In three patients immunotherapy provided a stable course of disease for more than 40 weeks; this correlated with a decrease in tumor markers. Six patients showed progressive disease inspite of Mab treatment. Tumor response of four patients could not be evaluated, since therapy was started less than 3 months ago.

Key words: Pancreatic cancer – monoclonal antibodies – cytotoxicity.

Zusammenfassung. In einer Therapiestudie wurden 13 Patienten mit inoperablen Pankreaskarzinomen mit monoklonalen Antikörpern (MAK) behandelt. Der MAK BW 494/32 bindet an differenzierte Adenokarzinome und vermittelt in vitro eine zelluläre Zytotoxicitätsreaktion. Tumorregressionen waren nicht zu beobachten. Bei 3 Patienten kam es nach der Immuntherapie zu einem längerfristigen (40

Wochen) Stillstand des Tumorwachstums, korrelierend mit einem Abfall der Tumormarker. Sechs Patienten zeigten ein progressives Tumorwachstum. Bei 4 Patienten kann der Therapieeffekt noch nicht beurteilt werden.

Schlüsselwörter: Pankreaskarzinom – monoklonale Antikörper – Zytotoxicitätsreaktion.

113. Das maligne Melanom – eine klinische Studie zu prognostischen Faktoren an 422 Patienten

J. G. Doertenbach, R. Inglis und G. Germann

Abteilung Allgemein- und Abdominalchirurgie (Dir. Prof. Dr. A. Encke) und Abtlg. f. Traumatologie (Dir. Prof. Dr. A. Pannike)

The Malignant Melanoma – A Clinical Trial of Prognostic Factors in 422 Patients

Summary. The aim of the trial was to test whether a reduced excision margin is disadvantageous in malignant melanoma and if prophylactic lymphadenectomy has advantages. Furthermore the significance of preoperative lymphoscintigraphy was examined. In recent years excision margins of tumors < 10 mm thickness have fallen from 33 to 13 mm and tumors > 10 mm thick from 36 to 26 mm. Positive lymph nodes were found in 6 of 46 patients with tumors less than 0.76 thick and in 5 of 29 patients with tumors > 1.5 mm thick following prophylactic lymphadenectomy. Only 26% of the 84 patients undergoing preoperative lymphscintigram had lymph drainage in only one lymphatic region; 78% had lymph drainage in two or more regions. Obviously only reduced excision margins, prophylactic lymph node dissection and lymphoscintigraphy are beneficial.

Key words: Malignant melanoma – excision margin – prophylactic lymph node dissection – lymphoscintigraphy.

Zusammenfassung. Ziel ist, zu überprüfen, ob ein reduzierter Excisionsabstand bei malignen Melanomen ohne Nachteile bleibt und ob eine prophylaktische Lymphadenektomie sinnvoll ist. Es wird der Wert einer präoperativen Lymphszintigrafie bei malignen Rumpfmelanomen beurteilt. – Der Sicherheitsabstand reduzierte sich in den letzten Jahren bei MM unter 10 mm Dicke von 33 auf 13 mm, bei Tumoren über 10 mm Dicke von 36 auf 26 mm. – Bei Tumoren unter 0.76 mm fand sich bei 6 von 46, bei Tumoren über 1,5 mm Dicke fanden sich bei 5 von 29 Patienten histologische positive Lk's nach prophylaktischer Lk-Adenektomie. Bei 84 praeoperativen Lymphszintigrammen drainierten 22% in eine, aber 78% in 2 oder mehr Lymphknotenstationen. Offensichtlich sind ein reduzierter Sicherheitsabstand, prophylaktische Lymphadenektomie und Lymphszintigraphie vorteilhaft für den Patienten.

Schlüsselwörter: malignes Melanom – Sicherheitsabstand – prophylaktische Lymphadenektomie.

114. Lymphadenektomie im chirurgischen Behandlungskonzept des malignen Melanomes der Extremitäten

F. Ghussen und I. Krüger

Chirurgische Universitätsklinik, Joseph-Stelzmann Str. 9, D-5000 Köln 41

Lymphadenectomy in Surgical Treatment of Melanoma of the Extremities

Summary. A series of 220 patients with malignant melanomas of the extremities were followed for 1–9 years after wide excision of the primary tumor and regional cytostatic perfusion and dissection of the regional lymph nodes in order to determine the accuracy of preoperative evaluations, the degree of morbidity and the benefits of the treatment modality. Preoperative lymph node metastases were detected in only 50% of the cases. One quarter of the patients experienced short-term complications. Slight and moderate edema of the extremities were measurable in 23% of the patients, but there was no significant functional deficit. Survival significantly correlated with metastases in regional lymph nodes.

Key words: Malignant melanoma – lymphadenectomy.

Zusammenfassung. In einer Studie bei 220 Patienten mit malignen Melanomen der Extremitäten wurden 1–9 Jahre nach lokaler Exzision des Primärtumors, regionaler Zytostatikaperfusion und Dissektion der regionalen Lymphknoten die Aussagekraft der präoperativen Untersuchungen, die Belastung der Patienten und die therapeutischen Vorteile untersucht. Lediglich in 50% der Fälle gelang es, präoperativ den Lymphknotenbefall zu entdecken. Etwa 1/4 der Patienten litt an kurzfristigen lokalen Komplikationen. Leichte und mäßige Ödeme der Extremitäten wurden in 23% beobachtet. Bei keinem Patienten wurde eine Funktionsstörung festgestellt. Das Überleben der Patienten war eindeutig vom Befall der regionalen Lymphknoten abhängig.

Schlüsselwörter: Malignes Melanom – Lymphadenektomie.

115. Die isolierte hypertherme Extremitätenperfusion bei malignen Melanomen und Weichgewebssarkomen – Indikation u. 10-Jahresergebnisse

J. Göhl, W. Hohenberger und I. Garbe

Chirurgische Universitätsklinik Erlangen (Direktor Prof. Dr. Med. F. P. Gall)

Isolation Perfusion in Malignant Melanomas and Soft Tissue Sarcomas – Indications and Ten-Year Results

Summary. From December 1975 to December 1986 isolation perfusion was performed at our institution in 342 patients with potentially curable melanomas and 30 patients with soft tissue sarcomas of the limbs. The 10-year survival rate of the 181 patients in UICC-stage Ib (1978) with advanced pT3 and pT4 tumours was 80%. The 124 patients with regional melanoma metastases (stage II) had a 10-year-survival rate of 49%. Fourteen percent of our melanoma patients in stage I developed metastases in the followup period. It is concluded from these results that isolation perfusion can further improve the prognosis of patients with advanced malignant melanomas and soft tissue sarcomas of the extremities.

Key words: Malignant melanoma – isolation perfusion – soft tissue sarcomas.

Zusammenfassung. Von Dezember 1975 bis 31.12.86 haben wir an unserer Klinik bei 342 Patienten mit potentiell kurablen malignen Melanomen und 30 Patienten mit Weichteilsarkomen der Extremitäten die regionale hypertherme Zytostatikaperfusion durchgeführt. Die 10-Jahresüberlebensrate der 181 Pat. im UCC Stad. Ib (1978) mit weit fortgeschrittenen pT3 und pT4 Tumoren beträgt 80%, bei den 124 Patienten mit regional metastasierenden Melanomen (Stad. II) liegt sie bei 49%. 14% unserer Melanompatienten im Stad. I entwickelten Metastasen im follow up. Wir sehen in der Extremitätenperfusion ein Therapieverfahren zur Verbesserung der Prognose bei Patienten mit fortgeschrittenen Melanomen und Weichgewebssarkomen.

Schlüsselwörter: Malignes Melanom – Hypertherme Perfusion – Weichgewebssarkome.

116. Kombinierte Radiochemotherapie des Analkarzinoms: Erhalt der Kontinenz?

H. Denecke, R. Roloff und Th. Sutter

Chirurgische Klinik und Poliklinik, Klinikum Großhadern, Uni. München, Marchioninistr. 15, D-8000 München 70

Combined Treatment of Anal Cancer: Preservation of Continence?

Summary. Since June 1981, 48 patients with anal carcinoma (31 primary cancers, 17 recurrences) were treated by a multimodal therapy of radiochemotherapy (40 Gy day 1 through 28, mitomycine C 10 mg/m^2 day 1, 5-Fu 1000 mg/m^2 day 1 through 5) and surgery. The survival rates were calculated by the Kaplan-Meyer method. The 5-year survival rate of patients with primary carcinoma after undergoing abdominoperineal extirpation ($n = 14$) was 100%; after local excision ($n = 4$) 75% and if surgery was refused ($n = 13$) 38%. In T3/T4-tumors, NED was found after 5-years survival in 70% undergoing surgery ($n = 10$) and in 43% without surgery ($n = 7$). At this time, we still recommend radical surgery within the combined treatment policy for T3/T4-tumors.

Key words: Anal carcinoma – combined treatment.

Zusammenfassung. 48 Patienten (31 Primärtumore, 17 Rezidive) wurden seit 6/81 mit Radiochemotherapie (40 Gy Tag 1–28, Mitomycin C 10 mg/m² Tag 1, 5-Fu 1000 mg/m² Tag 1–5) behandelt. Die Überlebensraten (ULR) wurden nach Kaplan-Meyer errechnet. Bei 14 Patienten mit Primärtumoren wurde anschließend die abd.-perin. Exstirpation (5 Jahre-ULR: 100%), bei 4 Patienten eine lokale Probeexcision (5-Jahre-ULR: 75%) durchgeführt, 13 Patienten verweigerten jeden Eingriff (5-J.-ULR: 38%). Die rezidivfreie 5-Jahres Überlebensrate war 70% bei T3/T4-Tumoren nach zusätzlicher Operation ($n = 10$) und 43% bei T3/T4-Tumoren ohne chirurgischen Eingriff ($n = 7$). Bei T3/T4-Tumoren sehen wir derzeit noch die Indikation zur kombinierten radikalen chirurgischen Behandlung.

Schlüsselwörter: Analkarzinom – kombinierte Therapie.

117. K.-J. Bauknecht, J. Boese-Landgraf, Ch. Germer, und K. Brust (Berlin): Welche Form der adjuvanten Radiatio bei der Resektion des Rektum- bzw. Rektosigmoidkarzinoms?

Manuskript nicht eingegangen.

118. Die Therapie des Rektumkarzinoms durch transanale Lokalexzision

H. O. Barth, M. Nagel und H.-D. Saeger

Chirurgische Universitätsklinik Mannheim, Theodor-Kutzer-Ufer, D-6800 Mannheim 1

Treatment of Rectal Carcinoma by Local Peranal Excision

Summary. From January 1977 to December 1987 a local peranal excision of rectal carcinoma was performed in 93 patients. Local excision was performed as a palliative procedure in 21 patients. In 11 patients local excision was followed by a classical major surgical procedure because of histologically doubtful thoroughness of the local procedure. Local excision of the carcinoma was considered a curative procedure in 61 patients. Forty-nine of these patients were followedup (mean followup time 39 months). Two patients developed a local recurrence; both underwent abdominoperineal excision of the rectum for successful cure of the tumor.

Key words: Rectal carcinoma – local excision of tumor – preservation of continence.

Zusammenfassung. Vom Januar 1977 bis Dezember 1987 wurde bei 83 Patienten ein Rectumcarcinom lokal transanal excidiert. Bei 21 Patienten erfolgte die Lokalexcision als palliative Maßnahme. 11 Patienten wurden nach der Lokalexcision wegen histologisch fraglicher lokaler Radikalität einer klassischen Radikaloperation unterzogen. Bei 61 Patienten wurde die alleinige lokale Tumorecxision nach klinischen und histologischen Kriterien als kurative Maßnahme eingestuft. 49 dieser Patienten konnten längerfristig (im Mittel 39 Monate) nachbeobachtet werden. In dieser Zeit kam es bei 2 Patienten zum Auftreten eines lokalen Rezidives, welches in beiden Fällen durch abdominoperineale Rectumexstirpation potentiell kurativ therapiert werden konnte.

Schlüsselwörter: Rektumcarzinom – lokale Tumorexcision – Kontinenzerhaltung.

119. Therapie von Anastomosenrezidiven colo-rektaler Carcinome

V. Lange, E. Oevermann und F. W. Schildberg

Klinik für Chirurgie der Medizinischen Universität zu Lübeck Ratzeburger Alle 160, D-2400 Lübeck

Treatment of Suture-Line Recurrence of Colorectal Carcinoma

Summary. The results of radical surgery of colorectal cancer in 26 patients with suture-line recurrence are reported. All cases were diagnosed by colonoscopy and histologically proven. Radical re-resection was possible in 65%; and even in 80% if patients were asymptomatic. Median survival time was 39.4 months and the cumulative 5-year-survival rate was 44%. Anastomotic recurrence has a significantly better prognosis than other locoregional recurrences.

Key words: Anastomotic recurrence – colorectal cancer.

Zusammenfassung. Es wird über 26 Anastomosenrezidiven nach kurativer Resektion eines colo-rektalen Carcinoms berichtet, die sämtlich coloskopisch und histologisch gesichert wurden. Bei 65% dieser Patienten war eine erneute kurative Resektion durchführbar. Waren die Patienten asymptomatisch, so war dies sogar in 80% der Fälle möglich. Die mediane Überlebenszeit für diese Rezidivform beträgt bei kurativer Reintervention 39,4 Monate und die kumulative 5-Jahres-Überlebensrate liegt bei 44% gerechnet vom Zeitpunkt der Diagnosestellung des Rezidivs. Das Anastomosenrezidiv hat eine deutlich bessere Prognose als die übrigen loco-regionären Rezidive.

Schlüsselwörter: Anastomosenrezidiv – colorektales Carcinom.

120. Stellenwert der Immunszintigraphie bei der Nachsorge colorektaler Carcinome

A. Gossmann, J. Lange[1], U. Fink[1], R. Bauer[2] und S. Feuerbach[3]

[1] Chirurgische Klinik u. Poliklinik der TU München [2] Nuklearmedizin Klinikum r.d.I.
[3] Röntgeninstitut r.d.I.

Value of Immunoscintigraphy in Postoperative Care of Colorectal Carcinoma

Summary. During the period of postoperative care the value of immunoscintigraphy (ISC) with iodine-131 labeled anti-CEA and anti-CA 19-9 antibodies was compared with radiologic methods and tumor markers in 30 patients undergoing primary operations for high-risk colorectal carcinoma. In 22 cases a tumor recurrence was established, 14 by histologic findings and 8 by observing the tumor development. Therefore the sensitivity for CEA was 81%, for CA 19-9, 45%, for definite radiologic methods 48% and 91% for immunoscintigraphy. The validity of ISC was 83%, specificity 71%. ISC is not a routine method, but it is useful as a complementary test when tumor markers rise without tumor correlates or radiologic methods give indefinite results.

Key words: Immunoscintigraphy – colorectal carcinoma.

Zusammenfassung. In der Nachsorge wurde bei 30 „high risk" Patienten mit primär operierten colorektalen Ca. die Aussagekraft der Immunszintigrafie (ISZ) mit Jod 131 markierten Anti CEA und Anti CA 19-9 Antikörpern gegenüber bildgebenden Verfahren und Tumormarkern überprüft. Bei 22 der 30 Patienten konnte ein Rezidiv gesichert werden, 14mal histologisch und 8mal durch den Tumorverlauf. Dabei ergab sich eine Sensitivität für CEA 81%, für CA 19-9 45%, für eindeutige Befunde in Rö., Sono, CT 48%, und für die ISZ 91%. Die Validität für die ISZ betrug 83%, die Spezifität 71%. Die ISZ ist keine Routineuntersuchung, sondern eignet sich als ergänzende Untersuchung bei Tumormarkeranstieg ohne nachweisbare Tumorlokalisation, sowie bei nicht eindeutigen Befunden in den bildgebenden Verfahren oder der klinischen Untersuchung.

Schlüsselwörter: Immunszintigraphie – Koloncarcinom – Rectumcarcinom.

IV. Freie Vorträge

Postoperative Komplikationen

121. Die tracheobronchiale Läsion als Komplikation oder Ösophagektomie

K. Radebold, H. Bartels und J. R. Siewert

Chir. Klinik u. Poliklinik der Technischen Universität München, Ismaningerstr. 22,
D-8000 München 80

Tracheal Lesions after Esophagectomy

Summary. Following 114 transthoracic esophagectomies with mediastinal lymphadenectomy six tracheal lesion were observed. The lesions occurred between 4 and 13 days after the operation. Two were located in the wall, two at the bifurcation, and the remaining two in the left main bronchus. Management included chest tube drainage, sequential changes in ventilator settings and intraluminal application of fibrin glue ($n = 2$). In three patients the lesions healed completely. Three of six patients died, giving an overall death rate of 50%.

Key words: En bloc esophagectomy – tracheal lesions – application of fibrin glue.

Zusammenfassung. Bei 114 transthorakalen Ösophagektomien mit mediastinaler Lymphadenektomie wurden 6× tracheobronchiale Läsionen beobachtet. Die Läsionen traten zwischen dem 4. und 13. postop. Tag auf. Die Lokalisation war: Trachealhinterwand ($n = 2$), Trachealbifurkation ($n = 2$), linker Hauptbronchus ($n = 2$). Die Diagnose wurde bronchoskopisch gesichert. Die Therapiemaßnahmen umfaßten Thoraxdrainagen, Zieldrainagen zur Infektsanierung, differenzierte Atemtherapie und intraluminale Fibrinklebung ($n = 2$). In 3 Fällen kam es zum vollständigen Fistelverschluß. Von den 6 Patienten sind 3 verstorben. Das entspricht einer Gesamtletalität von 50%.

Schlüsselwörter: Ösophagus-Ca – tracheobronchiale Läsion – Fibrinklebung.

122. CT-Befunde bei akuten postoperativen Psychosyndromen in der Allgemeinchirurgie; Ergebnisse einer prospektiven Studie

A. Dieckelmann, M. Haupts, G. Kordt, A. Kaliwoda und V. Zumtobel

Chir., Neurologische und Radiologische Klinik der Ruhr-Universität St. Josef-Hospital, Gudrunstr. 56,
D-4630 Bochum

Computed Tomography Findings in Cases of Postoperative Delirium in General Surgery

Summary. Cause and risk factors of postoperative delirium in a general surgery intensive care unit were analysed. Thirty-nine of 92 patients developed delirium (male/female ratio: 1,1, mortality 25%). Cranial computed tomography revealed cerebral vascular ischemic lesions in more than half of the cases (44% subcortical lacunar infarcts, 10% cerebral infarction). A model with three risk factors was derived using multiple logistic regression analysis: age, respirator therapy, capillary PO_2. The postoperative delirium seemed to be provoked by hypoxemia and pre-existing cerebral ischemic damage.

Key words: Postoperative delirium – computed tomography – cerebral ischemia.

Zusammenfassung. Um die Ursachen und Risikofaktoren des sog. postoperativen Psychosyndroms zu analysieren, wurden von April bis Oktober 86 92 Patienten prospectiv untersucht (49 Männer, 43 Frauen). 39 entwickelten postoperativ ein akutes Psychosyndrom (Letalität 25%). Bei den durchgeführten Schädel-CT-Untersuchungen überwogen praeexisistente cerebro-vaskulär ischämische Hirnschäden: 44% d. Pat. zeigten lacunäre Hirninfarkte in den Stammganglien, 10% frische ischämische Insulte. Nach multivarianter statistischer Analyse waren folgende Risikofaktoren voneinander unabhängig: Alter, Beatmung, kapillärer PO_2. Als Pathomechanismus wirkte in den meisten Fällen eine cerebrale Hypoxie, die auf einen praeexistenten cerebro-vaskulären Hirnschaden traf.

Schlüsselwörter: Schädel CT – postoperatives Psychosyndrom – cerebrale Ischämie.

123. Effizienz der Sonographie in der Überwachung der Intensivpatienten

V. Paolucci, E. Hanisch, Th. Henne und R. M. Seufert

Zentrum der Chirurgie der Universitätskliniken Frankfurt

The Efficiency of Sonography in the Intensive Care Unit after Abdominal Surgery

Summary. Five hundred were sonographed before undergoing abdominal surgery and daily afterwards in the intensive care unit. Postoperative complications were suspected in 40% of the patients. Within this group (198 patients) ultrasonic screening led to changes in postoperative handling in 21 cases. False-positive results were obtained in three cases (1.5%). Routine postoperative sonography combined with monitoring of clinical findings provided efficient diagnosis and postoperative therapy. More experience with sonography should reduce, the number of false-positive results.

Key words: Postoperative complications – relaparotomy – surgical sonography.

Zusammenfassung. 500 unausgewählte abdominalchirurgische Patienten wurden präoperativ und täglich während ihres Aufenthaltes auf der Intensivstation sonographisch untersucht. In 40% der Fälle ergaben sich aus dem klinischen Befund Hinweise für eine gezielte Suche. In dieser Gruppe (198 Patienten) hat die Sonographie 21mal (9%) die schon festgelegte Strategie verändert, dabei sind 3 falsch-positive Diagnosen zu verzeichnen (1,5%). Die routinemäßig durchgeführte postoperative Sonographie erweist sich über den klinischen Eindruck hinaus wegweisend für die weitere Diagnostik und Therapie. Durch Zunahme der Erfahrung dürften die falsch-positiven Befunde verringert werden.

Schlüsselwörter: Postoperative Komplikation – Relaparotomie – chirurgische Sonographie.

124. Interventionelle Sonografie auf der chirurgischen Intensivstation

K. P. Riesener, S. Truong, G. Winkeltau, und V. Schumpelick

Chirurgische Klinik (Vorstand: Prof. Dr. med. V. Schumpelick) der Med. Fak. an der RWTH Aachen, Pauwelstraße, D-5100 Aachen

Interventional Ultrasound in Postoperative Intensive Care

Summary. During the last two years 45 punctures and 24 drainages of the pleural space have been performed under sonogaphic guidance in our intensive care unit. After an ultrasound examination of the chest and abdomen and localization of the fluid puncture/drainage was performed under sterile conditions. There was one case of pneumothorax after puncture. In six cases a subphrenic abscess was confirmed as cause of the pleural effusion. Sonographic guidance of pleural puncture or drainage is a beneficial method which minimizes complications and gives additional information on postoperative treatment of pleural effusions.

Key words: Interventional ultrasound – intensive care.

Zusammenfassung. In den letzten zwei Jahren wurden in unserer chirurgischen Intensivstation 45 Pleurapunktionen und 24 Bülaudrainagen sonografisch gezielt durchgeführt. Nach der sonografischen Ermittlung der optimalen Punktionsstelle und zusätzlicher Untersuchung des Abdomens wurde die Punktion/Drainage unter sterilen Kautelen angeschlossen. Wir beobachteten als einzige Komplikation einen Pneumothorax. In 6 Fällen konnte durch die Sonografie die Ergußursache (subphrenischer Abszeß) festgestellt werden. Die Methode ist einfach durchführbar, hilfreich bei der Vermeidung von Komplikationen und ermöglicht die Ermittlung von zusätzlichen oder kausalen Befunden bei postoperativen Pleuraergüssen.

Schlüsselwörter: Interventionelle Sonografie – Intensivtherapie.

125. Postoperative Darmatonie: Objektivierung durch Quantifizierung von Motilität und Serienradiographien

K. E. Grund, M. Mann und F. Happich

Chirurgische Universitätsklinik – Allgemeinchirurgie (Direktor: Professor Dr. H. D. Becker) Calwer Straße 7, D-7400 Tübingen

Postoperative Bowel Atony: Quantification of Motility and Serial Plain Films

Summary. The course of postoperative atony was investigated in 179 patients (3 groups defined according to severity of the preceding operation). Besides clinical parameters intestinal motility was investigated by computer-aided bowel sound analysis (CABSA) and a subjective and planimetric analysis of serial plain films of the abdomen was performed. Atony strictly depends on the degree of peritoneal irritation in the preceding operation. The three groups differed significantly ($p < 0.01$) in their perioperative course. The most reliable parameter was quantification of bowel sounds; radiologic analysis in contrast gave no relevant results.

Key words: Postoperative atony – postoperative ileus – bowel sound analysis – planimetry of plain films.

Zusammenfassung. Prospektive Studie zum Verlauf der postoperativen Atonie an 179 Patienten (3 Gruppen mit definiertem, unterschiedlichem Schweregrad des Eingriffes). Neben klinischen Parametern Quantifizierung der Motilität durch subjektive und computergestützte Darmgeräuschanalyse (CABSA), zusätzlich subjektive und planimetrische Analyse von Serienröntgenbildern. – Die Atoniedauer ist gruppenspezifisch einheitlich und von der Ausdehnung des vorausgegangenen Eingriffes abhängig. Die Gruppen unterscheiden sich signifikant ($p < 0.01$) im periop. Verlauf. Bester Parameter für den Verlauf ist die intestinale Geräuschaktivität. Die Röntgenbildanalyse ergibt keine einheitlichen Ergebnisse.

Schlüsselwörter: Postoperative Atonie – postoperativer Ileus – Darmgeräuschanalyse – Röntgenbildplanimetrie.

126. Diagnostik der postoperativen Dünndarmfunktion mittels des H2-Atemtestes

S. von Liebe, M. Kemen, M. Milde und V. Zumtobel

Chirurgische Klinik der Ruhr-Universität, St. Josef-Hospital, Gudrunstr. 56, D-4630 Bochum 1

Diagnosis of Postoperative Small Bowel Function by the Hydrogen (H_2) Breath Test

Summary. The intestinal transit time was determined in 12 patients following proximal gastric vagotomy and in 24 patients after gastrectomy before, 1, 3, 5 and 7 days after the operation. A significantly prolonged small bowel transit time was observed up to three days after vagotomy and up to seven days after gastrectomy. During this time there was abnormal bacterial overgrowth in the small bowel in 37.5% of the patients with gastrectomy. Therefore, depending on the severity of the operation an intestinal dysfunction can last for up to seven days after surgery.

Key words: Diagnosis – postoperative function of small bowel – hydrogen (H_2) breath test.

Zusammenfassung. Die intestinale Transitzeit wurde mittels H_2-Atemtest präoperativ und am 1., 3., 5. und 7. postop. Tag bei 12 Patienten nach proximal gastraler Vagotomie und bei 24 Patienten nach Gastrektomie bestimmt. Eine signifikant verlängerte Transitzeit zeigte sich nach Vagotomie bis zum 3. und nach Gastrektomie bis zum 7. postop. Tag. Bei letzteren ließ sich in 37,5% der Fälle in diesem Zeitraum eine bakterielle Fehlbesiedlung des Dünndarmes nachweisen. In Abhängigkeit von der Schwere des operativen Eingriffes wird demnach eine bis zum 7. postop. Tag dauernde Dünndarmfunktionsstörung verursacht.

Schlüsselwörter: Diagnostik – postoperative Dünndarmfunktion – Wasserstoff (H_2-) Atemtest.

127. Die Bedeutung von sonographisch festgestellter freier Flüssigkeit im Abdomen nach Dickdarmresektionen

R. Mennigen, J. Kusche, H. Sommer und H. Troidl

Chirurg. Klinik Köln-Merheim, II. Chirurg. Lehrstuhl der Universität zu Köln, Ostmerheimer Str. 200, D-5000 Köln 91

Clinical Relevance of Detection of Free Abdominal Fluid after Large Bowel Resection

Summary. In a prospective trial of 98 patients with large bowel resection, the sensitivity and specificity of free abdominal fluid, detected by sonography, were evaluated as indicators of severe intra-abdominal infection. Additionally, general signs of inflammation (body temperature > 38.5 °C and/or white blood cell count > 12 500/µl) were studied. Free fluid was found in 24 % of the patients, inflammation in 36 % and both variables coincidently in 14 %. Only 6 % of the patients had to undergo relaparotomy. Free abdominal fluid may be a warning sign, but the indication for relaparotomy is still the clinical findings.

Key words: Large bowel resection – intra-abdominal fluid – sonography.

Zusammenfassung. In einer prospektiven Studie wurden an 98 Patienten, nach Dickdarmoperation, Sensitivität und Spezifität sonographisch festgestellter freier Flüssigkeit im Abdomen als Indikator einer klinisch relevanten intraabdominellen Entzündung untersucht. Zusätzlich wurde die allgemeine Entzündungsreaktion (Körpertemperatur > 38,5 °C, Leukozyten > 12 500/µl) erfaßt. Freie Flüssigkeit fand sich bei 24 % der Patienten, Entzündungszeichen bei 36 %, beide Variable gleichzeitig bei 14 %. Da nur 6 % der Patienten relaparotomiert wurden, war die freie Flüssigkeit zwar ein Warnzeichen, die Indikation zur Relaparotomie ergab sich aber aus dem klinischen Befund.

Schlüsselwörter: Dickdarmresektion – freie Flüssigkeit – Sonographie.

128. Die frühe Relaparotomie wegen postoperativer Peritonitis: Häufigkeit, Ursachen und Prognose

F.-W. Peter, R. Häring, A. Hirner und A. Sobel

Chirurgische Klinik und Poliklinik, Universitätsklinikum Steglitz, Hindenburgdamm 30, 1000 Berlin 45

Early Relaparotomy due to Postoperative Peritonitis: Frequency, Causes and Prognosis

Summary. The most frequent reason for relaparotomy is peritonitis, followed by mechanical ileus and secondary hemorrhage. The most common cause of postoperative peritonitis is insufficient anastomosis. The relative proportion of cases of localized peritonitis is increasing. Diffuse peritonitis is still treated by operation, according to instructions of Kirschner 1926, whereas localized peritonitis is more and more treated by percutaneous puncture. The prognosis of postoperative peritonitis is poor.

Key words: Relaparotomy – postoperative peritonitis – insufficiency of anastomosis.

Zusammenfassung. Der häufigste Grund einer Relaparotomie ist die Peritonitis, es folgen der mechanische Ileus und die Nachblutung. Die Anastomoseninsuffizienz ist die häufigste Ursache der postoperativen Peritonitis. Der relative Anteil der lokalen Peritonitis nimmt zu. Die Behandlung der diffusen Peritonitis ist nach wie vor die Operation gemäß der Richtlinien von Kirschner 1926. Die lokale Peritonitisform wird zunehmend perkutan punktiert. Die Prognose dieses Krankheitsbildes ist schlecht.

Schlüsselwörter: Relaparotomie – postoperative Peritonitis – Anastomoseninsuffizienz.

IV. Freie Vorträge

Postoperative Folgezustände

129. Kardiopulmonale Funktionen nach Ösophagusresektionen

H. Bartels, J. Adolf und J. R. Siewert

Chir. Klinik u. Poliklinik r. d. I. der Technischen Universität München, Ismaningerstr. 22, D-8000 München 80

Cardiopulmonary Function after Esophagectomy

Summary. In a prospective randomised study 29 patients underwent transmediastinal esophagectomy, 32 patients transthoracic esophagectomy with immediate and 28 patients with delayed reconstruction. The groups were comparable in age, risk factors and tumor staging. Pressures, resistances, cardiac indices, intrapulmonary right-to-left shunt and PaO_2/FiO_2 were evaluated 12 h preoperatively, 1 h postoperatively and every 12 h until artificial ventilation was stopped. The results revealed no difference in cardiopulmonary function following transmediastinal and transthoracic esophagectomy.

Key words: Esophageal cancer – transmediastinal esophagectomy – transthoracic esophagectomy.

Zusammenfassung. In einer prospektiv randomisierten Studie wurden 29 Pat. transmediastinal, 32 Pat. transthorakal einzeitig und 28 Pat. transthorakal zweizeitig ösophagektomiert. Die Gruppen waren hinsichtlich Altersverteilung, Tumorstadien und Risikofaktoren vergleichbar. An Funktionen wurden Druck und Widerstand in beiden Kreisläufen, Herzindices, intrapulmonaler Rechts-Links-Shunts und Oxigenierungsverhältnisse bestimmt. Die Messungen erfolgten jeweils präop., 1 h postop.; und im 12 h-Intervall bis zum Beatmungsende. Die Ergebnisse zeigen, daß die kardiopulmonale Belastung nach transmediastinalen und transthorakalen Ösophagektomien nicht unterschiedlich ist.

Schlüsselwörter: Ösophagus-Ca – transmed. Ösophagusresektion – transthorak. Ösophagusresektion.

130. Säureproduktion im Magen nach Ösophagektomie

K. de Heer[2], Chr. Busch[1], B. Riechert[1] und H. Bause[2]

[1] Chirurgische Universitätsklinik Hamburg [2] Abteilung für Anästhesiologie, Martinistr. 20, D-2000 Hamburg 20

Gastric Acid Secretion after Esophagectomy

Summary. The pH of juice in the gastric tube used for esophageal replacement after esophagectomy in 27 patients was measured. In spite of truncal vagotomy 11 patients had pH 1 and 6 pH $\leq$ 3. The hyperacidity was observed to have a circadian rhythm between 3–9 and 17–23 h. Even though there is no explanation for this postvagotomy hyperacidity, its clinical significance remains undefined. Possible causative mechanisms may include the postoperative activity of gastrin, prostaglandins, tissue hormones and neuroendocrine cells as well as denervation supersensitivity.

Key words: Gastric acid secretion – esophagectomy – truncal vagotomy.

Zusammenfassung. Die Ergebnisse von pH-Messungen des Magensaftes bei 27 Patienten nach Ösophagektomie mit Magenhochzug werden vorgestellt. Bei 11 Patienten konnten pH-Peakwerte von 1, bei 6 bis pH 3 registriert werden. Zirkadiane Schwankungen mit hohen Säurewerten beobachtete man zwischen 3–9 und 17–23 Uhr. Unabhängig von der fehlenden schlüssigen Erklärung dieser Hyperazidität nach Vagotomie bleibt der klinische Stellenwert unberührt. Möglicherweise liegt die postoperative Aktivität des Gastrins, der Gewebehormone und der neuroendokrinen Zellen und Prostaglandine sowie eine Denervierungs-Supersensitivität zugrunde.

Schlüsselwörter: Magensäureproduktion – Ösophagektomie – trunkuläre Vagotomie.

584

131. Die Langzeit pH-Metrie bei Patienten mit Ulzera duodeni: Prä- und postoperative Analyse nach proximal gastraler Vagotomie

U. Finke, Ch. Jarmolowitz, P. Kollmann und V. Zumtobel

Chir. Klinik der Ruhr Univ. St. Josef Hosp., Grudrunst. 56, D-4630 Bochum

Measurement in Patients with Duodenal Ulcer: Pre- and Postoperative Analysis after Proximal Gastric Vagotomy

Summary. Thirty-five patients with duodenal ulcer (DU) and five with DU and pyloric ulcer (mean age 42 years) were subjected to intragastric 24-h pH measurement pre- and postoperatively. Determinations of pH in the antrum were recorded every 9 sec for 24 h. The operative procedures consisted of proximal gastric vagotomy in DU patients; an additional antrectomy was performed in patients with pyloric ulcers. The preoperative pH pattern was very heterogeneous: in some patients pH in the antrum was very low, while others did not show "ulcerogenic" acidity. In the postoperative state a similar heterogeneous pattern was observed, with the exception of patients with a pyloroplasty who had permanent pH values above 5. Intragastral 24 h pH measurement may be useful for postoperative monitoring after proximal gastric vagotomy.

Key words: Intragastric pH measurement – duodenal ulcer.

Zusammenfassung. 35 Pat. mit Ulkus duodeni (UD) und 5 Pat. mit UD und Ulkus ad pylorum mit einem Durchschnittsalter von 42 J. wurden prä- und postoperativ einer intragastralen 24 h pH Metrie unterworfen. Die pH-Werte wurden im Antrum alle 9 sec. bestimmt. Die Operationsverfahren bestanden in proximal gastraler Vagotomie bei den UD Pat., die Pat. mit Ulkus ad pyloreum erhielten zusätzlich eine Antrectomie. Die pH Profile waren präoperativ sehr inhomogen mit teils sehr niedrigen pH Werten im Antrum, während andere keine „ulzerogene" Azidität im Antrum aufwiesen. Das gleiche galt für die postoperativen pH Profile mit der Ausnahme der Patienten, die eine Antrectomie erhalten hatten. Hier fanden sich langanhaltende pH Werte über pH 5. Die intragastrale Langzeit pH Metrie kann eine nützliche Methode zur postoperativen Kontrolle nach proximal gastraler Vagotomie sein.

Schlüsselwörter: Intragastrale Langzeit pH Metrie – Ulkus Duodeni.

132. Entleerungsverhalten des Jejunumpouches nach totaler Gastrektomie und Ösophagojejunoplikatio

A. Stier, H.-F. Weiser und J. R. Siewert

Chirurgische Klinik des Klinikums rechts der Isar der TU München, Ismaninger Straße 22, D-8000 München 80

Emptying Rate and Reservoir Function of the Jejunal Pouch after Total Gastrectomy and Esophagojejunoplication

Summary. At least 6 months after patients had undergone total gastrectomy and reconstruction of the intestinal passage by esophagojejunoplication (Siewert – Peiper), a special scintigraphic method (overlay-technique) was used to study the reservoir function and emptying rate of the jejunal pouch in those patients ($n = 40$) without clinical recurrences. After ingesting a semisolid test meal, 31 patients showed an approximately similar emptying rate to that of healthy persons; five patients showed an exponentially increased emptying rate and four patients had a delayed pouch emptying rate. The nonphysiological emptying pattern mostly correlated with clinical symptoms (vomiting, nausea).

Key words: Gastrectomy – jejunal pouch – emptying rate – followup.

Zusammenfassung. Nach totaler Gastrektomie und Passagerekonstruktion durch eine Ösophagojejunoplikatio (Siewert – Peiper) wurden zur Überprüfung der Reservoirfunktion und des Passageverhaltens des Jejunumpouches 40 rezidivfreie Patienten mindestens 6 Monate nach der Operation klinisch und mit spezieller szintigraphischer Methode (Overlay-Technik) nachuntersucht. Bei Verwendung einer semisoliden Testmahlzeit zeigten 77% der Patienten ein annähernd gleiches Entleerungsverhalten wie nicht operierte Normalpersonen, 13% eine exponentiell verlaufende Sturzentleerung und 10% eine Entleerungsverzögerung.

Schlüsselwörter: Gastrektomie – Jejunumpouch – Entleerungsverhalten.

133. G. Maier und W. Schareck (Tübingen): Induziert die proximal-selektive Vagotomie eine Osteoporose?
Manuskript nicht eingegangen.

134. Das Roux-Syndrom nach Magenteilresektion

S. Walgenbach und Th. Junginger

Klinik und Poliklinik für Allgemein- und Abdominalchirurgie, Langenbeckstraße 1, D-6500 Mainz 1

Roux-en-Y Syndrome after Partial Gastrectomy

Summary. A total of 110 partial gastrectomies were performed with Roux-en-Y reconstruction for peptic ulcer disease or alkaline reflux gastritis. Postoperatively two patients showed severely delayed gastric emptying. This so-called Roux-en-Y syndrome was temporary (2 months) in one patient and permanent in the other. Before the operation both patients had undergone selective proximal vagotomy, and pre-existing gastric emptying difficulties had been identified. In our opinion Roux-en-Y operation should not be undertaken in patients with motility disorders after vagotomy but rather other modifications of gastroenterostomy should be considered.

Key words: Roux-en-Y syndrome – partial gastrectomy – Roux-en-Y gastrojejunostomy.

Zusammenfassung. Wir führten 110 Magenteilresektionen mit Gastrojejunostomie nach Roux wegen peptischer Ulcera bzw. alkalischer Refluxgastritis durch. Zwei dieser 110 Patienten entwickelten eine gravierende Magenentleerungsstörung im Sinne eines Roux-Syndroms, welches in einem Fall temporär (2 Monate) war, beim zweiten Patienten jedoch persistierte. Der Magenresektion voraus gingen beide Male selektiv proximale Vagotomien, die von objektivierbaren Magenentleerungsstörungen gefolgt waren. U. E. sollte die Indikation zur Magenteilresektion mit Gastroenterostomie nach Roux bei Patienten mit Motilitätsstörungen nach Vagotomie restriktiv gestellt und andere Rekonstruktionsverfahren erwogen werden.

Schlüsselwörter: Roux-Syndrom – Magenteilresektion – Gastrojejunostomie.

135. Langzeitergebnisse nach Gallengangsrevision mit transduodenaler Papillotomie mindestens 3 Jahre nach Operation

M. Edelmann, W. Haarmann, H. B. Reith und A. Stork

Chirurgische Universitätsklinik, Knappschafts-Krankenhaus, In der Schornau 23–25, D-4630 Bochum 7

Long-Term Followup of Transduodenal Papillotomy at least Three Years after Operation

Summary. T-tube drainage and transduodenal papillotomy are common surgical procedures if a revision of the bile duct is indicated (postcholecystectomy). Endoscopial papillotomy has also proved effective within recent years. This study included 171 patients who had had transduodenal papillotomy between 1979 and 1983 (a mean of 4.5 years after surgery), 63% of whom were older than 60 years (45% over 70). In the followup 38% were examined; 16% agreed to a control ERC. Relaparotomy was not necessary and there was only one re-stenosis which was treated by endoscopical papillotomy. There was no cholangitis and no subsequent liver damage. Of all followup patients 96% were highly satisfied with their outcome; only 3% had complaints without any clinical findings. These favourable long-term results in older patients who had undergone revision of the bile duct stresses the importance of transduodenal papillotomy.

Key words: transduodenal papillotomy – long-term followup.

Zusammenfassung. Bei Gallengangsrevision sind T-drainage und transduodenale Papillotomie die möglichen chirurgischen Verfahren, seit einigen Jahren zunehmend auch die endoskopische Papillotomie. Von 171 Patienten, die in den Jahren 1979–1983 papillotomiert worden waren, von denen 2/3 älter als

60 Jahre waren, konnten in einer Langzeitbeobachtung durchschnittlich 4,5 Jahre nach Operation noch 70% erreicht werden, 38% kamen zur Nachuntersuchung, 16% von diesen waren zur Kontroll-ERC bereit: 96% der erreichten Patienten waren mit dem Ergebnis zufrieden, 3% beklagten Beschwerden, jedoch ohne klinisches Korrelat, keine erneute Operation an den Gallenwegen, eine nachgewiesene Restenose konnte endoskopisch papillotomiert werden, kein Hinweis für Cholangitis oder nachfolgende Leberschädigung. Bei Betonung des hohen Anteils von Patienten älter als 60 Jahre (2/3) sind die Langzeitergebnisse nach transduodenaler Papillotomie als günstig anzusehen und belegen ihren Wert bei primärer Gallenwegsrevision mit Indikation zur Papillotomie.

Schlüsselwörter: Transduodenale Papillotomie – Langzeitnachuntersuchung.

136. Choledochusrevision und endoskopische Papillotomie

H. Wacha, H. Bockhorn und W. Rösch

Chirurgische Klinik, Hospital zum heiligen Geist, Lange Str., Medizinische Klinik, Krankenhaus Nordwest, Frankfurt/M.

Common Bile Duct Exploration and Endoscopic Papillotomy (EPT)

Summary. In 518 cases of common bile duct stones a combination of endoscopic and surgical procedures markedly reduced postoperative complications to 10% and overall lethality to 1.1%. Retained stones had to be extracted surgically after EPT in 10%. The endoscopist did a papillotomy postsurgery in 4.5%. Long-term results showed that 12% of the patients had postsurgical complaints. In no case was biliary tract pathology involved.

Key words: Common duct stones – combined surgical endoscopic procedures.

Zusammenfassung. Über 518 Patienten mit Gallensteinen werden in einem kombinierten endoskopischen-chirurgischen Behandlungskonzept operiert. In 10% brauchte der Endoskopiker, in 4.5% der Chirurg das jeweils andere Verfahren. Die Gesamtkomplikationsrate konnte unmittelbar postoperativ auf 10%, die Letalität auf 1,1% gesenkt werden. Bei Langzeitergebnissen nach 3–5 Jahren gaben 12% der Patienten Beschwerden an. In keinem Falle waren es gallenwegsbedingte organische Ursachen.

Schlüsselwörter: Gallenwegssteine – kombinierte Verfahren – Choledochusrevision – Endoskopische Papillotomie.

IV. Freie Vorträge zum Hauptthema I.1

Akute entzündliche Baucherkrankungen

a) Appendicitis

137. Appendizitisverdacht: Zurückhaltende Operationsindikation oder sofortige Appendektomie?

F. E. Lüdtke, B. Müller und G. Lepsien

Allgemeinchirurgische Universitätsklinik (Direktor: Prof. Dr. med. H. H. Peiper), D-3400 Göttingen

Suspected Appendicitis: Wait-and-See Attitude or Immediate Appendectomy?

Summary. The aim of this investigation was to check retrospectively indications for an appendectomy. Of 1506 patients 44.2% (group I) primarily underwent an operation (histological diagnosis: 3% perforation; 61% acute appendicitis; 36% no acute inflammatory changes). The group of patients not primarily undergoing an operation (group II) were followed for at least 5 years: only 15% had an appendectomy in this time. The distribution of diagnoses was similar to that in group I. Adopting a wait-and-see attitude does not mean the incidence of perforated appendicitis will increase, provided that, when in doubt, one always opts for an appendectomy.

Key words: Appendectomy - indication - wait-and-see attitude.

Zusammenfassung. Ziel der Untersuchung war eine retrospektive Überprüfung der Indikationsstellung zur Appendektomie. 44,2% der 1506 Patienten (Gruppe I) wurden primär operiert (histologische Diagnosen: Perforation: 3%; akute Appendicitis: 61%; keine akut entzündlichen Veränderungen: 36%). Die Gruppe der primär nicht operierten Patienten (Gruppe II) wurde von uns mindestens 5 Jahre später kontrolliert: Nur 15% der Patienten waren inzwischen doch noch appendektomiert worden, wobei sich eine ähnliche Verteilung der Diagnosen wie in der Gruppe I fand. Eine primär abwartende Haltung läßt die Incidenz der perforierten Appendicitis nicht weiter ansteigen, vorausgesetzt, daß man sich im Zweifel stets für die Appendektomie entscheidet.

Schlüsselwörter: Appendektomie - Indikation - abwartende Haltung.

138. Schmerzen im rechten Unterbauch – immer appendektomieren?

G. H. Engelhardt und K. Lohoff

Klinikum Barmen, Chirurgische Klinik, Heusnerstr. 40, D-5600 Wuppertal 2

Right-Lower Quadrant Tenderness – Is an Appendectomy Necessary?

Summary. A change in therapeutic approach reduced the rate of appendectomies. In 1985, 409 appendectomies were performed, in 1986, 180 and in 1987, 130. In 1987 all 12 patients had a perforated appendix before hospitalization. In the last half of 1987, 165 patients with right-lower-quadrant tenderness were prospectively registered: 113 were hospitalized for observation, 50 appendectomies were performed and two remained ambulant. Nearly 50% of patients not undergoing an operation still had abdominal pain compared to nearly 20% of those who did. Appendectomy is not necessary in every patient having acute right-lower-quadrant tenderness; hospital observation did not lead to increased perforations; the use of a checklist diminished the normal rate of appendectomies.

Key words: Appendicitis - therapeutic approach - check lists.

Zusammenfassung. Durch Änderung unseres Therapiekonzeptes ging – bei etwa gleichbleibender Einweisungshäufigkeit – die Zahl der Appendektomien von 409 im Jahre 1985 auf 180 in 1986 und auf 130 in 1987 zurück. Die im Jahre 1987 unter 130 Appendektomien operierten 12 Perforationen waren alle bereits vor der stationären Aufnahme eingetreten. Im 2. Halbjahr 1987 wurden 165 Patienten mit

Schmerzen im rechten Unterbauch prospektiv erfaßt, 113 wurden zur stationären Beobachtung aufgenommen, 50 wurden operiert (jeder Dritte), 2 blieben ambulant. Im follow-up hatten fast 50% der Nichtoperierten noch Beschwerden, von den Operierten fast 20%. Ergebnis: Appendizitis nicht die häufigste chirurgische Erkrankung, sondern häufigste Operation; stationäre Beobachtung führt nicht zu mehr Perforationen; Erfassung mittels Checkliste senkt Zahl unnötiger Laparatomien, Anteil der blanden Befunde bleibt dennoch hoch.

Schlüsselwörter: Appendizitis – Therapiekonzept – Checkliste.

139. Antibiotikaprophylaxe bei Appendektomie

L. Adamek, R. Hartung und T. Raguse

Chir. Klinik des Ev. Krankenhauses Mühlheim/Ruhr (Dir.: Prof. Dr. T. Raguse), Wertgasse 30, D-4330 Mühlheim/Ruhr

Single-Shot Antibiotics in Appendectomy

Summary. A retrospective 16-month trial ($n = 173$) showed an appendectomy wound sepsis rate of 16.4% in a slightly inflammed appendix and 16.4% in phlegmonous, gangrenous or perforated appendix. A 10-month prospective trial of patients ($n = 191$) who received single-shot cephalosporine/metronidazol during surgery for phlegmonous, gangrenous and perforated appendix showed a wound sepsis rate of 0%, while patients with slightly inflammed appendix who did not received antibiotics had a sepsis rate of 3.3%. Single-shot antibiotics are useful in appendectomy.

Key words: Appendectomy – wound sepsis rate – single-shot antibiotics.

Zusammenfassung. In einer retrospektiven Studie über 16 Monate ($n = 173$) fanden wir eine Wundinfektrate bei Appendektomie (A.) von 4,8% bei leichtgradiger und 16,4% bei phlegmonöser, gangränöser oder perforierter A. In einer prospektiven Studie über 10 Monate ($n = 191$) wurde intraoperativ bei phlegmonöser, gangränöser und perforierter A. Cephalosporin/Metronidazol gegeben. Die Wundinfektrate dieser Gruppe betrug 0%, während die nur leichtgradig entzündeten A. ohne Antibiotika eine Infektrate von 3,3% aufwiesen. Fazit: Intraoperative Antibiotika bei Appendektomie senken die Wundinfektrate.

Schlüsselwörter: Appendektomie – Wundinfektrate – Intraoperative Antibiotikaprophylaxe.

140. D. Groher a.G., G. Hollmann, F. Födisch und G. Kleinebrink-Kufferath (St. Augustin): Appendicitis im Kindesalter. Eine retrospektive Analyse von 1303 Patienten
Manuskript nicht eingegangen.

141. Appendicitis in der Schwangerschaft

R. J. Weinel, M. v. Bülow und W. Wahl

Klinik für Allgemein- u. Abdominalchirurgie der Universität Mainz

Appendicitis in Pregnancy

Summary. To assess our policy of early surgical intervention the histories of 62 pregnant women who underwent operation on the basis of a diagnosis of appendicitis were reviewed. Diagnosis was confirmed in 47 cases, only seven patients had no pathologic findings intraoperatively. Perforated appendicitis with peritonitis occurred in nine patients and was associated with fetal death in six cases. The course of pregnancy in all other women was normal and fetal death did not occur. Due to the increasing risk for mother and fetus in the face of perforation, laparatomy should be carried out if appendicitis is suspected.

Key words: Appendicitis – pregnancy.

Zusammenfassung. Wir haben die Fälle von 62 schwangeren Patientinnen, welche unter der Diagnose Appendicitis operiert wurden untersucht um unser Konzept der frühen Indikation zur Operation zu überprüfen. Die Diagnose bestätigte sich in 47 Fällen, nur in 7 Fällen konnte kein pathologischer Befund erhoben werden. Wir fanden 9 perforierte Appendices mit Peritonitis, dabei kam es in 6 Fällen zum Tod der Feten. Alle anderen Frauen konnten ihre Kinder termingerecht gebären. Wegen des im Fall der Perforation erheblichen Risikos für Mutter und Frucht sollte bei klinischem Verdacht einer akuten Appendicitis die Operation erfolgen.

Schlüsselwörter: Appendicitis – Schwangerschaft.

142. Altersappendizitis – auch heute noch eine chirurgische Herausforderung?

U. Kania, J. Boese-Landgraf, L. C. Tung und J. Jakschik

Klinikum Steglitz der Freien Universität Berlin, Abteilung für Allgemein-, Gefäß- und Thoraxchirurgie (Leiter: Prof. Dr. med. R. Häring)

Appendicitis in the Aged – Still a Surgical Challenge?

Summary. During the last 8 years 73 (5.4%) of 1358 patients undergoing appendectomy were over 70 years old. Eleven percent of this group (over 70 years) had no inflammation of the appendix; 38% had perforated appendix. The increased rate of perforation was due to the atypical history, the bland physical findings and delayed iatrogenic diagnosis. Major complications were wound healing impairments and pulmonary problems. Death occurred in 11%, the main causes being pulmonary and cardiac failures. Appendicitis in the aged remains a challenge for the surgeon, the anaesthesiologist and clinician.

Key words: Appendicitis in the aged.

Zusammenfassung. Von 1358 Appendektomien während der letzten 8 Jahre waren 73 Patienten (5.4%) über 70 Jahre alt. 11% von ihnen hatten intraoperativ einen blanden Appendixbefund, 38% waren perforiert. Die (im Vergleich zu den Jüngeren) höhere Perforationsrate hatte ihre Ursache vor allem in der häufig atypischen Anamnese, dem blanden Untersuchungsbefund auch bei fortgeschrittener Entzündung und der Diagnoseverschleppung durch den behandelnden Arzt. Hauptkomplikationen waren Wundheilungsstörungen und Pneumonien. Die Letalität betrug 11%, Todesursachen waren vor allem pulmonales und cardiales Versagen. Die Herausforderung zur Verbesserung der Ergebnisse betrifft Chirurgen, Anästhesisten und den Hausarzt.

Schlüsselwörter: Altersappendizitis.

b) Akute Galle

143. 40 Jahre Chirurgie der ‚akuten Galle' an der Charité

J. Lippert, H. Wolff und I. Schumacher

Chirurgische Klinik des Bereiches Medizin (Charité) der Humboldt-Universität zu Berlin, Schumannstr. 20/21, 1040 Berlin

Forty Years Surgery of Acute Cholecystitis in Charité Hospital

Summary. Over the past 43 years 6064 biliary operations were performed of these 862 patients had acute cholecystitis. The proportion of acute inflammation decreased from 40% (1945) to 11% (1987). The death rate of patients undergoing operation for acute cholecystitis also decreased, from 12.6% (1945) to 1% (1987). The rate of complications was 56% in 1945 and now it is 8%. In 60% of all cases the operation for acute cholecystitis was performed immediately, a fact which significantly improved results.

Key words: Acute cholecystitis – early operation – death rate – complications.

Zusammenfassung. Der Anteil chirurgischer Eingriffe and der Gallenblase und den Gallenwegen betrug an der Charité in den letzten 43 Jahren 6064 Operationen, davon wurden 862 Operationen wegen akuter Galle durchgeführt. Der Anteil ging von 40 % (1945) auf 11,6 % (1987) zurück. Die Letalität der wegen akuter Galle durchgeführten Operationen ging von 12,6 % (1945) auf 1 % (1987) zurück. Die Komplikationsrate sank von 56 % auf 8 %. Die Sofort- und Frühoperation wird gegenwärtig bei 2/3 aller Operationen wegen akuter Galle durchgeführt, die Op.-Letalität wurde deutlich gesenkt.

Schlüsselwörter: akute Galle – Frühoperation – Operationsletalität – Komplikation.

144. Die Behandlung der durch eine nichtclostridiale anaerobe Infektion verursachten Cholangitis

E. N. Wanzjan und K. N. Zaznidi

Allunionsforschungszentrum für Chirurgie, Abrikosovsky 2, Moskau/UdSSR

The Treatment of Cholangitis Caused by Non-Clostridial Anaerobic Bacteria

Summary. The most important therapeutic principle in cases of acute purulent cholangitis is biliary decompression. The majority of 104 patients were treated by nasobiliary drainage after endoscopic papillotomy. One of 49 patients treated endoscopically, 4 of 8 undergoing surgery and 4 of 13 patients with percutaneous hepatic choledochal drainage died. The lowest complication rate was observed in those receiving hyperoxygenation; 29 of these deaths occurred in patients undergoing surgery. Purulent cholangitis still has a high rate of complications.

Key words: Purulent cholangitis – biliary decompression – hyperoxygenation.

Zusammenfassung. Es wird über 104 Patienten mit einer akuten eitrigen Cholangitis berichtet. Wichtigstes therapeutisches Prinzip ist die biliäre Dekompression. Bei der Mehrzahl der Patienten erfolgt die Therapie endoskopisch durch nasobiliäre Drainage mit Papillotomie. Von 49 Patienten verstarb einer, von 8 chirurgisch behandelten Kranken 4, von 13 Patienten mit transkutaner Hepatikus-Choledochus-drainage 4. Die niedrigste Risikoziffer hatten die Kranken, bei denen eine hyperbare Oxygenation durchgeführt wurde. Von 29 chirurgisch therapierten Kranken verstarben nur 2. Die eitrige Cholangitis ist nach wie vor eine Erkrankung mit hohem Risiko.

Schlüsselwörter: Eitrige Cholangitis – biliäre Dekompression – hyperbare Oxygenation.

145. P. Meier zu Eissen, J. Wedell, G. Banzhaf und R. Fischer (Herford): Erfahrungen und Ergebnisse der operativen Behandlung der „akuten Galle" von 1974–1986 an einem Kreiskrankenhaus

Manuskript nicht eingegangen.

146. Die Gallenperforation als Komplikation der Cholezystitis

J. Schmidt

Chirurgische Klinik am Kreiskrankenhaus Detmold, Röntgenstr. 18, D-4930 Detmold

Perforation of the Biliary Tract – A Complication of Cholecystitis

Summary. From 1977 to 1986, 52 patients underwent surgery for perforation of the biliary tract. Their mean age was 71.4 years; 34.6 % had had biliary system disease for up to one week, another 23.1 % for up to 4 weeks. Immediate surgery was performed in 61.5 %; within 48 h surgery was required in another 13.5 %. The most frequent surgical procedure was cholecystectomy combined with lavage and drainage of the abdomen (63.5 %); cholecystectomy and choledochotomy with consecutive T-drainage was done in 21.2%. The postoperative death rate was 13.5%. Antibiotic treatment of the intra-abdominal infection was necessary in 90.4%.

Key words: Perforation of the biliary tract – surgical treatment.

Zusammenfassung. Von 1977–1986 wurden 52 Patienten wegen einer Gallenperforation operativ versorgt. Das mittlere Alter betrug 71,4 Jahre. 34,6% hatten eine Anamnesedauer der Gallenerkrankung von bis zu einer Woche, 23,1% bis zu 4 Wochen. Eine sofortige Operation wurde bei 61,5% und innerhalb von 48 Stunden in weiteren 13,5% durchgeführt. Als häufigste Operationsmethode wurde die Cholezystektomie, verbunden mit einer Lavage und Drainage in 63,5% und die Cholezystektomie mit Choledochusrevision und T-Drainage in 21,2% durchgeführt. Die postoperative Mortalität betrug 13,5%. Eine antibiotische Behandlung der intraabdominellen Infektion wurde in 90,4% erforderlich.

Schlüsselwörter: Gallenperforation – chirurgische Behandlung.

147. Der Wandel in der chirurgischen Behandlung der eitrigen Cholangitis: Eine retrospektive Studie von 1978–1986

U. Haan, U. Meyer-Pannwitt, N. Soehendra und M. Böhmer

Universitäts-Krhs. Eppendorf, Abt. f. Allgemeinchirurgie, Martinistr. 52, D-2000 Hamburg 20 (Dir.: Prof. Dr. H. W. Schreiber)

Acute Suppurative Cholangitis: A Retrospective Study (1978–1986)

Summary. Acute suppurative cholangitis is relatively uncommon, accounting for 15% of all cases of cholangitis. It is the most fulminant and serious sequela of choledocholithiasis and other biliary tract obstructions. Today endoscopic papillotomy is the essential therapeutic method having the lowest risk for the patient. With this method the mortality rate has fallen from 40% to 11%. Success depends on a clear diagnosis before manifestations of sepsis predominate in the clinical picture.

Key words: Acute suppurative cholangitis – endoscopic papillotomy.

Zusammenfassung. Die akute eitrige Cholangitis ist eine seltene Erkrankung. Sie machen ca. 15% aller Cholangitiden aus. Wichtigster Faktor für die Entstehung ist die Stenose in den ableitenden Gallenwegen. Nach unseren Erfahrungen ist die endoskopische Papillotomie die erfolgreichste und risikoärmste Therapieform. Durch sie gelang es, die früher über 40% liegende Mortalität auf 11% zu senken. Dabei ist für den Erfolg entscheidend, daß die Diagnose vor Entwicklung einer Sepsis gestellt wird.

Schlüsselwörter: akute eitrige Cholangitis – endoskopische Papillotomie.

148. Akute Cholecystitis, Frühoperation – ja oder nein? Eine retrospektive Studie aus 3041 Cholecystektomien

K. Reichel, H. Biester und V. Bohlscheid

Chirurgische Klinik, Krhs. Siloah, Roesebeckstraße 15, D-3000 Hannover 91

Acute Cholecystitis, Early Operation – Yes or No? A Retrospective Study of 3041 Cholecystectomies

Summary. The time to operate in cases of acute cholecystitis is still controversial. Operations were performed of 3041 cholecystectomies in 56.4% (1715 patients) because of acute cholecystitis. Thirty percent of these were early operations, 70% were deferred operations. The duration of postoperative hospitalization was directly dependent on the length of the preoperative period. Severe histological findings, the number of complications and the death rate increased in patients whose preoperative period exceeded 7 days. These findings led us to perform early cholecystectomy in acute cholecystitis if antibiotic therapy is not successful within 24 h.

Key words: Acute cholecystitis – early operation.

Zusammenfassung. Der Zeitpunkt der Operation einer akuten Cholecystitis wird immer noch kontrovers gesehen. Von 3041 Cholecystektomien wurden 56,4% = 1715 Pat. in die Gruppe der akuten Cholecystitis eingestuft. 30% wurden frühcholecystektomiert und 70% im Intervall operiert. Je länger die praeoperative Liegedauer war, desto länger war auch die postoperative. Die schwerwiegenden Histologien stiegen an, wenn die praeoperative Liegedauer über 7 Tage betrug. Desgleichen erhöhte sich die Komplikationsrate und auch die Letalität. Wenn sich unter antibiotischer Abdeckung die Beschwerden in 24 Stunden nicht bessern, führen wir die Cholecystektomie durch.

Schlüsselwörter: Akute Cholecystitis – Frühoperation.

c) Akute Divertikulitis

149. Die Frühresektion der Sigmadivertikulitis als Behandlungsprinzip

H.-G. Mackrodt, U. Dauer und W. Stock

Chirurgische Abteilung des Marien-Hospitals Düsseldorf, akademisches Lehrkrankenhaus
(Chefarzt: Prof. Dr. W. Stock)

Early Resection in Sigmoid Diverticulitis as a General Principle of Operative Management

Summary. From 1970 to 1987, 98 elective and 38 emergency patients underwent operations for diverticulitis. The advantage of early surgical intervention becomes particularly apparent in the reduced death rate: 1.5% opposed to 23% in emergency operations during 1980–1987. A comparison with operation results of previous years (15% death rate in elective operations) manifests the progress made in colon surgery. After intensive preparation of the colon, primary-stage anterior resection was performed with stapler anastomosis. Spontaneous development of diverticular disease, high death rate of emergency interventions, and the low complication rate of elective operations recommend early resection.

Key words: Diverticular disease – early resection – operative procedure – experience.

Zusammenfassung. Im Zeitraum 1970–1987 wurden 98 Pat. elektiv und 38 notfallmäßig wegen Divertikulitis operiert. Der Vorteil der Früh-OP. zeigt sich besonders in der reduzierten Letalität −1,5% gegenüber 23% bei den Notfalleingriffen der Jahre 1980–1987. Der Vergleich mit den OP.-Ergebnissen der Vorjahre (Let. 15% bei elekt. OP.) demonstriert die Fortschritte in der Kolon-Chirurgie. Als Standard-Eingriff führen wir nach intensiver Kolonvorbereitung die einzeitige anteriore Resektion mit Stapler-Anastomose durch. Spontanverlauf der Divertikulitis, hohe Let. der Notfalleingriffe und niedrige Komplikationsrate der elekt. Eingriffe zwingen zur Früh-OP.

Schlüsselwörter: Sigmadivertikulitis – Frühresektion – Operationsverfahren – Behandlungsergebnisse.

150. Indikationsstellung zur primären Anastomose nach Resektion bei Dickdarmdivertikulitis

K. Dinstl, St. Kriwanek, Ch. Armbruster und H. Greiner

I. Chirurgische Abteilung der Krankenanstalt Rudolfstiftung d. Stadt Wien
(Vorstand: Univ. Prof. Dr. K. Dinstl), Juchgasse 25, A-1030 Wien

Indication for Primary Anastomosis after Resection in Acute Large-Bowel Diverticulitis

Summary. A total of 102 patients were operated on for acute large-bowel diverticulitis. In a retrospective analysis of the results the indication for primary anastomosis after resection was defined. One-stage resection is indicated in cases of covered perforation, pseudotumor, and free perforation with localized peritonitis, provided the wall of the bowel is not altered.

Key words: Diverticulitis – primary anastomosis.

Zusammenfassung. Anhand eines Krankengutes von 102 Patienten, die wegen einer akuten Divertikelerkrankung operiert wurden, wird die Indikation zur primären Resektion mit Anastomose herausgearbeitet. Es zeigte sich, daß eine einzeitige Resektion bei gedeckter Perforation, bei entzündlichem Pseudotumor und bei freier Perforation mit nur lokaler Peritonitis möglich ist, wenn gesunde Darmenden miteinander anastomosiert werden können. Ansonsten ist die Therapie der Wahl die Operation nach Hartmann.

Schlüsselwörter: Divertikulitis – primäre Anastomose.

151. Die Primärresektion bei der akuten Divertikulitis – Behandlungsergebnisse und Korrelation mit dem Peritonitis-Index

J.-M. Rothenbühler, U. Laffer, R. Widmer und F. Harder

Allgemeinchirurgische Klinik, Department Chirurgie, Kantonsspital, CH-4031 Basel

Primary Resection for Acute Diverticulitis – Results of Treatment and Correlation with the Peritonitis-Index

Summary. Between 1980 und 1987, 184 patients underwent operations for acute diverticulitis by primary resection of the focus. It was our goal to investigate the correlation between our treatment of diverticulitis and the indices proposed by Linder/Wacha and Wittmann respectively. Overall morbidity was 47.8% and the death rate was 6.0%. The incidence of local and general complications as well as lethality showed a significant difference as regards the indices ($p < 0.001$). In conclusion, even in cases with high peritonitis index values, the Hartmann procedure does not seem to be superior to that of primary anastomosis. Both indices appear to be valid indications of the prognosis of peritonitis.

Key words: Diverticulitis – primary resection – primary anastomosis – Peritonitis Index.

Zusammenfassung. Anhand einer konsekutiven Serie (1980 bis 1987) haben wir 1984 wegen akuter Sigmadivertikulitis mit Primärresektion operierte Patienten retrospektiv analysiert. Der intraoperative Befund und der postoperative Verlauf wurden den von Linder und Wacha, respektive Wittmann aufgestellten Peritonitis-Indizes gegenübergestellt. Die Morbidität betrug 47,8%, die Letalität 6%. Abhängig vom Grad des Peritonitis-Index zeigten die Inzidenz lokaler und allgemeiner Komplikationen sowie die Letalität einen signifikanten Unterschied ($p < 0,001$). Unsere Schlußfolgerung lautet: (1) In dieser Untersuchung ist auch bei hohem Peritonitis-Index das Hartmann-Verfahren der primären Anastomose nicht überlegen. (2) Die beiden Peritonitis-Indizes stellen ein taugliches Instrument zur individuellen prognostischen Beurteilung dar.

Schlüsselwörter: Divertikulitis – Primärresektion – Primäranastomose – Peritonitis-Index.

152. Operative Behandlung der akuten Sigmadivertikulitis: Ergebnisse einer retrospektiven Studie

R. Hesterberg, T. Zoedler, U. Schmidt und K. Wellmann

Chirurgische Klinik A, Medizinische Einrichtungen Universität, D-4000 Düsseldorf

Operative Treatment of Acute Sigmoid Diverticulitis: Results of a Retrospective Study

Summary. A retrospective study (1/1/69)–31/12/87) investigated the lethality of operative treatment of acute sigmoid diverticulitis. Sixty-four patients underwent emergency operation within 12 h after admission. Patients with peritonitis who underwent a colostomy or drainage as the only procedure ($n = 19$) had a death rate of 31% compared to 17% with the Hartmann procedure ($n = 34$). Resection and primary anastomosis were carried out in ten patients of the emergency group and 29 patients undergoing operation within 7 days after admission. In all cases there was only local inflammation. The death rate was 10% and 7%, respectively. In conclusion, the Hartmann procedure is the best treatment for patients with severe peritonitis. In the presence of only localised inflammation, resection with primary anastomosis gives good results.

Key words: Sigmoid diverticulitis – operative treatment.

594

Zusammenfassung. In einer retrospektiven Studie (1.1.1969 bis 31.12.1987) wurde die Letalität bei operat. Behandlung der akuten Sigmadivertikulitis untersucht. 64 Patienten wurden notfallmäßig innerhalb 12 Stunden operiert. Bei Vorliegen einer Peritonitis und alleiniger Anlage eines Anus praeter oder Drainage ($n = 19$) betrug die Letalität 31% im Vergleich zu 17% bei Operation nach Hartmann ($n = 34$). Eine Resektion und primäre Anastomose wurde bei 10 Patienten in der Notfallgruppe und 29 Patienten früh-elektiv innerhalb 7 Tagen nach stationärer Aufnahme durchgeführt. In allen Fällen lag nur eine lokal begrenzte Entzündung vor. Die Letalität betrug 10% und 7%. Schlußfolgerung: Bei Vorliegen einer schweren Peritonitis ist die Operation nach Hartmann das Verfahren der Wahl. Bei lokal begrenzter Entzündung zeigt die Resektion mit primärer Anastomose sehr gute Ergebnisse.

Schlüsselwörter: Sigmadivertikulitis – Operative Behandlung.

153. Chirurgische Therapie von Komplikationen der akuten Sigmadivertikulitis – Indikation und Verfahrenswahl

R. Schlemminger, H. Köhler, W. Peitsch und A. Schafmayer

Abteilung Allgemeinchirurgie im Zentrum Chirurgie der Universitätskliniken Göttingen, Robert-Koch-Str. 40, D-3400 Göttingen

Surgical Therapy of Complications Arising from Acute Sigmoid Diverticulitis – Indication and Treatment

Summary. Between 1980 and 1987, 67 patients (44 women, 23 men; average age 62.6 years) underwent emergency surgery for complications arising from acute sigmoid diverticulitis. The indications were ileus, perforation, localized peritonitis, abcess formation and extensive hemorrhaging. The following complications were observed: hemorrhage ($\times 4$); abcesses, incomplete perforation, fistula ($\times 12$); and acute perforation, ileus ($\times 26$). The operative tactic had two aims: removal of septic foci (resection) and luminal potency (protective colostomy, OP after Hartmann). Resection without protective colostomy is dependent upon the clinical findings and is reserved for special cases.

Key words: Acute sigmoid diverticulitis – emergency surgery – therapy – complications.

Zusammenfassung. Von 1980–1987 wurden an der Chirurgischen Universitätsklinik Göttingen 67 Patienten (44 Frauen, 23 Männer; Durchschnittsalter 62,6 Jahre) wegen Komplikationen der akuten Sigmadivertikulitis notfallmäßig operiert. Die Indikationen waren Ileus, freie Perforation, lokale Peritonitis, Abszeßnachweis, gedeckte Perforation, massive Blutung. Wir sahen folgende Komplikationen: Blutung ($4\times$), Abszeß, gedeckte Perforation, Fistel ($12\times$), freie Perforation ($25\times$), Ileus ($26\times$). Die operative Taktik verfolgt zwei Ziele: Beseitigung des Sepsisherdes (Resektion) und sichere Stuhlableitung (protektives Colostoma bei End-zu-End-Anastomose, OP nach Hartmann). Ein einzeitiges Vorgehen bei der Notfallaparotomie ist abhängig vom Lokalbefund und bleibt Einzelfällen vorbehalten.

Schlüsselwörter: akute Sigmadivertikulitis – Notfalloperation – Verfahrenswahl – Komplikationen.

154. Sigmadivertikulitis – Kontinuitätsresektion oder Op. nach Hartmann

J. Lange, A. Ungeheuer, T. Zimmermann und J. R. Siewert

Chirurgische Klinik u. Poliklinik der TU München, Klinikum rechts der Isar

Sigmoiddiverticulitis – Continuity Resection or Hartmann's Operation

Summary. Therapy of sigmoid diverticulitis must entail the sanitation of the focus. There are two competing surgical procedures: Hartmann's operation and continuity resection. Forty-seven of 64 patients with sigmoid diverticulitis underwent continuity resection and 17 Hartmann's operation. The latter predominated in patients with diffuse peritonitis, thus the mortality of Hartmann's operation was 24% vs 4% for the continuity resection. Morbidity was equal in both groups. Duration of hospitalization for patients following Hartmann's operation was double that of patients undergoing continuity resection when the time for retroposition of the anus was included. In 25% a retroposition of the anus was not performed. Therefore, when possible, continuity resection should be performed.

Key words: Sigmoid diverticulitis – continuity resection – Hartmann's operation.

Zusammenfassung. Die Therapie der Sigmadivertikulitis muß in der Sanierung des Herdes bestehen. Als Operationsverfahren konkurrieren Kontinuitätsresektion versus Op. nach Hartmann. Bei 64 Sigmadivertikuliden wurde an der Chirurgischen Klinik der TUM 47mal eine Kontinuitätsresektion durchgeführt, 17mal eine Op. nach Hartmann, die überwiegend bei diffuser Peritonitis zur Anwendung kam. Daher betrug die Letalität nach Hartmann-Op. 24% gegenüber 4% bei der Kontinuitätsresektion. Die Morbidität war bei beiden Operationsverfahren gleich. Der stationäre Aufenthalt bei Op. nach Hartmann war doppelt so lang wie nach Kontinuitätsresektion, wenn man die Anus praeter Rückverlagerung hinzu rechnet. Bei 25% wurde der Anus praeter nicht mehr zurückverlegt, sodaß, wenn es die Situation erlaubt, eine Kontinuitätsresektion gesetzt werden sollte.

Schlüsselwörter: Sigmadivertikulitis – Kontinuitätsresektion – Operation nach Hartmann.

d) Morbus Crohn und Colitis ulcerosa

155. Chirurgisches Konzept bei akuter Manifestation des Morbus Crohn

R. Reding

Klinik für Chirurgie der Wilhelm-Pieck-Universität, Leninallee 35, DDR-Rostock, 2500

Surgery in Acute Cases of Crohn's Disease

Summary. Twelve of 54 operations on the small intestine, colon and rectum for Crohn's disease had to be performed because of acute complications (e.g., abscess formation, intestinal obstruction, and fistulas). A resection of the ileocecum was required in nine cases and a left hemocolectomy in three. Resection is performed macroscopically, sparing "healthy tissue" as in the chronic form of Crohn's disease. Despite septic complications, this operation has promising results and is usually not characterized by larger complications as in elective surgery. Inflammatory alterations throughout the mesentery do not call for extensive resections of the small intestine. Experience has shown that surgery performed in a framework of interdisciplinary cooperation should be recommended more than previously in cases of acute Crohn's disease. Continuation of conservative drug treatment is less promising.

Key words: Crohn's disease – acute complications – resection.

Zusammenfassung. Bei 54 Operationen an Dünndarm, Kolon und Rektum wegen Morbus Crohn mußte der Eingriff 12mal wegen akuter Komplikationen (Abszeß, Ileus, Fistel) vorgenommen werden. Die Operation bestand in Ileozökalresektion (9mal) und 3mal in einer Linkshemikolektomie. Ungeachtet septischer Komplikationen ist die Resektionsbehandlung, die makroskopisch wie bei der chronischen Form sparsam „im Gesunden" vorgenommen wird, erfolgversprechend und mit keinen größeren Komplikationen als beim Elektiveingriff behaftet. Die entzündlichen Veränderungen im gesamten Mesenterium dürfen nicht Anlaß zu ausgedehnten Dünndarmresektionen sein. Auf Grund der gemachten Erfahrungen muß im Rahmen der interdisziplinären Zusammenarbeit bei Akutmanifestationen des Morbus Crohn die chirurgische Therapie mehr als bisher gefordert werden. Eine Fortsetzung der konservativ-medikamentösen Behandlung ist wenig erfolgversprechend.

Schlüsselwörter: Morbus Crohn – Akutkomplikationen – Resektionsbehandlung.

156. Morbus Crohn: Was tun bei Perforation mit nachfolgender Peritonitis?

G. Hünefeld, E. Wagner, H. Aebert und R. Pichlmayr

Klinik für Abdominal- und Transplantationschirurgie, Medizinische Hochschule Hannover, Konstanty-Gutschow-Str. 8, D-3000 Hannover 61

What To Do in Patients Suffering from Crohn's Disease with Peritonitis Caused by Bowel Perforation?

Summary. Two patients of 142 suffering from Crohn's disease (CD) and peritonitis (of 122 patients) developed perforations of the small bowel during acute episodes of CD (→drainage). During open dorsoventral abdominal lavage both patients lost albumin (→6–8 FFP/day) due to CD. One patient died from respiratory failure (18th day). Open abdominal lavage of the other was stopped, and the open abdomen was sprinkled with water; a loss of albumin could no longer be observed. The patient survived (34 days with artificial ventilation, 49 days ICU).

Key words: Crohn's disease – peritonitis – abdominal lavage – open abdomen.

Zusammenfassung. Bei 2 Patienten (Pat.) mit Morbus Crohn (MC) und Peritonitis (2 von 142 MC-Pat. bzw. von 122 Peritonitis-Pat. der letzten 5 Jahre) entwickelten sich im akuten Schub Dünndarmfisteln (→Drainage). Im akuten Schub traten hohe Eiweißverluste (→6–8 FFP/Tag) bei offener dorsoventraler Bauchspülung auf. Ein Pat. verstarb im Lungenversagen (18. Tag). Bei dem anderen Pat. wurde die offene Bauchspülung nach 6 Tagen abgebrochen und der offene Bauch durch Berieselung feucht gehalten. Ein Eiweißverlust fand danach nicht mehr statt, der Pat. überlebte (34 Tage Beatmung).

Schlüsselwörter: Morbus Crohn – Peritonitis – Bauchspülung – offenes Abdomen.

157. Die spezielle Problematik des akuten Abdomens bei Morbus Crohn

W. Peitsch, W. Lange und B. Pogrzeba

Klinik für Allgemeinchirurgie der Universität, Robert-Koch-Str. 40, D-3400 Göttingen

Special Problems in Acute Manifestations of Crohn's Disease

Summary. About 50% of 172 patients undergoing operations for Crohn's disease from 1980–1987 were hospitalized for acute manifestation of the disease. Symptoms in 21% were acute intestinal obstruction, 55% had signs of a local peritonism and 38% a palpable inflammatory tumor of the lower right or left abdomen. The symptoms of acute Crohn's disease improved with complete parenteral nutrition and antibiotics. This allowed time for special diagnostic procedures. The majority of the patients underwent operation during the second and third week of hospitalisation; emergency operations during the first 24 h were seldom necessary (progressive intestinal obstruction and terminal ileitis mimicking acute appendicitis).

Key words: Crohn's disease – acute manifestations – parenteral nutrition – delayed operation.

Zusammenfassung. Von 1980–87 wurden 172 Patienten wegen eines M. Crohn operiert, 50% der Patienten wurden wegen eines akuten Abdomens stationär aufgenommen. Die Symptome waren bei 21% ein kompletter Ileus, 55% boten einen lokalen Peritonismus, 38% einen tastbaren Unterbauchtumor. Unter kompletter parenteraler Ernährung und antibiotischer Therapie besserte sich das akute Abdomen soweit, daß genügend Zeit zu genauer Diagnostik blieb. Die Mehrzahl der Patienten wurde zwischen dem 7. und 21. Tag nach Krankenhausaufenthalt operiert, Notfalloperationen während der ersten 24 h waren selten (progredienter Ileus oder fehlgedeutete akute Appendicitis). Kein Patient starb. Die parenterale Ernährung dient jedoch nur der Operationsvorbereitung für den günstigsten Op-Zeitpunkt.

Schlüsselwörter: Morbus Crohn – akutes Abodmen – Operationszeitpunkt – parenterale Ernährung.

158. Indikation und Verfahrenswahl in der chirurgischen Therapie des toxischen Megacolons

W. Wahl, M. v. Bülow und T. Junginger

Klinik für Abdominal- und Allgemeinchirurgie der Universität Mainz, Langenbeckstr. 1, D-6500 Mainz

Indications and Procedure in Surgical Therapy of Toxic Megacolon

Summary. Between 1964 and 1988, 20 patients with toxic megacolon were operated on at the University Hospital of Mainz. In ten cases a colectomy and ileostomy were performed (4 deaths). Two patients were treated conservatively and in one patient a proctocolectomy and ileostomy were carried out (the patient died). Diverting loop ileostomy and decompressive colostomies (Turnbull et al.) were performed in seven patients (one death). In severe cases of toxic dilatation without complications (haemorrhage, free perforation or peritonitis), the procedure described by Turnbull et al. is preferred. In case of complications (see above) colectomy and ileostomy are chosen. The most important factor in decreasing the death rate of toxic megacolon is still early operation.

Key words: Toxic megacolon – colectomy – proctocolectomy – operation described by Turnbull.

Zusammenfassung. Von 1964 bis 4/1988 wurden an der chirurgischen Klinik Mainz 20 Patienten wegen eines toxischen Megacolons operiert. 10mal wurde colektomiert und ein terminales Ileostoma angelegt (4 P. verstarben), 2 Patienten wurden konservativ behandelt, bei einem wurde eine Proktocolektomie durchgeführt (P. verstarb), und bei 7 Patienten erfolgte die Dekompressionsoperation nach Turnbull (1 P. verstarb). In schweren Fällen des toxischen Megacolons ohne Komplikationen (Peritonitis, Blutung, Perforation) bevorzugten wir die Turnbullsche Operation. Bei weniger schweren Krankheitsverläufen oder bei Komplikationen (s. o.) wurde colektomiert. Entscheidend für eine Senkung der hohen Letalität dieses Krankheitsbildes war eine frühe Indikationsstellung zur Operation.

Schlüsselwörter: Toxisches Megacolon – Colektomie – Proktocolektomie – Operation nach Turnbull.

159. Colitis ulcerosa: Chirurgische Taktik im Notfall

K. W. Ecker und G. Feifel

Chirurgische Universitätsklinik Homburg/Saar

Ulcerative colitis: Surgical Approach in an Emergency

Summary. Thirty-one operations were performed within 5 years for ulcerative colitis, eight of which were emergency interventions (four toxic dilatation, two perforations, two severe bleedings). The decision to operate within 48 h was made, if there was no remission despite intensive conservative management. The standard operation includes colectomy, the Hartmann-stump procedure and ileostomy. Two patients died because delayed operation (peritonitis, severe haemorrhage). In the six survivors restoration of anal continence is possible and in four cases it has been done. Conclusion: prognosis is improved by early and standardized operation. At a later stage restoration of continence is still possible.

Key words: Ulcerative colitis – emergency colectomy – toxic dilatation of the colon – complication of ulcerative colitis.

Zusammenfassung. In 5 Jahren Operation von 31 Pat. mit Colitis ulcerosa, davon 8 Notfälle (4mal toxische Colondilatation, 2mal Perforation, 2mal Blutung). Entscheidung zur Notfalloperation in 48 Std., wenn trotz intensiver konservativer Therapie keine Besserung eintrat. Standardeingriff: Colektomie, Hartmannstumpf und Ileostomie. 2 Patienten starben, weil zu spät (Perforationsperitonitis, Schock bei Massenblutung) operiert wurde. Bei 6 Überlebenden ist eine Kontinenzwiederherstellung durch ileopouchanale Anastomose möglich. 4 wurden bereits durchgeführt. Fazit: Frühoperation und Standardisierung des Eingriffs im Notfall verbessern Prognose. Möglichkeit zur Kontinenzwiederherstellung bleibt erhalten.

Schlüsselwörter: Colitis ulcerosa – Notfallcolektomie – toxische Colondilatation – Komplikation der Colitis ulcerosa.

160. Bedeutung der Notfalloperation für die definitive Therapie der Colitis ulcerosa

J. Stern, H. Bindewald und Ch. Herfarth

Chirurgische Universitätsklinik Heidelberg

Importance of Emergency Operations for the Final Surgical Treatment in Ulcerative Colitis

Summary. From 1/82 to 3/88, 55 patients with ulcerative colitis were treated. Nine patients presented in an emergency situation, 7 of them with toxic megacolon. As a rule the first operative step was exstirpation of the toxic colon (Hartmann's situation 4 times, sigmoid mucous fistula 3 times). Two patients died postoperatively. In three cases continuity was restored by an ileoanal pouch procedure. Compared with primary elective pouch procedures which had a lower complication rate the higher rates in our emergency cases have to be regarded as due to the previous operations and the severity of the underlying disease.

Key words: Ulcerative colitis – emergency situation – ileoanal pouch procedure.

Zusammenfassung. Von 1/82–3/88 wurden 55 Patienten wegen Colitis ulcerosa stationär behandelt. 9mal lag eine Notfallsituation vor, davon 7mal ein toxisches Megacolon. Immer erfolgte hier im Ersteingriff die Entfernung des toxischen Organs (4mal mit Rektumblindverschluß, 3mal mit Sigmaschleimfistel). 2 Patienten verstarben direkt postoperativ. In 3 Fällen konnte eine kontinuitätswiederherstellende ileoanale Pouchoperation'durchgeführt werden. Die gegenüber primär elektiven Pouchoperationen hierbei erhöhte Komplikationsrate ist mitbedingt durch die Schwere der Grunderkrankung und stattgehabte Voroperation.

Schlüsselwörter: Colitis ulcerosa – Notfallsituation Pouch.

IV. Freie Vorträge

Galle

161. Möglichkeiten und Grenzen der Gallenstein-Lithotripsie

K. D. Rumpf und R. A. Steifensand

Klinik für Allgemein- und Abdominal-Chirurgie der Städtischen Kliniken Fulda

Shock-Wave Fragmentation of Gallstones

Summary. Gallstones can also be destroyed by extracorporeal shock-wave fragmentation. Our experience with this method in 42 patients at the surgical department of Fulda Hospital is described. Positive results first were obtained with bile duct stones and then with 1–2 solitary stones in the gallbladders. The fragments were removed in the first cases by endoscopic papillotomy, and second cholecystotomy or an additional litholysis in older patients. Because of the probability of stone recurrence, shock-wave lithotripsy is not recommended for multiple gallbladder stones in patients not at risk. In most such cases cholecystectomy provides the better and longer-lasting results.

Key words: Gallstone – sonography – cholecystectomy.

Zusammenfassung. Die extrakorporale Stoßwellen-Lithotripsie ist grundsätzlich auch bei Gallensteinen jeder chemischen Zusammensetzung möglich. Es wird über die Erfahrung der Fuldaer Chirurgischen Klinik an 42 Patienten berichtet. Danach wurden in Übereinstimmung mit den Erfahrungen anderer Arbeitsgruppen folgende Indikationen herausgearbeitet: 1. Alle Gallengangskonkremente; Trümmerentfernung, ggf. mit zusätzlicher endoskopischer Papillotomie. 2. 1–2 große Solitärkonkremente in der Gallenblase in Verbindung mit einer Cholecystotomie zur Fragmentabsaugung oder nachfolgender Litholyse (ältere Risikopatienten). Viele kleine Gallenblasensteine stellen heute noch keine Indikation dar. Die Wahrscheinlichkeit einer Rezidivsteinbildung spricht ebenfalls gegen eine breitere Anwendung der Gallenstein-Lithotripsie.

Schlüsselwörter: Gallensteinleiden – Ultraschall – Cholecystektomie.

162. Akute Cholezystitis: Eine streßbedingte Komplikation?

J. Schirren, W. Dietz, B. Müller und D. Maroske

Allgemeinchirurgische Univ.-Klinik Marburg

Acute Cholecystitis: A Complication Caused by Stress?

Summary. Acute acalculous cholecystitis is a complication caused by stress. In the period from 1.1.1969–31.12.1987, 1096 acute gallbladders were found to contain stones, 67 had no stones. The use of ultrasound allowed diagnosis of acalculous cholecystitis during an unclear complicated postoperative or post-traumatic course, even if the classical symptoms of cholecystitis were absent. A complicated septic course was present in 57% of the patients; half had had artificial respiration. The mortality was 16%. Necrotic cholecystitis was observed macroscopically and microscopically. Various causes of the damage to the mucosa are discussed, e.g. mediators, obstructions and shock.

Key words: Cholecystitis – postoperative complications.

Zusammenfassung. Die akute steinlose Cholezystitis ist eine streßbedingte Komplikation. Die Ultraschalldiagnostik ermöglicht bei unklarer Klinik postoperativ oder posttraumatisch eindeutig die Diagnose: steinlose Cholezystitis. Der atonische Gallenblasenhydrops unter parenteraler Ernährung ist abzugrenzen. Vom 01.01.69–31.12.87 fanden wir bei 1096 akuten Gallen mit Steinen 67 akalkulöse Cholezystitiden. Bei 57% der Patienten trat die Erkrankung während eines komplizierenden septischen

Verlaufs auf, die Hälfte dieser Patienten mußte beatmet werden, die Letalität betrug 16%. Es handelt sich fast immer um eine gangränsezierende Cholezystitis. Mögliche Ursachen: Mediatoren, Medikamente und Schock.

Schlüsselwörter: Steinlose Cholezystitis – komplizierender perioperativer Verlauf.

163. Die postoperative akalkulöse Cholecystitis der Intensivpflegepatienten: Ein zunehmend beobachtetes Krankheitsbild

E. Pratschke [1], H. Arbogast [1], H. J. Krämling [1] und H. Berger [2]

[1] Chirurgische und [2] Radiologische Klinik und Poliklinik der Ludwig-Maximilians-Universität München, Klinikum Großhadern, Marchioninistr. 15, D-8000 München 70

Postoperative Acalculous Cholecystitis in the Critically Ill Patient

Summary. Twenty-five patients with postoperative acalculous cholecystitis were treated within a 10-year period. Prior to acalculous cholecystitis patients had undergone operation for polytrauma ($n = 7$), for abdominal aortic aneurysms ($n = 6$), portacaval shunting ($n = 1$), hip replacement ($n = 1$) and septic complications following diverse operations ($n = 10$). Long-term respirator therapy (100%), sepsis (72%), multiple transfusion (48%), morphine-like analgesics (44%) and shock (44%) were frequently involved. Eighteen patients underwent cholecystectomy and seven patients percutaneous transhepatic cholecystostomy. Death rates of 50% after cholecystectomy and 43% after percutaneous therapy were due to the severity of the primary disease.

Key words: Postoperative acalculous cholecystitis.

Zusammenfassung. In 10 Jahren wurden 25 Intensivpflegepatienten mit postoperativer akalkulöser Cholecystitis beobachtet. Vorausgegangen waren 7× Mehrfacheingriffe nach Polytrauma, 6× Notfalleingriffe an der Bauchaorta, 1 portocavaler Shunt, 1 Hüftendoprothese, sowie septische Komplikationen bei 10 Patienten infolge diverser Voroperationen. Langzeitbeatmung (100%), Sepsis (72%), Massentransfusion (48%), Morphinderivate (44%) und Schock (44%) waren die häufigsten kausalen Faktoren. 18 Patienten wurden durch Cholecystectomie und 7 Patienten durch perkutane transhepatische Ableitung behandelt. Die hohe Letalität – 50% nach Cholecystektomie bzw. 43% nach externer Drainage – wurde durch die Schwere der Grunderkrankung bestimmt.

Schlüsselwörter: postoperative akalkulöse Cholecystitis.

164. T. Hupp, M. Betzler und W. Ruffmann (Heidelberg): „Schockgallenblase" – posttraumatische und postoperative akute Cholecystitis

Manuskript nicht eingegangen.

165. Die postoperative, konkrementfreie Streß-Cholezystitis bei Intensivpatienten

P. Brenner, B. Mlasowsky, P. J. Flory und H. Heymann

Klinik und Poliklinik für Allgemeinchirurgie und Klinik für Plastische, Hand und Wiederherstellungschirurgie der Medizinischen Hochschule Hannover

Postoperative, Acalculous Stress Cholecystitis in Intensive Care Patients

Summary. Sonography helps identify early cases of masked acute acalculous stress cholecystitis in postoperative intensive care patients following general surgery or microvascular free tissue transfer. Histamine and factor XII dependent pathways presumably act as predominant mediators. Immediate cholecystectomy is the surgical treatment of choice. But in desperately ill patients with a high HIS index either ultrasound-guided percutaneous drainage or a conventional cholecystostomy under local anaesthesia are recommended as first step. Such a procedure helps to reduce the extremely high mortality by approximately 10%.

Key words: Acute acalculous cholecystitis – postoperative cholecystitis – stress – percutaneous cholecystostomy.

Zusammenfassung. Ultraschall erleichtert die zeitgerechte Zuordnung der vielfach infolge des Ersteingriffs maskierten postoperativen, konkrementfreien Streß-Cholezystitis bei Intensivpatienten. Histamin und der Faktor XII assoziierte Komplex gelten als prädominante Mediatoren. Bei vertretbarem Operationsrisiko und niedrigem HIS-Index (Hannover Intensive Score) erfolgt die Frühcholezystektomie. Besteht ein desolater Allgemeinzustand mit hohen Score-Werten, so favorisieren wir in Lokalanästhesie entweder die sonographisch geleitete, percutane oder die chirurgische, konventionelle Cholezystostomie. Dieses Vorgehen senkt die Klinksletalität um etwa 10%.

Schlüsselwörter: akute, steinfreie Cholezystitis – postoperative Cholezystitis – Streß – percutane Cholezystostomie.

V. Kurs für Praktische Chirurgie 2

Operationstechniken an der Leber

166. Standardverfahren der Leberresektion

Ch. E. Broelsch

Dept. of Surgery, The University of Chicago, Section of Hepatobiliary Surgery
and Liver Transplantation, Chicago, IL. USA

Standard Techniques of Hepatic Resections

Summary. Standard techniques of hepatic resections include all procedures that follow the segmental
and lobular anatomy of the liver. A transabdominal approach is sufficient to execute any type of
resection. Initial exploration includes search for extension of the hepatic lesion, extrahepatic involvement and identification of the vascular supply. Any anatomical resection starts with a hilar dissection,
followed by ligation of the appropriate hepatic artery, portal vein branch and hepatic duct. Before
transparenchymal dissection is persued, the appropriate hepatic vein is isolated, completing the isolation of the anatomical lobe. Following the line of demarcation, the parenchyma is dissected with any
technique familiar to the surgeon, i.e. finger fraction technique, Cousa-employment, laser technique,
blunt scissor technique or electrocautery technique. Pringle-maneuver can be executed safely for 30 min.
Hemorrhaging from the resected surface can be controlled by infrared coagulation, application of tissue
glue, mattrice sutures of omentoplasty. Extended hepatectomies, isolated segmentectomies, vascular
reconstructions or ex-vivo benching is not within the scope of standard hepatic resections.

Key words: Hepatic lobectomy – techniques.

Zusammenfassung. Standardtechniken der Leberresektion umfassen alle, der segmentalen und lobären
Anatomie der Leber folgenden Eingriffe. Der Zugang erfolgt ausschließlich über eine abdominelle
Inzision (Bilateral-subkostal). Nach palpatorischer Orientierung beginnt die Dissektion mit einer Hilus
präparation und Unterbindung der entsprechenden Lebergefäße (Arterie Pfortader und Gallengang).
Vor der Parenchymdissektion erfolgt die Isolation und Übernähung der abführenden Lebervene. Entlang der Demarkationsgrenze wird das Parenchym in einer dem Chirurgen vertrauten Methode
durchtrennt. Blutungen aus der Resektionsfläche werden durch gezielte Umstechungen, Infrarotlicht-
koagulation der Oberflächenversiegelung mit Gewebekleber versorgt. Erweiterte Hepatektomien
(rechts- oder linksseitige), isolierte Segmentektomien, längere Eingriffe mit Pringle-Maneuver, Gefäßrekonstruktionen oder Ex-situ Präparationen gehören derzeit nicht zum Standardvorgehen sondern in
die Hände erfahrener Spezialisten.

Schlüsselwörter: Leberresektion – Operationstechnik.

167. Segment- und Keilresektion an der Leber

Ch. Herfarth

Chirurgische Universitätsklinik Heidelberg, Kirschnerstr. 1,
D-6900 Heidelberg

Segment and Wedge Resection of the Liver

Summary. The hepatic anatomy permits wedge excisions and segmental resections without considerable
loss of organ mass. During wedge excisions injuries to either the efferent vein or the segmental portal
supply must be avoided. Thus this method is exclusively used for small tumors. Larger tumor size
requires formal segmental resection. Keeping a safety margin of 1–2 cm is crucial. While finger-fracture
technique is feasible for segments 1, 2, 3, 5, 6 and 7, the ultrasonic separation of the parenchyma is

preferable for segments 8, 4a and 4b. Intraoperative ultrasound is an important diagnostic adjunct, especially for localization of the hepatic veins.

Key words: Hepatic resection – finger-fracture technique – ultrasonic knife – intraoperative ultrasound.

Zusammenfassung. Die chirurgische Anatomie der Leber erlaubt ohne Opferung großer Parenchymbezirke Keilexzision und Exstirpation von Segmenten. Keilexzisionen müssen so angelegt sein, daß sie nicht eine drainierende Vene oder ein portales segmentales Gefäßversorgungssystem verletzen. Die Keilexzision ist daher kleineren Tumoren vorbehalten. Bei größeren Tumoren ist die anatomiegerechte Segmentresektion angezeigt. Entscheidend ist, den Sicherheitsabstand von 1–2 cm einzuhalten. Während die Segmentresektion für die Segmente 1, 2, 3, 5, 6, 7 mit Finger-Dissektion möglich ist, ist bei den Segmenten 8, 4a, 4b eine Ultraschall-Parenchymzertrümmerung technisch günstiger. Die intraoperative Sonographie ist zur Lokalisationsdiagnostik, vor allen Dingen der Lebervenen, eine wichtige zusätzliche Methode.

Schlüsselwörter: Leberresektion – Fingerdissektion – Ultraschallmesser – intraoperative Sonographie.

168. Rekonstruktion im Grenzbereich der Leberresektion

M. Trede, M. Raute und H. D. Saeger

Chirurgische Klinik im Klinikum Mannheim der Universität Heidelberg

Reconstructive Procedures after Extensive Hepatic Resections

Summary. Reconstructive techniques include bilioenteric anastomoses (after unilateral liver resections including extrahepatic bile ducts), anastomoses or complete replacement of the portal vein (after resection of the portal vein or its bifurcation), hepatic arterial bypass (with splenic artery or a graft) as well as reconstructions of the retrohepatic vena cava. Protective measures designed to facilitate these procedures include the Pringle manoeuvre, the caval-atrial shunt, vascular isolation and hypothermic perfusion and finally, ex-situ operations on the liver.

Key words: Liver resection – portal vein reconstruction – vena cava reconstruction.

Zusammenfassung. Zu den rekonstruktiven Techniken zählen biliodigestive Anastomosen (zum Ersatz der extrahepatischen Gallenwege nach einseitiger Resektion), Pfortaderanastomosen (nach Resektion der Pfortadergabel) oder kompletter Pfortaderersatz, z. B. durch spleno-portalen Bypass; A. hepatica-Ersatz durch Prothese oder Milzarterie sowie Hohlvenenresektionen (mit und auch ohne Cavarekonstruktion). Zu den protektiven Maßnahmen, die komplizierte Rekonstruktionen erleichtern oder ermöglichen, zählt die einfache Hilusdrosselung, der intraluminale cavo-atriale Shunt, die hypotherme Perfusion und als vorläufig letzter Schritt: die ex-situ-Operation der Leber.

Schlüsselwörter: Leberresektion – Pfortaderrekonstruktion – Hohlvenenrekonstruktion.

169. Angiographie-orientierte Leberresektion

G. Eßer und A. Düx

Chirurgische und Radiologische Klinik des Krankenhauses Maria Hilf, Sandradstraße 43, D-4050 Mönchengladbach

Liver Resection Guided by Angiography

Summary. Main trunks of the portal vein are situated in the dorsal quarter of the liver and the main branches in the transition to the dorsal third. The operation is planned on the basis of angiographic X-rays. Arterial vascular anomalies must be heeded. Embolic tumour thrombosis should be suspected if branches of the portal vein beyond the tumour are occluded. Since the tumours are located in the area of the hepatic veins and adjacent to the vena cava, pre-operative digital subtraction angiography of these veins is recommended. Resection of the liver is especially dangerous in this area. Selective coeliacography and mesenteriography taking both paths of portal vessels into consideration determine the course of the operation. The interpretation of the X-rays may be difficult because they give only a two-dimensional view.

Key words: Liver resection – angiography of the liver – tumour resection of the liver.

Zusammenfassung. Gefäßstämme verlaufen im dorsalen Viertel der Leber, die Hauptgefäßstämme im Übergang zum dorsalen Drittel. Nach den Angiogrammen wird der Operationsablauf vorgeplant. Arterielle Gefäßanomalien sind zu berücksichtigen. Verschlossene Pfortaderäste außerhalb der Tumorstrukturen sind verdächtig auf Tumorthromben. Bei Lage der Tumoren im Lebervenenbereich und der V. cava anliegend ist die praeoperative Lebervenen- und V. cava-Darstellung anzuraten, da gerade in diesen Bereichen die wesentlichsten Gefahren der Leberresektion bestehen. Grundsätzliche selektive Coeliacographie und Mesentericographie unter Miterfassung beider Portalgefäßstraßen sichert den dann planbaren Operationsablauf. Deutungsschwierigkeiten bei zweidimensionaler Darstellung sind möglich.

Schlüsselwörter: Leberresektion – Leberangiographie – Lebertumorresektion.

170. Begrenzte Resektion bei gutartigen Lebertumoren

A. Encke

Klinik für Allgemeinchirurgie der J. W. Goethe-Universität Frankfurt a. M.

Limited Resection of Benign Liver Tumors

Summary. Sonography, CT scan, angio-CT scan, and functional scintigraphy facilitate an almost perfect differential diagnosis between adenoma, hemangioma, focal nodular hyperlasia (FNH), and liver cysts. FNH and small asymptomatic hemangiomas are not an indication for surgery. The danger of their rupturing or bleeding was initially overestimated. Adenomas, however, have a higher bleeding tendency and a differential diagnosis with highly differentiated hepatocellular carcinoma is necessary. The operative method of choice in benign liver tumors is a limited resection just along the boarders of the tumor. Larger hemangiomas and extensive FNH have been successfully embolized via the hepatic artery. The risk of resection in benign liver tumors is minimal. Nevertheless, the surgeon must be versed in all techniques and complications of liver resection.

Key words: Benign liver tumors – liver resection – embolisation.

Zusammenfassung. Die modernen bildgebenden Verfahren (Sonographie, CT, Angio-CT, Funktionsszintigraphie) erlauben eine fast sichere Differenzierung der häufigsten gutartigen Tumoren Adenom, Hämangiom und fokal-noduläre Hyperplasie (FNH) sowie der Lebercysten. Die FNH und kleine asymptomatische Hämangiome stellen keine Operationsindikation dar. Ihre Ruptur- und Blutungsgefahr wurde zweifellos anfangs überschätzt. Bei Adenomen bestehen häufiger eine Blutungsneigung und eine differentialdiagnostische Unsicherheit bezüglich eines hoch differenzierten hepatocellulären Carcinoms. – Das operative Prinzip besteht bei allen gutartigen Tumoren in der begrenzten Leberresektion. Die Absetzungsränder können direkt am Tumor entlang verlaufen. Bei größeren Hämangiomen und ausgedehnter FNH haben wir auch erfolgreich arteriell embolisiert. – Das Risiko der Resektion bei gutartigen Lebertumoren ist minimal. Dennoch muß der Operateur stets mit allen Techniken und Komplikationen der Leberresektion vertraut sein.

Schlüsselwörter: Gutartige Lebertumoren – Leberresektion – Embolisierung.

171. Blutstillungsverfahren bei Leberresektionen

P. Neuhaus und W. Waluja

Chirurg. Klinik d. Städt. Klinikums Braunschweig

Hemostasis after Liver Resection

Summary. Excellent hemostasis and atraumatic dissection techniques are the most important prerequisites for uncomplicated liver surgery. Infrared sapphire coagulation, fibrin glue and Collagen-Vlies have been shown to be the most effective means to seal the resection surface. In 60 consecutive liver resections not one surgical hemorrhage was observed. A controlled randomized study of sprayed fibrin glue and fibrin glue-coated Collagen-Vlies showed they were equally effective in achieving hemostasis.

Key words: Liver surgery – hemostasis.

Zusammenfassung. Moderne Blutstillungsverfahren sind neben anatomiegerechten und atraumatischen Parenchymdissektionstechniken wesentliche Voraussetzung für eine komplikationsarme Leberchirurgie. Infrarotlicht-Kontaktkoagulation, Fibrinsprühkleber und fibrinkleberbeschichtetes Collagen-Vlies haben sich als die effektivsten Hilfsmittel bei der Versorgung blutender Resektionsflächen bewährt. In einer kontrollierten Studie wurden Fibrinsprühkleber und fibrinkleberbeschichtetes Collagen-Vlies bei 60 Leberresektionen miteinander verglichen und erwiesen sich als gleichermaßen effektiv. Bei 60 konsekutiven Leberresektionen wurde keine Nachblutung beobachtet.

Schlüsselwörter: Leberchirurgie – Blutstillung.

172. Leberresektion mit dem „Ultraschall-Dissektor"

J. Scheele

Chir. Univ. Klinik Erlangen

Liver Resection using the "CUSA Dissector"

Summary. From 1983 through 1987, a total of 397 patients underwent liver resection. In 260 cases, the parenchyma was transsected using the "CUSA dissector". This device was used in 92% of 249 anatomical procedures, 33% of 76 atypical resections, but only 7% of 72 wedge excisions. In comparison with a historical group in which finger-fracture technique was used, both operative blood loss and liver-related surgical complications were slightly reduced. The decisive advantage, however, is the remarkably improved accuracy of intrahepatic preparation. On the basis of a detailed anatomical knowledge according to Couinaud's work and supported by intrapostoperative ultrasonic imaging, the "CUSA-transsection technique" facilitates economical removal of limited disease, particularly in the right lobe. In the case of more pronounced infestations, the achievement of a radical procedure preserving negative margins is ensured.

Key words: Liver resection – ultrasonic dissector — radical surgery.

Zusammenfassung. Bei 397 Leberresektionen der Jahre 1983–1987 erfolgte die Parenchymdurchtrennung in 260 Fällen mit dem „Ultraschall-Dissektor". Die Anwendungsrate betrug in 249 anatomiegerechten Operationen 92%, bei 76 atypischen Resektionen 33% und bei 72 lokalen Excisionen 7%. Gegenüber der konventionellen Finger-Fracture-Technik ergab sich im historischen Vergleich eine geringe Reduktion von Blutverlust und operationstypischen Lokalkomplikationen. Der entscheidende Vorteil liegt jedoch in der gesteigerten präparatorischen Präzision. Auf der Grundlage einer detaillierten anatomischen Gliederung entsprechend der Einteilung von Couinaud und unterstützt durch die intraoperative Sonographie erleichtert der Ultraschall-Dissektor bei eingegrenztem Leberbefall ökonomische Resektionen, insbesondere am rechten Lappen. Bei fortgeschrittenem Befall wird ein kurativer Eingriff mit tumorfreien Resektionsrändern sichergestellt.

Schlüsselwörter: Leberresektion – Ultraschall-Dissektor – Radikalität.

173. H. P. Berlien (Berlin): Leberresektion mit Laser

Manuskript nicht eingegangen.

174. Resektion oder Tamponade beim Trauma

B. Kremer und D. Henne-Bruns

Chirurgische Universitätsklinik Hamburg, Martinistraße 52, D-2000 Hamburg 20

Resection or Tamponade in Traumatic Hepatic Lacerations

Summary. In patients with blunt abdominal trauma and bleeding a primary tamponade of all abdominal quadrants is followed by separate exploration. Minor lacerations are treated by local compression and or capsular sutures. Larger lacerations are explored using the Pringle maneuver. After debridement injured vessels and bile ducts are ligated with sutures. Extended parenchymal lesions require non-anatomical resection. Desarterilization of one liver lobe is never indicated for hemostasis. These principles generally safeguard against major complications like biliary abscess formation, biliovenous or arterial-venous fistualae.

Key words: Liver resection – liver trauma – tamponade.

Zusammenfassung. Beim stumpfen Bauchtrauma mit intraabdomineller Blutung erfolgt nach primärer Tamponade aller Quadranten die Exploration des Abdomens. Kleine Leberrisse können durch lokale Tamponade und/oder Kapselnähte versorgt werden. Tiefe Rißverletzungen werden nach Ausklemmen des Lig. hepato-duodenale exploriert. Nach Debridement erfolgt die isolierte Umstechung von verletzten Gefäßen und Gallengängen. Bei größeren Parenchymverletzungen erfolgt die nicht anatomische Resektion. Eine Desarterilisation eines Lappens ist in keinem Fall zur Blutstillung indiziert Bei diesem Vorgehen können Hauptkomplikationen wie gallige Abzesse oder Ausbildung von bilio-/aterio-venösen Fisteln vermieden werden.

Schlüsselwörter: Leberresektion – Lebertrauma – Tamponade.

175. Spezifische Aspekte der Leberresektion beim hepatozellulären Karzinom in einer Leberzirrhose

K.-J. Paquet

Department für Chirurgie und Gefäßchirurgie des Heinz-Kalk-Krankenhauses, D-8730 Bad Kissingen

Surgical Treatment of Hepatocellular Carcinoma in Cirrhosis

Summary. Resection starts with a Pringle maneuver lasting 30 min. The lesion is then punctured using peroperative ultrasonography; this maneuver can be supplemented by injecting a coloured substance into the portal branch of the segment. After incision of the Glisson capsule segmentectomy or bisegmentectomy is performed by the finger fraction method or an ultrasonic surgical aspirator in order to separate the liver parenchyma within the segmental borders. All bile duct and vessel strictures are ligated and separated. The resection area is covered by fibrin and/or an omentum tamponade. At the end of the operative procedure subphrenic and/or -hepatic drainage is performed. Our group performed this technique in 17 patients from 1 January 1982 to 1 January 1988: 9 segmentectomies and 8 bisegmentectomies were performed. Three patients died in the hospital; causes of death were hepatic failure, sepsis with hepatic failure and bronchopneumonia. Five-year life expectancy according to Kaplan-Meier was nearly 60%. Thus resection of hepatocellular carcinoma in cirrhosis is possbile, has a low risk and can prolong life expectancy of specially selected cirrhotic patients.

Key words: Surgical resection technique – hepatocellular carcinoma – liver cirrhosis.

Zusammenfassung. Die Resektion beginnt mit einem Pringle-Manöver für 30 Minuten. Es folgt die intraoperative sonographische Markierung der Läsion durch Punktion; sie kann durch Farbstoffinjektion in den zugehörigen Segmentpfortaderast ergänzt werden. Nach Incision der Glissonschen Kapsel im Bereich des zu resezierenden Segment erfolgt die Segmentektomie oder Bisegmentresektion durch digitale Quetschung der mit dem Ultraschallmesser im Bereich der Segmentgrenzen: Alle Gefäß- und Gallengangsstrukturen werden nach Darstellung elektrokoaguliert, ligiert und durchtrennt. Nach Beendigung der Resektion werden die verbleibenden Resektionsflächen mit Fibrin versiegelt und/oder durch Netztamponade abgedeckt. Der operative Eingriff schließt mit der Drainage des subphrenischen bzw. hepatischen Raumes ab. Diese inzwischen standardisierte Technik wurde vom 01.01.1982 bis 01.01.1988 bei 17 Patienten angewandt: Es wurden 9 Segment- und 8 Bisegmentresektionen vorgenommen. Im Krankenhaus starben 3 Patienten; Haupttodesursachen waren Leberversagen, Sepsis und Bronchopneumonie mit Leberversagen. Die nach Kaplan-Meier ermittelte Fünfjahres-Überlebenszeit betrug knapp 60%. Somit ist die Resektion eines Leberkrebses in einer stationären Zirrhose heute möglich, komplikationsarm und trägt zur Lebensverlängerung eines ausgewählten Krankengutes bei.

Schlüsselwörter: Resektionstechnik – hepatozelluläres Karzinom – Leberzirrhose.

176. Resektion von Hilustumoren

B. Ringe und R. Pichlmayr

Medizinische Hochschule Hannover, Klinik für Abdominal- und Transplantationschirurgie

Resection of Hilar Tumors

Summary. Local resectability of hilar tumors can usually only be assessed intraoperatively after dissecting the bile duct and its bifurcation as well as the hepatic artery and portal vein branches. The extent of resection depends on the exact tumor localisation, particularly the biliary tributaries of 1st and 2nd order, and eventual vascular invasion or infiltration of the parenchyma. Hilar resection can be performed alone or in combination with partial left or right hepatectomy. Subsequent reconstruction by hepaticojejunostomy uses transhepatic stents.

Key words: Proximal bile duct carcinoma – operative procedure.

Zusammenfassung. Die lokale Resektabilität von Hilustumoren läßt sich oft erst intraoperativ beurteilen, wobei der Gallengang bis zum Leberhilus und die Äste von Leberarterie und Pfortader dargestellt werden. Das Ausmaß der Resektion richtet sich nach der Tumorlokalisation und Ausdehnung in Gallengangsäste 1. und 2. Ordnung und einer eventuellen Gefäß- oder Parenchyminfiltration. In Betracht kommt entweder die alleinige Hepaticusgabelresektion oder Kombination mit Leberteilresektion links oder rechts. Die Rekonstruktion erfolgt als Hepaticojejunostomie mit Einlage transhepatischer Drainagen.

Schlüsselwörter: Proximales Gallengangcarcinom – operatives Vorgehen.

177. Drainageverfahren bei infektiösen Leberprozessen

H. Wolff

Chirurgische Klinik des Bereiches Medizin (Charité) der Humboldt-Universität zu Berlin, Schumannstr. 20/21, 1040 Berlin

Drainage of Pyogenic Liver Abscess

Summary. Percutaneous punction and drainage has improved the therapy of pyogenic liver abscess. Drainage alone with CT guidance using a pigtail drain (Char 7–14) was sufficient in 70% of our patients. The diameter of the abscess ranged from 2 to 10 cm. Indications for surgical treatment are unsuccessful percutaneous drainage, partial liver necrosis and simultaneous treatment of the source of the infection.

Key words: Liver abscess – percutaneous drainage – pigtail drain – surgical treatment.

Zusammenfassung. Die perkutane Abszeßpunktion mit Drainage, CT- oder Sonographie-gestützt, hat die Therapie von Leberabszessen verbessert. Mit der Seldinger-Trokar-Technik wird nach Markierung der Einstichstelle mit Hilfe eines Rasters der Abszeß punktiert, mit einem Pigtail Katheter (7–14 Charrier) drainiert und gespült. Bei 70% der Pat. mit Leberabszessen in der Größe von 2–10 cm genügte die CT-gestützte Drainage. Die Indikation zur Operation erfolgt nur: nach unzureichender perkutaner Drainage, bei zusätzlich vorhandenen Gewebesequestern und bei simultaner Versorgung von Infektionsquelle und Leberabszeß.

Schlüsselwörter: Leberabszeß – perkutane Drainage – Seldinger-Trokar-Technik – Operationsindikation.

178. Techniken der Katheterimplantation und Möglichkeiten der Desarterialisation bei malignen Tumoren der Leber

P. Schlag

Chirurgische Universitätsklinik Heidelberg, Im Neuenheimer Feld 110, D-6900 Heidelberg

Techniques of Catheter Implantation and Possibilities of Desarterilization in Malignant Tumors of the Liver

Summary. The surgical approach and type of catheter should be chosen according to the vascular anatomy of the liver and the planned treatment. In the case of regular vascularisation the arterial catheter has to be implanted in the gastroduodenal artery, in the case of atypical vascularization, a special type of catheter (Holder-catheter) must be implanted. Following arteriotomy this catheter is placed directly into the lumen of the vessel. In vascular trifurcation, the catheter has to be implanted in the lineal artery, and the gastroduodenal artery has to be ligated to obtain a homogeneous perfusion of the liver. This can be checked by intraoperative fluorescein injection or postoperatively by MAA perfusion scintigraphy. To avoid gastrointestinal side effects, all arterial branches leading to the liver distal catheter implantation site have to be ligated. Besides chemotherapeutic agents degradable microspheres for temporary desarterialization can also be applied through the implanted catheter system. Permanent liver desarterialization is problematic because of the well-known side effects and the revascularisation which often occurs within a short time. A vascular occluder now undergoing clinical trial might compensate for these disadvantages.

Key words: Liver tumors – intra-arterial catheters – desarterialisation – occluder.

Zusammenfassung. Abhängig von der Leberarterienanatomie sowie der Behandlungsindikation sind Zugangsweg und Implantat zu wählen. Bei einer normalen Gefäßversorgung erfolgt die Implantation eines arteriellen Katheters in die A. gastro-duodenalis, bei atypischer Gefäßanatomie bzw. akzessorischen Leberarterien ist die Einlage eines Spezial-Katheters (Holder-Katheter) notwendig. Dieser wird über Arteriotomie direkt in das Gefäßlumen eingebracht. Bei einer Gefäß-Trifurkation wird der Katheter in die A. linealis implantiert und die A. gastro-duodenalis ligiert um eine homogene Perfusion der Leber zu erreichen. Diese kann intraoperativ durch Farbstoffinjektion oder postoperativ durch MAA-Szintigraphie überprüft werden. Eine Unterbindung aller nicht zur Leber führenden arteriellen Äste distal der Katheterimplantationsstelle ist erforderlich um gastrointestinalen Nebenwirkungen der cytostatischen Therapie vorzubeugen. Neben der Applikation von Cytostatica können über die Kathetersysteme degradierbare Mikropartikel zur passageren Desarterilisation appliziert werden. Die permanente Leberdesarterialisation ist aufgrund der bekannten Komplikationsmöglichkeiten und der meist schnell wieder einsetzenden Revaskularisation problematisch. Ein in klinischer Prüfung befindlicher implantierbarer Gefäß-Occluder versucht diese Nachteile auszugleichen.

Schlüsselwörter: Lebertumoren – intraarterielle Katheter – Desarterilisation – Occluder.

IV. Freie Vorträge zum Hauptthema I.2

Bewertung moderner Techniken für die chirurgische Diagnostik

A) Sonographie

179. Postoperative Sonographie – eine Entscheidungshilfe bei der Indikation zur Relaparotomie?

E. Eypasch, A. Wiedemann, W. Spangenberger und H. Troidl

II. Chirurgischer Lehrstuhl der Universität Köln, Krankenhaus Köln-Merheim, Ostmerheimer Str. 200, D-5000 Köln 91

Postoperative Ultrasound and Decision Making for Relaparotomy

Summary. Six hundred ultrasound scans were performed on 26 patients prior to relaparotomy in the surgical intensive care unit. The indication for relaparotomy was documented; the intraoperative situation was compared to preoperative ultrasound findings. Free fluid was frequent (prev.: 88%), easy to detect (sens.: 93%), and reliably present (pos. pred. value: 98%). Other pathological findings (e.g. abscesses, bowel fistulae) (prev.: 66%) were more difficult to detect (sens.: 42%), but reliably present (pos. pred. value: 98%). In the majority of relaparotomies (64%), an ultrasound finding was involved in the decision deciding for reoperation.

Key words: Ultrasound – relaparotomy – decision making.

Zusammenfassung. An 26 Patienten der Intensivstation wurden 600 Ultraschalluntersuchungen und 50 Relaparotomien vorgenommen. Die Indikation zur Reoperation wurde erfaßt und der Situs mit präoperativen Ultraschallbefunden verglichen. Freie Flüssigkeit war häufig (Prävalenz: 88%), leicht zu entdecken (Sens.: 93%) und zuverlässig vorhanden (positiver Vorhersagewert: 98%). Sonstige pathologische Befunde (z. B. Abszesse, Darmfisteln) (Prävalenz: 66%) waren schwerer zu entdecken (Sens.: 42%), jedoch zuverlässig vorhanden (positiver Vorhersagewert: 98%). Bei der Mehrzahl der Relaparotomien (64%) waren Ultraschallbefunde an der Entscheidungsfindung zur Reoperation beteiligt.

Schlüsselwörter: Ultraschall – Relaparotomie – Entscheidungsfindung.

180. H. J. Klotter, M. Rothmund, K. Rückert, und J. Sattler (Marburg):
Insulinome – Wertigkeit der praeoperativen Diagnostik, der intraoperativen Exploration und der intraoperativen Sonographie

Manuskript nicht eingegangen.

181. Sonographie bei der Einweisungsdiagnose akute Appendizitis – eine prospektive kontrollierte Studie

W. B. Schwerk, B. Wichtrup und D. Maroske

Zentrum Innere Medizin und Zentrum Operative Medizin Universitäts-Klinikum, Baldingerstr., D-3550 Marburg

Ultrasonography in Suspected Cases of Acute Appendicitis – A Prospective Study

Summary. The diagnostic accuracy of sonography (US) was prospectively studied in 404 patients with suspected acute appendicitis (AA). Based on histologic evaluation of the removed appendices, the prevalence of AA was 27.2%. The overall accuracy of US in the diagnosis of AA was 95.5%, with a positive predictive value of 95.1% and negative predictive value of 95.7% (sensitivity 88.2%, specificity 98.3%). Twenty-two (20%) of the patients had complicated AA with perforation (diagnostic sensitivity of US: 91%). Frequently US revealed findings relevant for the diagnosis of mimicking conditions. In view of the results of US examination, the overall negative laparotomy rate could be reduced from 21.9% to 11.4%. High resolution US has proved to be of great diagnostic value in suspected appendicitis.

Key words: Acute appendicitis – ultrasonography.

Zusammenfassung. In einer prospektiven Studie wurde bei 404 Patienten mit Vd. a. akute Appendizitis (a. A.) die diagnostische Wertigkeit der Sonographie überprüft. Die Prävalenz der a. A. lag, histologisch kontrolliert, bei 27.2%. Die Treffsicherheit der Sonographie hinsichtlich der Appendizitisdiagnose wurde mit 95.5% bestimmt (positiver/negativer Vorhersagewert: 95.1%/95.7%; Sensitivität 88.2%, Spezifität 98.3%). 22 Patienten (20%) hatten eine perforierte a. A. (diagn. Sensitivität der Sonographie: 91%). In vielen Fällen wurden sonographisch darüberhinaus differentialdiagnostisch bedeutsame Befunde erhoben. Die negative Laparotomierate konnte unter Berücksichtigung der US-Befunde von 21.9% auf 11.4% gesenkt werden. Die Sonographie erwies sich bei Patienten mit vermuteter akuter Appendizitis als aussagekräftiges Untersuchungsverfahren.

Schlüsselwörter: Akute Appendizitis – Sonographie.

182. Intraoperative Flußvolumenmessung bei gefäßrekonstruktiven Eingriffen mittels B-Bild-Sonographie mit integriertem, gepulstem Doppler

J. H. Simanowski[1], V. Mendel[1], M. Gebel[2], M. Hahn[1] und H. von der Lieth[1]

[1] Klinik und Poliklinik für Allgemeinchirurgie und [2] Zentrum für Innere Medizin der Medizinischen Hochschule Hannover, Podbielskistraße 380, D-3000 Hannover 51

Intraoperative Flowmetry in Vessel-Reconstructive Surgery with B-Mode Ultrasonography and Integrated Pulsed Doppler

Summary. The combination of real-time and pulsed Doppler sonography allows morphological, quantitative- und qualitative-haemodynamical vessel-imaging in one process. Flow-velocity is measured in cm/s and flow-volume in ml/min. This noninvasive technique allows monitoring of effects during operation. Its use in 17 cases of reconstruction of lower extremity arteries made possible the immediately correction of inner anastomosis irregularities and in two cases haemodynamically active stenosis distal to the operation area. Moreover the ballooning of stenosis and revision of thromboembolism with a Fogarty catheter could be directly observed.

Key words: Intraoperative ultrasonography – bloodflow volume – vascular surgery – duplex sonography.

Zusammenfassung. Die Geräte-Kombination B-Bild-Sonographie/gepulster Doppler ermöglicht in einem Arbeitsgang die morphologische, die quantitativ- und qualitativ-hämodynamische Gefäßdarstellung. Gemessen werden Flußgeschwindigkeit (cm/sec) und -volumen (ml/min). Die intraoperative Erfolgskontrolle mit dieser nichtinvasiven Technik an 17 unteren Extremitätenarterien nach rekonstruktiven Eingriffen führte in 2 Fällen zur sofortigen Korrektur innerer Anastomosenunregelmäßigkeiten und Behebung weiterer, hämodynamisch wirksamer Stenosen distal des Operationsgebietes. Stenosenballondilatationen und die Revision mit einem Fogarty-Katheter bei Thromboembolien konnten gezielt beobachtet werden.

Schlüsselwörter: Intraoperative Sonographie – Blutflußvolumen – Gefäßchirurgie – Duplex-Sonographie.

183. Nutzung des Echokontrastmittels bei der intraoperativen Lebersonographie

A. El Mouaaouy, G. Gaebel, Th. Riemenschneider und H. D. Becker
Chirurgische Universitätsklinik Tübingen, Abteilung für Allgemeine Chirurgie

Use of Echo Contrast Medium in Intraoperative Liver Sonography

Summary. It is difficult to diagnose small and deep-seated liver tumors intraoperatively by imaging procedures. Liver tumors in seven patients which were not ascertainable with natural sonography became visible intraoperatively after echo contrast medium (Echovist) was administered via the vena portae after puncture. This change in echogeneity of the liver seems to be due to the intravascular administration (common hepatic artery, vena portae, ductus chol.) of the contrast medium which increases liver echo signals. In this way smaller liver tumors become visible as a result of their different perfusion behavior. These results were confirmed in a rat liver model.

Key words: Liver echo contrast sonography – intraoperative.

Zusammenfassung. Die Diagnose kleiner und tiefliegender Lebertumoren ist mit den bildgebenden Verfahren praeoperativ schwierig. Bei 7 Pat. konnten intraoperativ die im Nativsonogramm nicht nachweisbaren Lebertumoren nach Gabe eines Echokontrastmittels (Echovist) über einen Pfortaderast nach Punktion sichtbar gemacht werden. Eine Änderung der Echogenität in der Leber wird unter der Vorstellung erreicht, daß das Kontrastmittel nach intravasaler Gabe (A. hep., V. port., Duct. choled.) Leberechosignale anhebt und dadurch auch kleinere Lebertumoren aufgrund unterschiedlichen Perfusionsverhaltens sichtbar gemacht werden. Diese Ergebnisse konnten anhand eines Rattenlebermodells bestätigt werden.

Schlüsselwörter: Leberechokontrastsonographie – intraoperativ.

184. H.-J. Kahl, A. Dörner und H. W. Schreiber (Hamburg):
Praeoperative Stadieneinteilung des Rektumkarzinoms durch endorektale Sonographie

Manuskript nicht eingegangen.

185. Wertigkeit der Endosonographie für die präoperative Diagnostik des Ösophaguscarcinoms

B. Semsch, K. Ziegler, C. Sanft und R. Häring
Abteilung für Allgemein-, Gefäß- und Thoraxchirurgie, Chir. Klinik u. Poliklinik,
Klinikum Steglitz der FU Berlin

Endosonography in Preoperative Staging of Esophageal Cancer

Summary. Local operability and prognosis of esophageal cancer depend on the depth of esophageal wall infiltration. Endosonography (ES) can differentiate individual layers of the esophageal wall. Preoperative tumor staging by ES and computed tomography (CT) were carried out in 30 patients. ES predicted the correct tumor stage in 93% of the patients, whereas CT gave correct results only in 43%. CT did not detect T_1 and T_2 tumors and could not discriminate between T_3 and T_4 tumors. In most cases enlarged lymph nodes are visible on ES. Thus, ES is superior to CT.

Key words: Endosonography – computed tomography – esophageal cancer – tumor staging.

Zusammenfassung. Lokale Operabilität und Prognose des Ösophaguscarcinoms sind von der Tiefe der Wandinfiltration abhängig. Die Endosonographie (ES) kann die einzelnen Schichten der Ösophaguswand exakt darstellen. 30 Patienten wurden präoperativ vergleichend mit ES und Computer-Tomogra-

614

phie (CT) untersucht. Mit ES konnten 93 % der T-Stadien (UICC 1987) richtig klassifiziert werden, gegenüber nur 47 % mit dem CT. Das CT übersieht frühe Tumorstadien und kann häufig nicht zwischen T_3 und T_4 Stadien differenzieren. Vergrößerte Lymphknoten können mit ES überwiegend erkannt werden. ES kann in einem hohen Prozentsatz das Tumorstadium vorhersagen und ist dem CT überlegen.

Schlüsselwörter: Endosonographie – Computer-Tomogramm – Ösophaguscarcinom – Tumorstaging.

B) Endoskopie

186. Die obere Gastrointestinalblutung: Gibt es Entscheidungshilfen bei der Indikation zur Notfallendoskopie?

H. Stöltzing, C. Ohmann, K. Thon und H.-D. Röher

Klinik für Allgemeine und Unfallchirurgie, Universität Düsseldorf

Upper-Gastrointestinal Bleeding: Aids for Deciding on Emergency Endoscopy?

Summary. A prospective analysis of case histories (29) and clinical findings (6) of 571 upper gastrointestinal-bleeding emergencies (1978–1984) was used to design a computer program to aid clinical decision making. The program is based on the "Independence-Bayes" statistical model in a training set ($n = 328$). In the test group ($n = 234$) patients were assigned to either "high risk" ($> 50\%$) or "low risk" ($< 50\%$) groups based on criteria such as bleeding ulcer, type of bleeding and death. The prediction was compared to the actual diagnosis and outcome. The program identified patients with a 2–3 fold risk of arterial/visible vessel-bleeding and with a 4-fold risk of death.

Key words: Upper gastrointestinal bleeding – emergency endoscopy – computer-supported decision aid.

Zusammenfassung. Anhand prospektiv erhobener Daten von Anamnese (29) und klinischem Befund (6) von 571 Blutungsnotfallpatienten (1978–84) wurde mit dem „Unabhängigkeits-Bayes-Modell" an einer Trainingsstichprobe ($n = 328$) eine computerunterstützte Entscheidungshilfe erarbeitet; in der Testgruppe ($n = 234$) wurden Gruppen mit hohem (Wahrscheinlichkeit $> 50\%$) und niedrigem Risiko ($< 50\%$) für die Zielkriterien Blutungsquelle Ulkus, Blutungsaktivität und Tod ermittelt und mit der tatsächlichen Diagnose bzw. dem Verlauf verglichen. Mit dieser Entscheidungshilfe ließen sich Gruppen mit 2–3-fach höherem Risiko für eine arterielle oder „Gefäßstumpf"-Blutung und 4-fach höherem für letalen Ausgang definieren.

Schlüsselwörter: Obere gastrointestinale Blutung – Notfallendoskopie – computerunterstützte Entscheidungshilfe.

187. Diagnostische Aussage und therapeutische Möglichkeiten der perkutan-transhepatischen Cholangioskopie

R. Salm[1], H.-J. Brambs[2], K. Rückauer[1], H.-G. Leser[3] und E. H. Farthmann[1]

[1] Abt. Allgemeine Chirurgie mit Poliklinik, [2] Abt. Röntgendiagnostik, [3] Medizinische Universitätsklinik, Hugstetter Str. 55, D-7800 Freiburg

Diagnostic Results and Therapeutic Possibilities of Percutaneous Transhepatic Cholangioscopy

Summary. By using percutaneous-transhepatic cholangioscopy (PTC) with a flexible, thin-calibre choledochoscope exact biopsies of tumours of the bile duct can be made which give an impression of their intraductal extension. The same puncture can be combined with intraluminal radiotherapy and/or the application of endoscopic laser. Malignant tumour growth was verified in 13 of 14 patients and excluded in one. In contrast, cytology, which can also be combined with endoscopic retrograde cholangioscopy and PTC was used 12 times gave a negative result in nine cases and a doubtful result in only three cases.

Key words: Percutaneous endoscopic cholangioscopy – tumour of the bile duct – endoscopic diagnosis – endoscopic therapy.

Zusammenfassung. Durch die perkutan-transhepatische Cholangioskopie mit einem dünnkalibrigen, flexiblen Choledochoskop ist es möglich, Gallengangstumoren gezielt zu biopsieren und die intraduktale Tumorausdehnung abzuschätzen. Durch die gleiche Punktion kann auch eine intraluminale Strahlentherapie und/oder endoskopische Laserapplikation durchgeführt werden. Bei bisher 14 Patienten konnte 13mal ein Malignom gesichert und einmal ausgeschlossen werden. Im Gegensatz dazu hatte die 12mal durchgeführte Zytologie, die auch bei ERC und PTC einsetzbar ist, 9mal einen negativen und lediglich 3mal einen suspekten Befund ergeben.

Schlüsselwörter: perkutan-endoskopische Cholangioskopie – Gallengangstumor – endoskopische Diagnostik – endoskopische Therapie.

188. Bewertung der Thorakoskopie für die Diagnostik und Therapie chirurgischer Lungenerkrankungen

R. Elfeldt, D. Schröder und Ch. Beske

Abtl. Allgemeine Chirurgie der Christian-Albrechts-Universität Kiel

Thorascopy: Its Value in Diagnosis and Surgical Therapy of Diseases of the Lung

Summary. Thoracoscopy is an invasive form of endoscopy which is used under local anaesthesia. It is thus feasible in elderly patients who would hardly survive an operation. Indications are pleural effusions; changes in the thoracic wall, diaphragm or mediastinum; and diffuse or localized diseases of the lung. In cases of spontaneous pneumothorax, thoracoscopy should be restricted to selected patients because of the high recidivism after thoracoscopic fistula closure. In such cases thoracotomy is preferred.

Schlüsselwörter: Thoracoscopy – pleural effusions – spontaneous pneumothorax.

Zusammenfassung. Die Thorakoskopie ist eine invasive Form der Endoskopie. Ihre Durchführbarkeit in örtlicher Betäubung ermöglicht den Einsatz auch bei älteren Patienten mit einem erhöhten Operationsrisiko. Indikationen sind unklare Pleuraergüsse, Raumforderungen im Bereich des Mediastinums, der Thoraxwand und des Zwerchfells sowie diffuse oder lokalisierte Lungenerkrankungen. Bei den Spontanpneumothoraces ist die Thoracoscopie wegen der hohen Rezidivhäufigkeit nach thorakoskopischem Fistelverschluß auf ausgewählte Fälle zu beschränken. Hier sollte man eher thorakotomieren.

Key words: Thorakoskopie – Pleuraerguß – Spontanpneumothorax.

C) Computertomographie

189. Stellenwert von Computertomographie und Sonographie bei akuter Pankreatitis

M. Büchler, W. Uhl, W. Maier, S. Block und H. G. Beger

Allgemeine Chirurgie und Radiologie, Universität Ulm

The Role of CT Scan Ultrasonography in Acute Pancreatitis

Summary. Differentiation between edematous and necrotizing pancreatitis is important especially for therapeutic decision making. In a prospective clinical trial the value of CT scan and ultrasonography was evaluated in 62 patients. Sensitivity and specificity of CT scan for pancreas necroses were 81% and 92%, respectively. The corresponding data for ultrasonography were 16% and 69%, respectively. CT scan is thus the method of choice for detection of pancreatic necroses. It depends on a contrast enhancement of the upper GI tract and the vascular system.

Key words: Acute pancreatitis – necroses – CT scan – ultrasonography.

Zusammenfassung. Für therapeutische Entscheidungen und den rechtzeitigen Einsatz der Chirurgie ist die Unterscheidung zwischen ödematöser und nekrotisierender Pankreatitis wichtig. In einer prospektiven Untersuchung an 62 Patienten wurde die Wertigkeit der Computertomographie und der Sonographie bei akuter Pankreatitis ermittelt. Die Sensitivität der CT für Pankreasnekrosen betrug 81 % die der Sonographie 16 %. Die Spezifität der CT betrug 92 %, des Ultraschalls 69 %. Die Computertomographie ist die Methode der Wahl zum Nachweis von Pankreasnekrosen. Es muß jedoch eine kontrastmittelverstärkte Technik angewandt werden.

Schlüsselwörter: Akute Pankreatitis – Nekrosen – CT – Sonographie.

190. CT und MRT in der Nachsorge von Knochen- und Weichteilsarkomen

W. Mutschler und G. Reuther

Zentrum für Chirurgie, Zentrum f. Radiologie der Universität, Steinhövelstr. 9, D-7900 Ulm

Detection of Recurrencies of Malignant Mesenchymal Neoplasms

Summary. A prospective study to determine the detection rates of recurrencies by clinical examination, X-ray, computed tomography (CT) and magnetic resonance imagery (MRI) was performed in 42 patients who underwent operations for bone and soft tissue sarcomas. Examination and X-ray together had a sensitivity of 50 % CT had 66 % and MRI 87.5 %. In recurrencies with a volume of less than 15 cm^3 MRI showed a significantly higher sensitivity than CT. This was independent of site and type of the primary tumor.

Key words: Recurrence – CT – MRI – mesenchymal neoplasms.

Zusammenfassung. In einer prospektiven Studie an 42 Patienten mit operierten mesenchymalen Sarkomen wurde der Wert von klinischer Untersuchung, Übersichtsröntgen, CT und MRT für den Nachweis von locoregionären Rezidiven überprüft. Die Befunde wurden durch eine unveränderte Kontrolluntersuchung nach 6 Monaten oder durch Reoperation validiert. Mit der klinischen Untersuchung und Übersichtsaufnahme zusammen wurde eine Sensitivitiät von 50 % erreicht. Mit der CT betrug die Sensitivität 66 %, mit der MRT 87,5 %. Die Treffsicherheit betrug für das CT 85 %, für die MRT 90 %. Dabei war für den Nachweis von Tumorrezidiven unter einem Volumen von 15 cm^3 das MRT dem CT signifikant überlegen.

Schlüsselwörter: Tumornachsorge – CT – MRT – Sensitivität.

D) Verschiedene Diagnostische Verfahren

191. B. Hilka, G. Hünefeld, M. Gebel, B. Soudah, R. S. Fritsch
und B. Spindler (Hannover): Bedeutung der percutanen Feinnadelbiopsie
bei der Diagnostik des Pankreaskarzinoms.

Manuskript nicht eingegangen.

192. Die Relevanz der Immunszintigraphie (IS) in der Diagnostik Gastrointestinaler Tumoren

M. Lorenz, R. P. Baum, G. Hör und C. Hottenrott
J. W. Goethe-Universität Ffm, Zentrum f. Chirurgie

Relevance of Immunoscintigraphy (IS) in Diagnosis of Gastrointestinal Tumors

Summary. The importance of immunoscintigraphy (IS) for surgical oncology is still uncertain despite its high sensitivity. Therefore IS was evaluated in 70 patients with isolated liver metastases. The findings were compared with CAT scan and sonography. Sensitivity of IS for liver metastases was 85%, for extrahepatic abdominal disease 80%, and for pelvic recurrence 91%. IS was the only diagnostic method to detect extrahepatic tumor involvement in 18% of the patients (false positive, $n = 2$). Therefore, IS can contribute essential diagnostic information in the diagnosis and followup of gastrointestinal tumors.

Key words: Immunoscintigraphy – liver metastases – gastrointestinal tumors.

Zusammenfassung. Die Wertigkeit der IS für die chirurgische Therapie wird trotz hoher Sensitivität kontrovers diskutiert. Bei 400 IS mit verschiedenen monoklonalen Antikörpern wurde ein Teil der Pat. ($n = 70$) mit Lebermetastasen vor I. A. Therapie untersucht. (62 Mbq, J-131 markierte F (ab)^2 –, 19-9/Anti-CEA). Die Ergebnisse wurden mit konventionellen Untersuchungsverfahren sowie dem operativen Befund verglichen. Bei Lebermetastasen berechnete sich eine Sensitivität von 85%, bei extrahepatischen intraabdominellen Metastasen von 80% und bei sacralen Rezidiven von 91%. In 18% stellte die IS die einzige Methode in der Diagnostik extrahepatischer Metastasen dar. Allerdings wurde in 2 Fällen ein falsch positiver Befund erhoben. Die IS stellt somit eine wichtige Bereicherung in der prae- und postoperativen Betreuung von Pat. mit gastrointestinalen Tumoren dar.

Key words: Immunszintigraphie – Lebermetastasen – Gastrointestinale Tumoren.

193. Die Wertigkeit der Computertomographie, Endoskopie und Sonographie im praeoperativen Staging des Oesophagus- und Cardiakarzinoms

M. Blum, T. Westphal, B. Reers und W. Pircher
Chirurgische Universitätsklinik Münster

Computerized Tomography, Endoscopy and Ultrasonography in Preoperative Staging of Cancer of the Esophagus and Cardia

Summary. Forty-four patients cancer of the esophagus and cardia were preoperatively staged by CT, endoscopy and ultrasonography. Results were compared with intraoperative findings. CT had a high sensitivity, detecting lymph node metastases in compartments II and III (70–80%) and tumor infiltrating the diaphragm, bronchial system and lung (80–100%). The sensitivity of ultrasonography was low for perigastric lymph node metastasis (0–57%). Endoscopy revealed correct tumor length in only 21%. There was no evidence of unresectability even in stage IV. Ten percent of the patients were staged as false positive. Explorative laparotomy or thoracotomy therefore remains an important procedure in treatment of cancer of the esophagus and cardia.

Key words: Esophagus carcinoma – preoperative stagin – computerized tomography – explorative laparotomy.

Zusammenfassung. 44 Patienten mit Oesophagus- und Cardiakarzinom wurden mit CT, Endoskopie und Sonographie untersucht, die Ergebnisse mit dem intraoperativen Befund verglichen. Das CT erfaßte Metastasen und Organinfiltrationen mit einer Sensitivität von 70–80% bzw. 80–100%. Die Sensitivität der Sonographie war gering (0–57%). Die Tumorlängenbestimmung durch die Endoskopie war in 21% richtig. Der Nachweis der Irresektabilität war nicht sicher möglich. 10% wurden falsch positiv befundet. Die explorative Laparotomie oder Thorakotomie bleibt wesentlicher Bestandteil der Behandlung des Oesophagus- und Cardiakarzinoms.

Schlüsselwörter: Oesophaguskarzinom – praeoperative Diagnostik – Computertomographie – explorative Laparotomie.

194. Nachweis und Verlaufskontrolle thorakaler Aortenerkrankung – Computertomographie, Kernspintomographie, Echokardiographie

J. Ennker, K. J. G. Schmailzl, R. Schneider, D. Leuenberger, R. Felix und R. Hetzer

Herz-, Thorax- und Gefäßchirurgie, Kardiologische Klinik, Deutsches Herzzentrum Berlin, 1/65, Augustenburger Platz 1; Abt. Radiologie, Universitätsklinikum Rudolf Virchow, FU Berlin, 1/19, Spandauer Damm 130

Detection and Followup of Thoracic Aortic Pathology – Computed Tomography, Magnetic Resoncance Imaging, Echocardiography

Summary. Computed tomography, magnetic resoncance imaging and transesophageal echocardiography studies were used in 41 patients with thoracic aortic disease for diagnosis, control of operative results and followup. Twenty-four patients had aneurysms, 15 dissections, one a malignant histiocytoma and one a para-aortic lipoma. Each method can be used for the above-mentioned purposes. Thanks to their non-invasiveness and the absence of X-ray and contrast media, magnetic resonance imaging and transthoracic/transesophageal echocardiography are especially recommended, the latter being particularly valuable in acute aortic dissections. By employing these diagnostic methods, the indication for angiography can be reduced to rare exceptions.

Key words: Echocardiography – computed tomography – magnetic resoncance imaging.

Zusammenfassung. Zur praeoperativen Diagnostik, Überprüfung des Operationsergebnisses und Verlaufskontrolle thorakaler Aortenerkrankungen wurden 41 Patienten, bei denen 24 Aneurysmen, 15 Dissektionen, 1 malignes Histiozytom der Aortenwand und ein paraaortales Lipom vorlagen, mittels Computer-(CT), Kernspintomographie (KST) bzw. transthorakaler/transösophagealer Echokardiographie (TTE/TEE) untersucht. Jede dieser Methoden kann für o. g. Zwecke eingesetzt werden. Dank ihrer Nichtinvasivität, der Vermeidung von Röntgenstrahlungen und Kontrastmittel empfehlen sich besonders KST sowie TTE/TEE, wobei letzteres vor allem in der Notfalldiagnostik aortaler Dissektionen zur Anwendung kommt. Durch den Einsatz dieser Methoden läßt sich die Indikation zur Angiographie auf Ausnahmefälle reduzieren.

Schlüsselwörter: Computertomographie – Kernspintomographie – Echokardiographie.

IV. Freie Vorträge zum Hauptthema I.4

a) Distorsionen und Luxationen großer Gelenke

195. K.-H. Müller, W. Dingels (Wuppertal): Kann die Entwicklung zu einer habituellen Schulterluxation verhindert werden?

Manuskript nicht eingegangen.

196. Ellbogenluxationen – konservatives oder operatives Vorgehen

E. Kraus, W. Braun und A. Rüter

Klinik für Unfall- und Wiederherstellungschirurgie Zentralklinikum Augsburg, D-8900 Augsburg

Luxations of the Elbow Joint – Conservative Treatment or Operation

Summary. To check the indication of surgical or conservative treatment of luxations of the elbow joint, 33 patients were followed up. Luxations without proneness to redislocation and with only small extra-articular bone fragments had been treated conservatively. In this group 66% of patients showed excellent or good results compared with 72% in the operative group. In view of the similar treatment results conservative treatment still has a place, provided that a differentiated diagnosis has been made.

Key words: Luxation of the elbow joint.

Zusammenfassung. Um die Indikation zum operativen oder konservativen Vorgehen in der Behandlung der Ellbogenluxation zu überprüfen, wurden 33 Patienten nachuntersucht. Konservativ wurden Luxationen ohne Reluxationstendenz und mit kleinen, nicht gelenktragenden Abschlagfragmenten behandelt. In der konservativen Gruppe zeigten 66% der Patienten ein sehr gutes oder gutes Ergebnis, bei den operativ versorgten 72%. Bei etwa gleichen Behandlungsergebnissen hat bei differenzierter Indikationsstellung die konservative Behandlung auch heute noch ihren Stellenwert.

Schlüsselwörter: Ellbogenluxation – Indikation zur Operation.

197. Hüftgelenksverrenkungen: Nachuntersuchungsergebnisse

M. A. Schmidt, D. Havemann, E. Striepling und H.-J. Egbers

Universitätschirurgie Kiel, Abt. Unfallchirurgie (Direktor: Prof. Dr. D. Havemann)

Hip Luxation: A Followup Study

Summary. Forty patients were examined 1–12 years after the accident causing hip luxation. Although caused by a different trauma mechanism, 28 had simultaneous acetabulum fractures. All children showed isolated dorsal luxations. Good clinical results were observed with no malfunction. Patients with simultaneous acetabulum fractures had good results if good alignment of the fracture had occurred after reposition or if operative treatment had achieved such. Patients with severe acetabulum damage, which made an ideal reconstruction impossible, had bad results. To rule out intra-articular fragments a CT examination is advised after reposition.

Key words: Hip luxation – acetabulum fracture.

Zusammenfassung. 40 Pat. mit Hüftluxation wurden 1–12 Jahre nach dem Unfall untersucht, davon 28 mit Acetabulumfrakturen. – Alle Kinder erlitten hintere Luxationen. Die Ergebnisse waren sehr gut, es bestand kein Fehlwachstum. – Patienten mit Acetabulumfrakturen zeigten gute Ergebnisse, wenn nach Reposition eine ideale Frakturstellung vorlag oder operativ erreicht werden konnte. Schwere Acetabulumfrakturen, die eine korrekte Pfannenrekonstruktion nicht zuließen, zeigten schlechtere Resultate. – Zur Diagnostik von intraartikulären Fragmenten wird nach Reposition eine CT-Untersuchung empfohlen.

Schlüsselwörter: Hüftgelenksverrenkung – Acetabulumfraktur.

198. Die traumatische Luxation des Kniegelenkes – Behandlungsstrategie, Operationstechnik und Ergebnisse

P. Krueger, A. Betz, M. Richter und L. Schweiberer

Chirurgische Klinik Innenstadt u. Chirurgische Poliklinik der Universität München

Traumatic Dislocation of the Knee-Joint-Treatment and Results

Summary. Dislocations and disruptures of the knee joints are rare. In the last 5 years 24 such cases or 7% of all ligament repairs were treated. Motorcycle or pedestrian accidents accounted for 66% of these cases. Vascular trauma occurred in one case; neurological complications occurred in over 30%. The reposition and ligament repair were performed as soon as possible using resorbable sutures, staples and 2.0 mm PDS threads to obtain temporary stability. Followup was after 2.5 years. The rating was good or excellent in 70.8%.

Key words: Knee Dislocation.

Zusammenfassung. Kniegelenksluxationen finden sich in 7% aller Kniebandrekonstruktionen. Die häufigste Unfallursache sind Motorrad- und Fußgängerunfälle in 66%. Im Gegensatz zur Literatur fanden wir nur 1 Gefäßschaden, jedoch neurologische Komplikationen (Peronaeus) in über 30%. Die Bandrekonstruktion erfolgt mit resorbierbarem Nahtmaterial und Metallklammern, die temporäre Stabilisierung erfolgt mit PDS-Kordeln und zusätzlichem Gips für 6 Wochen. Die Nachuntersuchung nach durchschnittlich 2,5 Jahren zeigte gute bis exzellente Ergebnisse in 70,8%. 50% waren überhaupt nicht behindert. 50% der Patienten betreiben wieder Sport.

Schlüsselwörter: Kniegelenksluxation.

199. Talusluxation, Therapie und Prognose

D. Höntzsch, P. J. Meeder und S. Weller

BG-Unfallklinik Tübingen, Schnarrenbergstr. 95, D-7400 Tübingen
(Ärztlicher Direktor: Prof. Dr. med. S. Weller)

Talus Dislocation, Therapy and Prognosis

Summary. Pure talar dislocation is a rare injury. Medial, lateral and total talar dislocations can be distinguished. Prompt reduction is the keystone of treatment. Early exercise and partial weight bearing led to good results in 19 cases. Avascular necrosis was seen in only one patient following third-degree open total talar dislocation. Increased incidence of arthritis should be expected with open dislocations and associated injuries.

Key words: Talus dislocation – early exercise – partial weight bearing.

Zusammenfassung. Reine Talusluxationen sind selten. Einteilen lassen sie sich in die Formen der ein- und zweigelenkigen Luxationen im unteren Sprunggelenk und in die totalen dreigelenkigen Luxationen. Entscheidend für die Behandlung ist die rasche Reposition. Die Stabilisierung muß eine frühfunktionelle Behandlung möglich machen. An 19 Fällen der letzten Jahre konnte gezeigt werden, daß bei frühfunktioneller Behandlung und früher Teilbelastung die Prognose gut ist. Die Nekrosegefahr war nicht so groß wie befürchtet. Nur bei einer drittgradig offenen totalen Luxation kam es zu einer Nekrose. Eine Arthrose ist besonders bei offenen Luxationen und bei Begleitverletzungen zu erwarten.

Schlüsselwörter: Talusluxation– frühfunktionelle Behandlung – Teilbelastung.

b) Akutversorgung von Wirbelsäulenverletzungen

200. Indikation und Ergebnisse in der operativen Behandlung von 170 akuten Halswirbelsäulenverletzungen

A. Illgner, N. Haas und H. Tscherne

Unfallchirurgische Klinik, Med. Hochschule Hannover, Konstanty-Gutschow-Str. 8, D-3000 Hannover 61

Indications and Results in Operative Treatment of 170 Acute Cervical Spinal Injuries

Summary. Operations were performed in 170 patients with cervical spinal injuries that included dislocations, unstable fractures and radiculomedullary compression. In 122 cases the injuries were stabilized ventrally according to the method of Smith-Robinson, in 22 cases the dens was screwed, and in 23 cases a dorsal fusion was achieved. Four pseudarthroses, three postoperative instabilities and four implant failures occurred. In 88 % of the patients there was a complete remission of radicular compression and in 79 % an improvement of paraplegia. At followup 71 % had good or very good mobility. Five months after trauma 89 % of the injured were able to work. Early operative treatment allows secure stabilization, elimination of neurological failures and early functional treatment with good functional results, and also shortens the rehabilitation time.

Key words: Cervical spine – spondylodesis – results.

Zusammenfassung. 170 akute HWS-Verletzungen mit Luxationen, instabilen Frakturen, Rückenmarks- und Wurzelkompressionssyndromen wurden operiert. 122 mal wurde von ventral nach Smith-Robinson, 23 mal von dorsal stabilisiert, 22 mal wurde der Dens verschraubt. Komplikationen waren 4 Pseudarthrosen, 3 postop. Frühdislokationen und 4 Implantatlockerungen. 88 % der Wurzelkompressionssyndrome hatten eine Remission, 79 % der Querschnitte eine Besserung der Neurologie. Bei der Nachuntersuchung zeigten 71 % eine gute bis sehr gute Beweglichkeit. 89 % der Verletzten waren nach 5 Monaten wieder arbeitsfähig. Frühes operatives Vorgehen ermöglicht eine sichere Stabilisierung, Besserung neurologischer Ausfälle und eine frühfunktionelle Rehabilitation bei guter Beweglichkeit der Halswirbelsäule.

Schlüsselwörter: Halswirbelsäulenverletzungen – Spondylodese – Ergebnisse.

201. Ergebnisse radiologischer und klinischer Kontrolluntersuchungen nach operativer Versorgung frischer Wirbelsäulenverletzungen

K. Kunze, A. Bettermann und G. Herold

Unfallchirurgische Klinik der Justus-Liebig-Universität Gießen, Klinikstr. 29, D-6300 Gießen

Results of Radiological and Clinical Followup Examination after Osteosynthesis of Acute Spinal Injury

Summary. Followup examinations of 21 patients who underwent osteosynthesis for thoraco lumbar spinal injury revealed a successful reattachment of the vertebral body. In some cases the corrected kyphosis angle was lost when the metal was removed due to the intervertebral disk sinking into the spinal body. While the transpeduncular filling of the vertebral body with spongiosa succeeds only incompletely, cleaning the myelon hole is nearly always successful with or without laminectomy.

Key words: Spinal injury – kyphosis angle – spongiosa filling – laminectomy.

Zusammenfassung. Nachuntersuchungen von 21 Patienten, bei denen frische Wirbelsäulenverletzungen des thorakolumbalen Überganges mit Plattenspondylodesen oder mit Plattenfixateur versorgt worden waren zeigen, daß die Wiederherstellung der Form des Wirbelkörpers gut gelingt. Bei einigen Patienten kommt es nach der Metallentfernung zu Korrekturverlusten des Kyphosewinkels durch das Einsinken der Bandscheibe in den Wirbelkörper. Während die transpedunkuläre Auffüllung des Wirbelkörpers mit Spongiosa nur unvollständig gelingt, gelingt die Enttrümmerung des Spinalkanales von dorsal her mit und ohne Laminektomie meistens vollständig.

Schlüsselwörter: Wirbelsäulenverletzungen – Kyphosewinkel – Spongiosaauffüllung – Laminektomie.

622

202. D. Schaaf a.G. und M. Kudernatsch (Augsburg:) Neurologische Verläufe
operativ akut versorgter Wirbelsäulenverletzungen mit Rückenmarksbeteiligung

Manuskript nicht eingegangen.

203. Frühergebnisse der dorsalen Fusion bei instabilen Frakturen der LWS mit dem DKS-System

K. Westermann, B. Rischke und M. Samii

Unfall-, Hand- u. Wiederherstellungschirurgie, Neurochirurgische Klinik im Krankenhaus Nordstadt,
Haltenhoffstr. 41, D-3000 Hannover 1

Early Results of Dorsal Lumbar Spinal Fusion with the DK System

Summary. Since 1986 22 patients have been consecutively treated with unstable lumbar spinal fractures
by the Zielke distraction and compression rod instrumentation. In one case a neurologic complication
was caused postoperatively by a hematoma in the spinal canal which disappeared completely after
revision. X-rays revealed no postoperative deformations of the spine. Six months after the operation
ten patients were free of pain and had only slight limitation of motion in the injured segments. Within
6–14 months four rods and two screws broke.

Key words: Unstable lumbar spinal fractures – distraction and compression rod instrumentation
(DK-System) – spondylodesis.

Zusammenfassung. Seit 1986 verwenden wir bei instabilen Wirbelfrakturen der Lendenwirbelsäule das
Distraktions- und Kompressionssystem nach Zielke. Bei 22 Patienten trat als Frühkomplikation einmal
eine Verschlechterung des neurologischen Status durch ein Hämatom im Wirbelkanal auf, nach Revision vollständige Remission. Bei keinen der Patienten trat über einen durchschnittlichen Beobachtungszeitraum von 6 Monaten eine Veränderung der röntgenologisch dargestellten Wirbelsäulenachse auf.
10 Patienten waren nach einem ½ Jahr beschwerdefrei bei bestehender Bewegungseinschränkung in den
betroffenen Segmenten. Bei Metallentfernung waren 4 Stangen und 2 Schrauben gebrochen.

Schlüsselwörter: Instabile Wirbelfrakturen – DKS-System – Spondylodese.

204. Differenzierte Osteosyntheseverfahren an der Wirbelsäule in Abhängigkeit vom Frakturtyp

O. Wörsdörfer und C. Burri

Department für Chirurgie, Universität Ulm, Steinhövelstr. 9, D-7900 Ulm/Donau

Summary. Biomechanical analysis of a fracture and its classification should lead to efficient application
of a stabilization method in line with biomechanical requirements. Since fixateur interne is a rather
universal stabilization system; it can be used for the majority of injuries. In flexion-compression
fractures with intact posterior border of the vertebra and intact joints, less comprehensive tension-band
fixations with plates are sufficient. Discoligamentous injuries as well as chance fractures are also
suitable for monosegmental posterior tension-band plates. Distinct burst fractures and flexion-distrac-
tion injuries with significant vertebral fracture are suitable for a combined anterior-posterior procedure.
Exclusively anterior spondylodesis is recommended only for correcting post-traumatic malalignment.

Key words: Spinal instability – fracture type – stabilization.

Zusammenfassung. Die biomechanische Analyse einer Fraktur und deren Klassifizierung sollten zur
rationellen Anwendung einer, den biomechanischen Anforderungen angepaßten Stabilisationstechnik
führen. Der Fixateur interne stellt ein weitgehend universelles Stabilisationssystem dar und läßt sich
daher für die überwiegende Zahl von Verletzungen verwenden. Bei Flexions-Kompressionsfrakturen
mit intakter Hinterkante und intakten Gelenken genügen weniger aufwendige dorsale Zuggurtungs-
osteosynthesen mit Platten. Discoligamentäre Verletzungen sowie die Chance-Frakturen eignen sich
ebenfalls für monosegmentale dorsale Zuggurtungsplatten. Ausgeprägte Berstungsbrüche und Fle-

xions-Distraktionsverletzungen mit signifikanter Wirbelkörperfraktur eignen sich für ein kombiniertes ventro-dorsales Verfahren. Die rein ventrale Spondylodese ist nur zur Korrektur von posttraumatischen Fehlstellungen zu empfehlen.

Schlüsselwörter: Wirbelsäule – Verletzungstyp – Stabilisation.

205. Modifikationen der transpedunculären Stabilisationen bei posttraumatischen thoracolumbalen Instabilitäten

M. Vrabl

Spinalzentrum Abteilung für Unfallchirurgie, Allgemeines Krankenhaus Maribor, 62000 Maribor, YU

Modifications of Transpeduncular Stabilizations in Thoracolumbar Instabilities

Summary. Increased rotatory and flexural stability of small-segment transpeduncular spondylodesis with plates and screws can be achieved in thoracolumbar post-traumatic instabilities by placing two screws into each peduncle, fixing both peduncles of the damaged vertebra by means of a screw placed obliquely, reconstructing the posterior ligamentary complex elements and finally by additional inter-spinous fixation with a wire loop. Additional external immobilization is unnecessary, for late post-operative results show that the height of the reset vertebra does not change. By combinating two stabilization systems it is possible to save the undamaged interstitial segments in multisegment instabilities.

Key words: Toracolumbar instabilities – modification of transpeduncular stabilization.

Zusammenfassung. Die Rotations- und Flexions-Stabilität der Kleinsegment-transpedunkulären Spondylodese kann man bei den thorakolumbalen posttraumatischen Unstabilitäten erreichen durch das Plazieren von je zwei Schrauben in jeden Pedikel des beschädigten Wirbels, mittels Schräg-Plazierung einer Schraube in den Pedikel, durch welchen die Spongioplastik durchgeführt wurde, des weiteren durch die Rekonstruktion der Elemente des posterioren Ligamentär-Komplexes und schließlich durch die zusätzliche interspinöse Zugurtung. Eine zusätzliche Außenimmobilisation ist überflüssig, da die späten Postoperativ-Resultate die unveränderte Höhe des reporierten Wirbels zeigen. Mit einer Kombination von zwei Stabilisierungssystemen gelingt es, die dazwischenliegenden unbeschädigten Segmente bei Mehrsegment-Verletzungen zu retten.

Schlüsselwörter: Instabile Thoraco-Lumbale Wirbelsäulenverletzungen – transpedunkuläre Stabilisation – Modifikationen.

IV. Freie Vorträge

Unfallchirurgie

206. Die magnetische Resonanztomographie bei HWS-Schleudertraumen

F. Koschorek, H. J. Egbers, G. Brinkmann und W. E. Braunsdorf

Radiologische, Traumatologische und Neurochirurgische Universitätsklinik Kiel

MRI in Whiplash Injuries of the Cervical Spine

Summary. Twenty patients with whiplash injuries of the cervical spine were studied using magnetic resonance imaging in addition to common diagnostic work-up. Compared to other imaging modalities, MRI clearly demonstrated the extensiveness of the injuries, especially in the craniocervical and cervicothoracal junction. It usually demonstrated lesions within the spinal cord better than any other imaging modality. Of special interest are dynamic studies, which show average changes in the length of the spinal cord and canal amounting to 1.2 cm during flexion and extension. This finding may influence treatment planning.

Key words: MRI – cervical spinal cord – whiplash injuries – dynamic studies.

Zusammenfassung. 20 Patienten mit HWS-Schleudertraumen wurden mit der Magnetresonanztomographie (MRT) in Ergänzung zu anderen bildgebenden Verfahren untersucht. MRT zeigt klar die Ausdehnung von Verletzungen, besonders im Bereich des kranio-zervikalen und zerviko-thorakalen Übergangs. Verletzungen im Bereich des Zervikalmarks werden gewöhnlich besser als mit anderen bildgebenden Verfahren dargestellt. Von besonderer Bedeutung sind dynamische Studien. Messungen der Längenänderung des Zervikalkanals und des Zervikalmarks ergaben eine Differenz von 1.2 cm bei Anteflexion im Vergleich zur Retroflexion. Dies könnte die Therapieplanung beeinflussen.

Schlüsselwörter: MRT – HWS-Schleudertrauma – dynamische Studien – Zervikalmark.

207. Die Bedeutung der Kernspintomographie in der präoperativen Diagnostik der Plexus brachialis Läsionen

E. Schaller, P. Mailänder, A. Berger und P. Heintz

Klinik f. Plastische, Hand- u. Wiederherstellungschirurgie der Med. Hochschule Hannover sowie Institut f. Nuklearmedizin der Medizinischen Hochschule Hannover (Prof. Hundeshagen)

Preoperative MRI in Brachial Plexus Lesions

Summary. Preoperative magnetic resonance imagery (MRT) performed in 16 patients with brachial plexus lesions in order to shorten operative procedures. In four patients myeloceles were detected, and in four of six other patients interruption or roots in the supra- and infraclavicular region were observed. No exact diagnosis was possible in four patients with wide scars following operative neurolysis. MRI seems to offer good preoperative possibilities of diagnosing myeloceles and the interruption of continuity in the supra- and infraclavicular region.

Key words: MRI – plexus brachialis surgery.

Zusammenfassung. Bei 16 Patienten wurde zur präoperativen Diagnostik der Plexus-brachialis-Schädigungen eine Kernspintomographie durchgeführt, um die Möglichkeit einer genaueren operativen Planung mit Verkürzung des Eingriffes in Erwägung zu ziehen. Bei den 16 Patienten wurden bei 4 Patienten Wurzelausrisse sicher erkannt. Bei 6 Patienten konnte eine Kontinuitätsunterbrechung im supra- und infraclaviculären Bereich gesehen werden, während bei 4 Patienten mit einer breiten Narbenplatte keine genaue Diagnostik möglich war. Die Ergebnisse zeigen, daß bei entsprechender Erfahrung bei der

Darstellung durch die Kernspintomographie eine gute präoperative Planung für die Operation möglich zu sein scheint.

Schlüsselwörter: NMR – Plexus-brachialis-Chirurgie.

208. NMR zur Darstellung der Einheilung von großen Knochenspänen

K. Wenda [1], G. Ritter [1], J. Rudigier [1], P. Pedrosa [2]
[1] Klinik für Unfallchirurgie, Universitätsklinikum Mainz
[2] Deutsche Klinik für Diagnostik, Wiesbaden

Extensive Bone Chip Grafting in MRI

Summary. Magnetic resonance imaging (MRI) was performed 3 weeks, 6 months and 2 years after autologous and homologous reconstruction of the acetabulum by means of bone grafts in total hip replacement or revision surgery. After 3 weeks the autologous bone grafts revealed a homogeneous high-signal intensity comparable to that of the contralateral healthy femoral head. At the same time the homologous grafts gave signals corresponding to devitalized bone. After 2 years homologous and autologous bone graft appeared to be slightly inhomogeneous with a signal intensity similar to that of the healthy contralateral femoral head.

Key words: Bone graft – MRI.

Zusammenfassung. Eine kernspintomographische Untersuchung wurde 3 Wochen, 6 Monate und 2 Jahre nach Rekonstruktion der Hüftpfanne mit großen autologen oder homologen Knochenspänen bei Endoprothesenimplantationen oder bei Wechseloperationen durchgeführt. Nach 3 Wochen zeigten die autologen Späne eine hohe Signalintensität entsprechend dem kontralateralen gesunden Hüftkopf, die homologen Späne ein Signal entsprechend totem Knochen. Nach 2 Jahren kamen autologe und homologe Späne etwas inhomogen mit hoher Signalintensität entsprechend der gesunden Gegenseite zur Darstellung.

Schlüsselwörter: Knochenspanplastik – Kernspintomographie.

209. Sonographische Knorpeldarstellung im Vergleich zu biochemischen Parametern im Hämarthros

M. v. Helzel, M. Hörl, H.-P. Bruch und G. Schindler
Abteilung für Röntgendiagnostik in der Chirurgischen Universitätsklinik Würzburg

Sonographic Evaluation of Femur Cartilage versus Biochemical Parameters in Cases of Hemarthrosis

Summary. The new method of *sonographic* evaluation of femur-condylus cartilege was compared, on the one hand, with pneumarthro-CT and conventional arthrography, and on the other with *lysosomal enzymes* to detect hemarthrosis. The activity of arylsulfatase, RNA, cathepsine D, β-glucuronidase, granulocytose-elastase-α_1-proteine inhibitor complex is higher during damage of cartilage and fractures than during lesions of the meniscus and ligament ruptures. A combination of sonography with the evaluation of biochemical parameters in hemarthrosis provides a first estimate of the severity of knee-joint trauma.

Key words: Knee joint – ultrasonography – lysosomal enzymes.

Zusammenfassung. Die *sonographische* Messung der Femurcondylen-Knorpeldicke wird als neueres Verfahren mit der Pneumarthro-CT bzw. Arthrographie einerseits und aus dem Hämarthros bestimmter Aktivitäten *lysosomaler Enzyme* andererseits verglichen: Arylsulfatase, RNase, Kathepsin D, β-Glucuronidase, α_1-Proteinase-Inhibitorkomplex wiesen bei Knorpelschaden und osteochondraler Fraktur gegenüber der Gruppe der reinen Meniskusläsion und Bandruptur eine signifikant höhere

Konzentration auf. Die Schwere des Kniegelenktraumas ist bei Kombination Sonographie/biochemische Parameter aus dem Hämarthros abschätzbar.

Schlüsselwörter: Kniegelenk – Ultraschall – lysosomale Enzyme.

210. Die Doppler Sonographie in der Unfallchirurgie – Begleitverletzungen und Kompartmentsyndrom

O. Ruland, N. Borkenhagen, C. Jackisch und A. Mühlschlegel
Städt. Krankenhaus Marienhospital, Arnsberg 2

Doppler Sonography in Emergency Surgery – Concomitant Injury and Compartment Syndrome

Summary. Doppler-sonography allows a quick, noninvasive and reliable prediction about concomitant vascular injuries during emergency diagnosis. Clinical judgement alone is unreliable, and angiography takes too much time and is a risk itself. In addition, Doppler sonography aids in determining the right time to lance the crural fasciae in cases of compartment syndrome following fractures of the lower leg.

Key words: Doppler sonography – emergency surgery – compartment syndrome – concomitant injury.

Zusammenfassung. Die klinisch zuverlässige Beurteilung eines begleitenden Gefäßschadens ist in der unfallchirurgischen Notfalldiagnostik nicht immer zuverlässig möglich. Eine letztlich unnötige Angiographie verzehrt kostbare Zeit für die schnelle Therapie. Als schnelle, nicht invasive aber zuverlässige Methode hat sich die Doppler-sonographische Diagnostik bei Beurteilung etwaiger Begleitverletzungen an den Gefäßen in der Unfallchirurgie bewährt. Sie unterstützt die Möglichkeit einer adäquaten und raschen Diagnostik und Therapie. Sie hilft ebenfalls bei der Beurteilung des Verlaufes eines Kompartment-Syndroms nach Unterschenkelfrakturen.

Schlüsselwörter: Doppler-Sonographie – Kompartment-Syndrom – Unfallchirurgie – Notfall-Diagnostik.

211. Sonographische Verlaufskontrolle der Spongiosa-Transplantation- Unterstützung der radiologischen Diagnostik

H. B. Reith, W. Böddeker und W. Kozuschek
Chirurgische Universitätsklinik Knappschaftskrankenhaus Bochum-Langendreer, In der Schornau 23, D-4630 Bochum 7

Ultrasonographic Control of Bone Healing after Spongiosa Substance Plasty: Advantages of X-Ray Measurement

Summary. X-ray control, a standard for spongiosa substance plasty, reveals three periods of healing. Examination is restricted to the first two periods (vascularisation and osteogene reaction). Ultrasonographic control is simple to use, although there is a hyporesonance or nonresonance of calcareous bone. Followups of spongiosa substance plasty are made by ultrasonographic sound and X-ray control. Advantages and disadvantages of ultrasonographic sound as regards the extremities are discussed.

Key words: Ultrasonographic sound – spongiosa substance plasty – followup.

Zusammenfassung. Verlaufskontrollen in der Knochenbruchheilung bei Spongiosatransplantaten an langen Röhrenknochen werden radiologisch durchgeführt. Zusätzliche Information kann auch die Sonographie erbringen. Sie ist auch bei Schallauslöschung durch kalkdichten Knochen möglich. Die Sonographie ist einfach zu handhaben, häufig wiederholbar und erlaubt in der Kombination mit röntgenologischen Daten eine bessere Beurteilung der Spongiosaeinheilung. Die Vor- und Nachteile der Sonographie werden anhand unseres Patientengutes demonstriert und kritisch gewertet.

Schlüsselwörter: Ultraschallsonographie – Spongiosatransplantation – Verlaufskontrolle.

212. Einsatz der Sonographie am Kniegelenk: Möglichkeiten und Grenzen nichtinvasiver Diagnostik

W. Kahle, F. Fink und H. Gerngroß

Bundeswehrkrankenhaus Ulm, Abteilung Chirurgie, Postfach 12 20, D-7900 Ulm

Non-invasive Diagnosis of Knee-Joint Injuries: Possibilities and Limits of Sonography

Summary. Real-time sonography is an appropriate method for diagnosis of knee-joint injuries. Not only cysts, gangliens, effusions but also lesions of cartilage and tumors can be diagnosed. With a 7.5 MHz transducer, as proven by our intraoperative findings, the sonographic diagnosis of 107 patients revealed positive results in 82% (pars anteriora 56%, pars intermedia 77%, pars posteriora 92%). Sonography is a helpful tool, especially in the diagnosis of lesions of the posterior part of the meniscus. This should become even more important with further technical improvement.

Key words: Knee-joint – meniscus injuries – sonography.

Zusammenfassung. Mit der Real-Time-Sonographie ist eine differenzierte Kniegelenksdiagnostik möglich. Insbesondere Meniskusläsionen, aber auch Zysten, Ganglien und Ergüsse sowie Muskel- und Sehnenrupturen, Knorpelläsionen und Tumore lassen sich nachweisen. Dazu eignet sich ein 7,5 MHz-Schallkopf. Die sonographische Diagnostik an 107 Patienten zeigte für Meniskusläsionen eine Treffsicherheit von durchschnittlich 82% (Vorderhorn 56%, Pars intermedia 77%, Hinterhorn 92%). Die Sonographie ist insbesondere bei Meniskushinterhornverletzungen eine aussagekräftige Methode, die sich durch verbesserte Technik noch steigern läßt.

Schlüsselwörter: Kniegelenk, Meniskusverletzung – Ultraschalldiagnostik.

213. Sonographie-Diagnostik bei Außenbandrupturen des oberen Sprunggelenkes bei nicht eindeutigen radiologischen Befunden

R. Ernst[1], R. Gritzan[2], A. Weber[3], S. v. Liebe[1] und V. Zumtobel[1]

[1] Chirurgische, [2] Orthopädische und [3] Radiologische Klinik der Ruhr-Universität, St. Josef-Hospital, Gudrunstr. 26, D-4630 Bochum 1

Ultrasonography in the Diagnosis of Injuries of Lateral Ankle-Joint Ligaments when Standardized Stress X-Rays Showed No Ruptures

Summary. A new method of examination with ultrasonography is demonstrated in the diagnosis of injuries of lateral ankle-joint ligaments. In a prospective series of 13 patients with ankle-joint injuries, standardized X-rays in forced extreme joint positions had failed to show a rupture of lateral ligaments. The patients underwent operation because of clinical and ultrasonographic findings. In 12 of 13 cases the ultrasonographic diagnosis was correct. Thus, as this new method proved to be good in a pilot study and in difficult cases, ultrasonography can probably replace standardized X-rays.

Key words: Ankle joint – ligament injuries – ultrasonography – diagnosis.

Zusammenfassung. Eine neue Ultraschall-Untersuchungsmethode zum Nachweis von Außenbandrupturen des oberen Sprunggelenkes wird vorgestellt. Anhand einer prospektiven Studie von 13 Verletzten, bei denen die gehaltenen Röntgenaufnahmen keine eindeutigen Außenbandrupturen nachweisen konnten, bei denen aber anhand der eindeutigen Klinik und der Sonographie die Indikation zur Operation gestellt worden ist, konnte nachgewiesen werden, daß in 12 von 13 Fällen die Sonographie präoperativ eine richtige Diagnose ergeben hat. Die Methode hat sich damit für uns sowohl in der Pilotstudie, als auch in schwierigen Fällen bewährt und kann voraussichtlich die gehaltene Rö.-Aufnahme in Zukunft ersetzen.

Schlüsselwörter: oberes Sprunggelenk – Außenbandruptur – Sonographie – Diagnostik.

214. Wertigkeit der Schulterarthroskopie bei chronischen Instabilitäten des Schultergelenkes im Vergleich zu anderen Verfahren

F. Gosse[1] und K. Neumann[2]

[1] Unfallchirurgische Klinik der Medizinischen Hochschule Hannover, [2] Chir. Universitätsklinik Bochum BG-Kliniken „Bergmannsheil"

Value of Shoulder Arthroscopy in Chronic Instability of the Shoulder Compared with Other Diagnostic Procedures

Summary. During an examination of 32 patients with a chronic instability of the shoulder, arthroscopy was compared with other diagnostic procedures. Usually clinical and radiological examinations and CT showed type and reason of instability. A few patients (6 of 32) had no pathological signs typical of instability in these examinations. With arthroscopy instabilities can be found which are caused by intra-articular lesions. In this way the right therapy can be decided.

Key words: Chronic instability – arthroscopy of the shoulder – other procedures.

Zusammenfassung. In einer Untersuchung an 32 Patienten wurde die Arthroskopie mit anderen diagnostischen Verfahren verglichen. Die klinische Untersuchung, analoge Röntgenquartettaufnahmen und das CT lassen in der Regel Aussagen über Typ und Ursache der Instabilität zu. In einigen Fällen (6 von 32) sind aber keine eindeutigen pathologischen Befunde zu erheben. Hier lassen sich mit Hilfe der Arthroskopie intraartikuläre Weichteilveränderungen feststellen, die die Instabilität verursachen. Dadurch ist eine Entscheidung bezüglich des therapeutischen Vorgehens möglich.

Schlüsselwörter: Chronische Instabilitäten – Schulterarthroskopie – Vergleichende Diagnostik.

215. Zur operativen Behandlung des veralteten Monteggia-Schadens beim Kind

D. Havemann und U. Meyer-Engelke

Abt. Unfallchirurgie im Klinikum der Universität Kiel, Arnold Hellerstr. 7, D-2300 Kiel

Operative Treatment of Obsolete Monteggia's Lesion in Children

Summary. Treating obsolete divergent dislocation of the capitulum radii resulting from Monteggia's lesion by open reduction and restoration of the lig. anulare had poor results. This was due to consolidated disloctions ad axim et peripheriam of the ulna, hypertrophy of capitulum radii, and contracture of the interosseal membrane and the proximal radioulnar joint. Possible treatment includes corrective ulnar osteotomy, and in case of definite continuity, a resection of the radius and restoration of the lig. anulare. Eleven such cases were reported. Preoperative planning must include an analysis of the pathomechanics. A tension-free reposition of the capitulum radii must be obtained.

Key words: Obsolete dislocation – capitulum radii – corrective osteotomy – ulna-radius.

Zusammenfassung. Die Behandlung der veralteten Radiusköpfchenluxation, die fast stets die Folge einer Monteggia-Läsion ist, zeigt mit den Mitteln der offenen Reposition, der Naht oder Plastik des Lig. anulare eine hohe Mißerfolgsrate. Ursachen sind Achsen- und Torsionsfehlstellungen der Ulna, Hypertrophie des Radiusköpfchens und Kontrakturen der Membrana interossea und der Kapsel des proximalen Radio-ulnar-Gelenkes, die sich mit Korrekturosteotomie an der Ulna, Resektionsosteotomie am Radius und Wiederherstellung des Lig. anulare beeinflussen lassen. Bericht über 11 Fälle. Präoperative Planung mit Analyse der Pathomechanik unerläßlich. Spannungsfreie Reposition des Capitulum radii muß erreicht werden.

Schlüsselwörter: Radiusköpfchenluxation – Korrekturosteomie – Ulna – Radius.

IV. Freie Vorträge zum Teilgebietsthema II.3

Tumorchirurgie im Kindesalter

216. D. Bürger a.G., P. Weinl, H. Mildenberger (Hannover): Therapiekonzept
beim Hepatoblastom im Rahmen einer nationalen Studie
Manuskript nicht eingegangen.

217. Ovarialtumoren im Kindesalter – Differentialdiagnose und chirurgische Behandlung

H. Roth[1], R. Daum[1], Z. Zachariou[1], G. Benz[1] und W. Brandeis[2]

[1] Kinderchirurg. Abteilung, Chirurg. Zentrum der Universität, [2] Univ. Kinderklinik, Im Neuen-
heimerfeld 110, D-6900 Heidelberg

Ovarian Tumors in Childhood: Differential Diagnosis and Surgical Therapy

Summary. Ovarian tumors in childhood are rare. Their differential diagnosis from other intra-abdominal tumors preoperatively, especially those with cystic parts, is limited in spite of modern examinination
methods, including tumor markers. Over the last 15 years we found signs of malignancy only once in
41 ovarian tumors. In cases of macroscopic malignancy signs the guiding directions of the Makei-study
were followed. Intraoperative tissue section for histological examination should be used with reserva-
tion. The primary aim of operative procedure in childhood is the preservation of organ and function.

Key words: Ovarian tumors – childhood.

Zusammenfassung. Ovarialtumoren im Kindesalter sind selten. Die differentialdiagnostische Abgrenzung gegenüber anderen intraabdominellen Tumoren ist präoperativ bei Geschwülsten mit überwiegend
zystischen Anteilen trotz moderner Untersuchungstechniken einschließlich der Bestimmung von Tumormarkern begrenzt. Eine chirurgische Strategie kann oft erst intraoperativ festgelegt werden. Im
eigenen Krankengut der letzten 15 Jahre fanden sich unter 41 Ovarialtumoren einmal maligne Anteile.
Bei makroskopischem Malignitätsverdacht sind die Richtlinien der Makei-Studie zu beachten. Eine
intraoperative Schnellschnittdiagnose ist mit Vorbehalt anzusehen. Das operative Vorgehen muß im
Kindesalter primär immer organerhaltend ausgerichtet sein.

Schlüsselwörter: Ovarialtumoren – Kindesalter.

218. Maligne Steißbeinteratome

H. Lochbühler, I. Joppich[1] und R. Sauer[2]

[1] Kinderchirurgische Klinik, [2] Kinderklinik, Fakultät für klinische Medizin, Klinikum Mannheim

Malignant Sacrococcygeal Teratomas

Summary. The cases of ten children with sacrococcygeal tumors are reported (six newborns and four
children > 5 months of age). All tumors were removed via a posterior approach. There were recurrences
in two newborns. Although the primary tumor was histologically benign, the recurrences, mature
teratomas, were both malignant. With increasing age the number of malignant degenerations increases
rapidly. The treatment of choice is immediate operative removal of the tumor. The coccyx should be
resected completely. A followup of all children is necessary. The detection of α_1-fetoprotein (AFP) is
a good screening method, because most patients with recurrences are AFP-positive.

Key words: Sacrococcygeal tumor – teratoma.

Zusammenfassung. Es wird über 10 Kinder (6 Neugeborene und 4 Kinder > 5 Monate) mit Steißbein-teratomen berichtet. Die Operation erfolgte in allen Fällen von einem sakralen Zugang aus. In der Gruppe der Neugeborenen entwickelten 2 Kinder ein Rezidiv. Bei den Rezidiven handelte es sich um maligne Dottersacktumoren obwohl die Primärtumoren histologisch benigne waren. Die Quote maligner Tumoren steigt mit dem Alter. Die radikale Operation soll so früh als möglich erfolgen. Die komplette Resektion des Steißbeins ist obligat. Alle operierten Kinder müssen in einer Tumornachsorge überwacht werden. Die AFP-Serumspiegel sind als Screeninguntersuchung für die Nachsorge geeignet.

Schlüsselwörter: Sacrococcygealer Tumor – Teratom.

219. Leistungen der Lungenmetastasenchirurgie bei Weichteil- und Knochensarkomen im Kindes- und Jugendalter

N. M. Merkle, G. Probst, M. Langsdorf und I. Vogt-Moykopf

Thoraxklinik Heidelberg-Rohrbach, Amalienstr. 5, D-6900 Heidelberg

Results of Surgical Treatment of Pulmonary Metastases from Soft Tissue and Osteogenic Sarcomas in Adolescence

Summary. Between 1976 and 1986, 22 young patients were operated on for lung metastases: in 17 cases from bone and in 5 cases from a soft tissue sarcoma. The best surgical approach is the median sternotomy incision; the most commonly used technique of surgical resection is wedge excision. There were no operative deaths. The 5-year survival rate amounted to 30%. The most important prognostic factor was local resectability. Aggressive surgical resection of pulmonary metastases from juvenile soft tissue and osteogenic sarcomas, combined with chemotherapy, can increase survival, especially when metastases are limited to the lung and can be completely removed.

Key words: Soft tissue and bone sarcoma – pulmonary metastases – surgery.

Zusammenfassung. Zwischen 1976 und 1986 wurden in der Thoraxklinik Heidelberg-Rohrbach 22 Kinder und Jugendliche wegen Lungenmetastasen eines knöchernen Sarkoms ($n = 17$) bzw. Weichteil-sarkoms ($n = 5$) operiert. Der Zugang der Wahl ist die mediane Sternotomie, das Resektionsverfahren die atypische Keilresektion im Gesunden. Kein Patient ist an den Folgen des Eingriffs verstorben. Die 5-Jahres-Überlebenswahrscheinlichkeit betrug 30%. Der wichtigste prognostische Parameter war die Radikalität des Eingriffs. Lungenmetastasen von Weichteil- oder Knochensarkomen sollten auch im jugendlichen Alter im Rahmen eines multimodalen Therapiekonzeptes immer dann operiert werden, wenn sie resektabel erscheinen.

Schlüsselwörter: Weichteil- und Knochensarkom – Jugendalter – Lungenmetastasen – Operation.

IV. Freie Vorträge zum Teilgebietsthema II

a) Chirurgie der Krampfadern

b) Rekonstruktive Venenchirurgie

220. Die Perforanteninsuffizienz in der Ätiopathogenese und Behandlung der Varicosis

J. J. Pflug

Swollen Leg Clinic, Department of Surgery, Royal Postgraduate Medical School, Hammersmith Hospital, Ducane Road, London W12, England

The Pathophysiological Role of Incompetent Perforating Veins in Varicose Veins and Their Treatment

Summary. The incompetent perforating veins result in trophic changes only in combination with axial reflux in the epifascial and/or subfascial veins. The severity and rate of progression of the trophic changes do not correlate with the extent of venous impairment and vary widely from one patient to the other. In long-lasting and advanced chronic venous disease dermatoliposclerosis was often associated with chronic compartment syndrome and stiffness of the ankle joint. The treatment of choice was the subfascial ligation of perforating veins plus releasing fasciotomy and if necessary enlargement of the skin circumference by split-skin graft.

Key words: Incompetent perforators – pathophysiology and treatment.

Zusammenfassung. Die trophischen Gewebsstörungen resultieren aus dem Zusammenwirken des axialen und lateralen Rückstroms (blow-out plus blow-down). Bei langem Bestehen der venösen Insuffizienz bleiben die trophischen Veränderungen nicht nur auf die Haut und Subcutis beschränkt, sondern führen über die Fibrosierung der Muskelfaszien und -septen zum chronischen Kompartmentsyndrom und zur Bewegungseinschränkung des oberen Sprunggelenkes. Die Therapie der Wahl bei diesen schwersten Formen der venösen Insuffizienz ist die subfasciale Operation, ergänzt durch dekompressive Fasziotomie und Erweiterungen des fibrosierten Hautmantels durch Einlegen eines Thierschtransplantates.

Schlüsselwörter: Perforanteninsuffizienz – Ätiopathogenese und Behandlung.

221. Die endoskopische Durchtrennung der Perforansvenen

E. Bierhoff, M. Eidenmüller, G. Buess und Th. Junginger

Klinik und Poliklinik für Allgemein- und Abdominalchirurgie Johannes Gutenberg-Universität Mainz

Endoscopic Sectioning of Perforating Veins

Summary. Perforating veins play an improtant role in the origin of chronic venous insufficiency. The endoscopic technique of G. Hauer allows insufficiently perforating veins to be sectioned under direct view control, with little trauma. In the Surgical Department in Mainz, 22 patients underwent endoscopic operation (20 in combination with Babcock-stripping). The first followup results in 16 patients were good. Chronic venous insufficiencies were improved or cured completely in all but two patients.

Key words: Perforating veins – venous insufficiency – endoscopic sectioning.

Zusammenfassung. Bei der Entstehung chronisch venöser Insuffizienzen sind Perforansvenen bedeutsam. Die endoskopische Technik nach G. Hauer erlaubt eine Durchtrennung insuffizienter Perforansvenen unter direkter Sicht, bei geringem Operationstrauma. An der Chirurgischen Klinik Mainz wurden 22 Patienten (20 Patienten in Kombination mit Varizenexhairese) endoskopisch operiert. Erste postoperative Nachuntersuchungsergebnisse zeigen befriedigende Ergebnisse bei 16 Patienten. Chronisch venöse Insuffizienzen wurden mit 2 Ausnahmen verbessert oder völlig abgeheilt.

Schlüsselwörter: Perforansvenen – venöse Insuffizienz – endoskopische Perforansdurchtrennung.

222. Kompartment-Syndrom nach Varizenstripping – eine seltene aber ernste Komplikation

O. Ruland[1], J. O. Jost[2], B. Reers[3] und C. Jackisch

[1] Städt. Krankenhaus Marienhospital Arnsberg 2, [2] Franziskushospital Bielefeld, [3] Chirurgische Universitätsklinik Münster

Compartment Syndrome – A Rare but Critical Complication following Saphena Magna Stripping

Summary. There are only few hints in the literature on compartment syndrome following saphena magna stripping. This postoperative complication can be caused by (1) a surgical mistake (deep vein ligature), (2) pressure bandage irritating the microcirculation, (3) strangulating pressure by the bandage, (4) arterial macro- und micro-angiopathy (unknown), and (5) arterial bleeding following an undetected lesion during operation. Two cases of this complication are reported.

Key words: Saphena magna stripping – compartment syndrome – postoperative complication.

Zusammenfassung. Es gibt nur vereinzelte Hinweise auf ein Kompartment-Syndrom nach Vena saphena magna-Stripping. Zwei derartige Fälle werden vorgestellt und anhand derer die möglichen Ursachen dieser ernsten Komplikation diskutiert: 1. fehlerhafte Unterbindung der tiefen Vene bzw. Behinderung der Blutströmung in ihr, 2. zu fester postoperativer Kompressionsverband, 3. strangulierende Tour innerhalb des Verbandes, 4. unbekannte arterielle Angiopathie (Mikro- oder Makro-), 5. unbemerkte arterielle Verletzung mit anschl. Blutung.

Schlüsselwörter: Saphena magna Stripping – postoperative Komplikation – Kompartment-Syndrom.

223. Vollständiger Ersatz der unteren Hohlvene mit PTFE-Rohrprothese. Indikation und Verlauf von 2 Fällen

J. Laas, M. Heinemann, A. Haverich und R. Pichlmayr

Klinik für Thorax-, Herz- und Gefäßchirurgie, Medizinische Hochschule Hannover, Postfach 610 180, D-3000 Hannover 61

Complete Replacement of Inferior Vena Cava with PTFE Graft: Indication and Followup of two Cases

Summary. Prosthetic replacement of inferior vena cava (IVC) remains a rarity. Two cases are discussed. In one, congenital atresia of IVC between pelvis and renal veins had led to recurrent deep vein thrombosis. In another, invasion of the aorta and IVC by tumour was found during lymphadenectomy two years after rectum resection for carcinoma. In both cases IVC was replaced by externally stented polytetrafluoraethylene (PTFE) grafts. At followup two years and 7 months postoperatively the prostheses were patent. Atresia and invasion by tumour can be indications for IVC replacement. Results with PTFE grafts are encouraging.

Key words: IVC replacement – PTFE tubular graft.

Zusammenfassung. Der prothetische Ersatz der unteren Hohlvene bleibt eine Seltenheit. Zwei Fälle werden vorgestellt. In einem Fall hatte eine angeborene Cava-Atresie zwischen Beckenetage und Nierenvenen zu rezidivierenden Beinvenenthrombosen geführt. Beim anderen stieß man anläßlich einer Lymphadenektomie 2 Jahre nach Rektumkarzinom-Resektion auf eine Tumorinfiltration von Aorta und Vena cava. Beide Male wurde die Vena cava inferior durch eine PTFE-Rohrprothese ersetzt. 2

Jahre und 7 Monate postoperativ waren die Prothesen offen. Atresie und Tumorinfiltration können Indikationen für einen Hohlvenenersatz sein. Die Resultate mit PTFE-Prothese sind ermutigend.

Schlüsselwörter: Vena-cava-Ersatz – PTFE-Rohrprothese.

224. Langzeitergebnisse der venösen Thrombektomie bei tiefer Bein-Beckenvenenthrombose

Th. Noppeney, P. Kasprzak und D. Raithel

Abteilung für Gefäßchirurgie, Klinikum Nürnberg, Flustr. 17, D-8500 Nürnberg 90

Long-Term Results of Venous Thrombectomy

Summary. Between 1979 and 1986, 221 patients (119 men and 102 women) underwent venous thrombectomy. The latency period was 1–4 days in 52%, 5–8 days in 27.6%, and more than 9 days in 20.4%. Six patients had venous thromboses on both sides. In addition to thrombectomy, an a-v fistula was established in 12 patients, and nine patients received a cava filter. Followup examinations took place 1–5 years postoperatively (mean 34 months) with control phlebography in 21%. 24% of the patients were without symptoms, 59% had a mild and 17% a severe post-thrombotic syndrome. These findings prove that the most favourable results are obtained with early thrombectomy, 1–4 days after onset of symptoms.

Key words: Deep vein thrombosis – venous thrombectomy.

Zusammenfassung. Zwischen 1979–1986 wurden 221 Patienten (119 Männer und 102 Frauen) einer venösen Thrombektomie unterzogen. Die Latenzzeit betrug in 52% 1–4 Tage, in 27.6% 5–8 Tage und in 20.4% über 9 Tage. 6 Patienten wiesen eine tiefe Bein-Beckenvenenthrombose bds. auf. Bei 12 Patienten wurde zusätzlich eine AV-Fistel angelegt, 9 Patienten erhielten einen Cavafilter. Die Nachuntersuchung erfolgte 1–5 Jahre postoperativ ($\varnothing$ 34 Monate), eine Kontrollphlebographie wurde in 21% durchgeführt. 24% der Patienten waren symptomfrei, 59% zeigten ein leichtes und 17% ein schweres postthrombotisches Syndrom. Unsere Ergebnisse zeigen, daß günstige Langzeitergebnisse nur bei frühzeitig durchgeführten Thrombektomien erreicht werden.

Schlüsselwörter: tiefe Bein-Beckenvenenthrombose – venöse Thrombektomie.

225. Indikation und Technik der Revaskularisation der Vena subclavia beim Thoracic outlet Syndrom

J. O. Jost und K. Schönleben

St. Franziskus-Hospital Bielefeld – Chirurgische Klinik

Lesions of the Subclavian Vein in Thoracic Outlet Syndrome

Summary. Injury to the subclavian vein in connection with thoracic outlet syndrome can be treated in various ways. The possibilities include a wait-and-see policy with no specific therapy, administration of heparin, lysis treatment, transaxillary resection of the 1st rib or open-patch plastic surgery. The efficacy of these methods was examined in cases of fresh thrombosis, old thrombosis, stenosis subject to different positions, and fixed stenosis. It was shown that young patients, who do hard manual labor should undergo an aggressive therapy to ensure complete recanalization of the venous systems. In all other cases, however, it seems justifiable to wait and see, either without therapy or with heparin.

Key words: Subclavian vein thrombosis – thoracic outlet syndrome.

Zusammenfassung. Bei Läsionen der Vena subclavia im Rahmen eines Thoracic-outlet-Syndroms kann die Therapie in rein abwartendem Verhalten, in Heparingabe, in Lysebehandlung, in der transaxillären Rippenresektion oder in der offenen Erweiterungs-Patch-Plastik bestehen. Diese Maßnahmen wurden bezüglich ihrer Effizienz bei der frischen Thrombose, der veralteten Thrombose, der lageabhängigen

Stenose sowie der fixierten Stenose untersucht. Ergebnis: bei jungen Patienten, die schwer mit den Armen körperlich arbeiten, sind alle aggressiven Maßnahmen zur völligen Wiederherstellung der venösen Strombahn indiziert. Ansonsten ist abwartendes Verhalten bzw. eine alleinige Heparintherapie gerechtfertigt.

Schlüsselwörter: Thrombose der Vena subclavia – Thoracic outlet Syndrom.

226. Der Femoro-Crurale Bypass (BP) in der Therapie des arteriellen Verschlußleidens. Ergebnisse nach 10 Jahren rekonstruktiver Gefäßchirurgie

H.-O. Steitz, B. Rauchenecker, H. Kortmann und L. Lauterjung

Chirurgische Klinik und Poliklinik (Direktor: Prof. Dr. G. Heberer) Ludwig-Maximilians-Universität München, Klinikum-Großhadern, Marchioninistr. 15, D-8000 München 70

The Femorocrural Bypass in Therapy of Arterial Ischemic Disease: Results after Ten Years of Reconstructive Vascular Surgery

Summary. A retrospective study of 174 BPs performed in 151 patients over the last 10 years showed that BP patency was maintained in 51.7% of the patients after a mean followup of 2.5 years. The patient survival rate was 75.5%; amputation was unavoidable in 31.8%. Patients undergoing operation were classified according to Fontaine: 57.4% were stage I or II (57% patients of III, 52% of IV preoperatively). The death rate was about 4%. The incidence of BP thrombosis (60.4%), causing most of the 87 reinterventions, might be reduced by a distal av-fistula. According to Kaplan-Meier the probabilities of BP patency after 5 (10) years was $p = 0.43$ (0.15) and of leg maintenance $p = 0.64$ (0.55). This suggests sufficient collateralization between operation and BP thrombosis.

Key words: Arterial ischemic disease – femorocrural bypass – arterial-venous fistula in the distal anastomosis.

Zusammenfassung. Bei 151 Pat. waren retrospektiv von insgesamt 174 BP 51,7% nach einer mittleren Beobachtungszeit von 2,5 J. offen; die Amputationsrate betrug 31,8%, die Patientenüberlebensrate 75,5%. Stadium I und II erreichten 57,4% aller Operierten (57% Pat. aus III, 52% aus IV); die Letalität lag in unserem Krankengut bei 4%. Die meisten der insgesamt 87 Reinterventionen waren Folge der häufigsten Komplikation (60,4%), der BP-Thrombose, deren Inzidenz durch eine distale AV-Fistel in noch zu definierendem Umfang zu reduzieren ist. Nach Kaplan-Meier errechnete sich die Wahrscheinlichkeit für eine freie BP-Durchgängigkeit 5 (10) J. p. op. mit 43% (15%), jedoch für die Erhaltung des amputationsbedrohten Beines infolge Kollateralisierung mit 64% (55%).

Schlüsselwörter: arterielles Verschlußleiden – femoro-cruraler Bypass – distale AV-Fistel.

227. E. Muhl a.G., D. Kummer, E. Kiffner, F. W. Schildberg (Lübeck): Die AV-Fistel an der distalen Anastomose: Eine Bereicherung für die periphere Gefäßrekonstruktion

Manuskript nicht eingegangen.

228. Entwicklung eines Rotationskatheters zur dynamischen Angioplastie

B. Steckmeier und R. Baumgart

Chirurgische Klinik Innenstadt u. Chirurgische Poliklinik der Universität München,
Nußbaumstr. 20/Pettenkoferstr. 8a, D-8000 München 2 (Direktor: Prof. Dr. med. L. Schweiberer)

Development of a Milling Catheter for Dynamic Angioplasty

Summary. We developed three milling catheters (2.3, 3.0 and 3.5 mm $\emptyset$) consisting of a rotating head that is connected to a high-speed driving motor (frequency up to 80,000 rpm) via a flexible cable. The rinse fluid from numerous holes within the head has cooling as well as antithrombotic properties. The catheters were employed percutaneously (2.3 mm) and in conjunction with vascular surgery to treat occlusions of the superficial femoral and the popliteal artery when impassable to a guide wire. The dynamic recanalisation was successful in eight patients with severe ischemia. Two patients underwent a femoropopliteal bypass. The special construction of this device reduces the risk of perforation or emoblisation.

Key words: Milling catheter – dynamic angioplasty.

Zusammenfassung. Wir entwickelten 3 Fräskatheter (2,3 3,0 u. 3,5 mm $\emptyset$), die aus einem rotierenden Kopf bestehen, der mit einem regelbaren Elektromotor (Frequenz bis 80 000/min) über ein flexibles Kabel verbunden ist. Die Spülflüssigkeit tritt aus zahlreichen Öffnungen an der Spitze aus und hat zugleich kühlende als auch antithrombotische Eigenschaften. Die Katheter wurden perkutan (2,3 mm) und in Verbindung mit einem gefäßchirurgischen Eingriff benutzt zur Behandlung von Verschlüssen der A. femoralis superficialis, die mit dem Führungsdraht nicht passierbar waren. Bei 8 Patienten war die Rekanalisation erfolgreich; 2 Patienten erhielten einen femoro-poplitealen Bypass. Dieses spezielle System ist so konstruiert, daß eine minimale Perforations- und Embolisationsgefahr besteht.

Schlüsselwörter: Rotationskatheter – dynamische Angioplastie.

229. Die uv-Laserangioplastie nach Induktion einer artifiziellen Arteriosklerose am Deutschen Landschwein

B.-M. Harnoss, H. Zühlke, R. Häring und G. Müller*

Abteilung für Allgemein-, Gefäß- und Thoraxchirurgie im Klinikum Steglitz und
* Laser-Medizin-Zentrum Berlin

UV Laser Angioplasty after Induction of Artificial Arteriosclerosis in German Country Pigs

Summary. Short-pulsed ultraviolet laser emission can be used in vitro to produce specific and selective irradiation defects in vessels without causing thermal secondary damage. Its intravascular application in angioplasty was first done in German country pigs after prior induction of artificial arteriosclerosis. In a subsequent 60-day followup a rapid endothelialization was observed with only minor initial thrombogenesis of the irradiation defects. Marginal secondary damage was limited to the immediately adjoining cell structure of the vessel wall.

Key words: UV laser angioplasty – artificial arteriosclerosis.

Zusammenfassung. Kurzgepulste ultraviolette Laserstrahlung ist in vitro geeignet, gezielte und selektive Bestrahlungsdefekte an Gefäßen zu setzen, ohne thermische Sekundärschäden zu verursachen. Die intravasale Anwendung erfolgte im Sinne der Angioplastie erstmalig am Deutschen Landschwein nach vorheriger Induktion einer artifiziellen Arteriosklerose. In einer anschließenden Verlaufsbeobachtung über 60 Tage zeigte sich eine rasche Endothelisierung bei nur geringer initialer Thrombogenität der Bestrahlungsdefekte. Marginale Sekundärschäden blieben auf die unmittelbar angrenzende Zellstruktur der Gefäßwand begrenzt.

Schlüsselwörter: uv-Laserangioplastie – artifizielle Arteriosklerose.

IV. Freie Vorträge zum Hauptthema I.3

Chirurgische Onkologie, Leistungen der Tumorchirurgie II

230. Die Operation des Oesophaguskarzinoms im Rahmen eines perioperativen Chemotherapiekonzeptes

M. Blum, F. Pelster, P. Preusser und H. Bünte
Chirurgische Universitätsklinik Münster

Operation of Advanced Esophageal Carcinoma before and after Chemotherapy

Summary. Twenty-one patients were found to have unresectable esophageal carcinoma (13 by explorative laparotomy, 8 by preoperative staging). All were treated with 3–4 cycles of cisplatinum, etoposide and 5 FU. Tumors responded to therapy in 67% of the patients, 10% having complete (CR), 57% partial remission (PR). Resection could be performed in 38% after chemotherapy. Two postoperative complications, i.e. cardiopulmonary failure, occurred and one patient died. The median survival of patients with CR and PR was 17 months; a comparable group not receiving chemotherapy survived for 5 months.

Key words: Esophageal carcinoma – chemotherapy – exploration – resection.

Zusammenfassung. 21 Patienten mit irresektablem Oesophagus-Ca wurden mit Cisplatin, Etoposid und 5 FU behandelt. 3–4 Therapiezyklen wurden appliziert. 67% der Tumoren sprachen auf die Chemotherapie an, 10% mit kompletter (CR) und 57% mit partieller Remission (PR). Nach Chemotherapie konnten 38% der Tumoren reseziert werden. 2 postoperative Komplikationen durch cardio-pulmonales Versagen traten auf. 1 Patient verstarb daran. Die mediane Überlebenszeit betrug bei Patienten mit CR und PR 17 Monate, die einer Vergleichsgruppe ohne Chemotherapie 5 Monate.

Schlüsselwörter: Oesphaguskarzinom – Chemotherapie – explorative Operation – Resektion.

231. Billroth I – Resektion beim Magenkarzinom – Alternative oder Fehler?

G. Geiger und M. Trede
Chirurgische Universitätsklinik Mannheim, Theodor-Kutzer-Ufer, D-6800 Mannheim

Billroth I Operation in Gastric Cancer: An Alternative or Malpractice?

Summary. Between 1973 and 1987, 1034 patients with gastric cancer were operated in the Surgical University Hospital Mannheim. Eighty-six of 455 carcinomas of the antrum were treated with total gastrectomy, and 369 with distal gastrectomy. Thirty-two of the latter involved Billroth I (BI) resection. The 5-year survival rate was 45.5%; there was no significant difference between the methods of operation. As an individualized procedure, BI resection with lymphadenectomy of compartments I and II is recommended for prepyloric T1–T3 tumors of intestinal type (Laurén), especially in older patients.

Key words: Gastric cancer – Billroth I operation.

Zusammenfassung. Von 1973–1987 wurden 1034 Resektionen wegen Magenkarzinom durchgeführt. Von 455 Antrumkarzinomen wurden 86 gastrektomiert und 369 distal teilreseziert, darunter 32 BI-Resektionen in kurativer Absicht. Die 5-Jahresüberlebenszeit unterscheidet sich mit 45,5% nicht signifikant von den beiden anderen Operationsverfahren. Im Sinne des individualisierten Vorgehens hat die schonende BI-Resektion mit Lymphadenektomie des Kompartments I und II beim praepylorischen T1–T3 Tumor vom intestinalen Typ nach Laurén besonders beim alten Patienten durchaus ihren Platz.

Schlüsselwörter: Magenkarzinom – Billroth I – Resektion.

232. Ergebnisse der chirurgischen Therapie bei den Karzinomen des Pankreas und der Papilla Vateri

U. Sulkowski, J. Meyer und B. Reers

Klinik für Allgemeine Chirurgie der Westfälischen-Wilhelms-Universität, Jungeblodtplatz 1, D-4400 Münster

Results of Surgical Therapy in Pancreatic and Ampullary Cancer

Summary. From 1974 to 1986 454 patients with pancreatic and 70 with ampullary carcinoma were treated at our institution. Resection rates of pancreatic (15.0%) and ampullary cancer (85.7%) were significantly different ($p < 0.0001$). Ampullary tumors presented at an earlier stage with a higher grade of histologic differentiation. Pancreatic cancer showed rather irregular patterns of metastatic spread. The 5-year-survival rate was 1.1% for pancreatic and 38.4% for ampullary cancer. The broad use of preoperative endoscopic treatment reduced the number of deaths caused by the operation.

Key words: Pancreatic carcinoma – ampullary carcinoma – therapy.

Zusammenfassung. Wir behandelten an unserer Klinik von 1974 bis 1986 454 Patienten mit einem Pankreas- und 70 mit einem Papillenkarzinom. Die Resektionsraten bei Pankreas- (15.0%) und Papillenkarzinom (85.7%) unterschieden sich signifikant ($p < 0.0001$), wobei das Papillenkarzinom zu einem früheren Zeitpunkt mit höhergradiger histologischer Differenzierung manifest wurde. Daneben zeigte das Pankreaskarzinom ein insgesamt unregelmäßiges Metastasierungsmuster. Die 5-Jahres-Überlebensrate betrug für das Pankreas- 1.1% und für das Papillenkarzinom 38.4%. Die Operationsletalität konnte durch breite Anwendung endoskopischer Verfahren reduziert werden.

Schlüsselwörter: Pankreaskarzinom – Papillenkarzinom – Therapie.

233. Palliative Therapie des Pankreas-Karzinoms – eine interdisziplinäre Aufgabe

P. Huber[1], J. Rosenberger[1], S. Said[1], W. Gross-Fengels[2] und D. Zech[3]

[1] Chirurgische Universitätsklinik Köln, [2] Radiologische UniKlinik, [3] Anästhesiol. UniKlinik

Palliative Therapy of the Pancreas Carcinoma – An Interdisciplinary Problem

Summary. Pancreas carcinoma has the worst prognosis of all carcinomas of the GI tract, having a five-year-survival rate of 0.4%. The primary methods of treatment are palliative. The resection rate in our own number of patients totaled 17% from 1960 to 1987; in 52% of the cases, bypass procedures were carried out. Alternatively, endoscopic ($n = 131$) or transcopic ($n = 80$) drainage of the bile duct can be performed. The aim of all these procedures should be the alleviation of pain according to the WHO scheme or a CT-controlled neurolysis of the celiac plexus.

Key words: Panreactic carcinoma – palliative treatment.

Zusammenfassung. Das Pankreas-Karzinom hat mit einer 5-Jahresüberlebensquote von 0,4% die schlechteste Prognose aller gastroint. Karzinome. Pall. Behandlungsmethoden stehen oft im Vordergrund. Die Resektionsquote im eig. Krankengut betrug zwischen 1960–87 17%; in 52% wurden Bypass-Verfahren durchgeführt, die mittl. Überlebenszeit war 9,8 bzw. 4,3 Monate. Alternativ wurden endosk. ($n = 131$) oder transk. ($n = 80$) Gallengangsdrainagen durchgeführt. Allen Verfahren gemeinsam sollte eine gezielte Schmerzbekämpfung nach dem Stufenschema der WHO bzw. eine CT-gesteuerte Neurolyse des Plexus coeliacus ($n = 16$) sein.

Schlüsselwörter: Pankreas-Karzinom – Palliative Behandlung.

234. Der Stellenwert verschiedener palliativer Operationsverfahren bei Primärtumoren und Rezidiven kolorektaler Karzinome

G. Meyer, E. Oevermann, V. Lange und F. W. Schildberg
Klinik für Chirurgie, Medizinische Universität Lübeck, Ratzeburger Allee 160, D-2400 Lübeck

The Value of Different Palliative Methods of Operation in Primary and Recurrent Colorectal Carcinoma

Summary. Palliative operations were performed only in patients with colorectal carcinoma because of metastases from primary tumors and technical inoperability of recurrent tumors. The prognostic factors of 30-day lethality and long-term results include emergencies and the presence of distant metastases. Tumor-reductive procedures have the best results. Survival times after extended resections are 4 months longer than after simple resection (14.2 months). Cryotherapy and laser evaporisation are good therapeutic alternatives with low risks for carcinoma of the rectum (med. surv. time: 19.8 months).

Key words: Colorectal carcinoma – palliative therapy – methods of operation – long-term results.

Zusammenfassung. Ursache palliativer Operationen bei kolorektalen Karzinomen sind bei Primärtumoren meist Fernmetastasen und bei Lokalrezidiven technische Inoperabilität. Prognostische Faktoren für Früh- und Langzeitergebnisse sind Notfallsituationen und das Vorliegen von Fernmetastasen. Tumorreduzierende Verfahren haben die günstigsten Ergebnisse. Bei den resezierenden Verfahren (med. ÜLZ 14,2 Mon.) sind die Überlebenszeiten nach erweiterter Resektion 4 Mon. länger als nach einfacher Resektion. Beim Rektumkarzinom kann die kryo/laser-chirurgische Therapie eine gute und risikoarme Alternative darstellen (med. ÜLZ: 19,8 Mon.).

Schlüsselwörter: Kolorektales Karzinom – palliative Therapie – Operationverfahren – Ergebnisse.

235. Chirurgische Behandlung maligner Weichgewebstumoren des Retroperitoneums

R. Roscher, K. Orth und H. G. Beger
Klinik für Allgemeinchirurgie der Universität Ulm

Surgical Therapy of Retroperitoneal Soft Tissue Sarcomas

Summary. From 1982 to 1986 52 patients were treated for retroperitoneal soft tissue sarcomas. Since the tumors caused only vague symptoms, 73% of the patients already had a palpable abdominal mass. Contrast-enhanced CT was the most useful diagnostic aid. Seven patients underwent only explorative celiotomy. Palliative resection was performed in 30, curative resection in 15. Multi-organ operations were mandatory in 39 patients. Sixteen histological varieties of sarcomas were encountered. The death rate of inpatients was 1.9%. A followup was done in 38 adult patients: the median survival time after exploratory laparotomy was 3 months, after palliative resections 32 months. All patients with curative resection were still alive after a median observation time of 22 months.

Key words: Soft tissue sarcoma – retroperitoneal space – surgical treatment.

Zusammenfassung. Von 1982–86 wurden 52 Pat. operiert. Bei uncharakteristischen Symptomen kamen 73% d. Pat. mit bereits tastbarem Tumor zur Therapie. Als beste diagnostische Hilfe erwies sich die kontrastmittelverstärkte CT. Bei 7 Pat. war nur eine Probelaparotomie möglich; 30 Pat. wurden palliativ, 15 kurativ operiert. In 39 Fällen waren komplexe Multiorganoperationen erforderlich. 16 verschiedene histologische Diagnosen wurden gestellt. 1 Pat. verstarb postoperativ: Letalität 1.9%. Die 38 erwachsenen Patienten wurden nachbeobachtet: die mediane Überlebenszeit nach PL betrug 3 Monate, nach Palliativeingriffen 32 Monate. Alle 11 kurativ operierten Patienten waren nach median 22 Monaten noch am Leben.

Schlüsselwörter: Weichgewebstumoren – Retroperitoneum – chirurgische Therapie.

V. Kurs für Praktische Chirurgie 3

Decubitaldefekt

236. Dekubital-Defekt Pathophysiologie Prevention, spezielle Risiken

H.-E. Köhnlein

Abteilung f. Unfall-, Hand- und Plastische Chirurgie der Kliniken Dr. Michael Schreiber,
Scheinerstraße 3, D-8000 München 80

Decubital Defect: Pathophysiology, Prevention and Special Risks

Summary. The prevention of pressure sloughs is one of the most important tasks of nursing. A positive nitrogen balance and the prevention of anemia are important. Frequently decubital ulcers develop in paraplegics. The five classical decubitus localizations are sacral, calcanear, trochanteric, malleolar and ischial. Above all an oblique position prevents pressure. The clinical stages of decubitus formation were described by Campbell in 1959. The Norton scale is important for initial prophylaxis.

Key words: Campbell stages – Norton scale – nursing measure.

Zusammenfassung. Die Verhütung von Drucknekrosen ist eine der wichtigsten Aufgaben der Krankenpflege überhaupt. Wichtig ist außerdem die Aufrechterhaltung einer positiven Stickstoffbilanz sowie die Verhinderung einer Anaemie. Am häufigsten treten Decubiti bei Paraplegikern auf. Die 5 klassischen Dekubituslokalisationen sind: sakral, Fersen, Trochanter, Malleolargegend sowie die Sitzbeinhöcker. Die Druckentlastung erfolgt vor allem durch Schräglage. Die klinischen Stadien der Dekubitalausbildung hat Campbell 1959 festgelegt. Für die Einleitung einer Prophylaxe ist die Norton-Skala wichtig.

Schlüsselwörter: Campbell-Stadien – Norton-Skala – Pflegemaßnahmen.

237. Die konservative Behandlung von „Dekubitaldefekten"

M. H. Ruidisch

Berufsgenossenschaftliche Unfallklinik Murnau

Conservative Treatment of Pressure Sores

Summary. Pressure sores are the second most frequent complications in patients with injuries of the spinal cord. Treatment is divided into two steps. First, the patient's general clinical condition is optimized; usually anaemia dysproteinaemia or diminished Factor XIII are present. Second, the pressure sores are treated: immediate prevention of pressure, surgical and enzymatic debridement to promote granulation, and finally reepithelialisation. A negative aspect of conservative treatment is scar tissue. For this reason 81 % of 426 patients underwent the surgery.

Key words: Paralysis – pressure sores – conservative treatment.

Zusammenfassung. Druckgeschwüre bei Rückenmarkverletzten stellen die zweithäufigste Komplikation dar. Die Behandlung gliedert sich in zwei Abschnitte, nämlich erstens der Besserung des Allgemeinzustandes, häufig liegt eine Anämie, eine Dysproteinämie und ein Mangel an Faktor XIII vor, welche substituiert werden müssen; zweitens der lokalen Wundbehandlung, sie besteht in sofortiger Druckentlastung, in einer chirurgischen und enzymatischen Reinigung, in einer Förderung des Granulationsgewebes und letztlich in einer Förderung der Epithelisierung. Der Nachteil der konservativen Behandlung ist die verbleibende Narbe, deshalb wurde bei unseren 426 Patienten in 81 % der Fälle der operative Weg gewählt.

Schlüsselwörter: Querschnittlähmung – Druckgeschwür – konservative Behandlung.

238. Dekubitaldefekt, Grundsätze der operativen Behandlung

E. Herndl, W. Mühlbauer und A. Schmidt

Abt. f. Plastische-, Wiederherstell.- und Handchirurgie, Zentrum für Schwerbrandverletzte, Krankenhaus München-Bogenhausen, Englschalkinger Str. 77, D-8000 München 80

Principals of Operative Treatment in Decubital Ulcers

Summary. Operative methods of closing decubital ulcers, such as direct closure following excision; skin transplantation; cutaneous, muscular and musculocutaneous flaps; as well as free microvascular tissue transplants, are shown and the advantages and disadvantages of these methods discussed. Muscular and musculocutaneous flaps are the best forms of tissue substitute. The criteria for choosing an operative method are based on the evaluation of the wound, knowledge of the etiology, prognosis, as well as social background of the patient.

Key words: Decubital ulcer – operative therapy.

Zusammenfassung. Die Operationsverfahren zur Deckung von Decubitalulcera, nämlich der Direktverschluß nach Exzision, Hauttransplantation, cutane, muskuläre und muskulokutane Lappenplastiken sowie die freie mikrovaskuläre Gewebetransplantation werden dargestellt und deren Vor- und Nachteile diskutiert. Muskel und Muskelhautlappen bieten den am stärksten belastbaren Gewebeersatz. Kriterien für die Auswahl des geeigneten Operationsverfahrens sind neben der Beurteilung der lokalen Situation die genaue Kenntnis der Ätiologie, der Prognose, sowie des sozialen Umfeldes des Patienten.

Schlüsselwörter: Decubitalulcera – operative Therapie.

239. N. Olivari (Wessling): Behandlung der sacralen und Sitzbein-Decubitalulcera

Manuskript nicht eingegangen.

240. Die operative Behandlung des trochanteren Decubitus

G. Lemperle, H. Lampe und K. Exner

St. Markus-Krankenhaus, Klinik f. Plast. u. Wiederherstellungschirurgie, Wilhelm Epsteinstr. 2, D-6000 Frankfurt

The Treatment of Trochanteric Ulcers

Summary. Trochanteric ulcers occur mainly in paraplegics or elderly apoplectic patients who are bed ridden. The treatment of choice is early exicision of necrotic tissue and primary closure of the defect with local flaps. In patients with no chronic disease, e.g. after accidents, apoplexy or coma, a fasciocutaneous transposition flap is ideal. In paraplegics or very old patients musculocutaneous flaps or island flaps are preferable. The application of the various flaps, such as the tensor fascia lata flap, the dorsal thigh flap, the becips femoris flap, the glutaeus maximus flap as well as the upper abdominal quadrant flap and the caudally based rectus flap, were demonstrated and the substitution of the bursa by a flat silicone implant was discussed.

Key words: Trochanteric ulcers – paraplegic – musculocutaneous flaps.

Zusammenfassung. Der Decubitus über dem Trochanter major kommt vorwiegend bei gelähmten oder altersbedingt bettlägerigen Patienten vor. Die Behandlung der Wahl ist die frühzeitige Excision des nekrotischen Gewebes und primäre Deckung mit lokalen Schwenklappen. Hierzu bieten sich bei Patienten mit einmaliger Ursache wie Unfall, Apoplex oder Koma die fasciocutanen Schwenklappen an; bei Paraplegikern oder sehr alten Patienten sollten musculocutane Lappen oder Insellappen den Vorzug erhalten. Es wird die Anwendung verschiedener Lappen, deren Durchblutung auf dem M. tensor fasciae latae, M. bizeps femoris oder M. gluteus maximus basieren und weitere Möglichkeiten, wie der lateral gestielte Unterbauchlappen oder die Unterpolsterung mit Silikonkissen demonstriert.

Schlüsselwörter: Dekubitus – trochanterer – Paraplegiker – Lappen, muskulokutane.

241. E. Biemer (München): Fersendecubitus

Manuskript nicht eingegangen.

242. Seltene Dekubitusformen

A. Berger

Klinik für Plastische, Hand- und Wiederherstellungschirurgie der Medizinischen Hochschule Hannover, Podbielskistr. 380, D-3000 Hannover 51

Rare Pressure Sores

Summary. Every exposed part of the human body of an unconscious or severely ill patient may develop a pressure sore. Local pressure on a slightly perfused small area over a bone close to the skin can lead to a sore. Examples of such areas are the ulna epicondylus including the ulnar nerve lesion, patella, malleoli, foot, skull, ribs, the nasal introitus, or a brachial plexus lesion in lower leg nerve injuries. The therapy should based on an integrated concept of prophylaxis, local or even microvascular tissue transfers and postoperative guidance of the patient to avoid new injuries.

Key words: Rare pressure sores – flaps – prophylaxis.

Zusammenfassung. Jede exponierte Stelle am Körper eines bewußtlosen oder schwer darniederliegenden Patienten oder auch ein asenibles Hautareal beim sonst Gesunden kann, wenn Druck, verminderte lokale Durchblutung und ein Gegendrucklager (Knochen etc.) zusammenkommen zu einem Dekubitalulcus führen. Es werden Beispiele aufgezeigt mit Dekubitaldefekten am Epicondylus ulnaris, auch mit Ulnarisläsion! Über Patelle, Knöchel, Vorfuß, Hinterhaupt, Naseneingang, Rippenbogen und bei Nervenläsionen der Extremitäten vorgestellt. Die Therapie durch lokale oder auch mikrovasculäre Gewebstransfers wird besprochen. Besonderen Wert wird auf ein Gesamtkonzept, das Prophylase, lokale Sanierung und Rezidivprophylaxe mit einschließt, gelegt.

Schlüsselwörter: Seltene Dekubitalulcera – Lappenplastiken – Prophylaxe.

243. E. Vaubel (Berlin): Neuroplegischer Decubitus

Manuskript nicht eingegangen.

244. Decubitus bei Angiopathie, Diabetes u. Intensivpflege

J. Heiß

Chirurgische Klinik Dr. Rinecker, München, Abtlg. für Gefäßchirurgie

Decubitus Ulcer in Angiopathy, Diabetes and Intensive Care

Summary. Seriously ill inpatients are predisposed to develop decubitus ulcers. While not a pathogenetic unity in themselves, they result from pathogenetic problems which lead to confinement to bed, immune defects and insufficient circulation. If the pressure on the skin is increased for too long a time, the perfusion of the tissue is diminished. Sufficient perfusion can be restored in patients without arterial occlusive diseases by general measures, whereas in cases of angiopathy vascular stenoses and occlusion must be considered. Perfusion can be maintained by aortoiliac surgery or improved by drug and surgical treatment.

Key words: Decubitus ulcer – blood supply.

Zusammenfassung. Schwerkranke sind besonders dekubitusgefährdet. Wenn sie auch keine pathogenetische Einheit darstellen, leiden sie unter Bettlägerigkeit, Infektschwäche und Kreislaufinsuffizienz. Langzeitig erhöhter Auflagedruck steht einer verminderten Gewebsperfusion gegenüber. Ist bei Gefäßgesunden diese durch allgemeine Maßnahmen wiederherzustellen, muß bei Gefäßkranken das Verschlußleiden beachtet werden. Zur Verbesserung und Erhalt der Perfusion sind konservative und operative Maßnahmen nötig, vor allem im aortoiliacalen Abschnitt.

Schlüsselwörter: Dekubitus – Gewebsdurchblutung.

IV. Freie Vorträge

Operative Technik und Taktik

245. Zur derzeitigen Rolle der Hemithyreoidektomie in der Schilddrüsenchirurgie

R. A. Wahl, A. Seel, P. Vietmeier und R. Hornstein
Chirurgische Klinik, Bürgerhospital Frankfurt/Main

The Current Role of Hemithyroidectomy in Thyroid Surgery

Summary. Hemithyroidectomy was performed in 38% of patients with cold nodules, 25% with autonomous adenomas. In 19% with multi nodes, 79% with recurrent goiters and 68% with Grave's disease in conjunction with variable contralateral resections. Both recurrent laryngeal nerve palsy and hypocalcemia occurred once (3.8%) in 26 reoperations, but not after the first operation ($n = 98$). Hemithyroidectomy has a permanent place in our total operative concept, which is characterized by low complication rates (0.3% recurrent nerve palsy and 0% persisting hypocalcemia after 290 first operations, and 3% each after 33 reoperations.

Key words: Hemithyroidectomy – solitary thyroid nodules – recurrent laryngeal nerve paralysis.

Zusammenfassung. Die Hemithyreoidektomie als Standardeingriff wurde bei 38% der kalten Knoten, 25% der auton. Adenome, in Verbindung mit kontralateraler Resektion bei 19% der multinod.-, bei 79% der Rezidiv- und bei 68% der Basedow-Strumen durchgeführt. Recurrensparese und Hypocalcemie traten je einmal nach Rezidiveingriffen ($n = 26$) auf (3,8%), nicht nach Erstop. ($n = 98$). Die Hemithyreoidektomie hat einen festen Platz in unserem komplikationsarmen Gesamtkonzept (0,3% Recurrensparesen und 0% persist. Hypocalcemien nach 290 Erstop. und jeweils 3% nach 33 Rezidivop.).

Schlüsselwörter: Hemithyreoidektomie – Schilddrüsensolitärknoten – Recurrensparese.

246. Collare Stapler-Anastomose nach Ösophagusresektion

B. Ulrich und N. Kockel
Kliniken der Landeshauptstadt Düsseldorf Chirurgische Klinik, Krankenhaus Gerresheim

Stapler Anastomosis of the Cervical Esophagus

Summary. In a group of 11 patients (1/87–3/88) with subtotal resection of the esophagus, the cervical anastomosis was performed with a stapler ($10 \times$ ILS 21; $1 \times$ ILS 25). The only leakage was due to a technical error. The cervical stapler-anastomosis requires an extremely long gastric tube. Because of an overlapping 6–7 cm portion of the neck wound, an end-to-side-anastomosis (with a circular and linear stapler) could be performed. Three anastomotic strictures were observed postoperatively. They were easily treated by bouginage. In the meantime there have been other reports on this technique in which leakage did not occur (Wong: 5/2 strictures; Imamura 10/no strictures).

Key words: Stapler – anastomosis of the cervical esophagus – esophageal resection.

Zusammenfassung. Von 1/87–3/88 wurden 11 collare Anastomosen nach subtotaler Ösophagusresektion mit dem Stapler ($10 \times$ ILS 21; $1 \times$ ILS 25) durchgeführt. Die einzige Insuffizienz trat bei der 1. dieser Operationen wegen eines technischen Fehlers auf. Voraussetzung zur Herstellung der collaren Stapler-Anastomose ist ein überlanger Schlauchmagen. Durch den überstehenden Anteil am Hals konnte eine End-zu-Seit-Anastomose (zirkulärer und linearer Stapler) problemlos angelegt werden. Postoperativ wurden 3 Stenosen beobachtet ($2 \times$ bedingt durch ein Tumorrezidiv), die durch ein- oder zweimalige Bougierung beseitigt werden konnten. In der Literatur wurde 1987 von collaren Stapler-Anastomosen ohne Insuffizienz berichtet: (Wong 5/2 Stenosen; Imamura 10/keine Stenose).

Schlüsselwörter: Stapler – collare Anastomose – Ösophagusresektion.

247. Die abdominozervikale Ösophagusextirpation mit einzeitiger Gastroplastik

A. F. Chernousov, A. A. Chernjavsky und F. S. Kurbanov

Allunionsforschungszentrum für Chirurgie, UdSSR, Moskau, Abrikosovsky, 2

Extirpation of the Abdominocervical Esophagus with Gastroplasty

Summary. The method of choice in surgery for cancer of the lower thoracal section of the esophagus and carcinoma of the cardiac esophagus is esophagectomy without thoracotomy followed by isoperistaltic posteromediastinal gastroplasty. If indicated this operative technique can be used for cancer of the middle thoracal section of the esophagus (good tumor regression following radiation) and in corrosive esophageal strictures. Forty-six patients underwent operations: 28 for cancer, 18 for corrosive esophageal strictures. While the method of the operation was modified, its technical principles are as follows: (1) the A. gastrica dextra is bisected at the pylorus; (2) the duodenum is mobilized according to the method of Kocher; (3) an incision perpendicular to the greater curvature of the stomach is made just under 2 cm above the pylorus, and 2.5–3 cm diameter tubes are formed parallel to the greater curvature; (4) a laser-suture apparatus is used at all stages of the operation; (5) the transplantate is affixed to the surrounding tissues and on the paravertebral fasciae at the outlet of the posterior mediastinum so as to ensure that pus does not enter the posterior mediastinum in case the sutures of the anastomosed esophagus open; (6) the throat wound and the mediastinum are drained by two-lumen drainage tubes. Three patients died from pulmonary embolism and abscesses of the mediastinum. The esophageal anastomosis at the cardia failed in three patients but did not cause death.

Key words: Esophagectomy – gastroplasty.

Zusammenfassung. Die Ösophagektomie ohne Thorakotomie mit einzeitiger isoperistaltischer posteromediastinaler Gastroplastik ist die Methode der Wahl in der chirurgischen Behandlung des Karzinoms im unteren thorakalen Ösophagusabschnitt und des kardioösophagealen Karzinoms. Bei Indikation kann diese Operation auch beim Karzinom des mittleren thorakalen Ösophagusabschnittes (gute Tumorsregression nach der Bestrahlung) und bei den Verätzungsstrikturen angewandt werden. 46 Patienten wurden operiert: 28 mit Karzinomen, 18 mit Verätzungsstrikturen des Ösophagus. Die Methodik der Operation ist modifiziert, ihre technischen Grundsätze sind folgende: 1. die A. gastrica dextra wird am Pylorus durchschnitten; 2. das Duodenum wird nach Kocher mobilisiert; 3. 2 cm oberhalb des Pylorus senkrecht zur großen Kurvatur und ohne diese 2 cm zu erreichen, wird der Magen inzidiert und die Röhre mit einem Durchmesser von 2,5–3 cm wird parallel zur großen Kurvatur gebildet; 4. in allen Stufen der Operation wird der Laser-Nähapparat angewandt; 5. am Ausgang aus hinterem Mediastinum wird das Transplantat zirkulär an den Nachbargeweben und an der paravertebralen Fascia fixiert, was der Eitereindringung ins hintere Mediastinum im Falle der Nahtinsuffizienz der Ösophagusanastomose vorbeugt; 6. die Halswunde und das Mediastinum werden mit zweilumigen Drainagen drainiert. 3 Patienten verstarben wegen Lungenembolie und Mediastinumabszeß. Nur bei 3 Patienten entwickelte sich die Insuffizienz der Ösophagusanastomose am Hals (ohne Letalausgänge).

Schlüsselwörter: Ösophagusextirpation – Gastroplastik.

248. Interposition und Ersatzmagen. Ein physiologisches Rekonstruktionsverfahren nach Gastrektomie

A. Thiede [1], K. H. Fuchs [2] und H. Hamelmann [2]

[1] Chirurgische Klinik (Chefarzt: Prof. Dr. A. Thiede) des Friedrich-Ebert-Krankenhauses Neumünster, Friesenstr. 11 und
[2] Abteilung für Allgemeine Chirurgie (Direktor: Prof. Dr. H. Hamelmann) der CAU 2300 Kiel

Interposition and Pouch: A Physiological Reconstruction after Gastrectomy

Summary. Beside the Roux-y procedure with a pouch ($n = 57$), the jejunum interposition with pouch ($n = 31$) has been applied since 1984/85 to reconstruct the passage after total gastrectomy. In doing so, straight and circular staplers were employed systematically. With this procedure the end of the pouch is narrowed in such a way that a neopylorus function is provided at the end of the pouch. This method can be used in 80% of gastric cancer cases. It allows for the reservoir function, a portioned voiding of the pouch and a physiological duodenal passage of the ingesta. The average operating time is 4 h 55 min; the net reconstruction time amounts to 90 min. The quality of life of long-term surviving patients is good to very good (index: Visick).

Key words: Gastric cancer – gastrectomy – jejunal interposition – pouch.

Zusammenfassung. Seit 1984/85 wird nach totaler Gastrektomie neben dem Roux-Y-Prinzip mit Pouch ($n = 57$) die Jejunum-Interposition mit Pouch ($n = 31$) als Passagerekonstruktion unter systematischer Verwendung von geraden und zirkulären Nahtmaschinen angewandt. Dabei wird das Pouchende soweit eingeengt, daß eine Neopylorusfunktion am Pouchende nachempfunden wird. Dieses Verfahren ist in 80% aller Magencarcinome einsetzbar. Es ermöglicht eine Reservoirfunktion, eine portionierte Entleerung des Ersatzmagens und die physiologische duodenale Passage der Ingesta. Die durchschnittliche Operationszeit beträgt $\bar{x} = 4$ h 55 min., die reine Rekonstruktionszeit $\bar{x} = 90$ min. Langfristig überlebende Patienten erreichen in 75% eine gute bis sehr gute Lebensqualität (Index: Visick).

Schlüsselwörter: Magencarcinom – Gastrektomie – Jejunum-Interposition – Ersatzmagen.

249. Das Erst- und Mehrfachrezidiv der Leistenhernie: Leistungsfähigkeit der Shouldicereparation

D. Kupczyk-Joeris, E. Vohn, G. Arlt und V. Schumpelick
Chirurgische Klinik, Klinikum der RWTH Aachen, Pauwelsstraße, D-5100 Aachen

Recurrent and Re-recurrent Groin Hernia: Results of Shouldice Repair

Summary. Groin hernia repair has a high risk of recurrences and re-recurrences of 19–50%. During the last two years the effectiveness of shouldice repair was demonstrated in 99 patients with recurrent hernia. There was only one rerecurrent hernia in our patients. Even if these short-term results are multiplied with the well known factor of Halverson and McVay, the maximum long-term recurrence rate would be only 10%. However, there was a relatively high incidence of early postoperative complications (16.3%), corresponding to data in the literature. Thus recurrent hernia repair is not a very low-risk operation.

Key words: Recurrent groin hernia – shouldice repair.

Zusammenfassung. Die Reparation des Leistenbruches ist mit einem hohen Rezidiv- und Rerezidivrisiko von 19 bis 50% belastet. An 99 Rezidivhernien im Krankengut der letzten zwei Jahre konnten wir die Leistungsfähigkeit der Shouldicereparation eindrucksvoll belegen. Es trat nur eine Rerezidivhernie auf, die auch bei Hochrechnung der Kurzzeitergebnisse eine maximale Langzeitrezidivquote von nur 10% erwarten läßt (Multiplikator nach Halverson und McVay). Auffallend ist eine hohe Frühkomplikationsrate von 16,3%, die in der Literatur bestätigt wird, und die Rezidivhernienreparation als nicht ganz risikoarm ausweist.

Schlüsselwörter: Rezidivleistenhernie – Shouldicereparation.

250. Leistungen der Staplermaschinen in der Chirurgie des Rektum-Karzinoms

B. Hindringer, W. Hemmer, H. J. Seib und A. Wilhelm

1. Chirurgische Abteilung Städt. Krankenhaus München-Neuperlach (Prof. Dr. B. Günther)

Usefulness of Stapling Machines in Surgery of Rectal Carcinoma

Summary. Of 875 anterior rectal resections (1980–1987), 517 anastomoses were carried out with a stapler. The stapler units employed were EEA, ILS and AKA 2. In 77% of the operations for rectosigmoid carcinomas continence was preserved. Duration of surgery was reduced by 23%. In view of an insufficiency rate of 7.8% and surgical mortality of 1.89% as well as the functional reliability and ease of handling, the *routine* use of staplers in rectal surgery appears warranted.

Key words: Rectal carcinoma – stapler anastomosis.

Zusammenfassung. Bei 875 anterioren Rektumresektionen (1980–1987) wurden 517 Anastomosen mit einem Stapler hergestellt. Zur Anwendung kamen die EEA-, ILS- und AKA-2-Geräte. Dadurch konnte in 77% der rektosigmoidalen Karzinome kontinenzerhaltend operiert werden. Die Operationszeit wurde um 23% gesenkt. Bei einer Insuffifzienzrate von 7,8% und einer Operationsletalität von 1,89% und wegen ihrer Funktionssicherheit und leichten Handhabbarkeit erlauben die Stapler den *routinemäßigen* Einsatz in der Rektumchirurgie.

Schlüsselwörter: Rektumkarzinom – Stapleranastomose.

251. Hartmann's Operation in akuten Katastrophen des linken Kolons

T. Havia und P. Braskén

Chirurgische Universitätsklinik, Turku, Finnland

Hartmann's Operation in Emergency Left Colon Surgery

Summary. Altogether 99 patients underwent emergency Hartmann's operation for acute left colon due to diverticulitis (47), carcinoma (33) and trauma (19), volvulus or metastatic perforations. Primary death rate was 19%. The mean age of all patients was 65.5 years, and that of those who died was 75 years. Closure of the stoma was done in 48% of the survivors.

Key words: Peritonitis – diverticulitis – intestinal obstruction.

Zusammenfassung. Insgesamt 99 Hartmann's Operationen wurden an Patienten mit akuten Katastrophen des linken Kolons durchgeführt. Indikationen waren: Karzinom in 33, Divertikulitis in 47 und Trauma, Volvulus, Metastasenperforation in 19 Patienten. Mortalität war 19%. Durchschnittsalter aller Patienten war 65,5 Jahre und derjenige der gestorbenen Patienten 75 Jahre. Nur in 48% war es möglich oder notwendig die Kontinuität später wiederherzustellen.

Schlüsselwörter: Peritonitis – Divertikulitis – Dickdarmverschluß.

252. Therapie der Anastomosenstenose im Rektum-Sigma mittels Ballondilatation.

S. Truong, H. Mückter und V. Schumpelick

Abteilung Chirurgie des Klinikums der RWTH, Pauwelsstraße, D-5100 Aachen

Therapy of Anastomotic Stenosis with Hydraulic Dilatation

Summary. A hydraulic balloon-dilator was developed in which the balloon is made of highly durable polyurethan, which is resistant to up to 500 mm Hg pressure. The maximum diameter of the balloon after filling with water is 24 mm. The balloon was dilated after endoscopic incision of the scar tissue. Eight patients with severe stenosis of the rectum or sigmoid colon were treated. After 2 to 26 months only one patient needed a second dilation. The procedure did not cause any complication.

Key words: Anastomotic stenosis – balloon dilation.

Zusammenfassung. Zur Therapie von narbigen Anastomosenstenosen im Rektum-Sigma-Bereich wurde ein von uns gebauter Ballondilatator verwandt. Der Ballon besteht aus biokompatiblem, hochfestem Polyurethan. Bei Erreichen des zulässigen maximalen Druckes von 350 mm Hg beträgt der Ballondurchmesser im Dilatationsbereich 24 mm. Nach evtl. endoskopischer radiärer Schlitzung der Stenose erfolgte die Dilatation. Insgesamt wurden 8 Patienten mit hochgradiger Anastomosenstenose im Rektum und Sigmabereich behandelt. In dem Beobachtungszeitraum von 2 bis 26 Monaten war lediglich bei einem einzigen Patienten eine zweite Bougierung erforderlich. Es traten keine Komplikationen auf.

Schlüsselwörter: Anastomosenstenose, Bougierung – neuer Dilatationsballon.

IV. Freie Vorträge

Abdominale Chirurgie

253. Die Pilzperitonitis

P. Kujath, P. Kochendörfer, E. Kreisköther und C. Hügelschäffer

Chirurgische Universitätsklinik Würzburg (Direktor: Prof. Dr. med. E. Kern)

Candidal Peritonitis

Summary. Mycotic peritonitis is a rare disease. Fungal colonisation is promoted by defective with host defences. Nine of 125 patients who had been treated for peritonitis with peritoneal lavage since 1981 had candidal peritonitis. Six of these patients died. These mycoses must be differentiated from diffuse peritonitis of bacterial origin, in which Candidae are occasionally found. Candidal peritonitis shows a hyphal invasion into the entire peritoneum. Genuine mycotic peritonitis is characterized by a severe clinical picture, microbiological findings and histology.

Key words: Candida spp. – peritonitis – programmed lavage.

Zusammenfassung. Die Pilzperitonitis ist eine seltene Erkrankung. Pilze treten zumeist bei allgemeiner Abwehrschwäche auf. Von 125 Patienten, die seit 1981 mit der programmierten Peritoneal-Lavage behandelt wurden, waren 9 mit einer Pilzperitonitis. 6 von diesen verstarben. Diese tiefen Organmykosen müssen von den Fällen mit diffuser bakterieller Peritonitis unterschieden werden, bei denen gelegentlich Candida Spezies auftreten. Die Candidaperitonitis zeigt ein Wachstum von Mycelien in das gesamte Peritoneum. Die Diagnose Pilzperitonitis kann nur durch das klinische Bild, den mikrobiologischen Befund und den histologischen Nachweis gestellt werden.

Schlüsselwörter: Candidamykose – Peritonitis – programmierte Lavage.

254. Darmbefall durch die Endometriose als Differentialdiagnose akuter Darmerkrankungen

T. Hartwig und F. W. Eigler

Abteilung für Allgemeine Chirurgie Universitätsklinikum Essen, Hufelandstr. 55, D-4300 Essen 1

Endometriosis of the Bowel as Differential Diagnosis for Acute Bowel Diseases

Summary. Within the last two years five female patients with intermittent symptomatic intestinal endometriosis were treated. They had a bowel obstruction. Intraoperative frozen section ruled out malignancy and confirmed the correct diagnosis of intestinal endometriosis. The affected bowel was resected without loss of continence. Differentiation between malignant and inflammatory bowel disease can be difficult. In such cases only a transmucosal biopsy, which is not always possible, can rule out malignancy. To evaluate bowel obstruction, a laparotomy with intraoperative frozen section and a limited bowel resection is usually indicated.

Key words: Endometriosis – acute bowel disease.

Zusammenfassung. In den letzten 2 Jahren wurden 5 Patientinnen mit intermittierendem, symptomatischem, intestinalem Endometriumbefall behandelt. Bei Obstruktion konnte bei der intraoperativen Schnellschnittuntersuchung die Diagnose histologisch gesichert und eine maligne Entartung ausgeschlossen werden. Es wurde eine sparsame kontinenzerhaltende Resektion durchgeführt. DD kann die Abgrenzung zu den malignen und entzündlichen Darmerkrankungen schwierig sein. Bei symptomatischem intestinalem Befall schließt nur die im Colon nicht immer mögliche transmucöse Biopsie das Carcinom aus. Zur Beurteilung der Dignität ist deshalb bei Obstruktion in der Regel die Laparotomie, intraoperative Schnellschnittuntersuchung und sparsame Resektion indiziert.

Schlüsselwörter: Endometriose – Akute Darmerkrankung.

255. Endotoxin-Elimination durch intra- und postoperative Lavage bei diffuser bakterieller Peritonitis

H.-O. Kleine, F.-N. Fischer, R. Oeschger, J. Friedrich und H. G. Beger

Klinik für Allgemeine Chirurgie, Universität Ulm, Steinhövelstr. 9, D-7900 Ulm

Endotoxin Elimination by Intra- and Postoperative Lavage for Diffuse Bacterial Peritonitis

Summary. Forty-three patients with diffuse bacterial peritonitis (18 gastroduodenum, 5 gallbladder, 8 small intestine + 12 colon) underwent lavage intraoperatively with 1-1-2-7.2 l and after primary closure of the abdominal wall postoperatively on days 1–5 with 18.9-14.7-9.4-6.1-2.4 l/day of CAPD solution. Endotoxin (Etx) was detected in the exudate and lavage by the chromogenic limulus test. The number of Etx-positive patients decreased intraoperatively from 98% to 23% (Etx max: 2.6×10^5 or 8.1×10^2 EU/ml). Etx elimination intraop./postop. T1–T5: I. perforative peritonitis: (1.) 12 patients (postop. Etx-neg.) $9.1 \times 10^4/0$; (2.) 24 patients (postop. Etx-pos.) $1.2 \times 10^5/ < 1 \times 10^5$. II. Postop. peritonitis: 7 patients $2.9 \times 10^6/ > 3.0 \times 10^5$ EU/day. Cure was obtained in 79% of patients who underwent lavage.

Key words: Peritonitis – endotoxin – elimination – lavage.

Zusammenfassung. 43 Pat. mit diff. bakt. Peritonitis (18 Ma.-Duod., 5 Gallbl., 8 Dünn- u. 12 Dick-Darm) wurden intraop. mit 1-1-2-7.2 l u. nach prim. Bauchdeckenverschluß postop. vom 1.–5. Tg. mit 18.9-14.7-9.4.-6.1-2.4 l/Tg. CAPD-Lösg. lavagiert. Endotoxin (Etx) wurde in Exsudat und Lavage mit dem chromogenen Limulus-Test bestimmt. Intraop. nahmen die Etx.-pos. Pat. von 98% auf 23% ab (Etx max.: 2.6×10^5 bzw. 8.1×10^2 EU/ml). Etx.-Elimination intraop./postop. T1–T5: I. Perforations-Peritonitis: 1.) 12 Pat. (postop. Etx-neg.) $9.1 \times 10^4/0$; 2.) 24 Pat. (postop. Etx.-pos.) $1.2 \times 10^5/ < 1 \times 10^5$. II. Postop. Peritonitis: 7 Pat., $2.9 \times 10^6/ > 3.0 \times 10^5$ EU/Tg. 79% der Pat. wurden erfolgreich lavagiert.

Schlüsselwörter: Peritonitis – Endotoxin – Elimination – Lavage.

256. Die Wertigkeit des Mannheimer Peritonitisindex für die Prognosevorhersage bei Peritonitis

R. Függer, M. Rogy, F. Herbst und F. Schulz

I. Chirurgische Univ. Klinik Wien, Österreich

The Value of the Mannheimer Peritonitis Index for Predicting Prognosis in Peritonitis

Summary. A total of 113 patients suffering from peritonitis entered the study on the validity of the Mannheimer Peritonitis Index (MPI). With the MPI it was possible to devise a severity scoring of peritonitis according to death rate. Twenty-eight patients with $x \leq 20$ survived, 30 patients with $x \geq 30$ died. The death rate of the 55 patients with values between $x = 21$ and $x = 29$ was 29%. Sensitivity, specifity and correctness were optimal at $x = 27$, each reaching 93%. Between $x = 21$ and $x = 29$, where prediction of prognosis on the basis of clinical criteria is difficult, the correctness of MPI was at least 65%.

Key words: Peritonitis – prognostic score – correctness.

Zusammenfassung. 113 Patienten mit Peritonitis wurden zur Validierung des Mannheimer Peritonitisindex (MPI) erfaßt. Die Indexwerte ermöglichten eine Graduierung der Peritonitis. Von 28 Patienten mit einem MPI $x \leq 20$ verstarb keiner, von 30 Patienten mit $x \geq 30$ alle. Bei 55 Patienten mit $x = 21$ bis $x = 29$ betrug die Letalität 29%. Sensitivität, Spezifität und Richtigkeit der Prognosevorhersage erreichten bei $x = 27$ mit je 93% den Höchstwert. Im klinisch am schwierigsten zu beurteilenden Bereich $x = 21$ bis $x = 29$ fiel die Richtigkeit nie unter 65%.

Schlüsselwörter: Peritonitisindex – Prognosevorhersage.

257. Analyse der bisherigen Resultate des Nicht-Zunähens der Bauchhöhle mit programmierter Peritoneallavage bei schwerster Peritonitis

H.-J. Sommer, H.-D. Dahl, H. Kolvenbach und B. Schneider
Chirurgische Universitätsklinik D-5300 Bonn-Venusberg

Results of Non-Suturing of the Cavity with Programmed Peritoneal Lavage in Cases of Severe Peritonitis

Summary. Between 1984 and 1986 17 patients with severe peritonitis were treated by non-suturing the abdominal cavity and by programmed repeated revisions and lavage. The non-suturing of the abdomen and lavage are indicated in cases of severe diffuse peritonitis lasting more than 36 h due to perforation; severe gangrene due to vascular disorders, perforation or penetration peritonitis; and peritonitis caused by pancreatitis. Ten of the 17 patients survived. Only those recovered, in whom the massive global organ failure rapidly improved.

Key words: Severe peritonitis – programmed peritoneal lavage – open abdomen.

Zusammenfassung. Im Zeitraum von 1984 bis 1986 wurden 17 Patienten mit „schwerster" Peritonitis durch ein Nicht-Zunähen der Bauchhöhle mit absichtlich programmierten, wiederholten Revisionen und massiven Spülungen behandelt. Das Nicht-Zunähen der Bauchhöhle mit programmierter Peritoneallavage hielten wir für angezeigt bei schwerster, diffuser über 36 Stunden lang bestehender Perforations-Peritonitis, bei ausgedehnten Darmnekrosen vaskulärer Genese mit Perforations- oder Penetrations-Peritonitis und bei pankreatischer Peritonitis. Von den 17 Patienten haben 10 überlebt. Geheilt wurden diejenigen Patienten, bei denen sich das Organversagen nach der energischen Spülung und dem Offenlassen des massiven Infektherdes schnell zurückbildete.

Schlüsselwörter: diffuse Peritonitis – Peritoneallavage – offenes Abdomen.

258. D. Nitsche, L. Besch, J. Seifert und H. Hamelmann (Kiel): Der Stellenwert der antiendotoxischen Zusatzbehandlung in der Therapie der perforierten Divertikulitis

Manuskript nicht eingegangen.

259. Kontinenzleistung nach Colektomie bei Colitis ulcerosa und familiärer Polyposis

A. Herold, J. Schneider, H.-P. Bruch und M. Hörl
Chirurgische Universitätsklinik Würzburg, (Direktor: Prof. Dr. E. Kern)

Continence after Colectomy for Ulcerous Colitis and Familial Polyposis

Summary. During the last 5 years 19 patients had a colectomy for ulcerous colitis and familial polyposis (ileorectal anastomosis, $n = 6$; ileoanal anastomosis, $n = 12$; ileostoma, $n = 1$; J-pouch, $n = 3$). In a reexamination of 12 patients anal resting pressure, squeeze pressure, internal sphincter relaxation and rectal sensation were measured. The quality of life and success of the operation were also judged by each patient. The disturbance of continence did not involve the neurologically sensitive area, but rather a decreased reservoir function; 50% of the patients had a reduced internal sphincter pressure along with normal external sphincter function. All patients considered their quality of life and success of the operation higher than the objectively measured parameters suggested.

Key words: Colectomy – anal continence – manometry.

Zusammenfassung. In den letzten 5 Jahren wurden 19 Patienten wegen Colitis ulcerosa und familiärer Polyposis colektomiert (ileorektale Anastomose $n = 6$; ileonale Anastomose $n = 12$; Ileostoma $n = 1$; J-Pouch $n = 3$). Bei einer Nachuntersuchung wurde bei 12 Patienten der anale Ruhe- u. Kneifdruck, die Internusrelaxation und die rektale Perzeption gemessen sowie die Lebensqualität und der Operationserfolg subjektiv vom Patienten selbst beurteilt. Die Kontinenzstörung lag nicht im neurologisch-sensiblen Bereich sondern in einer verminderten Reservoirfunktion und bei der Hälfte der Patienten in einer reduzierten Internusfunktion bei erhaltener Externusfunktion. Alle Patienten stuften ihre Lebensqualität und den Operationserfolg höher ein, als es nach objektiven Parametern zu erwarten wäre.

Schlüsselwörter: Colektomie – anale Kontinenz – Manometrie.

260. Die Wiederanschlußoperation nach Hartmann'scher Diskontinuitätsresektion – ein risikoreicher Eingriff?

P. Hermanek, R. Mewes und W. Hohenberger

Chirurgische Universitätsklinik Erlangen

Risk of Reanastomosis after Hartmann's Discontinuity Resection of the Colon

Summary. Between January 1985 and December 1986, 83 patients underwent discontinuity-resection of the colon at our institution. Due to the primary diseases (perforation, anastomotic leakage, necrotizing pancreatitis and others) the operation had a high mortality rate of 26.5%. By December 1987 a reanastomosis was performed in 37 patients. None of these patients died postoperatively, but relaparotomy was necessary in two cases. The most severe complication was formation of a colovesical fistula.

Key words: Discontinuity-resection of the colon – reanastomosis – complications.

Zusammenfassung. Zwischen Januar 1985 und Dezember 1986 wurden an unserer Klinik 83 Patienten durch Diskontinuitätsresektion des Kolons operiert. Die Primäroperation wies aufgrund der Indikationen (Perforationen, Anastomoseninsuffizienzen, Pankreatitis u.a.) eine hohe Letalität von 26,5% auf. Bei 37 unserer 83 Patienten wurde der Wiederanschluß im Sinne einer Reanastomosierung durchgeführt. Keiner der 37 Patienten verstarb postoperativ, zwei Patienten mußten relaparotomiert werden, als gravierendste Komplikation beobachteten wir das Auftreten einer kolovesikalen Fistel.

Schlüsselwörter: Diskontinuitätsresektion des Colons – Wiederanschlußoperation – Komplikationen.

V. Kurs für Praktische Chirurgie 4

Sonographie in der Chirurgie

261. H. Troidl (Köln): Warum sollte ein Chirurg sonographieren?
Manuskript nicht eingegangen.

262. Th. Tiling (Köln): Grundlagen der Sonographie – Technik, Geräte, Durchführung
Manuskript nicht eingegangen.

263. Sonographie beim akuten Abdomen

A. H. Hölscher
Chirurgische Klinik und Poliklinik der Technischen Universität München, Ismaningerstr. 22, D-8000 München 80

Ultrasonographic Diagnosis of Acute Abdomen

Summary. Ultrasonography was used in 308 patients with an acute abdomen. A sonographic diagnosis was possible in 51.9% of the examinations; no pathological findings were made in 41.2%. In 6.8% of the cases no result could be achieved because of meteorism. Acute cholecystitis was diagnosed most frequently followed by acute pancreatitis, ileus, aortic aneurysm and perityphlitic abscess. In 42.5% of the sonographic diagnoses an indication for operation was based solely on the combination of ultrasound and clinical examination. False diagnoses were made in 6.8% of the examinations. On the proviso of a retrospective study and a selected series of patients, the sensitivity of ultrasonography in acute abdomen in a department of surgery mounts to 91.6%; its specificity to 94.1%.

Key words: Ultrasonography – acute abdomen – indication for operation.

Zusammenfassung. Die sonographische Untersuchung von 308 Patienten mit akutem Abdomen ergab in 51,9% eine sonographische Diagnose und in 41,2% einen unauffälligen Befund. In 6,8% der Fälle war wegen Meterorismus keine Beurteilung möglich. Am häufigsten wurde eine akute Cholecystitis diagnostiziert gefolgt von den Befunden akute Pankreatititis, Ileus, Aortenaneurysma und perityphlitischer Abszeß. In 42,5% der sonographisch diagnostizierten Patienten wurde allein aufgrund des Ultraschalls in Verbindung mit dem klinischen Befund eine OP-Indikation gestellt. Fehldiagnosen ließen sich retrospektiv bei 6,8% der Untersuchungen nachweisen. Unter dem Vorbehalt einer retrospektiven Untersuchung und eines selektionierten Krankengutes ist die Sensitivität der Sonographie des akuten Abdomens in einer chirurgischen Klinik mit 91,6%, die Spezifität mit 94,1% anzugeben.

Schlüsselwörter: Sonographie – akutes Abdomen – Operationsindikation.

264. B. Bouillon (Köln): Sonographie beim stumpfen Bauch und Thoraxtrauma
Manuskript nicht eingegangen.

658

265. Postoperative Sonographie

S. N. Truong, K. P. Riesener, G. Arlt und Th. Schubert

Abteilung Chirurgie des Klinikums der RWTH, Pauwelsstraße, D-5100 Aachen

Postoperative Ultrasound

Summary. Since 1983 postoperative ultrasound has been used as a routine procedure in our surgical department. The procedure's sensitivity is between 80 % and 100 % in detecting postoperative bleeding, acute cholecystitis, abscesses and gastrointestinal motility disorders. Interventional ultrasound was performed on patients with pleural effusions and intra- or extra-abdominal abscesses. Postoperative ultrasound has a high diagnostic value and specific advantages such as mobility, minimal patient disturbance and a favorable cost-benefit ratio.

Key words: Ultrasound – postoperative – efficiency.

Zusammenfassung. Seit Januar 1983 wird die Sonographie in unserer Klinik postoperativ eingesetzt. Es hat sich gezeigt, daß die Sonographie beim Nachweis von postoperativen Nachblutungen, akuter reaktiver Cholecystitis, Abszeß eine hohe Sensitivität und Spezifität zwischen 80 und 100 % besitzt. Außerdem eignet sie sich zur Verlaufskontrolle bei gastrointestinalen Motilitätsstörungen, bei onkologischen Patienten, zuletzt auch die interventionelle Sonographie zur Drainage von Erguß und Abszeßbildungen. Insgesamt stellt die Sonographie aufgrund ihrer Einfachheit, Mobilität, Kostenersparnis und geringer Belastung für den Patienten eine wertvolle Entscheidungshilfe in der postoperativen Phase dar.

Schlüsselwörter: Sonographie, postoperativ – Effektivität.

266. Ultraschall in der Schilddrüsendiagnostik

B. Strittmatter[1], R. Kirchner[1], C. Schümichen[2] und E. H. Farthmann[1]

[1] Abt. Allgemeine Chirurgie mit Poliklinik, Chirurgische Universitätsklinik, [2] Abt. Nuklearmedizin, Radiologische Universitätsklinik, Hugstetter Str. 55, D-7800 Freiburg

Real-Time Sonography of the Thyroid

Summary. Real-time sonography is the main method used to distinguish between diffuse and focal pathological variations in the thyroid gland. It always detects the presence of cysts, thus obviating the need for scintigraphy. The sensitivity of sonography for thyroid nodules is nearly 100 %, whereas its specificity is only 60 %. The value of sonography in thyroid gland disease is discussed and a diagnostic scheme for thyroid nodules is given.

Key words: Real-time sonography – thyroid gland – thyroid nodules.

Zusammenfassung. Die Sonographie ist in der Primärdiagnostik der Schilddrüse ein einfach durchzuführendes Verfahren zur morphologischen Differenzierung von diffusen und fokalen Veränderungen. Zur Abgrenzung benigner adenomatöser Knoten von den echten epithelialen Neubildungen leistet die Sonographie einen wichtigen Beitrag. Schilddrüsenzysten werden immer erkannt, so daß sich die Szintigraphie erübrigt. Die Sensitivität zur Erkennung von Schilddrüsenknoten liegt nahe 100 %, die Spezifität jedoch nur bei 60 %. Der Stellenwert der Sonographie in der Schilddrüsendiagnostik wird erläutert und ein Diagnostikschema zur rationellen Diagnostik des Schilddrüsenknotens angegeben.

Schlüsselwörter: Real Time-Sonographie – Schilddrüse – Schilddrüsenknoten.

267. Weichteilsonographie – Meniskus, Sehnen, Tumoren

H. Steffens, J. Klein, K. Röddecker und Th. Tiling

Chirurgische Klinik Köln Merheim, II. chirurgischer Lehrstuhl der Universität zu Köln

Sonography of Soft Tissue: Meniscus, Tendons, Tumors

Summary. Sonographic examination of the rotator cuff is a very accurate method for detecting pathological changes, especially in rotator cuff tears. In many cases it can replace arthrography. Similar results can be expected in sonography of the meniscus. In our prospective clinical study an unselected group of 110 patients was examined. The accuracy was 77%, sensitivity 74% and specificity 79%. When scanners are improved sonography will also replace arthrography for the meniscus. It also plays a useful and important role in detecting soft tissue lesions or tumors.

Key words: Sonography – rotator cuff – meniscus – soft tissue.

Zusammenfassung. Die sonographische Untersuchung der Schulter hat einen hohen Aussagewert (Trefferquote 90%) bei der Darstellung pathologischer Rotatorenmanschettenveränderungen (z. B. Rupturen). Hier ist die Arthrographie nur noch selten indiziert. Ähnliches gilt für die Meniskussonographie. In unserer prospektiven klinischen Studie an einem nicht vorselektionierten Krankengut, erreichten wir eine Trefferquote von 77%, bei einer Sensitivität von 74% und einer Spezifität von 79%. Mit verbesserten Schallköpfen wird die Trefferquote steigen und die arthrographische Untersuchung erübrigen. Pathologische Weichteilveränderungen werden ebenfalls gut erfaßt.

Schlüsselwörter: Sonographie – Rotatorenmanschette – Meniskus – Weichteil.

268. Sonographie bei Gelenkinstabilitäten – Knie, Schulter

A. Schmid, F. Schmid und Th. Tiling

Chirurgische Universitätsklinik (Direktor: Prof. Dr. H.-J. Peiper), Robert-Koch-Str. 40, D-3400 Göttingen

Use of Ultrasonography for Determining Joint Instability of the Knee and Shoulder

Summary. Trauma can cause permanent joint instability, which often results in secondary damage. In three clinical studies arthro-ultrasonics were tested on post-traumatic lesions of the knee, the shoulder joint and the acromioclavicular joint. Quantitative and qualitative data were obtained. Ultrasonography proved to be a specific and sensitive diagnostic procedure.

Key words: Ultrasonography – instability – knee – shoulder.

Zusammenfassung. Als Traumafolge kann eine Instabilität am Gelenk verbleiben. Eine Gelenkinstabilität kann Folgeschäden verursachen. In drei klinischen Studien wurde der Einsatz der Sonographie bei Traumafolgen am Kniegelenk, Schultergelenk und Schultereckgelenk getestet. Quantitative und qualitative Meßdaten konnten erzielt werden. Die Sonographie erwies sich dabei als spezifische und sensitive Diagnostikmethode.

Schlüsselwörter: Sonographie – Instabilität – Kniegelenk – Schulter.

V. Kurs für Praktische Chirurgie 5

Technik der Punktion und Drainage in der Traumatologie

269. Indikation und Technik der Gelenkpunktion am Knie- und Hüftgelenk

A. Weckbach

Chirurgische Universitätsklinik Würzburg (Direktor: Prof. Dr. E. Kern)

Indication and Technique of Knee and Hip Joint Puncture

Summary. Puncture is indicated for diagnostic and therapeutic considerations. Traumatology has revealed the following indications: a) knee joint: painful posttraumatic or postoperative hemarthrosis, an effusion of unknown etiology, posttraumatic effusion with stable ligaments, suspected infection; b) hip joint: infection (coxitis, hip arthroplasty) and undefined joint pain. The technical realization presupposes the principles of asepsis. Knee-joint punctures are placed supra-patellarly from lateral or medial, infra-patellarly para- or perligamentous; hip joint punctures are placed laterally or ventrally. The major complication is joint infection.

Key words: Puncture – knee joint – hip joint.

Zusammenfassung. Die Indikation zur Punktion wird aus diagnostischen und therapeutischen Überlegungen gestellt. In der Traumatologie ergeben sich folgende Indikationen: a) am Kniegelenk: der schmerzhafte posttraumat. bzw. postop. Hämarthros, der Erguß unklarer Ätiologie, der posttraumat. Erguß bei stabilem Bandapparat, der Infektverdacht; b) am Hüftgelenk: der Infekt (Coxitis, TEP) u. d. unklare Hüftgelenkschmerz. – Die technische Durchführung setzt die Beachtung der Grundprinzipien der Asepsis voraus. – Punktionsstellen am Kniegelenk: suprapatellar von lateral oder medial, infrapatellar para- oder perligamenter. Das Hüftgelenk kann von ventral oder lateral punktiert werden. – Die wesentliche Komplikation ist der Gelenkinfekt.

Schlüsselwörter: Punktion – Kniegelenk – Hüftgelenk.

270. P. Habermeyer (München): Indikation und Technik der Gelenkpunktion am Schulter- und Ellenbogengelenk

Manuskript nicht eingegangen.

271. Stellenwert und Technik der Perikardpunktion und -drainage in der Traumatologie

J. Ch. Reidemeister, H.-R. Zerkowski und N. W. Doetsch

Universitätsklinikum Essen, Zentrum f. Chirurgie, Abt. f. Thorax- und Kardiovaskuläre Chirurgie, Hufelandstr. 55, D-4300 Essen

Pericardial Puncture and Drainage in Traumatology: Importance and Technique

Summary. Since Lower (1669) the pathophysiology of cardiac tamponade has been distinguished by circulatory failure caused by an acute rise in atrial pressure and diastolic right and left ventricular pressures up to the level of intrapericardial compression with subsequent compression of the right ventricular outflow tract and failure of the left ventricular preload. The cause is generally a penetrating injury (stab, shot, iatrogenic-diagnostic procedure) of the heart or the intrapericardial great vessels. If conscious, the extremely frightened patient presents with racing pulse, low blood pressure and massive inflow congestion even when there are only minimal outer signs of injury. These signs, however, are always visible in the cardiac silhouette on an X-ray. The temporal course of the patient's circulatory state cannot be predicted in each individual case due to the nonlinear course of the pressure-volume relationship. Thus, once the clinical diagnosis is made and the circulation is poor, emergency sub-xiphoidal pericardiocentesis should be performed already at the site of the incident (Larrey, 1829). If the patient can safely be transported, intubation should be delayed. An ECG in the clinic (low voltage; image of myocardial infarction?), bedside examination of the patient in the emergency room by ultrasound and/or a chest X-ray should precede the preparation for operation and intubation. An inferior pericardiotomy first releases pressure and then allows large sections of the right and left ventricles to be inspected and the further tendency of hemorrhage to be estimated. When hemorrhage persists, as in cases of injured coronary vessels (infarction, ECG), immediate sternotomy is required with suturing of the atrial and ventricular injuries as well as coronary revascularization or intracardial reconstruction if needed. The physician on emergency duty must decide on the basis of physical signs already at the site of the incident whether to perform the initial puncture there or to transport the patient first to the clinic and then perform emergency pericardiotomy.

Key words: Cardiac tamponade – pericardiotomy – heart injury.

Zusammenfassung. Die Pathophysiologie der Perikardtamponade ist seit Lower (1669) definiert durch Kreislaufversagen, hervorgerufen durch akuten Anstieg des Vorhofdruckes, des diastolischen rechts- und anschließend linksventrikulären Ventrikeldruckes auf die Höhe des intraperikardialen Kompres-sionsdruckes mit nachfolgender Kompression der Ausflußbahn des rechten Ventrikels und linksventri-kulärem Preloadversagen. Die Ursache ist nahezu immer eine perforierende Verletzung (Stich, Schuß, iatrogen-diagnostisch) des Herzens oder der intraperikardialen großen Gefäße. Der – wenn bewußt-seinsklare – hochgradig verängstigte Patient zeigt fliehenden Puls, niedrigen Blutdruck und massive Einflußstauung bei oft nur minimalen äußeren Verletzungszeichen, die sich aber radiär immer auf den Herzschatten projizieren lassen. Der zeitliche Ablauf der Kreislaufentwicklung ist im Einzelfall auf Grund des nicht-linearen Verlaufes der Druck-Volumen-Beziehung nicht vorherzusagen. Nach klini-scher Diagnose und bei schlechter Kreislaufsituation ist deshalb am Ereignisort die subxiphoidale Perikardiocentese (Larrey 1829) als akute Notversorgung durchzuführen. Ist zunächst ein Transport vertretbar, darf keine Intubation durchgeführt werden. In der Klinik folgt nach EKG (Niedervoltage; Infarktbild?), bettseitiger Ultraschalluntersuchung im Schockraum und/oder Thoraxübersichtsbild die Operationsvorbereitung in Intubationsbereitschaft. Die Pericardiotomia inferior ermöglicht dann nach initialer Entlastung die Inspektion großer Abschnitte des rechten und linken Ventrikels und eine Beurteilung der weiteren Blutungstendenz. Bei persistierender Blutung, verletztem Koronargefäß (In-farkt-EKG) folgt die unmittelbare Sternotomie mit Umstechung von Vorhof- und Unterstechung von Ventrikelverletzungen sowie eventueller Koronarrevaskularisation oder intrakardialer Rekonstruktion. Die Entscheidung des Notarztes für die initiale Punktion oder den Kliniktransport mit verzögerter Notfall-Perikardiotomie muß nach klinischem Bild am Ereignisort getroffen werden.

Schlüsselwörter: Perikardtamponade – Perikardiotomie – Herzverletzung.

272. Derzeitiger Stellenwert, Technik und Komplikationen der Peritoneallavage

H.-J. Oestern und R. Asmuth

Unfallchirurgische Klinik, Allgemeines Krankenhaus Celle, Siemensplatz 4, D-3100 Celle

Current Applications, Technique and Complications of Peritoneal Lavage

Summary. The extensive diagnostic tests in patients with blunt abdominal trauma must be simulta-neous, exact and simple to perform, immediately applicable, sensitive and specific. Lavage can be easily learned and requires minimal equipment; thus it is preferable to sonography or CT. An infraumbilical approach using a percutaneous catheter is the standard procedure in lavage. A quantitative and qualitative evaluation is possible. No complications were observed in our own patients who underwent lavage. Indication for laparotomy was determined in 57 (51.2%) by lavage as opposed to 30% by sonography and 18.8% by clinical history.

Key words: Abdominal trauma – peritoneal lavage – sonography.

Zusammenfassung. Die weiterführende apparative Diagnostik beim stumpfen Bauchtrauma basiert auf Forderungen, die wir unter den 6 „S" zusammenfassen: simultan, sicher, sofort anwendbar, simpel in der Ausführung, sensitiv und spezifisch in ihrer Aussage. Aufgrund ihrer leichten Erlernbarkeit und des geringen apparativen Aufwandes liegt die Lavage heute in der Rangfolge vor der Sonographie und dem CT. Als Standardtechnik der Lavage gilt die perkutane infraumbilicale Anwendung mittels Stilettkatheter. Die Bewertung erfolgt quantitativ und qualitativ. Im eigenen Krankengut konnten wir keine Komplikationen der Lavage beobachten. Die Ind. zur. Lap. wurde bei 57 Fällen der letzten 2 Jahre durch die Lavage in 51,2%, Sonographie (30%) und klinischen Befund (18,8%) gestellt.

Schlüsselwörter: Bauchtrauma – Peritoneallavage – Sonographie.

273. Indikation, Technik, Drainagedauer und Komplikationen der Thoraxdrainage

H. Schmelzeisen

Klinik für Unfall- und Wiederherstellungschirurgie Kreiskrankenhaus, D-7630 Lahr/Schwarzw.

Thoracic Drainage

Summary. Thoracic drainage is often indicated in injured patients. Pneumothorax, haematothorax and a combination of the two require this procedure. The disposable drainage sets have proven themselves and have several advantages. Local complications can be avoided. Infections should not occur in closed injuries of the chest.

Key words: Thoracic drainage – indications – technique – complications.

Zusammenfassung. Die Indikation zur Thoraxdrainage beim traumatisierten Patienten soll weit gestellt werden. Dies gilt sowohl für den Pneumothorax, als auch den Haematothorax und die Kombinationsform. Bewährt haben sich Einmalsysteme, die viele Vorteile bieten. Komplikationen lokaler Art können bei richtiger Technik vermieden werden. Infektionen sollten bei primär geschlossenem Thoraxtrauma nicht vorkommen.

Schlüsselwörter: Thoraxdrainage – Indikation – Technik – Komplikationen.

274. Drainagen beim Wundverschluß: Intraarticuläre, subfasziale subcutane Drainagesysteme

P. Kirschner und H. Römer

Unfall- u. Wiederherstellungschirurgie St. Vincenz u. Elisabeth Hospital Mainz

Drainage of Operation Wounds

Summary. Since the introduction of Redon high-vacuum drainage, postoperative haematomas have greatly decreased. However, this system also has complications such as soft-tissue aspiration into drainholes with secondary bleeding, haematoma after removal and infection upon disconnection of the tubes. A closed drainage system with 50% vacuum was demonstrated to have significantly better results.

Key words: Redon high-vacuum drainage – complications – closed 50% – vacuum system.

Zusammenfassung. Die gebräuchliche Redondrainage mit 900 mbar Vakuum hat zwar die postoperativen Wundhämatome deutlich reduziert, ist jedoch mit systembedingten Komplikationen behaftet. 500 mbar Saugsysteme leisten in verschiedenen Wundbereichen deutlich mehr. Geschlossene Drainagesysteme verhindern die Infektionsquote und lassen gesteuerte Saugsysteme zu, die entsprechend der anfallenden Sekretmengen abtransportieren.

Schlüsselwörter: Redondrainage – Gewebsschädigung – geschlossene Drainage-Systeme – Niedervakuum – gesteuerte Pumpen.

275. S. Decker (Hannover): Derzeitiger Stellenwert und Technik der Spül-Saugdrainagen
Manuskript nicht eingegangen.

IV. Freie Vorträge zum Teilgebietsthema II.1

Therapie des Spontanpneumothorax

276. Der Spontanpneumothorax – Ergebnisse einer standardisierten Behandlung

B. Rau, M. Probst und E. März

Chirurgische Klinik Krankenhaus Nordwest, Abt. Thorax- und Gefäßchirurgie, Steinbacher Hohl 2–26, D-6000 Frankfurt/Main 90

Spontaneous Pneumothorax: Results of a Standardised Treatment Regime

Summary. There are various treatment regimes for the primary care of spontaneous pneumothorax. Since 1980 our regime has been as follows. Once a spontaneous pneumothorax is diagnosed a chest drain, primarily without suction, is inserted via the second intercostal space. Chest X-rays are taken on the first day following the insertion of the chest drain and again on the tenth day after complete expansion of the lung (indicated by no further fluctuation of the column of fluid). By this means 86 of the 164 patients were found to have true spontaneous pneumothoraces. The recurrence rate in our study was on the order of $n = 11$ (13 %), a figure that recommends this simple and effective form of therapy.

Key words: Spontaneous pneumothorax – chest drain – recurrence rate.

Zusammenfassung. Für die Behandlung des Spontanpneumothorax werden verschiedene Behandlungsregime angegeben. Das eigene Behandlungskonzept wird seit 1980 konsequent verfolgt: Nach gestellter Diagnose wird im 2. ICR eine Bülaudrainage gelegt. Ein Sog wird primär nicht angewandt. Am Folgetag und nach 10 Tagen ohne Spiel der Flüssigkeitssäule wird nach Entfernung der Drainage geröntgt. Von 164 Patienten wurden 86 mit reinem Pneumothorax ausgewertet. Die geringe eigene Rezidivrate $n = 11$ (13 %) spricht für dieses einfach und erfolgreiche Behandlungskonzept.

Schlüsselwörter: Spontanpneumothorax – Drainagebehandlung – Rezidivrate.

277. Konservative oder operative Behandlung des Spontanpneumothorax

Ch. Gebhardt, P. Bölcskei, H. Wilkening und H. Haberstumpf

Zentrum für Chirurgie, Städt. Klinikum, Flurstraße 17, D-8500 Nürnberg 90

Conservative or Operative Treatment of Spontaneous Pneumothorax

Summary. Experience and results in the treatment of 244 cases of spontaneous pneumothorax are reported. The following therapeutic concept was evolved: in all patients a small calibre pleural catheter is first inserted, followed by pleurography and – if possible – a CT scan. If there are massive changes, such as large groups of emphysematous blebs, surgery is the primary mode of treatment. In more localized lesions an attempt at thoracoscopic pleurodesis is made. If this fails, a secondary thoracotomy is advised. In cases without pathological findings chest tube drainage is the only form of treatment.

Key words: Pneumothorax – treatment – thoracoscopy.

Zusammenfassung. Aufgrund der Behandlungsergebnisse von 244 Pneumothoraces wird das folgende Therapiekonzept entwickelt: Bei allen Patienten wird nach primärer Einlage eines Pleurocat eine Pleurographie und – wenn möglich – Computertomographie durchgeführt. Finden sich dabei massive Veränderungen, etwa große Blasenkonvolute, dann wird primär operiert. Bei lokalisierten Prozessen versuchen wir dagegen zunächst eine gezielte thorakoskopische Pleurodese, bei Scheitern wird sekundär operiert. Findet sich bei der Diagnostik kein auffallender pathologischer Befund, wenden wir ausschließlich die Thoraxsaugdrainage an.

Schlüsselwörter: Spontanpneumothorax – Behandlung – Thorakoskopie.

278. Spontanpneumothorax und spontaner Hämatopneumothorax

J. Kußmann, W. Buntrock, J. Benz und H.-J. Streicher

Ferdinand-Sauerbruch-Klinikum Wuppertal 1, Chirurgische Klinik

Pneumothorax and Spontaneous Hemopneumothorax

Summary. In a 15-year period 65 patients with spontaneous pneumothorax and three patients with spontaneous hemopneumothorax were treated. Treatment with intercostal drainage and continuous suction was successful in 70% of patients with spontaneous pneumothorax. A thoracotomy was necessary in 11 patients due to incomplete expansion of the lung or persistent bronchopleural fistula. The overall death rate was 3%. Early thoracotomy is mandatory in patients with spontaneous hemopneumothorax and massive bleeding from torn apical adhesions, since bleeding rarely ceases spontaneously.

Key words: Pneumothorax – hemopneumothorax.

Zusammenfassung. In 15 Jahren wurden 65 Patienten mit einem spontanen Pneumothorax und 3 Patienten mit einem spontanen Hämatopneumothorax behandelt. Bei mehr als 2/3 der Patienten mit einem spontanen Pneumothorax war die Behandlung mit einer Thoraxsaugdrainage ausreichend. Eine primär operative Therapie wurde wegen inkompletter Ausdehnung der Lunge oder einer persistierenden bronchopleuralen Fistel bei 11 Patienten notwendig. Gesamtletalität: 3%. Beim spontanen Hämatopneumothorax mit massiver Blutung aus zerrissenen apikalen Verwachsungssträngen ist eine frühzeitige Thorakotomie notwendig, da mit einer spontanen Blutstillung kaum zu rechnen ist.

Schlüsselwörter: Spontaner Pneumothorax – spontaner Hämatopneumothorax.

279. D. Greschuchna (Essen): Spontanpneumothorax – Konservative und operative Therapie

Manuskript nicht eingegangen.

280. Spontanpneumothorax: Resultate verschiedener Behandlungsformen

S. Geroulanos, P. Buchmann und F. Largiadèr

Klinik für Viszeralchirurgie, Department Chirurgie, Universitätsspital Zürich

Spontaneous Pneumothorax: Results of Different Treatment Approaches

Summary. Between 1961 and 1985, 429 episodes of spontaneous pneumothoraces in 290 patients were treated in the Surgical Clinic A of the University Hospital in Zurich. Fifty-six episodes were treated conservatively, 176 with a chest tube. In 117 a chest tube was combined with a pleurodesis with $AgNO_3$ or 40% glucosis; in the remaining 80 a pleurectomy was carried out. The re-occurence rate was 93% in the group treated conservatively, 39% in the chest tube group, 25% in the pleurodesis group and 1% in the pleurectomy group. After chest tube drainage 27 persistent bronchopleural fistulas, 6 subcutaneous emphysemas, 3 lung injuries and 3 haematothoraces were seen. After pleurodesis 10 fistulas, 4 subc. emphysemas and 3 generalised convulsion were observed; after pleurectomy 2 fistulas, 4 haematothoraces, 2 serothoraces, 1 wound infection, 1 Horner syndrome and 1 arm plexus lesion combined with subclavian thrombus and septicemia. In view of the high recurrence rate and the complications we changed our treatment approach. Now a thoracoscopic pleurodesis is performed in a first episode and a parietal pleurectomy is carried out when pneumothorax reoccurs.

Key words: Spontaneous pneumothorax – pleurodesis – pleurectomy – thoracoscopy.

Zusammenfassung. Zwischen 1961 und 1985 sind an der ehem. Chir. Univ. Klinik A, 429 Spontanpneumothorax-Episoden bei 290 Pat. behandelt worden; 56 konservativ, 176 mittels Bülaudrainage, 117 mittels Bülaudrainage und Pleurodese mit $AgNO_3$ ($n = 47$), bzw. 40%iger Glucose ($n = 61\%$) und 80 durch Pleurektomie. Die Rezidivrate beträgt für die konservative Therapie 93%, nach Bülaudrainage 39%, nach Bülaudrainage und Pleurodese 25% und nach Pleurektomie 1% (1/80). An Komplikationen sind bei Bülaudrainage 27 mal persistierende bronchopleurale Fistel, 6 mal ein subc. Emphysem, 3 mal eine Lungenanspiessung und 2 mal ein Hämatothorax aufgetreten; bei Bülaudrainage und Pleurodese sind 10 Fistelungen, 4 subkutane Emphyseme, 3 mal Krämpfe und bei der Pleurektomie 2 Fistelungen, 4 Hämatothoraces, 2 Ergüsse, 1 Wundinfekt, 1 Horner-Syndrom und 1 mal eine Plexusparese und Sepsis bei Venenthrombose beobachtet worden. Infolge dieser Resultate ist das Behandlungskonzept zu Gunsten der thoraskopischen Pleurodese mit gleichzeitiger Ursachenbehebung geändert worden. Tritt ein Rezidiv nach thorakoskopischer Pleurodese auf so wird eine parietale Pleurectomie durchgeführt.

Schlüsselwörter: Spontanpneumothorax – Pleurodese – Pleurektomie Thorakoskopie.

281. Grundzüge für die Behandlung des Spontanpneumothorax

M. Naber und W. Overbeck

Chirurgische Klinik, Städt. Krankenhaus, D-6750 Kaiserslautern

Principles of Treatment of Spontaneous Pneumothorax

Summary. Spontaneous pneumothorax is a common cause for hospitalisation (172 patients in 1978–1987, Department of Surgery, General Hospital, Kaiserslautern). The management of pneumothorax by chest tube drainage with underwater seal or continuous aspiration was successful in 91.8 % of all patients. Operative treatment was necessary in 4.6 %. Tube treatment failed in patients without chronic pulmonary disease if the position was wrong, if the drain was clogged up or if the tube remained less than 5 days. Thoracotomy was indicated in cases of persistent air leakage or recurrent pneumothorax.

Key words: Pneumothorax – chest tube – thoracotomy.

Zusammenfassung. Der Spontanpneumothorax ist eine häufige Erkrankung (Chirurgische Klinik, Kaiserslautern: 172 Pat. 1978–1987). In der Mehrzahl der Fälle führt eine Drainagetherapie zum Erfolg, zu der wir PVC-Drains von mindestens 20 Ch. verwenden. Wir beobachteten bei 8,2 % der Patienten Rezidive, 4,6 % der Patienten mußten operativ versorgt werden. Vermeidbare Fehler einer konservativen Drainagebehandlung sind: Falsche Lokalisation, Verstopfung des Drains, Liegedauer des offenen Drains unter 5 Tagen nach Reexpansion der Lunge. Die Indikation zur Operation sehen wir bei Therapieversagern und Rezidiven.

Schlüsselwörter: Spontanpneumothorax – Drainage – Thorakotomie.

282. Indikationen zur Operation beim primären Spontanpneumothorax

L. Swoboda, A. Linder und H. Toomes

Klinik Schillerhöhe, Zentrum für Pneumologie und Thoraxchirurgie, D-7016 Gerlingen/Stuttgart

Indications for Surgery in Cases of Primary Spontaneous Pneumothorax

Summary. In a retrospective study, 107 patients with primary spontaneous pneumothorax were analysed from the patient population of the last three years. The primary treatment was the insertion of a large-diameter thorax drainage as part of a thoracoscopy. This treatment was unsuccessful in 42 patients and surgery was necessary. The indication for surgery was incomplete expansion of the lung during drainage therapy in 17 cases, renewed pulmonary collapse after clamping of the drainage in 13, and persistent air-leakage while the drainage was still in place in 10 patients. Surgery was considered the primary therapy in two patients who had suffered from pneumothorax on the opposite side only a few weeks previously. Five of 65 patients treated conservatively suffered from recurrence of pneumothorax, whereas no such occurrence has so far been observed in any of the patients who underwent operation.

Key words: Spontaneous pneumothorax – indications for surgery.

Zusammenfassung. In einer retrospektiven Studie wurden 107 Patienten mit einem primären Pneumothorax aus dem Krankengut der letzten 3 Jahre analysiert. Die Primärbehandlung bestand in der

Einlage einer großlumigen Thoraxdrainage im Rahmen einer Thorakoskopie. Bei 42 Patienten war die Drainagebehandlung erfolglos und es mußte die operative Therapie durchgeführt werden. Indikationen zur Operation waren in 17 Fällen die inkomplette Entfaltung der Lunge unter Drainagetherapie, in 13 Fällen die erneute Lungenablösung nach Abklemmen der Drainage und in 10 Fällen die persistierende Luftleckage bei liegender Drainage. Bei 2 Patienten sahen wir die Indikation zur primären operativen Therapie gegeben, da ein Pneumothorax auf der Gegenseite erst wenige Wochen zurücklag. Im späteren Verlauf sind bei 6 von 65 primär konservativ behandelten Patienten Pneumothoraxrezidive aufgetreten, hingegen waren im operierten Krankengut bisher keine Rezidive zu beobachten.

Schlüsselwörter: Spontanpneumothorax – Op.-Indikationen.

283. Indikationen zur operativen Therapie des Spontanpneumothorax, Komplikationen und operatives Vorgehen

D. Laqua, H. F. Kienzle, A. Beck und R. Bähr

Chir. Klinik, Städt. Klinikum Karlsruhe

Indications for Surgery Spontaneous Pneumothorax – Complications and Procedure

Summary. From 1960 to 1986, 225 patients were treated for spontaneous pneumothorax. In all cases the initial treatment was intercostal suction drainage, and in 186 cases this was the only therapy. Thirty-nine patients underwent surgery: 32 times due to incomplete re-expansion, 4 times due to extreme bleeding, 2 times because of empyema and one time for a chylothorax.

Key words: Spontaneous pneumothorax – surgical treatment – complications.

Zusammenfassung. Von 1960–1986 wurden 225 Patienten wegen eines Spontanpneumothorax stationär behandelt. Ersttherapie war in allen Fällen die intercostale Dauersaugdrainage. Bei 186 (82%) Pat. war dies die einzige Therapie. 39 Patienten wurden thorakotomiert, 32 wegen eines unerschöpflichen Spontanpneumothorax, 4 wegen eines massiven Hämatothorax, 2 wegen eines Pleuraempyems und einmal wegen eines Chylothorax.

Schlüsselwörter: Spontanpneumothorax – Operative Therapie – Komplikationen.

284. Axilläre Thorakotomie zur Ursachenbeseitigung des Spontanpneumothorax

J. Radomsky, H. P. Becker und W. Hartel

Abt. Chirurgie Bundeswehrkrankenhaus Ulm, Postfach 12 20, D-7900 Ulm/Donau

Axillary Thoracotomy for Therapy of Spontaneous Pneumothorax

Summary. Twenty-seven patients with idiopathic spontaneous pneumothorax were treated by axillary thoracotomy and wedge resection of the upper sections of the lung. The amount of air-leakage was monitored subaqua during the operation and by manually varied overpressure. Real ruptures were found in 25.9%. In 74.1% porosity of persisting bullae occurred. "Porosity" as a specific symptom leads to complications during the healing process and to a higher rate of recurrence. Therefore, only early causal operative treatment can prevent this pathophysiologic thoracic dysfunction and improve the followup results.

Key words: Idiopathic spontaneous pneumothorax – porosity of bullae – thoracotomy via axillar approach.

Zusammenfassung. Bei 27 Patienten, die sich wegen eines idiopathischen Spontanpneumothorax einer axillären Thorakotomie mit wedge resection im Lungenspitzenareal unterzogen, wurde das Ausmaß der Leckage intraoperativ unter Wasser und bei manuell variierter Überdruckbeatmung überprüft. Echte Rupturen lagen nur in 25,9 Prozent vor. In 74,1 Prozent bestanden Porositäten erhaltener Blasen. Das

Wirkungsprinzip „Porosität" führt zur komplizierteren Verlaufsform und höheren Rezidivquote. Deshalb wird für eine frühe operative Ursachenbeseitigung über eine axilläre Thorakotomie plädiert.

Schlüsselwörter: idiopathischer Spontanpneumothorax – Porositäten – axilläre Thoraktomie.

285. Chirurgische Therapie des Spontanpneumothorax

W. M. Padberg, J. Dobroschke und K. Schwemmle

Abteilung für Allgemein- und Thoraxchirurgie, Zentrum für Chirurgie der Justus-Liebig-Universität Gießen

Surgical Therapy of Spontaneous Pneumothorax

Summary. At the Department of Surgery, University of Giessen, 106 patients suffering from spontaneous pneumothorax (SPT) were treated between 1976 and 1987. On admission nine patients underwent immediate surgery because of frequent SPT recurrences. The other 97 patients were treated with tube thoracostomy and continuous pleural suction. This led to permanent reexpansion of the lung in 48 cases (49%). A persistent air leak or SPT recurrence occurred in 49 patients (51%), of whom 15 had a replacement of the thoracostomy tube. This was successful in ten patients. The remaining five as well as the other 34 patients underwent open thoracotomy.

Key words: Spontaneous pneumothorax – therapy.

Zusammenfassung. Von 1976–1987 behandelten wir in der Chirurg. Univ. Klinik Gießen 106 Patienten mit einem Spontanpneumothorax (SPT). 9 Patienten wurden unmittelbar nach Aufnahme wegen eines höhergradigen SPT-Rezidivs operiert. Die anderen 97 Patienten wurden primär mit Dauersog behandelt. Dies führte bei 48 Fällen (49%) zum dauerhaften Erfolg. Eine SPT-Persistenz oder ein erneutes Rezidiv hatten 49 Patienten (51%). Davon wurden 15 Patienten wegen eines erhöhten Operationsrisikos erneut mit einer konservativen Sogbehandlung versorgt, die in 10 Fällen zum Erfolg führte. Die anderen 5 mußten ebenso wie die anderen 34 Patienten operiert werden.

Schlüsselwörter: Spontanpneumothorax – Therapie.

286. Ursachen, Therapie und Ergebnisse beim Spontanpneumothorax

H. Schröder und M. Bartel

Chirurgische Universitätsklinik Jena

Spontaneous Pneumothorax: Causes, Treatment, Results

Summary. In 89 cases of spontaneous pneumothorax 66.3% were associated with previous pulmonary diseases, and well-defined causes of spontaneous pneumothorax could be proven in 32.6%. The case of a 25-year-old patient suffering from Pringle's syndrome associated with small cystic alterations in the lungs was described. Bülau drainage was used to treat 68 patients and thoracotomy per 21. Thoracotomy is indicated in life-threatening complications and if drainage is unsuccessful. Recurrence of spontaneous pneumothorax was observed in 16.8%; the death rate runs up to 5.7%.

Key words: Spontaneous pneumothorax – etiology – results.

Zusammenfassung. Es wird über 89 Fälle mit Spontanpneumothorax berichtet. Bei 66,3% bestanden pulmonale Vorerkrankungen und in 32% konnten definierte Ursachen des Lungenkollapses ermittel werden. Der Verlauf bei einem 25-jährigen Patienten mit einem PRINGLE-Syndrom und dem seltenen Befund einer kleincystischen Degeneration der Lungen wird vorgestellt. 68 Patienten wurden mit Bülau-Drainage und 21 mit Thorakotomie behandelt. Die Thorakotomie ist angezeigt bei vital bedrohlichen Komplikationen und erfolgloser Drainage-Behandlung. Die Rezidivrate betrug 16,8%, die Letalität 5,7%.

Schlüsselwörter: Spontanpneumothorax – Ätiologie – Ergebnisse.

287. Therapieformen beim Spontanpneumothorax – eine Bilanz 10jähriger Rezidiverfahrungen

O. Elert, J. Buchwald und A. Krein

Abteilung f. Thorax-, Herz- und Thorakale Gefäßchirurgie der Universität Würzburg

Types of Treatment of Spontaneous Pneumothorax: Ten Years Experience with Recurrencies

Summary. Between 1977 and 1986, 207 patients were treated for spontaneous pneumothorax (SP). Treatment included conservative treatment in 3.9%, suction by puncture in 2.9%, pleural drainage (PD) in 36.7%, thoracoscopy (TS) in 44.4%, and thoracotomy (TT) in 12.1%. The rate of recidivism during 5.8 observation years was 23.7% (PD), 19.6% (TS) and 8.0% (TT). The more remote the first treatment of SP (mean 8.7 years), the lower was the risk of recurrence after TS (18.3%) in contrast to PD (45%). These results recommend the use of thoracoscopy in the treatment of SP.

Key words: Spontaneous pneumothorax – types of treatment – rate of recurrence.

Zusammenfassung. Zwischen 1977 und 1986 wurden 207 Patienten wegen eines Spontanpneumothorax (SP) behandelt. Behandlung: 3,9% konservativ; 2,9% Punktion; 36,7% Pleuradrainage (PD); 44,4% Thorakoskopie (TS) und 12,1% Thorakotomie (TT). Rezidivrate nach einer mittleren Nachbeobachtung von 5,8 Jahren: nach PD = 23,7%, nach TS = 19,6% und nach TT = 8,0%. Je länger die Erstbehandlung des SP zurücklag (durchschnittlich 8,7 Jahre), desto geringer die Rezidivgefahr nach TS (18,3%) gegenüber nach PD (45%), was uns veranlaßt, die Thorakoskopie verstärkt in die Erstbehandlung eines SP einzubeziehen.

Schlüsselwörter: Spontanpneumothorax – Rezidive – Behandlungsarten.

288. Ergebnisse einer Nachuntersuchung von 66 mit einem Spontanpneumothorax behandelten Patienten am Kreiskrankenhaus Herford

J. Wedell, H. Altenhoff und P. Meier zu Eissen

Chir. Klinik, Kreiskrankenhaus, D-4900 Herford

A Followup Study of 66 Patients with Spontaneous Pneumothorax

Summary. From 1974 to 1984, 66 patients (16 females and 50 males) with spontaneous pneumothorax were treated. Of the 23 patients with a persistent pulmonary fistula who underwent a thoracotomy. 21 survived and two died. During a followup period of 4–14 years there was no recurrence of the pneumothorax in the 21 patients. Of the 58 patients treated conservatively, 35 (63.4%) developed a recent pneumothorax. Our analysis showed that conservative treatment has less success in cases of recurrence. Early thoracotomy with fistula closure gives the best long-term results.

Key words: Spontaneous pneumothorax – thoracotomy.

Zusammenfassung. Von 1974 bis 1984 wurden 66 Patienten mit einem Spontanpneumothorax behandelt. Es handelte sich um 16 Frauen und 50 Männer. 23 Patienten mußten wegen persistierender Fisteln thorakotomiert werden. 21 Patienten überlebten. 2 Patienten verstarben. Von den 21 überlebenden Patienten bekamen bei einer Nachuntersuchungszeit zwischen 4 und 14 Jahren kein Patient ein Rezidiv. Von den 58 erfolgreich konservativ behandelten Patienten entwickelten 63,4% (35 Patienten) einen Rezidiv-Pneumothorax. Bei der weiteren Aufschlüsselung zeigt sich, daß der Erfolg einer konservativen Behandlung mittels Saugdrainage sich mit dem Auftreten jedes neuerlichen Rezidivs signifikant verschlechtert. Die frühzeitige Thorakotomie mit entsprechender Sanierung des Parenchymdefektes zeitigt die besten Langzeitergebnisse.

Schlüsselwörter: Pneumothorax – Bülau-Drainage – Thorakotomie.

IV. Freie Vorträge

Transplantation

289. Gefäßrekonstruktion bei 1300 Nieren- bzw. Pankreastransplantationen vor der Organimplantation

Ch. Höhnke, St. Schleibner, D. Abendroth und W. Land

Abtlg. f. Transplantationschirurgie in der Chirurgischen Klinik und Poliklinik, Klinikum Großhadern, LMU München

Vascular Reconstruction in 1,300 Kidney and Pancreas Transplantations Prior to Organ Transplantation

Summary. From 1976 to 1987, 99 lesions of the vessels were found prior to transplantation of 1309 kidney and 85 pancreas grafts. In 48 cases a direct suture, in 9 cases a segment resection and in 7 cases a free vessel transplantation were performed. Especially lesions of the intima should be either excluded by careful inspection of the donor organs or repaired. In cases of multiorgan explantation, the vessels of the pancreas transplant were elongated with arterial or venous vessels of the donor if necessary. Due to the great shortage of donor organs, an arterial and venous segment should be routinely harvested for potential reconstruction of graft vessels form an allogenic transplant.

Key words: Renal transplantation – pancreas transplantation – multiorgan explantation – extracorporal reconstruction.

Zusammenfassung. Von 1976 bis 1987 wurden bei 1309 Nieren- und Pankreastransplantationen präoperativ 99 Gefäßverletzungen entdeckt. In 48 Fällen wurde der Defekt durch direkte Naht, in 9 Fällen durch Segmentresektion und in 7 Fällen durch eine Freie Gefäß-Tx behoben. Insbesondere Intimaläsionen müssen durch subtile Inspektion der Spenderorgane ausgeschlossen oder repariert werden. Bei der Pankreas-Tx wurde nach Multiorganentnahme, wenn erforderlich, eine art. oder ven. Gefäßinterposition durchgeführt. Wegen des großen Organmangels sollte routinemäßig bei der Spenderoperation ein art. und ven. Gefäßsegment entnommen werden, um ggf. ein allogenes Gefäßsegment zur Rekonstruktion zur Verfügung zu haben.

Schlüsselwörter: Nierentransplantation – Pankreastransplantation – Multiorganentnahme – Extrakorporale Rekonstruktion.

290. Chirurgische Komplikationen nach Nierentransplantation als Folge unzureichender Entnahme-Technik

G. Kirste, H. Wilms und H. Keller

Chirurgische Universitätsklinik Freiburg i. Br.

Surgical Problems after Kidney Transplantation Caused by Faulty Removal Techniques

Summary. During 1986–1987, 195 kidney transplantations were performed at the University Hospital Freiburg. Erros in organ procurement in 13 (6.5%) patients made reoperation necessary. Lesions in the vascular system were detected in five patients (2.5%), and denutration of the ureter caused a distal ureteral stenosis in 4%. In many cases nonfunctioning kidneys are caused by poor perfusion technique, increased donor age, hypotensive period before organ removal, severe pre-existing illness or dehydration of the donor. Suitable organs for kidney transplantation are in increasing demand. Nevertheless, the accepted donor criteria must be followed and the perfusion technique of the procurement team should be optimal.

Key words: Kidney transplantation – organ procurement – perfusion technique – complications.

Zusammenfassung. Fehler bei der Organentnahme zur Nierentransplantation führten im Krankengut der Universitätsklinik Freiburg von 1986–1987 in 13 Fällen (6,5% von 195 Nierentransplantationen) zu einer Reoperation. Bei fünf Patienten (2,5%) waren Läsionen am Gefäßsystem feststellbar, in 4% der Fälle kam es zu Ureter-Stenosen aufgrund einer Denutrierung des Ureters. Eine schlechte Perfusion aufgrund ungenügender Technik, hohen Spenderalters, hypotensiver Kreislauf-Perioden vor Organ-Entnahme und schwerwiegender Vorerkrankung sowie Dehydratation des Spenders sind weitere Gründe für ein Transplantatversagen bzw. für das Nicht-Funktionieren einer Niere. Trotz wachsenden Bedarfs für Organe zur Nierentransplantation müssen an die Spender-Kriterien strengste Maßstäbe gelegt werden, insbesondere aber auch an die Perfusionstechnik der entnehmenden Chirurgen.

Schlüsselwörter: Nierentransplantation – Organentnahme – Perfusionstechnik – Komplikationen.

291. Hat die Primärfunktion (IF) bei Leichennierentransplantation einen Einfluß auf die Einjahresfunktionsrate (FR)?

K.-H. Albrecht, T. Hartwig, W. Niebel und F. W. Eigler

Abteilung für Allgemeine Chirurgie Universitätsklinikum Essen, Hufelandstr. 55, D-4300 Essen 1

Does Initial Function (IF) of Cadaver Renal Transplant have Influence on One-Year Graft Survival (GS)?

Summary. From 1983 to 1986 the one-year graft survival (GS) of 312 renal transplants under immuno-suppression with CsA was analysed both after IF and non-initial function (INF). Overall GS, including 2nd ($n = 55$) and 3rd transplants ($n = 12$), was 79.8%. After an IF of 35.6%, the GS was 86.5% compared to a GS of 76.1% ($p < 0.02$) with INF. Excluding 36 (11.5%) never-functioning (NF) organs, the remaining 165 grafts (52.9%) with delayed function (DF) had a GS of 92.7%. In conclusion, IF grafts produce a 10% higher GS than INF grafts, whereas a delayed function (DF), due to reversible renal failure, has no influence on GS. The lower one-year graft survival rate of INF grafts is exclusively due to the inclusion of NF grafts.

Key words: Renal transplantation – initial function – renal failure – graft survival.

Zusammenfassung. 1983–1986 wurde die FR bei 312 unter CsA Transplantierten nach IF und nicht initialer Funktion (INF) untersucht. Die Gesamt-FR einschließlich 2.-Tx ($n = 55$) und 3.-Tx ($n = 12$) war 79.8%. Nach IF (35.6%) war die FR 86.5% gegenüber INF mit 76.1% ($p < 0.02$). Nach Ausschluß der 36 (11.5%) nie funktionierenden Organen (NF) hatten die 165 Organe (52.9%) mit sekundärer Funktion (SF) eine FR von 92.7%. Bei Primärfunktion (IF) ist die FR 10% höher als nach INF. Ein reversibles Nierenversagen mit sekundärer Funktion (SF) hat aber keinen Einfluß auf die FR. Die niedrigere FR von INF-Organen wird ausschließlich durch die NF-Organe verursacht.

Schlüsselwörter: Nierentransplantation – Primärfunktion – Nierenversagen – Funktionsrate.

292. Wann kann eine Besserung der renalen Osteopathie nach Nierentransplantation mit guter Transplantatfunktion erwartet werden?

W. D. Schareck, G. Maier, M. Köber, U. T. Hopt, G. Delling und H. Bockhorn

Chirurgische Universitätsklinik Tübingen

When can Amelioration of Renal Osteopathy after Kidney Transplantation with Good Graft Function be Expected?

Summary. Renal transplantation removes the cause of secondary hyperparathyroidism in patients with chronic renal insufficiency. To correlate clinical results with bone morphology iliac crest biopsies were taken in 31 patients during renal transplantation (tx), 1 year post tx and additionally in six patients after 4 years. The results of histomorphometric analysis were correlated with laboratory data. With normal 1,25 OH$_2$ Vit. D synthesis even with good graft function elevated PTH levels were observed even 4 years after tx. Only if graft function is excellent can renal osteopathy be cured within one year. Even after 4 years of good graft function, more than half of the patients demonstrated histologically osteopathy.

Key words: Renal transplantation – secondary hyperparathyroidism – renal osteopathy.

Zusammenfassung. Nach Nierentransplantation ist die Ursache des sek. HPT terminal niereninsuffizienter Patienten beseitigt. Zur Korrelation klinischer Besserung mit der Pathomorphologie wurde in Tübingen 31 Patienten zum Zeitpunkt der Tx und 1 Jahr danach sowie bei 6 Pat. 4 Jahre später erneut Beckenkammbiopsien entommen. Die histomorphologische Auswertung wurde mit den Laborwerten korreliert. Bei normaler 1,25 OH$_2$ Vit. D Synthese besteht auch bei guter Tx-Funktion nach 4 Jahren noch ein renaler regulativer HPT. Nur bei exzellenter Tx-Funktion scheint die Ausheilung der renalen Osteopathie innerhalb eines Jahres möglich. Auch nach 4 Jahren hat mehr als die Hälfte der Pat. histologisch eine renale Osteopathie.

Schlüsselwörter: Nierentransplantation – sekundärer Hyperparathyreoidismus – renale Osteopathie.

293. Der Einsatz traditioneller und neuerer bildgebender Verfahren bei der Nierentransplantat-Nachsorge

H. Bunzendahl, R. Schwarzrock, R. Grote, B. Ringe, U. Frei und R. Pichlmayr

Klinik f. Abdominal- u. Transplantationschirurgie der Medizinischen Hochschule Hannover

Conventional and Recent Imaging Techniques for Renal Transplant Patients

Summary. Sequential scintiscans with ^{99m}Tc-DTPA are usful for followup evaluations of renal transplants. One of the techniques limitations has been its imprecise imaging of borderline perfused transplants, thus necessitating supplementary angiography. Recently duplex sonography with simultaneous imaging and Doppler effect application has been useful in followup studies. The flow changes can be estimated not only for the main vessels but also for the renal cortical vessels. A typical course is described.

Key words: Duplex ultrasonography – renal transplant.

Zusammenfassung. Sequenzszintigraphie mit ^{99m}Tc-DTPA erlaubt eine semiquantiative Beurteilung von Transplantatnieren. Bei sehr geringer Durchblutung ist die Aussagekraft begrenzt und hat bisher oft die zusätzliche Angiographie erfordert. Die Anwendung der Duplexsonographie mit gleichzeitiger Darstellung des Transplantates und Ausnutzung des Doppler-Effektes über großen Gefäßen und Nierenrinde erlaubt eine Beurteilung der Blutflußentwicklung am Transplantat. Ein Verlauf ist demonstriert.

Schlüsselwörter: Duplex Sonographie – Nierentransplantation.

294. Chirurgische Komplikationen und deren Behandlung nach simultaner Pankreas- u. Nierentransplantation unter Anwendung der Gangokklusionstechnik

W.-D. Illner, D. Abendroth, St. Schleibner, R. Landgraf und W. Land

Abt. f. Transplantationschirurgie (Leiter: Prof. Dr. W. Land) in der Chirurg. Klinik und Poliklinik (Dir.: Prof. Dr. G. Heberer) und Med. Klinik Innenstadt (Dr.: Prof. Dr. E. Buchborn), Universität München

Surgical Complications and Treatment in Combined Renal and Pancreatic Transplantation Using the Duct-Occlusion Technique

Summary. Use of the duct-occlusion technique in pancreas and kidney transplantations is associated with an increasing number of intra-abdominal complications, presently amounting to 35%. These complications are a consequence of the residual exocrine secretion despite prolamine. The induced necrosis of the exocrine part of the gland and the released exocrine enzymes provide an ideal culture medium for bacteria and fungus. Surgical policy in such infectious complications was intra-abdominal lavage or open-wound treatment. Fatal complications were not observed. Furthermore, the rate of loss of pancreatic grafts due to infectious complication is only 12%.

Key words: Segmental pancreatic transplantation – duct-occlusion technique – intra-abdominal complications.

Zusammenfassung. Intraabdominelle Komplikationen nach simultaner Pankreas- und Nierentransplantation unter Anwendung der Gangokklusionstechnik sind mit 35% relativ häufig. Ursache dieser Komplikationen ist eine trotz Gangokklusion vorübergehende exokrine Restfuntkion der Drüse. Induzierte Parenchymnekrose sowie freigesetzte Enyzme schaffen ein Medium, welches geradezu ideal für bakterielle und fungale Keimbesiedelung ist. Diese vom Pankreastransplantat verursachten intraabdominellen Infektionen wurde mit konsequenter abdomineller Lavage oder programmierter Peritoneallavage behandelt. Todesfälle wurden nicht beobachtet. Die Pankreastransplantatverlustrate, hervorgerufen durch eine komplizierte Pankreasfistel, ist mit 12% relativ gering.

Schlüsselwörter: Segmentale Pankreastransplantation – Gangokklusionstechnik – intraabdominelle Komplikationen.

295. Erste Erfahrungen mit der kombinierten Pankreas/Duodenaltransplantation

U. T. Hopt, G. H. Müller, M. Büsing und W. Schareck

Chirurgische Universitätsklinik Tübingen

Initial Experience with Combined Pancreatic-Duodenal Allografts

Summary. The postoperative course of patients with duct-occluded pancreatic grafts and bladder-drained pancreatic-duodenal grafts was compared. In spite of duct occlusion, four of seven patients developed fistulas with secondary infections and bleeding. In contrast, no fistula was seen in 12 patients with bladder-drained grafts. Bladder drainage resulted in temporary cystitis in two cases and metabolic acidosis in all cases, requiring bicarbonate substitution. The incidence of graft thrombosis dropped from 29% in the duct-occlusion group to 0% in the bladder-drained group. Thus bladder drainage significantly improved the postoperative course and the graft function rate after pancreatic transplantation.

Key words: Pancreatic transplantation – duct occlusion – bladder drainage.

Zusammenfassung. Der postoperative Verlauf nach Pankreas/Duodenaltransplantation mit Blasendrainage und nach Transplantation von gangokkludierten Pankreassegmenten wurde verglichen. Trotz Gangokklusion entwickelten 4 von 7 Patienten langanhaltende Fisteln. Typische Komplikationen der 12 Patienten mit blasendrainierten Transplantaten waren dagegen lediglich eine temporäre Zystitis und eine substitutionsbedürftige metabolische Azidose. Die Häufigkeit der Transplantatthrombose fiel von 29% bei den gangokkludierten Transplantaten auf 0% bei den Pankreas/Duodenaltransplantaten. Die Pankreas/Duodenaltransplantation mit Blasendrainage führt demnach zu einer deutlichen Reduktion der postoperativen Morbidität nach Pankreastransplantation.

Schlüsselwörter: Pankreastransplantation – Gangokklusion – Blasendrainage.

Schlußveranstaltung

296. Vom Organ unserer Weltanschauung *

H. Schriefers

Institut für Physiologische Chemie, Universitätsklinikum Essen, Hufelandstraße 55, D-4300 Essen 1

Das 21. Jahrhundert wird der Biologie gehören. Was uns gestern noch unerreichbar dünkte: ins Innerste der Natur eindringen, jedes beliebige Gen isolieren, es nach Gutdünken vermehren und die auf diese Weise geballte Information wissenschaftlich auswerten und technisch nutzbar machen zu können, ist fast schon keine Kunst mehr und sollte binnen kurzem vollends zur Routine gedeihen. Unter dem Schlagwort „Totalsequenzierung" steht die vollständige genetische Beschreibung des Menschen bevor [1]; nur zwei Milliarden Dollar soll die Reise zur Gralsburg der Natur kosten.

Bei weitem aufregender als die Reise zum Gral sind und werden sein die Anstrengungen, welche in Anlehnung an die Molekulare Genetik und in Auseinandersetzung mit einer von dieser inspirierten Verhaltensforschung sich darauf richten, die Philosophie, zwar nicht in toto, aber jedenfalls soweit sie Erkenntnistheorie lehrt, aus dem Dunstkreis der Spekulationen auf den Boden der Biologie zu holen, wohin sie in der Tat auch gehört, wenn man sich Folgendes vergegenwärtigt:

Die Lebewesen verdanken ihr Dasein wie alles, was Welt ist und die Welt erfüllt, nicht einem einmaligen Akt, sondern einem Prozeß. Vom Ursprung des Kosmos über die Entstehung von Galaxien und Planetensystemen bis hin zur Bildung der Erde, der Biosphäre, des Menschen, der Gesellschaften erstreckt sich, die Gestalten miteinander verbindend, eine evolutionäre Sequenz.

Mit diesem Faktum treten wir heraus aus der Einförmigkeit des Newtonschen Universums; wir rücken ab vom Bild der ehernen Gesetzen gehorchenden, in ihrer Struktur ewiglich beharrenden Maschine und sehen uns gezwungen, in jede Art Naturbetrachtung eine geschichtliche Denkweise einzuführen. Bei allem, dessen wir ansichtig werden, ist der Frage nach Ursprung und Entwicklung Rechnung zu tragen.

Nun mag uns, was sich im Verlauf von 20 Milliarden Jahren am Sternenhimmel getan hat, noch einigermaßen kalt lassen, dem Werden des Lebens können wir nicht mit der gleichen Gelassenheit begegnen; denn diesem Geschichtsprozeß entstammen wir selbst. Wer also zu Aussagen kommen möchte über des Menschen leibliche und geistige Befindlichkeit, über seine Macht und Ohnmacht wie über sein Weh und Ach, bleibt so lange im Metaphysisch-Ungewissen, wie er sich nicht aufschwingt, die modellierenden Kräfte seiner evolutionsgeschichtlichen Vergangenheit und ihre Resultate zur Kenntnis zu nehmen. Leider wird Philosophie vielerorts immer noch so getrieben, als habe *Charles Darwin* nicht gelebt.

Was ist an dem „Evolution" genannten Entwicklungsgang des Lebens für unser Thema so bedeutsam? Weniger die Theorie der Abstammung – sie hatte der Professor Kuckuck im Sinn, als er den Marquis de Venosta, alias Felix Krull, darüber belehrte, daß der vollschlanke Frauenarm sich ableite vom Krallenflügel des Urvogels und der Brustflosse des Fisches – als vielmehr die Theorie der Natürlichen Auslese; denn sie gibt eine Antwort auf das „Wie" des Werdens und Gewordenseins.

---

* Herrn Professor Dr. med. Karl Heinz Schriefers, meinem Bruder, als ein Nachtrag zum 60. Geburtstag

In einer Population, so *Darwins* Überlegungen, sind nicht alle Individuen einander gleich, im Gegenteil, es herrscht aufgrund von Gen-Mutationen und Gen-Neukombinationen, wie sie der Zufall zeugt, ein ungemeiner Variantenreichtum. Über das Schicksal einer jeden Spielart entscheidet in letzter Instanz die Umwelt. Sie liest aus, so als stelle sie den Individuen die Frage, wer von ihnen mit ihr mehr in Einklang stehe, wer mit ihr erfolgreicher in Stoff- und Informationsaustausch zu treten vermöge, kurz: wer an sie besser angepaßt sei, diese Abart oder jene. Welche Variante die kräftigeren und stabileren Beziehungen zu ihrer Welt auszubilden in der Lage ist, wird sich schneller vermehren als die übrigen, die allmählich aussterben; die Lebensbedingungen sind nirgendwo unbegrenzt, so daß alle sich ausbreiten könnten.

In Rede und Gegenrede – der Zufall macht Vorschläge, die Umwelt fällt Urteile – bewegen sich Leben und Welt durch die Geschichte. In jeder Runde überlebt nur der, der mit seinen Konstruktionen die besseren Antworten auf die Herausforderungen seiner besonderen Umwelt zu geben vermag. Der Dialog – man könnte geneigt sein, ihn einen sokratischen zu nennen – läuft mithin darauf hinaus, daß jede neue Lebensform von der jeweiligen Realität, die sie umgibt, Kenntnis zu nehmen genötigt ist, um in der schlechthin lebensnotwendigen Auseinandersetzung mit der Wirklichkeit vor lauter Dummheit nicht scheitern zu müssen.

Die Evolution lehrt ihre Kinder die Welt kennen und daß sie sie kennengelernt haben, erkennt man bei jeder Art an ihren Struktur- und Verhaltensmustern, die, da sie der Anpassung an die äußere Wirklichkeit entstammen, äußere Wirklichkeit enthalten. Organismus und Welt stehen zueinander in einem – so *Jakob von Uexküll* [2] – kontrapunktlichen Verhältnis nach der Devise, wo Flossen sind, da ist auch Wasser, wo Flügel sind, da ist auch Luft, wo Füße sind, da ist auch ebener Boden. Wir spiegeln unsere Welt, und die Welt spiegelt sich in uns; sie bringt sich in uns und durch uns zur Darstellung, gleichgültig ob wir den Bewegungsapparat, Organfunktionen, Moleküleigenschaften oder unsere Art und Weise zu denken betrachten. „Ich bin in einer Welt, die in mir ist" sagt *Paul Valéry* [3]; besser kann's nicht gesagt werden. Dennoch möchte ich das soeben mehr schlagwortartig Ausgeführte durch ein Gedankenexperiment greifbarer zu machen versuchen.

Angenommen, einer von uns fände sich in eine fremde Welt verschlagen, zu intelligenten Wesen, die unter gänzlich anderen Bedingungen leben –, was sollte er tun, um ihnen, denen er sich sprachlich nicht verständlich zu machen weiß, die Welt vorzustellen, in der er vormals zu Hause war? Er sollte sie anregen, ihn gründlich zu untersuchen. Ist den Außerirdischen das Prinzip „Evolution durch natürliche Auslese" bekannt, so werden sie im Organismus des bei ihnen Gestrandeten eine Paßform auf dessen Weltwirklichkeit sehen. Eine wissenschaftliche Untersuchung des Auges sagt ihnen, daß unsere Erde von elektromagnetischen Wellen der Wellenlänge 400 – 800 nm erfüllt sein muß. Sie entdecken das Hörorgan als Empfänger für Schallwellen eines definierten Frequenzbereiches. Also hat ihr Gast in einer Gasatmosphäre bestimmter Dichte gelebt. Das Studium des Gleichgewichtsorgans bringt sie zu der Erkenntnis, wonach Dreidimensionalität die herrschende Raumvorstellung in der Heimat desFremdlings sein dürfte, und die Prüfung der mechanischen Eigenschaften und der Feinstruktur des Knochens gibt ihnen Aufschluß über das Schwerefeld, in dem diese Stützorgane ihren Dienst getan haben. Schließlich gehen sie ins Molekulare, stoßen auf den roten Blutfarbstoff, analysieren sein Verhalten gegenüber einer Reihe von Gasen und finden im Sauerstoff den idealen Reaktionspartner für das Molekül. Aus den kinetischen Daten der Hämoglobin-Sauerstoff-Interaktion ziehen sie Schlüsse, zum einen auf die Anwesenheit von Sauerstoff in der Atmosphäre des ihnen unbekannten Planeten, zum anderen aber auch auf deren Sauerstoffgehalt. So rekonstruieren sie Stück um Stück die Welt der für sie unerhörten Lebensform Mensch.

Die Gesamtheit der im Organismus versammelten Strukturen und Funktionen hat *Konrad Lorenz* [4] auf den Namen „Weltbildapparat" getauft, und er nennt das Genom, dessen Anweisungen der Weltbildapparat seine Existenz verdankt, den materiellen Niederschlag seiner Geschichte; denn in ihm sind alle Lebenserfahrungen gespeichert, die die jeweilige Spezies, ihre Vorfahren und Urvorfahren im Disput mit der Umwelt über Jahrmillionen hinweg gemacht haben. Das Genom enthält mithin Informationen über Weltdinge und Weltzusammenhänge.

In der Gleichsetzung von Organismus und Weltbildapparat findet sich im übrigen auch genau das ausgedrückt, was *Herder* über einen anderen Organismus, die Sprache, gesagt hat, als er sie ein System der Weltaneignung und Weltauslegung titulierte. Wenn das „cogito ergo sum" allen Lebens „leben und überleben" heißt, leben und überleben in jeder Lage, unter allen Umständen und allen Widrigkeiten zum Trotz, leben und überleben von Augenblick zu Augenblick sowohl wie auch in der Generationenfolge, dann muß in der Tat jedes lebendige Wesen, vom ersten zellulären Molekülaggregat bis hin zum Menschen, die Fähigkeit besessen haben und besitzen, sich die Welt anzueignen, um sie sich situationsgerecht auslegen zu können –, nur, es legt sich jede Spezies – nehmen wir das Pantoffeltierchen, die Zecke, die Fledermaus – von ein und derselben Welt lediglich das aus, wozu sie überlebensbedeutsame Beziehungen hat aufnehmen müssen.

Für Pantoffeltierchen besteht die Realität aus kaum mehr als einem flüssigen Medium, in dem feste Körper jedweder Art pauschal als ein Etwas interpretiert werden, dem man mit Rückwärtsschwimmen begegnen muß und in dem Wasserstoffionen-Gradienten die Deutung einer zu Futterquellen führenden Straße erfahren.

Die Welt der Warmblüterblut bedürftigen, auf dem Ast eines Strauches hockenden Zecke ist für Wochen, Monate, Jahre nahezu leer, es sei denn ein Rind, ein Hund, ein Reh zieht zufällig unter dem Strauchwerk vorbei. Blitzartig ersteht dem auf der Lauer liegenden Insekt Wirklichkeit, und aus der Tatsache, daß es sich hierauf hin augenblicklichst fallen läßt, um sich sodann in die Haut seines Opfers einzubohren, schließen wir, es müsse Objekt und Sachverhalt voll erkannt haben. Tatsächlich hat es vom Geschehen nur einen winzigen Ausschnitt erfaßt: einen Schwall von Buttersäure-Molekülen aus den Schweißdrüsen des Passanten und die Empfindung „körperwarm" beim Auftreffen auf dessen Haut. Für die Zecke ist jedes der vielen voneinander verschiedenen Landsäugetiere weiter nichts als das Zusammentreffen einer spezifischen Geruchsqualität mit einer bestimmten Temperaturempfindung, weshalb sie sich denn auch als unfähig erweist, das physiologische Objekt „Warmblüter" von einem in der Sonne liegenden Butterbrotpapier zu unterscheiden.

Fledermäuse porträtieren die Welt durch Auswertung von Echoimpulsen. Nichts existiert für sie, das nicht einen von ihnen provozierten Widerhall liefert. Hindernissen ausweichend und Beute suchend teilen sie die Welt in ruhende und bewegte Objekte. Vieles von dem, was wir Menschenkinder als Wissen über die Natur für unentbehrlich erachten, ist ihnen unbekannt, anderes, auf dessen Kenntnis wir gut und gerne verzichten können, zählt für sie zu den Grundlagen ihrer Existenz, so die Vertrautheit mit dem Doppler-Effekt, dessen sie sich zur Geschwindigkeitsbestimmung bedienen. Das zugrundeliegende Gesetz, das erklärt, weshalb der Ton aus der Sirene eines Polizeiautos beim Näherkommen ansteigt, kennen Fledermäuse zum Unterschied von Besuchern der gymnasialen Oberstufe aus dem Effeff und kannten es im übrigen schon, als an den Physiker *Christian Doppler* noch kein Denken war.

An diesem Punkt sollten wir uns Rechenschaft darüber abzulegen versuchen, wie weit wir bis hierher mit dem Vorsatz gekommen sind, die Philosophie oder sagen wir besser: die Erkenntnistheorie auf den Boden der Biologie zu holen –, und also rekapitulieren wir in drei Sätzen:

Die Organismen, ob hoch, ob niedrig, entstammen einem Geschichtsprozeß, in dessen Verlauf sie sich Weltwirklichkeit haben einprägen lassen müssen, um überleben zu können. Die eingeprägte Wirklichkeit kommt in genetisch fundierten Strukturen und Verhaltensweisen zum Ausdruck, die den Gegebenheiten der Umwelt angepaßt sind, ihnen also entsprechen. Strukturen und Verhaltensweisen, in summa Weltbild- oder Erkenntnisapparat genannt, geben gerade so viel von der Realität wieder, wie für die Sicherung ökonomisch gut balancierten Lebens innerhalb des jeweils arteigenen Horizonts gebraucht wird.

Hieraus folgt:

1. Die Fähigkeit, von den Dingen Kenntnis nehmen zu können, wohnt allen Lebewesen inne; zu deklarieren, sie zeichne einzig den Menschen aus, ist Blasphemie.

2. Da Erkennen-Können sich als Anpassung an die Realität entwickelt hat, muß den beiden, dem Weltanschauungs- und Weltbewältigungssystem „Organismus" auf der einen und der ihn beherbergenden Welt auf der anderen Seite der gleiche Wirklichkeitscharakter zuerkannt werden. Damit dürfte der Streit, ob die Welt der Objekte und Ereignisse real existiert oder als Phantasmagorie zu bewerten ist, entschieden sein.

3. Das Rezept zur Konstruktion des Erkenntnisapparates „Organismus" wird ererbt. Also tritt kein Lebewesen seine Lebensfahrt als leere Schachtel an, in der sich, bei der Erkenntnis Null beginnend, nach und nach Eindrücke von seiner Welt ansammeln. Wenn wir sehen, daß die Zecke Buttersäure-Moleküle und die Fledermaus den Doppler-Effekt schon kennen, noch bevor sie mit diesen Phänomenen zum ersten Mal Berührung gehabt haben, so kommen wir unter Hinzuziehung noch unzähliger anderer Beispiele solcher Art zu einem Schluß von größter Tragweite: In jedem Lebewesen stecken der individuellen Erfahrung vorausgehende Urteile über die Welt.

Diesem besonderen Sachverhalt war übrigens schon *Darwin* auf der Spur. In einem seiner Notizbücher heißt es: „*Platon* . . . sagt im Phaidon, unsere notwendigen Ideen entstammen der Präexistenz der Seele, seien nicht von der Erfahrung abgeleitet. – Lies Affen für Präexistenz" [5].

„There is no first philosophy" [6], fahren wir, *Darwins* Notiz akzentuierend, fort. Es ist schlicht voreilig, sich zur Beantwortung der Frage, wie wir zu einem Bild von der Welt kommen, in erster Instanz an die Philosophie zu wenden. Die Beschreibung der Welt bedarf einer Beschreibung des Beschreibers [7], und, da der Beschreiber, seine geistigen Potenzen eingeschlossen, zu den Lebewesen zählt, fällt seine Beschreibung der Biologie zu, und die sagt: Der Mensch braucht Weltverständnis wie alle anderen Lebewesen auch, nur mehr davon und ein mehr differenziertes angesichts des ungemein weiten und reich gegliederten Feldes, das ihm die Evolution zugewiesen hat. Er braucht eine auf Zurechtfindung in eben diesem Feld eingestellte, lebenserhaltende Vernunft, die zu erschließen nicht dadurch gelingt, daß man ihr Teilhabe an ewigen Ideen zuschreibt oder sie auf der Suche nach einem Weltsinn wähnt.

Ein Spitzenprodukt des „Erkenntnis gewinnenden Prozesses Evolution" [8] ist eine graue Masse in der Schädelkapsel der Wirbeltiere, das Gehirn. Die Karriere dieses Organs nahm ihren Anfang vor 600 Millionen Jahren, auf der Entwicklungsstufe der Würmer, mit der Zusammenlegung der bis dahin im Organismus verstreuten Nervenzellen zu einem am Vorderende des Tieres gelegenen Nervenzellenknoten, dessen Neuronennetz als die Informationen empfangende, Informationen verarbeitende und Informationen aussendende Zentrale, als Mittler zwischen sensorischem und motorischem System fungierte. Dieses Bau- und Funktionsprinzip blieb bis auf den heutigen Tag unangetastet. Nur eins hat sich gewaltig gewandelt: der Zentralapparat. Aus dem einige Hundert Neuronen umfassenden Knötchen der ersten Stunde des Aufbruches in eine neue Epoche der Weltteilhabe ist eine mächtige, von 12 Milliarden Nervenzellen bewohnte Geschwulst geworden.

Was hat den Zentralapparat so aufgebläht? Die Antwort liefert ein Blick auf den letzten Akt des Schauspiels „Hirnentwicklung": Von der afrikanischen Linie der großen Menschenaffen zweigt sich – wir sind 6,3–7,7 Millionen Jahre vor unserer Zeitrechnung [9] – ein Ast ab, der zu einem höchst ungewöhnlichen Wesen führt, dem mit der Leichtigkeit eines Menschen von heute aufrecht stehenden, aufrecht gehenden und laufenden Australopithecus Afarensis [10]. Seine Entdeckung war die Sensation der siebziger Jahre. Man hatte endlich die Wurzel des Menschengeschlechtes freigelegt. Weltweites Aufsehen erregte Lucy, das 3,6–3,8 Millionen Jahre alte, fast vollständige Skelett einer erwachsenen Frau, die mit einer Körperlänge von 100 cm und einem Körpergewicht von 25 kg als ausnehmend zart – zart im Hinblick auf ihre Vettern und Cousinen, die Menschenaffen – beschrieben wird. Drei ihrer Artgenossen sind obendrein durch versteinerte Fußspuren bezeugt; ihre Details gelten bei Biomechanikern und Orthopäden als die beweiskräftigsten Bestätigungen für die Vermutung, daß sich die Ostafrika-Hominiden in der Tat aufrecht gehend durch ihre Region bewegt haben.

Über ihr Leben wissen wir nichts genaues, wohl aber einiges über das Zentralorgan, mit dem sie sich an die Welt wandten, um ihr Leben führen zu können. Sehr gründlich studiert wurde der Hirnschalenausguß und das Hirnschalenausgußmuster des von einem Erwachsenen stammenden Schädelfundes aus Hadar. *Ralph Holloway* zieht aus den Untersuchungen die folgenden Schlüsse [11]: Vom Volumen her gesehen ist das Hirn des Australopithecus Afarensis dem des Schimpansen mit seinen 375–400 g gleich; strukturell zeigt es jedoch Abweichungen, die in Richtung Vergrößerung des parietalen Cortex deuten, woraus man auf den beginnenden Ausbau neuropsychologischer, in die bipedale Lokomotion integrierter Funktionen schließen zu können glaubt. Es sieht so aus, als ob aufrechter Gang und von Fortbewegungsaufgaben entbundene Hände ein Tor zu bis dahin unbekannten Geistesfreiheiten gefunden haben.

Das Zeitalter der Hominisation ist eingeläutet. Die Evolution fokussiert ihre schöpferischen Kräfte auf ein einziges Organ, so daß wir, rückblickend, den Eindruck gewinnen, ihr hätte von Beginn an kein anderes Ziel vor Augen gestanden als das Wunderwerk „Menschenhirn", den Versuch der Natur, sich nach 20 Milliarden Jahren der Vorbereitung nun endlich selbst verstehen zu können.

Zwei Millionen Jahre nach Lucy hat das Hirn bereits 250 g zugelegt und eine Potenz entwickelt, die seinen Besitzer, den Homo habilis (1,8–1,5 Millionen Jahre vor unserer Zeit), zum Gründer systematischer Werkzeugfabrikation stempelt, zu einem Wesen mit imaginativer Begabung; denn Werkzeugfertigung ist unabweisbar ein Operieren unter Anleitung mentaler Entwürfe.

Auf der nun folgenden, nur mehr eine Million Jahre zählenden Zeitstrecke vom Homo habilis zu den nun schon regional verschiedenen Spielarten des Homo erectus (1,5–0,5 Millionen Jahre vor unserer Zeit) – er findet sich über ganz Afrika ausgebreitet, wir treffen ihn aber auch an im mittleren Osten, in Asien, später dann in Europa – erreicht die Hirnmasse die 1000 g-Marke. Die Werkzeugfertiger haben sich Behausungen gebaut und zu arbeitsteiligen Gruppen organisiert. Der Homo faber ist auf dem Sprung, zum Homo loquens zu werden, und, in der Tat, nur 300 000 Jahre später dokumentieren die Schädelfunde ein Hirn, das in zweierlei Hinsicht dem des Menschen von heute gleicht: Es hat ein Gewicht von 1400 g, und es liegt, wie am Relief der Hirnschädelinnenfläche zu erkennen, die Fissura Sylvii rechts höher als links –, ein Befund, der das Vorhandensein einer für die Existenz von Sprachfeldern typischen Hemisphärenasymmetrie suggeriert.

Daß der soeben angesprochene Praeneandertaler (200 000 Jahre vor unserer Zeit) seinem Tun und Lassen irgendeine Art von mitteilbarem Ausdruck zu geben vermochte, darf – mit aller Vorsicht – angenommen werden; wie sonst sollte der aus den archäologischen Funden ablesbare Zuwachs an technischem Wissen, handwerklichem Können und sozialer Erfahrung zustandegekommen sein denn mittels eines Verständigungssystems zur Sammlung, Verbreitung und Tradierung des mühsam Erworbenen.

Wann auch immer die Wandlung des Homo faber zum Homo faber et loquens sich vollzogen haben mag, eins steht fest: Hirn, Gestaltungsvermögen, Sozialisation und Sprachfähigkeit – diese vier gewannen, eins das andere anstoßend und beflügelnd, schließlich eine Triebkraft, die im Verlauf der letzten 50 000 Jahre – in weniger als einem Prozent der bisher für die Evolution des Menschen verbrauchten Zeit – aus ein paar Jägern und Sammlern die von Technik, Kunst und Wissenschaften überschäumende, von Interessenskonflikten gebeutelte Welt von heute werden ließ.

Der unglaubliche Aufschwung, der dem Hirn beschieden war, hatte zur Folge, daß sein Besitzer sich als der Natur entwachsen und enthoben deklarierte und den Titel „Geistwesen" annahm, womit die Bearbeitung der Frage, wie er zu Erkenntnissen von sich und seiner Welt komme, den Philosophen überlassen wurde. Antike und abendländische Philosophie haben denn auch eine Fülle erkenntistheoretischer Systeme entwickelt, die sämtlich darin übereinstimmen, vom Organ unserer Weltanschauung keine Kenntnis zu nehmen, teils, weil man nichts oder nur weniges von ihm wußte, teils, weil man glaubte, von ihm, jedenfalls von seiner evolutionsbiologischen Fundierung, nichts wissen zu müssen.

Der Mensch ist eine unbeschriebene Tafel, in die sich die Welt nach und nach eingraviert, behaupten die Empiristen; die Idealisten sprechen vom Akt des Zu-Erkenntnissen-Kommens als von der Teilhabe an ewigen Ideen; die Behavioristen sagen zwar „Hirn", meinen aber eine Einrichtung, die zu nichts weiterem taugt, als Reize in Reaktionen umzusetzen, und wer naiv neuzeitlich sein möchte, erklärt die Reiz-Reaktions-Einrichtung zum Informationsverarbeitungssystem vom Typ der logisch schlußfolgernden Maschine.

Die Gleichsetzung von Hirn und Computer erfreut sich großer Sympathien; auf nichts sind wir ja so stolz wie auf den Besitz scharf kalkulierender Rationalität, und kein Ziel dünkt uns erstrebenswerter denn die Erziehung zu konsequent analytischem Denken. Der Mensch: ein unbestechlicher Datenverarbeiter –, das sollte uns hoffen lassen, ihn maschinell nachbilden zu können. Möglicherweise erfahren wir auf dem Umweg über die Nachbildung, wie er als Weltbild-Kalkulator funktioniert.

Nun sind aber die Versuche, Menschenhirntätigkeit auf Computern abzubilden, bisher jedenfalls, kläglich gescheitert und dies auch noch in ausgerechnet all' den Fällen, in denen es nicht um die Behandlung entlegener mathematischer Probleme, sondern um die überaus einfach anmutende Frage ging, wie das Hirn es zustande bringt, ohne die geringste geistige Anstrengung mit der, wissenschaftlich gesehen, unüberbietbar komplizierten Welt im Alltäglichen so spielend leicht fertig zu werden. Kein Wunder, daß das jüngste Treffen der American Association for Artificial Intelligence unter dem Titel stand „Wie lehrt man Computer Alltagsverstand haben?".

So rein computertechnisch die Frage klingen mag, sie hat es in sich insofern, als sie uns aufgibt, darüber nachzudenken, wer wohl Herrn und Frau Jedermann auf welche Weise Alltagsverstand gelehrt haben möchte. Die Antwort kann nur eine evolutionsbiologisch begründete sein.

„Was man weiß, sieht man erst" [12]; für dieses *Goethe*-Wort gibt es zwei Transpositionen. Die eine stammt von *Charles Darwin:* „Ich bin überzeugt, daß es ohne Theorie keine Beobachtung geben würde" [13], die andere aus der Feder von *Albert Einstein:* „Die Theorie ist es, die darüber entscheidet, was wir beobachten können" [14]. Alle drei sagen sie dasselbe, jeder in der ihm eigenen Tonart: Sehen setzt Wissen voraus; wer nichts weiß, sieht nichts; wer sich den Dingen beobachtend zu nähern beabsichtigt, ohne im Besitz einer Theorie, einer vorweg formulierten Mutmaßung über mögliche Zusammenhänge zu sein, bringt statt Erkenntnis stiftender Beobachtung nur träumerisches Umherschweifen zustande. Er sieht Bäume, wo er einen Wald sehen müßte, er sieht ein Kraut und Rüben von Blättern, Stengeln, Zweigen, es sei denn, er kann dem Wirrwarr der Erscheinungen mit der Vermutung auf den Leib rücken, daß es sich um einen Baum handelt.

Ergo: Erkennen und Begreifen beruhen nicht auf Faktenwissen, es kann noch so gut logisch geordnet sein. Zur Konstruktion Objekte deutender und Ereignisse wertender Bilder brauchen wir vorgefertigte Formen, in die wir das durch die Sinne Aufgenommene einfließen lassen, damit es verläßliche, Orientierung gewährleistende Gestalt annimmt. Unser Hirn ist – alles andere als ein Weltenempfänger – ein Weltkonstrukteur. Es legt sich die Welt so zurecht, daß wir uns in ihr aufhalten und mit ihr Umgang haben können, ohne jeden Augenblick das Leben riskieren zu müssen, indem es an die Wirklichkeit mit bestimmten überlebenswichtigen Grundannahmen, Hypothesen, Vorausurteilen herangeht.

Immanuel Kant, dem es darum ging, „die Grenzen der menschlichen Vernunft aufzuzeigen und die Menschen über die Aufklärung aufzuklären" [15], hat die Weltzurechtlegungsmechanismen, mit denen wir operieren, apriorische Formen der Anschauung und des Denkens genannt. 170 Jahre später gibt *Konrad Lorenz,* der letzte *Kant*-Nachfolger auf dem Königsberger Lehrstuhl, eine naturwissenschaftliche Erklärung für das geheimnisvolle Apriori.

Apriori: vor aller Erfahrung heißt vor aller *individuellen* Erfahrung; fragt man aber, woher sie stammen, die apriorischen Formen der Anschauung und des Denkens, so entpuppen sie sich als Erkenntnisformen a posteriori, aufgewachsen und herangereift im Verlauf der Evolution, entsprungen dem Prozeß der permanenten Auseinandersetzung des Lebens mit seiner jeweiligen Welt und einverleibt dem Zentralorgan „Hirn".

Was wir eingangs unserer Betrachtungen über die aus demselben Selektionsprozeß hervorgegangenen organismischen Strukturen gesagt haben: daß sie, da an der Realität entstanden, Ausschnitte aus der Realität abbilden – die Flossen das Wasser, die Flügel die Luft – gilt in vollem Umfang auch für den Satz von Hypothesen, mit dem ausgerüstet jedes Menschenkind der Welt zu begegnen weiß. Wir sind begabt mit einer auf die Wirklichkeit passenden vorbewußten Vernunft, einem uralten, tief in der Stammesgeschichte wurzelnden neuronalen System, für das *Egon Brunswik* den Terminus „ratiomorpher Apparat" fand [16].

Der ratiomorphe Apparat, die Gesamtheit der vorbewußten Erkenntnisstrukturen, ist der Garant des Alltagsverstandes und insofern auch der der wissenschaftlichen Rationalität, als diese, eine Form der Verfeinerung des Alltagsdenkens, hierauf aufbaut [17].

Mit welchen Hypothesen arbeitet der ratiomorphe Apparat? Mit der Hypothese beispielsweise, daß alles seine fest gefügte räumliche und zeitliche Ordnung hat und daß man mit dieser raum-zeitlichen Ordnung am leichtesten zurechtkommt, wenn man sich den Raum auf drei Dimensionen vereinfacht vorstellt – also nur oben-unten, vorne-hinten, rechts-links gelten läßt – und die Zeit als pausenlos, von nichts tangiert dahinfließend, Vergangenheit, Gegenwart, Zukunft konstituierend, begreift.

Der ratiomorphe Apparat, die in der Geschichte des Lebens gründende Weisheit des Hirns, lehrt uns eine zwar naive, dafür aber umso lebenswärmere Physik. In welche Verlegenheiten sähen wir uns gestürzt, hätten wir auf Schritt und Tritt mit der von der Relativitätstheorie wohl begründeten Wirklichkeit des vierdimensionalen Raum-Zeit-Kontinuums zu rechnen; wie kämen wir mit dem Gedanken zurecht, daß gegebene Distanzen, die unser Hirn unter ein Unveränderlichkeitspostulat gestellt hat, geschwindigkeitsabhängig veränderlich sind, und wie wären wir fassungslos, wenn wir davon ausgehen müßten, daß die Zeit, objektiv gesehen, umso langsamer läuft, je schneller wir uns bewegen.

Worauf unser Erkenntnisapparat paßt, wofür er selektiert wurde, was er folglich abbildet und uns alltagsverständlich zur Anschauung bringt, ist ein Mesokosmos – der Ausdruck stammt von *Gerhard Vollmer* [18] –eine Welt der mittleren, moderaten Dimensionen. In ihr gibt es weder Lichtgeschwindigkeit noch Lichtjahre, weder Mikrometer noch Nanogramm, weder Sonnenkern- noch Weltraumtemperatur –, Zahlen und Größenordnungen, „zu denen der Menschengeist" – so *Thomas Mann* – „gar kein Verhältnis mehr hat, und die sich . . . . . im völlig Unsinnlichen, um nicht zu sagen: Unsinnigen verlieren [19] . . . . . Bewunderung der Größe ist nur möglich in faßlich-irdischen und menschlichen Verhältnissen" [20]. Wir bedürfen des lebenstreu und lebensbequem Anschaulichen, um die Welt als unser Zuhause ansprechen zu können, und nicht im geringsten kümmert unser Befinden, ob, was wir erkennen, wirklichkeitsgenau wahr wäre.

Nun hätten wir von den ererbten Weltzurechtslegungsmechanismen noch ein paar andere zu betrachten [21]. Die Kategorien Raum und Zeit, so fundamental sie sind, sie bedürfen der Ergänzung durch Hypothesen deren Anwendung eben nicht nur Anschauung von der Welt, sondern auch sicheren Umgang mit ihr gewährleistet.

Da ist die Hypothese zu nennen, derzufolge wir „da draußen" gesetzlich Zusammenhängendes erwarten dürfen; wir müssen, wenn wir die Augen zur Welt aufschlagen, nicht fürchten, in chaotischen Verhältnissen zu stecken. Die vorbewußte Vernunft wittert überall das Walten von Gesetzen und stellt unser Verhalten hierauf ab. „Das kann doch kein Zufall sein", sagen wir, selbst wenn uns das Ereignis irgendwo ominös anmutet und bezeugen damit, wie der ratiomorphe Apparat denkt.

Fünf Personen treffen auf der Brücke von San Luis Rey zusammen. Just in diesem Augenblick stürzt sie ein; alle fünf kommen zu Tode. Der kleine Jesuitenpater, tief davon durchdrungen, daß nichts Zufall ist, setzt seinen ganzen Scharfsinn daran, das die fünf Lebensschicksale einende Gesetz ans Licht zu bringen. – Kein Leser würde solcher Spekulation das geringste abgewinnen können, wenn bewußte Rationalität unser einziges Denkwerkzeug wäre. Was die Hypothesen des Pater Juniper ansprechen und woraus der Roman (*Thornton Wilder* „Die Brücke von San Luis Rey") seine Spannung bezieht, sind die Denkfiguren unseres stammesgeschichtlichen Erbes, die selbst dort noch unüberhörbar Gesetzlichkeit fordern, wo eine derartige Forderung geradezu im Widerspruch steht zu venünftiger Überlegung. – Aus eben dieser Quelle bezieht auch der Aberglaube seine Nahrung.

Des weiteren wäre von unseren unüberbietbar sicheren Abstraktionsleistungen zu reden. Nie sind wir darüber belehrt worden, wie man das macht, und dennoch erkennen wir jedwedes menschliche Antlitz als menschliches Antlitz, ob im Bild oder in der Wirklichkeit, ob im Wachen oder im Träumen. Ohne die tief verwurzelte Fähigkeit, im Unsteten das Stete, im Einzelnen das Allgemeine, im ewig Ungleichen das Gleiche entdecken zu können und ohne den Antrieb, der uns zwingt, keine Ansammlung von Details als Ansammlung von Details hinzunehmen, als nicht einem Muster, als nicht einer Gestalt zugehörig zu begreifen, gäbe es eine Systematik der Pflanzen und Tiere ebenso wenig wie ein nach Krankheitsbildern geordnetes Lehrbuch der Inneren Medizin, ganz zu schweigen von Poesie und bildender Kunst. Weder hätte einer in einem Haufen Sterne die Wega in der Leier entdeckt, noch wäre die Ballade von Erlkönig geschrieben worden.

Und schließlich müßten wir noch über die biologischen Ursachen des Ursachendenkens sprechen, über den uns auferlegten Denkzwang, über die Besessenheit, allen Wenn-Dann-Ereignisfolgen einen Kausal- oder gar Final-Nexus zu unterlegen. Daß der Hypothese „post hoc ergo propter hoc" hochrangige Lebenswichtigkeit als Grundlage für vorausschauendes Verhalten zukommt, wird niemand bestreiten, solange er nicht vergißt, für wie einfache Lebensumstände sie selektiert wurde. Dennoch können wir der Versuchung nur allzu oft nicht widerstehen, sie auch auf komplizierte Interaktionssysteme, auf gesellschaftliche zumal, anzuwenden und indem wir alles mögliche in einfachste lineare Kausalketten zu pressen versuchen, haben wir den Boden bereitet, auf dem die kurzsichtigen Schuldzuweisungen in privaten wie öffentlichen Auseinandersetzungen üppig wuchern.

In solche Gefahren können Gans und Kamel nicht kommen. „Den reinen Unsinn zu glauben, ist ein Privileg des Menschen" [22].

Wir kehren zum Ausgangspunkt unserer Reise zurück, dorthin wo wir forderten, die Beantwortung der Frage, wie der Mensch zu einem Bild von seiner Welt komme, den Biologen zu überlassen, den Biologen einfach deshalb, weil der Mensch ein natürliches Wesen ist.

Das natürliche Wesen Mensch nimmt wahr, erkennt und begreift als Kind der Evolution, von ihr ausgestattet mit dem Sonderorgan „Hirn", das sich unter dem Druck des Bewertungsmechanismus „Natürliche Auslese" an die Gegebenheiten der Außenwelt über riesige Zeiträume hinweg anpassen und wieder anpassen mußte. Das Organ ist mit seinen Leistungen ganz und gar auf Lebensbewältigung eingestellt, weshalb die von ihm entworfenen Bilder mit Wahrheit im Sinne von unverrückbar, endgültig und ewig nichts zu tun haben. Ihm geht es allein darum, einen stabilen Wirkraum mit überschaubarer Ordnung zu konstruieren und verfügbar zu machen, eine möglichst einfache, menschengerecht und mithin menschenfreundlich vereinfachte Welt, in der sich leben läßt, ohne durch das Leben umzukommen.

Am Konstruktionsvorgang, der zur inneren Repräsentation der Dinge und Ereignisse führt, beteiligen sich Sinnesdaten, Gedächtnisinhalte und die im stammesgeschichtlichen Erbe verankerten Vorgaben in Form von Programmen, Regeln, Anschauungsformen und Urteilen. Die – weiß Gott – magere Kunde aus der Außenwelt – ein paar Photonen, ein bißchen Luftschwingung, Berührung, Druck und wenig mehr – erfährt nach der von den Sinnesorganen bewerkstelligten Übersetzung in Nervenimpulse tiefgreifende Transformationen durch individuell Erworbenes und das überindividuell, sprich: biohistorisch Tradierte, wobei die geschichtliche Weisheit des Gehirns als Verfassung gebendes Prinzip fungiert. Ohne das Ererbte wird aus einfließenden Daten weder Erkennen noch Begreifen. In der Tat, „. . . das vermeintlich ganz Individuelle lebt, nicht ahnend in dem naiven Dünkel seiner Erst- und Einmaligkeit, wie sehr sein Leben . . . ein Wandel in tief ausgetretenen Spuren ist" [23].

Da uns bei den Bildern, die das Hirn zur Anschauung bringt, die Akte und Akteure des Bilder-Zusammenbauens und Bilder-Zurechtlegens nicht bewußt werden, könnte man geneigt sein, die Hirn-Konstrukte mit der Realität absolut gleichzusetzen. Dieser Auffassung widerspricht der unter der ökonomischen Devise „Von der Welt so viel wie nötig, so wenig wie möglich" stehende Entwicklungsgang des Lebens ebenso beweiskräftig wie dem immer wieder auftauchenden Konzept von der prinzipiell überhaupt nicht erkennbaren, ja, nicht einmal existierenden Dingwelt.

Die von uns erlebte Welt ist dieselbe, an der wir geworden sind, aber nicht die einzig und letztlich gültige. Also dürfen wir davon ausgehen, daß es Wirklichkeiten gibt, tiefer, oder sagen wir: jenseitiger als die, über die wir während 500 Millionen Jahren Wirbeltiergeschichte belehrt worden sind. Der Mensch als eine mögliche Art und Weise der Natur, über sich selbst nachzudenken, erkennt, wie es im Ersten Brief des *Apostel Paulus* an die Korinther heißt, immer nur stückweise. „Es dämmert jetzt vielleicht in fünf, sechs Köpfen, daß Physik auch nur eine Welt-Auslegung und Welt-Zurechtlegung (nach uns! mit Verlaub) und nicht eine Welt-Erklärung ist" [24], schreibt *Friedrich Nietzsche,* und es ist, als nehme er die uralte, Bescheidenheit lehrende Lektion des griechischen Philosophen und Mediziners *Alkmaion* wieder auf: „Über das Unsichtbare wie über das Irdische haben Gewißheit die Götter, uns aber als Menschen ist nur das Erschließen gestattet" [25].

Dieses Wort könnte über dem 105. Kongreß der Deutschen Gesellschaft für Chirurgie, nicht minder aber auch über diesem Vortrag gestanden haben.

Literatur

1. Lewin R (1986) Shifting sentiments over sequencing the human genome. Science 233:620–621
   Lewin R (1986) Proposal to sequence the human genome stirs debate. Science 233:1598–1600
2. Uexküll J v: Zitiert nach Lorenz K (1973) Die Rückseite des Spiegels. Versuch einer Naturgeschichte menschlichen Erkennens. Piper, München Zürich
3. Valéry P: Zitiert nach Jantsch E (1982) Die Selbstorganisation des Universums. Deutscher Taschenbuchverlag, München, S 221
4. Lorenz K (1973) Die Rückseite des Spiegels. Versuch einer Naturgeschichte menschlichen Erkennens. Piper, München Zürich
5. Darwin Ch: Zitiert nach Fischer EP (1985) Die Welt im Kopf. Faude, Konstanz S 118
6. Quine WVO: Zitiert nach Churchland PS (1986) Neurophilosophy. Toward a unified science of the mind-brain. MIT Press, Cambridge London, p 239
7. Foerster H v: Zitiert nach Maturana HR u. Varela, FJ (1987) Der Baum der Erkenntnis. Scherz, Bern München Wien, S 13
8. Lorenz K (1971) Knowledge, beliefs and freedom. In: Weiss P (ed) Hierarchically organized systems in theory and practice. Hafner, New York
9. Lewin R (1987) My close cousin the chimpanzee. Nature 238:273–275
10. White TD (1982) Les australopithèques. La Recherche 13:1258–1270
11. Holloway RL (1983) Cerebral brain endocast pattern of Australopithecus afarensis hominid. Nature 303:420–422
12. Goethe JW v (1973) Einleitung in die Propyläen. Hamburger Ausgabe. Bd. 12. CH Beck, München, S 43
13. Darwin Ch: Zitiert nach Thuillier P (1982) Darwin était-il darwinien? La Recherche 13:10–25
14. Einstein A: Zitiert nach Holton G (1982) Heisenberg, Oppenheimer et l'émergence de la physique moderne. La Recherche 13:190–199
15. Fernau J (1972) Die Genies der Deutschen. FA Herbig, München Berlin, S 219
16. Brunswik E: Zitiert nach Riedl R (1981) Biologie der Erkenntnis. P Parey, Berlin Hamburg, S 13
17. Einstein A: Zitiert nach Churchland PS (1986) Neurophilosophy. Toward a unified science of the mind-brain. MIT Press, Cambridge London, p 264
18. Vollmer G (1983) Mesokosmos und objektive Erkenntnis. Über Probleme, die von der evolutionären Erkenntnistheorie gelöst werden. In: Wuketits FM, Lorenz K (eds) Die Evolution des Denkens. Beiträge zur evolutionären Erkenntnistheorie. Piper, München
19. Mann Th (1974) Doktor Faustus. Gesammelte Werke. Bd. 6, S Fischer, Frankfurt a. M., S 354
20. Mann Th (1974) Doktor Faustus. Gesammelte Werke. Bd. 6, S Fischer, Frankfurt a. M., S 360
21. Eingehende Darstellung: Riedl R (1981) Biologie der Erkenntnis. P Parey, Berlin Hamburg
22. Lorenz K: Zitiert nach Riedl R (1981) Biologie der Erkenntnis. P Parey, Berlin Hamburg, S 148
23. Mann Th (1974) Freud und die Zukunft. Gesammelt Werke. Bd 9, S Fischer, Frankfurt a. M. S 493/494
24. Nietzsche F (1980) Jenseits von Gut und Böse. Friedrich Nietzsche. Sämtliche Werke. Kritische Studienausgabe. Bd. 5, W de Gruyter, Berlin New York, S 28
25. Alkmaion: Zitiert nach Glasersfeld E v (1985) Einführung in den radikalen Konstruktivismus. In: Watzlawick P (ed) Die erfundene Wirklichkeit. Wie wissen wir, was wir zu wissen glauben? Beiträge zum Konstruktivismus. Piper, München Zürich, S 16

Poster

Experimentelle, Transplantations-, Cardiovascular-Chirurgie

297. Pharmakologische Induktion einer der Phase 3 des MMC ähnlichen elektromyographischen Aktivität des Dünndarms in der frühen postoperativen Phase

U. Hildebrandt, J. Paulus und J. Baldauf

Chirurgische Universitätsklinik Homburg/Saar, Pharmakologisches Institut der Universität des Saarlandes Homburg/Saar

Pharmacological Induction of a Phase-3-Like Myoelectric Activity of the Small Bowel in the Early Postoperative Period

Summary. The interdigestive myoelectric migrating complex (MMC) is a typical motility pattern of the small intestine in the fasting state. Chemical sympathectomy was performed in 30 rats by intravenous injecting 6-hydroxydopamine (150 mg/kg). The animals were subjected to a standard laparotomy 48 h later. In 12 rats the MMC pattern was interrupted for more than 1 h. In this group a phase-3-like activity pattern was recorded from eight electrodes following intravenous application of Cisapride (100 µg). Cisapride induces a physiological motility pattern in the postoperative state.

Key words: MMC – motility – laparotomy – sympathectomy.

Zusammenfassung. Die Nüchternaktivität des Dünndarms ist durch den „myoelectric migrating complex" (MMC) charakterisiert. Bei 30 Ratten wurde eine chemische Sympatholyse mit 6-Hydroxydopamin (150 mg/kg) i.v. durchgeführt. 48 Std. später wurde eine Standarlaparotomie durchgeführt. Bei 12 Ratten war der MMC länger als 1 Std. unterbrochen. Nach Cisaprid Applikation (100 µg) wurde in dieser Gruppe eine Phase 3 ähnliche Aktivität an 8 Elektroden abgeleitet. Cisaprid induziert postoperativ eine physiologische elektromyographische Aktivität.

Schlüsselwörter: MMC – Motilität – Laparotomie – Sympatholyse.

298. Computerunterstützte 3D-Darstellung der regionalen Organdurchblutung bei hyperdynamer Endotoxinämie

U. Kreimeier, W. Gross, P. Zeller und K. Meßmer

Universität Heidelberg, Abt. f. Exp. Chirurgie, Im Neuenheimer Feld 347, D-6900 Heidelberg

Computer-Assisted 3D-Display of Regional Organ Blood Flow during Hyperdynamic Endotoxemia

Summary. A newly developed software program for pseudocolour display of regional blood flow on a personal computer (IBM AT-02) allows semiquantitative analysis of changes in local blood flow within vital organs. Various projections and sections of an organ can be arranged for one or more experimental phases. This technique was applied to a standardized animal model of hyperdynamic endotoxemia to demonstrate redistribution and heterogeneity of regional blood flow within the heart and kidneys, which is considered a causative mechanism for development of multiple-organ failure during endotoxemia.

Key words: Computer software – pseudocolour display – regional organ blood flow – multiple-organ failure.

Zusammenfassung. Ein für einen Personalcomputer (IBM AT-02) neu entwickeltes Programm ermöglicht die Falschfarbendarstellung der regionalen Durchblutung und damit die semiquantitative Analyse lokaler Durchblutungsveränderungen innerhalb vitaler Organe. Es können verschiedene Projektionen bzw. Schnittbilder eines Organs zu einem oder mehreren Meßzeitpunkten dargestellt werden. Bei hyperdynamer Endotoxinämie in einem standardisierten Tiermodell wurde mittels dieses Verfahrens eine Umverteilung und Inhomogenität der Durchblutung innerhalb von Herz und Nieren nachgewiesen, welche als ein wichtiger Mechanismus bei der Entwicklung des multiplen Organversagens bei Endotoxinämie beurteilt werden.

Schlüsselwörter: Computerprogramm – Falschfarbendarstellung – Regionale Organdurchblutung – Multiples Organversagen.

299. Strahlensterilisation von Bankspongiosa

R. Ascherl[1], M. Morgalla[2], H. Knaepler[3], F. Lechener[4] und G. Blümel[2]

[1] Chirurgische Klinik und Poliklinik r.d.I. der TU-München,
[2] Institut für Experimentelle Chirurgie der TU-München,
[3] Chirurgische Unfallklinik der Universität Marburg,
[4] Chirurgische Abteilung, KKH Garmisch-Patenkrichen

Radiosterilisation of Banked Cancellous Bone

Summary. Preoperative serological screening does not definitively exclude possible transmission of viral disease. Radiosterilization (1.5–2.5 Mrad) was investigated in a rabbit model: Tc-scintiscan and micromorphology were performed 14 days before transplantation of allogenic spongy bone (Stx). There was only fibrous incorporation, but no resorption of the Stx. The biological properties of Stx were substantially impaired. Osteoinduction as well as osteoconduction were abolished. Radiosterilization of banked spongy bone cannot be recommended for clinical use.

Key words: Banked bone – radiosterilisation.

Zusammenfassung. Bei Viruserkrankungen schließt das praeoperative serologische Screening von Spendern nicht mit absoluter Sicherheit die Übertragung durch Bankknochen aus. Die Wertigkeit zusätzlicher Sterilisation mit ionisierenden Strahlen von 1,5–2,5 Mrad wurde tierexperimentell an Kaninchen untersucht. 14 d nach Tx von 200 mg allogener Bankspongiosa wurde die Einheilung szintigraphisch und histologisch beurteilt. Strahlensterilisierter Bankknochen heilt nur bindegewebig ein, die Bindegewebsreaktion hemmt auch die Eigenleistung des Wirts. Eine Resorption des STx wird nicht beobachtet, es kommt nur an wenigen Stellen zur Knochenneubildung. Das strahlensterilisierte Tx ist empfindlich geschädigt: Osteoinduktion und Osteokonduktion sind aufgehoben. Für die Klinik kann die Strahlensterilisation von Bankknochen nicht empfohlen werden.

Schlüsselwörter: Bankknochen – Strahlensterilisation.

300. Elektrophysiologische Funktionsanalyse zur Beurteilung der Perfusionsverfahren „Trockene Kühlung" und „Perfusion mit kardioplegischer Lösung HTK" bei normothermer Extremitätenischämie

J. D. Roder[1], F. Lehmann-Horn[2], C. Blättchen[3], W. Erhardt[3] und M. Hölscher[1]

[1] Chirurgische Klinik, [2] Neurologische Klinik und [3] Institut für Experimentelle Chirurgie der Technischen Universität München

Analysis of Electrophysiological Function for Evaluating Protection Mechanisms of "Dry Cooling" and "Perfusion with Cardioplegic Solution HTK" in Hormothermic Extremity Ischemia

Summary. The results of normothermic ischemia were examined in the nerve and vessel pedicled graft of the hindleg of a sheep with respect to nerve conduction velocity, nerve action potential and muscle action potential. The dependence of these parameters upon the protection mechanisms "dry cooling" and "perfusion with cardioplegic solution HTK" was evaluated. This neurophysiological analysis of the function of ischemic extremities made it possible to demonstrate the superiority of the clinically applicable principle of "dry cooling" for temporary conservation of ischemic extremities.

Key words: Ischemic tolerance of nerve and muscle tissue.

Zusammenfassung. Am gefäß- und nervgestielten Schafshinterlauf wurden die Auswirkungen normothermer Ischämie auf die Nervenleitgeschwindigkeit, das Nervenaktionspotential und das Muskelaktionspotential untersucht. Die Beeinflußung dieser Parameter durch die Protektionsverfahren „Trockene Kühlung" und „Perfusion mit kardioplegischer Lösung HTK" wurden evaluiert. In dieser neurophysiologischen Funktionsanalyse an ischämischen Extremitäten konnte gezeigt werden, daß das klinisch angewandte Prinzip der trockenen Kühlung zur temporären Konservierung ischämischer Extremitäten der Perfusion mit HTK-Lösung überlegen ist.

Schlüsselwörter: Ischämietoleranz von Nerven- und Muskelgewebe.

301. Die Verwendung schweren Wassers (D₂O) zur hypothermen Konservierung vaskularisierter Pankreastransplantate

U. J. Hesse[1] und D. E. R. Sutherland[2]

[1] Chirurgische Universitätsklinik Köln-Lindenthal, [2] Dept. of Surgery Univ. of Minnesota, Minneapolis/USA

D₂O-Based Collins Solution for Hypothermic Storage of Vascularised Pancreatic Grafts

Summary. Collins solution improved by D_2O (heavy water) was compared to a hyperosmolar colloid solution (SGF II) used clinically to preserve pancreatic grafts after transplantation in 34 dogs. After 24 h of cold storage, 100 % of the grafts (6 D_2O, 5 SGF), after 48 h 4/7 D_2O (57 %) and 5/7 SGF (71 %) ($p = >0.1$) were functioning. These results indicate that D_2O is comparable to SGF for 24 and 48 h of cold storage.

Key words: Heavy water – pancreas preservation.

Zusammenfassung. Eine durch schweres Wasser (D_2O) verbesserte Collinslösung wurde zur hypothermen Konservierung und Transplantation des Pankreas an 34 Hunden untersucht und mit einer klinisch angewandten hyperosmolaren Colloidlösung (SGF-II) verglichen. Nach 24 h Konservierung waren 100 % der Transplantate (6 in D_2O und 5 in SGF-II), nach 48 h 4/7 in D_2O (57 %) und 5/7 in SGF (71 %) ($p = >0,1$) und nach 72 h keines der Transplantate mehr funktionstüchtig. Dies bedeutet, daß D_2O mit SGF-II Lösung bezüglich 24 und 48 stündiger Konservierung des Pankreas vergleichbar ist.

Schlüsselwörter: Pankreaskonservierung in D_2O.

302. Allopurinol verbessert die kalte Ischämietoleranz bei syngener Nierentransplantation

M. Heberer[1], J. Gale[1], M. J. Mihatsch[2], J. Landmann[1] und F. Harder[1]

[1] Departemente Chirurgie, Forschung und [2] Pathologie, Universität Basel, CH-4031 Basel

Increased Cold Ischaemia Tolerance in a Syngeneic Rat Kidney Transplant Model using Allopurinol

Summary. Kidney damage from hypothermic storage originates in part during reperfusion due to oxygen-derived free radicals. Therefore, the efficacy of two antagonists of these activated oxygen forms, superoxide dismutase (SOD) and allopurinol (AP), was assayed in a syngeneic rat kidney transplant model which precluded rejection-induced damage to the transplanted organ. Survival rates, serum creatinine and histology proved that AP applied to the donor prior to removal of the kidney significantly protected the kidney against postischaemic injury. In contrast, SOD did not offer significant protection under the conditions of this experiment.

Key words: Allopurinol – kidney preservation – transplantation.

Zusammenfassung. Transplantierte Organe können bei der Reperfusion durch aktivierte Sauerstofformen geschädigt werden. Bei syngener Nierentransplantation (keine Abstoßung) wurde in einem Rattenmodell geprüft, ob Allopurinol (AP) und Superoxiddismutase (SOD) als Antagonisten aktivierter Sauerstofformen eine Verlängerung der hypothermen Organkonservierung gestatten. Anhand von Überlebensrate, Serumkreatinin und Histologie wurde eine statistisch signifikante Verbesserung der Ischämietoleranz durch AP nachgewiesen. Mit SOD wurde unter den gewählten Bedingungen kein relevanter protektiver Effekt gefunden.

Schlüsselwörter: Allopurinol – Niere – Organkonservierung – Transplantation.

303. In vivo Analyse der Mikrovaskularisierung transplantierter Langerhans Inseln

M. D. Menger[1], S. Jäger[1], F. Hammersen[2] und K. Meßmer[2]

[1] Abt. für Allgemeine Chirurgie und Abdominalchirurgie, Chirurgische Universitätsklinik, Homburg/Saar,
[2] Anatomisches Institut, Technische Universität, München,
[3] Abt. für Exp. Chirurgie, Universität Heidelberg

In vivo Analysis of Microvascularization of Transplanted Islets of Langerhans

Summary. Isolated islets of Langerhans were transplanted in a hamster dorsal skinfold chamber. Quantitative analysis of neovascularization and microhemodynamics were performed by means of intravital fluorescence microscopy. In 97% of syngeneic islet grafts ($n = 66$) capillary sprouts were observed on day 2 to 4 and a complete microvascular network on day 10 (density: $700.1 \pm 127.0 \, \mathrm{cm}^{-1}$). Insulin was demonstrated immunohistochemically; electron microscopic studies revealed normal fine structure. However, in 10-day-old xenogeneic islet grafts (rat) a reduction in microvascular density ($358.1 \pm 79.5 \, \mathrm{cm}^{-1}$) was observed, which was accompanied by decreased RBC velocity, an increase of vascular permeability and accumulation of white blood cells in postcapillary venules.

Key words: Islets of Langerhans – free transplantation – microcirculation.

Zusammenfassung. Nach syngener Transplantation isolierter Langerhans Inseln in die Rückenhautkammer von Goldhamstern konnten deren Vaskularisierung und mikrovaskuläre Hämodynamik mit intravitaler Fluoreszenzmikroskopie erfaßt werden. 97% der Inseln ($n = 66$) ließen nach 2 bis 4 Tagen Gefäßsprosse, nach 10 Tagen ein vollständiges Gefäßnetzwerk erkennen (Gefäßdichte: $700.1 \pm 127.0 \, \mathrm{cm}^{-1}$). In den Inseln konnten Insulin, intaktes Endothel sowie normale Zellstrukturen nachgewiesen werden. Bei xenogenen Inseln (Ratte) fanden sich 10 Tage nach Transplantation eine Rarefizierung der Gefäße (Dichte: $358.1 \pm 79.5 \, \mathrm{cm}^{-1}$) mit erniedrigter Blutzellgeschwindigkeit, erhöhte Gefäßpermeabilität und Leukostase in den postkapillären Gefäßsegmenten.

Schlüsselwörter: Langerhans Inseln – Transplantation – Mikrozirkulation.

304. Die Katheteratherektomie als Alternative zur konventionellen Angioplastie bei der femoropoplitealen Verschlußkrankheit

K.-W. Jauch[1], L. Lauterjung[1], B. Höfling[2], A. v. Pölnitz[2] und D. Backa[2]

[1] Chirurgische Klinik und Poliklinik und [2] Medizinische Klinik I, Klinikum Großhadern, LMU-München, D-8000 München 70

Catheter Atherectomy in Femoropopliteal Atherosclerosis as an Alternative Method to Angioplasty

Summary. Twenty-five patients underwent intraoperative(4) or percutaneous(21) atherectomy with a recently developed catheter that allows removal of plaque material. After removal of the plaque residual stenosis was below 30% in all patients. The grade of stenosis deminished from 82 to 18%. In 17% restenosis was seen on angiography after 6 months. The ankle/arm index increased from 0.6 ± 0.1 to 0.8 ± 0.1, and the pain-free walking distance improved from 85 to 158 meters. Histologic evaluation of removed material showed intimal parts in all instances and the medial layer in about 50%. Long-term tests must be performed to determine whether this method is superior to conventional angioplasty.

Key words: Peripheral atherosclerosis – catheter atherectomy – angioplasty.

Zusammenfassung. Bei 25 Patienten haben wir viermal intraoperativ und 21mal perkutan Stenosen der A. iliaca(4), der A. femoralis superf.(19) und der A. poplitea ohne Komplikationen mit einem neuen Katheter behoben. Im Bereich des Dilatationsballons besitzt dieser Katheter ein rotierendes Rundmesser, mit dem das Plaquematerial abgeschnitten und dann entfernt wird. Histologisch zeigten sich immer Intimaanteile und in etwa 50% Mediaanteile. Angiographisch nahm der Stenosegrad von 82 ± 14% auf 18 ± 12% ab. Nach 6 Monaten waren in 17% Restenosierungen zu verzeichnen. Der Dopplerindex verbesserte sich von 0,6 ± 0,1 auf 0,8 ± 0,1 und die schmerzfreie Gehstrecke von 85 auf 158 Meter. Ob die Methode Vorteile gegenüber der Angioplastie bringt, müssen Langzeituntersuchungen zeigen.

Schlüsselwörter: arterielle Verschlußkrankheit – Atherektomie – Angioplastie.

305. Koinzidenz von Bauchaortenaneurysma und Kolonkarzinom – Simultanoperation?

Chr. Petermann und U. Schiele

Chirurg. Univ.-Klinik, D-6800 Mannheim

Coincidental Colorectal Malignancy and Abdominal Aortic Aneurysm – Combined Operation?

Summary. Abdominal aortic aneurysm and colorectal carcinoma are steadily increasing. From 1973 to 1987, 246 patients with aneurysms and 2796 patients with colorectal carcinomas were operated on. In 10 patients both occurred simultaneously. Progress in the treatment of both lesions in three patients allowed a combined operation. There were no complications. A combined operation can be performed if the aneurysm is intact, the carcinoma is not complicated and the patient consents.

Key words: Colorectal carcinoma – abdominal aortic aneurysm – combined operation.

Zusammenfassung. Bei 246 Baucharotenaneurysmen und 2796 kolorektalen Karzinomen (1973–1987) hatten zehn Patienten zeitgleich beide Erkrankungen. Durch Fortschritte in der Aneurysma-Chirurgie und in der perioperativen Versorgung ist die simultane Operation beider Erkrankungen in Einzelfällen möglich und sinnvoll. Bei drei derartigen Eingriffen sahen wir keine Komplikationen. Grundsätzlich hat aber die symptomatische Läsion Priorität. Wesentlich sind die korrekte klinische Einschätzung der Belastbarkeit des Patienten und eigene Erfahrung in der Behandlung beider Krankheitsbilder.

Schlüsselwörter: Kolorektales Karzinom – Bauchaortenaneurysma – Simultanoperation.

306. Chirurgische Behandlung lebensbedrohlicher Herzrhythmusstörungen

G. Frank, D. Lowes, D. Baumgart, C. Abraham, H. J. Trappe und H. Klein

Klinik für Thorax-, Herz- und Gefäßchirurgie, Zentrum Chirurgie, Medizinische Hochschule Hannover

Surgical Therapy of Life-Threatening Arrhythmias

Summary. Antiarrhythmic surgery has become an important mode of treatment for life-threatening tachyarrhythmias, especially in atrial focal tachycardias, Wolff-Parkinson-White syndrome as well as in postinfarct ventricular tachycardias. Electrophysiological mapping studies are mandatory for localization of the anatomical substrate (ectopic atrial focus, accessory pathway or arrhythmogenic zone) for surgical ablation. The surgical procedures including cryoelectrocautery or laser surgery can be performed with good results and low risk. Alternatives for patients with poor LV-function or no electrophysiological substrate are heart transplantation or an implantable defibrillator.

Key words: Life-threatening arrhytmias – antiarrhythmic surgery – implantable defibrillator – heart transplantation.

Zusammenfassung. Die Rhythmuschirurgie hat in den letzten 10 Jahren einen festen Platz in der Behandlung lebensbedrohlicher fokaler Vorhofstachykardien, bei WPW-Syndrom sowie bei ventrikulären Tachykardien im Postinfarktstadium erhalten. Die elektrophysiologische Untersuchung (Mapping) ist die unbedingte Voraussetzung zur Auffindung des elektrophysiologischen Substrates (ektoper Fokus, akzessorische Leitungsbahn, arrhythmogene Zone), um dieses zu abladieren. Die chirurgischen Verfahren, die durch Kryo-, Laser- und Elektrotechniken ergänzt werden, können heute mit gutem Ergebnis und niedrigem Risiko durchgeführt werden. Alternativen sind der implantierbare Defibrillator oder die Herztransplantation.

Schlüsselwörter: Lebensbedrohliche Arrhythmien – Rhythmuschirurgie – Implantierbarer Defibrillator – Herztransplantation.

Allgemein-Chirurgie – Onkologie

307. Allogene Keratinozytenkulturen als Hautersatz in der klinischen Anwendung

B. Strittmatter[1], G. F. Brobmann[1], N. Böhm[2] und B. U. von Specht[1]

[1] Abt. Allgemeine Chirurgie mit Poliklinik – Chirurgische Forschung, Chirurgische Universitätsklinik Freiburg,
[2] Pathologisches Institut der Universität Freiburg

Allogenic Cultured Keratinocytes for Wound Grafting

Summary. Epithelial sheets were grown according to the method described by H. Green in tissue culture from single cell suspension obtained after trypsinization of human foreskin specimen. Allotransplantation has been performed in patients with burn lesions or with traumatic skin ulcers. No rejection has been observed for up to one year. Two of the ten grafts were lost due to infection. Immunohistochemical investigations showed that cultured epithelial cells express HLA class I antigens but not class II antigens. Allogenic cultured epithelium can thus be used successfully to cover skin lesions.

Key words: Cell culture – keratinocyte – burn lesion.

Zusammenfassung. Nach der von H. Green beschriebenen Methode wurden Epithelschichten aus Einzelzellsuspensionen gezüchtet. Allogene Keratinozytenkulturen wurden bei 10 Patienten mit Verbrennungswunden, traumatischen Läsionen und Ulcera cruris transplantiert. Zwei Transplantate gingen durch Infektionen verloren. Immunhistochemische Untersuchungen zeigten keine Abstoßungsreaktionen. Allogene Keratinozytenkulturen können erfolgreich zur Hautdeckung eingesetzt werden.

Schlüsselwörter: Zellkultur – Epithelzellen – Keratinozyten – Verbrennungswunden.

308. Effektivität des pulsierenden Wasserstrahles (Jet-Lavage) zur Reinigung infizierter Wunden

R. Ketterl[1], J. Jessberger[1], K. Machka[2], K. Geißdörfer[3], B. Stübinger[1], G. Blümel[3]

[1] Chirurgische Klinik (Dir.: Prof. Dr. J. R. Siewert), [2] Abteilung für Infektionshygiene (Leiter: Prof. Dr. I. Braveny) und [3] Institut für Experimentelle Chirurgie (Dir.: Prof. Dr. G. Blümel) d. TU München

Effectiveness of the Pulsating Jet (Jet-Lavage) in Treatment of Infected Wounds

Summary. In a prospective, randomized comparative study in 32 patients (age 16 to 82 years) with infected wounds on the lower extremities, the effectiveness of the pulsating jet (pressure 100 p/cm^2, flow

1 l/min) was compared with that of conventional manual irrigation by histological and bacteriological examinations. The reduction of microorganisms in wound secretion, skin, muscle and bone was significantly higher with jet lavage than with manual irrigation. Histological results showed no mechanical alteration of the tissue was caused by the jet, and wound cleansing was more effective. Thus, jet lavage is recommended as a therapeutic measure for wound cleansing in open fractures as well as for reduction of microorganisms in septic surgery after adequate debridement.

Key words: Pulsating jet – wound irrigation – reduction of microorganisms.

Zusammenfassung. In einer prospectiven, randomisierten Vergleichsstudie an 32 Patienten (Alter 16 bis 82 Jahre) mit infizierten Wunden der unteren Extremität wurde anhand von histologischen und bakteriologischen Untersuchungen die Effektivität der Wundreinigung durch die Jet-Lavage (Druck 100 p/ cm^2, Flow 1 l/min) im Vergleich zu der herkömmlichen Spülung per Hand analysiert. Bei den Lebend-Keimzahlbestimmungen zeigte sich im Vergleich zur Handspülung eine signifikant deutlichere Keimzahlreduktion im Wundsekret, in der Haut, Muskulatur und im Knochen. Durch die Anwendung der Jet-Lavage war histologischen Untersuchungen zufolge keine mechanische Alteration der Wundbezirke aufgetreten; zudem ergab sich ein geringerer Verschmutzungsgrad der Wunden. Wir empfehlen die Benutzung dieses Gerätes sowohl zur Wundreinigung bei offenen Frakturen wie auch in der sept. Traumatologie zur Keimreduktion.

Schlüsselwörter: Jet-Lavage – Wundspülung – Keimzahlreduktion.

309. Modifizierte Eigenblutspende bei Wahleingriffen in der Chirurgie, Unfallchirurgie

Ch. Stöhr, B. Wiesen und E. Lauxen

St. Josefs-Krankenhaus, D-6646 Losheim/Saar, Chirurg.-Unfallchirurg. Abteilung

Modified Autologous Blood Transfusion in Elective Surgical Intervention

Summary. Between August 1985 and December 1987, autologous blood transfusion was used in combination with haemodilution following the "leap-frog procedure" in 13 cases of elective surgical intervention. Indications, counterindications and the technique were demonstrated. As a result of using our modified procedure blood viscosity decreased, transfusion-induced complications did not occure, and thromboembolic complications and costs were significantly reduced.

Key words: Leap-frog procedure using autologous blood transfusion.

Zusammenfassung. Von August 1985 bis Dezember 1987 haben wir bei 103 Wahleingriffen in der Unfallchirurgie bei ausgewählten Patienten eine Eigenblutspende und Haemodilution nach dem Bocksprung (leap-frog-)-Verfahren durchgeführt. Indikationen und Kontraindikationen sowie das technische Vorgehen werden dargestellt. Durch das von uns modifizierte Verfahren verbessern wir die Rheologie, haben keine transfusionsbedingten Komplikationen, und sahen einen signifikanten Rückgang der thromboembolischen Komplikationen und hatten eine deutliche Kostenersparnis.

Schlüsselwörter: modifizierte Eigenblutspende – leap-frog-Verfahren – klinische Ergebnisse.

310. Die Therapie des oberen Hohlvenensyndroms beim follikulären Schilddrüsenkarzinom

R. Roka, C. Hausmaninger, B. Niederle, P. Polterauer und G. Kretschmer

I. Chirurg. Univ. Klinik, Alserstr.4, A-1090 Wien, Österreich

Therapy of Tumor Thrombosis of the Superior Vena Cava in Patients with Invasive Follicular Carcinoma of the Thyroid

Summary. Three patients with poorly differentiated follicular carcinoma of the thyroid developed swelling of both arms and facial edema, clinical signs that the superior vena cava was occluded by intraluminal tumor growth. Following total thyroidectomy and diagnostic/therapeutic lymphadenectomy all patients underwent parasternal thoracotomy with incision of the superior vena cava und tumor extraction. Direct closure of the vein was possible in two cases. The left brachiocephalic vein had to be resected in one case; it was reconstructed by interposition of a vascular (PTFE) graft. Such radical procedures gave complete symptomatic relief and by reducing the tumor mass was the basis for a more efficient radiotherapy.

Key words: Follicular carcinoma of the thyroid – superior vena cva occlusion.

Zusammenfassung. Bei 3 unserer Patienten mit invasivem, niedrig differenziertem follikulärem Schilddrüsenkarzinom entwickelte sich ein oberes Hohlvenensyndrom als Folge eines in der V. cava sup. vorwachsenden Tumors. Bei allen Pat. wurde nach totaler Thyreoidektomie und diagnostischer/therapeutischer Lymphadenektomie eine parasternale Thorakotomie sowie eine Eröffnung der V. cava sup. mit Extraktion des Tumors durchgeführt. Ein Primärverschluß der Vene gelang in 2 Fällen. Einmal erfolgte ein Ersatz der mitresezierten V. anonyma durch eine PTFE-Gefäßprothese. Das radikale Vorgehen ermöglichte eine Beseitigung des oberen Hohlvenensyndroms und, durch Tumorreduktion, eine effizientere Radiojodtherapie.

Schlüsselwörter: Follikuläres Schilddrüsenkarzinom – Oberes Hohlvenensyndrom.

311. Langzeitmessungen des Energieverbrauches am septischen beatmeten Patienten

P. Thul, D. Müller, U. Brenner und B. Große-Ophoff

Chirurgische Universitätsklinik Köln

Long-Time Measurement of Energy Expenditure in Septic Ventilated Patients

Summary. Energy expenditure was measured continuously for 215 days (minimum 3 days, maximum 24 days) in 19 ventilated patients with severe sepsis by indirect calorimetry using mass-spectrometer and a respirator. During the day energy expenditure frequently varied up to 20 percent. There were small differences between various days. In all patients energy expenditure was in the range of the basal metabolic rate. Parenteral nutrition in the previously used regime provided too many calories to the patient.

Key words: Sepsis – indirect calorimetry.

Zusammenfassung. Mit Massenspektrometer und Beatmungsgerät wurde bei 19 beatmeten Patienten mit schwerster Sepsis über 215 Tage (min. 3 Tage, max. 24 Tage) kontinuierlich der Energieverbrauch gemessen. Im Laufe des Tages wurden häufig Schwankungen des Energieumsatzes von 20% gesehen. Die Differenzen zwischen verschiedenen Tagen war gering. Bei allen Patienten lag der Energieverbrauch, berechnet nach verschiedenen Formeln, in Höhe des Grundumsatzes. Eine parenterale Ernährung in der bisherigen Form führt den Patienten zu viele Kalorien zu.

Schlüsselwörter: Sepsis – indirekte Kalorimetrie – Infusionstherapie.

312. Sonographisch geführte Immunocytologie zur Lokalisationsdiagnostik der Nebenschilddrüsen

E. Kiffner[1], R. Gutekunst[2] und F. W. Schildberg

[1] Klinik für Chirurgie der MUL,
[2] Klinik für Innere Medizin der MUL

Sonographically Guided Fine Needle Aspiration and Aspirate Immunostaining for Parathyroid Localisation

Summary. Sixty consecutive patients with hyperparathyroidism (52 pHPT, 8 sHPT) were examined preoperatively using sonographically guided fine needle aspiration and aspirate immunostaining for PTH with a modification of the peroxidase-antiperoxidase technique described by Sternberger. Localisation was successful in 49 patients with pHPT. In two patients adenomas hidden from ultrasound detection were located retrosternally. In three patients with hyperplasia all glands could not be localized due to localisations in the mediastinum. Localisation in the thyroid was clearly detected by immunostaining, as were lipomas, which gave the same ultrasound image as parathyroidadenomas. Sonographically guided fine needle aspiration and aspirate immunostaning are therefore valuable for localizing enlarged parathyroid glands.

Key words: Parathyroid localisation – immunocytology.

Zusammenfassung. 60 Pat. mit einem Hyperparathyreoidismus (52 pHPT, 8 sHPT) wurden konsekutiv, präop. einer Lokalisationsdiagnostik mit sonographisch geführter Feinnadelbiopsie mit anschließender Immunocytologie unterzogen. Bei 49 Pat. mit pHPT war die Lokalisationsdiagnose korrekt, bei 2 entzogen sich die E. K. Adenome dem Ultraschallnachweis durch retrosternale Lage. Bei den Hyperplasien konnten bei 3 Pat. nicht alle vergrößerten Drüsen präop. dargestellt werden, da sich einzelne Epithelkörperchen durch ihre Lage der Ultraschallerfassung entzogen. Der intrathyreoidale Lagenachweis und die Unterscheidung zwischen Lipomen, die das gleiche Ultraschallbild liefern, gelingt durch die Immunocytologie. Die sonographisch geführte Feinnadelbiopsie mit PTH-Nachweis ist u. E. die Methode der Wahl zur Lokalisationsdiagnostik.

Schlüsselwörter: Nebenschilddrüsenlokalisation – Immunocytologie.

313. HIV-Positive Patienten in der Chirurgischen Poliklinik

T. Henne[1], P. Beyer[1], R. Inglis[2], I. Gebel[1] und R. M. Seufert[1]

[1] Abteilung für Allgemein- und Abdominalchirurgie,
[2] Abteilung für Traumatologie Zentrum Chirurgie der Universität Frankfurt a. M.

HIV-Positive Patients in an Outpatient Clinical for General Surgery

Summary. The increase HIV infections will lead to large numbers of HIV-positive patients undergoing surgery. In 1987, 62 (3%) of 2043 patients in our outpatient department for general surgery were HIV-positive; five had manifest AIDS. Patient data: median age 33; 55 males; 17 drug dependent. Diagnoses: 22 abscesses; 19 skin or lymph node biopsies; 11 cases of proctologic disease. Therapy: 38 operations on an outpatient basis; 12 admissions to the hospital. Thus caps, glasses, surgical masks, gowns and gloves should be worn during surgery if contact with mucosa or body fluids of the patient is possible.

Key words: HIV infection – general surgery – outpatients.

Zusammenfassung. Zunehmende HIV-Infektionen bedingen eine wachsende Zahl HIV-Positiver in der Chirurgie. 1987 waren von 2043 Patienten der allgemein- und abdominalchirurgischen Poliklinik 62 (3%) HIV-positiv, 5 davon mit manifestem AIDS. Patientengut: Alter (Median) 33; männlich 55; drogenabhängig 17. Diagnosen: Abszeß 22; Probeexcision 19; proktologische Erkrankung 11. Therapie: ambulante Operation 38; stationäre Aufnahme 12. Konsequenz: Tragen von Haube, Schutzbrille, Mundschutz, Kittel und Handschuhen bei möglichem Kontakt mit Schleimhaut/Sekret des Patienten.

Schlüsselwörter: HIV-Infektion – Chirurgie – Poliklinik.

694

314. Tierexperimentelle Studie über die Versorgung drittgradiger Milzrupturen

S. Uranüs, L. Kronberger, V. Schalk und K. Neumayer

Univ. Klinik f. Chirurgie, Graz (Vorst.: Prof. Dr. J. Kraft-Kinz) Dept. f. Experimentelle Chirurgie (Leiter: Prof. Dr. L. Kronberger)

Experimental Study of Orthotopic Organ Preservation in Third-Grade Splenic Ruptures

Summary. Sufficient hematologic and immunologic function of the spleen depends on orthotopic preservation of adequate parenchymal mass. Third-grade central splenic ruptures in sheep were treated using a resorbable mesh, which was wrapped around the spleen and fastened at the hilus with a suture. A deep isolated grade-three polar injury was treated by hemisplenectomy using a TA 55 staple instrument with a Polysorb 55/200 disposable loading unit. Both procedures proved safe, rapid and ease to perform. Furthermore, a minimum of special apparatures is required and excellent hemostasis is ensured.

Key words: Orthotopic spleen preservation – splenorrhaphy – staples.

Zusammenfassung. Nur eine orthotop erhaltene Milz mit ausreichender Parenchymmasse sichert die hämatologischen und immunologischen Funktionen dieses Organes. Es wurden drittgradigen Verletzungen entsprechende zentrale Berstungsrupturen mittels eines resorbierbaren Kunststoffnetzes, welches um die Milz gelegt und am Hilus mit einem durchgezogenen Faden fixiert wurde, versorgt. Ebenfalls einer drittgradigen Verletzung entsprechende, isolierte Polverletzungen wurden mittels TA 55 Staple unter Verwendung von Polysorb 55/200 Magazin im Sinne einer Hemisplenektomie versorgt. Beide Methoden erwiesen sich als einfach und rasch durchführbar und zeichneten sich durch die sichere Blutstillung und geringen apparativen Aufwand aus.

Schlüsselwörter: orhotope Milzerhaltung – Splenorrhaphy – Staple.

315. Wertigkeit neuer tumorassoziierter Antigene in der onkologischen Nachsorge und Therapie von Gallengangs-, pankreas- und kolorektalen Karzinomen. Ein Vergleich von Tumormarkern und bildgebenden Verfahren

H.-J. Galle[1], U. Meyer-Pannwitt[1] und R. Klapdor[2]

Universitätskrankenhaus Eppendorf, Martinistr. 52, D-2000 Hamburg 20
[1] Chirurgische Klinik, Abt. f. Allgemeinchirurgie, [2] Med. Kernklinik und Poliklinik

Oncological Followup of Bile Duct, Pancreatic and Colorectal Tumors by Tumor-Associated Antigens – A Comparison of New Tumor Markers and Imaging Procedures

Summary. In a prospective study six patients with bile duct carcinomas, 16 patients with pancreatic carcinomas and 14 patients with colorectal tumors underwent palliative chemotherapy after surgical treatment. Pain and body weight, CT and sonography were compared with the serum levels of the tumor markers CEA, CA 19-9 and CA 12-5 in order to judge the progress of the disease. In general the tumor markers proved to be more sensitive parameters than the imaging procedures, especially in the case of "stable disease" in CT and sonography.

Key words: Gastrointestinal tumors – palliative chemotherapy – tumor markers – imaging procedures.

Zusammenfassung. In einer prosepktiven Studie wurden 6 Patienten mit einem Gallengangskarzinom, 16 Patienten mit einem Pankreaskarzinom und 14 Patienten mit einem kolorektalen Tumor nach chirurgischer Intervention palliativ chemotherapiert. Zur Beurteilung des Verlaufs wurden prospektiv Körpergewicht und Schmerzen sowie CT und Sonographie mit dem Verhalten der Tumormarker CEA, CA 19-9 und CA 12-5 verglichen. Dabei zeigte sich, daß insbesondere bei „stable disease" in den bildgebenden Verfahren die Tumormarker vielfach sensitivere und validere Verlaufsparameter darstellten als die bildgebenden Verfahren.

Schlüsselwörter: Gastrointestinale Tumoren – palliative Chemotherapie – Tumormarker – bildgebende Verfahren.

316. Intraperitoneale und intramurale Applikation von Liposomen – Eine pharmakokinetische Voruntersuchung für eine neue Methode der lokalen Chemotherapie

L. Seebauer[1], G. Reidel[2], U. Möllenstedt[2], B. Herter, R. Schubert[3], J. Lange[1]

[1] Chirurgische Klinik und Poliklinik der Technischen Universität München (Dir.: Prof. Dr. J. R. Siewert),
[2] Abtlg. f. Tracerbiologie, GSF München-Neuherberg,
[3] Hauptlabor der Chirurg. Klinik, Universität Tübingen

Intraperitoneal and Intramural Application of Liposomes – Preliminary Pharmacokinetic Study of a new Local Anticancer Drug Therapy

Summary. The distribution and elimination after single local application of two different types of liposomes were investigated in an animal study. The liposomes were introduced intraperitoneally (ip) and into the stomach wall (im) of Wistar-rats. Small-unilamellare-vesicle liposomes (SUV) with a diameter of 46 and 150 nm were used. The first were labelled with membrane-attached DTPA-Co[57]-complex; the others with encapsulated PVP-J[131] macromolecules. Complete body counts showed that 4 days after single im or ip application up to 10% and 7 days later still more than 5% of the original activity was still present. Irrespective of size and type of application, significant enrichment was detected within the lymph drainage system and in the liver. A different distribution of the liposomes was directly related to their size and mode of application.

Key words: Liposomes – intraperitoneal, intramural application – pharmacokinetics.

Zusammenfassung. In einer tierexperimentellen Studie an Wistarratten wurde das Verteilungsmuster und die Verteilungskinetik nach einmaliger lokaler Gabe von zwei verschiedenen Liposomenarten untersucht. Die Liposomen wurden intraperitoneal und in die Magenwand appliziert. Es handelte sich hierbei um small-unilammellare-vesicle-Liposomen (SUV) unterschiedlicher Größe (Dm: 46 bzw. 150 nm). Die Markierung erfolgte mittels DTPA-Co[57] in der Lipidphase bzw. mit PVP-J[131] in der wäßrigen Phase. In der Ganzkörpermessung sind am 4. Tag noch bis zu 10% und am 7. Tag noch mehr als 5% der Ursprungsaktivität festzustellen. Unabhängig von der Größe und Applikationsart kann eine signifikante Anreicherung im Lymphabstromgebiet und in der Leber festgestellt werden. Unterschiedliche Verteilungsmuster in den einzelnen Organen bzw. Regionen sind bei den verschiedenen Größen der Liposomen und Applikationsformen festzustellen.

Schlüsselwörter: Liposomen – intraperitoneale, intramurale Applikation – Pharmakokinetik.

Bauch – Leber – Galle

317. Akute Pankreatitis bei Pankreaskarzinom

H. Köhler, P. G. Lankisch, A. Schafmayer, G. Lepsien und H. J. Peiper
Klinik für Allgemeinchirurgie der Universität Göttingen

Acute Pancreatitis in Pancreatic Carcinoma

Summary. To determine the incidence of acute pancreatitis in pancreatic carcinoma, a retrospective study was performed in 174 patients with pancreatic carcinoma. Acute pancreatitis was found in 24 (13,8%), and hyperamylasaemia without clinical manifestation in 17 (9,8%) of these patients. The incidence of pancreatitis was higher when the papilla of Vater or the head of the pancreas was involved. Clinically, pancreatitis was mild to moderate. Pancreatic carcinoma should be considered an aetilogical factor in patients with relapsing and/or unexplained pancreatitis.

Key words: Acute pancreatitis – pancreatic carcinoma.

Zusammenfassung. In einer retrospektiven Studie wurde die Incidenz der akuten Pankreatitis bei 174 Patienten mit Pankreaskarzinom untersucht. In dieser Patientengruppe fanden wir 24mal (13,8%) eine akute Pankreatitis, eine Hyperamylasaemie in 17 Fällen (9,8%). Die Incidenz der akuten Pankreatitis war bei Karzinombefall der Papille und des Pankreaskopfes am höchsten. Der klinische Verlauf der

Pankreatitis war leicht bis mittelschwer. Bei Patienten mit persistierender Pankreatitis sollte als ätiologischer Faktor auch an ein Pankreaskarzinom gedacht werden.

Schlüsselwörter: Akute Pankreatitis – Pankreaskarzinom.

318. Die endoskopisch kontrollierte Gastrostomie (PEG) bei mechanischen und funktionellen Schluckstörungen

G. Lepsien, K. Lepsien und F. E. Lüdtke

Abtlg. Allgemeinchirurgie im Zentrum Chirurgie, Universitäts-Kliniken Göttingen, Robert-Koch-Str. 40, D-3400 Göttingen

Percutaneous Endoscopic Gastrostomy (PEG) in Patients with Mechanical and Functional Swallowing Disorders

Summary. PEG is an effective means of providing alimentation to patients who are unable to swallow and for gastrointestinal decompression in patients with chronic postduodenal obstruction. The procedure (FRENTA® PEG-SET) was performed in 56 patients (oropharyngeal cancer 19 (33.9%), proximal esophageal cancer 7 (12.5%), polytrauma 12 (21.4%), neurologic disorders 8 (14.3%) and postduodenal obstruction 10 (17.9%) with one bleeding complication following needle insertion without sufficient translumination and minor local infections in 8.9%. In cases of obstruction the PEG catheter was replaced 7 days later by an 18 French balloon catheter, pulled through by thread and bougie. Preexistent esophagitis was successfully treated by syringe-administered TAGAGEL® (4×7 ml + 3 ml H_2O/day).

Key words: Percutaneous endoscopic gastrostomy – indications complications.

Zusammenfassung. Die PEG ist ein effektives Verfahren zur enteralen Ernährung von Patienten mit Schluckstörungen sowie zur Dekompression bei chronischen therapieresistenten Ileuszuständen. Wir setzten das Verfahren (FRENTA® PEG) bei 56 Pat. ein (Oropharynx-Ca. 19 (33,9%), prox. Ösophagus-Ca. 7 (12,5%), Polytrauma 12 (21,4%), neurolog. Erkrankung 8 (14,3%) und Dekompression 10 (12,9%). Wir sahen 1 Blutungskomplikation und in 8,9% geringe lokale Infektionen. Zur Dekompression wurde der PEG-Kath. später gegen einen 18 Ch Ballon-Kath. ausgetauscht. Die bei allen Pat. während der PEG diagnostizierte Ösophagitis therapierten wir erfolgreich mit TAGAGEL® (4×7 ml + 3 ml H_2O/Tag.).

Schlüsselwörter: perkutane endoskopische Gastrostomie – Indikationen Komplikationen.

319. Prognose nach Resektion von Lebermetastasen kolorektaler Karzinome

B. Mentges, W. Bätz, A. Göbel und A. Heintz

Allgemein- und Abdominalchirurgie der Universität Mainz

Prognosis after Resection of Liver Metastases of Colorectal Carcinoma

Summary. Between 1978 and 1986, 51 patients underwent operations for liver metastases of colorectal carcinoma. The recurrence rate was 89%, the five-year survival rate 10.7%, and the median survival time 24 months. The operative mortality amounted to 7.8%. Survival was significantly longer than that of patients with a spontaneous history of liver metastases. The carcinoembryonic antigen (CEA) level correlated with the volume of resected metastases. Prognostic factors could not be established: number, localisation and volume of metastases, CEA level, grading, stage and localisation of primary tumour, and kind of operation had no influence on survival.

Key words: Liver metastases – colorectal carcinoma – prognosis.

Zusammenfassung. Im Zeitraum von 1978–1986 wurden 51 Patienten wegen Lebermetastasen kolorektaler Karzinome operiert. Metastasenrezidive traten in 89% auf. Die Fünf-Jahres-Überlebensrate betrug 10,7%, die mediane Überlebenszeit 24 Monate. Die Operationsletalität lag bei 7,8%. Die Überlebenszeit war statistisch signifikant länger als die eines Vergleichskollektives unserer Klinik mit Spontanverlauf von Lebermetastasen. Die Höhe des CEA-Spiegels korrelierte signifikant mit dem Volumen der resezierten Metastasen. Anzahl, Lokalisation und Volumen der Metastasen, Höhe des CEA-Spiegels, Tumordifferenzierung, Stadium und Lokalisation des Primärtumors und Art der Operation hatten keinen Einfluß auf das Überleben.

Schlüsselwörter: Lebermetastasen – kolorektales Karzinom – Prognose.

320. Die transanale endoskopische Mikrochirurgie beim Rektumprolaps – Tierexperimentelle Ergebnisse

K. Kipfmüller, A. Heintz, G. Bueß und Th. Junginger

Klinik für Allgemein- und Abdominalchirurgie der Johannes-Gutenberg-Universität Mainz

Transanal Endoscopic Microsurgery in Rectal Prolapse – Results of an Animal Model

Summary. The technique and results of animal experiments using a new endoscopic-microsurgical procedure for the treatment of rectal prolapse were as follows: transection of the dorsal wall of the rectum, removal of the posterior wall from the sacrum above the incision, transmural interrupted suture from the lumen of the bowel through the presacral ligaments to the lumen, application of further pexy sutures, and closure of the incision. In view of its lesser invasiveness, the technique conceived for the rectopexy should be more favorable than conventional techniques, especially for elderly patients.

Key words: Endoscopic microsurgery – rectal prolapse – transanal endoscopic rectopexy.

Zusammenfassung. Es werden die Technik und die tierexperimentellen Ergebnisse einer neuen endoskopisch-mikrochirurgischen Methode zur Behandlung des Rektumprolaps demonstriert: Durchtrennung der dorsalen Rektumwand; Ablösung der Rektumhinterwand vom Kreuzbein in den oberhalb gelegenen Abschnitten; Transmurale Einzelnähte vom Darmlumen aus durch die präsacralen Ligamenta zum Darmlumen zurück; Legen mehrerer solcher Pexie-Nähte; Verschluß der Incision. Die für die Rektopexie konzipierte Technik sollte wegen ihrer geringen Invasivität deshalb für die überwiegend alten Patienten mit Rektumprolaps günstiger sein als konventionelle Techniken.

Schlüsselwörter: Endoskopische Mikrochirurgie – Rektumprolaps – Transanale Endoskopische Rektopexie.

321. Neue Aspekte in der chirurgischen Therapie des Boerhaave Syndroms

F. W. Pelster, G. Winde und W. Pircher

Klinik mit Poliklinik für Allg. Chirurgie der Westf. Wilh. Universität Münster

New Aspects of Surgical Treatment of Spontaneous Esophageal Rupture

Summary. Boerhaave's syndrome spontaneous esophageal rupture, occurs almost invariably in the left postlateral wall of the distal esophagus. The initial symptoms are similar to those of myocardial infarction, pancreatitis, pulmonary embolism or perforated ulcer. Twenty patients were treated for spontaneous rupture. All underwent left-sided thoracotomy; 12 patients required only surgical closure of the rupture; 8 patients also needed a laparotomy with distal esophageal resection. The surgical suture was always covered with a fibrin-soaked polyglycol net. Hospital mortality reached 30%.

Key words: Esophageal rupture – Boerhaave's syndrome – polyglycol net.

Zusammenfassung. Die 'Boerhaave-Syndrom' genannte spontane Oesophagus-Ruptur betrifft in der Regel die linksseitige posto-laterale Oesophaguswand. Die Klinik ist zu Beginn vergleichbar der eines Myocardinfarktes, einer Pankreatitis oder eines perf. Ulcus. Zwanzig Spontanrupturen wurden von 1974–1987 behandelt. Alle Patienten wurden linksseitig thoracotomiert; bei 12 Pat. reichte eine Übernähung, bei 8 Pat. war die dist. Oesophagusteilresektion notwendig. Die Naht wurde mit Fibrin getränktem Polyglycol-Netz bedeckt. Die Letalität betrug 30%.

Schlüsselwörter: Oesophagusruptur – Boerhaave-Syndrom – Polyglycol-Netze.

322. Metabolische Aspekte nach Lebersegmentresektion

W. Haupt, B. Husemann und H. Kolb

Chirurgische Univ.-Klinik Erlangen

Metabolic Aspects after Segmental Liver Resection

Summary. Laboratory findings after segmental liver resection ($n = 32$) showed the typical postoperative trend without correlation to extent of resected liver tissue. GOT, GPT, short-lived proteins were temporarily raised, but tended to normalize beginning on the 4th p.o. day. Albumin and cholinesterase remained reduced for a longer time. Therefore after liver resection of up to 80%, the function of the remaining tissue is sufficient to avert metabolic complications.

Key words: Liver resection – postoperative metabolism – postoperative parenteral nutrition.

Zusammenfassung. Nach Lebersegmentresektion ohne Zusatzeingriffe ($n = 30$) zeigen die labormedizinischen Parameter einen typischen postoperativen Verlauf, unabhängig vom Ausmaß an reseziertem Lebergewebe. GOT, GPT und Bilirubin steigen vorübergehend an, normalisieren sich jedoch innerhalb der ersten 10 postoperativen Tage. Die Serumwerte der kurzlebigen Proteine deuten auf einen intraoperativen Verlust hin. Die Synthesefunktion der Restleber erlaubt aber eine Normalisierung ab dem 4. Tag. Albumin und Cholinesterase bleiben über den 10. postoperativen Tag hinaus erniedrigt. Beziehungen zum Ausmaß der Leberresektion lassen sich nur beim Bilirubin-Anstieg erkennen.

Schlüsselwörter: Lebersegmentresektion – Postagressionsstoffwechsel – postoperative Ernährung.

323. Rattenlebermodell zur Prüfung der Echokontrastsonographie

A. El Mouaaouy, Th. Riemenschneider, R. Schlief und H. D. Becker

Chirurgische Universitätsklinik Tübingen, Abt. für Allgemeine Chirurgie

Rat Liver Model for Testing Echocontrast-Sonography

Summary. The present study was designed to what extent echocontrast sonography can improve intraoperative liver sonography in an animal experiment. A total of 129 small solid, sonographically isodense Novikoff hepatomas (diameter 2–15 mm) were induced in rat livers. Contrast medium was administered via the common hepatic artery, the portal vein or common bile duct. An evenly dense increase of liver parenchyma was achieved in each case regardless of how the medium was administered. Only three of 129 tumors became visible by normal sonography. When contrast medium was administered, however, 124 tumors became visible as notched hypodense masses.

Key words: Echocontrast sonography – rat liver model.

Zusammenfassung. In der vorliegenden Studie soll geklärt werden, inwieweit die Anwendung eines Echokontrastmittels in einem tierexperimentellen Modell die intraoperative Lebersonographie verbessern kann. Es wurden 129 kleine solide, sonographisch isodense Novikoff-Hepatome mit einem Durchmesser zw. 2 u. 15 mm in Rattenlebern erzeugt. Die Kontrastmittelgabe erfolgte über die A. hep., die V. port. und über den Ductus choled. Alle 3 Applikationswege erreichten in allen Fällen eine gleichmäßige Dichteanhebung des Leberparenchyms. Nur 3 von 129 Tumoren konnten mit Nativsonogramm erfaßt werden. Nach Anwendung von Kontrastmittel waren dagegen 124 Tumoren als ausgesparte hypodense Raumforderung nachweisbar.

Schlüsselwörter: Echokontrastsonographie – Rattenlebermodell.

324. Heutiger Stellenwert der Shuntoperation bei portaler Hypertension

G. Kieninger, Th. Böhm und A. Hornung

Chirurgische Klinik, Stuttgart-Bad Cannstatt, Theodor-Veiel-Str. 90, D-7000 Stuttgart 50

The Present Rank of Shunt Operations in Portal Hypertension

Summary. Because of the encouraging results of sclerotherapy primary surgical treatment of bleeding esophageal varices is necessary today only in exceptional cases. Since 1978 a tripartite strategy of treatment including balloon tamponade, sclerotherapy and shunt operation has been pursued. Up to now, we have performed 63 distal splenorenal shunts of a total 124 shunt operations. Fifty-six were elective shunts (mortality 7.1 %). Shunt operation still constitutes the safest measure to prevent further hemorrhage. Only portocaval shunt is possible as delayed emergency shunt, whereas distal splenorenal shunt is the procedure of choice in elective surgery today.

Key words: Portal hypertension – bleeding esophageal varices – distal splenorenal shunt.

Zusammenfassung. Die primär chirurgische Behandlung der Ösophagusvarizenblutung ist aufgrund der Erfolge der Sklerosierungstherapie heute nur noch selten erforderlich. Wir selbst wenden seit 1978 eine dreigleisige Behandlungsstrategie an, bestehend aus Sondentamponade, Sklerosierung und Shuntanlage. Wir haben seit 1978 bei insgesamt 124 Shuntoperationen 63 mal einen distalen splenorenalen Shunt angelegt, davon 56 mal als Elektivshunt (Letalität 7,1 %). Die Shuntanlage ist nach wie vor die sicherste Maßnahme zur Verhütung weiterer Varizenblutungen. Als verzögerter Notshunt kommt nur der portocavale Shunt in Betracht, als Elektivshunt ist heute für geeignete Patienten der distale splenorenale Shunt die Methode der Wahl.

Schlüsselwörter: portale Hypertension – Ösophagusvarizenblutung – distaler splenorenaler Shunt.

325. Akute Cholecystitis-Akutoperation oder Intervalloperation

W. Kreuzer, W. Matal, G. Schellander und R. Stanek

2. chir. Abt., Wilhelminenspital der Stadt Wien

Acute Cholecystitis – Acute Surgery versus Delayed Surgery

Summary. Eighty patients suffering from acute cholecystitis were included in a prospective randomised study lasting two years. Results following early cholecystectomy within 48 h were compared to results after interval cholecystectomy (performed between attacks). No significant difference in age, incidence of jaundice, rate of choledochotomy was found; only the incidence of empyema was increased in the early cholecystectomy group. No significant difference in p.o. mortality, rate of relaparotomy or morbidity was observed. Hospital stay was significantly higher in the interval cholecystectomy group, with 26 versus 13 days.

Key words: Early cholecystectomy – interval cholecystectomy – acute cholecystitis.

Zusammenfassung. In einem 2-jährigen Beobachtungszeitraum wurden 80 Pat. mit akuter Cholecystitis in eine prospektiv randomisierte Studie aufgenommen. Die Ergebnisse der Frühcholecystektomie innerhalb 48 Std. wurden mit denen der Intervallcholecystektomie verglichen. Es fand sich kein signifikanter Unterschied in Altersverteilung, Inzidenz an Ikterus und Choledocholithiasis, Gallengangsrevisionsrate, lediglich eine signifikant höhere Anzahl von Pat. mit Gbl. Empyem in der Akutgruppe. Kein signifikanter Unterschied fand sich in der p.o. Letalität, in der Relaparotomierate und p.o. Morbidität. Die Spitalsaufenthaltsdauer war in der Intervallgruppe mit 26 gegen 13 Tage im Durchschnitt signifikant höher.

Schlüsselwörter: Frühcholecystektomie – Intervallcholecystektomie – Akute Cholecystitis.

326. Digitalisierte Langzeitdruckmessung der extrahepatischen Gallenwege und des Sphincter Oddi am Hund

J. Schneider und G. Lepsien

Chirurgische Universitätsklinik Göttingen (Direktor: H. J. Peiper), Robert-Koch-Str. 40, D-3400 Göttingen

Computed Long-Term Manometric Study of the Gallbladder, Ductus Choledocus and Oddi's Sphincter

Summary. The intraluminal pressure of the gallbladder (GB), ductus choledocus (DC) and Oddi's sphincter (SO) were examined by an electromechanical sensor, which was combined with 1-MB datalogger. The basal pressure of the SO in five mongrel dogs (20.0 ± 7.2 mm Hg) was significantly higher ($p = 0.05$) than in the DC (9.0 ± 8.9 mm Hg). The basal pressure of the GB (15.6 ± 2.19 mm Hg) was significantly higher ($p = 0.001$) than in the DC. The amplitude of SO pressure in the interdigestive phase (phase I) was (42.2 ± 9.5 mm Hg); this was significantly higher ($p = 0.001$) than in the postprandial phase (phase II) (77.06 ± 6.0 mm Hg).

Key words: Computed manometric study of Oddi's sphincter.

Zusammenfassung. Intraluminale Drucke der Gallenblase (GB), des Ductus choledochus (DC) und des Sphinkter Oddi (SO) wurden mit einem elektromechanischem Drucksensor, der mit einem 1 Mega Byte Datenlogger verbunden war, bei 5 gemischtrassigen Hunden untersucht. Die Basaldrucke des SO ($20,0 \pm 7,2$ mm Hg) waren signifikant höher ($p = 0,05$) als im DC ($9,0 \pm 8,9$ mm Hg). Der Ruhedruck der GB ($15,6 \pm 2,19$ mm Hg) war signifkant höher ($p = 0,001$) als im Hauptgallengang. Die Höhe der Amplitude des SO in der interdigestiven Phase (Phase I) war mit ($42,2 \pm 9,5$ mm Hg) hochsignifikant ($p = 0,001$) von der Amplitudenhöhe in der postprandialen Phase (Phase II) mit ($77,06 \pm 6,0$ mm Hg) unterschieden.

Schlüsselwörter: Langzeitdruckmessung – Sphinkter Oddi – Hund.

327. Erfordert die kurative chirurgische Therapie der Klatskin-Tumoren die Resektion des Segmentes T?

F. Köckerling, K. Schmidt und F. P. Gall

Chir. Univ. Klinik Erlangen

Does the Curative Surgical Treatment of Hilar Cholangiocarcinoma Necessitate Resection of Segment I?

Summary. The operative results of hilar cholangiocarcinoma are extremely poor with few long-term survivers. Mizumoto (1986) found direct invasion of the caudate lobe in 12 of 26 patients undergoing resection of hilar cholangiocarcinoma. The study of 20 corrosion casts of the liver shows three bile ducts draining segment I, except in two specimens. Two drain into the left main hepatic duct and one into the right posterior segmental duct or segmental duct VI/VII. The curative surgical treatment of the hilar cholangiocarcinoma type III of Bismuth necessitates major liver resection enbloc with segment I.

Key words: Hilar cholangiocarcinoma – biliary drainage segment I – liver resection.

Zusammenfassung. Die operativen Ergebnisse beim proximalen Gallengangskarzinom sind sehr schlecht, mit wenigen Langzeitüberlebern. Mizumoto (1986) fand bei 12 von 26 Patienten mit resezierten proximalen Gallengangskarzinomen eine direkte Invasion des Lobus caudatus. Beim Studium von 20 Leberausgußpräparaten findet sich eine Drainage des Segmentes I durch drei Gallengänge, ausgenommen zwei Präparate. Zwei Gallengänge drainieren in den linken Ductus hepaticus und einer in den rechten posterioren Segmentgallengang oder Segmentgallengang VI/VII. Daraus muß geschlossen werden, daß die kurative chirurgische Therapie des proximalen Gallengangskarzinome vom Typ III nach Bismuth eine enbloc-Erweiterung der Leberresektionsverfahren auf das Segment I erfordert.

Schlüsselwörter: Klatskin-Tumor – biliäre Drainage Segment I – Leberresektion.

Unfall-Chirurgie

328. Ausprägung der posttraumatischen/postoperativen Immunosuppression

M. Holch [1,4], P. J. Grob [1], W. Glinz [2] und St. Geroulanos [3]

[1] Abt. f. klinische Immunologie, Dept. f. Innere Medizin, Universitätsspital Zürich, Häldeliweg 4, CH-8044 Zürich,
[2] Klinik f. Unfallchirurgie, Universitätsspital Zürich,
[3] Klinik f. Viszeralchirurgie, Universitätsspital Zürich,
[4] Unfallchirurgische Klinik, Medizinische Hochschule Hannover

Extent of the Post-Trauma/Postsurgery Immunosuppression

Summary. Parameters of post-traumatic immunosuppression were monitored in 57 patients for four days following severe trauma or selective surgery. Correlations were found with a preexisting impairment of the immune system by neoplasms and with a additional load by artifical ventilation and transfusion. Following trauma an unspecific stimulation of the immune system develops (release of IL2-receptors from activated T-cells) with a consecutive loss of the specific immune response. This is caused by an over-activation of the monocyte/macrophage system, which is related to high serum levels of the macrophage-activation marker neopterin.

Key words: Immunodeficiency – trauma – surgery.

Zusammenfassung. Bei 57 Patienten (elektive Operationen und beatmetes Polytrauma) wurden über vier Tage Parameter der posttraumatischen Immunsuppression gemessen. Es bestehen Zusammenhänge mit einer Vorschädigung durch Neoplasma und mit zusätzlicher Belastung durch Beatmung, Volumenersatz und Transfusion. Nach Trauma besteht eine unspezifische Stimulation des Immunsystems (IL 2-Rezeptoren-Release von aktivierten T-Zellen) mit daraus resultierender Schwächung der gezielten Immunantwort. Sie beruht auf einem überschießenden Aktivierungszustand des Monozyten/Makrophagen-Systems, der sich in hohen Serumwerten des Makrophagenaktivierungsmarkers Neopterin zeigt.

Schlüsselwörter: Immundefekt – Trauma – Operation.

329. Kompartmentdruckmessung mit einer Mikrotip-Sonde

H.-P. Becker, P. M. Esch und H. Gerngroß

Chirurgische Abteilung Bundeswehrkrankenhaus Ulm

Measurement of Compartment Pressure with a Microtip Probe

Summary. Measurements of compartment pressure were performed in the tibialis anterior compartment of 27 healthy volunteers using a microtip probe. Clinically relevant results were obtained. It was demonstrated that this method could be used in either acute cases or for long-term measurements. Use of a microtip probe for measuring compartmental pressure provides reliable data and facilitates a decision on fasciotomy.

Key words: Intracompartmental pressure – direct measurement.

Zusammenfassung. Mit einer Mikrotip-Sonde wurde bei 27 Freiwilligen, die zur Meniskusoperation anstanden, der Kompartmentdruck in der Tibialis-Anterior-Loge gemessen. Dabei wurden klinisch relevante Ergebnisse erzielt. Außerdem konnte demonstriert werden, daß das System sowohl zur Akut- als auch zur Langzeitmessung eingesetzt werden kann. Die Verwendung der Mikrotip-Sonde zur Kompartmentdruckmessung stellt gegenüber den bisher bekannten Verfahren eine Vereinfachung dar und liefert zuverlässige Daten zur Fasziotomie beim Kompartmentsyndrom.

Schlüsselwörter: Kompartmentdruck – Direktes Meßverfahren.

330. Der Einfluß der axialen Computertomographie auf die Langzeitprognose nach Schädel-Hirn-Trauma

E. Dolder und H. Eberle

Universitätsspital Zürich, Klinik für Unfallchirurgie (Prof. H. Eberle)

Influence of Computed Tomography on the Prognosis of Patients with Head Injuries

Summary. The use of CT has improved intracranial diagnosis. Whether this progress has led to better prognosis was studied by this analysis. Our head injured patients between 1980 and 1981 were monitored for 7 years. Conditions, complaints, work capability and social reintegration were considered. The influence of CT was estimated by comparising similar inquiries of the years preceding installation of a CT scanner. In patients with severe, but curable injuries, the benefit of CT is evident; prognosis becomes much better. In patients with irreparable brain damage, even much better diagnostic possibilities cannot improve the outcome.

Key words: Computed tomography – head injury – brain injury.

Zusammenfassung. Methode: 130 Fälle mit erheblichem Schädel-Hirn-Trauma, mit und ohne Zusatzverletzungen, Patienten der Jahre 1980 und 81, wurden untersucht. Die Patienten wurden 7 Jahre nach dem Unfall bezüglich objektivem Zustand, subjektiven Beschwerden, Arbeitsfähigkeit und sozialer Reintegration nachkontrolliert. Durch Vergleich mit analogen Untersuchungen, welche an Patienten der Jahre 67/68 und 73/74, ebenfalls 6 bzw. 8 Jahre nach dem Unfall durchgeführt wurden, kann der Einfluß der 1977 bei uns eingeführten Computertomographie abgeschätzt werden. Resultate: Es kristallisieren sich 2 Gruppen von Patienten heraus: 1. Patienten mit zwar schweren, aber therapierbaren Hirnverletzungen, deren Prognose durch die raschere Diagnostik wesentlich verbessert wurde. 2. Patienten mit irreversiblen Hirnschäden, die keiner Therapie zugänglich sind und deren Schicksal nicht verbessert werden konnte.

Schlüsselwörter: Computertomographie – Schädel-Hirn-Trauma.

331. Posttraumatisches Impingementsyndrom nach schultergelenknahen knöchernen Verletzungen

M. Kayser, A. Lies und Ch. Josten

Chirurgische Universitätsklinik „Bergmannsheil" Bochum, Gilsingstr. 14, D-4630 Bochum 1

Post-Traumatic Impingement Syndrome in Juxta-Articular Osseous Injuries of the Shoulder

Summary. The impingement (Ip) syndrome of the shoulder corresponds to a diminution of the subacromial space. The main causes of Ip syndrome in juxta-articular osseous injuries of the shoulder are dislocated avulsions of the tubercules, advanced post-traumatic arthrosis of the acromio-clavicalar joint, dislocated fractures of the acromion, injuries of the coracoid process, fractures of the scapula neck and dislocated ventral fragments of the humeral head. An acromioplasty was required in 15 of 22 patients who were treated for Ip syndrome in juxta-articular osseous injuries of the shoulder from 1985 to 1987. Since an Ip syndrome can also be a consequence of juxta-articular osseous injuries of the shoulder, therapeutic success can only be guaranteed if both osseous and soft tissue problems are treated.

Key words: Juxta-articular osseous injuries of the shoulder – impingement syndrome.

Zusammenfassung. Das Engpaßsyndrom am Schultergelenk entspricht einer Einengung des subacromialen Raumes. Im Vordergrund der Engpaßsyndrome nach schultergelenknahen knöchernen Verletzungen stehen dislozierte Tuberculumabrisse, fortgeschrittene, posttraumatische Acromioclaviculargelenkarthrose, dislozierte Acromionfrakturen oder Acromionpseudarthrosen, Verletzungen des Prozessus coracoideus, Scapulahalsfrakturen und dislozierte ventrale Humeruskopffragmente. Bei 22 Patienten, die wir von 1985–1987 mit Engpaßsyndrom bei schultergelenknahen knöchernen Verletzungen behandelten, mußten wir bei 15 eine Engpaßerweiterung durchführen. Da ein Impingmentsyndrom auch Folge schultergelenknaher knöcherner Verletzungen sein kann, läßt sich nur durch die kombinierte Behandlung der Knochen- und Weichteilproblematik ein Therapieerfolg garantieren.

Schlüsselwörter: schultergelenknahe knöcherne Verletzungen – Impingmentsyndrom.

332. Operative Behandlungsprinzipien der Rotatorenmanschettenruptur

M. Sangmeister [1], K. Hette [1], R. Schlenzka [1], L. Gotzen [1] und M. Ennis [2]

[1] Klinik für Unfallchirurgie Philipps Universität Marburg (Leiter Prof. L. Gotzen), [2] Institut für Theoretische Chirurgie (Prof. W. Lorenz)

Surgical Treatment of Ruptured Rotator Cuffs

Summary. A total of 21 patients with torn rotator cuffs were treated with a new surgical technique using PDS bands. In comparison with standard fixation methods with suture threads, the use of a 5-mm-wide PDS band provides a stable retention of the tendon edges due to the uniform distribution of tension. In addition, the enlargement of the subacromial space has proved useful. When combined with an early, correct diagnosis, the described surgical intervention produces good results.

Key words: Rotator cuff – surgical treatment.

Zusammenfassung. An einem Kollektiv von 21 Patienten, die wegen einer Rotatorenmanschettenruptur operiert wurden, wird die operative Technik der Refixation der Rotatorenmanschette mittels PDS-Band dargestellt. Gegenüber der herkömmlichen Refixation mit Fadenmaterial wird durch das 5 mm breite Band die stabile Retention der Sehnenränder durch eine gleichmäßige Spannungsverteilung gewährleistet. Ergänzend hat sich die Erweiterung des subacromialen Raumes bewährt. Bei rechtzeitiger Sicherung der Diagnose läßt die zeitgerecht vorgenommene Behandlung gute Ergebnisse erwarten.

Schlüsselwörter: Rotatorenmanschettenruptur – operative Behandlung.

333. Ergebnisse nach operativer Versorgung von Hüftgelenkluxationsfrakturen

M. Bues und E. Brug

Klinik und Poliklinik für Unfall- und Handchirurgie (Direktor.: Prof. Dr. med. E. Brug) der Universität, Jungeblodtplatz 1, D-4400 Münster

Long-Term Results of Surgery in Luxation Fractures of the Hip Joint

Summary. Between 1974 and 1986, 80 patients with acetabulum fractures underwent operation with internal stabilisation. The patients treated until 1982 were followed up and reexamined for long-term results. The operative procedure was found to ensure good or very good clinical and roentgenologic long-term results in 90 % of all wall fractures and in 64 % of all columnar or combined fractures of the acetabulum.

Key words: Luxation fracture of the hip joint – acetabular fracture.

Zusammenfassung. In der Zeit 1974–1986 wurden 80 Acetabulumfrakturen mittels interner Stabilisierung versorgt. Das Kollektiv bis 1982 wurde auf Spätresultate gezielt nachuntersucht. Es zeigt sich, daß durch die operative Rekonstruktion 90 % aller Pfannenrandfrakturen sowie 64 % aller Pfeilerfrakturen/Kombinationsfrakturen des Acetabulums mit einem guten bzw. sehr guten klinischen und röntgenologischen Spätergebnis auszuheilen sind.

Schlüsselwörter: Hüftgelenkluxationsfraktur – Acetabulumfraktur.

334. Die externe patello-tibiale Transfixation bei Patellafrakturen und Abrissen des Ligamentum patellae

R. Schlenzka, U. Wagner, M. Sangmeister und L. Gotzen

Klinik für Unfallchirurgie der Philipps-Universität, Baldinger Straße, D-3550 Marburg/Lahn

External Patellotibial Transfixation for Fractures of the Patella and Ruptures of the Patellar Ligament

Summary. Bony and ligamentous lesions of the distal part of the extensor mechanism require surgical reconstruction. To ensure uneventful healing a long leg cast must be applied in most cases, leading to joint stiffness, muscle atrophy and cartilage damage. To enable early joint motion and partial weight-bearing of the affected leg, the external patellotibial transfixation technique was introduced. Within 3 years (January 1985–December 1987), seven patients with complicated fractures of the patella (compound fractures, avulsions of the lower pole, ruptures of the ligamentum patellae and a post-traumatic osteomyelitis) were treated with this device. Early functional motion started 2 days after the operation. Loading of the osteosynthesis could be enhanded gradually by loosening the clamps. In critical cases when normally long-term immobilization is needed, the treatment has proved very valuable for the joint.

Key words: Fractures – Patellotibial Transfixation.

Zusammenfassung. Im Zeitraum vom 1.1.85 bis zum 31.12.87 wurden in unserer Klinik 7 Patellaosteosynthesen (Patellartrümmerfrakturen, Polabrisse, Rupturen des Lig. patellae sowie eine Osteitis) durch eine externe patello-tibiale Transfixation versorgt. Die frühfunktionelle Nachbehandlung mit ihren erheblichen Vorteilen für die Ernährung und Trophik aller gelenkbildenden Weichteilstrukturen war bereits 2 Tage nach der operativen Versorgung möglich. Durch das Lösen der Fixationsbacken konnte die Belastung der Osteosynthese sukzessive gesteigert, nach 6 Wochen die Implantate ambulant entfernt werden. In kritischen Fällen, die sonst eine mindestens 6wöchige Ruhigstellung mit destruktiven Folgen für das Gelenk erfordert hätte, hat sich das Verfahren sehr bewährt, da die für die Weichteil- und knöcherne Heilung notwendige Entlastung des Streckapparates problemlos erhalten werden konnte.

Schlüsselwörter: Patellafrakturen – patello-tibiale Transfixation.

335. Der offene Kniegelenksverrenkungsbruch – eine therapeutische Herausforderung?

M. Kayser, K. Neumann und A. Ekkernkamp

Chirurgische Universitätsklinik „Bergmannsheil" Bochum, Gilsingstr. 14, D-4630 Bochum

The Open Dislocation Fracture of the Knee – A Therapeutic Challenge?

Summary. The treatment of open knee dislocation fractures is divided into three phases. The emergency treatment consists of primary internal and/or external fixation, treatment of soft tissue lesions; the secondary reconstructive treatment (3rd and 8th week, cancellous bone grafting, other osteosynthesis, reconstructive soft tissue surgery; the third phase: secondary ligamentous reconstruction, arthrolysis, osteotomies. From 1979–1986, 26 patients with open knee dislocation fractures underwent surgery. The results were strictly dependent on the concomitant soft tissue lesion. In open lesions of first or 2nd degree, joint reconstruction is the treatment or choice; in lesions of 3rd to 4th degree emergency treatment averts amputation.

Key words: Knee dislocation fracture – soft tissue injury – treatment.

Zusammenfassung. Die Behandlungstaktik offener Kniegelenksverrenkungsbrüche gliedert sich in 3 Phasen: Die Akutversorgung am Unfalltag, primär interne oder externe stabilisierende Osteosynthese, Versorgung der Weichteilverletzung. Sekundär rekonstruktive Maßnahmen (3.–8. Woche) Spongiosaplastik, osteosynthetischer Verfahrenswechsel, plastische Weichteilrekonstruktionen. 3. Behandlungsphase: Kniebandrekonstruktion, Arthrolysen, Korrekturosteotomien und andere. Die Behandlungsergebnisse von 26 Patienten mit offenen Kniegelenksverrenkungsbrüchen, die wir von 1979–1986 behandelten Weichteilverletzung richten. Steht bei der 1.–2. gradig offenen Verletzung die optimale Gelenkrekonstruktion im Vordergrund, gilt die Erstbehandlung 3.–4. gradig offener Verletzungen vorrangig dem Erhalt der verletzten Extremität.

Schlüsselwörter: Kniegelenksverrenkungsbruch – Weichteilschaden – Operationstaktik.

Wissenschaftliche Ausstellung

336. Femurkopffrakturen

G. Giebel und H. Rewitzer

Unfallchirurgische Klinik, Medizinische Hochschule Hannover, Konstanty-Gutschow-Str. 8, D-3000 Hannover 61

Fractures of the Femoral Head

Summary. Fractures of the femoral head are symptoms of different lesions. They are classified in
(1) combination with posterior dislocation (Pipkin I–IV),
(2) with anterior dislocation, as
(3) fracture with head impression, and as
(4) multiple fragments – fractures.
The patients had the following fractures: 39 (Pipkin I: 4×, II: 7×, III: –, IV: 9×; with anterior dislocation: 2×; multiple fragment fracture: 2×; small comminuted zone: 2; and 13× impression with acetabulum fracture. The results show that in this kind of joint fracture an anatomical reduction with stabilisation is essential. In this way functional aftertreatment is possible and better results can be achieved.

Key words: Femoral head fracture – joint fracture.

Zusammenfassung. Femurkopffrakturen sind Symptom verschiedener Verletzungen und lassen sich folgendermaßen klassifizieren:
1. Fraktur kombiniert mit hinterer Luxation (Pipkin I–IV),
2. mit vorderer Luxation,
3. Kopfimpressionsfraktur;
4. Mehrfragment-Trümmerfraktur.
Von 1975–1985 konnten 39 Patienten, darunter 28 Männer und 11 Frauen mit einem Durchschnittsalter von 34 Jahren, behandelt werden. Pipkin I Verletzung: 4×, II: 7×, III: –, IV: 9×. Vordere Luxation mit Kopfabscherfraktur 2×, Kopftrümmerfraktur 2×, Fraktur mit kleiner Trümmerzone: 2×, 13× Impression bei Acetabulumfraktur ohne Luxation. Es zeigt sich, daß, wie auch bei anderen Gelenkfrakturen, eine anatomische Reposition und stabile Versorgung eine funktionelle Nachbehandlung ermöglichen, wodurch sich bessere Ergebnisse erzielen lassen.

Schlüsselwörter: Femurkopffraktur – Gelenkfraktur.

337. Knochenbank – Grundlagen, Logistik, klinische Anwendung

R. Ascherl[1], F. Lechner[1], G. Blümel[2], H. Knaepler[3], M. A. Scherer[2]

[1] Chirurgische Abteilung des KKH Garmisch-Partenkirchen,
[2] Institut für Experimentelle Chirurgie der TU-München,
[3] Chirurgische Unfallklinik der Universität Marburg

Bone Banking: Basic Principles and Clinical Application

Summary. The main indication for our 869 transplants spongy bone was revision arthroplasty (53%), trauma pseudarthrosis and osteomyelitis (47%). Infection rate was 6%. Patients who suffered from malignant tumors, rheumatoid arthritis, avascular necrosis, had p.op. status, received blood transfusion from 1980 to 1983, or were positive on HIV, HBsAg, or lues, were excluded from being donors. Dry bars of bone were stored without additives and free from cortical bone and cartilage at −70°C.

Cryopreserved spongy bone is still immunogenic. Blood-group compatibility is an essential point in bone transplants, Rh sensitisation seems to be possible.

Key words: Bone banking – donors – clinical application.

Zusammenfassung. Als Indikation zur Spongiosa-Tx bei bisher 869 Fällen galten Revisionsarthroplastiken (53%), Trauma, Pseudarthrosen, OM u.a. (47%). 12,4% der Präparate wurden von der Tx ausgeschlossen. In 23,4% was eine Mehrfach-Tx erforderlich, die Infektionsrate im sterilen Lager betrug 0,6%. Spenderauswahl unter Berücksichtigung enger Ausschlußkriterien: HIV, HBsAg, Lues, OPs mit Bluttransfusionen zwischen 1980 und 1983, Malignom, Rheuma, HKN. Lagerung: trockene Knochenblöcke ohne Zusätze, befreit von Kortikalis und Knorpel bei unter −70 °C. Bankspongiosa, sie bleibt immunogen. Blutgruppengleiche Transplantationen sind unbedingt anzustreben, Rhesussensibilisierungen wurden beschrieben.

Schlüsselwörter: Knochenbank – Spenderauswahl – klinische Anwendung.

338. Die Kompartimente der Unteren Extremität. Ein Beitrag zum Kompartment-Syndrom

E. van der Zypen und Ch. Kinast

Anatomisches Institut, Universität Bern, CH-3012 Bern

Muscle Compartments of the Lower Extremity: Compartment Syndrome

Summary. The aim of this study on muscle compartments was to facilitate the localization of sites which may be decompressed during surgery and to indicate those particularly vulnerable to damage. The superficial peroneus nerve penetrates the anterior tibialis compartment in the distal part of the lower leg; it may be damaged if decompression is not positioned near the anterior border of the tibia. The deep flexor compartment forms an acute, three-cornered contact with the superficial fascia above the medial malleolus; decompression can be produced here without danger.

Key words: Muscle compartments – lower extremity.

Zusammenfassung. Die anatomische Studie über die Faszienlogen soll das Aufsuchen möglicher Dekompressionsorte erleichtern und die Gefahrenpunkte bei operativen Eingriffen aufzeigen. Im distalen Drittel des Unterschenkels zieht der N. peroneus superficialis in die Tibialis-anterior-loge ein und kann hier geschädigt werden, wenn die Dekompression nicht nahe der Tibiakante erfolgt. Die tiefe Flexorenloge gewinnt oberhalb des Malleolus medialis in Form eines spitzwinkeligen Dreiecks Kontakt zur Oberflächenfaszie und kann hier gefahrlos dekomprimiert werden.

Schlüsselwörter: Muskelkompartimente – untere Extremität.

339. Rekonstruktive Möglichkeiten durch die freie Gewebetransplantation und gefäßgestielte Lappenplastiken

G. H. Müller, B. Geger, E. Jehle und F. Bootz

Chirurg. Univ. Klinik Tübingen und HNO-Klinik Tübingen

Reconstructive Surgery using Free-Tissue Transfer and Pedicled Flaps

Summary. Reconstructive surgery has developed new techniques over the last 15 years. New flaps were created which take the individual vascular supply into consideration. Pedicled and free microvascular grafts were discussed and examples for both techniques were shown. Beside the well-known latissimus dorsi flap clinical examples for the upper and lower rectus flap, the dorsalis pedis flap, the forearm flap, the gluteal flap and the biceps femoris flap were given. Both techniques (the pedicled grafts and free-tissue transplants) were used to demonstrate the broad field for application in reconstructive surgery.

Key words: Microsurgery – reconstructive surgery – free flaps.

Zusammenfassung. Die rekonstruktive Chirurgie hat in den letzten 15 Jahren neue Techniken entwikkelt. Lappenplastiken wurden geschaffen, die die Gefäßanatomie besonders berücksichtigen. Auf diese Weise entstanden gefäßgestielte und freie mikrovaskulär angeschlossene Lappenplastiken. Beispiele für beide Techniken werden gezeigt. Neben dem bekannten Latissimuslappen werden der obere und untere Rektuslappen, der Unterarmlappen, der Dorsalis pedis Lappen, der Biceps-Femoris- und Gluteal-Lappen in Anwendungsbeispielen gezeigt. In der Gegenüberstellung beider Techniken soll die Anwendungsbreite und die Indikationsmöglichkeit für die rekonstruktive Chirurgie gezeigt werden.

Schlüsselwörter: Mikrochirurgie – rekonstruktive Chirurgie – freie Gewebetransplantation.

340. Gastrektomie – Gestern und Heute

R. Bittner, M. Butters, R. Roscher, H. Schirrow, M. Büchler und H. G. Beger

Chirurgische Klinik, Universität Ulm

Total Gastrectomy: Past and Present

Summary. The results of total gastrectomy are characterized by the risk of operation, survival rate as well as the side effects resulting from the loss of the stomach. From 1969–1988, 308 total gastrectomies were performed. In the past 10 years, the death rate was reduced from 24.4% ($n = 86$) to the current rate of 2.2% ($n = 222$). The 5-year-survival rate has risen by 10%, up to today's 26%. Avoiding reflux and constructing a new reservoir must be the most important aims of reconstruction. Preservation of the duodenal passage has metabolic benefits. The esophagojejunostomy (Schloffer) should not be applied, not even in palliative interventions.

Key words: Total gastrectomy – reconstruction of the stomach.

Zusammenfassung. Operationsrisiko, Überlebensrate sowie die Nebenwirkungen, die sich aus dem Verlust des Magens ergeben, prägen die Ergebnisse der Gastrektomie. Von 1969–1988 wurden insgesamt 308 Gastrektomien wegen eines Malignom des Magens durchgeführt. Die Letalität konnte in den letzten 10 Jahren von früher ($n = 86$) 24.4% auf heute ($n = 222$) 2.2% gesenkt werden. Die 5-Jahres-Überlebensrate stieg um etwa 10% auf heute 26% an. Wichtigstes Ziel der Rekonstruktion muß die Vermeidung von Reflux und die Konstruktion eines neuen Reservoirs sein. Die Erhaltung der Duodenal-Passage hat metabolische Vorteile. Die Oesophago-Jejunostomie (Schloffer) ist auch bei palliativen Eingriffen abzulehnen.

Schlüsselwörter: Gastrektomie – Magenersatz.

341. Cholelithiasis – interdisziplinäres Therapiekonzept

E. Pratschke[1], H. J. Krämling[1], T. Bachmann[1], M. Sackmann[2], T. Sauerbruch[2], G. Paumgartner[2], G. Heberer[1]

[1] Chirurgische Klinik und Poliklinik, [2] Medizinische Klinik II der Ludwig-Maximilians-Universität München, Klinikum Großhadern

Cholelithiasis: An Interdisciplinary Therapeutic Approach

Summary. An interdisciplinary therapeutic approach in cholelithiasis was presented which is based on 10-year analysis of surgical patients ($n = 2038$) and experience in interdisciplinary therapeutic approaches to gallstone disease. Both cholecystectomy and cholecystectomy combined with bile duct exploration are standards in elective therapy. There is no alternative to cholecystectomy in cases of acute cholecystitis. Surgical reoperations have been widely replaced by endoscopic methods (except in instances of stenosis and chronic fistula of the bile duct). Duct stone complications and high-risk patients demand endoscopic therapy for choledocholithiasis, if necessary combined with extracorporeal shock-wave lithotripsy (ESWL). ESWL may be an alternative therapy in 15–20% of all patients with cholecystolithiasis.

Key words: Cholelithiasis – interdisciplinary therapeutic approach.

Zusammenfassung. Die Chirurgische 10-Jahresanalyse ($n = 2038$) und die interdisziplinäre Zusammenarbeit mit den Kollegen der Med. Klinik II (Endoskopie, extrakorporale Stoßwellenlithotripsie (ESWL) und Lyse) veranlassen uns ein interdisziplinäres Therapiekonzept der Cholelithiasis vorzustellen. Cholecystektomie und Cholecystektomie mit Choledochusrevision sind die elektive Standardtherapie. Die Cholecystitis darf nur chirurgisch behandelt werden. Bei Reeingriffen haben endoskopische Verfahren die chirurgischen z. T. abgelöst (Ausnahme: Gangstenose, chron. Gallefistel). Bei der Choledocholithiasis zwingen steinbedingte Komplikationen und Risikopatienten zu endoskopischer Therapie ggf. mit ESWL. Die ESWL stellt bei 15–20 % der Patienten mit Chlocystolithiasis eine alternative Therapie dar.

Schlüsselwörter: Cholelithiasis – interdisziplinäres Therapiekonzept.

342. Makroskopisch-radiographische Gallensteinuntersuchung und -klassifizierung zur adäquaten Gallensteintherapie

H.-F. Kienzle

Chirurgische Klinik, Städt. Klinikum Karlsruhe, Moltkestr. 14, D-7500 Karlsruhe 1

Gross Aspect and X-Ray Investigation and Classification of Gallstones for Differentiated Therapy

Summary. Gallstones of 761 patients were operatively removed and investigated at the Chirurgische Klinik, Städt. Klinikum Karlsruhe (05. 03. 1980–04. 03. 1982). Investigations with microscopy, polarization-microscopy, coloring, X-rays, micro-X-rays and scanning electron microscopy revealed that the gross aspect and X-ray of the intact stone are sufficient to classify a stone according to its main components, such as cholesterol, pigments and calcium. The 761 stones were divided into 5 main groups and 12 subgroups. This classification of a stone helps in the choice of different therapeutic modalities now available (lysis, endoscopic removal operation) and is useful for scientific questions.

Key words: Classification of gallstones – gross aspect – X-ray of intact stones.

Zusammenfassung. Untersucht wurden Gallensteine von 761 Pat., die von 1980 bis 1982 an der Chir. Klinik des Städt. Klinikum Karlsruhe (05. 03. 1980–04. 03. 1982) operativ entfernt wurden. Durch orientierende Untersuchungen mit Mikroskopie, Polarisationsmikroskopie, Färbung, Radiographie, Mikroradiographie, Rasterelektronenmikroskopie und Infrarotspektroskopie ergab sich, daß makroskopischer Aspekt und Ganzsteinradiographie genügen, um einen Gallenstein in seinen wesentlichen Komponenten (Cholesterin, Pigmente, Kalzium) zu klassifizieren. Danach gliederten sich die 761 Steine in 5 Haupt- und 12 Untergruppen, die den modernen Anforderungen der Differentialtherapie von Residualsteinen (Lyse, Endoskopie, Operation) genügen und für wissenschaftliche Fragestellungen hilfreich sind.

Schlüsselwörter: Gallensteinklassifizierung – makroskopischer Aspekt – Ganzstein-Radiographie.

343. Die Duodenopankreatektomie bei der Behandlung maligner Tumoren

E. Bodner[1], G. Schwab[1], A. Weger[2] und G. Kemmler[3]

[1] II. Univ.-Klinik für Chirurgie
[2] Institut für Pathologie
[3] Institut für Medizinische Biostatistik, Universität Innsbruck

Duodenopancreatectomy in Treatment of Malignant Tumors

Summary. The results of duodenopancreatectomy for periampullary tumors were compared with those for ductal adenocarcinoma of the pancreas. The resectability rate of periampullary tumors was 86.9 %, perioperative death rate 13.3 % (4/60), mean survival time 26 months (2–212), and 5-year-survival probability 32 %. Cancer of the papilla of Vater ($n = 38$) had the best results (mean survival of 47 months), tumors of the distal bile duct ($n = 15$), the worst prognosis (mean survival, 7 months). The significant difference in survival time depends on the TNM-stage and morphologic tumor grade.

Key words: Duodenopancreatectomy – periampullary carcinoma.

Zusammenfassung. In Ergänzung zu Vortrag Nr. 60 werden die Ergebnisse der Duodenopankreatektomie beim periampullären Karzinom ($n = 60$) jenen des duktalen Pankreaskarzinoms gegenübergestellt: Resektabilitätsrate 86,9 %, perioperative Letalität 13,3 % (4/60), mediane Überlebenszeit 26 Monate (2–212), 5-Jahres-Überlebenswahrscheinlichkeit 32 %. Das Papillenkarzinom ($n = 38$) zeigt die besten, das distale Choledochuskarzinom ($n = 15$) die schlechtesten Ergebnisse (mediane Überlebenszeit 47 Monate gegenüber 7 Monate). Hinsichtlich der Überlebenszeit ergeben sich signifikante Unterschiede für TNM-Stadium und Malignitätsgrad.

Schlüsselwörter: Duodenopankreatektomie – periampulläres Karzinom.

344. Passagere Dünndarmverlagerung vor Radiotherapie nach abdomino perinealer Exstirpation

K. Leber, K. Junghanns und B. Haubold

Allgemeinchirurgische Klinik und Strahlenklinik am Krankenhaus Ludwigsburg

Temporary Dislocation of Small Intestine for Radiation after Abdominoperineal Resection

Summary. In cases of low rectal carcinoma, a typical abdominoperineal exstirpation is performed followed by postoperative radiation. An inflatable tissue-expander as used in reconstructive plastic-aesthetic surgery is implanted in the sacral cavity and is covered as far as possible with peritoneum. The expander can be inflated with NaCl solution. The small intestine is kept out of the way by the expander and thus is exposed to minimal radiation. At the end of the radiation series, the expander is deflated and removed through a small incision.

Key words: Rectal carcinoma – postoperative radiation.

Zusammenfassung. Bei tiefsitzendem Rektumkarzinom wird die typische abdominosacrale Rektumexstirpation mit postoperativer Radiotherapie durchgeführt. Als Ausfüllung der sacralen Höhle wird ein Tissue-Expander, wie er in der rekonstruktiven Mamma-Chirurgie üblich ist, implantiert, und, soweit vorhanden, mit Peritoneum zur freien Bauchhöhle hin abgedeckt. Der Tissue-Expander läßt sich in der Folgezeit durch Auffüllen mit Kochsalzlösung vergrößern, so daß ein Hochverlagern der Dünndarmschlingen bis über das Promontorium, also auch aus dem Bestrahlungsfeld hinaus möglich ist. Nach Abschluß der Bestrahlungsserie wird der Expander abgelassen und durch eine kleine Inzision entfernt.

Schlüsselwörter: Rektumkarzinom – Nachbestrahlung – Strahlenschäden – Dünndarmverlagerung.

345. G.-H. Willital, K. Schaarschmidt, H. H. Nixon, H. Meier und H. P. Hümmer (Münster) Anorektale Fehlbildungen bei Kindern – Morphologie, Diagnostik, Op.-Technik, Inkontinenzgrading.

Manuskript nicht eingegangen.

346. En-bloc Transplantation des Intestinums beim Schwein

J. Adolf[1], J. Lange[1], J. R. Siewert[1], W. Erhardt[2], G. Blümel[2]

[1] Chirurgische Klinik und [2] Institut für Experimentelle Chirurgie der Technischen Universität München

Combined Liver, Pancreas and Gastrointestinal Transplantation in the Pig

Summary. A standardized operative technique for en-bloc transplantation of the intraperitoneal organs in pigs was developed. Severe cardiovascular problems due to acute changes of perfusion volume were the major difficulties. Using a veno-venous bypass and biopump during the intestinal phase, circulatory stability was maintained. Six of ten animals survived. Only one animal died in the last group of five. Organ function was restored to normal values rather quickly postoperatively. The surviving animals were killed 3 weeks after the operation. Autopsy showed no signs of surgical complications.

Key words: Liver – pancreas – gastrointestinal transplantation.

Zusammenfassung. Es wurde ein standardisiertes Operationsverfahren zur en-bloc Transplantation des gesamten intraperitonealen Intestinums beim Schwein entwickelt. Ein vorrangiges Problem war die starke Herz-Kreislauf-Belastung durch die akuten Veränderungen des Perfusionsvolumens. Mit Hilfe des veno-venösen Bypasses und der Biopumpe kann während der anintestinalen Phase die Kreislaufstabilität gewahrt werden. Postoperativ kam es bei gutem Allgemeinzustand der Tiere zur raschen Erholung der Organfunktion. Von 10 Tieren überlebten 6, von den letzten 5 verstarb nur noch eines. Die überlebenden Tiere wurden 3 Wochen postoperativ eingeschläfert. Autoptisch fand sich kein Hinweis für eine chirurgische Komplikation.

Schlüsselwörter: en-bloc Transplantation des Intestinums.

347. **K. H. Wildeshaus, K. J. Husfeldt und P. Fritz (Karlsruhe): Die dynamische Insuffizienz der Lymphdrainage als Ursache des postrekonstruktiven Extremitätenödems. – Eine experimentelle und klinische Studie**

Manuskript nicht eingegangen.

348. Die tiefe Bein-Beckenvenenthrombose: eine interdisziplinäre Herausforderung

H. Stiegler[1], H. Arbogast[1], H. Riess[2] und G. Heberer[1]

[1] Chirurgische Klinik und [2] Medizinische Klinik III der Universität München, Klinikum Großhadern

Deep Venous Thrombosis: An Interdisciplinary Approach

Summary. In a prospective study, 233 consecutively diagnosed deep venous thromboses were analyzed for the success of thrombectomy, lysis and heparin treatment alone. Six months after onset of therapy, clinical history, morphologic and functional data were subsumed in a special score. Accordingly, 44% of the patients undergoing operation had excellent results compared with 48% in the lysis group and only 22% of the heparinized patients. Due to the nonhomogeneous patient population, the data were carefully analyzed. The best results were achieved by patients undergoing operation, especially in cases of a combined pelvic, thigh and lower leg vein thrombosis. Lysis, however, should be preferred in cases of peripheral thromboses. Heparin alone is no alternative.

Key words: Deep venous thrombosis – thrombectomy – lysis – heparin treatment.

Zusammenfassung. Bei 233 tiefen konsekutiv diagnostizierten Venenthrombosen wurde im Rahmen einer prospektiven Studie der Therapieerfolg nach Thrombektomie, Lyse und alleiniger Heparintherapie 6 Monate nach Therapiebeginn untersucht. Klinisch-anamnestische, morphologische und funktionelle Daten wurden nach einem speziellen Score zusammengefaßt. Demnach fanden sich bei den Operierten 44% sehr gute Ergebnisse, in der Lysegruppe waren 48% sehr gut, in der Heparingruppe dagegen nur 22%. Bei genauer Analyse der Ergebnisse (inhomogenes Krankengut) bringt die Operation insbesondere bei der 3-Etagen-Lokalisation die besten Resultate, die Lyse ist dagegen bei peripheren Thrombosen zu favorisieren. Heparin ist keine Alternative.

Schlüsselwörter: Tiefe Venenthrombose – Thrombektomie – Lyse – Heparintherapie.

349. Diagnostisches und therapeutisches Procedere beim dysfunktionierenden Dialysehunt

W. Hepp[1], M. Langer[2] und C. Wasmuht[1]

[1] Chirurgische Klinik und Poliklinik und [2] Radiologische Klinik und Poliklinik, Universitätsklinikum Rudolf Virchow, Standort Charlottenburg, Freie Universität Berlin, Spandauer Damm 130, D-1000 Berlin 19

Diagnostic and Therapeutic Management in Failing Dialysis Shunt

Summary. Reoperations on dialysis fistulae have increased drastically during the last years. The intra-arterial digital subtraction angiography (DSA) was established in our own group and has been routinely used since 1983. It permits timely diagnosis during failing shunt. Therefore shunt reoperations can be performed by carrying out a new direct fistula or short-graft interposition in order to preserve the old puncture course. Angiographic technique, findings and subsequent surgical management were demonstrated.

Key words: Dialysis av-fistula – intra-arterial DSA – surgical planning – reoperation.

Zusammenfassung. Reoperationen an Dialyse-Fisteln sind in den letzten Jahren in rascher Zunahme begriffen. Die intraarterielle digitale Subtraktionsangiographie (i.a. DSA) ermöglichte es seit 1983 Revisionen exakt zu planen und in vielen Fällen funktionsgeminderter direkter AV-Fisteln eine weitere direkte Anastomosierung auf höherem Niveau oder eine nur kurzstreckige Interposition vorzunehmen. Dadurch stand sofort nach Revision die alte Punktionsstrecke wieder zur Verfügung. Das Ziel ist daher, jede Shuntdysfunktion rechtzeitig durch i.a. DSA abzuklären. Untersuchungstechnik, Befunde und daraus abzuleitendes operationstaktisches Procedere wurden dargelegt.

Schlüsselwörter: Dialysefistel – i.a. DSA – Operationsplanung – Revisionseingriffe.

350. Mikrochirurgische Übungsmodelle – Organisation und Technik

M. A. Scherer[1], R. Ascherl[2], E. Biemer[2] und G. Blümel[1]

[1] Institut für Experimentelle Chirurgie der TU-München,
[2] Chirurgische Klinik und Poliklinik r.d.I. der TU-München,
[3] Abteilung für Plastische- und Wiederherstellungschirurgie der Chir. Klinik der TU-München

Microsurgical Practice Model: Organization and Technique

Summary. The microsurgical practice model is divided into three levels of difficulty. In the plastic model (1) the handling of instruments, various suture materials, anastomotic techniques, and a "microsurgical view" is learnt. In the ex vivo model (2), acquaintance with the anatomical structure and composition of the tissue and its biomechanical properties is provided. In the in vivo model (3) various anastomoses are learnt in structures with a diameter down to 0.4 mm, e.g. vessels, nerves, ureter, and bile duct. Performing an anastomosis should not take longer than 18–20 min. The 14-day patency rate should be 70–100%. Continuous practice and the mastery of microvascular surgery will have a significant impact on the outcome of clinical cases.

Key words: Microsurgery – microsurgical practice.

Zusammenfassung. Die Übungsmodelle gliedern sich in 3 Schwierigkeitsgrade, die sowohl dem mikrochirurgisch tätigen Kliniker wie auch dem Anfänger gleichermaßen effiziente Aus- und Weiterbildungsmöglichkeiten bieten. I) Übung am Kunststoffmodell: Handling der Instrumente, verschiedener Nahtstärken und Anastomosentechniken, "mikrochirurgisches Sehen". II) Ex vivo Modell: Kennenlernen von Gewebestruktur und Gewebsaufbau sowie der mechanischen Belastbarkeit. III) In vivo Modell: Verschiedene Anastomosenformen bis zur Grenze des technisch Machbaren (0,4 mm⌀), Nerven, etc. Anzustreben sind Op-Zeiten von 18–22 min für Einzelknopfnähte/Anastomose. Die 14-Tage-Patency sollte für art. EzE-Anastomosen 100%, für andere Anastomosen 70–80% betragen. Vom sicheren Umgang mit kleinsten Gefäßen durch kontinuierliches Training profitiert die Klinik.

Schlüsselwörter: Mikrochirurgie – Ausbildung, mikrochirurgische.

351. Anwendung integrierter Software zur med. Dokumentation in der Chirurgie

U. Schmitz

Chirurgische Klinik, Evangelisches Krankenhaus, Wertgasse 30, D-4330 Mülheim a. d. Ruhr (Chefarzt: Professor Dr. T. Raguse)

Integrated Software for Medical Documentation in Surgery

Summary. The use of integrated software for medical documentations (Open Access II) allows the creation of clinic-specific documentation and internal quality control. Coding is by letters; the text is compared with corresponding files also administering the numeric codes, e.g. therapy codes. Such a program allows coding and retrieval of text and retrival of serveral codes according to their logical construction. After problem definition, no further programming is needed to work with databases, spreadsheats, statistics, grafics, word processing, etc., within one integrated program.

Key words: Medical documentation – integrated software.

Zusammenfassung. Der Einsatz integrierter Software zur medizinischen Dokumentation auf der Basis von Open Access II, V.2.05 erlaubt den Aufbau einer klinikspezifischen Dokumentation und internen Qualitätskontrolle. Die Verschlüsselung erfolgt im Klartext bei Abgleich des Textes mit Übereinstimmungsdateien, die gleichzeitig beliebig viele Codes verwalten (diverse Therapieschlüssel). Das vorgestellte Modell erlaubt die Verschlüsselung u. Auswertung im Klartext und die Auswert. nach Logik beliebiger Schlüsselsysteme. Ohne jegliche Programmierung stehen nach Definition der Dateiinhalte Datenbank, Rechenbl., Statistik, Graphik, Kommunikation, Textverarbeitung und Hilfspr. in einem Programm zur Verfügung.

Schlüsselwörter: Medizinische Dokumentation – integrierte Software – Klartextverschlüsselung.

Wissenschaftliche Video-Filme

352. Die Transanale Endoskopische Mikrochirurgie beim kleinen Rektumkarzinom

G. Bueß und K. Kipfmüller

Klinik für Allgemein- und Abdominalchirurgie, Langenbeckstraße 1, D-6500 Mainz 1

Transanal Endoscopic Microsurgery in Small Carcinomas

Summary. Extended full-thickness excisions of small carcinomas along with regional lymph nodes of the perirectal tissue were performed under endoscopic view. The defect was always closed by transverse continuous suture. The operative procedure and a short summary of our results were presented. By October 1987, 25 carcinomas had been removed in this way. Twenty of these patients underwent operation on the basis of a provisional diagnosis of adenoma. A second radical operation was carried out in eight patients with pT1 carcinoma; the specimen showed no further tumor cells. Ten patients who had only local surgery were recurrence-free in 1987.

Key words: Transanal endoscopic microsurgery – carcinoma of the rectum – local excision – operating technique.

Zusammenfassung. Wir können unter endoskopischer Kontrolle beim kleinen Karzinom ausgedehnte Vollwandexcisionen unter Mitnahme der regionalen Lymphknoten des retrorektalen Fettkörpers durchführen. Der Verschluß des Defektes wird in querer fortlaufender Nahttechnik vorgenommen. Der Film zeigt das operative Vorgehen und eine kurze Zusammenfassung der Ergebnisse: Bis Oktober 1987 wurden 25 Karzinome endoskopisch operiert. Bei 20 dieser Patienten wurde präoperativ histologisch ein Adenom nachgewiesen. Acht Patienten mit pT1 Karzinom wurden radikal nachoperiert, im Präparat ohne weiteren Karzinomnachweis, 10 nur lokal operierte Patienten waren 1987 rezidivfrei.

Schlüsselwörter: Transanale Endoskopische Mikrochirurgie – Rektumkarzinom – lokale Excision – Operationstechnik.

353. Neue Techniken in der endoskopischen Mikrochirurgie

K. Kipfmüller, M. Naruhn und G. Bueß

Klinik und Poliklinik für Allgemein- und Abdominalchirurgie der Johannes-Gutenberg-Universität Mainz

New Techniques in Endoscopic Microsurgery

Summary. The results of animal experiments in two new endoscopic-microsurgical techniques were presented in a viedeo film "Transanal endoscopic rectopexy" for prolapse of the rectum consists of the following steps: transverse incision of the posterior wall; removal of the rectum from the sacrum; transmural interrupted suture to fix the posterior wall of the rectum to the sacrum; and closure of the defect by transverse suture. The second technique, "endoscopic dissection of the esophagus", requires a specially developed operating endoscope. The procedure is as follows: exposure of the esophagus via a cervical approach; pulling up a catheter beside the esophagus; infolding into the aboral stump of the transected esophagus; and removal toward the abdominal cavity.

Key words: Endoscopic microsurgery – transanal endoscopic rectopexy – endoscopic dissection of the esophagus.

Zusammenfassung. In dem Videofilm werden die tierexperimentellen Ergebnisse zweier neuer endoskopisch-mikrochirurgischer Techniken gezeigt: *Die Transanale Endoskopische Rektopexie beim Rektumprolaps:* Quere Incision in der Rektumhinterwand; Abpräparieren des Rektums vom Kreuzbein; transmurale Einzelnähte vom Darmlumen aus durch die päsacralen Ligamente zum Darmlumen zurück; Verschluß der Incision mit querer Naht. *Die Endoskopische Dissektion der Speiseröhre:* Spezielles Operationsendoskop; freipräparieren des Oesophagus vom cervicalen Zugang; Hochziehen eines Katheters neben der Speiseröhre; Einnähen in den aboralen Stumpf der durchtrennten Speiseröhre; Herausziehen nach abdominal.

Schlüsselwörter: Endoskopische Mikrochirurgie – Transanale Endoskopische Rektopexie – Endoskopische Dissektion der Speiseröhre.

354. Leberresektionen beim primären Leberzellkarzinom

B. Kremer und D. Henne-Bruns

Chirurgische Universitätsklinik, Martinistraße 52, D-2000 Hamburg 20

Liver Resections in Hepatocellular Carcinomas

Summary. After a short introduction explaining the preoperative diagnostic procedures prior to resection of hepatocellular carcinoma, two operations are shown. The first operation demonstrates a right hemihepatectomy after cholecystectomy, isolation of the common bile duct, portal vein and hepatic artery, dissection of the right hepatic vessels and mobilization of the liver. The second operation showes an analogous procedure for a left hemihepatectomy.

Key words: Hepatocellular carcinoma – liver resection – hemihepatectomy.

Zusammenfassung. Der Film beginnt mit einer kurzen Darstellung der wichtigsten diagnostischen Maßnahmen vor Durchführung einer Leberresektion beim hepatocellulären Karzinom. Die erste Operation zeigt nach Cholecystektomie, Freilegung des D. Choledochus, der Pfortader und A. Hepatica sowie Unterbindung der rechtsseitigen Lebergefäße und Mobilisation des Organs eine klassische Hemihepatektomie rechts. In der zweiten Operation wird das analoge Vorgehen für eine Hemihepatektomie links gezeigt.

Schlüsselwörter: Hepatozelluläres Karzinom – Leberresektion – Hemihepatektomie.

355. Orthotope Segmentale Lebertransplantation beim Kind

Ch. E. Broelsch, J. C. Emond, J. R. Thistlethwaite, P. F. Whitington, P. K. Then and J. L. Lichtor

Dept. of Surgery, The University of Chicago, Section of Hepatobiliary Surgery and Liver Transplantation, Chicago, III. USA

Segmental Orthotopic Liver Transplantation in a Child

Summary. Reduced-size liver transplantation has become an available option in clinical settings to overcome the size disparity between a donor organ and the recipient's abdominal space. It is mainly applied in pediatric liver transplantation, where donor organ scarcity remains a vital problem. The technical procedure of preparating a left lateral segment from an adult liver to fit into the abodminal cavity of a 2-1/2 year old child is presented in the film. The donor liver of a 67 kg male donor was harvested as a whole liver and benched to a remaining left lateral lobe by performing an extended right hepatic lobectomy. The dissection started with isolation of the left hepatic artery, the left portal vein and a short segment of the left hepatic duct. Dissection of the parenchyma followed the teres ligament and along the surface, the falciform ligament. Vascular or biliary structures on the cut surface were suture ligated. The left hepatic vein served as outflow and the median left hepatic vein was maintained as a vascular interposition to replace the recipient inferior vena cava. Following the recipient hepatectomy, the segment was implanted orthotopically.

Key words: Liver transplantation – hepatic segment.

Zusammenfassung. Größenreduktion von Spenderorganen zur Verwendung bei kindlichen Empfängern ist zu einer klinischen Alternative in der Lebertransplantation geworden. Das technische Vorgehen wird im vorgelegten Film beschrieben: Die Spenderleber eines 67 kg schweren Mannes wird nach vollständiger Entnahme und Perfusion zur Implantation in ein 14 kg schweres, 2-1/2jähriges Kind mit akutem Leberversagen präpariert. Die ex-situ Resektion folgt technisch einer Trisegmentektomie mit Erhaltung der linken Leberarterie, der linken Pfortader und eines kurzen Stückes des linken Gallenganges. Die Parenchymdurchtrennung erfolgt entlang dem Lig. Teres bis zum Hilus und entlang dem Lig. Falciforme auf der Leberoberfläche. Sämtliche Gefäßstrukturen auf der Resektionsfläche werden mit Umstechungsligaturen versorgt. Die Lebervene des linken med. Segments wird als Imterponat verwendet zum Ersatz der Hohlvene des Empfängers. Die linke lat. Lebervene dient als Abflußgefäß. Nach Entfernung des Empfängerorgans erfolgt die orthotope Implantation des Segments.

Schlüsselwörter: Lebertransplantation – Lebersegment.

356. Pankreatogastrostomie – Modifikation der Whipple'schen Operation

W. Teichmann und E. Herbig

1. Chirurgie A. K. Altona (Chefarzt: Prof. Dr. Teichmann), Paul-Ehrlich-Str. 1, D-2000 Hamburg 50

Pancreatogastrostomy: A Modification of Whipple's Operation

Summary. The weak point in Whipple's operation is the pancreatojejunal anastomosis. The suture insufficiency rate can rise up to 30%. Pancreatogastrostomy offers the following advantages to pancreatojejunal anastomosis: more reliable suture, simpler technique (no problems with different diameters), and optimal postoperative endoscopic monitoring. In 5 years only one insufficiency was observed in 29 pancreatogastrostomies. The operative technique was demonstrated.

Key words: Pancreatogastrostomy – reliable anastomosis – simple technique.

Zusammenfassung. Schwachpunkt der Whipple'schen Operation ist die pankreato-jejunale Anastomose. Die Nahtinsuffizienzrate beträgt bis zu 30%. Die Pankreatogastrostomie bietet gegenüber der Pankreatojejunostomie Vorteile. Erstens: sichere Anastomose, zweitens: einfache Technik (keine Querschnittsprobleme), drittens: optimale postoperative Kontrollmöglichkeiten (Endoskopie). Von 29 durchgeführten Pankreatogastrostomien innerhalb von 5 Jahren ist nur eine Nahtinsuffizienz an dieser Anastomose beobachtet worden. Die Technik des Vorgehens wird demonstriert.

Schlüsselwörter: Pankreatogastrostomie – sichere Anastomose – einfache Technik.

357. Totale Gastrektomie und regionale Lymphadenektomie

J. R. Siewert, J. Lange und P. Paskuda

Chir. Klinik d. Technischen Universität München, Ismaningerstr. 22, D-8000 München 80

Total Gastrectomy and Regional Lymphadenectomy

Summary. The film demonstrates the surgical technique of total gastrectomy, especially of regional lymphadenectomy of compartments I and II according to the Japanese classification, the classification of lymphatic drainage and procedure of documentation. Finally, indication and technique of clearance of the left-sided compartment III are shown. The film presents the standardized surgical procedure as applied in the German Gastric Cancer Study (ISGGT).

Key words: Gastric cancer – total gastrectomy – regional lympahdenectomy.

Zusammenfassung. In dem Film wird die chirurgische Technik der totalen Gastrektomie, insbesondere der regionalen Lymphadenektomie des Compartments I und II der japanischen Klassifikation dargestellt. Darüber hinaus wird die Klassifikation der Lymphabflußwege aufgezeigt und ihre Dokumentation dargestellt. Schließlich werden Indikation und Technik der Ausräumung des linksseitigen Compartments III vorgestellt. Der Film stellt das standardisierte chirurgische Vorgehen, wie es im Rahmen der Deutschen Magencarcinomstudie (ISGGT) zur Anwendung kommt, dar.

Schlüsselwörter: Magencarcinom – totale Gastrektomie – regionale Lymphadenektomie.

358. J. M. Müller, P. Huber, U. Zieren und H. Pichlmaier (Köln): Die transthorakale
Resektion der Speiseröhre wegen eines Karzinoms – Eine Operationslehre

Manuskript nicht eingegangen.

359. Freie Dünndarmtransplantation nach Laryngektomie bei Hypopharynxkarzinom

G. H. Müller, Ch. Loweg und H. D. Becker
Chirurg. Univ. Klinik Tübingen

Free Jejunal Transplantation after Laryngectomy for Hypopharynx-Carcinoma

Summary. The continuity of the upper intestinal tract was restored by a free microvascular jejunal
interposition graft in a patient suffering from carcinoma of the hypopharynx. The principles of the
donor operation for jejunal graft, the dissection and the anastomosis of the intestine using stapling
techniques were discussed. The technique of microvascular anastomoses and techniques for cervical
anastomoses were described in detail. The safety of the procedure makes it a standard treatment for
extensive tumors of the hypopharynx.

Key words: Microsurgery – hypopharynx – small bowel transplantation.

Zusammenfassung. Die Wiederherstellung der Kontinuität des oberen Intestinaltrakts unter Verwendung eines freien mirkovaskulären Jejunumsegments wird an einem Patienten mit Hypopharynxcarci-
nom gezeigt. Die Prinzipien der Entnahmeoperation für das Jejunumsegment, die Präparation und
Reanastomosierung mittels Nähapparat werden gezeigt. Im Detail werden die mikrovaskulären Anastomosen und die Techniken für die cervikalen Darmanastomosen beschrieben. Die Sicherheit des
Vorgehens hat das Verfahren zur Standardtherapie gemacht für ausgedehnte Tumoren des Hypopharynx.

Schlüsselwörter: Mikrochirurgie – Hypopharynxtumoren – Dünndarmtransplantation.

360. Technik der totalen Gastrektomie mit ösophago-duodenaler Dünndarminterposition

E. Smague
Chirurgische Klinik des Städtischen Krankenhauses Kemperhof, D-5400 Koblenz.

Technique of Total Gastrectomy with Esophago duodenal Interposition of a Jejunal Segment

Summary. The technique of total gastrectomy in a patient with gastric cancer was demonstrated in a
15-min video clip. The steps of the resection, lymphadenectomy and reconstruction using stapler
techniques were shown. The stomach was replaced by interposing a 50-cm-long jejunal segment according to the method of Longmire-Gütgemann. A jejunoplicatio in the superior anastomosis was performed according to the technique of Schreiber.

Key words: Gastric cancer – gastrectomy – stapler technique.

Zusammenfassung. In einem 15-minütigem Videofilm wird die Technik der totalen Gastrektomie beim
Magencarcinom demonstriert. Die einzelnen Schritte der Resektion, Lymphadenektomie und Rekonstruktion unter ausschließlicher Verwendung von Klammernahtgeräten werden gezeigt. Als Magenersatz wird ein orthogrades Dünndarminterponat in der Technik nach Longmire-Gütgemann mit gleichzeitiger Jejunoplikatio nach Schreiber verwandt.

Schlüsselwörter: Magencarcinom – Gastrektomie – Klammernaht-Technik.

361. Echokardiographischer Nachweis von Markembolien während Oberschenkelmarknagelungen

K. Wenda, N. Wittlich, G. Ritter und R. Erbel

Unfallchirurgische und II. Medizinische Klinik des Universitätsklinikums Mainz, Langenbeckstr. 1, D-6500 Mainz 1

Echocardiographic Recording of Bone Marrow Embolism during Intramedullary Nailing

Summary. Pulmonary complications after intramedullary nailing of the femur are known to occur. The cause of these complications was not clear until recently. Intraoperative transesophageal echocardiography detected large sonographic echoes up to 4 cm long in the right heart. Their simultaneous appearance with the drilling process indicates they are at least in part caused by embolic material from the bone marrow cavity.

Key words: Intramedullary nailing – bone marrow embolism.

Zusammenfassung. Schwere pulmonale Komplikationen und vereinzelte Todesfälle nach Marknagel-osteosynthesen sind bekannt. Die Genese dieser Komplikationen war jedoch bisher unklar. Mit der intraoperativen transosophagealen Echokardiographie konnten mehrfach große sonographische Echos mit einer Länge bis zu 4 cm im rechten Herzen nachgewiesen werden. Die Gleichzeitigkeit des Auftretens dieser Echos mit den einzelnen Aufbohrvorgängen erlaubt die Annahme, daß es sich zumindest teilweise um embolisch verschleppte Knochenmarksubstanzen handelt.

Schlüsselwörter: Marknagelung – Knochenmarkembolie.

362. Fehler und Gefahren mechanischer Nahtinstrumente – Korrektur und Verhütung

R. M. Seufert und E. Hanisch

Universitätskliniken Frankfurt, Zentrum der Chirurgie, Abt. für Allgemein- und Abdominalchirurgie

Faults and Hazards of Mechanical Suture Instruments: Correction and Prevention

Summary. Setbacks in work with mechanical suture instruments are seldom caused by a failure of the technical instruments. In most cases, incorrect handling is to blame. Therefore an experimental animal model was used to reproduce the specific and well-definable faults for the following instruments: skeletisation help, LDS, TA-55, GIA, and EEA. Their correct handling was also demonstrated.

Key words: Mechanical suture instruments – faults – correction.

Zusammenfassung. Fehlschläge bei der Arbeit mit Nahtapparaten sind nur selten auf ein Versagen der Gerätetechnik zurückzuführen, meist liegt die Ursache in einer inkorrekten Handhabung. Wir haben deshalb im Tierexperiment die jeweils spezifischen und gut definierbaren Fehler für folgende Instrumente reproduziert: Skelettierungshilfe, LDS, TA-55, GIA, EEA. Im Anschluß daran wird die korrekte Handhabung demonstriert.

Schlüsselwörter: Mechanische Nahtinstrumente – Fehler – Korrektur.

363. Die Technik der Handgelenksarthroskopie

W. Knopp, K. Neumann und C. Josten

Chirurgische Universitätsklinik der BG-Krankenanstalten „Bergmannsheil" (Dir.: Prof. Dr. G. Muhr) Gilsingstr. 14, D-4630 Bochum

Techniques in Arthroscopy of the Wrist

Summary. Arthroscopy of the wrist can be a valuable additional examination of the wrist, because clinical and radiological examination cannot always reveal the cause of post-traumatic disorders. Chondral lesions, synovitis, tears of the disk and intercarpal instabilities are indications for arthroscopy. The systematic examination was demonstrated during a dissection of a cadaver wrist and in a clinical case with degenerative lesions of the disk and intercarpal instability.

Key words: Arthroscopy – wrist – technique – indications.

Zusammenfassung. Die Arthroskopie des Handgelenkes bietet eine Erweiterung des diagnostischen Spektrums, da oftmals klinische Diagnostik und radiologische Untersuchungsverfahren nicht ausreichen. Die Arthroskopie des Handgelenkes wird bei folgenden Indikationen durchgeführt: Synovitiden der Handgelenkkapsel, Knorpelläsionen, Diskusverletzungen und interkarpalen Instabilitäten. Die Demonstration der arthroskopischen Untersuchung erfolgt am anatomischen Handgelenkspräparat und am klinischen Fall mit degenerativer Diskusläsion und interkarpaler Instabilität.

Schlüsselwörter: Arthroskopie – Handgelenk – Technik – Indikationen.

364. Diagnostik und Therapie des primären Hyperparathyreoidismus

M. Rothmund, B. Müller und P. K. Wagner

Klinik für Allgemeinchirurgie, Klinikum der Philipps-Universität Marburg

Diagnosis and Treatment of Primary Hyperparathyroidism

Summary. The standards of diagnosis and treatment of primary hyperparathyroidism were shown in a video tape. The paramount role of knowledge of surgical anatomy is underlined. The film shows operations in three different patients and a video animation.

Key words: Primary hyperparathyroidism – diagnosis – treatment.

Zusammenfassung. Der Film zeigt das Standardvorgehen in der Diagnostik und Therapie des primären Hyperparathyreoidismus. Unterstrichen wird die überragende Rolle der Kenntnis der topographischen Anatomie der Epithelkörperchen für ein erfolgreiches Vorgehen. Anhand von Trickaufnahmen und drei Operationen bei verschiedenen Patienten wird das Thema illustriert.

Schlüsselwörter: primärer Hyperparathyreoidismus – Diagnostik – Therapie.

365. H. Rudolph (Rotenburg): Operative Therapie von Carotisstenosen
Manuskript nicht eingegangen.

366. Simultane Nierenarterien- und aorto-iliacale Rekonstruktion bei einem Patienten mit Hypernephrom

J. R. Allenberg, K. Dreikorn, T. Hupp und S. Post

Chirurgische und Urologische Universitätsklinik, Kirschnerstr. 1, D-6900 Heidelberg

Simultaneous Renal Artery and Aortoiliac Reconstruction in a Case of Hypernephroma

Summary. Of 55 patients (1980–87) with simultaneous aorto-iliac and renal vascular reconstruction, a special case with two hypernephromas in the only functioning kidney was presented. Video recordings showed pre- and postoperative findings and the operation. The steps of the operation were as follows: (1) enucleation of the renal tumours after cold in-situ perfusion with lactated Ringer; (2) vascular reconstruction by aorto-renal bypass (right), aorto-biprofundal bypass with bilateral profundoplasty, and a prostheto-renal bypass (left).

Key words: Renal artery reconstruction – aorto-iliac reconstruction – hypernephroma.

Zusammenfassung. Ein besonderer Fall aus einem Krankengut von 55 Patienten (1980–87), die renale und aortoiliacale Gefäßrekonstruktionen simultan erhielten, zeigte zwei Hypernephrome einer funktionellen Solitärniere. Neben den prae- und postoperativen Befunden zeigen Videoaufnahmen die Nierentumor-Enukleation in kalter Ischämie nach in-situ Perfusion mit Ringer-Lactat und die vasculäre Rekonstruktion, die einen aorto-renalen Dacronbypass rechts, aorto-biprofundalen Bypass mit Profundaplastik beidseits und einen protheto-renalen Bypass links umfaßte.

Schlüsselwörter: Nierenarterien-Rekonstruktion – aorto-iliacale Rekonstruktion – Hypernephrom.

367. Die Extremitätenperfusion beim malignen Melanom

S. Post, M. Manner und P. Schlag

Chirurgische Universitätsklinik, Kirschnerstr. 1, D-6900 Heidelberg, Abt. 2.1.1. (Dir.: Prof. Ch. Herfarth)

Isolated Limb Perfusion in Malignant Melanoma

Summary. The principles of isolated limb perfusion with cytostatic drugs, cannulation of the subclavian vein aided by a Fogarty catheter, and control of leakage with indium-labeled blood were graphically demonstrated. Indications, contraindications, and our own results in 41 adjuvant and 31 therapeutic perfusions in patients with malignant melanoma were listed. Video recordings showed the operative techniques of vascular access to the leg and the arm, cannulation and connection to the pump, monitoring of leakage, washing out, vascular closure, and postoperative physical therapy.

Key words: Isolated limb perfusion – malignant melanoma – surgical technique.

Zusammenfassung. In Graphiken wird das Prinzip der Extremitätenperfusion, der erleichterten Kanülierung der Vena subclavia mittels Fogarty-Katheter und der Leckkontrolle mit indium-markiertem Blut dargestellt. Indikationen, Kontraindikationen und die eigenen Ergebnisse bei 41 adjuvanten und 31 therapeutischen Perfusionen bei malignem Melanom werden aufgelistet. Intraoperative Videoaufnahmen zeigen die Zugangswege zum Arm und zum Bein, Kanülierung und Anschluß an die Pumpe, Leckkontrolle, Auswaschen, Gefäßverschluß und postoperative physikalische Therapie.

Schlüsselwörter: Extremitätenperfusion – Malignes Melanom – Chirurgische Technik.

368. Periareoläre Mastopexie

W. Mühlbauer

Abteilung f. Plastische Chirurgie, Klinikum München-Bogenhausen

Periareolar Mastopexy

Summary. The indication for operation was mammary ptosis with mild to moderate hyperplasia. The operation was as follows: periareolar skin resection; spherical dissection of the breast parenchyma; shaping of the breast cone with buried sutures; concentrical, multilayered, periareolar skin closure; and, if necessary, resection of an inferior skin triangle. The operation was demonstrated in a patient with asymmetrical ptosis. It left a minimal scar.

Key words: Mammoplasty – ptosis – hyperplasia.

Zusammenfassung. Ind.: Mammaptosis mit leichter bis mittelgradiger Hyperplasie OP-Technik: Periareoläre, ringförmige Hautresektion, Aushülsen des Brustdrüsenkörpers, formende Parenchymnähte, konzentrischer mehrschichtiger periareolärer Hautverschluß, ggf. zusätzliche senkrechte Keilexzision. Demo am Fallbeispiel einer asymmetrischen Ptosis mit minimaler Restnarbe.

Schlüsselwörter: Mammaplastik – Ptosis – Hyperplasie.

369. Verriegelungsmarknagelung mit dem AO-Universalnagel

S. M. Perren, R. Frigg und U. Geret

Video Labor Davos, Labor für experimentelle Chirurgie, Schweizerisches Forschungsinstitut, Ch-7270 Davos

Interlocking of the AO-Universal Femur Nail

Summary. The film instructs how to use the AO-interlocking femur nail. This new technique for comminuted femur fractures is demonstrated step by step and the required instruments are explained. Thus each sequence of the operation, including X-ray manoeuvres, can be practiced on a bone model.

Key words: Instruction techniques – interlocking medullary nail.

Zusammenfassung. Der Film instruiert die Anwendung des AO-Verriegelungmarknagels am Femur Knochenmodell. Die neue Technik der Verriegelungsmarknagelung eines Mehrfragmentenbruches wird schrittweise demonstriert und die dazu nötigen Instrumente vorgestellt, so daß jeder Operationsschritt, inklusive Röntgendurchleuchtungstechnik, an einem Knochenmodell nachvollzogen werden kann.

Schlüsselwörter: Instruktion – Technik – Verriegelungsmarknagel.